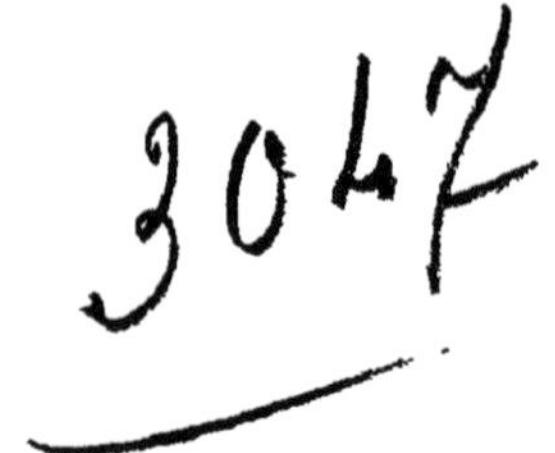

LEÇONS CLINIQUES

SUR LES AFFECTIONS CHIRURGICALES

DE LA VESSIE

ET

DE LA PROSTATE

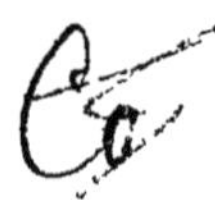

TRAVAUX DU MÊME AUTEUR

Éléments de chirurgie clinique, comprenant le diagnostic chirurgical, les opérations en général, l'hygiène, le traitement des blessés et des opérés. 1 vol. in-8°, XXXVIII-672 pages, avec 63 figures . . . . 12 fr.

Table des matières. — Introduction historique. — Diagnostic chirurgical, méthode à suivre pour l'examen du malade, moyens d'exploration. — Anesthésie chirurgicale, règles et principes généraux des opérations, méthodes opératoires, opérations usuelles de petite chirurgie. — Traitement des blessés et des opérés, tendances actuelles de la chirurgie, traitement général, hygiène, régime, modifications, traitement local, pansements, appareils.

Leçons cliniques sur les maladies des voies urinaires, professées à l'hôpital Necker, 2e édition. 1 vol. in-8° de XX-1084 pages, avec 49 figures . . . . 16 fr.

Table des matières. — PREMIÈRE PARTIE. *Symptômes fonctionnels.* Troubles de la miction, rétention d'urine. incontinence d'urine. — 2e PARTIE. *Modifications pathologiques des urines.* Examen physico-clinique, examen clinique. — 3e PARTIE. *Empoisonnement urineux.* Fièvre urineuse, troubles digestifs. — 4e PARTIE. *Signes physiques.* Anatomie et physiologie de l'urèthre, physiologie de la vessie, cathétérisme, emploi du chloroforme.

Paris. — Imp. E. CAPIOMONT et Cie, rue des Poitevins.

LEÇONS CLINIQUES

SUR LES AFFECTIONS CHIRURGICALES

DE

LA VESSIE

ET DE

LA PROSTATE

Professées à l'hôpital Necker

PAR

J. C. FÉLIX GUYON

PROFESSEUR A LA FACULTÉ DE MÉDECINE DE PARIS, CHIRURGIEN DE L'HÔPITAL NECKER
MEMBRE DE L'ACADÉMIE DE MÉDECINE
MEMBRE DE LA SOCIÉTÉ DE CHIRURGIE

RECUEILLIES ET PUBLIÉES

Par le Dr F. P. GUIARD
Ancien interne des hôpitaux.

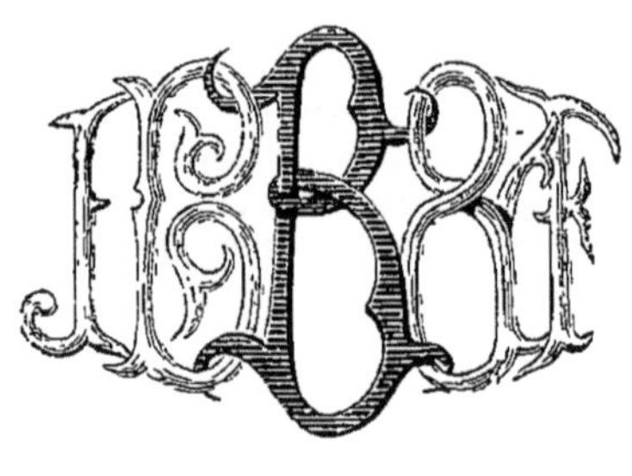

PARIS

LIBRAIRIE J.-B. BAILLIÈRE ET FILS

19, rue Hautefeuille, près du boulevard Saint-Germain

1888

PRÉFACE

Les leçons qui composent ce volume ont, pour la plupart, été publiées dans les *Annales des maladies des organes génito-urinaires* par l'un de mes élèves, mon ancien interne, M. le docteur Guiard, qui les a reproduites avec tout le soin et toute la compétence désirables.

En les réunissant pour les soumettre au public médical, j'avais le devoir de chercher à mettre à la disposition du lecteur les résultats tout entiers de mes observations et de ma pratique. J'ai été ainsi conduit à compléter ou à remanier plusieurs des sujets dont j'avais entretenu mes auditeurs de l'hôpital Necker. Mon intention première avait été de donner place à toutes les leçons que M. Guiard a pris la peine de recueillir et de publier depuis 1884 ; aussi quelques sujets détachés figurent-ils dans ce livre. Mais bientôt, limitant et élargissant à la fois mon sujet, j'ai pensé qu'il y aurait intérêt à présenter dans son ensemble, la description clinique des principales affections de la vessie et de la prostate. J'ai cherché à la faire aussi complète que possible et me suis attaché à exposer les vues particulières que m'a inspirée l'étude patiente et réitérée des faits.

Mes descriptions devaient donc être analytiques et

par cela même assez longues. La synthèse convient mal à la fidèle reproduction des physionomies morbides et lorsqu'il s'agit d'affections où chaque détail a souvent une importance capitale, on ne saurait fournir trop de moyens de n'en laisser échapper aucun. J'ai accordé à tous les sujets que j'ai traités l'extension nécessaire, et je ne puis cependant penser que je sois parvenu à les étudier complètement. Je me réserve même d'approfondir encore l'histoire des néoplasmes de la vessie ; onze opérations pratiquées depuis l'impression des leçons consacrées à ces affections dont la thérapeutique chirurgicale et la clinique viennent de s'emparer m'aideront dans cette tâche.

Sur plus d'un point, mes descriptions diffèrent de celles qu'ont inspirées les idées généralement reçues ; elles seront peut-être considérées comme nouvelles. Je ne saurais dire si je suis ainsi plus complètement entré dans la vérité, je puis seulement affirmer que j'ai vu tout ce que j'ai décrit et que ce n'est qu'après avoir longuement vécu dans l'intimité des faits, que j'ai cherché à traduire leur langage.

Déjà, dans les deux éditions de mon premier volume de leçons cliniques[1], j'ai donné l'étude générale des rétentions ; pour la rendre complète, je n'avais à indiquer ici que les particularités de cet accident, aussi bien dans les maladies de la vessie que dans celles de la prostate. J'aurai ainsi ajouté la description particulière des lésions de ces organes, à l'exposé de pathologie et de thérapeutique générales que j'ai déjà publié.

Ayant le projet de prochainement faire paraître sur les maladies de l'urèthre un nouveau volume de leçons

1. *Leçons cliniques sur les maladies des voies urinaires.* 2e édition, Paris, 1885.

que mon ancien interne, aujourd'hui mon très distingué collègue, M. Paul Segond, a recueillies et rédigées avec le plus grand soin; ayant aussi réuni et classé les matériaux de publications afférentes aux maladies chirurgicales d'autres parties de l'appareil urinaire; je parviendrai, je l'espère, à apporter une contribution écrite, à l'histoire clinique de la majeure partie des affections des organes qui le composent.

Je ne veux pas terminer ces lignes, sans adresser mes remerciements les plus vifs à M. le docteur Guiard, dont le concours m'a été toujours très précieux, et à MM. les docteurs Paul Segond, Hartmann et Clado, qui ont bien voulu rédiger les trois dernières leçons de ce volume sur : la prostatite aiguë, la prostatite chronique et le cancer de la prostate.

FÉLIX GUYON.

Paris, 30 avril 1888.

LEÇONS

SUR LES AFFECTIONS CHIRURGICALES

DE

LA VESSIE ET DE LA PROSTATE

PREMIÈRE LEÇON

DES HÉMATURIES DANS LES RÉTENTIONS D'URINE

Dans les rétentions d'urine trois circonstances favorisent les hématuries : ce sont l'âge du malade, l'âge de la maladie, son degré. Le plus souvent elles sont déterminées par une évacuation mal réglée, c'est-à dire trop complète ou trop rapide.

En effet, la distension est une cause puissante de congestion, soit par suractivité fonctionnelle, soit par gêne mécanique de la circulation veineuse. — La décompression produite par la soustraction brusque de l'urine appelle un nouvel afflux sanguin qui exagère cette congestion.

De là des hématuries immédiates et la menace du prochain passage de la congestion à l'inflammation.

Aussi l'évacuation, pour être méthodique, doit-elle être lente, incomplète, successive, et, de plus, antiseptique.

Dans les rétentions très récentes, l'évacuation sera complète, mais elle doit toujours être lente. — Dans les rétentions datant de quelques jours, il est déjà indiqué de faire des évacuations lentes, incomplètes, successives et antiseptiques.— C'est une règle absolue dans toutes les rétentions anciennes. — Cette règle est d'autant plus rigoureuse que le sujet est plus âgé.

Outre les hématuries primitives, on peut observer, dans les rétentions, des hématuries secondaires. — Celles-ci peuvent tenir à cette variété de cystite qui a reçu le nom de pseudo-membraneuse, ou seulement à l'exagération de la vascularité de la muqueuse.

Messieurs,

En reprenant ces leçons cliniques, ainsi que j'en ai l'habitude chaque année à la même époque, je me propose d'étudier avec vous, aussi complètement que possible, au point de vue didactique, certains chapitres spéciaux de la pathologie urinaire. Mais je ne veux pas limiter cet enseignement à une étude exclusivement didactique; je tiens au contraire à faire la part la plus large aux faits intéressants du service à mesure qu'ils se présenteront à notre observation. Je ne craindrai donc pas, à l'occasion, d'abandonner le sujet habituel de nos conférences, pour vous parler d'un ou de plusieurs des malades que vous pourrez suivre dans les salles. Je vous exposerai, en les commentant, les particularités de leur histoire morbide, et j'insisterai spécialement sur les trois questions du diagnostic, du pronostic et du traitement, qui constituent la véritable base de la clinique.

Aujourd'hui, je profiterai de la présence au n° 13 de la salle Saint-Vincent d'un malade qui m'a paru digne de fixer votre attention. L'accident qu'il a présenté est, en effet, des plus intéressants au point de vue pratique, non seulement parce qu'il se produit dans une affection très banale et que, par conséquent, vous serez souvent exposés à le rencontrer, mais surtout parce qu'il succède souvent à l'intervention chirurgicale; avant de diriger contre lui un traitement curatif, vous aurez donc à prendre des mesures prophylactiques. Je veux parler des *hématuries qui surviennent dans le cours des rétentions d'urine anciennes.*

Notre malade est *âgé de soixante et un ans.* Il était atteint *depuis cinq ou six semaines* d'une rétention d'urine incomplète avec distension, reconnaissant pour cause une hypertrophie de la prostate. A son entrée, *le globe vésical atteignait et dépassait même le niveau de l'ombilic.* Tels sont, messieurs, les principaux détails que je relève dans son histoire; mais, si je m'abstiens de vous la raconter plus longuement, je tiens à vous signaler d'une façon toute spéciale ces trois points: l'*âge du malade*, l'*âge de la maladie*, *son degré.* Ils ont, au point de vue qui nous occupe, plus d'importance que la nature même de l'affection.

L'âge du malade n'est pas indifférent. L'accident dont j'ai à vous entretenir s'observe surtout sur des personnes âgées.

Un homme jeune atteint de rétention d'urine et traité de la même manière ne courrait pas les mêmes dangers.

L'âge de la maladie doit être également noté. Il faut en général que la rétention date de quelques semaines ou tout au moins de quelques jours, qu'elle ait eu le temps, en un mot, de produire les modifications physiologiques et anatomiques qui préparent l'hémorrhagie. A plus forte raison ces conditions sont-elles réalisées lorsque la rétention, ce qui est fréquent, date de plusieurs mois.

Il faut, enfin, que la rétention ait acquis un degré assez considérable et s'accompagne d'une distension prononcée; dans les cas récents la distension est limitée à la vessie, dans les cas anciens elle est le plus souvent étendue à toutes les parties de l'arbre urinaire.

Dès l'arrivée de ce malade à l'hôpital, il fut soumis par l'interne du service au traitement que je recommande pour les cas semblables. On pratiqua le cathétérisme évacuateur et on eut soin de *ne pas vider complètement la vessie*. L'instrument avait, d'ailleurs, pénétré avec la plus grande facilité et ne pouvait avoir déterminé aucun traumatisme. Les urines étaient claires et limpides. Tout semblait donc s'être passé très régulièrement. Cependant, le lendemain, on s'aperçut que les urines, transparentes jusqu'alors, contenaient une grande quantité de sang. Aujourd'hui, elles ne contiennent plus de sang, mais elles abandonnent un dépôt purulent considérable, ce qui démontre que la vessie s'est enflammée. En même temps l'état général s'est altéré au point de nous inspirer de très sérieuses inquiétudes.

En présence de ces accidents, bien que l'intervention ait été habilement conduite et bien qu'on ne puisse à aucun degré incriminer une action traumatique de la sonde, nous aurons cependant à nous demander si toutes les précautions nécessaires ont été bien prises.

L'histoire d'un malade qui est venu succomber dans mon service, il y a quatre ans, et dont je fais passer sous vos yeux les pièces anatomiques conservées dans ma collection et les dessins publiés dans mon *Atlas des maladies des voies urinaires*[1], me permettra d'élucider cette question.

C'était un homme de soixante-douze ans, atteint depuis longtemps de rétention d'urine. Un simple coup d'œil vous fera constater tout d'abord une largeur démesurée du canal de l'urèthre. Mais j'attire surtout votre attention sur les *dimensions extraordinaires de la vessie*. Il n'y a pas moins de 20 centimètres de l'orifice du col au fond de l'organe. En outre, si vous examinez de près la surface interne, vous reconnaîtrez qu'elle est le siège d'une *rougeur non inflammatoire, mais ecchymotique*. La muqueuse ne présente pas d'autres altérations notables.

En somme, nous avions ici l'âge du malade, l'âge de la maladie et surtout son degré tout à fait exceptionnel.

Eh bien, cet homme avait été sondé en ville avec une sonde métallique; mais, quoique l'instrument fût mal choisi, il n'y avait eu aucune violence, aucun traumatisme. Arrivé à l'hôpital, il fut tout d'abord soumis à une exploration méthodique. On s'assura ainsi non seulement de la liberté, mais de la largeur de l'urèthre, et, partant de ces données, on pratiqua le cathétérisme évacuateur avec une sonde en caoutchouc vulcanisé de gros calibre. *La vessie ne fut pas complètement vidée, mais l'urine qui s'écoula sortit rapidement ;* le malade eut une hématurie très abondante et ne tarda pas à succomber. J'insiste, messieurs, sur cette rapidité de l'évacuation, et je ne crains pas de dire que c'est à elle surtout qu'il faut attribuer les accidents qui ont hâté la terminaison fatale.

Sur notre n° 13 actuel, il est probable que la facilité du cathétérisme a invité aussi à recourir à une sonde un peu grosse et que l'évacuation, sans être complète, a été trop rapide.

Ainsi, messieurs, vous voyez que pour comprendre le mé-

1. F. Guyon et P. Bazy, *Atlas des malad. des V. ur.*, pl. 40, quatrième livraison, p. 201.

canisme de l'hématurie dans la rétention d'urine, pour sérieusement discuter sa pathogénie et bien relever toutes les circonstances étiologiques qui la préparent ou la déterminent, il faut faire la part de l'intervention, non pas d'une intervention incorrecte ou maladroite au point de vue opératoire, mais imparfaitement réglée dans le temps de l'évacuation. Par conséquent, lorsqu'on a heureusement introduit la sonde et que l'urine coule, que le malade accuse son contentement, félicite son chirurgien et se déclare soulagé, il ne faut pas croire que tout soit terminé, et qu'il n'y ait plus qu'à laisser l'écoulement s'accomplir sans en régler le débit. C'est à ce moment, au contraire, pour les cas que nous étudions actuellement et dans lesquels l'âge du malade, l'âge de la rétention et son degré prédisposent aux hématuries, que votre rôle devient surtout important. Il dépendra de vous que l'hématurie se produise ou tout au moins qu'elle ait de l'importance. Aux causes que le malade et la maladie fournissent, n'ajoutez donc pas celles qui seraient dues à la manière dont vous serez intervenus pendant l'évacuation.

La nécessité de réglementer l'évacuation a été bien comprise par les cliniciens. Vous savez tous que, dans les cas de grande distension, l'évacuation rapide peut, bien que ce soit un accident rare, déterminer la *syncope*. Aussi est-il de précepte de sonder les malades dans la position horizontale. On supprime ainsi la pression des intestins sur la vessie et cela suffit pour ralentir notablement l'écoulement de l'urine et pour amoindrir les troubles de la circulation générale qui pourraient en être la conséquence.

L'évacuation trop complète et trop rapide peut également déterminer, séance tenante, des *hématuries* sérieuses, quelquefois même immédiatement menaçantes et devenir l'occasion d'accidents consécutifs souvent très alarmants. Cela est surtout à craindre lorsqu'il s'agit de vessies très distendues ou depuis longtemps incomplètement vidées, chez des sujets d'un âge avancé.

L'observation clinique, dans un service comme le nôtre, en fournit la preuve tous les jours en nous offrant l'occasion de constater des faits aussi probants que ceux dont je vous ai parlé plus haut.

Mais je ne veux pas me borner à constater simplement les faits enseignés par l'expérience. Je vous ferai à la fois mieux apprécier la valeur de ces faits et mieux comprendre les règles de l'intervention en recherchant le *mécanisme de ces hématuries*, en m'efforçant de l'éclairer par l'étude pathogénique des phénomènes qui les accompagnent. L'anatomie et la physiologie normales et pathologiques nous fournissent les renseignements cherchés.

La richesse du réseau vasculaire de la vessie et en partilier de son réseau veineux a été bien démontrée par les recherches anatomiques très précises et très complètes de notre collègue, M. le docteur Gillette. Ces plexus veineux, interstitiel et périphérique, déjà si riches dans les conditions normales, deviennent, sous l'influence de la distension de la vessie, le siège d'une réplétion pathologique démontrée chaque jour et par la clinique et par les autopsies.

J'ai pu vous en fournir la preuve expérimentale dans les nombreuses opérations de taille hypogastrique qu'il m'a été donné de pratiquer depuis quelques années. Bien souvent, après avoir incisé toute l'épaisseur de la paroi abdominale et refoulé en haut le péritoine avec le doigt, j'ai pu vous faire observer combien étaient turgescentes les grosses veines qui rampent à la surface de la vessie, ou qui sont contenues dans ses parois. En incisan couche par couche et lentement on s'expose à une hémorrhagie veineuse assez abondante pour gêner sérieusement l'opérateur. Aussi ai-je préconisé la ponction et l'incision rapide en un seul coup de bistouri. Dès que le liquide contenu dans la vessie s'est échappé, la congestion disparaît, les veines turgescentes s'affaissent et le sang s'arrête. Ainsi le maniement résolu du bistouri devient le meilleur moyen de prévenir l'hémorrhagie, tandis que son emploi timide la provoque. Toutes ces particularités sont bien faites pour démontrer que la turgescence vasculaire avait sa cause dans la dilatation de la vessie.

Il est, d'ailleurs, facile de concevoir en vertu de quel mécanisme se produit cette congestion par distension.

Il y a tout d'abord les phénomènes de suractivité fonctionnelle que déterminent les incessantes sollicitations du besoin d'uriner toujours imparfaitement satisfait. Et la physiologie nous enseigne à quel degré s'élève l'intensité de la circulation sous les influences réflexes qui accompagnent tout travail musculaire exagéré.

Il faut se rappeler, d'autre part, que, toutes les fois qu'un organe se distend lentement et acquiert un volume et une surface plus considérables, il survient nécessairement des modifications profondes dans le volume, la disposition et la texture même des vaisseaux qui circulent dans leurs parois. La vessie ne pouvait échapper à cette règle générale.

Mais il y a en outre des influences mécaniques sur la circulation vésicale dont les effets très immédiats se retrouvent aussi bien dans l'opération de la taille faite à l'aide du ballonnement que dans les distensions excessives. Ces effets consistent dans un obstacle mécanique apporté à la circulation en retour du sang veineux. Toutes les branches veineuses des parois de la vessie, les sous-muqueuses et les intermusculaires aussi bien que les sous-péritonéales, aboutissent, en passant autour du col, au plexus périprostatique (v. latérales et postérieures) et au plexus de Santorini (v. antérieures). Lorsque la vessie est très distendue, qu'elle est de plus refoulée en avant par le ballon rectal de Pétersen, on conçoit que le plexus de Santorini surtout soit aplati et comprimé sur l'ogive pubienne. Les plexus latéraux et postérieurs n'échappent pas non plus à un certain degré de compression. Ainsi s'explique la stase énorme qui se produit au-dessus de l'obstacle, c'est-à-dire du côté de la vessie.

Dans les rétentions d'urine avec distension, les conditions sont exactement les mêmes que dans la taille hypogastrique pratiquée suivant le nouveau procédé de Pétersen ; s'il n'y a plus l'adjuvant du ballon rectal, l'énorme volume que présente la vessie y supplée largement.

La congestion des parois vésicales et en particulier du réseau sous-muqueux est donc un fait non seulement facile à constater, mais facile à interpréter.

Si l'on vient, dans ces conditions, à pratiquer le cathétérisme et à vider complètement et rapidement la vessie, on détermine une décompression brusque en vertu de laquelle un nouvel afflux sanguin, souvent très intense, a lieu du côté de la muqueuse et s'ajoute à la congestion chronique dont elle était déjà le siège. Aussi voyez-vous, sur les dessins que j'ai mis sous vos yeux, que l'exhalation peut s'effectuer non seulement à la surface de la muqueuse, mais dans son épaisseur; vous avez, sur ces pièces, un exemple très net d'ecchymoses énormes portant sur toute la surface de la muqueuse, qui était, dans la majeure partie de son étendue, infiltrée de sang. On comprend donc le suintement sanguin et même les hématuries abondantes qui suivent parfois immédiatement l'expulsion des dernières gouttes d'urine.

Lorsque la distension s'est étendue aux uretères et aux reins, ce qui n'est pas rare, il survient du côté de ces organes des désordres analogues à ceux que je vous ai signalés pour la vessie. Nous en avons eu récemment un remarquable exemple chez un malade qui a brusquement succombé au cours d'un traitement pour une distension ancienne de la vessie. Les uretères, les bassinets étaient dilatés des deux côtés, la substance rénale refoulée et atrophiée. On avait pu éviter l'hématurie et les urines n'avaient jamais été sanglantes. A l'autopsie, la poche rénale droite était remplie d'urine sanglante et ses parois fortement teintées par l'extravasation sanguine. L'uretère offrant un retrécissement à la sortie du bassinet, comme il arrive souvent dans ces cas, l'urine contenue dans la vessie n'était pas encore teintée. La congestion intense du rein droit chez un sujet dont la substance rénale fonctionnait au minimum, expliquait donc le dénouement brusque de la maladie.

Comme vous le voyez, le danger ne consiste pas seulement dans la perte de sang, bien qu'elle soit parfois assez considérable pour remplir la vessie de caillots, mais surtout dans la congestion elle-même et dans l'inflammation qui peut si facilement lui succéder. Qu'est-ce en effet que la congestion sinon le premier degré de l'inflammation? Déjà, sur ces malades âgés, les reins plus ou moins altérés fonctionnaient mal. Sous l'influence d'une nouvelle poussée congestive ou inflammatoire des accidents très graves peuvent éclater. C'est ainsi que le malade dont je vous ai montré les pièces a succombé en trois jours à des lésions rénales sans inflammation de la vessie.

Ainsi, messieurs, il importe non seulement de *vider partiellement* la vessie, mais de la *vider lentement*. Dans votre intervention, vous aurez donc moins à faire preuve d'habileté que de prudence. Alors même que vous choisiriez un instrument souple et que vous le conduiriez très adroitement, vous pourriez courir à un danger et même à un désastre. C'est pourquoi vous aurez soin de *laisser dans la vessie une notable quantité de l'urine* qu'elle contenait. Vous pourrez prendre pour règle de suspendre l'évacuation dès que le jet, d'abord assez puissant, faiblit et vous ne mettrez pas votre amour-propre à vouloir quand même montrer à vos malades un grand bassin rempli de l'urine que vous aurez retirée. Ils seraient peut-être les premiers à crier au miracle; mais le désenchantement ne tarderait pas à suivre, et pour eux et pour vous.

D'autre part, vous prendrez de préférence un instrument de petit calibre, et, si vous n'aviez pas le choix, vous auriez soin de boucher la sonde de temps en temps, de manière à *ralentir l'écoulement de l'urine*. Ce n'est que graduellement et souvent après plusieurs jours que vous arriverez à l'évacuation totale.

L'évacuation incomplète et l'évacuation lente sont donc les premières et les plus importantes précautions à prendre dans les cas que nous étudions où l'âge du malade, l'âge et le degré de la rétention prédisposent à l'hématurie.

A cet égard, je ne saurais trop vous recommander, ainsi que je vous en faisais la remarque tout à l'heure, de ne jamais sonder ces malades debout, au moins au début du traitement. Quel que soit le calibre de l'instrument, l'évacuation est toujours rapide dans le cathétérisme debout. Dans cette position, même avec une faible distension, vous pouvez déterminer une hématurie abondante, et je viens d'observer récemment un cas semblable. C'est donc toujours dans la position horizontale que vous sonderez les malades atteints de rétention, et cette règle, vous le voyez, dépasse les cas qui nous servent actuellement d'objectif puisqu'elle ne s'applique pas seulement aux cas de rétention chronique mais encore à tous les cas de rétention plus ou moins aiguë.

Mais les règles de l'évacuation lente et incomplète ne sont pas les seules auxquelles vous aurez à vous conformer.

Vous devrez aussi vous mettre soigneusement en garde contre toutes les causes qui peuvent favoriser la fermentation de l'urine; vos sondes seront lavées extérieurement et aussi intérieurement à l'aide d'une seringue, avec une solution d'acide borique; vous les enduirez de vaseline blanche boriquée au 1/15 ou d'huile phéniquée également au 1/15; enfin, vous substituerez à l'urine extraite une certaine quantité de la solution antiseptique. J'ai pris l'habitude, dans ces cas et dans tous ceux où le terrain depuis longtemps préparé par des lésions anciennes favorise à un haut degré la fermentation ammoniacale, de toujours mélanger à l'urine abandonnée dans la vessie 150 grammes environ de solution antiseptique, et aucune dans la pratique ne m'a offert les mêmes avantages que la solution borique à 4 pour 100, c'est-à-dire au maximum de saturation. Avant de retirer la sonde, vous faites une injection que vous abandonnez dans la vessie, et vous avez soin, en retirant l'instrument, de laver doucement le canal avec votre solution, dont vous avez pour cela conservé quelques grammes dans la seringue.

Cette manière de procéder offre encore un autre avantage.

Elle vous permet d'arriver peu à peu à substituer votre solution à l'urine, qui peut ainsi être évacuée complètement sans que cependant la vessie reste à sec. C'est surtout lorsque l'urine est trouble, chargée de pus ou de sang, qu'il est utile de pouvoir la retirer complètement aussitôt que possible. Et, de même que vous avez habitué la vessie à se vider complètement de l'urine, vous arrivez peu à peu à l'accoutumer à ne plus conserver le liquide de l'injection, que vous laissez enfin complètement ressortir.

J'attache, vous le voyez, une grande importance à l'emploi de l'antisepsie; mais vous vous tromperiez étrangement si vous supposiez que les seules précautions antiseptiques suffisent à empêcher les accidents. La sauvegarde des malades dont nous nous occupons est avant tout dans la façon raisonnée dont vous conduirez l'évacuation.

Cette évacuation à la fois lente, successive et antiseptique, méthodiquement et sagement dosée, vous sera utile dans d'autres cas, et vous observez actuellement, au numéro 12 de la salle Saint-Vincent, un malade atteint d'une rétention partielle sans distension, que nous n'avons pu habituer à supporter le cathétérisme qu'en suivant ce procédé. L'évacuation totale a d'abord été suivie d'accidents très douloureux et d'accès fébriles. L'évacuation progressive, avec substitution graduelle du liquide de l'injection à l'urine, nous a permis d'arriver enfin à pouvoir, sans inconvénient et sans danger, habituer le malade à des cathétérismes que l'état de la vessie et de la prostate rend indispensables. Le but du cathétérisme évacuateur est certainement de vider complètement la vessie. Mais, pour atteindre ce résultat, vous voyez qu'il faut connaître les étapes de la route. La clinique seule peut vous apprendre ces détails instructifs.

J'ai trop insisté sur les conditions qui prédisposent à l'hématurie dans la rétention d'urine pour avoir besoin de vous faire remarquer que vous n'êtes pas tenus de suivre rigoureusement, dans tous les cas, les préceptes que je viens de vous indiquer. Dans les cas très récents, même chez les gens âgés, vous pourrez donner à votre malade la satisfaction d'un débarras immédiat et complet. Vous le pourrez à plus forte raison chez les jeunes sujets, vous le pourrez surtout dans les cas de distension moyenne; mais, lorsque vous serez en face d'une très grande distension, vous devrez, dussiez-vous être trouvés trop prudents, agir tout au moins avec lenteur. L'évacuation complète est, en effet, indiquée dans toutes les rétentions récentes; seule l'évacuation rapide ne peut être acceptée.

Une dernière remarque s'impose encore, car vous avez déjà dû vous demander si tous les cas de distension ancienne et excessive chez les prostatiques prédisposaient aux hématuries. Vous voyez de temps en temps dans nos salles des malades atteints de cette forme si grave de la rétention que j'ai décrite sous le nom de rétention chronique incomplète avec distension. L'hématurie est, en effet, bien plus rarement observée chez ces malades, où le pouvoir contractile de la vessie, depuis longtemps perdu, n'a établi aucune résistance à la distension lentement progressive. Mais elle est néanmoins possible. Et chez ces malades, si l'hématurie ne se manifeste pas, les congestions vésicales, uréthrales et rénales sont souvent cependant la conséquence très prochaine de l'évacuation. Plus encore que chez les malades à rétention plus ou moins aiguë avec distension, les règles de l'évacuation progressive et antiseptique doivent être très rigoureusement observées. Ce n'est qu'à ce prix que j'ai pu obtenir quelques guérisons dans ces cas si périlleux pour le malade et si pleins de dangers pour la réputation du chirurgien. Vous avez en effet à craindre des accidents inflammatoires rapidement étendus à tout l'arbre urinaire. Ces accidents bien plus redoutables encore que l'hématurie, s'ils ne s'accompagnent que rarement de coloration sanglante des urines, sont le plus souvent aggravés par la congestion de la vessie et des reins.

Je n'ai pas à insister, puisque nous avons surtout en vue aujourd'hui l'hématurie dans la rétention. Mais j'ai à compléter ce qu'il est nécessaire de savoir sur son mécanisme et ses causes, en vous parlant de l'hématurie dans les *rétentions anciennes, déjà depuis longtemps traitées par le cathétérisme ou abandonnées à elles-mêmes.*

Il ne s'agit plus, dans ces cas, d'hématuries primitives, mais d'*hématuries secondaires.* Elles ne se produisent pas seulement sous l'influence de la décompression que détermine un cathétérisme avec évacuation trop rapide et trop complète. Elles ont pour principal générateur des lésions consécutives à la cystite chronique. Nous avons dans notre collection, et je vous en ai quelquefois montré dans les salles, des cas de *cystite pseudo-membraneuse;* une autopsie pratiquée cette semaine me permet de vous en montrer encore un bel exemple. Le malade a séjourné plusieurs semaines à la salle Saint-Vincent. Il y était entré pour une rétention d'urine et n'a rien offert de particulier à noter au point de vue de l'hématurie, si ce n'est dans les derniers jours de sa vie. Or, l'autopsie a fait découvrir dans le réservoir urinaire plus de 500 grammes de sang coagulé.

Que s'est-il donc passé chez ce malade, facile à sonder et habitué à supporter l'évacuation, mais atteint de cystite chronique et de lésions rénales fort avancées?

La pièce que je mets sous vos yeux est très démonstrative: la vessie est tapissée par une pseudo-membrane en partie flottante et en plus grande partie adhérente, et dans cette fausse membrane vous observez un grand nombre de vaisseaux. Vous êtes donc ici en présence de faits semblables à ceux qui ont été si bien étudiés par M. Gosselin dans la tunique vaginale et par les médecins dans les méninges. Des néoformations vasculaires ont été le point de départ d'hémorrhagies par rupture. Le fait a un intérêt particulier, puisqu'il s'agit d'une muqueuse. Mais, sans aborder ce côté de la question, il nous suffit de savoir que, chez les prostatiques, l'hématurie peut se montrer secondairement par le fait de lésions nées sous l'influence de la cystite chronique. La muqueuse est toujours vascularisée par l'inflammation ancienne et vous rencontrerez des malades qui d'ailleurs se portent bien et qui, sans provocation, sans cathétérisme, sans cystite, sans difficultés particulières dans l'évacuation, sont de temps en temps hématuriques ; ces hématuries peu abondantes cèdent facilement.

Ce sont des faits certainement différents des hématuries primitives que nous venons d'étudier. Ce sont aussi des faits beaucoup plus rares. Je puis même les qualifier d'exceptionnels, en m'en référant aux souvenirs de ma longue observation.

Mais, au point de vue du mécanisme intime de l'hématurie, ce sont des faits qui doivent être rapprochés les uns des autres. C'est toujours sous l'influence d'une poussée congestive, d'une tension vasculaire exagérée, que se sont accomplies les ruptures capillaires qui ont donné passage aux globules et déterminé l'hématurie. Nulle part, sur notre pièce, nous ne trouvons une grosse lésion vasculaire. Et cette remarque peut s'appliquer à la très grande majorité des hématuries.

La plupart, en effet, se produisent sous l'influence directe de la congestion. Dans les cas de néoplasmes, par exemple, vous ne trouverez presque jamais l'explication de l'hématurie dans une ulcération, dans une destruction de tissus. Vous serez surpris, dans certaines autopsies, de la petite étendue, de l'insignifiance de la néoplasie, alors que vous aurez été les témoins impuissants d'hématuries longues et abondantes sous l'influence desquelles le malade épuisé a fini par succomber[1].

1. Le malade qui était en observation au moment où cette leçon a été faite a succombé quelques jours après. Malgré toutes nos précautions, l'hématurie s'est reproduite à plusieurs reprises, comme il arrive souvent lorsqu'elle n'a pu être évitée primitivement. Il a succombé, non aux suites de l'hématurie, mais à des accidents urineux sans fièvre, avec la forme dite urémique de l'empoisonnement urineux. L'autopsie a montré que la vessie n'offrait aucune autre lésion que sa distension. Les uretères

Vous le voyez, le rôle de la congestion dans la production des hématuries est considérable, et je pourrais ajouter que son importance est facile à démontrer dans beaucoup d'autres maladies des voies urinaires. Mais je n'ai fait cette digression que pour vous faire mieux retenir l'importance extrême que vous devez attacher aux précautions capables de préserver vos malades des conséquences de la congestion de l'appareil urinaire. Je retrouverai plus d'une fois sans doute, dans nos prochaines leçons, l'occasion de revenir sur cet important sujet et de compléter l'étude des accidents qui se rattachent à *l'état congestif chez les urinaires*. Il me suffira pour aujourd'hui d'avoir attiré votre attention sur un cas particulier, en vous exposant, aussi complètement que possible, la conduite à tenir chez les sujets âgés qui se présentent à vous avec une grande distension et une durée déjà assez longue, quoique relativement récente de leur affection.

La très grande importance des règles de pratique applicables à ces malades que vous rencontrerez tous les jours dans la clientèle, justifiera, je l'espère, les développements un peu longs peut-être auxquels je me suis laissé entraîner.

et les bassinets étaient aussi le siège d'une dilatation prononcée. La rétention était par conséquent plus ancienne que les renseignements fournis par le malade ne l'avaient fait présumer. La cause première de la rétention était une hypertrophie énorme du lobe moyen de la prostate. L'examen nécroscopique a donc bien confirmé les appréciations cliniques qui avaient fait conclure à *l'état congestif comme cause unique de l'hématurie*. Il est à remarquer que l'écoulement de sang s'est à peine arrêté un jour ou deux pendant la quinzaine passée par le malade à l'hôpital avant de succomber et que cette hématurie a été assez abondante pour donner aux urines une coloration des plus foncées. C'est une preuve directe de l'influence de la congestion dans la production de l'hématurie. Cette pièce, ainsi que celles qui ont été montrées pendant la leçon clinique, prouve que, au point de vue du diagnostic, il est nécessaire de bien savoir que ce ne sont pas seulement les lésions organiques qui peuvent donner lieu au pissement de sang.

DEUXIÈME LEÇON

DE LA SENSIBILITÉ DE LA VESSIE AU CONTACT ET A LA DISTENSION DANS L'ÉTAT PHYSIOLOGIQUE ET PATHOLOGIQUE

Sensibilité de la vessie très différente suivant qu'elle est mise en jeu par le contact ou par la distension, et suivant que la vessie est saine ou malade.

Vessie normale — Faible sensibilité au contact de l'urine, des instruments, et même des corps étrangers. Ces derniers ne déterminent de fortes douleurs que sous l'influence de la cystite ou des causes qui provoquent leur locomotion. En dehors de ces conditions, ils sont si bien supportés qu'ils acquièrent, pour ainsi dire à l'insu du malade, et non sans danger pour l'avenir, un volume de plus en plus considérable.

Grande sensibilité à la distension. Exemples : rétention complète aiguë; réveil par le besoin d'uriner.

Cette sensibilité à la distension s'accompagne de congestion. — Preuves tirées : des érections causées par la réplétion de la vessie, chez l'enfant, chez l'adulte et même chez le vieillard, des constatations directes permises par la taille hypogastrique, des hémorrhagies et des inflammations déterminées par les rétentions et même par de simples retenues, enfin, des faits empruntés à la pathologie générale.

Vessie malade. — Sensibilité très développée au contact de l'urine, des instruments, des calculs ; exaspérée par la distension, même pendant le sommeil chloroformique. Il en résulte que les lavages sont contre-indiqués, quelle que soit leur nature, toutes les fois que la vessie est douloureuse. — On ne peut, chez les calculeux, préparer la vessie, en la dilatant, comme on le fait pour le canal ; il est imprudent, après la lithotritie, de faire des lavages dans la vessie même quand elle sécrète abondamment, si elle est douloureuse ; enfin, d'une façon générale, dans le traitement local des cystites douloureuses, il faut substituer les instillations aux injections de manière à éviter toute apparence de distension. Quand les injections sont possibles, elles doivent toujours être faites sans mettre en jeu la distension.

La distension lente qu'on observe dans la rétention chronique incomplète, se fait sans douleur mais non sans congestion. Aussi expose-t-elle au plus haut point aux complications inflammatoires secondaires.

Cependant les fâcheux effets de la distension sont, en général, amoindris quand la douleur est évitée. Aussi le chloroforme a-t-il, à ce point de vue, rendu de grands services pour la pratique de la lithotritie rapide.

La distension d'une vessie douloureuse et très musclée expose à sa rupture par contraction excessive. Elle se rompt, en effet, plutôt qu'elle n'est rompue.

Messieurs,

Le sujet que je me propose aujourd'hui d'étudier avec vous m'a semblé digne de toute votre attention, en ce sens qu'il ne se rapporte pas seulement à des circonstances particulières et exceptionnelles, mais qu'il s'étend à des cas fort nombreux et d'observation quotidienne : il s'agit de la *sensibilité de la vessie au point de vue physiologique et pathologique.*

Cette sensibilité est absolument différente suivant qu'on étudie l'influence du *contact* ou de la *distension*. La différence, déjà très accusée dans les conditions normales, s'accentue encore dans les états pathologiques, et j'ajoute que vous ne sauriez trop vous en pénétrer si vous voulez éviter dans la pratique de nombreux déboires ou même de véritables désastres.

Il importe tout d'abord d'étudier cette *sensibilité à l'état normal,* c'est-à-dire tant qu'il n'existe aucune altération inflammatoire ou néoplasique des parois vésicales. Eh bien, messieurs, on peut dire que la sensibilité *au contact*, si la vessie n'est pas malade, est des plus obtuses.

Nous en avons pour preuves, en première ligne, la possibilité de retenir une assez grande quantité d'*urine* sans même en avoir conscience. Vous le savez, nous n'éprouvons le besoin d'uriner que lorsque la quantité du liquide atteint plusieurs centaines de grammes. Et nous ne saurions trop nous en féliciter; sans cette tolérance particulière, nous serions esclaves de notre vessie.

D'autre part, vous retrouverez une tolérance analogue, mais moins naturelle, pour le contact de véritables *corps étrangers*, comme les *instruments* du cathétérisme ou les *calculs*. Vous me voyez tous les jours pratiquer l'*exploration* de la vessie avec une sonde métallique; toutes les fois que les urines sont parfaitement claires et témoignent nettement de l'intégrité de la vessie, les malades n'accusent pour ainsi dire aucune douleur; c'est même ce qui a si longtemps permis de faire la *lithotritie à courtes séances, sans chloroforme.* Il en est de même lorsqu'on a recours, pour dilater un canal rétréci, au *cathétérisme à la suite*, c'est-à-dire aux instruments armés de bougies conductrices. Celles-ci s'enroulent, se replient sur elles-mêmes contre la paroi vésicale et exercent sur elle un contact dont les malades ne sont avertis par aucune sensation.

Enfin, contrairement à l'opinion généralement admise qui

fait de *la pierre* une affection des plus douloureuses, vous aurez le plus souvent l'occasion de constater avec quelle indifférence elle peut être supportée par la vessie.

Je ne prétends pas assurément que les calculeux ne souffrent jamais. Il y en a dont la miction est si fréquente et si douloureuse que leur existence devient intolérable. Mais, je n'hésite pas à le déclarer, ce sont des cas exceptionnels; ils s'expliquent par la *cystite*, et la cystite chez les calculeux est une complication rare et tardive.

Il est certain que la douleur peut encore naître sous l'influence de tout ce qui provoque la *locomotion du calcul*. C'est ainsi que nombre de calculeux souffrent au début de leur affection, parce que le corps étranger, petit et facile à entraîner, est chassé pendant la miction contre le col ou même dans son orifice. Le contact est alors assez énergique, et il s'exerce précisément sur la partie la plus sensible de l'organe. C'est ainsi également que la douleur est provoquée par les secousses trop brusques déterminées par exemple par une voiture mal suspendue, sur un sol mal pavé. Mais, lorsque soit par le fait de son volume ou de son poids trop considérables, soit par le repos du malade, le calcul ne subit pas de locomotion marquée, la douleur est faible et peut même faire complètement défaut. Ainsi s'explique l'histoire de tant de malades calculeux le jour et guéris la nuit. On en voit qui souffrent assez peu pour conserver facilement des mois et des années un calcul volumineux et nettement constaté par une exploration antérieure. Ils peuvent aller et venir, faire à petits pas des promenades assez longues et vaquer à leurs occupations ordinaires sans en être vivement incommodés.

La tolérance de la vessie arrive donc parfois à des limites extrêmes, non plus seulement pour l'urine, son contenu naturel, mais pour des corps étrangers. Je serais même tenté d'ajouter, en considérant l'histoire de certains calculeux, que cette tolérance, dont ils semblent avoir tant à s'applaudir, peut leur devenir très funeste. Souffrant peu, ils reculent sans cesse devant une opération dont ils s'exagèrent la gravité, et ils attendent jusqu'à ce que la vessie se révolte enfin et inaugure, en s'enflammant, la période douloureuse de la maladie. Mais alors on peut se trouver en présence d'une pierre très volumineuse, et soustraite à la lithotritie par le seul fait de ses dimensions exagérées. Ce n'est pas tout : ces calculs si bien supportés peuvent être fort durs, ce qui tient à ce qu'ils sont à peu près exclusivement constitués par de l'acide urique et des urates. En l'absence de toute poussée de cystite. les urines sont, en effet, constamment restées claires et acides et n'ont pu déposer, autour du noyau primitif, ces couches successives de phosphates plus ou moins friables qui entrent dans la constitution des gros calculs mal supportés et compliqués de cystite. La dureté peut donc s'ajouter au volume pour rendre la lithotritie impraticable, au grand détriment des malades, qui n'ont plus d'autres ressources que la taille, opération toujours infiniment plus grave, malgré les récents perfectionnements qu'elle a subis.

En opposition avec cette indifférence au contact et de l'urine et même des corps étrangers, réfléchissez à ce qui arrive dès que vous faites entrer en jeu *la distension;* voyez ces malheureux atteints brusquement de *rétention d'urine complète*. Dès les premières heures, vous les trouvez en proie aux douleurs les plus atroces, à l'anxiété la plus poignante. Couverts de sueur, la face injectée, ils prennent en gémissant les attitudes les plus bizarres pour essayer, souvent en vain, d'expulser quelques gouttes d'urine. Et si vous voulez, d'après vos sensations personnelles, vous faire une idée très exacte de la sensibilité de la vessie à la distension, vous n'avez qu'à interroger vos propres souvenirs. Rappelez-vous l'angoisse rapide que vous avez certainement éprouvée lorsqu'il vous est arrivé de résister quelque temps au *besoin d'uriner*. La douleur s'exaspérait encore si pendant ce temps vous étiez obligés de marcher ou d'aller en voiture. Cette sensibilité de la vessie à la distension est telle que, même au repos complet, la simple envie d'uriner suffit pour interrompre le sommeil des personnes les plus profondément endormies. J'ai soigné un jeune garçon qui, dans le désir très légitime de se réveiller assez tôt pour étudier ses leçons, buvait chaque soir. Il proportionnait le nombre de ses verres d'eau au moment où il désirait être tiré du sommeil et arrivait ainsi à calculer l'heure de son lever, grâce à ce *réveille-matin* d'un nouveau genre.

Ainsi, messieurs, en dehors de toute altération pathologique des parois vésicales, vous avez déjà pu vous convaincre de la différence remarquable qu'il y avait, au point de vue de la sensibilité, entre le contact et la distension. Mais celle-ci ne provoque pas seulement de la douleur ; elle détermine en outre de la *congestion.*

Vous pouvez en avoir la preuve tous les jours dans l'observation la plus simple, et, sans sortir du domaine de la physiologie normale. A tous les âges de la vie, vous voyez la réplétion de la vessie s'accompagner d'*érections* qui témoignent de la gêne apportée à la circulation par le développement du globe vésical. L'enfant au berceau entre souvent en érection quand sa vessie est pleine. C'est une circonstance bien connue des mères et des nourrices. Prévenues par ce phénomène de l'imminence de la miction, elles évitent des surprises désagréables. Vous-mêmes, messieurs, vous connaissez bien ces érections matinales prolongées que la miction suffit à faire disparaître. Il n'est pas jusqu'aux vieillards qui ne retrouvent le matin un retour de virilité. Mais c'est malheureusement à ces érections du pot de chambre qu'en sont réduits en général ceux qui ont eu le tort d'accumuler les années.

Si vous vouliez des preuves plus directes de la congestion causée par la distension, je vous rappellerais ce qu'il est facile de constater pendant la *taille hypogastrique*. Je vous ai bien souvent signalé la *turgescence énorme des veines prévésicales* et l'engorgement sanguin de toute l'épaisseur de la paroi, qui se produisent lorsque la vessie remplie de liquide est fortement repoussée en avant par le ballon rectal de Petersen. Cette turgescence et cet engorgement disparaissent aussitôt après la ponction, dès que le liquide s'est échappé. Ce sont des faits qui vous sont trop connus pour qu'il soit utile d'y insister davantage.

Je vous rappellerais encore ces cas d'hématuries survenant dans les rétentions qui ont fait l'objet de la leçon précédente. Nous avons vu que les vessies distendues saignaient avec la plus grande facilité. L'hématurie se produit même avant toute intervention, et, dans les cas où la rétention aiguë a trop longtemps persisté, l'urine du premier cathétérisme est brunie par l'exhalation sanguine. Cette hématurie se prononce bien plus encore si un cathétérisme mal conduit vide trop rapidement et trop complètement la vessie. Cela vous donne la preuve évidente de l'état congestif provoqué et entretenu par la distension. L'observation apprend en outre que, dans ces conditions, rien n'est plus habituel que de voir la cystite succéder à la rétention. On peut également voir apparaître la fièvre urineuse (second type de la forme aiguë). C'est le signe certain d'une complication de néphrite aiguë. Le rein peut donc être influencé, comme la vessie, par la distension et, comme elle, passer de la congestion à l'inflammation.

Il y a plus. On rencontre un assez grand nombre de cystites qui ne reconnaissent d'autres causes que la *simple retenue* de l'urine, sans rétention proprement dite. Vous pourrez recueillir des observations de cet ordre sur des sujets non prédisposés à l'avance aux congestions vésicales, mais ce sera surtout chez les prostatiques[1]. Ces derniers malades, sous la seule influence d'un simple retard dans la satisfaction du besoin d'uriner, dans le cours d'un dîner ou d'une visite de cérémonie, par exemple, sont exposés à des phénomènes congestifs de la vessie capables d'aboutir à des rétentions complètes et à des poussées de cystite et de néphrite.

Et du reste, messieurs, les *faits tirés de la pathologie géné-*

1. M. Hache, *Études sur les cystites*. Th. de doctorat, 1874, p. 50 et 51.

rale auraient pu suffire à vous faire prévoir d'avance la facilité, sinon la fatalité de cette congestion. Partout, dans tous nos organes, le cerveau, la moelle, l'estomac, vous voyez la suractivité fonctionnelle déterminer la congestion, voire même l'inflammation. Et vous voyez cette congestion survenir avec d'autant plus de facilité qu'il existe déjà des phénomènes douloureux. *La douleur est en effet une grande cause de congestion réflexe.* Je ne vous parlerai pas des battements que l'on ressent au bout du doigt lorsqu'il est atteint de panaris, ni de l'injection qui survient dans l'œil lorsqu'une lésion quelconque le rend douloureux. Mais je vous signalerai ces fluxions qui surviennent assez fréquemment dans un grand nombre de névralgies, au niveau des régions hyperesthésiées. Il semble que, très généralement, la douleur soit le point de départ d'un acte réflexe qui aboutit à la dilatation vasculaire. Or, je viens de vous démontrer combien la distension de la vessie excellait à réveiller le phénomène douleur. Il est donc tout naturel de constater en même temps cet autre phénomène complémentaire : la congestion. S'il a peu d'importance tant que nous ne sortons pas de l'étude physiologique proprement dite, tant qu'il n'existe pas de lésions des voies urinaires, il n'en est plus de même dans les conditions nouvelles créées par la pathologie. Alors, c'est elle qui méritera de devenir l'objet de vos principales préoccupations, parce qu'elle peut faire éclater des phénomènes inflammatoires, imminents peut-être, mais non déclarés, ou leur imprimer, s'ils existent déjà, une recrudescence des plus fâcheuses.

Nous n'avons étudié jusqu'à présent les effets du contact et de la distension que sur la vessie normale. Il est temps de voir ce qu'ils deviennent *quand la vessie s'est enflammée* ou est devenue le siège d'une autre altération quelconque de ses parois.

Voyez tout d'abord ce qui se passe dès qu'il existe de la cystite. Cette vessie, que nous avons trouvée si indifférente au contact de l'urine, des instruments du cathétérisme et même des calculs, se montre alors d'une intolérance remarquable même à l'égard de *l'urine*. Elle se révolte à chaque instant pour en provoquer l'expulsion. Il n'est pas rare de rencontrer des malades qui urinent cinq ou six fois par heure, quelquefois même toutes les cinq minutes.

Toutefois, messieurs, ce n'est pas la seule sensibilité au contact qui détermine cette fréquence des mictions ; c'est aussi une exquise sensibilité à la distension. Pour la vessie malade, en effet, la distension commence bien longtemps avant que les limites normales de son expansion soient atteintes.

Il n'en est pas moins certain que la vessie enflammée devient aussi très douloureuse au simple contact. *L'exploration à l'aide des instruments métalliques,* au lieu d'être à peu près indolente, devient très pénible et ne saurait être longtemps prolongée.

Enfin, dans ces mêmes conditions, la présence de calculs primitivement ou secondairement développés détermine les phénomènes douloureux les plus intenses, soit à l'occasion des mictions, soit en dehors d'elle, et s'accompagne souvent de poussées excessivement pénibles du côté du rectum.

Mais, pour sensible que soit au contact la vessie malade, elle l'est infiniment plus encore à la distension. Je ne puis mieux vous en donner la démonstration qu'en vous rappelant ce que vous pouvez facilement constater à chacune des *opérations de lithotritie* dont vous êtes témoins. Dans la première partie de l'opération, le *malade étant chloroformisé,* vous me voyez procéder au broiement de la pierre et aller à la recherche des fragments dans le bas-fond, dans les plis de la muqueuse, quelquefois même dans des cellules vésicales. Pendant ces manœuvres, les contacts sont réitérés, incessants. Cependant le malade ne témoigne par aucun signe appréciable de la douleur qu'il ressent. C'est qu'il est endormi, me direz-vous. Mais voyez ce qui survient dès que le broiement est terminé et que je pratique le lavage de la vessie. Le sommeil est le même, et néanmoins l'injection du liquide provoque des plaintes, quelquefois des mouvements des membres et surtout des contractions vésicales. Il en est de même pendant l'aspiration des fragments, au moment où, par la pression, je fais brusquement pénétrer dans la vessie le contenu de la poire en caoutchouc.

La distension est donc assez douloureuse pour être vivement ressentie même pendant le sommeil chloroformique, alors que l'action du cerveau et de la moelle paraît suspendue et que le bulbe seul fonctionne encore.

Ces manifestations de la douleur que détermine ainsi la distension pendant le cours de la lithotritie, n'ont pas seulement lieu, vous le savez, lorsque la vessie est enflammée. Elles se produisent en l'absence de toute complication de cystite ; mais elles sont infiniment plus accusées lorsque la sensibilité de la vessie est accrue par des lésions inflammatoires.

Si vous n'oubliez pas que cette douleur s'accompagne toujours de congestion, vous serez spontanément amenés à déduire des notions qui précèdent des applications pratiques de la plus haute importance.

Vous savez que j'ai conservé l'habitude de préparer les calculeux à la lithotritie suivant les préceptes de Civiale, en pratiquant la dilatation préalable du canal, de manière à diminuer sa susceptibilité et à faciliter l'introduction des instruments métalliques. Après avoir ainsi préparé l'urèthre, on pourrait avoir également l'idée de *préparer la vessie* par des moyens analogues, c'est-à-dire par des injections. Si l'on parvenait à la rendre plus tolérante, moins contractile, peut-être faciliterait-on l'opération en diminuant les difficultés des diverses manœuvres et de la recherche des fragments dans une vessie contractée. Malheureusement, lorsqu'on veut étendre à cet organe la préparation nécessaire pour le canal, on voit assez souvent éclater soit du côté de la vessie, soit du côté des reins, des accidents graves de nature inflammatoire, qui, une fois nés, se perpétuent. C'est ainsi qu'on a vu des calculeux très habilement conduits jusqu'à la veille de l'opération devenir à jamais inopérables par la lithotritie, ou du moins être longtemps reculés, pour avoir été soumis à une séance unique de préparation de la vessie.

Les complications très sérieuses qui surviennent dans ces conditions sont le fait pur et simple de la distension ; vous arriveriez au même résultat en faisant usage de préparations émollientes, narcotiques ou astringentes, quelles que soient, en un mot, les qualités du liquide auquel vous auriez recours.

C'est la crainte de provoquer des accidents du même ordre, c'est-à-dire un redoublement des phénomènes inflammatoires, qui m'engage à m'abstenir de toute intervention directe sur la vessie, à la suite de certaines opérations, notamment de la lithotritie. Quelques malades, qui avaient déjà de la cystite avant l'opération, ont encore, après elle, des urines tellement sales, boueuses, ammoniacales, qu'il semble tout naturel de pratiquer des lavages afin de soustraire la muqueuse au contact toujours irritant de ses produits de sécrétion. Vous ne me voyez cependant y recourir que très rarement. L'expérience m'a appris qu'il fallait être, dans ces conditions, très sobre de toute action directe sur la vessie. C'est pourquoi je me borne le plus souvent à une médication indirecte, prescrivant des cataplasmes et des lavements laudanisés ou bien des potions calmantes, des piqûres de morphine. De même, vous savez que je préconise l'intervention précoce, pour peu que la vessie se vide imparfaitement. J'obéis, comme vous le voyez, à une même indication, en ne provoquant pas la distension par le lavage d'une vessie douloureuse, et en évacuant soigneusement s'il y a rétention même très incomplète.

J'ajouterai que, plus les phénomènes douloureux seront accusés, dans les cystites en général, moins il sera permis d'instituer un traitement qui mette en jeu, si peu que ce soit, la dilatabilité de la vessie, alors même que vous n'iriez pas jusqu'à la distension. Si vous vouliez passer outre, vous provoqueriez presque sûrement une recrudescence de la cystite qui deviendrait suraiguë et vous iriez au-devant de poussées inflammatoires du côté des reins déjà plus ou moins menacés.

Il est bien des cas cependant où la pratique a démontré qu'il ne fallait pas reculer sans cesse devant les cystites aiguës et douloureuses, sous peine de les voir s'éterniser. Il en est qui réclament une intervention directe, et, parmi celles-là je vous citerai surtout les cystites blennorrhagiques. Mais il faut alors savoir *atteindre la muqueuse sans provoquer la moindre distension*. C'est pour cette raison que vous m'avez vu bien des fois pratiquer non pas des injections, mais des *instillations*, ne laissant tomber à l'entrée du col qu'un nombre limité de gouttes de la solution médicamenteuse.

Le malade qui se trouve actuellement au n° 5 de la salle Saint-Vincent est un exemple des bons résultats que donne un tel mode d'intervention. Hier encore, il éprouvait de très vives douleurs et urinait à chaque instant. Les dernières gouttes étaient du sang presque pur : ce qui prouve à quel point la muqueuse était gorgée de sang. Une instillation d'une vingtaine de gouttes de nitrate d'argent au dixième a été pratiquée. Aujourd'hui, ce malade ne souffre plus, et ses urines ont cessé d'être sanguinolentes. Il n'en aurait certainement pas été de même si l'on avait eu recours à la méthode des injections ; maintenant encore, si nous voulions pratiquer un lavage avec une préparation émolliente, de l'eau de guimauve par exemple, vous verriez certainement reparaître les accidents.

Si toutefois les phénomènes inflammatoires sont moins aigus, si la douleur est moins vive, il est permis de ne pas s'en tenir aux instillations, surtout quand il s'agit d'un état inflammatoire franchement chronique avec produits de sécrétion très abondants. Mais, si vous avez recours aux lavages, appliquez-vous toujours très soigneusement à éviter de distendre la vessie. J'ai eu l'occasion d'écrire dans mes *Leçons cliniques* que cet organe n'était jamais indifférent aux injections. Des auteurs de grande expérience, et Thompson en particulier, recommandent de n'introduire à la fois dans la vessie que de très petites quantités de liquide, 60 grammes environ. J'ai insisté moi-même sur l'utilité de ces petites doses répétées, doucement poussées et comparé le lavage de la vessie à celui de la bouche. Ces préceptes pratiques trouvent leur raison d'être et leur explication dans les données de physiologie normale et pathologique, relatives aux divers modes de sensibilité de la vessie.

C'est aussi parce que les effets du contact sont tout autres que ceux de la distension que vous n'avez pas à craindre, même dans les cystites aigues, l'intervention lorsqu'elle ne nécessite que le contact. Débarrasser la vessie de fragments par la lithotritie est le meilleur moyen de combattre l'inflammation de la muqueuse. Agissez hardiment malgré les apparentes contre-indications de l'état douloureux, ce sera toujours au bénéfice de vos malades; mais agissez de façon à éviter la distension et sans crainte de multiplier les contacts.

Ainsi, messieurs, par diverses considérations empruntées à la physiologie et à la clinique, non seulement je vous ai montré que la distension pouvait entraîner des accidents graves, mais de plus je vous ai fait comprendre son mode d'action.

Cependant une *objection* a dû naturellement se présenter à votre esprit. Vous savez déjà trop combien s'installe insidieusement la rétention d'urine incomplète par le fait de l'hypertrophie prostatique, pour ne pas être tentés d'y voir un grand fait clinique en opposition formelle avec les opinions que je viens d'émettre. C'est, en effet, un point important de physiologie pathologique sur lequel il m'est nécessaire de revenir.

Il est vrai que *toute une catégorie de malades s'habitue à la distension* à tel point qu'il est difficile de retrouver dans leurs antécédents la date exacte du début de la maladie. Souvent elle passe complètement inaperçue. Vous vous rappelez par exemple le malade du n° 13, chez lequel l'évacuation avait provoqué de graves hématuries et dont je vous ai entretenus dans la précédente leçon. Cet homme ne faisait dater que de six semaines l'apparition des premiers accidents. Il n'a pas tardé à succomber, et je puis aujourd'hui vous présenter ses pièces anatomiques. La vessie, comme vous le voyez, est le siège d'une dilatation considérable qui reconnaît pour cause une hypertrophie énorme du lobe moyen de la prostate. Mais ce n'est pas sur elle seulement qu'ont porté les effets de la distension. C'est encore sur les uretères qui ont acquis le volume du doigt et sur les bassinets dont le droit présente les dimensions d'une vessie ordinaire et pourrait contenir facilement 200 grammes de liquide. La rétention était donc, sans aucun doute, beaucoup plus ancienne que les renseignements fournis par le malade ne l'avaient fait supposer, et ce cas est loin d'être exceptionnel. Les premiers troubles, en effet, passent très généralement inaperçus. Ils se bornent souvent à une fréquence de la miction dont le malade s'inquiète peu ou à des troubles digestifs qui détournent l'attention.

Après tout ce que je vous ai dit de la douleur si remarquable causée par la distension, vous avez le droit de me demander comment ces lésions que je fais passer sous vos yeux et qui représentent un cas extrême ont pu se constituer insidieusement et presque à l'insu du malade.

C'est qu'il faut établir une *distinction absolue entre les effets de la distension aiguë, rapide, et de la distension lente, progressive.* A la première exclusivement s'appliquent tous les développements dans lesquels je suis entré. La seconde est tout à fait différente, non seulement parce que la cause agit peu à peu, insensiblement et d'une façon continue, mais encore parce qu'elle s'observe surtout sur le vieillard et que, chez lui, la couche musculaire, plus ou moins affaiblie, plus ou moins prédisposée à la transformation granulo-graisseuse, réagit très faiblement. J'ajoute que vous retrouverez, dans une multitude d'autres phénomènes empruntés à la pathologie ou observés en dehors des choses médicales, ces effets à la fois si prononcés et si insidieux produits par une action lente, mais incessante. C'est l'histoire de la goutte d'eau qui arrive avec le temps à creuser les pierres les plus dures, et cependant la pierre a conservé toute sa résistance, tandis que la vessie l'a généralement perdue au moment où elle est soumise à la distension.

Il était bon de relever cette différence entre les formes aiguë et chronique de la distension, d'abord pour ne laisser persister aucun doute, aucune objection dans votre esprit, ensuite pour vous montrer que vous pourrez parfois, dans la pratique, en imitant cette lenteur d'action qui caractérise la forme chronique, obtenir de bons résultats et éviter de graves accidents. Vous agirez donc lentement, progressivement, soit pour dilater l'urèthre ou même la vessie au besoin, soit inversement pour ramener à leurs dimensions normales cette dernière, ainsi que les uretères et les bassinets, après qu'ils auront été longtemps soumis à une distension excessive.

En résumé, vous venez de le voir, messieurs, aussi bien dans sa forme aiguë que dans sa forme chronique, la distension de la vessie peut conduire aux accidents les plus sérieux. Elle est la cause provocatrice de plusieurs des affections que vous avez à étudier chaque jour, elle prépare un terrain morbide favorable à l'éclosion des accidents les plus graves. Sans doute les effets de la distension lente ont frappé tous les observateurs et n'ont pas besoin d'être aussi particulièrement soumis à votre attention. J'ai dû cependant y insister dans mes leçons cliniques, en étudiant cette forme si insidieuse, si grave et si mal connue de la rétention que j'ai appelée : rétention incomplète avec distension.

Mais, quel que soit le haut intérêt de l'étude des lésions sourdement déterminées par la distension lente progressive, quelle que soit la gravité des accidents qu'elle prépare et que le chirurgien paraît provoquer, je crois rester dans la vérité clinique en disant que son étude le cède en intérêt à celle des conséquences immédiates de la distension rapide.

J'ai cherché à vous bien montrer comment le phénomène douleur que produit inévitablement la distension même à l'état physiologique, a pour résultats directs et pour ainsi dire immédiats, l'état congestif. Et il ne m'a pas été difficile, en faisant appel aux enseignements fournis par l'étude des cas pathologiques, de vous démontrer de quelle façon l'inflammation succédait à la congestion. J'ai dû insister avec d'autant plus de soin que c'est encore sous l'influence du chirurgien que peuvent se développer et les accidents congestifs et les accidents inflammatoires qui accompagnent la distension et lui succèdent. J'ai voulu vous montrer que, toutes les fois que vous aviez à agir sur la vessie, vous ne deviez pas perdre de vue ces notions, dont je ne puis trop vous faire peser l'importance. Vous y trouvez aussi bien des indications qui vous mènent à l'intervention, que des contre-indications qui vous commandent l'abstention. Vous y trouvez surtout une règle qui vous permettra d'agir sur la vessie, en toute connaissance de cause. Vous savez, en effet, maintenant que vous n'avez rien à craindre de la multiplication des contacts et que vous devez grandement redouter les effets de la distension.

Cela ne veut dire en aucune façon que vous aurez à rayer de votre thérapeutique les manœuvres qui ont la distension pour effet. Lorsque nous faisons les lavages et l'aspiration à la suite du broiement, nous soumettons la vessie à une série de petites distensions. Mais ces distensions successives ne sont ni poussées trop loin, ni trop longtemps prolongées. Elles sont, d'ailleurs, atténuées dans leurs effets douloureux par l'anesthésie. Aussi serez-vous frappés des différences réactionnelles qui succèdent à l'emploi de l'aspiration et des grands lavages avec ou sans chloroforme. Dans les cas où l'agent anesthésique n'est pas employé, vous voyez souvent survenir des accès de fièvre pour de très courtes manœuvres, alors que des séances prolongées n'avaient été suivies d'aucune réaction.

C'est ce que vous avez vu par exemple tout dernièrement chez ce malade opéré au n° 3 de la salle Saint-Vincent. Une séance laborieuse de plus d'une demi-heure ne fut suivie d'aucun accident. Une séance de quelques minutes, faite huit jours après sans chloroforme pour la vérification de la vessie, fut la cause d'un accès fébrile qui n'a pas duré moins de trois jours.

Cependant vous avez été souvent les témoins des fâcheux effets de la distension, malgré l'action la plus complète du choroforme. C'est ainsi que, si vous faites dans la vessie une injection trop abondante sous prétexte de mieux éloigner ses parois, vous solliciterez ses contractions et les manœuvres deviendront beaucoup plus difficiles que si vous n'avez introduit qu'une petite quantité de liquide ou même que si vous opérez sans liquide.

On peut dire qu'en règle plus une vessie est douloureuse, moins il faut y introduire de liquide, si l'on veut y manœuvrer facilement. Cela vous prouve une fois de plus quelle différence absolue sépare les effets du contact et de la distension au point de vue des manifestations de la sensibilité. Et soyez bien sûrs que les suites de vos opérations se ressentiront de l'observance de ces règles prescrites par la physiologie normale et pathologique. Lorsque vous avez péniblement manœuvré dans une vessie dont vous aurez mal à propos sollicité les contractions par trop de distension, — le trop peut être représenté par un très petit chiffre de grammes, surtout lorsqu'il s'agit d'une vessie douloureuse, même sous le chloroforme, — vous serez exposés à des réactions que vous eussiez évitées en ne voulant pas quand même écarter les parois d'une vessie qui ne peut pas être distendue, parce qu'elle est trop douloureuse. Ayez une seringue dont le piston glisse très facilement de manière à transmettre sûrement à la main qui le pousse les plus faibles contractions de la vessie, et arrêtez-vous dès que vous percevrez la sensation d'une résistance, si minime qu'elle soit. Ainsi, vous resterez dans un juste milieu, évitant à la fois d'opérer à vide et de provoquer la moindre distension.

Les déplorables effets que peut entraîner une distension exagérée ne sauraient non plus être trop présents à votre esprit lorsque vous aurez à pratiquer une taille hypogastrique. Dans le mémoire que j'ai publié sur ce sujet dans les *Annales des maladies des organes génito-urinaires* j'ai insisté sur les précautions à prendre pour ne pas forcer la vessie tout en la distendant. J'ai eu surtout en vue les vessies affaiblies dans leur structure anatomique par l'éparpillement des faisceaux musculaires.

Un fait récent, un fait des plus regrettables, m'a démontré que c'étaient surtout les vessies douloureuses et *fortement musclées*, les vessies de jeunes sujets, soumises aux incessantes contractions provoquées par une douleur continue et excessive, qui pouvaient le moins supporter la distension.

Vous avez vu dernièrement dans la salle Saint-Vincent ce jeune homme de vingt-deux ans qui, après une prostatite phlegmoneuse diffuse survenue sous l'influence du refroidissement, avait conservé une cystite tellement douloureuse qu'il devait toutes les dix minutes expulser avec les plus violents efforts quelques gouttes d'urine. Après avoir épuisé sur ce malade les calmants les plus actifs, après avoir obtenu une amélioration passagère par les instillations, j'ai dû céder à ses demandes réitérées, pressantes et lui accorder l'intervention opératoire. Les succès que j'avais obtenus par l'incision hypogastrique m'ont amené à choisir ce mode opératoire, qui devait, d'après le plan que je m'étais proposé de suivre, m'amener à inciser ou à dilater le col. J'ai procédé, après chloroformisation complète, à l'injection intravésicale, et j'ai déterminé avec moins de 200 grammes une rupture qui a été mortelle. Je n'ai pas à insister ici sur toutes les particularités de ce fait, qui sera rapporté en son entier et commenté complètement dans un travail que prépare l'un de mes anciens internes, M. Pousson. Je veux seulement vous signaler ici la rupture, vous faire remarquer qu'elle s'est accomplie sous l'influence d'une quantité de liquide certainement minime, car les expériences de M. Bouley, qui a si complètement étudié la taille hypogastrique[1], montrent qu'il faut en moyenne 1300 grammes de liquide pour obtenir à grand'peine la rupture.

Mais j'avais affaire à une vessie qui ne pouvait plus depuis de longs mois supporter la moindre distension ; aussi m'étais-je bien gardé d'y pratiquer des injections. Cependant j'avais pensé que, sous le chloroforme, elle pouvait être distendue sans danger.

La physiologie pathologique de l'incision hypogastrique m'a démontré, en effet, que l'incision de la vessie fait cesser comme par enchantement tous les phénomènes douloureux et congestifs. C'est ce qui m'avait paru de nature à me faire adopter la section hypogastrique. Mais, malgré l'anesthésie poussée à ses limites extrêmes, la vessie n'a cessé de réagir, et c'est sous l'influence même de cette réaction, par le fait de sa contraction excessive, qu'elle s'est rompue, comme se rompent les muscles, comme se rompt en particulier l'utérus dans certains cas d'accouchements.

On pourrait dire que ce n'est pas la distension qui a rompu la vessie, mais ce serait argumenter à tort ; car, si la vessie s'est rompue par le fait de sa contraction excessive et brutale, c'est incontestablement sous l'influence de l'excitation apportée à la fibre musculaire que s'est produite la convulsion contractile qui l'a fait se déchirer. La distension lui a fourni à la fois l'excitation et le point d'appui. Elle est donc bien la cause de la rupture, et la chloroformisation n'a pu l'empêcher.

Il y a, vous le voyez, dans ce fait malheureux un enseignement d'autant plus frappant qu'il concorde exactement avec les données fournies par l'étude des effets de la distension à l'état pathologique.

Rien ne peut mieux mettre en lumière le danger extrême de la douleur et de la contraction que provoque la distension d'une vessie pathologiquement excitable. Et l'on ne peut invoquer ici l'affaiblissement de la fibre musculaire, car l'exa-

1. E. Bouley. *De la taille hypogastrique*, thèse inaugurale. Paris 1883.

men histologique pratiqué par M. Launois, l'un de mes internes, a parfaitement démontré l'intégrité et même l'hypertrophie des fibres musculaires.

Ainsi donc, l'état d'extrême sensibilité contre-indique non seulement toute thérapeutique ayant les injections pour agent, mais s'oppose formellement à l'emploi de la distension ayant pour objet la section hypogastrique. Si, dans des cas semblables, vous aviez à vous décider à une intervention opératoire, c'est, je n'hésite pas à le déclarer, à la section périnéale qu'il faudrait avoir recours.

C'est là une conséquence tout imprévue et cependant démontrée de l'étude que nous venons de poursuivre. Elle s'ajoute à toutes les déductions pratiques que nous a déjà permis de poser l'étude de la sensibilité de la vessie au contact et à la distension dans l'état normal et pathologique. Et encore une fois, ces notions véritablement essentielles trouvent, dans ce cas malheureux, une confirmation que nous devons d'autant plus mettre en lumière que nous n'avons pas su les prévoir.

TROISIÈME LEÇON

DES INJECTIONS INTRAVÉSICALES

Suivant qu'elles sont bien ou mal faites, les injections peuvent faire ou beaucoup de bien ou beaucoup de mal. D'où la nécessité d'étudier avec soin tout ce qui s'y rapporte.

Les injections sont destinées à exercer tantôt une action mécanique, tantôt une action dynamique et modificatrice. Dans l'un et l'autre cas, elles peuvent s'adresser aux parois de la vessie ou à son contenu.

Action mécanique sur le contenu. — Ce contenu peut consister en graviers, pus en nature ou modifié, caillots sanguins. — Les injections évacuatrices ou de lavage sont contre-indiquées dans les cas de vessies très douloureuses ou de lésions rénales aiguës. Non contre-indiquées, elles imposent un certain nombre de conditions.

Sondes : volume, forme, nombre des yeux. Sondes à double courant; leurs inconvénients. — Instruments pour injecter le liquide : seringue à hydrocèle; il est indispensable que le piston glisse très facilement. Poires en caoutchouc. Irrigateurs. — Liquide à injecter. — Position à faire prendre au malade.

Manuel opératoire : l'injection doit être faite à petits coups, mais vivement et en retirant prestement la canule aussitôt après. Il ne faut pas laisser la vessie se vider complètement entre chaque coup de piston. — Durée de chaque lavage. A quels intervalles ils peuvent être répétés. — Aspiration souvent nécessaire pour les caillots sanguins.

Action mécanique sur les parois. — Dilatation de la vessie rétrécie. Expose au réveil des lésions inflammatoires dont la guérison n'est le plus souvent qu'apparente. Elle est contre-indiquée toutes les fois que les urines contiennent des traces de pus. Elle l'est aussi dans les cas de vessies irritables et dans certains cas d'atonie du sphincter qui relèvent de l'électrisation localisée.

Action modificatrice sur le contenant et sur le contenu. — L'action des solutions antiseptiques le cède à celle des solutions modificatrices proprement dites. même dans les cas où les urines sont ammoniacales. L'ammoniurie est, en effet, le produit de deux facteurs ; les microbes et la cystite, dont le second est au moins aussi important que le premier. Le nitrate d'argent est le médicament par excellence qu'on puisse diriger contre l'un et l'autre en même temps. L'acide borique est moins actif, mais, comme il n'offre absolument aucun inconvénient, il mérite l'emploi très général qu'on en fait en chirurgie urinaire. — Manuel des injections nitratées et des injections boriquées.

Action modificatrice sur la tunique musculaire. — Par l'impulsion du liquide, par sa température.

Applications à la lithotritie et à la taille.

Messieurs,

Les injections intravésicales occupent, dans la thérapeutique des voies urinaires, une place tellement considérable que je m'étais depuis longtemps proposé de consacrer une de nos conférences à en faire une étude d'ensemble. Plusieurs d'entre vous, en m'exprimant le désir d'entendre traiter cette question, sont donc allés au-devant de mes intentions. Aussi, bien que la séance laborieuse de lithotritie à laquelle vous venez d'assister nous ait pris beaucoup plus de temps que je ne l'aurais voulu, bien que l'heure soit déjà très avancée, je ne veux pas renvoyer à plus tard cet important sujet. Je vais donc immédiatement, au risque d'être incomplet ou de laisser dans l'ombre certains détails secondaires, esquisser à grands traits l'histoire des injections intravésicales.

Si j'avais d'une manière générale à formuler mon opinion à leur égard, je commencerais par vous dire que *j'en pense beaucoup de bien et beaucoup de mal*. Comme la plupart des moyens thérapeutiques dont l'efficacité n'est plus à démontrer, elles sont entre les mains du médecin une arme à double tranchant : excellent instrument pour qui sait bien s'en servir, instrument dangereux pour qui n'en a pas l'expérience nécessaire. Mal faites, en effet, les injections font souvent éclater des accidents graves : hématuries, prostatites, cystites, néphrites même, accidents qui tiennent beaucoup plus, je dois vous le déclarer dès maintenant, à la manière dont le liquide est poussé, qu'à sa nature et à sa composition pharmaceutique. Oui, messieurs, ce qu'il faut surtout accuser dans les méfaits des injections, ce ne sont pas les injections elles-mêmes, c'est la main qui les pratique. C'est encore l'emploi banal de ce moyen de traitement, sans l'exacte détermination des indications qui en autorisent et en légitiment l'usage. Aussi ne puis-je vous engager trop vivement à me prêter toute votre attention et à vous bien pénétrer des préceptes que nous aurons à déduire à la fois de la physiologie pathologique et de l'expérience.

Les injections intravésicales peuvent se pratiquer dans les conditions les plus diverses et viser des résultats essentiellement différents. C'est ainsi qu'elles poursuivent tantôt une simple *action mécanique*, tantôt une *action dynamique modificatrice*. Dans l'un et l'autre de ces cas, elles peuvent être dirigées sur la vessie elle-même ou sur son contenu.

L'*action mécanique sur le contenu de la vessie* a pour but de provoquer l'évacuation des substances qui sont en suspension dans l'urine, lorsque cette évacuation ne se fait pas spontanément pendant l'acte de la miction. Parfois il s'agit de petits calculs ou de graviers, d'autres fois de caillots sanguins et surtout des produits de la sécrétion pathologique de la vessie ou des reins, qu'ils soient ou non altérés par leur mélange avec l'urine.

L'*action mécanique sur les parois de la vessie* a pour but de dilater cet organe lorsqu'il est revenu sur lui-même, et rétréci en quelque sorte à la suite d'une altération quelconque, soit de ses propres parois, soit du système nerveux. La dilatation progressive de la vessie par des injections semble être, dans ces conditions, l'équivalent de la dilatation du canal rétréci par des bougies graduées. J'aurai à vous dire qu'elle est loin de donner ce que certains chirurgiens en ont attendu, mais je ne dois pas moins l'étudier avec vous et rechercher l'explication des insuccès.

L'*action modificatrice sur les parois vésicales* pourra être utilisée lorsqu'elles seront plus ou moins profondément altérées par le fait de l'inflammation. Les solutions astringentes, cathérétiques ou caustiques, ne conviennent pas moins à la vessie malade qu'à la plupart des autres organes, l'œil, l'oreille ou la gorge.

Enfin, l'*action modificatrice sur le contenu de la vessie* vise le moyen de prévenir ou de combattre par des substances antiseptiques la transformation ammoniacale de l'urine, transformation qui vient si souvent compliquer divers états pathologiques et concourir dès lors à les entretenir et les aggraver.

J'ajouterai, pour terminer, que les injections sont un *très puissant auxiliaire pour le chirurgien dans le cours de plusieurs opérations importantes, telles que la lithotritie et la taille.*

Vous le voyez, messieurs, ce simple énoncé des circonstances dans lesquelles on peut utiliser les injections vous montre déjà combien est vaste le champ qu'elles offrent à notre étude.

Je vous parlerai tout d'abord de celles qui agissent mécaniquement sur les substances étrangères contenues dans la vessie pour en favoriser l'expulsion. On pourrait les appeler : *injections évacuatrices*. Ce sont de véritables *lavages*.

Le contenu à évacuer consiste parfois en *graviers* ou *débris de calcul* ou tout autre corps étranger comparable. Leur évacuation représente l'un des temps les plus importants de la lithotritie moderne.

D'autres fois, il s'agit de *masses purulentes et glaireuses* qui, par le fait de leur poids ou de leur viscosité, ne peuvent s'échapper en même temps que l'urine. Dans la vessie comme dans un verre à pied ou un bocal, elles se déposent et gagnent les parties déclives. Aussi, lorsque les urines sont purulentes, voit-on généralement la proportion de pus augmenter à mesure que la miction s'avance. Les dernières gouttes sont souvent constituées par du pus en nature. Pour peu que la vessie ne se vide pas, c'est donc du pus et non de l'urine, ou tout au moins une urine très fortement mêlée de pus, qui stagne dans la vessie. Or, s'il est, à l'heure actuelle, un principe universellement admis en chirurgie, c'est la nécessité de soustraire toute surface qui suppure au contact incessant de ses produits de sécrétion. Le drainage des plaies n'a pas d'autre but, ce drainage qui occupe une si large place dans les progrès modernes de la chirurgie, et sans lequel aujourd'hui encore les méthodes antiseptiques seraient incomplètes. De même, les injections détersives sont indiquées toutes les fois que l'urine contient du pus. Elles le sont surtout quand ce pus a pris naissance dans la vessie et ne provient pas d'une affection rénale. En effet, lorsque le pus vient du rein et que la vessie est encore saine, son épithélium la protège en quelque sorte contre ce contact irritant. Et cependant, ne voyons-nous pas souvent la peau rougir et s'ulcérer au voisinage des abcès dans les points déclives trop longtemps exposés au contact du pus qui s'écoule? Quoi qu'il en soit, c'est surtout lorsque la vessie elle-même est la source du pus qu'il est utile de pratiquer de temps en temps des lavages et de garantir ainsi contre ses produits de sécrétion la muqueuse que l'inflammation a privée de sa protection naturelle. Les injections sont alors d'autant plus nécessaires que les urines subissent très fréquemment la fermentation ammoniacale. Sous cette influence le pus s'altère, il se transforme en une gelée épaisse, visqueuse, adhérente, que le liquide injecté a souvent beaucoup de peine à désagréger. Il n'en est que plus utile de déterger la vessie, car c'est alors précisément que les produits de sécrétion, aussi bien que l'urine, acquièrent leurs propriétés les plus irritantes.

Indépendamment des graviers et du pus, la vessie peut contenir encore des *caillots sanguins* plus ou moins abondants, dont il est souvent très difficile d'obtenir la fragmentation et l'expulsion.

Dans tous ces cas, les injections pourront rendre les plus grands services ; quelquefois même, elles sont absolument nécessaires. Mais je m'empresse de vous dire que vous ne devez jamais y recourir sans vous être assurés qu'il n'existe pas de *contre-indications*. Celles-ci sont fréquentes, et c'est parce qu'on n'en tient pas en général assez compte qu'on voit si souvent les injections donner, au lieu des bons effets annoncés, des résultats fâcheux. Parmi ces contre-indications, se place en première ligne *la douleur*. Pour peu qu'elle soit vive, vous vous abstiendrez de toute injection. Ce mode de traitement ne saurait être mis en œuvre sans provoquer un certain degré de distension, ce qui ne tarderait pas à aggraver les accidents. J'ai trop longuement insisté, dans la précédente leçon, sur les effets de la distension pour avoir besoin d'y revenir aujourd'hui. Je n'ai plus rien à vous apprendre désormais ni sur le rôle physiologique, ni sur le rôle pathogénique de toutes les manœuvres qui entraînent, à quelque degré que ce soit, la distension douloureuse de la vessie.

Les lésions rénales sont encore, après la douleur, une véritable contre-indication aux injections. Je veux parler surtout des *lésions rénales aiguës*, car, si on voulait s'abstenir de lavages toutes les fois qu'il existe des lésions chroniques, on arriverait presque à supprimer ce mode de traitement. L'expérience a montré du reste que, prudemment faites, les injections n'avaient pas alors de conséquences fâcheuses.

Lorsqu'il n'y aura pas de contre-indication et que les injections vous paraîtront nécessaires, comment devrez-vous les pratiquer ? A quelles règles obéirez-vous pour décider de la forme et du volume de la sonde, de l'instrument à l'aide duquel vous pousserez l'injection, de la position que vous ferez prendre au malade, de la nature et de la quantité du liquide que vous pourrez introduire en une fois ? Ce sont autant de questions, vous le comprenez, au sujet desquelles il importe d'être nettement fixé.

Le *volume de la sonde* dépendra en premier lieu des dimensions du canal, et ensuite de la nature du contenu de la vessie qu'on se propose d'évacuer. Plus l'abondance des débris calculeux ou des produits de sécrétion rendra les lavages nécessaire, et plus une sonde volumineuse offrira d'avantages. Il est bon toutefois de ne pas arriver aux dimensions extrêmes. Même après la lithotritie, je n'emploie jamais de sonde dépassant le n° 25. Le n° 21 suffit même dans bien des cas. Quant aux grosses sondes n° 30 et au-dessus, employées en Amérique, elles exposent à des lésions graves de l'urèthre, et je ne puis vous les recommander.

La *courbure de l'instrument* varie forcément avec la substance dont il est fait. Lorsqu'on emploie une sonde métallique, et il ne faut y recourir en général que pour l'évacuation des fragments après la lithotritie, on peut se servir avec avantage d'une sonde presque droite comme Bigelow ou de faible courbure comme Thompson. J'ai démontré que la sonde à grande courbure des chirurgiens français était un bon instrument d'évacuation et qu'il fallait le préférer toutes les fois que la prostate était difficile à franchir. Mais je fais usage habituellement d'une sonde à petite courbure analogue à celle d'un lithotriteur n° 2.

Les sondes métalliques doivent être à peu près exclusivement réservées pour l'évacuation des débris calculeux; aussi choisirez-vous le plus souvent une sonde en gomme ou même en caoutchouc vulcanisé. Ce dernier instrument est celui dont vous vous servirez de préférence dans le catarrhe de la vessie qui succède si fréquemment à l'hypertrophie de la prostate et qui représente, parmi toutes les affections des voies urinaires, une de celles qui réclament le plus utilement le traitement par les injections. Un n° 20, souvent même un n° 18, sera suffisant pour effectuer sûrement un bon lavage; mais si le canal était sensible, vous pourriez descendre au n° 16, bien que la lumière en soit assez étroite. Si toutefois vous étiez en droit de penser, d'après l'abondance du pus, le degré de l'alcalinité, les sensations éprouvées par les malades, qu'il existe dans la vessie des masses glaireuses trop épaisses pour traverser de telles sondes, vous pourriez en prendre d'un peu plus volumineuses; vous pourriez même recourir, mais à titre absolument exceptionnel, aux sondes métalliques dont la lumière est beaucoup plus large.

Prendrez-vous *un instrument à un seul ou à deux yeux?* Lorsque vous vous servirez de sondes en caoutchouc vulcanisé vous n'aurez pas à vous adresser cette question. Elle n'ont généralement qu'une seule ouverture et cela suffit pour les besoins ordinaires, c'est-à-dire tant que le contenu à évacuer consiste simplement en dépôts purulents non glaireux. Mais si vous êtes amenés à employer des sondes en gomme et surtout en métal, vous ferez bien de les prendre avec deux ouvertures. M. le Dr Desnos, un de mes anciens internes, auteur, comme vous le savez, d'une excellente thèse sur la *Lithotritie à séances prolongées*, a dû faire de nombreuses expériences pour élucider les conditions mécaniques de l'aspiration des fragments. Ses recherches, très ingénieuses et conduites avec une grande perspicacité clinique, ont démontré que la *sonde à deux yeux* avait une supériorité incontestable et devait être préférée, non seulement après la lithotritie, mais même pour de simples lavages dans une vessie malade.

Quelle est, en effet, la première condition pour obtenir une évacuation complète? C'est que le liquide soit soumis à une agitation très marquée, de manière à soulever les parcelles qui, par leur poids, tendent à gagner les régions déclives. Or, un seul œil ne donne qu'un seul courant et ne produit qu'un remous très insuffisant, surtout quand cet œil est tourné, en haut, comme dans la sonde aspiratrice de Bigelow. Avec deux yeux latéraux, au contraire, on produit de chaque côté deux courants qui se rencontrent, se brisent et produisent dans le liquide un mouvement considérable.

Avant d'en finir avec le choix des sondes, il est nécessaire de nous demander s'il n'y aurait pas avantage à se servir de *sondes à double courant*. Tour à tour abandonnées et reprises, elles n'ont pas encore aujourd'hui, dans la pratique, une place bien définie. Cependant l'observation clinique m'a depuis longtemps démontré qu'elles rendaient assez peu de services et je les ai complètement abandonnées. Mais il n'en était pas moins utile de soumettre ces instruments au contrôle d'une expérimentation rigoureuse. C'est encore M. le Dr Desnos que j'ai chargé de ces recherches[1]. Il les a conduites avec son habileté ordinaire et a parfaitement élucidé ce point intéressant.

Les conclusions auxquelles il a été conduit sont assez peu favorables aux sondes à double courant. Leurs avantages sont très hypothétiques et leurs inconvénients très sérieux et absolument incontestables.

Parmi ces derniers, je relèverai tout d'abord la *réduction considérable de calibre* qu'entraîne le principe même de leur construction. Pour laisser au canal de retour les plus grandes dimensions possibles et faciliter ainsi l'évacuation, on a voulu ramener aux proportions les plus faibles le canal d'aller. Mais alors on ne peut plus produire dans la vessie une agitation suffisante, cette agitation n'étant possible que si le liquide est lancé avec un certain volume et une certaine puissance. La sonde à double courant de Voillemier, qui représente le modèle le moins défectueux, offre, pour un n° 25, un canal de sortie équivalant à peine à un n° 15. Se servir d'un semblable instrument, c'est évidemment se placer dans de mauvaises conditions pour l'évacuation. Et si l'on veut obtenir un canal de sortie ayant les dimensions d'un n° 25, l'instrument doit représenter au moins un n° 30 dont le calibre énorme expose à des dangers sérieux.

Le second reproche que j'adresserai aux sondes à double courant c'est de n'avoir qu'*un œil d'arrivée* et par conséquent de ne produire dans la vessie qu'un seul courant. Au début, ce courant suffit pour déterminer une certaine agitation dans tout le liquide. Mais bientôt à cette agitation générale suc-

1. *Annales des maladies des organes génito-urinaires.* Janvier 1884.

cède un courant continu. Puis les parcelles en suspension sollicitées par la force centrifuge et par la pesanteur abandonnent le courant et gagnent peu à peu les parties déclives où existe un repos relatif. Pour produire un remous continu et général, il faut changer à chaque instant la position de la sonde, ce qui ne peut se faire sans inconvénients pour le canal. Cependant je dois dire que la sonde de Voillemier, malgré la présence d'un œil unique, a donné d'assez bons résultats. Cela tient à ce que l'orifice d'arrivée regarde la paroi inférieure de la vessie où s'accumulent les produits de sécrétion aussi bien que les débris calculeux, tandis que l'orifice de sortie regarde la paroi antérieure. Cette disposition permet de provoquer une agitation continuelle précisément dans la région où les conditions physiques ramènent les particules en suspension qu'il s'agit d'évacuer.

En troisième lieu, *l'attraction qui s'exerce à l'orifice de sortie est insignifiante*. La puissance d'arrivée ne s'y fait sentir en aucune façon; elle est employée à produire un courant qui suit en s'affaiblissant les parois vésicales. Aussi le liquide de l'injection revient-il en bavant pour ainsi dire. Si l'on veut obtenir un jet, il faut soumettre la vessie à une pression considérable, et encore ce jet ne s'établit-il que peu à peu, augmentant ou diminuant d'intensité d'une manière lente et graduelle. Il en résulte que les particules à évacuer pénètrent difficilement dans l'orifice de sortie, qu'elles s'arrêtent aisément dans le canal en l'engorgeant, enfin et surtout que l'augmentation de la pression intravésicale, seule capable d'accroître la puissance du jet de sortie, exige une distension dont vous connaissez tous les inconvénients et les dangers. Cette distension serait d'autant plus fâcheuse que, dans la plupart des cas où les lavages sont indiqués, la vessie est le siège d'une affection plus ou moins sérieuse qui la prédispose à des poussées congestives et inflammatoires avec toutes leurs conséquences.

Ces nombreux inconvénients des sondes à double courant ne sont compensés par aucun avantage. Aussi ferez-vous bien de choisir, pour effectuer vos lavages, des sondes à courant simple qui donnent d'excellents résultats.

La *seringue à anneaux*, dite *seringue à hydrocèle*, est évidemment le meilleur instrument pour injecter le liquide dans la vessie. Vous aurez soin toutefois de vous assurer que le piston glisse avec la plus grande facilité. Il faut qu'il n'oppose, pour ainsi dire, au doigt qui le pousse, aucune résistance. Vous n'oublierez pas non plus, si vous faites usage d'une sonde métallique dont l'embouchure soit assez large, de dévisser le petit embout conique dont l'extrémité de la canule est munie. Le liquide contenu dans la seringue s'échappera ainsi beaucoup plus librement, sans qu'il soit nécessaire d'exercer sur la tige de fortes pressions. C'est seulement à cette condition que vous pourrez apprécier la quantité de liquide qu'il convient de lancer à chaque coup de piston dans la vessie. Ce n'est pas, en effet, par des chiffres que vous pourrez évaluer le nombre de grammes auquel vous vous arrêterez. Ce nombre est très variable, non seulement d'un sujet à l'autre, mais encore sur un même sujet, à des moments différents. C'est la résistance de la vessie qui sera votre seul guide. Il vous faut donc la reconnaître aisément et ne pas vous exposer à la confondre avec celle que produirait un piston trop dur ou une canule trop étroite. Vous risqueriez ainsi d'aller trop loin. Il est nécessaire de s'arrêter devant la première manifestation de la résistance vésicale, et même il vaudrait mieux éviter de la mettre en jeu. Rappelez-vous que l'envie d'uriner doit, pour ainsi dire, être perçue par la main du chirurgien avant même que le malade ne la ressente et ne puisse l'accuser. Rien n'est plus facile, d'ailleurs, avec un peu d'attention, que d'apprécier la quantité de liquide qui peut être facilement acceptée par la vessie. Mais il faut vous poser en règle : *qu'il vaut mieux en pousser trop peu que trop.*

Très commode pour le chirurgien, la seringue l'est moins pour les malades auxquels on est souvent obligé de confier les lavages, après leur avoir fait subir l'apprentissage nécessaire. On peut alors les autoriser à se servir de *poires en caoutchouc* et surtout *d'irrigateurs*. Ce dernier instrument rend souvent les plus grands services. Il faut seulement recommander avec soin aux malades de ne pas ouvrir complètement le robinet et de ne pas laisser pénétrer trop brusquement une trop grande quantité de liquide.

La *composition de ce liquide de lavage* peut être fort variable. Nous y reviendrons surtout en parlant des injections modificatrices. Mais je puis dès maintenant vous dire que je me sers exclusivement depuis plusieurs années de solutions d'acide borique préparées sans alcool, à 40 gr. pour 1,000. Elles m'ont toujours parfaitement réussi. Cependant vous pourrez obtenir avec de l'eau simple d'excellents résultats. Seulement vous la ferez bien bouillir auparavant, de manière à stériliser les germes qu'elle pourrait contenir. Quel que soit le liquide auquel vous aurez recours, il sera bon de le faire tiédir au moment de l'employer. Vous ne ferez de bons délayages qu'avec un liquide tiède et vous ne risquerez pas d'exciter des contractions douloureuses.

Enfin, *comment placerez-vous vos malades?* Les ferez-vous coucher ou les laisserez-vous dans la position verticale? Vous m'avez souvent entendu répéter qu'il ne faut jamais procéder à l'évacuation d'une vessie distendue pendant que le malade reste debout, sous peine d'aller au-devant d'une syncope ou d'une hématurie. Il n'en est plus de même lorsqu'il s'agit de pratiquer des lavages. Ils peuvent se faire dans la position verticale; mais il ne faut pas oublier que la vessie supporte alors tout le poids des viscères abdominaux et qu'elle a une tendance à se vider trop rapidement. Sous l'influence de cette évacuation trop brusque, l'engagement des graviers et des paquets glaireux se fait avec précipitation et souvent la sonde s'obstrue. Il se passe un phénomène comparable à l'encombrement qui a lieu à la sortie du théâtre lorsque les spectateurs se pressent tous en même temps dans un couloir trop étroit. Il est préférable, en définitive, de pratiquer les lavages dans la position horizontale. La démonstration de cette règle n'est plus à faire pour l'évacuation des fragments après la lithotritie. Elle s'applique également, sans toutefois être aussi absolue, aux simples lavages d'une vessie qui sécrète. C'est la position qui permet au chirurgien d'agir avec le plus de précision et de douceur, à la vessie de rester le plus tolérante. Il est utile seulement de ne pas soulever le siège et de relever le dos au contraire par des coussins.

Je dois ajouter cependant que les inconvénients de la position verticale deviennent parfois des avantages et peuvent être utilisés. C'est dans les cas où l'inertie vésicale ralentit à l'excès le retour du liquide. Cette lenteur nuit à l'efficacité du lavage. Au lieu d'exercer sur l'abdomen des pressions qui sont parfois difficiles et infructueuses, si les sujets sont obèses, vous pourrez avec avantage leur faire prendre la position verticale.

La position verticale est encore celle qu'il convient de conseiller aux malades lorsqu'on leur abandonne le soin de pratiquer eux-mêmes les lavages de leur vessie. Elle est alors infiniment plus commode; elle permet de mieux voir et de procéder plus adroitement aux manœuvres nécessaires.

Tous ces préliminaires relatifs aux instruments et à la position du malade étant réglés, il s'agit de savoir comment il faut conduire l'injection.

Le *manuel opératoire* en est des plus simples. Si vous voulez réaliser les conditions d'un bon lavage, il convient de pousser le liquide à petits coups, mais vivement et en retirant prestement la canule aussitôt après.

L'injection doit être faite à petits coups ; c'est le moyen le plus sûr d'assurer les résultats mécaniques du lavage ; on évite ainsi en même temps de distendre la vessie en n'y faisant pénétrer à la fois qu'une petite quantité de liquide.

Elle doit être poussée un peu vivement ; cela ne veut pas

dire qu'il faut user de la moindre violence, mais qu'on ne doit pas craindre de produire un certain choc sur les parois vésicales. Ce choc, à la condition qu'il soit très modéré, n'a rien de redoutable. C'est un mode de contact, et nous savons que, si la vessie est douée d'une exquise sensibilité vis-à-vis de la distension, elle peut impunément supporter les contacts. La vivacité de l'impulsion rend d'ailleurs les plus grands services, d'abord en produisant dans le liquide une agitation nécessaire et en soulevant les détritus dont on veut provoquer l'évacuation; ensuite en excitant doucement les contractions de la vessie. Celles-ci entrent alors en collaboration avec le chirurgien et concourent à augmenter la puissance du jet de sortie, qui joue un si grand rôle.

Enfin, *il faut retirer prestement la canule* pour profiter de cette contraction de la vessie que vous venez de provoquer et aussi du tourbillonnement du liquide qui agite et soulève encore les graviers ou les paquets glaireux.

Poussée, sous prétexte de prudence, avec une lenteur excessive et pusillanime, l'injection manquerait complètement le but qu'on se propose. Peut-être serait-elle exempte de danger, et encore faudrait-il pour cela surveiller attentivement la quantité du liquide injecté, mais elle serait certainement peu utile.

Il est bon de *ne pas laisser*, entre chaque coup de piston, *la vessie se vider complètement*. La contraction née sous l'influence de la poussée précédente augmenterait à mesure que s'avancerait l'évacuation. Elle pourrait donner lieu à un léger suintement sanguin ou même à des phénomènes douloureux que vous devrez toujours, avec le plus grand soin, vous appliquer à éviter. D'ailleurs, en ne mettant pas la vessie à sec, la nouvelle dose de liquide que vous pousserez rencontrera le liquide non retiré, s'y mélangera et l'agitera sans toucher directement la paroi vésicale. Cette petite précaution, très bonne à ajouter à celles que je vous ai déjà recommandées, vous permettra de fournir au liquide l'impulsion nécessaire sans craindre de mettre en jeu par un choc trop direct la sensibilité de la vessie.

Enfin, avant de retirer la sonde, vous prendrez soin de *purger la vessie des bulles d'air* qui auraient pu s'y introduire pendant les manœuvres. Elles sortent toujours les dernières lorsque le liquide a été presque complètement expulsé. La contraction de la vessie y suffit, vous pourriez au besoin presser sur l'hypogastre. Vous devrez aussi conserver, dans la seringue, une petite quantité de la solution et laisser la canule appliquée sur la sonde pendant que vous retirerez cette dernière. Vous pourrez ainsi *pousser doucement un peu de liquide dans le canal pendant que la sonde le traverse.* Cette précaution est utile, même quand il s'agit de simples lavages dans une vessie atteinte de catarrhe. Elle serait indispensable après la lithotritie, si vous ne faisiez usage du mandrin. Dans le cas où un fragment se serait fixé dans l'œil de l'instrument, le liquide, en écartant les parois du canal, les protégerait contre un frottement rugueux ou contre des déchirures.

La *durée des lavages* est nécessairement variable suivant l'état de la vessie. Vous pourrez la prolonger de manière à faire passer au besoin deux ou trois litres de liquide dans l'espace de quelques minutes, si, après une lithotritie, l'évacuation est laborieuse. Mais s'il s'agit simplement du lavage d'une vessie qui suppure, il vous suffira, en général, d'injecter deux ou trois seringues pour voir le liquide ressortir parfaitement limpide. La règle, lorsque l'on fait des injections de lavage, est de les continuer jusqu'à ce que le liquide injecté ressorte tel qu'il est entré.

Il est souvent possible de *répéter les injections tous les jours;* mais il n'est pas bon, à moins d'indications particulières, de les répéter plusieurs fois par jour. La vessie et l'appareil urinaire tout entier ne sont jamais indifférents à l'action des lavages. Aussi faut-il savoir, pour cet agent thérapeutique aussi bien que pour nos médicaments les plus actifs, ne pas dépasser la dose physiologique.

Les manœuvres précédentes, excellentes pour entraîner le pus, les paquets glaireux, des petits graviers, des détritus phosphatiques, sont le plus souvent insuffisantes lorsqu'il s'agit de *caillots sanguins*. Alors il faut recourir à l'aspiration à l'aide d'une seringue à anneaux dont on adapte la canule à la sonde. On fait le vide et on exerce une véritable succion. C'est à peu près le seul moyen de désagréger des caillots un peu cohérents. Avant ce travail préliminaire, les lavages sont inutiles et, plus tard même, il est bon de n'y recourir qu'avec réserve. On doit craindre, en effet, que le moindre mouvement ne provoque un retour de l'hémorrhagie.

L'action mécanique des injections intravésicales ne vise en général que l'évacuation, le nettoyage de la vessie. Elle s'exerce à peu près exclusivement sur le contenu. On a tenté pourtant, dans un certain nombre de cas, de diriger également une *action mécanique sur les parois du réservoir urinaire.*

Vous savez que la vessie est douée, dans les conditions normales, d'une remarquable extensibilité. Il est facile à tout individu bien portant de rester, la nuit, huit heures et plus sans uriner et de conserver par conséquent dans sa vessie 4 ou 500 grammes d'urine. Cette heureuse propriété se trouve singulièrement compromise dans le plus grand nombre des affections qui atteignent la vessie. La *fréquence des mictions* en est le témoignage immédiat, et cette fréquence persiste autant que la lésion même dont elle traduit l'existence. Mais il arrive parfois qu'elle reste aussi grande après la guérison apparente, sinon réelle, de la lésion. Il semble que la vessie, habituée à revenir sur elle-même, ait perdu son élasticité, qu'elle se soit rapetissée, racornie, pour ainsi dire. On s'est demandé, et la question devait naturellement se présenter à l'esprit, si, dans cet état de choses, on ne pourrait pas la soumettre à la *dilatation progressive par des injections*, comme on le fait par des bougies pour les rétrécissements de l'urèthre. Peut-être ainsi lui rendrait-on sa capacité normale ou du moins des dimensions suffisantes pour amener la fréquence des mictions à être supportable.

Sans doute, messieurs, cette pratique semble, au premier abord, très rationnelle et elle était bien faite pour tenter les meilleurs esprits. Cependant l'observation journalière fait bien vite reconnaître que les affections de la vessie les plus intenses n'ont pas coutume de laisser à leur suite, pourvu qu'elles soient bien guéries, de diminution notable de la capacité vésicale. Lorsque la fréquence de la miction subsiste, il faut soupçonner la *disparition incomplète de la lésion.* Les grands symptômes pénibles se sont atténués, la douleur a cessé, les urines ne contiennent plus de sang et elles ont à peu près recouvré leur transparence. Ne vous hâtez pas trop cependant de déclarer la guérison complète. La fréquence des mictions est un symptôme de haute valeur ; elle témoigne d'une excessive sensibilité de la vessie à la moindre distension ; elle est encore pathologique. Et vous risqueriez fort, en choisissant pour méthode thérapeutique, des procédés qui ont pour base la distension, de réveiller des inflammations simplement assoupies, de provoquer des réactions à la fois vésicales et rénales, en un mot, d'aller au-devant des déceptions les plus pénibles [1].

Cependant, messieurs, je ne veux pas systématiquement bannir de la thérapeutique la dilatation de la vessie. Je tiens seulement à vous mettre en garde contre les écueils que vous pourrez rencontrer. Pour cela vous devrez, avant d'intervenir, distinguer soigneusement les cas en présence desquels vous vous trouverez.

Toutes les fois que le malade aura eu plus ou moins récemment une affection inflammatoire bien caracterisée des voies urinaires, votre défiance devra être tout particulièrement éveillée à l'égard des lésions qui pourraient persister à l'état latent. Vous procéderez donc à un examen minutieux du malade ; vous analyserez l'urine et, si vous y trouvez une notable

1. L'influence de la distension et de la douleur vésicales sur les reins a été bien démontrée par l'un de mes élèves, M. Tuffier, dans son excellente thèse sur : *Le rôle de la congestion dans les maladies des voies urinaires.* Thèses de Paris 1885, p. 13 et 104.

quantité de pus, vous considérerez la guérison comme incomplète. Alors toute tentative de dilatation serait formellement contre-indiquée. Elle le serait plus encore si l'état douloureux persistait au moindre degré. Le meilleur moyen de faire disparaître la fréquence de la miction sera de guérir, par un traitement approprié, la lésion, même latente, dont elle relève.

Si, au contraire, les urines sont parfaitement limpides et transparentes, si elles n'offrent plus la moindre purulence, s'il n'y a pas de douleurs, alors vous serez autorisés à faire l'essai de la dilatation. Mais cette pratique est si aléatoire, que je vous recommande instamment de n'y recourir qu'avec la plus extrême prudence et de vous arrêter à la plus légère douleur éprouvée par le patient. Parfois, au début, vous obtiendrez des résultats favorables. Les malades seront enchantés et vous le témoigneront d'une manière flatteuse pour votre amour-propre. Mais, le plus souvent, je vous en préviens, à mesure que vous voudrez élever la dose de la dilatation, vous provoquerez des phénomènes douloureux, précurseurs des accidents inflammatoires. Et dès lors vous pouvez être sûrs que vous perdrez rapidement cette grande confiance que vous aviez tout d'abord inspirée à vos malades.

Ainsi, messieurs, je vous le répète, vous tiendrez pour des *contre-indications* absolues à la dilatation de la vessie et l'existence du pus dans l'urine, même quand il n'y en aurait que de très faibles quantités, et les moindres douleurs que provoqueraient les manœuvres.

Mais vous rencontrerez des malades qui présenteront cette même fréquence des mictions, cette même intolérance fonctionnelle de la vessie, sans avoir eu aucune affection aiguë des voies urinaires, sans qu'il y ait de pus dans leurs urines. On dit alors, suivant l'expression qui nous est venue d'outre-Manche, qu'il s'agit de *vessies irritables*. Bien souvent elles appartiennent à des myéliques de l'avenir ou à des candidats à la tuberculose; si vous cherchez à les distendre, même lentement et progressivement, vous courrez grand risque, ne l'oubliez pas, de transformer ces vessies irritables en *vessies irritées*.

Je parle, bien entendu, des cas où la fréquence des mictions tient à une diminution réelle de la capacité vésicale et non de ceux où cette diminution n'est qu'apparente et où il existe seulement une *atonie plus ou moins prononcée du sphincter*. Alors, il faut recourir, ainsi que je l'ai depuis longtemps démontré, à l'*électrisation localisée* de la région membraneuse de l'urèthre. Elle vous donnera de belles guérisons. Entre autres exemples je pourrais vous citer un cas très remarquable observé dans mon service et publié par M. Guiard[1]. C'est donc une question de diagnostic : l'exploration méthodique du canal, avec ou sans le passage du courant, vous apprendra s'il y a ou non atonie du sphincter ; une injection lentement poussée dans la vessie vous montrera si elle se laisse facilement distendre ; enfin, l'examen attentif et, au besoin, l'analyse de l'urine vous renseigneront sur l'existence ou l'absence d'une lésion inflammatoire chronique plus moins latente. Des notions ainsi recueillies dépendra votre mode d'intervention.

Nous avons longuement étudié l'action mécanique des injections d'abord sur le contenu de la vessie, puis sur la vessie elle-même et nous avons vu que, dans le premier cas, elle était à la fois beaucoup plus efficace et moins dangereuse que dans le second. Nous allons retrouver des différences tout aussi tranchées en étudiant leur *action modificatrice*. Celles qui s'adressent aux parois l'emportent de beaucoup en utilité sur celles qui n'ont d'autre but que de modifier le contenu, c'est-à-dire l'urine altérée, l'urine ammoniacale.

Depuis longtemps on a remarqué que la transformation ammoniacale des urines dans la vessie était l'indice d'une affection sérieuse des voies urinaires et s'accompagnait fré-

1. *Annales des maladies des organes génito-urinaires* (novembre 1883).

quemment d'accidents généraux graves. Aussi a-t-on mis en œuvre des moyens nombreux et variés pour prévenir ou faire disparaître cette transformation. Or, il est aujourd'hui démontré que des microbes divers, torule de Pasteur et Van Tieghem, bacillus de Miquel, bacterium de Bouchard, sont les agents immédiats de la fermentation ammoniacale. Il était donc tout naturel de chercher à la combattre par l'emploi des *solutions antiseptiques*. Mais on est allé plus loin. Un certain nombre de médecins ont attribué aux microbes un rôle exclusif et c'est contre ces microbes, contre eux seuls, qu'ils veulent diriger toutes les ressources prophylactiques ou curatives de la thérapeutique.

C'est ainsi qu'on a eu recours, pour ne parler ici que des injections, à la plupart des substances antiseptiques, depuis l'acide phénique, si justement célèbre en chirurgie, jusqu'à l'acide borique, très heureusement employé aujourd'hui dans la pratique des voies urinaires, depuis que, sur les conseils de M. Pasteur, je l'ai expérimenté dans mon service. Les résultats obtenus ont été très variables. Excellents dans les cas légers, ils ont été médiocres ou mauvais même dans les cas graves. Les bons effets étaient-ils dus à une action antiseptique ou à une simple action de lavage; les mauvais tenaient-ils aux solutions employées ou plutôt, comme je vous le disais en commençant, à la manière dont l'injection était faite? Il est difficile de le savoir. Mais si la clinique nous laisse dans l'incertitude, nous pouvons demander à l'*expérimentation* de nous éclairer sur la valeur absolue de chacun des agents antiseptiques appliquées à la fermentation de l'urine.

Un de mes anciens internes, M. Guiard, s'est livré récemment à ces recherches. Dans une série de flacons remplis d'urine normale, il ajoutait une quantité déterminée d'urine en pleine fermentation après avoir mélangé cette urine pendant quelques instants avec une solution médicamenteuse. Il a étudié ainsi l'action des substances réputées les plus antiseptiques et il a reconnu qu'un grand nombre d'entre elles contrariaient la fermentation et la retardaient. Je vous citerai, par exemple, l'acide salicylique, le salicylate de soude, le sulfate de cuivre, l'iodure de plomb, le sulfate de zinc, l'acide benzoïque, l'acide borique, le nitrate d'argent. Entre toutes, lorsqu'on les emploie aux doses où elles pourraient être acceptées par la vessie, on voit que le *nitrate d'argent seul donne des résultats complets et constants.* Quant à l'acide phénique et plusieurs autres agents dont l'emploi comme antiseptiques est devenu banal, ils n'ont absolument aucune action; ils laissent la fermentation s'accomplir en toute liberté.

Mais dans une question aussi complexe, ce serait évidemment s'exposer à l'erreur que de s'en tenir exclusivement à l'expérimentation. Elle peut bien nous renseigner sur la valeur absolue d'un agent antiseptique; elle peut nous apprendre quelles sont les substances qui diminuent ou détruisent l'action du ferment. Mais les données qu'elle fournit ne sauraient être appliquées sans réserve à la clinique. La question de la transformation ammoniacale des urines n'est pas, en effet, aussi simple dans la vessie que dans un vase clos. Alors, ce ne sont plus les microbes qui jouent le rôle le plus important. Ils interviennent toujours, ils sont toujours nécessaires, mais ils ont pour adjuvant puissant, indispensable même, le terrain spécial qui leur est offert par les produits de sécrétion pathologiques de la vessie. En d'autres termes, *la transformation ammoniacale de l'urine dans la vessie est le produit du concours simultané de deux facteurs ; les microbes et la cystite.*

C'est pour n'avoir considéré que le côté expérimental de la question et méconnu l'influence capitale de la cystite, que les partisans de la théorie des germes ont voulu recourir exclusivement à la médication antiseptique et ont demandé aux injections de modifier seulement le contenu altéré de la vessie.

Le clinicien, sans négliger ces résultats importants acquis par l'expérimentation, ne peut oublier que les microbes ne sont pas seuls à intervenir, et que les lésions de l'appareil urinaire ont une influence au moins aussi grande sur l'altération des urines. Ce qui le prouve, c'est que la médication calmante et antiphlogistique, sans action sur les germes, mais très efficace contre les lésions, suffit souvent pour modifier rapidement la réaction et la transparence du liquide.

Or, parmi les *injections qui peuvent exercer une action modificatrice sur les parois vésicales*, nous retrouvons les *lavages simples*, dont nous avons étudié déjà l'action mécanique. Ces lavages, soit par la suppression du contact de l'urine ammoniacale, soit par l'excitation directe qu'ils provoquent sur la paroi, sont d'une incontestable utilité. Mais ils ne suffisent pas toujours. On est donc obligé bien souvent de demander à des injections spéciales une action modificatrice plus énergique. Le sulfate de zinc, le sulfate de cuivre, le borate de soude, l'acide borique et surtout le nitrate d'argent seront employés avec les plus grands avantages. Le *nitrate d'argent*, que j'appelle quelquefois familièrement l'*ami des muqueuses*, est le plus puissant de ces médicaments. C'est à lui, vous le savez, qu'on a recours avec le plus grand succès sur la plupart de nos organes et pour une multitude de lésions diverses. Introduit dans la pratique des voies urinaires, par Lallemand[1], sous forme solide, puis par Mercier, sous forme liquide, il n'a pas cessé depuis lors d'occuper une place prépondérante et méritée dans le traitement des affections inflammatoires de la vessie.

Mercier l'a d'abord employé à la dose de 50 et même 75 centigrammes par gramme. Mais l'expérience n'a pas tardé à lui démontrer que la vessie supportait mal des doses aussi fortes, et il est arrivé à formuler les injections au 500e (0,25 p. 125).

Leur *Manuel opératoire* est des plus simples. Il est utile de

1. Lallemand, *Des pertes séminales.*

pratiquer préalablement un lavage de la vessie avec de l'eau tiède ou de l'acide borique. Ce lavage a pour but de déterger les parois vésicales et d'assurer un contact plus intime du médicament avec les points à modifier. La solution nitratée, légèrement chauffée, est ensuite poussée doucement dans la vessie, à deux reprises différentes. Comme il est utile de baigner en même temps la région prostatique, presque toujours atteinte lorsqu'il y a cystite, on aura soin de retirer légèrement la sonde de manière à ce que l'œil arrive au niveau de l'urèthre postérieur et que la pénétration du liquide dans la vessie ne puisse se faire sans impressionner la région profonde du canal. On retient la solution dans la vessie pendant deux ou trois minutes, puis on la fait ressortir, et, si on le juge convenable, si l'impression a été trop prononcée, on peut terminer en lavant la vessie à l'eau tiède. Ces injections ne seront faites, en général, que tous les deux ou trois jours, exceptionnellement tous les jours.

Ainsi employé, le nitrate d'argent a, je le répète, une action modificatrice très puissante dans les cas de cystite. Cette action est même d'autant plus remarquable que les phénomènes ont plus d'acuité.

Il convient surtout à merveille lorsqu'il s'agit de combattre la transformation ammoniacale; l'expérimentation nous avait appris qu'il était le plus puissant des agents antiseptiques, et la clinique nous montre qu'il est le modificateur par excellence des surfaces enflammées. *Il résume donc en lui les deux conditions voulues pour lutter simultanément contre l'un et l'autre des facteurs de l'ammoniurie.* Je n'hésite pas cependant à attribuer la meilleure part de son influence à l'action modificatrice qu'il exerce sur les parois. Ce qui le prouve, c'est l'amélioration rapide qu'on obtient du côté des urines, par la méthode des instillations dans la vessie préalablement évacuée et sans y faire aucun lavage.

Les injections de nitrate d'argent exigent toutefois des indications spéciales. Elles ne sauraient être employées pour prévenir l'inflammation, mais seulement pour la combattre.

lorsqu'elle existe. Or, vous savez que, dans ces conditions, les lavages ont souvent le grand inconvénient d'exposer à distendre la vessie et à provoquer des accidents. C'est pour ce motif, que vous me voyez substituer aux injections les *instillations*. Celles-ci offrent les principaux avantages des injections sans en avoir les inconvénients.

Lorsque la vessie n'est pas enflammée, lorsqu'il s'agit par exemple, de pratiquer une lithotritie ordinaire, l'emploi, pour les lavages et l'aspiration, du nitrate d'argent, même à solution faible, sous prétexte qu'il est antiseptique, serait une faute. Son action caustique serait nuisible pour le malade, il se décomposerait au contact des instruments, et les taches qu'il produit seraient désagréables pour tout le monde. On ne peut donc pas y recourir avec la désinvolture permise pour les *solutions boriquées*. Depuis huit ans que je me sers de ces dernières, d'après les conseils de M. Pasteur, j'en ai obtenu les résultats les plus satisfaisants. L'acide borique a cet immense avantage pour la pratique de pouvoir être employé à haute dose (3 et 4 p. 100) sans provoquer la moindre douleur. Aussi, ne voudrais-je à aucun prix cesser d'en faire usage, non seulement pour les lavages simples, mais pour l'évacuation des débris calculeux après la lithotritie. Je n'ai eu également qu'à m'en féliciter, après la taille, pour les irrigations que j'ai coutume de pratiquer très largement.

Les injections avec une solution d'acide borique n'ont pas seulement une *action antiseptique*. Celle-ci a été démontrée par M. Pasteur, et, pour n'être pas absolue, elle ne saurait être mise en doute. Elles ont, en outre, une action *modificatrice*. Aussi, méritent-elles dans la pratique une place importante à côté du nitrate d'argent; elles la méritent d'autant mieux que je ne leur connais aucun inconvénient, à moins qu'il ne résulte du manuel opératoire.

Ce manuel diffère absolument de celui des injections nitratées. Au lieu d'être poussées lentement, en petite quantité et une ou deux fois tout au plus, au lieu d'être répétées à intervalles de deux ou trois jours, elles seront faites de la même manière que les injections évacuatrices, dont je vous ai si longuement exposé les règles au commencement de cette leçon.

Nous avons surtout envisagé jusqu'ici l'action modificatrice des injections sur la muqueuse enflammée. *Elles peuvent encore agir, dans les cas de parésie, sur la tunique musculaire* dont elles sont susceptibles de favoriser les contractions. On obtient ce résultat d'abord par l'impulsion du liquide, ensuite par la température.

J'ai déjà eu l'occasion de vous dire que l'injection faite à petits coups, mais *vivement*, était très apte à provoquer les contractions de la vessie. On met à profit cette particularité pour favoriser les effets mécaniques des lavages.

La *température* peut exciter également les contractions vésicales. Civiale, plus que personne, a préconisé l'emploi de l'*eau froide*. Elle peut, en effet, rendre des services. Mais elle ne saurait être conseillée qu'en l'absence de tout phénomène inflammatoire aigu, et il est sage de ne pas l'employer au-dessous de 10 à 12°, si on veut éviter toute réaction préjudiciable.

Il me resterait maintenant, messieurs, pour terminer, ce que j'avais l'intention de vous dire des injections intravésicales, à vous exposer les règles de leur *application à la lithotritie ou à la taille*. Mais, pour que je puisse le faire avec tous les développements nécessaires, il faudrait entrer dans l'histoire de ces opérations, dont nous devons réserver l'étude. Je tenais surtout aujourd'hui à vous parler des injections vulgaires, de celles que vous aurez tous les jours l'occasion de pratiquer, même quand vous n'auriez pas l'intention de devenir des opérateurs, et dont les moindres détails acquièrent par cela même une véritable importance.

QUATRIÈME LEÇON

DU TRAITEMENT DE LA CYSTITE CHRONIQUE DOULOUREUSE PAR LES INSTILLATIONS DE NITRATE D'ARGENT

Observation d'un cas de cystite chronique douloureuse ayant présenté de très grandes difficultés de diagnostic. — Homme de 57 ans. Début par des hématuries spontanées, indolentes, de courte durée. Plus tard émission de graviers phosphatiques, fréquence de la miction, urines purulentes et ammoniacales, manifestations douloureuses de plus en plus violentes.

Quelle est la nature de cette cystite? D'après les renseignements, elle ne paraît ni d'origine blennorrhagique, ni consécutive à la rétention incomplète par hypertrophie prostatique, ni liée à des poussées hémorrhoïdaires.

L'examen direct par le toucher rectal combiné avec la palpation hypogastrique, par le cathétérisme explorateur et par le cathétérisme évacuateur, permet d'éliminer l'hypothèse d'une affection organique et révèle, en même temps qu'un certain degré d'hypertrophie de la prostate, une rétention d'urine incomplète.

Cependant l'évacuation méthodique suivie de lavages exaspère la douleur au lieu de la calmer. — Nouvelle exploration au point de vue d'une affection organique, négative comme la première : aucun indice de tumeur, pas d'hématurie consécutive.

Insuccès de tous les moyens mis en œuvre, même l'opium et la morphine. — Accidents fébriles. — Orchite.

Le malade réclame instamment une opération sanglante qui est décidée en principe.

Mais auparavant on a recours aux instillations au nitrate d'argent qui amènent en très peu de temps une amélioration inespérée, une guérison relative.

Autre exemple de cystite rebelle heureusement modifiée par les instillations.

Manuel des instillations vésicales. — Instruments nécessaires. — Évacuation préalable de la vessie. — Choix du numéro des explorateurs perforés. — Nécessité de toucher l'urèthre postérieur en même temps que la vessie. — Titre de la solution. — Nombre des gouttes. — Les instillations ne doivent être ni précédées, ni suivies de lavages. — Suites immédiates. — Nombre des instillations nécessaires. — Leurs intervalles.

Indications : cystites douloureuses avec envies très fréquentes d'uriner et évacuation totale ou presque totale. — Cystite blennorrhagique. — Cystite calculeuse.

Contre-indications : cystite tuberculeuse et cancer de la vessie.

Messieurs,

C'est du malade couché au n° 16 de la salle Saint-Vincent que je me propose de vous parler aujourd'hui. Il me permettra de vous dire quelques mots du *traitement de la cystite*, et particulièrement de la *cystite douloureuse* par les instillations de nitrate d'argent. J'insiste sur cette qualification de cystite douloureuse, n'ayant aucunement l'intention d'entreprendre aujourd'hui le traitement des cystites en général, étude beaucoup trop vaste pour les limites ordinaires d'une seule de nos conférences, et tenant à préciser nettement par ces mots le cas particulier dont je veux vous entretenir.

Je vous rappellerai d'abord, dans ses principaux détails, l'histoire de notre malade. C'est un homme de 57 ans, d'apparence encore assez vigoureuse. Il est atteint d'une affection grave de la vessie, dont le début remonte au mois de novembre 1882. Il fut pris à cette époque d'une *hématurie*, qui présenta ce caractère particulier d'être *spontanée* et de survenir au milieu d'un état de santé des plus satisfaisants.

Elle se produisit au réveil et se prolongea dans la journée, à toutes les mictions, pour cesser d'elle-même, vers le soir. Elle fut complètement *indolente*. Huit jours après, eut lieu une nouvelle hématurie, spontanée comme la première, et qui persista pendant une semaine. Dès lors apparurent quelques douleurs dans les régions rénales. On examina les urines, qui furent trouvées *albumineuses*, et on parut croire à l'existence d'une néphrite parenchymateuse. Je ne puis cependant m'arrêter à cette hypothèse, car le malade, aujourd'hui, ne présente plus aucun des signes du mal de Bright. Il me paraît plus probable que cette albuminurie devait tenir à la présence dans l'urine d'une certaine quantité de pus. Ce n'est là, vous le savez qu'une fausse albuminurie. Non seulement elle semble se rattacher à une affection de la vessie et non à une maladie des reins, mais, de plus, elle signifie, dans le cas actuel, que les lésions étaient déjà anciennes, et qu'elles étaient restées latentes jusqu'au moment de la première hématurie.

Bien que l'état général fût alors excellent, le malade fut soumis à un traitement dont le lait, un régime doux et des toniques firent la base. Il resta ensuite assez longtemps sans avoir de nouvelle hématurie et sans éprouver aucune douleur. Pendant cinq mois, il put se croire définitivement guéri.

Cependant, une troisième atteinte se produisit en juillet 1883. Elle fut spontanée comme les premières, indolente et prolongée.

Elle s'accompagna de l'émission par le canal de *plusieurs petits graviers*. En d'autres circonstances, ce fait aurait eu peut-être une signification très précise au point de vue de l'origine des accidents. Mais le malade ajoutait que ces graviers étaient blancs et s'écrasaient sous le doigt. Ils étaient donc constitués par des *phosphates* et n'étaient qu'une conséquence de l'inflammation de la vessie, loin d'en être la cause. Ils témoignaient en même temps de l'ancienneté des lésions. La gravelle phosphatique, en effet, n'est jamais la cause de la cystite ; elle en est souvent l'effet lorsque les lésions sont de date ancienne, ou d'un haut degré.

Jusqu'à ce moment, les *manifestations douloureuses* avaient été presque insignifiantes, mais, à partir de cette troisième hématurie, elles acquirent une intensité excessive et ne tardèrent pas à dominer la scène. Nées dans le petit bassin, elles irradiaient vers le périnée, le gland et les régions lombaires, et subissaient une exacerbation très marquée pendant et après les mictions qui étaient fréquentes. Elles persistèrent ainsi intolérables et incessantes, sans être aucunement influencées par les nombreuses médications qui furent employées. Enfin, résolu à s'en délivrer à tout prix, le malade est entré à l'hôpital en novembre dernier, et, depuis trois mois, il est en observation dans le service.

Les hématuries, la douleur, la fréquence de la miction, l'altération des urines, qui étaient non seulement chargés de pus, mais ammoniacales, enfin l'émission de graviers phosphatiques ne pouvaient laisser aucun doute sur *l'existence d'une cystite*. Mais il ne nous suffisait pas de savoir qu'il y avait des accidents inflammatoires ; nous avions à pousser plus loin la recherche du diagnostic et à déterminer la cause première de ces accidents, la nature de cette cystite. Seule, en effet, cette notion pouvait nous fournir des indications importantes pour le pronostic et pour le traitement.

Les renseignements qui précèdent n'étant pas, en eux-mêmes,

assez positifs pour me permettre d'établir rigoureusement ce diagnostic pathogénique, il était nécessaire de rechercher s'il n'existait dans les antécédents du malade aucune particularité, même insignifiante en apparence, à laquelle pût se rattacher l'étiologie des accidents observés. Cette investigation donna peu d'éclaircissements : le malade avait bien eu une *blennorrhagie* qui avait duré trois mois, mais cet écoulement datait de trente ans, et n'avait laissé après lui ni suintement, ni modification du jet de l'urine. Il était donc impossible d'admettre l'existence d'une cystite blennorrhagique. — Il paraissait également difficile, d'après l'histoire des antécédents, de s'arrêter à l'idée d'une cystite consécutive à la *rétention d'urine par hypertrophie prostatique.* Avant l'hématurie du début, toutes les fonctions s'accomplissaient avec une régularité parfaite; jamais le malade n'avait été obligé de se lever la nuit pour uriner, et il n'avait observé aucun trouble de la miction. Or, vous n'ignorez pas que les premières manifestations de l'hypertrophie de la prostate consistent d'habitude en une fréquence de la miction qu'exagère le décubitus horizontal. Si beaucoup de malades attachent à cette particularité peu d'importance, elle n'en mérite pas moins toute l'attention du médecin, pour lequel elle représente un élément important de diagnostic. Le nôtre, je le répète, n'avait absolument rien observé de semblable.

Mais il avait depuis longtemps des *poussées hémorrhoïdaires* très accusées ; il était donc permis tout au moins de se demander si les hémorrhoïdes n'avaient pas joué un rôle important comme cause prédisposante de cette cystite singulière. Mais le malade n'a jamais remarqué la moindre coïncidence qui fût de nature à donner quelque appui à cette opinion. C'est ainsi, par exemple, qu'il n'éprouvait aucun soulagement du côté de la vessie au moment où les hémorrhoïdes cessaient d'être turgescentes, pas plus d'ailleurs qu'il n'observait d'aggravation au moment des crises fluxionnaires. Il n'avait pas noté davantage de phénomènes inverses qui parussent indiquer une sorte de compensation congestive entre la vessie et le rectum.

Comme aucune de ces causes ne nous rendait un compte suffisant des phénomènes observés, j'ai été naturellement conduit à soupçonner l'existence d'une *lésion organique.* J'avais de nombreuses raisons de la craindre. Les hématuries qui avaient inauguré la marche de l'affection avaient été spontanées, prolongées et renouvelées, et vous le savez, messieurs, la réunion de ces trois caractères offre une importance capitale; elle impose presque le diagnostic de néoplasme. Je vous ferai remarquer cependant que ces hématuries n'avaient été ni fort longues ni très renouvelées. Jamais elles n'ont dépassé une période de huit jours; elles durent souvent plusieurs semaines dans les affections organiques; il n'y a eu que trois crises hématuriques, la troisième a été séparée de la seconde par un intervalle de cinq mois et, contrairement à ce que l'on observe lorsqu'il y a néoplasie, elles ne reparaissent plus, tandis qu'elles devraient s'aggraver. Une autre particularité m'empêchait d'accepter sans hésitation l'idée d'un cancer de la vessie, c'était l'apparition précoce des douleurs. Vous avez pu suivre bien souvent, dans les salles, des malades atteints de néoplasme et vous avez certainement été frappés de voir combien les phénomènes douloureux occupaient une faible place dans les symptômes de la maladie, pendant ses premières périodes. Bien plus, on en rencontre qui ont parcouru toutes les phases de leur mal et qui succombent sans avoir jamais souffert. Très exceptionnellement, l'apparition de la douleur est précoce, à moins que la lésion n'ait pour point de départ le col lui-même ou son voisinage immédiat et n'apporte un sérieux obstacle à l'émission des urines [1].

Les renseignements fournis par l'interrogation nous lais-

1. Il est cependant des cas qui font exception et la cystite, quel que soit le siège de l'implantation du néoplasme, peut être le premier symptôme appréciable de la maladie. Nous reviendrons sur ces faits rares en étudiant le diagnostic des néoplasmes de la vessie.

saient donc dans le doute. Il fallait recourir à l'*exploration directe*. Le *toucher rectal* ne me fit sentir ni indurations, ni bosselures en rapport avec l'existence d'un cancer. Mais il me révélait une augmentation de volume de la prostate. L'hypertrophie portait sur le lobe droit, et la paroi vésicale avoisinante était le siège d'un léger épaississement. En outre, combiné avec la palpation hypogastrique, le toucher me faisait reconnaître que la vessie, sans être distendue, se vidait mal. Les résultats de l'exploration rectale n'étaient donc pas absolument négatifs. S'ils étaient peu favorables à l'idée d'une affection organique, ils étaient positifs en ce qui concerne l'hypertrophie de la prostate et sa conséquence habituelle, la stagnation de l'urine, cette grande cause de la cystite des vieillards. Il fallait toutefois vérifier ces données en les complétant par le *cathétérisme évacuateur*. L'exploration préalable ne m'ayant révélé la présence d'aucun obstacle dans la traversée du canal, j'introduisis facilement une sonde évacuatrice qui donna issue à 250 ou 300 grammes d'un liquide trouble, purulent, ammoniacal, comme l'urine qui stagne dans une vessie enflammée. Il était en outre légèrement sanguinolent. Ultérieurement, j'ai pu constater avec l'explorateur métallique que la face interne de la vessie n'était pas rugueuse et ne présentait en aucun point de relief semblable à une tumeur. Il n'y avait pas non plus, comme nous en étions certains d'avance, de corps étranger.

Ainsi donc, le cathétérisme explorateur concordait de tout point avec le toucher rectal et la palpation abdominale, et montrait que rien d'important n'avait échappé à ces moyens d'investigation. Les résultats directs qu'il nous donnait ne nous permettaient pas d'accepter le diagnostic de cystite symptomatique du développement d'un néoplasme. J'ajoute que ses suites immédiates devaient confirmer encore cette opinion. L'exploration fut extrêmement douloureuse, mais elle ne fut *pas suivie d'hématurie*. Notez bien cette circonstance, messieurs ; elle a toute la valeur d'un signe positif. Lorsqu'il s'agit d'une affection organique, il est, pour ainsi dire, de règle de voir des hématuries succéder au cathétérisme même le plus sagement conduit, c'est-à-dire lorsqu'il est exécuté méthodiquement et suivi des prescriptions les plus propres à prévenir les accidents : repos au lit, boissons abondantes, etc. Ces hématuries doivent être prévues avant l'exploration, et même annoncées aux personnes qui entourent les malades ; elles peuvent être graves et se prolonger plusieurs jours, et il serait fâcheux qu'on pût les attribuer à votre inexpérience.

Sur notre malade, s'il n'y eut pas d'hématurie consécutive au cathétérisme, les douleurs n'en continuèrent pas moins avec une intensité désespérante. Comme, en définitive, j'avais été conduit au diagnostic de cystite chronique douloureuse causée par une rétention d'origine prostatique, je devais instituer le traitement de cette affection. Pendant quelques jours, je prescrivis l'*évacuation* doucement conduite, répétée à intervalles assez longs (toutes les 24 heures) et suivies de *lavages* à l'acide borique. Ces manœuvres furent confiées à MM. Pousson et Tuffier, mes internes, qui les pratiquèrent avec toutes les précautions de rigueur, procédant lentement, injectant peu de liquide à la fois et avec une extrême douceur, de manière à éviter toute apparence de distension. Enfin, l'évacuation complète ne fut obtenue que progressivement. Néanmoins les douleurs persistèrent au même degré, peut-être même furent-elles aggravées par ce traitement ; aussi le malade nous demanda-t-il bientôt avec instance de le suspendre.

En présence de ces douleurs persistantes, je me demandai de nouveau si ce malade n'était pas atteint d'un néoplasme et je résolus de procéder à une *seconde exploration de la vessie*. Pour la rendre plus facile, plus fructueuse et en même temps pour éviter au malade les douleurs si vives qui avaient accompagné et suivi la première, je voulus non pas recourir au chloroforme, mais faire une piqûre de morphine. Ainsi l'exploration fut pratiquée dans de bonnes conditions. Mais cette fois encore, elle resta complètement négative, non seulement pendant les manœuvres qui ne me révélèrent aucune saillie anormale, aucune induration, mais encore après, car elles ne furent pas plus que la première fois suivies d'hématurie.

Ce symptôme qui avait ouvert la marche des accidents et qui s'était présenté à l'origine avec des caractères si favorables à l'idée d'une affection organique, avait donc perdu peu à peu de son importance. Le malade avait bien rendu presque tous les jours une petite quantité de sang, mais ce n'étaient pas là les hématuries vraies des néoplasmes qui sont toujours plus abondantes.

Le diagnostic de cystite chronique douloureuse consécutive à la stagnation s'imposait donc de plus en plus. Mais tous nos efforts pour combattre cette douleur si cruelle et si continue n'ont abouti à aucun résultat. C'est en vain que nous avons ajouté à l'évacuation et aux lavages méthodiques de la vessie la *médication narcotique* la plus variée. Les suppositoires calmants et les piqûres de morphine elles-mêmes étaient impuissants à procurer un soulagement notable. Nous avions cependant mis en œuvre tous les secours de la thérapeutique avec d'autant plus de soin que le malade était venu à l'hôpital pour réclamer une opération. Ce moyen héroïque de sortir de son état douloureux nous avait paru d'abord excessif. Cependant, peu à peu nous arrivions à l'idée de l'incision hypogastrique comme la dernière ressource à laquelle nous pouvions recourir.

Entre temps, le malade fut atteint d'*accidents fébriles*, accompagnés de troubles digestifs sérieux et d'un état général grave, déterminés vraisemblablement par le cathétérisme et les lavages; puis, au commencement de janvier, il eut une *orchite* qui fut particulièrement douloureuse et fit suspendre provisoirement les injections que l'on avait continuées jusqu'alors. Mais à peine cette complication fut elle en voie de guérison que le patient se mit à réclamer avec des instances de plus en plus pressantes une intervention opératoire.

J'avais fini par y consentir, mais avant de la pratiquer je

voulus encore essayer un dernier traitement, que je n'ai guère employé jusqu'à présent que pour les cas de cystite aiguë blennorrhagique; je veux parler des *instillations de nitrate d'argent*. Elles furent commencées le 12 janvier. A l'aide d'un explorateur à boule perforée, suivant la méthode que je recommande depuis une quinzaine d'années déjà, on laissa tomber à l'entrée de la vessie, sur le col lui-même, 25 gouttes environ d'une solution de nitrate d'argent au 1/50°. Dès la seconde instillation, le malade accusa une amélioration sensible, les douleurs devinrent beaucoup moins vives et la quantité de pus diminua rapidement. Le 24 janvier, après douze séances, l'état du malade devint méconnaissable. Les douleurs spontanées aussi bien que celles de la miction avaient complètement disparu. Le nombre des mictions était descendu à 6 ou 8 dans les vingt-quatre heures. Les urines avaient perdu toute odeur; elles ne contenaient plus trace de sang, et la quantité de pus qu'elles abandonnaient, autrefois très considérable, se trouvait réduite à de très faibles proportions. Enfin, l'état général, que les douleurs continues et l'insomnie avaient sérieusement compromis, se relevait de jour en jour.

A la date du 9 février, il n'éprouve plus aucune douleur, même pendant les mictions dont le nombre est tombé à six dans les vingt-quatre heures. Les urines sont claires. L'appétit est très satisfaisant et le malade reste levé toute la journée et peut faire d'assez longues promenades, sans éprouver aucune gêne. Il quitte l'hôpital, mais comme il ne vide pas complètement sa vessie, nous lui recommandons de continuer à domicile, une fois par jour, les évacuations et les lavages, qu'il sait pratiquer lui-même, qu'il supporte facilement, et dont il retire à l'heure actuelle d'incontestables bénéfices.

L'histoire de cet homme m'a paru assez intéressante à des points de vue multiples pour mériter de vous être rapportée dans ses moindres détails.

Vous avez sans aucun doute remarqué les *sérieuses difficul-*

tés qu'a présentées le diagnostic. Il n'a fallu rien moins que l'étude la plus attentive de tous les symptômes considérés aussi bien isolément que dans leur ensemble pour nous faire admettre une cystite chronique. Ce diagnostic a reçu plus tard, par le fait du traitement, une confirmation éclatante. Il n'en est pas moins vrai cependant que de nombreuses particularités sont à relever dans cette observation, parce qu'elles étaient de nature à induire en erreur.

Les *hématuries spontanées et abondantes* ne sont pas ordinaires dans la cystite chronique. Mais elles se rencontrent fréquemment dans la cystite aiguë. Vous en avez en ce moment même un bel exemple au n° 6 de la salle Saint-Vincent, qui est atteint de calcul vésical, et vous pouvez mieux encore en avoir la preuve dans les cas si nombreux de cystite blennorrhagique que vous avez l'occasion de suivre dans notre service. Cette dernière est essentiellement hémorrhagipare. Il faut cependant que vous sachiez bien que les hématuries ne sont pas un symptôme absolument rare dans les cystites chroniques. Je donne actuellement des soins à un vieillard qui présente des hématuries très abondantes, répétées et prolongées, bien capables d'en imposer pour une affection organique. Mais il y a longtemps que je l'observe, je le sais atteint de cystite chronique et rien ne me permet de croire à un néoplasme en voie de développement.

Vous le voyez donc, Messieurs, les symptômes les plus caractéristiques n'ont jamais qu'une valeur relative. Si vous voulez éviter de grossières erreurs de diagnostic, vous aurez toujours à tenir le plus grand compte, non pas seulement des prétendus signes pathognomoniques, mais de tous les symptômes concomitants et de la marche générale de la maladie.

L'*intensité de la douleur*, sa résistance à tous les moyens thérapeutiques habituels était un autre des phénomènes insolites que nous présentait ce malade. Sans doute, vous voyez fréquemment la cystite s'accompagner de douleurs excessivement aiguës, lorsqu'elle survient par exemple chez les calculeux ou les cancéreux. Mais il est exceptionnel de l'observer à ce degré dans la cystite chronique provoquée par l'hypertrophie de la prostate.

Enfin, Messieurs, le dernier point que je tiens à vous signaler en finissant, c'est la *remarquable influence du traitement par les instillations*. Vous avez vu l'évacuation progressive et méthodique suivie de lavages réguliers n'aboutir à aucun résultat et provoquer même une aggravation. Cela, dans la cystite chronique, est assez exceptionnel, mais non pas inexplicable. J'ai longuement étudié, dans une précédente leçon, l'influence de la distension sur les phénomènes douloureux et congestifs et je vous ai montré combien il importe, dans tous les états pathologiques de la vessie, d'*éviter jusqu'à l'apparence de la distension*. Eh bien, ici, les lavages, même pratiqués avec une extrême douceur et suivant toutes les règles que je vous ai recommandées, exigeaient un certain degré de distension : après l'évacuation, la vessie revenait violemment sur elle-même et alors l'injection, si petite et si douce qu'elle fût, ne pouvait écarter ses parois sans provoquer un semblant de distension. Dans une vessie déjà très douloureuse, il n'en fallait pas davantage pour exaspérer la sensibilité et provoquer des phénomènes congestifs aboutissant aux hématuries. A ce résultat concourait aussi peut-être la petite quantité de solution boriquée que nous laissions intentionnellement dans la vessie pour continuer l'action topique. D'insuccès en insuccès, nous en étions ainsi arrivé à la nécessité d'une intervention opératoire.

Si les instillations auxquelles j'ai eu l'idée de recourir auparavant nous ont donné un résultat si rapide et vraiment inespéré, c'est qu'elles évitent absolument toute espèce de distension. Assurément le nitrate d'argent est un médicament précieux. Mais, employé sous forme d'injections, il aurait échoué sans aucun doute, comme avaient échoué l'évacuation et les lavages.

A côté de ce cas si intéressant, je pourrais vous en citer d'autres, assez nombreux déjà, où il s'agissait aussi de cystite chronique repassée à l'état aigu et où les instillations ont également donné les meilleurs résultats. Je me bornerai à vous exposer en quelques mots une seule de ces observations. Le malade était atteint depuis longtemps de cystite chronique, suite d'un rétrécissement compliqué de fistules. La vessie se vidait presque complètement, mais les urines étaient ammoniacales et laissaient déposer une assez grande quantité de pus. Le médecin qui le soignait, en présence d'une recrudescence dans les symptômes, pensa que des lavages à l'acide borique étaient indiqués et en pratiqua un lui même dans des conditions très régulières, auxquelles le malade était d'ailleurs habitué. Du jour au lendemain, à la suite de cette injection, se produisit une hématurie qui dura plusieurs jours, en même temps que les douleurs vésicales et les envies fréquentes d'uriner s'exaspéraient. Appelé une première fois, je crus pouvoir m'en tenir aux prescriptions émollientes et narcotiques, mais quelques semaines après, alors cependant que l'hématurie avait cessé, l'état du malade s'était aggravé de telle sorte qu'il pouvait inspirer de sérieuses inquiétudes. Je m'assurai à nouveau que la vessie se vidait presque complètement et, devant l'impuissance très démontrée de soulager par le cathétérisme évacuateur, j'instituai le traitement par les instillations. Il a suffi, dans ce cas, de deux séances pour modifier totalement, non seulement l'état local, mais encore l'état général. C'est ainsi que presque immédiatement les mictions devinrent moins fréquentes, moins douloureuses, et le pus moins abondant; l'état ammoniacal ne tarda pas non plus à disparaître; enfin, l'appétit et les forces se relevèrent à vue d'œil. Ce cas remarquable vient puissamment à l'appui de ce que je vous exposais dans la dernière leçon sur la contre-indication absolue des injections dans les cystites douloureuses aussi purulentes que vous pourrez le supposer. On est conduit alors par un raisonnement très logique peut-être, mais assurément peu clinique, à opposer le lavage à la sécrétion. On pense qu'en lavant la muqueuse vésicale on la fera bénéficier de l'heureuse influence de ce moyen d'action si bien démontrée pour beaucoup d'autres inflammations des muqueuses.

Mais on compte sans l'excessive sensibilité de la muqueuse vésicale à la moindre distension. Si légère qu'elle soit, celle-ci exaspère les phénomènes douloureux et congestifs. Dans le cas actuel, elle avait suffi pour déterminer, ce qui est loin d'être rare, une hématurie importante. L'histoire de ce malade est d'ailleurs encore intéressante à d'autres titres : elle confirme ce que je vous faisais remarquer en vous parlant du rôle du traitement local, qui modifie d'autant plus sûrement l'état ammoniacal qu'il s'adresse plus directement à la lésion, et non à l'urine.

Le *manuel des instillations vésicales* est des plus simples et ne diffère pas essentiellement des instillations uréthrales dont je vous ai longuement parlé l'année dernière, lorsque nous avons étudié ensemble les uréthrites chroniques[1].

Aussi ne m'arrêterai-je pas à vous décrire l'*appareil instrumental* qu'elles nécessitent, non plus que la manière de le *préparer* et de l'*amorcer*. Qu'il s'agisse de l'urèthre ou de la vessie, tous ces points de détail restent exactement les mêmes. Je me bornerai donc à insister sur les particularités propres aux instillations vésicales.

Tout d'abord, vous vous souviendrez qu'il est indispensable de *faire uriner le malade immédiatement avant* de pratiquer la petite opération, de manière que la vessie ne soit pas protégée par l'urine contre la solution argentique. A défaut de cette précaution, vous n'obtiendriez aucun résultat, non seulement parce que le nitrate d'argent mélangé à l'urine contenue dans la vessie représenterait une solution très diluée, mais surtout parce qu'il se précipiterait aussitôt en formant avec les chlorures alcalins de l'urine des chlorures d'argent insolubles. La précaution que je vous rappelle est capitale, et, si le malade un peu âgé avait une grosse prostate et ne vidait pas complètement sa vessie, vous ne devriez pas hésiter à en évacuer le contenu artificiellement par le cathétérisme. Au

1. *Annales des maladies des organes génito-urinaires*, tome I, 1883, p. 613.

contraire, lorsqu'il s'agit de pratiquer des instillations dans l'urèthre postérieur, il convient, vous ne l'avez pas oublié, de s'assurer que le malade conserve dans sa vessie une certaine quantité d'urine.

Vous proposant de modifier directement la vessie, vous pourriez croire que la boule doit être conduite jusque dans sa cavité. Ce serait vous exposer à n'obtenir que des résultats incomplets. *Il faut vous arrêter aussitôt après avoir franchi le sphincter uréthral.* Pour peu que la boule de l'explorateur perforé offre un certain volume, vous sentirez très nettement l'arrêt momentané qu'il oppose en vertu de sa tonicité. *Il n'est pas toutefois nécessaire de choisir une boule volumineuse.* Son passage serait plus pénible. Il pourrait même arriver que sa pénétration fût impossible. Vous ne devez pas oublier, en effet, combien l'excitabilité du sphincter est exagérée dans le plus grand nombre des cas de cystite; c'est à tel point que presque toujours le spasme uréthral est symptomatique d'une affection du col. Vous aurez donc soin, non seulement pour éviter d'être tenus en échec, mais aussi pour épargner au malade une sensation douloureuse, de choisir une boule plus petite que pour les instillations dans l'urèthre antérieur. Un n° 12 à 14 convient parfaitement en général.

Dès que vous aurez perçu le ressaut qui vous annonce que le sphincter est franchi, arrêtez-vous. Ramenez même le talon de la boule au niveau du sphincter et faites alors tomber successivement le nombre de gouttes qui vous paraîtra convenable. *Vous commencerez ainsi par toucher l'urèthre postérieur* qui est toujours atteint soit primitivement, soit secondairement dans tous les cas de cystite, ainsi que je vous l'ai déjà bien souvent fait observer, il est indispensable, si l'on veut se mettre à l'abri des récidives, de modifier cette portion du canal en même temps qu'on agit sur la vessie.

De l'urèthre postérieur les gouttes s'avancent progressivement vers la vessie et vont se répandre sur le bas-fond. C'est toujours en ce point que les lésions prédominent; souvent même elles y sont exclusivement localisées. Aussi les instillations faites comme que je vous l'indique auront-elles, dans l'immense majorité des cas, de prompts résultats, sans qu'il soit nécessaire de modifier toute la surface interne de la vessie. Cette *localisation de l'action thérapeutique* n'est pas un des moindres avantages des instillations sur les injections.

La *solution* que j'ai coutume d'employer est une solution au 1/50e. Elle est suffisante pour le plus grand nombre des cas. Cependant il m'est arrivé d'employer avec avantage des solutions plus fortes au 1/20e, au 1/10e et même à gramme pour gramme. Mais je dois reconnaître qu'en général, sauf de rares exceptions, lorsqu'on n'obtient pas la guérison avec une solution au 1/50e, on ne l'obtient pas non plus avec des solutions plus concentrées, soit parce que tous les points malades ne sont pas atteints par la solution, soit parce que le nitrate d'argent ne convient pas pour tous les cas, soit enfin pour toute autre raison. Sans offrir, comme vous le voyez, d'avantages très marqués; les solutions fortes ont des inconvénients sérieux. Elles provoquent une réaction très intense et très pénible; parfois même elles sont suivies d'hématuries sérieuses. Aussi, je vous conseille d'adopter, comme je le fais moi-même, pour la pratique ordinaire, les instillations cathétériques au 1/50e.

Le *nombre des gouttes* varie nécessairement suivant la concentration du liquide. S'agit-il d'une solution au 1/50e, vous pourrez en laisser tomber progressivement de vingt à quarante gouttes. S'agit-il d'une solution plus forte, vous vous en tiendrez à quelques gouttes seulement.

Dans la description qui précède, vous avez pu remarquer qu'il n'est fait aucune mention de *lavages simples de la vessie, soit avant, soit après les instillations*. Vous vous rappelez cependant que je vous recommandais ces précautions en vous parlant des injections vésicales modificatrices. *Avant*, les lavages simples détergeaient la vessie de ses produits de sécrétion et assuraient mieux le contact immédiat de la solution médicamenteuse avec la surface malade; *après*, ils atténuaient l'impression douloureuse lorsqu'elle était un peu trop vive. Sans doute, les mêmes indications se présentent avec les instillations; mais il y aurait, à y répondre, des inconvénients multiples. D'abord, ce serait l'introduction répétée des instruments; tout lavage exige, en effet, l'emploi de la sonde, comme l'instillation exige l'emploi de l'explorateur perforé. Mais surtout, je vous rappelle que l'un des principaux avantages des instillations consiste à éviter jusqu'à l'apparence de la distension. Ce serait aller contre le principal but que l'on poursuit, et être inconséquent avec soi-même, que de combiner des lavages avec des instillations.

Les *suites immédiates* des instillations consistent dans une cuisson plus ou moins vive qui persiste pendant quelques heures, une fréquence un peu plus grande des mictions et surtout dans une sensation de brûlure assez pénible au moment du passage de l'urine. Mais ces phénomènes, qui dépendent de l'action directe du nitrate d'argent, s'atténuent rapidement, et au bout de cinq ou six heures en général, un peu plus tôt ou un peu plus tard, suivant la susceptibilité des malades, ils ont à peu près complètement disparu, et le bénéfice de l'instillation commence à se produire. Ce bénéfice varie, vous le pressentez, avec la nature et l'ancienneté de l'affection que vous avez à combattre.

L'*intervalle* qu'il convient de laisser entre deux instillations successives est variable suivant le cas. Vous prendrez pour guide, à cet égard, l'intensité et la durée de la réaction produite par l'instillation précédente. Si le malade n'a souffert que modérément et pendant trois ou quatre heures, il n'y a pas d'inconvénients à répéter les instillations tous les deux jours; il y a même avantage pour la rapidité de la guérison. Mais si la douleur s'est prolongée pendant un jour, deux jours même, cela signifie que les instillations doivent être éloignées et faites seulement une ou deux fois au plus par semaine, en même temps qu'il est sage de diminuer le nombre des gouttes.

Quant au *nombre* des instillations nécessaires pour amener

la guérison, il oscille entre des chiffres souvent très écartés. Vous rencontrerez des cystites blennorrhagiques que feront complètement disparaître deux ou trois instillations, tandis que certaines variétés de cystite chronique en réclameront quinze ou vingt. Il est même des cas, et je parle de ceux auxquels ce traitement est applicable en toute connaissance de cause, qui ne retireront des instillations même très longtemps continuées qu'une amélioration insignifiante ou passagère.

Après avoir insisté comme je viens de le faire sur le manuel opératoire des instillations, je tiens, avant de terminer, à préciser leurs *indications* dans le traitement des cystites. Je suis bien loin de prétendre qu'elles doivent, dans tous les cas, se substituer aux injections. Celles-ci restent indiquées toutes les fois que la vessie n'est pas ou n'est que peu douloureuse. Mais il n'en sera pas de même lorsque vous serez en présence de cystites douloureuses, même à forme chronique, chez des malades qui vident leur vessie ou qui n'y retiennent qu'une très petite quantité de liquide. Si vous croyez alors devoir recourir au traitement topique, des faits que je vois se multiplier chaque jour me permettent de vous affirmer que c'est aux instillations qu'il faudra vous adresser. Leurs indications peuvent donc tenir tout entières dans cette formule : *Elles conviennent d'une façon générale aux cystites douloureuses, et, en particulier, à celles qui s'accompagnent et d'envies très fréquentes et d'évacuation totale ou presque totale de la vessie.*

C'est ainsi qu'elles réussissent admirablement dans les *cystites d'origine blennorrhagique.* C'est même de toutes les variétés de cystites celle qui est le plus heureusement modifiée par l'emploi de ce moyen thérapeutique. Chose remarquable, il n'est pas moins efficace dans les périodes les plus anciennes de la maladie que dans les premiers temps de son apparition. Si je rapproche des résultats obtenus dans les cystites primitivement aiguës, ceux qu'on obtient dans l'état chronique passé à l'état aigu, je crois pouvoir vous affirmer que les instillations argentiques sont le moyen le plus sûr ou tout au moins le plus rapide de modifier la muqueuse et d'atténuer ou de faire disparaître l'état douloureux. Elles sont d'autant plus précieuses, qu'elles sont incapables même dans les cas les plus douloureux, d'exaspérer les accidents, comme le font si facilement les injections.

La présence d'un *calcul* dans la vessie n'est pas une contre-indication aux instillations. J'ai pu, sur plusieurs calculeux, et en particulier sur un malade que j'ai récemment opéré, calmer la cystite, grâce à ce moyen, et arriver ainsi à pratiquer le broiement dans de bien meilleures conditions. Quant à la cystite qui persiste parfois après l'opération, elle réclame rarement l'emploi des instillations; elle guérit en général spontanément et rapidement après la disparition du corps étranger, à moins qu'elle ne soit primitive et qu'elle n'ait donné naissance au calcul par le fait de la transformation ammoniacale qu'elle détermine. Mais, primitive ou secondaire, si elle persistait et si elle s'accompagnait de douleurs vives, elle serait justiciable du traitement par les instillations.

Il n'en est pas de même de la *cystite tuberculeuse*, ni de celle qui survient chez les malades atteints de *cancer de la vessie*. Dans l'un et l'autre de ces cas, la lésion échappe complètement à l'action du nitrate d'argent qui ne saurait qu'exaspérer les phénomènes douloureux et inflammatoires. Cela est si vrai, qu'il m'arrive souvent de porter le diagnostic tuberculose lorsque des cystites d'origine blennorrhagique se montrent rebelles aux instillations, et surtout lorsqu'elles en reçoivent une impulsion défavorable. Le cancer et les tubercules de la vessie sont, à mon avis, les deux seules contre-indications des instillations dans le traitement des cystites douloureuses.

J'ai tenu, messieurs, à vous parler des applications de ce moyen thérapeutique, après vous avoir entretenus des lavages. Dans toute cette étude, j'ai pu vous montrer combien les notions si essentielles, relatives à la sensibilité de la vessie au contact et à la distension, étaient utiles dans la pratique. Elles sont les guides les plus sûrs qui puissent, en présence des cas si multiples et si variés que présente la clinique, permettre de poser et d'appliquer, en toute connaissance de cause, des indications précises. Il n'y a, effet, dans l'emploi que nous faisons, suivant les cas, des injections ou des instillations vésicales, rien qui puisse être considéré comme empirique. Dans les cystites chroniques douloureuses, en particulier, où nous avons à modifier à la fois le réservoir et son contenu, il n'est pas moins nécessaire de tenir compte des différents modes de sensibilité de la vessie que des théories relatives à la transformation ammoniacale. Les divers exemples que je vous ai cités vous ont donné la preuve une fois de plus que les meilleurs traitements sont ceux qui utilisent le plus complètement toutes les données de la physiologie normale et pathologique et de l'expérimentation.

CINQUIÈME LEÇON

DIAGNOSTIC DIFFÉRENTIEL DE LA CYSTITE TUBERCULEUSE ET DE LA CYSTITE BLENNORRHAGIQUE

Observation d'un cas de cystite blennorrhagique chez un tuberculeux âgé de 23 ans. — Pas d'antécédents héréditaires. — Antécédents personnels : 1° blennorrhagie à 17 ans compliquée de cystite sous l'influence d'injections mal faites. — Comment au cours de la blennorrhagie, les injections mal faites exposent plus que le cathétérisme à des complications. — Très courte durée de cette première atteinte de cystite.

Trois ans plus tard, nouvelle blennorrhagie sans complications.

Il y a huit mois, troisième blennorrhagie; durée : un mois; quinze jours après la guérison apparente, nouvelle cystite, cette fois sans aucune cause provocatrice. Peu après, rhumatisme articulaire subaigu. Persistance de la cystite jusqu'à ce jour.

Examen direct. — Contraction spasmodique du sphincter. — Douleur vive au contact du col, nulle au contact de la paroi postérieure; uréthrite postérieure concomitante.

Tuberculose pulmonaire non douteuse.

Cette cystite est-elle blennorrhagique ou tuberculeuse? Difficultés du diagnostic dans ces cas limites. Nécessité d'étudier très complètement et le malade et la maladie.

Le malade. — Antécédents héréditaires. — Antécédents personnels. — Recherche des diathèses. — Passé urinaire avant et après la première blennorrhagie. Les complications survenues ultérieurement sont-elles spontanées ou provoquées? Étude des symptômes concomitants. Examen de la poitrine au point de vue de la tuberculose. Examen de l'appareil génital. De la phthisie génito-urinaire ascendante.

La maladie. — Mode de début. — Récidives fréquentes des cystites blennorrhagiques même sans provocation. Les symptômes considérés en eux-mêmes n'ont pas une très grande valeur diagnostique. Recherche des bacilles de Koch dans l'urine. Elle n'est pas toujours concluante. — Marche de la maladie. Son passage à l'état chronique. Influence du traitement par les instillations argentiques. Elle est un des meilleurs moyens de diagnostic.

Dans notre observation, malgré l'existence de la tuberculose pulmonaire, l'étude complète du malade et de la maladie conduit au diagnostic : Cystite blennorrhagique, que viennent confirmer ensuite d'une façon très remarquable les résultats obtenus par le traitement local.

Messieurs,

J'ai l'intention de vous entretenir aujourd'hui du malade qui est actuellement couché au n° 16 de la salle Saint-Vincent. Son histoire m'a paru fort intéressante. Il s'agit d'un de ces exemples de cystite, dont la véritable nature est difficile à reconnaître, parce qu'ils présentent en même temps certains caractères de la cystite blennorhagique et certains autres de la cystite tuberculeuse, et sont, pour ainsi dire, à la limite de l'une et de l'autre. Il est cependant important d'établir de bonne heure un diagnostic précis, non seulement en vue du pronostic, mais surtout à cause du traitement qui est essentiellement différent dans les deux cas.

Notre malade, qui est maçon, est âgé de vingt-trois ans. Son père et sa mère sont très bien portants et il a cinq frères ou sœurs qui n'ont jamais présenté aucun accident suspect au point de vue de la tuberculose ; il n'offre, en un mot, *aucun antécédent héréditaire*, bien qu'il soit lui-même atteint de tuberculose pulmonaire au début. En dehors des affections vénériennes, il a, du reste, joui, jusqu'à ce jour, d'une excellente santé et ne semblait offrir aucune prédisposition constitutionnelle.

C'est à l'âge de dix-sept ans, il y a environ six ans, qu'il a contracté sa première blennorrhagie. Il se soumit d'abord à la médication émolliente, mais ne tarda pas à recourir, suivant les préceptes d'un médecin, à des injections au sulfate de zinc. Il les fit avec l'intention de bien toucher tous les points du canal : il eut donc soin de comprimer le méat, de manière à ne pas laisser ressortir une seule goutte du liquide et de déployer assez de force pour le lancer aussi loin que possible. En effet, il eut la sensation très nette de la pénétration dans la vessie d'un liquide brûlant. Deux jours après, des phénomènes de *cystite* succédaient à ces manœuvres ; la miction devenait fréquente et se reproduisait toutes les deux heures ; elle s'accompagnait, surtout au moment de l'expulsion des dernières gouttes d'urine, de douleurs très pénibles, et enfin, ces dernières gouttes étaient teintées de sang, parfois même constituées par du sang presque pur.

Cette poussée de cystite était donc *manifestement d'origine blennorrhagique* et reconnaissait pour *cause immédiate les injections* pratiquées suivant une méthode défectueuse.

Vous retrouverez bien souvent, dans la pratique, des exemples semblables ; aussi, m'entendez-vous à tout instant revenir sur les *dangers des injections* et vous répéter qu'elles sont nuisibles bien plus par la manière dont elles sont faites, c'est-à-dire avec trop de force et de brusquerie, que par leur composition pharmaceutique. Sous leur influence, l'inflammation, d'abord cantonnée dans l'avant canal, franchit le sphincter de la région membraneuse pour envahir l'urèthre postérieur, puis le col de la vessie et la vessie elle-même. Comme je vous l'ai dit ailleurs [1], il se produit alors une véritable inoculation par transport direct du pus d'un point à un autre du canal. Vous ne sauriez donc apporter trop de soin, lorsque vous avez à prescrire des injections, à bien expliquer à vos malades comment ils doivent les pratiquer. Vous devez insister surtout sur la nécessité de pousser le contenu de la seringue ordinaire en deux fois et doucement, et de ne cher-

1. Leçons sur les uréthrites chroniques. (*Annales des maladies des organes génito-urinaires,* t. I, p. 609.)

cher à le répartir dans l'urèthre que par des frictions douces, jamais par une impulsion vigoureuse.

Les injections ne sont, du reste, applicables qu'aux inflammations limitées à l'urèthre antérieur. Il suffit alors d'une petite quantité de liquide soumis à une faible pression pour remplir cette partie du canal.

Au premier abord, on pourrait croire que le *cathétérisme*, pendant la période contagieuse de la blennorrhagie, expose au moins autant que les injections à la propagation de la maladie. Il semble, en effet, que la sonde doit transporter dans l'urèthre postérieur le pus blennorrhagique en nature et sans lui faire subir aucune altération, tandis que l'injection doit le modifier assez profondément pour atténuer ses propriétés contaminatrices. Cependant la clinique m'avait depuis longtemps démontré que les injections provoquaient beaucoup plus sûrement que le cathétérisme l'extension du processus inflammatoire. Sans doute, j'ai vu des cystites blennorrhagiques succéder au cathétérisme, mais, je dois le dire, en petit nombre. Il me serait au contraire impossible de compter les cas extrêmement nombreux où j'ai vu cet accident survenir à la suite d'injections mal faites.

Dans ces derniers temps, des expériences entreprises à l'hôpital du Midi ont encore établi très nettement que le passage des instruments, en pleine période virulente de la blennorrhagie, pouvait se faire sans amener de complication d'aucune sorte.

M. Leprévost, l'un de mes internes, auquel j'ai confié cette année l'étude des cystites blennorrhagiques, s'est livré, sur mes conseils, à des recherches expérimentales ayant pour but d'expliquer ces différences inattendues. Ses expériences très ingénieusement conduites et très démonstratives[1] ont établi aussi nettement que possible :

1. Leprévost, *Étude sur les cystites blennorrhagiques*. Paris, Thèse de doctorat 1884.

Voici les deux séries d'expériences faites par M. Leprévost (p. 31 et 32) :

1° Que, dans l'*injection forcée faite à pleine seringue et à méat fermé*, le liquide entraînant le pus sécrété dans l'urèthre antérieur, peut le porter dans l'urèthre postérieur et même dans la vessie;

2° Que, *dans le cathétérisme*, le pus blennorrhagique contenu dans l'urèthre postérieur n'est pas refoulé dans l'arrière canal et ne peut, par conséquent, pénétrer dans la vessie.

Ce qui empêche la matière colorante sur le cadavre, le pus sur le vivant, de franchir le sphincter uréthral, c'est, sans aucun doute, la tonicité de ce muscle, tonicité telle que, même après la mort, le cathétérisme doit, pour la vaincre, déployer une certaine force.

Dans tous les cas, les instruments qui servent au cathé-

1° Après avoir incisé la paroi abdominale et ouvert la vessie par sa face antérieure, de façon à mettre à découvert l'orifice uréthro-vésical, nous avons injecté brusquement par le méat urinaire environ huit grammes d'eau additionnée de deux grammes de sous-nitrate de bismuth. L'injection a été faite à l'aide de la petite seringue de verre dont se servent les blennorrhagiens. Un aide, regardant alors la cavité vésicale, voyait aussitôt la lèvre de l'orifice vésico-uréthral s'entr'ouvrir et une petite quantité de liquide coloré tomber dans la vessie.

Après avoir fendu l'urèthre dans toute sa longueur, on constatait aisément la coloration blanche des parois du canal à la surface desquelles le sous-nitrate de bismuth s'était déjà déposé et cela aussi bien dans l'urèthre postérieur que dans l'urèthre antérieur.

Cette expérience a été répétée deux fois avec des résultats identiques,

2° Après avoir ouvert comme précédemment la cavité vésicale, nous injectons à méat ouvert, dans la partie antérieure de l'urèthre seulement, environ quatre grammes d'un mélange d'huile et de bleu de Prusse; puis, introduisant un cathéter métallique (une sonde de trousse) dans le méat, nous le poussons doucement d'avant en arrière, jusqu'à ce que le bec de la sonde ait pénétré dans la cavité vésicale sur une étendue de trois centimètres environ.

Nous examinons alors avec soin cette extrémité, et nous pouvons nous assurer qu'elle est brillante et ne présente aucune coloration bleuâtre. Essuyée ensuite avec un linge blanc, cette extrémité ne laisse sur l'étoffe que d'insignifiantes taches bleues. L'urèthre, fendu dans toute sa longueur, laisse voir une inégale coloration de ses deux parties : l'urèthre antérieur est fortement coloré en bleu; l'urèthre postérieur présente une coloration quasi-normale.

térisme, quel que soit leur calibre, passent à frottement dans la région membraneuse. Ils se trouvent, pour ainsi dire, essuyés et nettoyés en arrivant dans l'urèthre profond et dans la vessie. Sur le vivant, le frottement est d'autant plus énergique que l'inflammation rend plus accusé le spasme du sphincter uréthral.

Lorsque, dans le cours d'une blennorrhagie compliquée de cystite, vous ne trouverez ni l'une ni l'autre de ces causes déterminantes, à savoir : les injections où le cathétérisme, vous vous souviendrez que la cystite blennorrhagique peut encore éclater à la suite d'excès et de fatigues de tout genre, notamment d'*excès vénériens et alcooliques*.

Si, enfin, les conditions de cet ordre ont complètement fait défaut, si la propagation, au lieu d'être *provoquée*, d'une manière ou d'une autre, est absolument *spontanée*, vous n'oublierez pas que certains individus sont prédisposés par le fait d'un *état diathésique* (rhumatisme ou tuberculose) dont leur histoire personnelle ou héréditaire pourra vous fournir des témoignages irrécusables. Vos investigations étiologiques devront donc porter à la fois sur le malade et sur la maladie, et vous établirez une différence essentielle entre le début provoqué et le début spontané de la cystite. Lorsque vous n'aurez le droit d'accuser ni les injections, ni le cathétérisme, ni les excès vénériens ou autres, c'est la constitution même du malade que vous devrez incriminer, ou tout au moins tenir sérieusement en suspicion. Ces diverses notions étiologiques vous seront indispensables pour apprécier exactement la véritable nature de la complication qui surgit, et pour entrevoir même, en quelque sorte, l'avenir pathologique de vos malades.

Chez l'homme qui fait l'objet de cette leçon, cette première atteinte de cystite, qui reconnaissait exclusivement pour cause les injections, s'est donc présentée dans les conditions pronostiques les plus favorables. Le malade se soumit à un traitement dont le repos, la suppression de toute injection et la médication balsamique représentaient les prescriptions principales. *Il guérit en dix-sept jours*, et sa guérison fut assez complète pour que, pendant six ans, elle se soit maintenue aussi parfaite que possible, et sans retour, même passager, d'aucun phénomène d'irritation vésicale. Nous devons noter avec soin ce *grand intervalle d'accalmie complète*. Il s'ajoute à l'absence de tout antécédent diathésique pour démontrer qu'à cette époque au moins, le terrain offert par le malade aux accidents blennorrhagiques, n'était nullement mauvais. S'il n'en avait pas été ainsi, on les aurait vus, comme aujourd'hui, se continuer indéfiniment ou se reproduire à intervalles plus ou moins rapprochés, sous forme de rechutes occasionnées par les moindres causes.

Au bout de trois ans, le malade prit une *nouvelle blennorrhagie* qui fut peu douloureuse et guérit en quinze jours, sous l'influence de la médication balsamique. Il n'y eut, ni pendant, ni après, *aucun phénomène de cystite*. Cette dernière circonstance est encore une très bonne note au point de vue de la résistance générale du sujet.

Vers la même époque, il contracta un *chancre induré* suivi d'accidents secondaires, pour lesquels il fut traité par le mercure à l'hôpital Saint-Louis.

Enfin en juillet 1883, il eut une *troisième blennorrhagie* peu intense qui dura un mois et disparut sans aucun traitement. Il se croyait complètement guéri lorsqu'il fut repris, quinze jours après la cessation de l'écoulement, et *cette fois sans aucune cause provocatrice*, des symptômes de la *cystite*.

Les envies d'uriner étaient impérieuses et se reproduisaient toutes les heures. La fin de la miction s'accompagnait de très vives douleurs, et les dernières gouttes d'urine étaient fortement teintées de sang. Ces phénomènes ont persisté sans offrir, par le fait des divers traitements qui furent institués, aucune amélioration notable.

En novembre, il fut atteint d'un *rhumatisme articulaire subaigu* pour lequel il dut entrer à l'hôpital Cochin, dans le service de M. Dujardin-Beaumetz. A cette époque, les hématuries avaient cessé, mais la fréquence et la douleur de la miction duraient encore. Elles persistèrent au même degré, en dépit des médications variées qui furent mises en œuvre par mon savant collègue, dont vous connaissez la haute compétence thérapeutique.

Le malade quitta enfin l'hôpital Cochin et, peu de jours après, se présentait à notre consultation.

Nous l'avons alors examiné très complètement et nous avons constaté les *particularités suivantes* : Les mictions avaient toujours lieu toutes les heures ; elles étaient encore douloureuses à la fin et la douleur se prolongeait ensuite pendant quinze à vingt minutes. Quant à l'hématurie, elle était devenue intermittente et, lorsqu'elle se produisait, elle était, depuis longtemps déjà très atténuée. Elle avait toujours lieu à la fin de la miction. L'urine du premier verre était purulente, celle du second, limpide. Cependant, le malade prenant de l'eau de Vichy, la totalité de l'urine devenait quelquefois trouble, ce qui aurait pu faire croire à la présence du pus dans le second verre comme dans le premier ; mais ce trouble disparaissait complètement par la chaleur et par l'addition de quelques gouttes d'acide acétique.

A l'*examen direct*, un explorateur à boule olivaire, n° 16, a pu franchir, sans rencontrer aucun obstacle, toute la traversée pénienne. Arrivé à la région membraneuse, il a été arrêté un instant par la *contraction spasmodique du sphincter*.

Cette contraction en impose fréquemment pour un rétrécissement. Non seulement, en effet, l'instrument est arrêté, — et on trouve encore tant de médecins pour lesquels un arrêt quelconque, dans le canal, est synonyme de rétrécissement, — mais il est arrêté au fond de la région bulbaire, c'est-à-dire dans le point qui est le siège de prédilection des rétrécissements, et qui est le plus étroit lorsqu'il y a plusieurs points rétrécis. On porte le diagnostic rétrécissement, on institue comme traitement la dilatation. Celle-ci se fait très vite, puisque le rétrécissement n'existe pas, mais les symptômes persistent, quand ils ne sont pas aggravés par cette intervention intempestive. C'est donc à tort qu'on veut tout rapporter au rétrécissement, quand il s'agit d'accidents consécutifs à la blennorrhagie. Il faut se souvenir que cette affection laisse souvent après elle des troubles variés de la miction en rapport avec des inflammations de l'urèthre postérieur, du col vésical et même, mais bien plus rarement, de la prostate, et que ces inflammations sont des causes très actives du spasme uréthral.

Chez notre malade, il a suffi d'une pression légère et soutenue pendant quelques minutes avec l'explorateur pour vaincre cette contraction spasmodique. Dès lors, l'instrument a pénétré sans la moindre peine jusque dans la vessie. Là, nous avons encore pu recueillir des renseignements importants. Tandis que le contact, le choc même de l'explorateur sur la paroi postérieure de l'organe ne donnait lieu à aucune sensation, son *retour vers le col déterminait une vive douleur*. Cette circonstance, unie à toutes les autres particularités de l'observation, concourait à démontrer la localisation très nette de l'inflammation dans la région du col vésical.

Enfin, en retirant l'instrument, j'ai ramené de la partie profonde du canal une *secrétion muco-purulente assez abondante*. C'est là un fait que j'ai souvent l'occasion de vous signaler. J'ai, en effet, depuis longtemps démontré que la cystite s'accompagne toujours d'uréthrite postérieure, de sorte que l'affection mérite, à proprement parler, la dénomination *d'uréthro-cystite*. Elle la mérite d'autant mieux, dans le cas actuel, que la prostate, comme je vous le disais tout à l'heure, est parfaitement saine.

Cette exploration méthodique ne permettait de conserver aucun doute sur la localisation de l'inflammation; le diagnostic de cystite du col s'imposait d'une façon absolue. Mais il ne s'agissait pas seulement de reconnaître le siège des lésions; il fallait, de plus, rechercher quelle était leur nature intime. Étaient-elles simplement *blennorrhagiques ou bien tuberculeuses*?

En faveur de la *cystite blennorrhagique*, on pouvait invoquer : 1° le début à l'occasion d'une blennorrhagie ; 2° l'existence antérieure d'une cystite blennorrhagique non douteuse. Or, vous savez combien les récidives sont fréquentes et faciles quand une fois la vessie a été touchée précédemment par la blennorrhagie.

En faveur de la *cystite tuberculeuse*, il y avait : 1° le début absolument spontané de la nouvelle poussée de cystite ; 2° son passage à l'état chronique et la marche si différente de celle qui s'était produite autrefois ; 3° enfin, l'apparition des symptômes les plus caractéristiques de la tuberculose pulmonaire.

En effet, sans jamais avoir eu d'hémoptysie, le malade nous raconte qu'il est atteint depuis deux mois d'une *toux sèche* assez gênante, pour laquelle cependant il n'a cru, jusqu'à ce jour, devoir consulter personne. En outre, il a remarqué que depuis quelque temps il *maigrissait* ; souvent la nuit il a des *sueurs* localisées à la partie supérieure du tronc. Toutefois l'appétit est assez bien conservé et l'état général n'a pas encore subi de retentissement très notable.

Quant à l'examen local, il révèle des signes qui ne permettent de conserver aucun doute. A la percussion nous avons trouvé une *submatité* des plus nettes au sommet droit, et l'auscultation fait entendre, au même niveau, des *craquements secs* parfaitements caractéristiques.

Le cas en présence duquel nous nous trouvions ne laissait donc pas de présenter les plus grandes difficultés. C'était un de ces cas limites dont M. Geffrier, l'un de mes anciens internes très distingué, a fait[1] une étude particulière.

Pour trancher la question si délicate et si importante du diagnostic, au milieu des conditions toutes spéciales qui se trouvent réunies sur notre malade, la cystite étant survenue à l'occasion d'une blennorrhagie chez un tuberculeux, il ne faut rien moins que l'étude la plus complète et du malade et de la

1. Geffrier, *Contribution à l'étude des cystites blennorrhagiques. Revue de chirurgie*, 1882.

maladie; *du malade*, c'est-à-dire de ses antécédents héréditaires et personnels au point de vue des diathèses, des moindres particularités de son passé urinaire, enfin, des symptômes concomitants qu'il peut offrir du côté de l'appareil pulmonaire, de la sphère génitale ou de tout autre organe; *de la maladie*, c'est-à-dire de son mode de début spontané ou provoqué, de ses symptômes propres, des caractères microscopiques des urines, de la marche de l'affection livrée à elle-même ou modifiée par les traitements.

Ce sont autant de points que nous devons successivement examiner et discuter avec le plus grand soin.

L'étude des *antécédents héréditaires* est absolument favorable au malade. Malgré toutes nos investigations nous n'avons pu relever, du côté de ses ascendants ou de ses collatéraux, aucun indice de quelque importance. Quant à ses *antécédents personnels*, ils sont moins satisfaisants, sans plaider toutefois dans le sens de la tuberculose vésicale.

Le malade a eu, il y a quelques mois, un *rhumatisme articulaire subaigu*. C'est un fait que nous ne devons pas oublier. La diathèse rhumatismale, je vous l'ai dit et répété bien souvent, est une de celles qui prédisposent le plus à l'extension spontanée de la blennorrhagie dans les parties profondes des voies urinaires. En considérant le mode de début de la cystite actuelle, nous aurons donc à nous souvenir que notre malade est rhumatisant et nous n'attribuerons pas exclusivement à l'influence de la tuberculose une spontanéité que peuvent expliquer beaucoup d'autres circonstances.

L'examen du *passé urinaire* du malade comprend deux périodes : Avant et après sa première blennorrhagie. *Avant*, il n'a jamais présenté aucun trouble du côté de la vessie. Les sujets disposés à la tuberculose vésicale ont eu souvent, même dans leur enfance, quelques accidents, fréquence de la miction, incontinence, etc., démontrant que la vessie est en quelque sorte, chez eux, le *locus minoris resistentiæ*. *Après* sa première blennorrhagie, nous le voyons atteint successivement de deux poussées de cystite.

Présenté brutalement, peut-être ce fait pourrait-il être invoqué à l'appui de la nature tuberculeuse de la maladie. Vous savez, en effet, combien *la blennorrhagie est influencée dans sa durée et ses propagations par la diathèse tuberculeuse.* C'est à tel point, qu'elle peut, en quelque sorte, servir de pierre de touche pour un grand nombre de constitutions prédisposées. Que de fois vous aurez l'occasion de voir des jeunes gens au sujet desquels certains antécédents héréditaires vous inspireront des craintes sérieuses, et qui, cependant, conserveront une santé des plus satisfaisantes jusqu'au jour où ils viendront à contracter une blennorrhagie ! Vous verrez alors ou bien l'affection s'éterniser en dépit du traitement le plus sagement institué, ou bien, ce qui est plus grave, se compliquer d'orchite, de prostatite, de cystite, même en l'absence des causes occasionnelles habituelles de ces accidents. J'ai pu, nombre de fois, prédire toute une série de complications fâcheuses, aboutissant ou non à la consomption tuberculeuse, lorsque la blennorrhagie survenait dans ces conditions suspectes.

Cependant, nous ne sommes pas en droit de tirer des conclusions absolues de ce simple fait que nous voyons sur notre malade deux blennorrhagies sur trois se compliquer de cystite. Les symptômes valent, en général, beaucoup plus par leur marche et leur durée que par eux-mêmes. Aussi, devons-nous tenir compte et des causes occasionnelles sous l'influence desquelles se sont produites ces complications de cystite et de la marche qu'elles ont présentée.

La première, la plus importante, ne l'oubliez pas, est survenue *à la suite d'injections* faites à pleine seringue et avec violence. Celles-ci ont été bien évidemment la cause déterminante de la complication vésicale, de sorte que nous n'en pouvons rien déduire au point de vue de l'état diathésique.

Si, d'autre part, nous considérons la marche de cette cystite, nous voyons qu'elle s'est comportée très simplement. Au lieu de présenter une tendance marquée à la chronicité, comme c'est la règle dans les cystites diathésiques, elle a guéri, *guéri complètement en dix-sept jours*, sans traitement local et sans qu'il y ait eu, ensuite, dans l'espace de six ans, aucune nouvelle poussée du côté de la vessie. L'origine de la maladie, sa courte durée, le long intervalle d'accalmie complète qui lui a succédé, sont autant de circonstances extrêmement importantes à noter. Elles établissent nettement, qu'à cette époque, le malade n'était nullement sous l'influence de la tuberculose. Aussi, a-t-il pu contracter, trois ans plus tard, une *seconde blennorrhagie sans offrir aucun nouveau symptôme vésical*. Il est vrai qu'il n'avait pas eu recours cette fois au traitement par les injections, mais je vous rappelais tout à l'heure qu'il n'est pas besoin de cette cause occasionnelle, quand il y a eu précédemment d'autres poussées de cystite et surtout lorsque la blennorrhagie évolue sur un sujet prédisposé.

L'étude des *symptômes concomitants*, pouvant démontrer que le malade est déjà sous le coup de la diathèse tuberculeuse, offre, vous le comprenez, un intérêt de premier ordre. Elle doit essentiellement porter sur les poumons et sur les organes génitaux.

L'examen de la poitrine, dont je vous ai déjà parlé, ne permet, malheureusement, de garder aucune illusion : Le malade est bien un tuberculeux, et c'est là précisément ce qui peut nous faire craindre que sa complication vésicale soit aussi de nature tuberculeuse. Il ne suffit cependant pas qu'un individu soit tuberculeux pour que toute cystite survenant à l'occasion d'une blennorrhagie, se transforme nécessairement chez lui en cystite tuberculeuse. Il est parfaitement possible que cette cystite reste simplement blennorrhagique et subisse, comme telle, une heureuse et rapide influence par le traitement local.

Au point de vue de la nature exacte des lésions vésicales, l'exploration minutieuse des différentes parties de *l'appareil génital* est assurément plus utile que celle des poumons. Presque toujours, en effet, dans la dégénérescence tuberculeuse des organes génito-urinaires, l'appareil génital est envahi primitivement ; c'est par la prostate, les vésicules séminales ou les épididymes que les lésions commencent très habituellement à s'installer, et le plus souvent vous voyez évoluer les lésions génito-urinaires sans que l'appareil respiratoire soit atteint.

On est assez peu d'accord, il est vrai, pour savoir quel est, parmi ces organes, celui qui est atteint le premier. Si presque tous les auteurs parlent de *phthisie génito-urinaire ascendante*, ils ne l'entendent pas de la même manière. Ainsi, par exemple, pour M. Lancereaux[1], le mal débuterait par la prostate, pour envahir successivement les vésicules séminales, le canal déférent et l'épididyme, suivant de la sorte une marche ascendante absolument comparable à celle des accidents blennorrhagiques. Pour M. Terrillon, au contraire[2], « c'est le testicule ou plutôt l'épididyme qui serait pris tout d'abord. Le canal déférent serait envahi ensuite et présenterait des nodosités, des bosselures qui permettent d'affirmer que l'affection tuberculeuse en a déjà pris possession. Bientôt, surviennent les symptômes de la dégénérescence prostatique ou vésiculaire... Il semble, ajoute-t-il plus loin, que le testicule tuberculeux soit un centre d'infection pour les voies génito-urinaires et qu'il puisse donner lieu, dans les différentes parties qui les constituent, à des manifestations tuberculeuses, de même qu'un carcinome d'un organe peut donner lieu à des généralisations de la diathèse dans les différentes parties constituant le même appareil. » Il considère cette succession de phénomènes comme une marche ascendante, bien qu'elle soit inverse de celle qui est admise sous la même dénomination par M. Lancereaux. Il arrive à cette conclusion qu'il est utile de procéder le plus tôt possible à l'ablation du testicule manifestement tuberculeux avant que la marche ascendante

1. Lancereaux, *La tuberculose primitive des voies génitales, sa marche ascendante et les indications pratiques qui en découlent.* (*Annales des maladies des organes génito-urinaires*, t. I, p. 153.)

2. Terrillon et Lebreton, *Essai sur le pronostic de la tuberculose primitive du testicule.* (*Annales des maladies des organes génito-urinaires*, t. I, p. 142.)

des lésions n'ait fait des progrès qui rendraient l'opération inutile ou même nuisible.

Pour ma part, sans avoir recueilli beaucoup de preuves anatomo-pathologiques, j'ai très fréquemment observé, sur le vivant, le début par la prostate et surtout par les vésicules séminales, avant qu'il n'y eût rien d'anormal du côté du testicule. Il m'est donc impossible d'admettre, avec M. Terrillon, que la tuberculose testiculaire soit habituellement primitive et représente une menace pour le reste de l'appareil uro-génital qu'elle envahirait ultérieurement à la manière du carcinome.

Quoi qu'il en soit, du reste, de la localisation primitive de la tuberculose des voies génitales et des applications thérapeutiques qu'elle comporte, ce qui est absolument hors de doute, c'est la fréquence des manifestations tuberculeuses du côté des voies génitales quand sont prises les voies urinaires; c'est la nécessité, dans les cas douteux, lorsqu'il s'agit de l'appareil urinaire, difficile à explorer directement, de mettre à profit l'exploration si facile de l'appareil génital.

C'est ce que nous ne pouvions négliger de faire sur notre malade. Or, *notre examen est resté presque entièrement négatif*. L'épididyme, le cordon, la prostate, n'offraient aucune modification dans leur volume, leur forme, leur consistance. C'est à peine si nous avons reconnu, en pratiquant l'exploration avec un soin minutieux, une petite induration de la vésicule gauche. Mais il y avait loin de ce petit noyau isolé à ces nodosités multiples bien caractérisées qu'on trouve dans la dégénérescence tuberculeuse des organes génitaux. Ces nodosités, au moment où elles font leur apparition, consistent en de petites masses dures, parfaitement isolables. Leurs caractères distinctifs ne se trouvent pas dans leur volume, mais dans leur multiplicité et dans l'isolement facile du noyau qui se détache complètement des tissus environnants.

Nous ne pouvons donc pas dire, d'après notre exploration, que les vésicules séminales soient envahies par la dégénérescence tuberculeuse. L'intégrité de l'appareil génital ne suffit pas toutefois pour écarter absolument toute possibilité de tuberculisation de la vessie. Celle-ci peut, sans aucun doute, survenir d'emblée, parcourir de longues périodes de son existence, et même évoluer complètement sans s'accompagner, à aucun moment, de lésions tuberculeuses du côté de l'appareil génital. Mais, malgré cette restriction; nous avons le droit de considérer comme très favorables les résultats de notre exploration.

Aucun autre organe ne nous a paru suspect et nous ne pouvons, en somme, tirer de cet examen du malade aucun argument en faveur du diagnostic : cystite tuberculeuse. Voyons si l'étude de la maladie nous conduit aux mêmes conclusions.

Nous avons à considérer tout d'abord son *mode de début*. Or, la poussée actuelle, au lieu d'être due, comme la première, à l'influence d'une cause mécanique s'est produite spontanément. Sans doute, cette *apparition spontanée* pourrait être imputée à une influence diathésique : Il y a trois ans, cet homme se trouvait dans d'excellentes conditions générales; sa seconde blennorrhagie a été de très courte durée et ne s'est pas compliquée. Aujourd'hui, son état général s'est profondément modifié; d'une part, il a eu récemment une première attaque de *rhumatisme;* d'autre part, il offre actuellement des signes évidents de *tuberculisation pulmonaire*. Il est donc en puissance des deux diathèses qui exercent la plus grande influence sur l'évolution de la blennorrhagie et sur ses complications. Comment nous étonnerions-nous, dans ces conditions, du début spontané de la cystite dans le cours d'une nouvelle blennorrhagie? Mais ce début n'implique nullement qu'il s'agisse de tuberculisation vésicale. Je vous ai déjà dit que la cystite blennorrhagique pouvait reparaître sans provocation d'aucune sorte et à de très longs intervalles.

Ces récidives sont même possibles sans l'adjuvant d'une nouvelle blennorrhagie. Il est fort probable que les poussées successives, qu'on observe dans ces conditions, sont dues, ainsi que l'a pensé le Dr Guiard, l'un de mes anciens internes[1], à la persistance d'*uréthrites postérieures latentes*. Celles-ci peuvent, dans certains cas, ne se traduire par aucun symptôme fonctionnel, ni même par aucun écoulement spontané. On arrive cependant à les mettre en évidence, soit en pratiquant l'examen méthodique des deux parties principales dont se compose le canal avec l'explorateur à boule olivaire, soit en examinant dans un verre à expérience les premiers jets de l'urine. L'un et l'autre de ces moyens permettent, malgré l'apparence de la guérison, de constater la présence dans les parties profondes du canal d'un produit de sécrétion pathologique. Il suffit, alors, d'une cause déterminante, parfois insignifiante, pour amener une nouvelle poussée de cystite qui ne représente, à vrai dire, qu'une légère extension de l'uréthrite postérieure préexistante.

Quant aux *symptômes considérés en eux-mêmes*, ils ont peu de valeur au point de vue du diagnostic de nature de la maladie. Ils sont à peu près les mêmes dans la cystite blennorrhagique et dans la cystite tuberculeuse. Cependant, on peut trouver, dans leur évolution, dans la manière dont ils se succèdent, quelques indices utiles à recueillir. C'est ainsi qu'un début franchement aigu, à grand fracas, est assez habituel à la cystite blennorrhagique. Du jour au lendemain, les malades sont tourmentés par une fréquence excessive de la miction, une douleur très vive au moment où elle s'achève et des hématuries terminales. Enfin, on constate de très bonne heure, la présence du pus, parfois en grande quantité, dans l'urine. La *cystite tuberculeuse*, au contraire, *s'installe sournoisement*. Elle s'annonce longtemps d'avance par des symptômes prémonitoires isolés. On assiste, par exemple, à des hématuries passagères, qui ne s'accompagnent d'aucune douleur et que rien n'explique, *hémoptysies vésicales*. Au lieu d'être nécessairement terminales, comme celles de la blennorrhagie qui semblent dues à une sorte d'expression de la muqueuse du col au moment où la vessie achève de se contracter, elles

1. Guiard, *Des uréthrites latentes et des uréthrites glandulaires*. (*Annales des maladies des organes génito-urinaires*, février 1884, t. II.)

peuvent être indépendantes de l'acte de la miction et teinter toute l'urine comme si elles étaient dues simplement à une poussée congestive. Au lieu de se reproduire à chaque miction, elles sont souvent séparées par de longs intervalles. D'autres fois c'est la *fréquence des mictions* qui ouvre la marche des accidents et elle reste plus ou moins longtemps le seul symptôme appréciable. La douleur fait encore défaut et les urines conservent leur transparence. Ce n'est qu'au bout d'un temps variable, mais souvent assez long, que les malades arrivent à la deuxième période, période d'état, de sécrétion.

Alors les symptômes ne diffèrent plus guère. Dans l'un et l'autre cas, les mictions sont fréquentes, douloureuses à la fin, et les urines deviennent troubles et purulentes. Cependant les hématuries font plus souvent défaut à cette période, dans la cystite tuberculeuse, que dans la cystite blennorrhagique.

L'ensemble de ces caractères, étudiés sur notre malade, est plutôt favorable à l'idée d'une cystite blennorrhagique.

Mais, parmi les symptômes actuels, il en est un que nous pouvons tout particulièrement utiliser aujourd'hui grâce aux récentes conquêtes du microscope. Vous savez tous que la présence constante, dernièrement démontrée, de microbes spéciaux, *bacilles de Koch*, dans les crachats des phtisiques et dans les lésions tuberculeuses, nous a mis entre les mains un moyen précieux de diagnostic. Il est applicable aux affections de la vessie tout aussi bien qu'à celles du poumon. Sans nous arrêter ici à discuter le rôle étiologique de ce microbe, nous devons reconnaître que sa présence, au point de vue du diagnostic, est un élément des plus précieux et pour ainsi dire absolu. Dans l'urine, comme dans les crachats, lorsqu'on parvient à le rencontrer, on peut affirmer la nature tuberculeuse de l'affection.

Toutefois, cette recherche est minutieuse. Elle exige beaucoup de patience et une assez grande habitude du microscope. Le bacille, pour être mis en évidence, a besoin d'être coloré par des réactifs spéciaux, de telle sorte qu'il pourrait facilement passer inaperçu, alors même qu'il existe.

Aussi, ai-je prié MM. Cornil et Grancher, dont la haute compétence est bien connue de tous, de rechercher les bacilles dans les dépôts de l'urine de notre malade. M. Tuffier, l'un de mes internes, s'est également livré à ces recherches. Tous sont arrivés aux mêmes conclusions. *Cette urine*, même lorsqu'on a soin d'examiner le dépôt qu'elle abandonne, *n'a jamais présenté les bacilles caractéristiques.*

Ces données, fournies par le microscope, s'ajoutent donc à tous les autres renseignements que nous avons recueillis jusqu'à présent pour constituer, en faveur de la nature blennorrhagique de la cystite, les présomptions les plus sérieuses. Cependant il ne faudrait pas admettre comme absolument concluants les résultats négatifs de l'examen microscopique, alors même qu'il a été pratiqué par des hommes de la valeur de MM. Cornil et Grancher et que toutes les causes d'erreur semblent écartées. *Les bacilles peuvent manquer dans les urines des malades atteints de tuberculose des voies urinaires.* Vous avez récemment pu suivre dans nos salles, jusqu'à l'autopsie, un jeune homme dont les premiers troubles vésicaux étaient survenus, dix-huit mois auparavant, à l'occasion d'un vésicatoire. Les lésions avaient évolué assez rapidement et le malade était venu mourir dans notre service. Chez lui, l'examen de l'urine est toujours resté absolument négatif, et pourtant les résultats de l'autopsie, aussi bien que l'ensemble des symptômes cliniques observés pendant la vie, ne pouvaient nous laisser aucun doute sur la véritable nature des lésions.

Il nous faut maintenant envisager la *marche de la maladie.* Son *passage à l'état chronique* est assurément une circonstance défavorable. Cependant il ne saurait être considéré comme un signe positif de tuberculose. Il est très fréquent de rencontrer des cystites blennorrhagiques qui durent des mois et même des années, qui s'éternisent à vrai dire, et dont la véritable nature est révélée par une heureuse terminaison, soit spontanée, soit bien plutôt sous l'influence du traitement local par les instillations argentiques.

Ce *traitement* est, en effet, un dernier moyen de diagnostic et, je ne crains pas de le dire, l'un des meilleurs. Il ne saurait cependant être indistinctement appliqué d'emblée à tous les cas de cystite. On serait blâmable d'y recourir lorsqu'il est bien évident qu'il s'agit d'une affection tuberculeuse. En effet, *autant les instillations donnent de bons résultats dans les cystites blennorrhagiques, autant elles sont infructueuses, dangereuses même, dans les cystites tuberculeuses.*

Mais dans les cas où le diagnostic reste incertain, la différence d'action est si remarquable que les résultats obtenus suffisent pour lever tous les doutes. Le traitement devient de cette manière l'un des moyens de diagnostic les plus sûrs. Je n'hésiterais pas à dire qu'il est peu de maladies auxquelles s'applique aussi rigoureusement le célèbre aphorisme des anciens : *naturam morborum curationes ostendunt*, si dans un certain nombre de cystites blennorrhagiques il ne restait sans effets. Il s'agit, dans ces cas, de ces cystites, dont l'étude n'est pas encore faite et sur lesquelles nous aurons l'occasion de revenir, où l'ancienneté de la maladie a déterminé des lésions que le nitrate est insuffisant à modifier. Toujours est-il que si les instillations sont alors impuissantes, elles ne sont pas nuisibles.

Habituellement, dans la *cystite blennorrhagique*, les instillations au nitrate d'argent amènent de véritables transformations à vue. Il est même beaucoup plus efficace dans les cystites que dans les uréthrites de même origine, sans doute parce que la vessie ne possède pas comme l'urèthre de glandes inaccessibles à la médication directe et pouvant servir de refuge au mal. Il est d'autant plus efficace que la maladie est plus aiguë. Cependant, sauf dans les cas auxquels nous venons de faire allusion, l'ancienneté de la lésion n'empêche en rien l'efficacité du traitement. Vous avez pu voir très fréquemment les cystites les plus rebelles et les plus invétérées, pourvu qu'elles fussent bien de nature blennorrhagique, céder complètement à un nombre d'instillations relativement restreint. Aussi, lorsque vous assisterez à des poussées successives de cystite plus ou moins semblables à ce qu'on observe dans les ophthalmies à répétition, lorsque vous conserverez des doutes au sujet de leur véritable nature, devrez-vous toujours rechercher avec soin les rapports qu'elles peuvent offrir avec des blennorrhagies antérieures.

Dans les cas de *cystite tuberculeuse*, au contraire, vous attendrez en vain les mêmes résultats du même traitement. Non seulement vous n'obtiendrez pas une guérison rapide, mais vous vous exposerez à donner à la maladie une impulsion nouvelle. Cela est d'autant plus important à noter que cette affection présente parfois des périodes de calme plus ou moins prolongées à condition qu'elle ne soit pas soignée chirurgicalement, j'allais dire par un chirurgien.

Toutefois la même réserve n'est pas rigoureusement commandée, en pathologie urinaire, dans tous les cas de tuberculose. Vous m'avez vu récemment pratiquer l'uréthrotomie interne, au n° 10, pour un rétrécissement chez un tuberculeux. Les suites de l'opération n'ont pas été moins simples que sur tous nos autres opérés. On aurait donc tort de croire qu'on ne doit pas opérer les tuberculeux. Mais il en est tout autrement, je le répète, lorsqu'il s'agit d'une action directe à exercer sur la tuberculose vésicale et vous vous exposeriez certainement à de très pénibles déceptions si, dans les cas limites, vous vous obstiniez, en dépit des premiers résultats peu satisfaisants, à demander la guérison au nitrate d'argent.

Ces notions, dont j'ai acquis la démonstration par une expérience déjà longue, nous offraient donc une dernière ressource au point de vue du diagnostic, en même temps qu'elles nous donnaient la marche à suivre dans l'application du traitement.

Les *instillations* ont été commencées il y a très peu de temps. Deux seulement ont été faites jusqu'à ce jour. Cependant le malade urine déjà beaucoup moins souvent. Le nombre des mictions a diminué de moitié ; il est tombé à douze dans les vingt-quatre heures. Aucun des traitements nombreux mis en œuvre depuis le mois de juillet de l'année dernière, n'avait déterminé une *amélioration* aussi sensible.

Cependant, je dois dire que la seconde instillation a provoqué un peu d'*hématurie*. Il n'y a pas lieu d'en être surpris. Le nitrate d'argent qui, en règle générale, est, dans les cystites blennorrhagiques, un excellent agent hémostatique, peut aussi devenir un agent hémorrhagique. Cela dépend du degré d'irritation substitutive qu'il détermine.

Je puis vous avouer qu'il m'est arrivé dernièrement de voir éclater des accidents sérieux, pour avoir voulu, sur un tuberculeux, il est vrai, recourir à de fortes instillations. Sans doute, je ne m'étais décidé qu'à mon corps défendant et sur les instances du patient à employer ce moyen thérapeutique. Mais en présence de malades sur lesquels on voit successivement échouer tous les traitements rationnels, on se laisse parfois entraîner, malgré soi, à faire autre chose que ce qu'on a fait auparavant. C'est ainsi qu'après des solutions faibles, j'avais voulu essayer une solution plus forte. J'ai déposé à l'entrée de la vessie trois gouttes d'une solution argentique à gramme pour gramme. Il est survenu dans la journée une hématurie tellement abondante qu'on a dû, pendant plus de vingt quatre heures, débarrasser par les lavages et l'aspiration, la vessie de ses caillots et soustraire le malade aux angoisses de la rétention. Cette hématurie s'est prolongée plusieurs jours en aggravant sensiblement l'état du malade.

Si, au contraire, on dirige l'attaque avec modération, les résultats sont absolument différents. C'est surtout dans les cas limites, dans ceux où les instillations sont à la fois un moyen de diagnostic et de traitement, qu'*il importe de procéder avec une extrême prudence*. En général, je commence par une quinzaine de gouttes d'une solution au 1/50, puis, suivant les résultats obtenus, j'élève progressivement les doses à 20, 25, 30 gouttes et plus. J'ai même recours à des solutions un peu plus fortes, au 1/25 par exemple. Mais je n'arrive plus que très rarement à des solutions plus concentrées. J'ai toujours soin, comme je vous le rappelais dans une de nos précédentes leçons, d'agir sur l'urèthre postérieur en même temps que sur la vessie. Je fais donc l'instillation en vessie vide et il suffit pour cela de faire uriner le malade immédiatement avant.

Les bons résultats obtenus jusqu'à présent, bien qu'il n'ait été fait encore que deux instillations, sont assez prononcés pour trancher définitivement la question du diagnostic. *Il s'agit bien d'une cystite blennorrhagique chez un tuberculeux.* L'étude approfondie que nous avons faite et du malade et de la maladie nous avait déjà permis de recueillir, en faveur de cette opinion, les présomptions les plus sérieuses. L'action du traitement local nous sert de véritable criterium. Je ne doute donc pas que nous ne parvenions à obtenir la guérison complète. Il est possible seulement, en raison de l'ancienneté de la maladie et du terrain défavorable présenté par le sujet, que cette guérison se fasse attendre plus longtemps que d'habitude. Mais c'est beaucoup déjà d'être rassuré sur l'avenir et d'avoir une promesse formelle de guérison.

Afin de l'obtenir le plus promptement possible, nous nous sommes, d'ailleurs, efforcés d'ajouter à l'influence du traitement local celle du traitement général, et nous avons institué une médication tonique et reconstituante ayant pour base une alimentation substantielle, le fer et le quinquina, et des bains sulfureux (1).

Vous le voyez, messieurs, par l'exemple dont nous venons de faire ensemble une longue et minutieuse étude, la pratique offre parfois des cas où le diagnostic précis est entouré des plus grandes difficultés; vous ne parviendrez à en triompher, vous ne parviendrez à poser sûrement les indications d'un

1. La guérison complète a été obtenue, en effet, mais très lentement. Il n'a pas fallu moins de trente instillations et le malade a dû faire à l'hôpital un séjour de trois mois. Entré le 14 mars, il n'est sorti que le 16 juin. Les urines étaient alors parfaitement transparentes, la miction ne s'accompagnait plus d'aucune douleur et ne se reproduisait que six ou sept fois dans les vingt-quatre heures. L'état des poumons était resté stationnaire.

traitement méthodique, qu'en tenant compte à la fois, comme nous venons de le faire, de toutes les particularités actuelles et antérieures que peuvent offrir et le malade et la maladie.

SIXIÈME LEÇON

DU DIAGNOSTIC DES CALCULS VÉSICAUX

Observation d'un malade : Apparition des premiers symptômes du calcul marquée par la cessation de la gravelle (Qui ne charrie pas bâtit). — Diagnostic par l'explorateur en gomme. — Pierre constamment au plafond pendant la lithotritie.

Dans un autre cas, diagnostic par la sonde en gomme, au cours de lavages nécessités par une cystite chronique.

Les troubles fonctionnels des calculs vésicaux ne sont pas ceux de la cystite. L'importance du symptôme douleur, aussi bien que de la fréquence des mictions et des hématuries, est liée aux circonstances qui les réveillent ou les exagèrent. Influence de la locomotion de la pierre par le fait de la miction, par les mouvements du malade, surtout quand ils sont brusques et répétés. — Transport en voiture, en tramway, en chemin de fer. – Valeur diagnostique de l'interruption brusque du jet.

Exploration avec les instruments en gomme. — Explorateur à boule olivaire : Choc perçu. — Valeur de la fixité de la pierre suivant que la vessie est vide ou contient de l'urine. — Sensation de frottement.

Sonde en gomme. — Révélation du calcul due au hasard ou cherchée de propos délibéré. Douleur pendant le retrait de la sonde après évacuation de la vessie. Frottement perçu au même moment.

Exploration avec les instruments métalliques. — Sonde exploratrice creuse ; sonde exploratrice pleine de l'auteur, sa forme, ses dimensions, ses avantages. — Lithotriteurs spécialement destinés à l'exploration, leurs inconvénients. — Microphone.

Position du chirurgien et du malade pour l'exploration. — Choix du coussin. — Injection préalable. – Manière de pratiquer avec la sonde : le toucher simple, la percussion. — Choc métallique unique ou multiple. — Mensuration approximative. — Consistance.

Des difficultés de l'exploration. — Pierre encellulée. — Vessies en portefeuille. — Exploration chez la femme et l'enfant. — Faible poids spécifique et consistance molle des calculs. Dans ce cas, utilité du lithotriteur. Il sert en outre à apprécier la consistance, le volume et le nombre des pierres.

De l'aspiration au point de vue du diagnostic.

Ne pas prendre pour un calcul des colonnes dures de la vessie ou des incrustations calcaires de la paroi.

Messieurs,

Vous avez eu l'occasion de voir se succéder dans nos salles un assez grand nombre de malades atteints de la pierre pour être déjà familiarisés avec tous les signes de cette affection et avec la plupart des incidents qui peuvent survenir au cours du traitement. Je crois utile néanmoins de profiter de la présence actuelle dans le service de plusieurs malades particulièrement intéressants pour reprendre avec vous, dans son ensemble, l'étude du *diagnostic de l'affection calculeuse.* Je vous en rappellerai brièvement les symptômes rationnels classiques. Mais j'insisterai plus qu'on n'a coutume de le faire sur les circonstances qui les exagèrent et d'où leur vient presque toute leur valeur séméiologique. C'est ainsi que je vous montrerai l'influence capitale de toutes les causes de locomotion de la pierre sur la douleur, sur la fréquence de la miction, sur les hématuries. Puis je vous dirai comment il convient de procéder à l'exploration de la vessie. J'aurai sans doute à réserver alors une place très importante aux instruments métalliques et je ne craindrai pas de vous dire avec détails tous les renseignements précieux qu'ils peuvent vous donner soit par le simple contact, soit par la percussion, soit par la préhension, soit enfin par l'aspiration. Mais je m'efforcerai aussi de vous démontrer que les instruments en gomme, l'explorateur à boule olivaire, la bougie ou la sonde, peuvent révéler sûrement l'existence de la pierre. Depuis longtemps déjà, j'ai attiré l'attention sur les résultats qu'ils peuvent fournir, et je n'ai pas manqué d'en parler dans mes *Leçons cliniques.* Cependant, comme l'utilité de ce mode d'exploration est encore assez généralement ignorée, je m'appliquerai à vous bien apprendre toutes les circonstances où il pourra vous rendre service.

Le malade couché au n° 2 de la salle Saint-Vincent, sur lequel vous venez de me voir pratiquer une lithotritie très laborieuse, vous offrait à cet égard un exemple des plus remarquables.

Au point de vue du diagnostic, il présentait dans ses antécédents tous les commémoratifs qui peuvent révéler sans aucun doute l'existence de la pierre. Agé de soixante et un ans, il avait expulsé, il y a deux ans, à la suite de coliques néphrétiques, trois graviers de petit volume et de structure poreuse. De tels graviers sont quelquefois si légers qu'ils peuvent flotter en suspens dans le liquide et offrir d'assez grandes difficultés pour la préhension. Quoi qu'il en soit, depuis cette époque, le malade n'avait pas eu de nouvelle expulsion de graviers. Mais des symptômes vésicaux s'étaient manifestés et avaient acquis assez rapidement une grande intensité. Il n'en aurait pas fallu davantage pour établir les présomptions les plus sérieuses en faveur d'un calcul de la vessie : *Qui ne charrie pas bâtit*, dit un proverbe populaire qui serait bien applicable à la circonstance. Comment est-il possible d'expliquer ce phénomène ? Les principes salins de l'urine se fixent-ils, sous forme de couches nouvelles, autour du noyau calculeux, au lieu de continuer à donner naissance à des graviers multiples, ou bien, ces graviers se produisant encore, cessent-ils de pouvoir être expulsés parce qu'ils se présentent tous en même temps à l'orifice profond du canal ? C'est ce qu'il n'est pas facile de constater. Aussi, sans m'arrêter plus longtemps à l'interprétation du fait, je me contente de vous le signaler : toutes les fois qu'un malade, après avoir rendu pendant un certain temps, avec ou sans coliques néphrétiques, des graviers par l'urèthre, cesse brusquement d'en rejeter, s'il présente en même temps quelques troubles vésicaux, vous avez presque le droit de penser qu'il s'agit d'une pierre en voie de formation.

Depuis quelques mois, d'ailleurs, cet homme offrait tout l'ensemble des signes fonctionnels les plus caractéristiques. Les mictions étaient fréquentes et l'expulsion des dernières gouttes d'urine s'accompagnait de vives souffrances. Les mouvements, la marche, les cahots de la voiture surtout, exaspéraient l'état douloureux et provoquaient des hématuries fréquentes. Au repos, cependant, le sang ne tardait pas à disparaître, de sorte que, plusieurs fois dans la même journée, le malade avait à volonté, pour ainsi dire, des urines claires ou sanguinolentes.

Lorsque j'ai voulu pratiquer l'examen direct, j'ai commencé, suivant mon habitude, par me servir de l'explorateur à boule olivaire. A peine arrivé dans la vessie, j'ai éprouvé la sensation très nette d'un choc sur un corps dur. Renouvelée à plusieurs reprises, cette exploration a toujours donné les mêmes résultats. J'en ai conclu, non seulement que l'existence de la pierre n'offrait aucun doute, mais de plus que cette pierre était volumineuse. Ultérieurement, j'ai recouru à la sonde métallique dont les renseignements ont pleinement confirmé ceux que l'explorateur souple m'avait déjà fournis.

Enfin, ce matin, au cours de l'opération, un fait particulier a pu frapper votre attention. La pierre s'est tenue constamment au-dessus de l'instrument, au lieu de gagner le bas-fond de la vessie. Je vous ai signalé la même disposition sur un malade du dehors que je viens d'examiner et de recevoir. Cette situation du calcul signifie en général, non pas, comme on l'a prétendu, qu'il est encellulé, mais qu'il est assez volumineux pour arc-bouter par ses deux extrémités sur les parois de la vessie contractée. Quant aux fragments, lorsqu'on les trouve également en haut, c'est tout simplement qu'ils sont retenus par la contraction de la vessie, entre deux plis de la surface interne.

Plusieurs autres incidents, tels que l'engorgement du lithotriteur et l'engravement du canal, ont encore signalé cette opération. Mais ce n'est pas ici le lieu d'appeler votre attention sur ces particularités.

Un second malade que vous avez pu suivre récemment et qui était couché au n° 9, était, depuis longtemps, en traitement pour une cystite invétérée. La quantité de pus sécrétée était très abondante et nécessitait des lavages de la vessie. Un jour, l'élève chargé de ce soin crut sentir, avec la sonde en gomme dont il se servait, un frottement rugueux. Aussitôt prévenu, j'examinai le malade et reconnus, en effet, l'existence d'un calcul phosphatique. L'opération pratiquée plus tard a très avantageusement modifié l'état de cet homme, qui souffre beaucoup moins aujourd'hui et dont les urines se sont notablement éclaircies.

Beaucoup d'autres malades qui ont passé sous vos yeux, vous ont montré que les faits semblables aux précédents, pour n'être pas connus de tout le monde, n'avaient cependant rien de bien exceptionnel. Ils me paraissent offrir un intérêt pratique assez considérable, puisqu'ils établissent que l'*existence de la pierre peut être reconnue à l'aide des instruments en gomme*, non seulement lorsqu'on soupçonne cette affection et qu'on la recherche, mais encore lorsque, sans avoir aucunement l'intention d'explorer, on se livre simplement à une manœuvre thérapeutique. Je reviendrai bientôt, avec tous les développements utiles, sur les sensations que peuvent donner les instruments non métalliques et sur la manière de vous en servir pour l'exploration, mais je veux étudier auparavant les *troubles fonctionnels* qui traduisent d'ordinaire la présence des calculs et invitent à pratiquer un examen direct.

Sont-ce *les symptômes de la cystite*, comme on l'a tant de fois répété ? Assurément non. Vous n'aurez que bien rarement l'occasion de les rencontrer, et ce sera toujours à une époque fort avancée de la maladie, jamais dans les périodes initiales. J'ai souvent l'occasion de vous faire remarquer combien il est exceptionnel, pour ainsi dire, que nos calculeux de la salle Saint-Vincent aient de la cystite. C'est un des points que je me suis attaché depuis longtemps à mettre en évidence, et tout récemment encore, j'ai chargé mon ancien interne, M. le Dr Hache, de montrer par de nombreux exemples, dans son excellente thèse sur les cystites, la rareté de cette affection chez les calculeux. Ce que vous observerez, c'est un état douloureux sans doute de la vessie, mais en l'absence de cystite. On pourrait presque dire que l'existence bien nette de phénomènes inflammatoires du côté de la vessie est plutôt contraire à l'idée d'un calcul. Il ne faut cependant rien exagérer, car, en clinique, la valeur des signes les plus importants n'est jamais qu'une valeur relative. Je ne veux pas d'ailleurs insister en ce moment sur cette question importante. Je me réserve d'y revenir en étudiant *les cystites.*

Il existe donc des phénomènes douloureux, sans cystite. Ce qui sert à les caractériser, c'est l'étude des *circonstances qui les réveillent ou les exagèrent*. En effet, ils apparaissent et augmentent sous l'influence des conditions qui provoquent la locomotion de la pierre, c'est-à-dire quand le malade urine et quand il remue. Ils se calment, au contraire, et disparaissent promptement dès que le repos est observé.

La *locomotion de la pierre par le fait de la miction* est une grande cause de douleur, et il est bien facile de s'en rendre compte. Les malades ne souffrent, en général, ni avant ni pendant l'écoulement de l'urine, mais à la fin et après. La douleur est due simplement aux conditions nouvelles que fait naître l'état de vacuité de la vessie. Lorsqu'elle contient une certaine quantité d'urine, le calcul perd, en vertu du principe d'Archimède, une partie de son poids égale à celui du volume d'eau qu'il déplace. Ainsi déjà, son contact doit être singulièrement adouci. En même temps, la capacité du réservoir urinaire étant plus grande, le corps étranger gagne les parties les plus déclives et repose sur le bas-fond de l'organe qui n'est pas très richement doué, comme vous le savez, au point de vue de l'innervation. Dans l'état de vacuité de la vessie, au contraire, le calcul, qui n'est plus allégé par son immersion dans le liquide, pèse de tout son poids sur la paroi inférieure. De plus, il est repoussé par les contractions vésicales contre le col, c'est-à-dire contre la région de la vessie la plus riche en filets nerveux. De là l'apparition de la douleur et sa persistance jusqu'à ce qu'une nouvelle quantité de liquide vienne modifier la situation et atténuer les contacts.

Sans doute, vous pourrez rencontrer des cas où les sensations qui accompagnent la fin de la miction sont faibles et fugaces et il en est d'autres où vous observerez la douleur de la fin de la miction chez des malades non calculeux. Ce symptôme n'a donc rien de pathognomonique. Mais il a cependant une grande valeur et pour peu que d'autres signes témoignent de la probabilité de la présence d'un calcul, il confirme les présomptions du diagnostic.

La locomotion de la pierre par les mouvements du malade est une autre cause de douleur beaucoup plus importante encore que la précédente. Ce sont, on le conçoit sans peine, *les mouvements du malade les plus brusques, les plus rapides et les plus étendus* qui impriment à la pierre la locomotion la plus saccadée et la plus offensante. Aussi faut-il, en interrogeant les malades, étudier avec soin l'influence qu'exerce sur la douleur telle ou telle espèce de mouvements. On en voit qui peuvent se livrer à des promenades assez longues sans éprouver de douleurs notables et qui souffrent beaucoup par le seul fait de se mettre au lit lorsqu'ils commencent à s'asseoir au bord, pour se renverser brusquement, en relevant les jambes. Dans cet acte, la pierre subit nécessairement un grand et brusque déplacement. C'est ainsi également qu'on voit un certain nombre de malades éprouver les premiers symptômes de la pierre après des exercices violents, par exemple le saut d'un fossé, au cours d'une partie de chasse.

Mais, si l'étendue et la brusquerie des mouvements ont beaucoup d'importance, *leur répétition fréquente* agit plus puissamment encore. Aussi voyez-vous tel malade qui supporte fort bien une promenade de quelques minutes, souffrir beaucoup lorsqu'il essaye de la prolonger, ou lorsqu'il veut se livrer à la course. Tel autre, qui peut marcher sans être trop incommodé et fournir même des promenades assez longues, *ne peut aller en voiture*. Les mouvements que cette dernière communique au calculeux, et par suite au calcul, se manifestent de telle sorte qu'ils peuvent servir, pour ainsi dire, de criterium pour le diagnostic, en maintes circonstances, avant comme après le traitement. Il est, en effet, remarquable de voir combien le transport en voiture est mal supporté, en général, par les calculeux. C'est surtout après l'influence prolongée de cette cause qu'on voit survenir les crises douloureuses, les hématuries, les rétentions d'urine, les poussées de cystite. Mais je dois vous prévenir que vous rencontrerez les différences les plus accusées entre les divers véhicules. Le tramway est mieux supporté que l'omnibus, qui, lui-même, n'est pas très pénible. Le chemin de fer n'est pas non plus excessivement douloureux. Mais les voitures légères, les coupés les mieux suspendus, sont causes des douleurs les plus intolérables. Ces différences ne sont pas toujours très faciles à expliquer. En général, cependant, elles relèvent des cahots que détermine chacun de ces véhicules. Plus ils sont lourds et moins est sensible la trépidation qu'ils subissent et qu'ils transmettent. Leur poids, du reste, n'est pas seul à entrer en ligne de compte. La nature du sol sur lequel on avance, les inégalités qu'il présente, n'ont pas une moindre importance. C'est grâce à leurs rails unis que les tramways et les chemins de fer sont à peu près inoffensifs, tandis qu'il n'existe pas de moyen de transport plus défectueux qu'une voiture légère ayant à parcourir rapidement des rues mal pavées.

Vous le voyez, Messieurs, l'étude du symptôme douleur, considéré dans ses rapports avec les diverses causes de locomotion de la pierre, offre une véritable importance séméiologique. A lui seul, il n'est pas rare qu'il soit assez significatif pour révéler sûrement l'existence d'un calcul.

Je ne puis vous parler de la douleur chez les calculeux sans vous dire un mot de la *fréquence de leurs mictions*. Cette fréquence est, en effet, à peu près inséparablement liée à l'élément douleur dans toutes les affections vésicales. Aussi la verrez-vous subir toutes les influences qui agissent sur la douleur, augmentant ou diminuant, suivant que le malade subit des mouvements brusques et répétés ou garde le repos.

Il en est de même des *hématuries*. Lorsqu'on les observe, car, bien que fréquentes, elles peuvent faire défaut, elles reconnaissent toujours pour cause la locomotion de la pierre. Mais il est rare, exceptionnel, pour ainsi dire, que la simple locomotion due à la miction soit suffisante pour les produire.

Alors, le sang n'apparaît guère qu'à la fin de la miction. Les dernières gouttes d'urine sont seules teintées de sang, et la plus grande partie du liquide conserve sa transparence accoutumée. L'hématurie qui survient dans ces conditions ne reconnaît d'autre cause que l'application intime du calcul contre la région du col plus ou moins irritée et vascularisée par des mouvements antérieurs. C'est là un fait fort rare. Il faut donc, pour que l'hématurie se produise, que les oscillations imprimées au calcul le soient par les mouvements du corps. C'est dans ces conditions qu'il devient si souvent aggressif et lèse la muqueuse dont il détermine le saignement. Alors la totalité de l'urine est teintée à des degrés divers et vous observerez toutes les nuances depuis le rose jusqu'au rouge le plus hématique. Vous rencontrerez même quelquefois les teintes brunâtres qui rappellent le mélange de marc de café ou de suie très étendue d'eau et que l'on rapporte si mal à propos aux hématuries d'origine rénale. Cet accident n'est pas ordinairement de longue durée. Il cesse la plupart du temps dès que la cause elle-même est supprimée, ou du moins il ne se prolonge pas au delà de quelques heures. On peut même rencontrer des malades dont la vessie est particulièrement sensible à cet égard. Le sang vient toutes les fois qu'il y a production d'une certaine somme de mouvements. Il s'arrête aussitôt que le repos est gardé. C'est ainsi que certains malades, comme notre n° 2, peuvent à volonté, jusqu'à huit ou dix fois dans la même journée, avoir des urines alternativement claires et sanguinolentes, suivant qu'ils gardent le repos ou entrent en mouvement.

En dehors des cas où l'urine offre une coloration plus ou moins foncée et où l'hématurie est très facilement appréciable, il en est d'autres dans lesquels l'urine, conservant à peu près sa couleur habituelle, présente cependant, à l'*examen microscopique*, des hématies nombreuses. Cette variété d'hématurie, qui passe facilement inaperçue, n'est observée, comme les autres, qu'après l'influence des causes de locomotion de la pierre. Il est fort intéressant de comparer au point de vue de la recherche des hématies les urines fournies avant et après un exercice.

Vous voyez, messieurs, combien il est important d'étudier la manière dont les hématuries, aussi bien que la douleur et la fréquence des mictions, sont influencées par le repos et le mouvement.

Au nombre des symptômes rationnels de la pierre, vous trouvez signalée, dans tous vos livres classiques, *l'interruption du jet de l'urine*. Pour ma part, je serais presque tenté de vouloir vous faire oublier que cette interruption peut être un signe de calcul, tant il y a d'autres causes capables de lui donner naissance et tant on lui accorde une confiance abusive. La plupart des affections inflammatoires du col, dans une multitude de circonstances diverses, peuvent déterminer cet arrêt brusque de la miction. Vous pouvez même l'observer en dehors de toute affection des voies urinaires, sur ces malades que j'appelle des « faux urinaires, » et dont les troubles fonctionnels de la vessie relèvent d'une maladie nerveuse. Cependant il n'est pas douteux que l'interruption du jet ne soit quelquefois directement liée à la présence d'un calcul. Alors encore elle peut se produire de deux manières différentes. Tantôt elle tient à une contraction spasmodique du sphincter, qui témoigne de l'irritation causée par la présence du calcul. Tantôt, enfin, elle est due à la mobilité de ce dernier, qui, entraîné par le courant de l'urine, vient s'appliquer sur l'orifice profond de l'urèthre et joue le rôle de soupape. Ce dernier mécanisme est loin, comme vous le voyez, de présider exclusivement au phénomène que nous étudions. Pour que l'obstruction momentanée du col par le corps étranger puisse avoir lieu, il faut la réunion de tout un ensemble de conditions spéciales. D'abord il est nécessaire que le calcul soit petit et léger, afin que le courant de l'urine puisse l'entraîner. Il faut ensuite que la prostate ne soit pas saillante, qu'il s'agisse par conséquent d'un sujet jeune ou d'une femme. Lorsque la prostate est grosse et proémine dans la vessie, la pierre est empêchée de se porter sur le col, non seulement par l'obstacle que représente la saillie prostatique, mais encore par la profondeur du bas-fond, qui est d'autant plus prononcée que la prostate est elle-même plus volumineuse.

Toutefois, pour n'être pas la cause unique de l'interruption du jet, le transport du calcul sur l'orifice profond du canal est possible. C'est alors qu'il suffit au malade de faire un mouvement, de changer de position, de se coucher, par exemple, pour voir se rétablir le jet de l'urine interrompu. Vous devrez donc attacher une grande importance aux *conditions dans lesquelles se produit l'interruption*. Lorsqu'elle a lieu pendant que le malade est debout, pour cesser dès qu'il prend la position horizontale, lorsque le même fait se reproduit fréquemment, alors vous êtes en droit de considérer ce phénomène comme un symptôme de calcul et comme un symptôme de grande valeur, presque pathognomonique. C'est à tel point que je n'hésiterais pas, dans les conditions particulières que je viens de vous signaler, à explorer plusieurs fois un malade qui le présenterait, si une première exploration était restée infructueuse.

Mais quelle que soit la valeur de chacun de ces symptômes bien observés et se produisant au milieu des circonstances particulières que je vous ai fait connaître, quelle que soit surtout la valeur qui résulte de leur réunion sur un même malade, ils ne sauraient, en aucun cas, suffire pour dispenser de l'*exploration*. Ce serait aller au devant des mécomptes les plus regrettables, que d'entreprendre une opération avant de s'être assuré par une exploration directe de l'existence bien réelle d'un calcul. C'est, en effet, l'exploration et l'exploration seule qui peut fournir la preuve absolue, le symptôme vraiment pathognomonique de la présence d'une pierre vésicale. Mais si l'étude des signes rationnels ne peut à aucun degré dispenser de l'exploration, au moins leur constatation et leur interprétation méthodiques, légitiment-elles la recherche que vous allez opérer dans la vessie. En armant votre main, vous avez déjà une quasi-certitude, vous avez plutôt à compléter le diagnostic qu'à l'établir. Si vous savez vous conformer à ces principes, vous sauvegarderez les intérêts du malade, car ce n'est pas au hasard que sera entrepris un acte chirurgical que vous savez n'être jamais indifférent. Votre autorité deviendra d'autant plus grande que vos prévisions auront été plus justes et qu'il sera démontré que vous avez eu le souci de n'agir qu'en toute connaissance de cause, de n'obéir qu'à des indications vraiment précises, soigneusement établies. Dans ces conditions, les indications recueillies sont si importantes, que vous seriez pleinement autorisés à renouveler vos recherches, si une première exploration avait été infructueuse. Il m'est arrivé plus d'une fois de réclamer ainsi, à bon escient, une seconde exploration et de rencontrer enfin un calcul dont l'ensemble des signes rationnels indiquait l'existence.

On a coutume de dire que l'exploration de la vessie ne doit être faite qu'à l'aide d'un instrument métallique. Vous me voyez, en effet, bien souvent employer la sonde dite exploratrice, et je ne viens pas contester les nombreux avantages qu'elle présente. Cependant, les *instruments souples*, tels que l'*explorateur à boule olivaire* et la *sonde en gomme* seront capables bien souvent de vous révéler, par des signes positifs, l'existence de la pierre. Avant de prendre en main un instrument métallique, vous êtes, en effet, obligés de vous renseigner sur l'état du canal et vous ne pouvez convenablement le faire qu'à l'aide de l'explorateur. Or, avec un tel instrument, il est possible, et je tiens à vous le démontrer, de recueillir non seulement sur l'état de l'urèthre, mais sur celui de la vessie, des renseignements précieux et très significatifs. *Pour l'urèthre*, il vous apprendra, par une manœuvre facile, non seulement s'il est libre ou rétréci, mais encore s'il est occupé par un gravier ou un fragment engagé. A ce dernier point de vue, il est infiniment supérieur aux instruments métalliques qui passent contre le corps étranger sans fournir aucune sensation. L'explorateur donne lieu, au contraire, à un frottement très caractéristique; c'est l'instrument par excellence pour l'exploration du canal. *Pour la vessie*, il permet souvent de reconnaître si elle contient un calcul, et cette notion est fournie par deux ordres de sensations différentes, un choc spécial et un frottement dur et râpeux.

Il est encore possible, sur les malades qui font un usage habituel du cathétérisme évacuateur, d'obtenir des renseignements analogues à l'aide de la *sonde* qu'ils emploient, à la condition que cette sonde ne soit pas en caoutchouc vulcanisé, mais en gomme. Tantôt alors la révélation du calcul sera due simplement au hasard qui vous fera constater un frottement inattendu; tantôt, au contraire, guidés par certains indices, vous irez, en connaissance de cause, à la recherche des signes positifs que la sonde peut vous fournir, et vous vous placerez, pour les recueillir, dans les conditions favorables que j'aurai soin de vous indiquer.

Je reviens maintenant, pour vous en décrire toutes les variétés, sur les divers signes, choc ou frottement, que pourront vous donner chacun de ces deux instruments, explorateur à boule olivaire et sonde en gomme.

Tout d'abord, *avec l'explorateur*, vous pourrez, dès que l'instrument aura franchi la région profonde du canal pour entrer dans la vessie, éprouver une *sensation de choc* plus ou moins nette. Cette sensation est telle, ordinairement, qu'elle ne permet de conserver aucun doute. Elle peut cependant offrir des variétés. Tantôt la résistance est complète, absolue; vous sentez que l'extrémité de l'explorateur arrive non seulement sur un corps dur, mais sur un *corps immobile*, qui reste en place, alors même que vous communiquez à l'instrument une impulsion assez forte. D'autres fois, au contraire, un *choc léger suffit pour déplacer* le corps étranger qui fuit sous la pression de l'instrument. Non seulement vous aurez alors la notion positive de l'existence d'une pierre, mais vous saurez de plus si elle est grosse ou petite. Dans le premier cas, lorsqu'elle est immobile, il y a de grandes chances pour qu'elle soit volumineuse, qu'elle mesure, par exemple, de 3 à 5 centimètres. Dans le second, lorsque l'obstacle se déplace sous une faible impulsion, il est probable que la pierre est petite. Il pourra même, exceptionnellement il est vrai, vous arriver, à l'aide de ces instruments en gomme, de savoir si le calcul est unique ou s'il en existe plusieurs. Dans ce dernier cas, vous pourriez percevoir la sensation de chocs multiples en frappant avec l'extrémité de l'explorateur le premier obstacle qui se présente.

Si vous voulez toutefois retirer de ce mode d'exploration tout ce qu'il peut donner de renseignements, vous n'oublierez pas de demander au malade depuis combien de temps il a uriné, afin de *savoir s'il reste de l'urine dans la vessie*, au moment où vous l'explorez. Cette précaution est indispensable pour éviter des appréciations inexactes L'immobilité du corps étranger dûment constatée par la résistance bien ferme qu'il oppose à l'instrument offre, en effet, un sens tout à fait différent, suivant qu'elle est due simplement au poids du calcul et par suite à son volume, ou bien à son application forcée contre le col par la contraction des parois, dans l'état de vacuité de la vessie.

Ce n'est pas seulement une sensation de choc que vous pouvez rencontrer, en vous servant de l'explorateur souple, à boule olivaire, c'est encore, et bien plus habituellement, une *sensation de frottement* qui n'est pas moins caractéristique.

Elle est due au glissement de l'instrument sur la surface plus ou moins rugueuse du calcul. C'est un frottement rude, assez comparable comme sensation perçue par la main à ce bruit de cuir neuf que l'oreille entend dans certaines pleurésies. Il peut être râpeux comme celui que fournirait le contact d'une lime. Il est parfois simple, parfois multiple suivant le nombre des calculs ou des fragments, et plus ou moins étendu suivant leurs dimensions.

Les mêmes sensations peuvent être recueillies, lorsqu'on se sert d'une *sonde en gomme* au lieu d'un explorateur. Quelquefois, c'est tout à fait *par hasard* qu'elles se présentent; par exemple, lorsque le cathétérisme évacuateur est institué depuis longtemps. Alors l'attention n'est pas en éveil et la personne qui pratique le cathétérisme (c'est ordinairement le malade lui-même ou quelqu'un de son entourage), ignorant la valeur de ces sensations, ne sachant même pas s'en rendre compte, néglige facilement d'en parler, jusqu'à ce qu'elles deviennent très accusées. Mais bien plus souvent, on est amené à faire, *de propos délibéré*, une exploration méthodique avec la sonde. Il s'agit encore d'un malade soumis depuis longtemps au cathétérisme évacuateur. A un moment donné, il vient à éprouver beaucoup plus fréquemment le besoin de vider sa vessie, et de plus il souffre en retirant la sonde. Avec de tels symptômes, vous devez soupçonner la formation d'un calcul. Mais avant de pratiquer l'exploration avec un instrument spécial, il est plus simple de recourir à la sonde même que le malade emploie, pourvu qu'elle soit en gomme. De même que l'explorateur, elle pourra vous permettre de recueillir une sensation de choc sur un corps dur plus ou moins immobile ; plus ordinairement elle ne vous donnera qu'une sensation de frottement.

Vous pourrez quelquefois la rencontrer au moment où l'instrument pénètre dans la vessie; presque toujours ce sera *exclusivement pendant que vous le retirez*. Pour procéder à ce mode d'exploration, vous aurez soin, d'ailleurs, de faire lever le malade et de pratiquer le cathétérisme dans la *position verticale;* vous prendrez la précaution de vider complètement la vessie avant de retirer la sonde. Dans ces conditions, en même temps que vous percevrez la sensation du frottement, le malade accusera une *douleur* plus ou moins vive. La raison de ces faits est des plus simples : au moment de l'introduction, comme la vessie contient de l'urine, sa capacité est plus grande et il y a plus de chances pour que le calcul ne se trouve pas précisément sur le trajet de la sonde. Au contraire, au moment où on la retire, la vessie est vide et ses parois revenues sur elles-mêmes appliquent plus ou moins étroitement le corps étranger contre le col et par conséquent contre la portion de l'instrument qui proémine dans la vessie. La nouvelle situation du calcul et la pression qui le fixe contre le col s'ajoutent donc pour causer la douleur et rendre plus net le frottement révélateur.

J'insiste, messieurs, sur l'importance des renseignements que peuvent fournir, d'une part, l'explorateur à boule olivaire, d'autre part, la sonde en gomme, parce que ce sont des renseignements acquis à peu de frais, sans aucun inconvénient pour le malade, souvent même sans qu'on les ait cherchés. J'insiste surtout parce que ce mode d'exploration, bien que je l'aie signalé depuis fort longtemps, n'est pas encore devenu classique et pourrait être ignoré de plusieurs d'entre vous.

Je vais vous démontrer dans un instant la supériorité des recherches faites avec les instruments métalliques. Mais cette supériorité n'est réelle que lorsqu'il s'agit de calculs vésicaux. Lorsqu'une pierre ou un fragment de pierre est engagé dans l'urèthre, c'est aux instruments non métalliques que revient le privilège de renseigner exactement et sûrement. Déjà j'ai appelé votre attention sur les précieuses ressources offertes par l'explorateur olivaire. Je dois y insister et ajouter que les bougies vous fourniront de non moins précieux renseignements. La bougie la plus fine peut vous réveler la présence d'un calcul et combien de fois en rencontrerez-vous dans des urèthres retrécis ! Si vous n'êtes pas habitués à donner à la sensation de frottement, que j'appelle volontiers « de cuir neuf » la signification qui lui est due, vous ne ferez pas le diagnostic de complications qu'il est cependant si nécessaire de bien déterminer.

Quel que soit le résultat positif ou négatif que fournissent les instruments en gomme, il ne peuvent jamais suppléer les *instruments métalliques*, lorsqu'il s'agit d'une recherche dans la vessie. Ces derniers sont indispensables pour compléter le diagnostic précédemment ébauché. Ce sont eux seuls qui permettront de reconnaître non seulement la présence de la pierre, mais sa forme, ses dimensions, sa consistance, sa situation exacte; ce sont eux surtout qui vous renseigneront sur l'état de la vessie, sur les colonnes qu'elle peut présenter, sur la profondeur de son bas-fond, sur la sensibilité de sa muqueuse, autant de points sur lesquels il est absolument nécessaire d'être bien fixé.

L'exploration métallique a pour agents principaux : 1° la *sonde dite exploratrice*, qui donne les renseignements les plus circonstanciés sur l'existence, les dimensions, la situation et même la consistance du calcul; 2° le *lithotriteur*, qui permet de déterminer avec plus d'exactitude les dimensions et le nombre des calculs, et de reconnaître certaines pierres molles ou des fragments de très petites dimensions capables d'échapper à la sonde; 3° l'*aspirateur* enfin, qui peut révéler la présence dans la vessie de fragments assez petits pour se soustraire aux autres moyens d'investigation.

La *sonde* généralement employée est *creuse* et peut être utilisée pour l'évacuation. Je m'en suis longtemps servi et j'ai même apporté plusieurs modifications au modèle de Thompson. Mais, avec un tel instrument, l'évacuation est défectueuse. Aussi, lorsqu'elle est nécessaire, est-il préférable de procéder en deux temps distincts à l'évacuation et à l'exploration. C'est pourquoi j'ai fait construire, depuis quelques années, des *sondes pleines* qui ont l'avantage de n'avoir ni œil capable de blesser le canal, ni lumière difficile à entretenir dans un état parfait de propreté. Ces instruments seront donc toujours aseptiques. De plus, ils possèdent une faculté de résonance plus marquée que les tiges creuses et offrent un poids un peu plus considérable qui facilite leur introduction.

Comme ces sondes n'ont pas encore été décrites, je profite de l'occasion qui se présente maintenant de vous en parler. J'en ai fait construire par M. Collin plusieurs modèles, de dimensions inégales, mais de forme absolument identique. Ils portent les nos 1, 2, 3, et 4. Le n° 1 est un explorateur pour enfants; le n° 2 est celui dont vous aurez le plus habituellement à vous servir. Il convient à la plupart des sujets et peut même passer à travers un urèthre prostatique modifié par l'hypertrophie de la glande qui l'entoure. Cependant sa courbure courte, très favorable à l'exploration, l'est beaucoup moins à la pénétration. Aussi est-il nécessaire d'avoir à sa disposition une courbure plus longue. C'est ce que réalisent les n°s 3 et 4. Celui-ci mesure 34 millimètres de bec, tandis que le n° 2 n'en a que 20. Il m'a souvent permis d'opérer facilement une longue traversée prostatique et de bien explorer un bas-fond très déprimé. C'est un instrument dont j'hésite d'autant moins à vous recommander l'emploi, que j'ai eu bien souvent des échecs ou de grandes difficultés avec des explorateurs à bec plus court. C'est le n° 4 qui est représenté dans la figure ci-jointe. C'est ce numéro et le n° 2 qui vous seront surtout nécessaires; le n° 3 est intermédiaire comme dimensions et comme longueur. Une expérience déjà bien

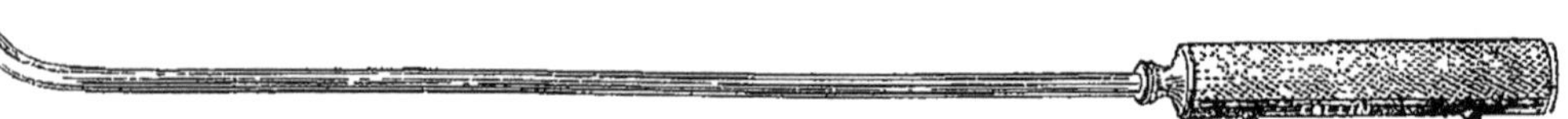

Fig. 1. — Explorateur plein de la vessie, à bec plat.

longue, me permet d'affirmer que vous ne serez dans de bonnes conditions pour réduire à leur minimum les difficultés de l'exploration, que si vous êtes muni non d'un explorateur, mais d'une série d'explorateurs. Après avoir étudié le canal avec la bougie en gomme à extrémité olivaire, c'est-à-dire avec l'explorateur de l'urèthre, vous choisirez en toute connaissance de cause l'explorateur de la vessie le mieux adapté à l'urèthre que vous aurez à parcourir.

Ce qui caractérise ces explorateurs, au point de vue de la construction, c'est la forme du bec. Très régulièrement aplati, il s'élargit jusqu'à son extrémité et se termine par un renflement. Il est construit de manière à offrir des points de contact étendus et une grande douceur de toucher. Il rappelle la forme des lithotriteurs à mors plats.

Le bec forme avec la tige une courbure assez brusque, presque une coudure à angle droit, un peu plus ouverte cependant, car cette disposition facilite l'introduction. La tige est plus mince que le bec, de manière à se mouvoir sans frottements dans le canal et à transmettre, sans les altérer, les impressions recueillies directement par le bec. Enfin, le pavillon se termine par une sorte de poignée commode à saisir et dont le poids rend plus facile la progression de l'instrument.

Quant aux *lithotriteurs spécialement destinés à l'exploration*, j'ai eu quelque temps, comme beaucoup d'autres chirurgiens, l'idée de m'en servir. Ils semblent, en effet, pouvoir être utilisés, non seulement pour le contact et la percussion, mais aussi pour la préhension. Malheureusement quelque soin qu'on apporte à leur construction, ils ne permettent pas d'éviter d'une manière absolue le cliquetis des branches, quand on les emploie comme instruments de percussion. Il peut en résulter des incertitudes ou même des erreurs de diagnostic. Afin d'obvier à cet inconvénient très sérieux, j'ai autrefois imaginé une disposition spéciale destinée à solidement assujettir les deux branches l'une à l'autre. Mais j'ai fini cependant par renoncer à cet instrument spécial pour employer exclusivement le lithotriteur à mors plats n° 1, lorsqu'il est nécessaire d'utiliser la préhension pour le diagnostic. Cela n'est d'ailleurs vraiment utile que dans certains cas tout particuliers dont j'aurai plus tard à vous entretenir.

Le *microphone* appliqué à l'exploration de la vessie donne les plus mauvais résultats. Il transforme en tapage le moindre choc sur la paroi de l'organe, et ne permet pas de faire la distinction des bruits, qui est en général si facile avec la sonde exploratrice. Je dois cependant ajouter que nous devons à M. Collin la construction récente d'un tube acoustique destiné à renforcer les sons et dont vous m'avez quelquefois vu faire usage. L'une des extrémités de ce tube s'adapte au pavillon de la sonde exploratrice, l'autre au conduit auditif externe. Grâce à ce perfectionnement ingénieux, j'ai pu deux ou trois fois reconnaître la présence d'un calcul qui, jusqu'alors, avait échappé à mes recherches.

C'est néanmoins à la sonde exploratrice seule que vous aurez recours avec le plus de profit. Ce moyen simple suffira à la majeure partie des cas, et ce n'est que très exceptionnellement que vous aurez à faire usage d'autres moyens d'exploration.

Lorsque vous voulez vous servir de la sonde exploratrice, vous avez en premier lieu à vous préoccuper de la *position que vous devez prendre* et de *celle qu'il convient de donner au malade*.

La vôtre sera toujours à la droite du patient, de manière à laisser toute sa liberté à votre main droite, qui peut seule manœuvrer dans la vessie avec toute l'aisance, l'adresse et la douceur nécessaires.

Vous ferez coucher *le malade* au bord du lit, à droite bien entendu, puis vous aurez soin de disposer un *coussin dur* au-dessous de son bassin, de manière à placer autant que possible le sommet de la vessie, ou du moins sa paroi postérieure, dans une position déclive qui permette à la pierre de s'éloigner du col. Bien qu'en l'espèce il ne faille pas trop se fier à l'action de la pesanteur, cette élévation du bassin est un des moyens qui permettent de ne pas méconnaître un calcul, dissimulé dans une dépression profonde, derrière une prostate trop saillante.

Je n'hésite pas, pour ma part, à mettre au-dessus des appareils compliqués recommandés par certains chirurgiens le simple coussin qu'on prépare, séance tenante, avec un oreiller plié en deux et lié par le milieu à l'aide d'une cravate ou enveloppé dans une serviette, ou bien encore avec une couverture de laine de moyennes dimensions. Avec un tel coussin, vous obtiendrez fort simplement un soulèvement très convenable. Vous aurez soin seulement de l'assujettir solidement, en le calant avec des livres de dimensions appropriées, qui vous permettront de lui donner toutes les inclinaisons que vous jugerez utiles.

Enfin, avant d'introduire l'instrument, informez-vous si le

malade a uriné depuis quelque temps, et s'il conserve dans sa vessie une certaine quantité d'urine. Au besoin, ne craignez pas de faire une *injection préalable*, si vous arrivez immédiatement après une miction. Mais, en général, on trouve toujours assez d'urine dans la vessie d'un malade qu'on veut explorer. Il est donc parfaitement inutile de faire deux manœuvres au lieu d'une. Dans les cas, exceptionnels à mon avis, où l'injection paraît nécessaire, je ne saurais trop vous recommander de mettre peu de liquide, une centaine de grammes tout au plus. La recherche du calcul serait beaucoup plus difficile et plus incertaine dans une vessie rendue très spacieuse par une abondante injection. En la distendant ainsi, vous ne manqueriez pas de provoquer des contractions qui ne permettraient qu'une exploration incomplète et défectueuse. La règle qui doit présider à l'injection, lorsqu'elle vous paraît nécessaire, c'est de ne pas mettre plus de liquide que n'en peut facilement accepter la vessie, c'est de vous arrêter dès que vous sentez la plus petite résistance avec le piston de la seringue, piston qui doit glisser sans le moindre effort. Il ne faut jamais attendre une résistance sérieuse; elle traduirait une contraction de la vessie. Vous devez, au contraire, vous appliquer à sentir en quelque sorte le besoin d'uriner avant que le malade ne l'éprouve, et vous arrêter sans le provoquer.

Ces précautions prises, vous introduisez la sonde métallique suivant les règles que vous m'avez tant de fois entendu vous exposer. Arrivés enfin dans la vessie, vous vous mettez en devoir de l'explorer. Pour cela, il est utile de ne pas aller au hasard, mais d'obéir à des règles bien précises.

Les sensations utiles à rechercher pourront être recueillies soit par le toucher simple, soit par la percussion.

Pour pratiquer le *toucher à l'aide de la sonde*, vous commencez par la pousser d'avant en arrière jusqu'à ce que vous soyez arrêtés par la rencontre de la paroi postérieure de la vessie; puis vous inclinez le bec de l'instrument d'un côté et vous le ramenez, en analysant attentivement toutes vos sensations, jusqu'au niveau du col. Si vous ne rencontrez dans ce trajet aucun obstacle, vous enfoncez de nouveau l'instrument, puis vous recommencez du côté opposé une manœuvre analogue. Lorsque ces recherches sont négatives, il reste encore à explorer le bas-fond, qui est souvent profondément excavé derrière la prostate. Pour cela, vous renversez complètement le bec de la sonde, vous en relevez même le manche, de manière à circonscrire tout le pourtour du col et à bien examiner surtout la région sous-jacente.

Le plus ordinairement, lorsque la vessie contient un calcul; ce mode d'exploration permet de le reconnaître immédiatement et sans difficulté. On le trouve le plus souvent à l'entrée même de l'organe, et la seule introduction de l'instrument suffit pour lever tous les doutes au sujet de l'existence du calcul.

Mais il n'en est pas toujours ainsi. Il n'est même pas très rare de n'obtenir par ce mode d'exploration aucune sensation particulière, alors même que la pierre est volumineuse. Elle peut, en effet, se dissimuler derrière un pli de la surface interne de la vessie au-dessus duquel la sonde peut passer sans donner, ni frottement, ni cliquetis, ni sensation d'un corps résistant.

Aussi, l'exploration avec la sonde métallique ne doit-elle pas se contenter des renseignements fournis par le simple contact; elle doit recueillir en outre ceux que donne la *percussion*. Celle-ci est toujours indispensable pour compléter le diagnostic et permettre d'apprécier la situation exacte, le volume, la consistance, et même le nombre des corps étrangers.

La percussion peut être faite en suivant la même ligne de conduite que pour le toucher. Mais, au lieu de promener simplement le bec de la sonde dans la cavité vésicale, en l'inclinant tantôt à droite et tantôt à gauche, vous lui communiquerez, en faisant tourner l'instrument sur son axe, une succession de petits mouvements alternatifs d'élévation et d'abaissement. La série des petits chocs ainsi produits ne vous laissera pas méconnaître un calcul, alors même qu'il aurait échappé au simple contact. Le plus ordinairement, la percussion ainsi pratiquée détermine un *bruit métallique perceptible à distance* et qui met aussitôt l'entourage dans la confidence du diagnostic.

Parfois, ces mouvements alternatifs font entendre un *bruit de choc double ou multiple* qui vous démontre clairement l'existence de plusieurs calculs. Vous n'arriverez pas facilement à les compter. Cependant, la manière dont l'instrument aura pu se mouvoir au milieu d'eux vous renseignera jusqu'à un certain point sur leur nombre et sur leur volume.

La *mensuration approximative* du calcul est, du reste, fort simple avec la sonde exploratrice, lorsqu'on a recours à la percussion. Il suffit de noter sur la tige, avec l'index de la main gauche, le point correspondant au méat lorsque le bec répond à l'extrémité la plus reculée du calcul, puis de ramener la sonde à soi en continuant de percuter jusqu'à ce qu'on cesse de sentir le corps étranger. A ce moment, la distance notée sur la tige, entre le méat et l'index gauche, représente à peu près l'étendue de la pierre au moins suivant un de ses diamètres. Le hasard peut faire assurément que deux mensurations successives donnent des résultats fort dissemblables, si le calcul aplati et de forme allongée prend des positions différentes. Mais le lithotriteur lui-même, malgré la supériorité que semble lui donner la préhension, ne saurait éviter ces inconvénients. Quoi qu'il en soit, cette mensuration approximative suffit dans tous les cas pour apprendre si la pierre est grosse, moyenne ou petite, et c'est là vraiment ce qu'il y a d'utile à savoir.

A ces renseignements, la percussion, par la *résonance* qu'elle détermine, par la *sensation particulière* qu'elle transmet, ajoute encore des notions importantes sur la *consistance du calcul*. Un son métallique plus ou moins éclatant indique en général que la pierre est dure. Si, en même temps, les urines sont claires et acides, il y a de grandes chances pour qu'elle soit de nature oxalique ou urique. Un son obscur est plutôt l'indice d'une pierre molle, et, si les urines sont ammoniacales, de nature phosphatique. Il ne faudrait cependant pas accepter sans réserves de tels résultats, car il n'est pas rare de trouver des pierres de très faible consistance recouvertes d'une enveloppe assez dure, quoique mince, pour donner un son clair et net, et, d'autre part, une pierre dure peut être recouverte d'une légère couche molle de nature phosphatique.

On ne peut avoir de notions absolues au sujet de la consistance des calculs qu'avec le lithotriteur, et au moment de l'opération. Mais déjà celles que vous pouvez recueillir au moyen de la sonde, jointes à l'appréciation approximative du volume, seront bien suffisantes pour vous guider convenablement dans le choix de l'intervention opératoire.

Vous le voyez, Messieurs, la sonde exploratrice peut vous permettre de pousser très loin, même dans ses détails, la recherche du diagnostic. Je ne veux pas cependant vous laisser croire que vous ne puissiez parfois rencontrer de grandes *difficultés,* non seulement pour des points secondaires, mais aussi pour le point capital, à savoir l'existence même du calcul. Il peut arriver, en effet, qu'*une exploration bien conduite reste négative, alors qu'il existe une ou plusieurs pierres* ou des graviers. Je tiens, en terminant, à vous dire à quelles causes il faut attribuer ces mécomptes, et comment vous pourrez les éviter.

Une pierre qui existe peut se dissimuler dans une *cellule.* Cela n'est pas douteux. Mais je dois vous prévenir que les recherches anatomiques, aussi bien que les manœuvres exploratrices, vous offriront bien rarement l'occasion de constater l'existence de cellules disposées de manière à pouvoir servir d'asile momentané au corps étranger. Je vous engage donc à n'accepter qu'à titre tout à fait exceptionnel cette explication de l'insuccès de vos recherches, alors que la pierre a été précédemment sentie ou qu'elle se révèle nettement par tout un ensemble de symptômes rationnels.

Vous aurez plutôt à penser que le calcul se cache entre

deux plis de la surface interne, dans ces vessies que j'ai coutume de désigner sous le nom de *vessies en portefeuille*, et qui sont le siège de *contractions irrégulières*. Il peut aussi, non seulement être dissimulé en partie ou en totalité, mais encore être suspendu, pour ainsi dire, au plafond de l'organe, au lieu d'en gagner le bas-fond comme le voudraient les lois de la pesanteur. C'est, je ne crains pas de le dire, dans les contractions irrégulières de la vessie que réside la cause la plus ordinaire des difficultés de rencontre du calcul. Et cela est d'autant plus utile à savoir qu'il vous appartiendra d'éviter ces contractions en ne faisant pas d'injection préalable inutile, ou en la faisant avec toutes les précautions que je vous ai recommandées lorsqu'elle vous paraît indispensable, enfin en conduisant très doucement toutes vos manœuvres ultérieures.

Vous n'oublierez pas cependant que la *vessie de la femme et de l'enfant*, même en dehors de toute contraction, est plus difficile à explorer que celle de l'adulte et surtout du vieillard. Chez la femme et l'enfant, l'absence du relief prostatique entraînant l'absence de bas-fond, il n'existe aucune région préparée d'avance à recevoir les corps étrangers. En même temps, la vessie est spacieuse et ses parois sont molles et mal soutenues. Aussi se laissent-elles facilement déprimer par le calcul, qui peut ainsi échapper à la sonde, même lorsqu'il est volumineux. Il faut être bien prévenu de la possibilité de ce fait pour ne pas se contenter d'une exploration incomplète. Si donc vous avez des raisons de soupçonner la présence de la pierre, et si vous ne la rencontrez pas tout d'abord, vous ne sortirez pas de la vessie avant d'avoir soigneusement exploré toute sa région déclive, non seulement en renversant le bec de l'instrument, mais encore en relevant son manche.

D'autres difficultés peuvent tenir, chez l'homme comme chez la femme, au *faible poids spécifique des calculs* ou à leur *consistance molle*. Dans ces conditions, ils échappent facilement à la sonde, soit parce qu'ils flottent dans le liquide et ne sont pas rencontrés, soit parce qu'ils ne donnent lieu à aucune sensation appréciable, alors même qu'on arrive à les heurter.

C'est pour quelques-uns de ces cas, très rares d'ailleurs, que le *lithotriteur* offre une ressource des plus précieuses. Souvent, on réussit à saisir entre ses mors le corps étranger dont ni le toucher, ni la percussion avec la sonde exploratrice n'avaient pu révéler la présence. Lorsqu'il s'agit de petits fragments, dont l'existence est quelquefois si difficile à reconnaître, vous pourrez utilement recourir à l'artifice suivant : le manche du lithotriteur étant fortement relevé et maintenu avec la main droite, de manière à ce que la branche femelle déprime le bas-fond de la vessie et lui donne, en quelque sorte, la forme d'un entonnoir, vous imprimez avec la main gauche à la hanche et au bassin du malade une série de petites secousses brusques destinées à provoquer le déplacement des fragments vers les régions les plus déclives; puis vous rapprochez doucement les mors du lithotriteur, que vous aviez eu soin d'ouvrir auparavant; si vous ne saisissez rien, vous ouvrez de nouveau l'instrument, et vous inclinez successivement les mors à droite et à gauche avant d'imprimer des secousses au bassin et de fermer le lithotriteur. Il est rare que les fragments échappent à ce mode d'investigation.

C'est, je le répète, pour la recherche de certaines *pierres molles*, et surtout pour celle des *fragments* de faible consistance ou qui se cachent plus ou moins dans une vessie contractile ou irrégulière, en un mot pour les explorations délicates et minutieuses que l'emploi du lithotriteur peut rendre les plus grands services.

Il peut servir aussi à la *mensuration*, sans offrir toutefois beaucoup plus de garanties d'exactitude que la sonde. Il peut enfin, lorsqu'il est armé d'une première pierre qu'il a saisie, permettre d'explorer de nouveau la vessie et de s'assurer qu'elle ne contient pas *d'autres calculs restés libres*. Mais il faut bien reconnaître que la sonde peut tout aussi bien renseigner sur la consistance des calculs, leurs dimensions approximatives et sur leur multiplicité. Lorsque les calculs sont très petits et par cela même difficiles à rencontrer, l'explorateur métallique est même plus utile que le lithotriteur. En lui imprimant des mouvements très répétés et très vifs, que l'on exécute vers le centre de la vessie, on arrive par l'agitation du liquide à mobiliser les petites pierres qui viennent cliqueter contre l'instrument. Le lithotriteur n'est vraiment préférable à la sonde que pour les pierres molles et les petits fragments de pierres molles.

Ils peuvent encore lui échapper cependant, sous l'influence de causes multiples. Alors, on a pour dernière ressource l'*aspiration*, qui met précisément à profit, pour les attirer contre la sonde, en produisant un *cliquetis spécial*, les petites dimensions et la légèreté des calculs, et surtout des fragments, en vertu desquelles ils se dérobent aux autres instruments. Vous avez été souvent témoins de l'utilité de ce mode d'exploration à la suite des séances de lithotritie, lorsqu'il s'agissait de fragments ayant échappé aux dernières recherches du lithotriteur.

Je ne vous parle pas de l'emploi du lithotriteur pour apprécier la consistance de la pierre. Ce n'est cependant qu'en la saisissant et en la brisant que l'on peut exactement savoir quelle est cette consistance. Tous les autres moyens ne fournissent que des présomptions. Il ne faut pourtant pas recourir à ce mode d'exploration. Vouloir déterminer la consistance d'un calcul à l'aide d'un brise-pierre, c'est se mettre dans la nécessité de le broyer. Rien ne serait plus préjudiciable au malade, qu'une semblable tentative si vous n'étiez d'ores et déjà, préparés à poursuivre le broiement et à opérer l'extraction des fragments, c'est-à-dire à faire la lithotritie. Vous devrez donc vous résigner à ne trancher cette question de la dureté résistante que lorsque vous allez opérer. Aussi lorsque le calcul est volumineux, dépasse ou atteint cinq centimètres par exemple, il est sage d'être tout prêt à faire la taille, séance tenante, si le calcul résiste aux mors de l'instrument. En réalité, semblable éventualité se présente fort rarement, de telle sorte que, dans l'immense majorité des cas, dans la pratique la plus habituelle, vous pouvez sans appréhension attendre pour mordre votre calcul que vous soyez prêts à le détruire complètement.

Ainsi, messieurs, l'emploi méthodique, suivant les cas, de la sonde exploratrice, du lithotriteur et de l'aspirateur vous permettra toujours d'éviter l'erreur qui consiste à méconnaître la présence des corps étrangers qui se trouvent dans la vessie. Mais vous pourriez encore, quoique bien plus rarement, commettre l'erreur opposée, consistant à *croire à un calcul qui n'existe pas.*

Certaines *colonnes dures* de la vessie pourraient peut-être, en effet, vous donner la sensation d'une pierre. Mais l'illusion, si tant est qu'elle puisse exister, ne se produira jamais que si vous vous bornez à recueillir les sensations nées du toucher simple. Elle s'évanouira dès que vous pratiquerez la percussion. Alors, non seulement le choc disparaîtra, mais vous ne retrouverez même plus la sensation de dureté qui vous en avait d'abord imposé.

Ajouterai-je qu'on pourrait confondre avec la pierre des *incrustations calcaires de la paroi.* Ce serait sortir du domaine de la réalité pour entrer dans celui de l'hypothèse absolue. Je n'ai jamais rencontré de véritables incrustations ni sur le vivant, ni sur le cadavre. Je ne puis, en effet, donner ce nom aux semis calcaires qui peuvent saupoudrer, pour ainsi dire, la muqueuse chroniquement enflammée ou dégénérée. Dans tous les cas, vous reconnaîtriez les incrustations calcaires, de même que les pierres enchatonnées, à une sensation de choc et non de simple contact, et vous recueilleriez invariablement les mêmes résultats à chacune de vos explorations, et dans toutes les positions que vous pourriez donner au bassin.

SEPTIÈME LEÇON

DE L'EXTRACTION DES CORPS ÉTRANGERS DE LA VESSIE CHEZ L'HOMME

Distinction importante des corps étrangers de la vessie en anciens et récents. Les *anciens*, recouverts de couches phosphatiques, peuvent être opérés en deux temps : 1° lithotritie ; 2° extraction. Un exemple dans les salles.

Corps étrangers *récents*. — Il est important, au point de vue pratique, de savoir s'ils ont une forme arrondie ou allongée, s'ils sont flexibles ou rigides, s'ils sont durs ou friables. Il n'est pas moins utile de prévoir dans quelle région de la vessie et dans quelle position le chirurgien pourra les rencontrer.

Or, il existe pour les corps étrangers dans la vessie une accommodation comparable à celle du fœtus dans la cavité utérine.

Cette accommodation est démontrée par les recherches expérimentales de M. Henriet. Le diamètre transversal de la vessie est le plus constant. Il varie entre 8 et 10 centimètres et ne s'efface pas même dans l'état de vacuité complète. Aussi les corps étrangers de forme allongée tendent-ils à se placer transversalement et près du col.

Ces données expérimentales sont parfaitement en rapport avec les sensations que l'on peut recueillir pendant la lithotritie lorsque la vessie se contracte. Les diamètres antéro-postérieur et vertical sont les premiers à diminuer ; ils finissent par disparaître ; seul le diamètre transversal ne s'efface jamais.

L'extraction d'un corps étranger long et rigide n'est possible que s'il est saisi par son extrémité, de manière à prolonger en quelque sorte l'instrument.

Artifice de Caudmont pour reconnaître de quelle manière le corps étranger se présente dans l'instrument qui l'a saisi.

Comment il faut procéder pour saisir une extrémité.

Comment on peut alors corriger la direction si elle est mauvaise. — Manœuvre de Civiale. — Extracteurs à bascule de Collin. — Manœuvre rectale ou vaginale de l'auteur.

Sur notre malade, l'utilité de ces divers moyens a été démontrée. Cependant l'extraction par les voies naturelles n'a pu être faite.

En pareil cas, la taille hypogastrique doit être préférée à la taille périnéale.

Pratiquée sur ce malade, elle n'a présenté aucune difficulté, et a conduit à une très prompte guérison.

Messieurs,

Vous avez vu entrer, mercredi dernier, dans notre service, un malade qui s'était introduit un corps étranger dans la vessie. Il racontait assez volontiers qu'il s'agissait d'un tuyau de pipe en bois dur, d'une longueur de 10 centimètres environ et terminé à une de ses extrémités par un bord évasé, à l'autre par un ajutage métallique. L'introduction était récente et datait seulement de deux ou trois jours. Au repos, le corps étranger était assez bien supporté. Pendant la marche et les mouvements brusques, il donnait lieu à divers symptômes, tels que douleurs, mictions fréquentes et petites hématuries. A l'arrivée du malade, les urines rendues en notre présence étaient légèrement teintées en rose. Le corps étranger se comportait donc de la même manière qu'un véritable calcul.

En général, les porteurs de corps étrangers de la vessie ne s'adressent que tardivement au chirurgien, soit parce qu'ils reculent devant les questions qui leur seront nécessairement adressées et les aveux souvent humiliants qu'il leur faudra faire, soit parce que, dans les premiers temps du moins. ils n'éprouvent pas beaucoup de douleur. Mais à la longue, le corps étranger provoque de la cystite, se recouvre de couches phosphatiques, augmente ainsi de volume et de poids, et devient de moins en moins supportable. Les conditions de l'intervention chirurgicale sont, on le conçoit, fort différentes dans ces deux cas et permettent de diviser les corps étrangers de la vessie en deux grandes variétés, suivant qu'ils sont *anciens* ou *récents*.

Pour les uns et les autres, l'extraction par les voies naturelles peut offrir de très grandes difficultés ; mais il est bien évident que les *anciens* qui sont devenus le noyau d'un calcul secondaire, créent pour le chirurgien une situation particulièrement complexe. Longtemps ils ont paru imposer l'obligation de pratiquer la taille. Cependant, il est possible de soustraire un certain nombre de malades à cette extrémité. Il s'agit pour cela, d'*opérer en deux temps :* dans le premier, on s'attaque au calcul par la *lithotritie;* dans le second, on procède à l'*extraction* du corps étranger dépouillé de ses concrétions et ramené, par conséquent, à ses conditions premières.

Vous m'avez vu dernièrement appliquer cette méthode sur une jeune fille qui s'était introduit une épingle à cheveux dans la vessie une année auparavant. Cette épingle était devenue le noyau d'une pierre assez volumineuse.

J'ai pu réussir à broyer la pierre et à extraire ensuite l'épingle par l'urèthre. Les suites de l'opération ont été des plus favorables, la guérison est survenue très rapidement, et si vous pouvez encore voir la malade au n° 4 de la salle Sainte-Cécile, c'est qu'elle est atteinte d'une coxalgie grave qui exigera longtemps encore son séjour à l'hôpital.

D'un autre côté, M. le docteur Henriet, un de mes anciens internes, aujourd'hui mon très distingué collègue, a lu, à la société de chirurgie, un travail sur l'application de la lithotritie aux corps étrangers devenus le centre d'un calcul. Son étude a pour base, outre certains faits qui lui sont personnels et qu'il a recueillis dans mon service, à la tête duquel il me remplaçait pendant les vacances dernières, plusieurs cas tirés de ma pratique et dans lesquels j'ai pu également éviter la taille aux malades.

Mais je ne veux vous parler maintenant, à l'occasion de notre malade actuel, que des corps étrangers *récents*.

Après avoir vérifié ses aveux par une exploration directe et avoir saisi le tuyau de pipe entre les mors d'un lithotriteur, j'ai renvoyé au samedi suivant les tentatives d'extraction; pour être faites dans de bonnes conditions, elles nécessitaient l'emploi d'instruments spéciaux que je n'avais pas sous la main. Je vous ai dès lors annoncé que je n'hésiterais pas à recourir, séance tenante, à la taille, si les tentatives d'extraction par les voies naturelles restaient infructueuses.

J'ai à vous dire aujourd'hui comment j'ai pratiqué l'opération, quelles sont les diverses particularités qu'elle a offertes et quelle est, à mon avis, la meilleure conduite à suivre dans les cas de ce genre.

Je n'ai pas toutefois l'intention de vous faire l'histoire complète des corps étrangers de la vessie. Je ne vous dirai pas quelles sont les diverses voies qu'ils peuvent suivre pour y parvenir, je ne vous exposerai pas non plus en détail tous les symptômes auxquels ils peuvent donner lieu. Je me bornerai, en me plaçant exclusivement au point de vue pratique, à insister sur les circonstances qui modifient et dirigent l'intervention chirurgicale.

La *nature* et la *forme* du corps étranger ont, vous le pressentez, une importance de premier ordre et elles peuvent être extrêmement variables. Aussi, devrez-vous apporter tous vos soins à interroger les malades de manière à obtenir à cet égard les renseignements les plus précis. Vous éviterez d'insister sur le mode d'introduction. Il s'est effectué la plupart du temps sous l'influence d'une singulière perversion d'esprit, dans un but de lubricité, et les malades cherchent à voiler la vérité sur des détails dont ils ont à rougir. Vous aurez l'air d'accepter sans hésitation la version, même invraisemblable, qu'ils vous présenteront; vous paraîtrez croire que le corps étranger est parvenu dans la vessie par le plus grand des hasards. Ainsi, vous inspirerez plus de confiance et vous obtiendrez, sur les points qui vous intéressent réellement, des confidences très utiles.

Ce sera surtout la *forme* et la *consistance* du corps étranger que vous vous appliquerez à déterminer.

Est-il *arrondi* ou *allongé*, et alors quelle est à peu près sa longueur? L'extraction d'un haricot, d'un pois, d'une perle de verre, d'un grain de plomb sera, vous le pensez bien, tout à fait différente de celle d'un porte-plume, d'un crayon, d'un étui, d'un bout de sonde.

D'autre part, quelle est la consistance du corps étranger? Est-il assez *flexible* pour se plier en deux comme une bougie ou une lanière de cuir, au point où vous parviendrez à le saisir? Ainsi doublé, il serait d'une extraction facile, s'il n'était pas trop volumineux pour le calibre du canal.

Mais est-il *rigide* au lieu d'être flexible, vous aurez encore interêt à savoir s'il est *friable* ou non. Dans le premier cas, s'il s'agissait, par exemple, d'un tuyau de pipe en terre, vous pourriez en pratiquer la lithotritie comme pour un calcul ordinaire. La même conduite est parfois applicable aux bouts de sonde en gomme qui se brisent dans la vessie. Bien souvent, la cause de l'accident tient à ce que la sonde de mauvaise qualité ou altérée par un long usage est devenue très friable. Vous profiterez de cette circonstance pour broyer le fragment resté dans la vessie et vous obtiendrez ensuite fort aisément l'évacuation complète des débris par l'aspiration.

Il est toutefois bien évident que la lithotritie ne doit s'appliquer aux sondes ou bouts de sonde que si leur friabilité rend absolument impossible une extraction directe qui est toujours infiniment préférable. Vous vous efforcerez donc tout d'abord de poursuivre ce résultat, et la plupart du temps vous y parviendrez. L'instrument que je préfère employer pour cela, est un lithotriteur ordinaire. Mais si, pendant ces tentatives, la sonde se rompt chaque fois que vous essayer ezde l'extraire, vous vous souviendrez que la lithotritie vous offre une ressource précieuse que vous ne devez pas laisser échapper.

Si le corps étranger est *dur et non friable*, s'il est en métal ou en bois solide, vous n'aurez pas la ressource du broiement. Contre un morceau de fer ou de cuivre, votre lithotriteur ne pourrait rien, et contre un morceau de bois, il n'aurait qu'une action incomplète et même dangereuse. L'instrument agit, en effet, en mâchant, et non en divisant nettement. Aussi, peut-il entraîner dans la fenêtre, entre les branches mâle et femelle. des portions de tissu ligneux. De là, des inconvénients graves, Il peut se faire ou qu'on ne puisse dégager l'instrument ou que les branches de la fenêtre femelle subissent un écartement si considérable qu'elles ne puissent plus ensuite traverser le canal sans le dilacérer. Je sais bien que, pour prévenir ces accidents, Civiale avait imaginé un sécateur spécial, à l'aide duquel il divisait le corps étranger en plusieurs fragments. Mais l'élimination de ces fragments était abandonnée à la nature et, bien qu'il ait ainsi obtenu quelques succès, il est facile de comprendre combien est préférable une extraction immédiate qui débarrasse complètement les malades en une seule séance.

Cette extraction par les voies naturelles est sans doute un

problème difficile, mais il mérite, en raison de son extrême importance, d'être l'objet des recherches les plus sérieuses. Il s'appliquait absolument à notre malade, puisque le corps étranger était de forme allongée et de consistance trop dure pour pouvoir être broyé. Aussi m'occuperai-je exclusivement, dans cette leçon, des moyens d'extraire, chez l'homme, par le canal de l'urèthre, sans les broyer ni les diviser, les corps étrangers de forme allongée qui ont pénétré dans la vessie.

L'extraction serait une manœuvre des plus simples si on pouvait connaître d'avance la position exacte du corps étranger, de manière à pouvoir le saisir facilement par une de ses extrémités et dans une direction convenable, c'est-à-dire sans qu'il y ait de coude entre son axe et celui de l'instrument. Mais c'est là précisément que réside toute la difficulté. Or, y a-t-il possibilité de *prévoir dans quelle région de la vessie et dans quelle position le chirurgien pourra rencontrer les corps étrangers?* Je n'hésite pas à répondre par l'affirmative. Oui, cette détermination est possible et elle est seule capable de conduire à des règles d'intervention précises et méthodiques. Elle doit avoir pour base à la fois l'expérimentation et l'observation clinique.

Il y a plusieurs années déjà que je m'étais posé la question et j'avais alors chargé M. Henriet, mon interne, d'entreprendre diverses expériences pour fixer la position que tendent à prendre les corps étrangers introduits dans la vessie. Les résultats qu'il a obtenus n'ont pas encore été publiés[1]. Ils sont cependant très précis et d'autant plus intéressants qu'ils concordent parfaitement avec ceux de la clinique. Toutefois, celle-ci ne m'avait laissé découvrir certaines règles qu'après beaucoup de lenteurs, d'hésitations, d'incertitudes. Les expé-

1. Depuis le moment où cette leçon a été faite, le travail de M. Henriet a été communiqué à la société de chirurgie (Séance du 27 février 1884) et publié dans le numéro d'avril des *Annales des maladies des organes génito-urinaires*.

riences cadavériques, en permettant de varier à volonté les conditions physiques, devaient nécessairement supprimer beaucoup de tâtonnements. Elles ont démontré, ainsi que je l'avais prévu, qu'il y avait pour les corps étrangers de véritables lois d'accommodation, comme il y en a pour le fœtus dans la cavité utérine : quant aux corps arrondis, dont je vous ai prévenu d'ailleurs que je ne voulais pas m'occuper aujourd'hui, ils n'ont pas d'accommodation. On les trouve dans les points où se rencontrent d'habitude les calculs et leurs fragments.

Voici les importantes conclusions des recherches de M. Henriet; je passe sous silence les détails de ses expériences :

1° Le diamètre transversal de la vessie est le plus constant, c'est le seul qui persiste, alors que la vessie est complètement vide, et qui permette, dans cet état, le séjour des corps étrangers, pourvu qu'ils ne dépassent pas une certaine longueur.

2° A mesure qu'on distend la vessie, elle commence par former ses autres diamètres et devient sphérique. Puis son diamètre transversal arrive le premier à son maximum, qu'il atteint à 10 centimètres au plus. Le diamètre vertical continue à croître et peut acquérir des dimensions excessives.

3° Le maximum du diamètre transversal est à peu près à égale distance du sommet de la vessie, quel que soit son développement, et de la région cervicale, peut-être un peu plus rapproché de cette dernière.

4° Des corps étrangers suffisamment rigides, ayant 12 centimètres et plus, ne peuvent se loger complètement que dans une vessie distendue et suivant un diamètre vertical ou oblique.

5° Des corps longs de 6 à 8 centimètres tendent généralement à se placer transversalement. C'est seulement lorsque la vessie se remplit et qu'elle subit une distension considérable qu'ils peuvent prendre une position indéterminée verticale ou oblique, ou quelquefois inclinée en bas et en avant, reposant alors par une extrémité dans le voisinage du col de la vessie.

Lorsqu'ils ont la position transversale, ils peuvent flotter si leur poids spécifique et l'état de dilatation de la vessie le permettent; mais les corps creux, comme les bouts de sonde par exemple, occupent presque toujours le fond.

Ainsi, messieurs, le diamètre transversal de la vessie est celui qui varie le moins, quel que soit l'état de vacuité ou de réplétion de l'organe. Il est le plus petit quand la vessie est distendue, le plus grand quand elle est vide. Il ne s'efface jamais complètement et conserve toujours une étendue de plusieurs centimètres. Ces particularités exercent une influence très remarquable sur la direction que prennent les corps étrangers et permettent de prévoir *a priori* qu'ils tendront à se placer dans le sens du diamètre transversal, sauf dans le cas où ils ont une longueur exagérée, c'est-à-dire quand ils dépassent 6 à 8 centimètres. Lorsqu'ils arrivent du canal dans la vessie, ils sont situés dans le plan antéro-postérieur médian. Mais aux mictions suivantes, l'effacement graduel des deux diamètres antéro-postérieur et vertical, qui résulte de l'évacuation, a pour conséquence d'imprimer au corps étranger une sorte de mouvement de version; son extrémité postérieure reçoit une impulsion de la paroi correspondante de la vessie qui tend à se rapprocher du col. Cette impulsion fait glisser l'extrémité antérieure, de la ligne médiane où elle se trouve primitivement, vers la droite ou la gauche qui sont toujours libres en raison de la persistance du diamètre transversal. Pendant ce temps, à mesure que la vessie se vide, l'extrémité postérieure est repoussée en avant par la diminution du diamètre antéro-postérieur et en bas par la diminution du diamètre vertical. Le corps étranger est ainsi sollicité à prendre la position qui lui permet de trouver place naturellement et sans que ses extrémités soulèvent jamais les parois vésicales, alors même que l'évacuation est complète. Cela n'est possible que dans le sens du diamètre transversal. Ainsi peu à peu s'exécute une version assez comparable à celle qu'on produit sur le fœtus par manœuvres externes ou plutôt une véritable accommodation du contenu dans le contenant.

Voilà donc un premier point bien établi par l'expérimentation : *Les corps étrangers rigides et allongés ont tendance à se placer transversalement.*

D'un autre côté, le diamètre transversal qui est situé, dans l'état de moyenne distension, entre le sommet et le col de la vessie, se rapproche du col à mesure que l'organe se vide. Lorsque l'évacuation est complète, le diamètre vertical est à peu près entièrement effacé et le transversal se trouve alors au niveau même du col. C'est donc dans cette région de la vessie qu'on doit rencontrer le plus souvent les corps étrangers, et ils seront d'autant plus près du col qu'ils seront moins bien supportés. La fréquence de la miction, en s'opposant à l'expansion du réservoir urinaire, les maintient à son entrée.

Les recherches expérimentales nous montrent donc que les corps étrangers de la forme spéciale que nous avons en vue se placent *dans le sens transversal*, *et en outre, près du col.*

Mais si leurs dimensions excèdent 6 à 8 centimètres, ils ne peuvent plus s'adapter au diamètre transversal dont ils dépassent l'étendue la plus grande. Ils sont obligés alors de prendre une direction oblique, qui se rapproche d'autant plus du diamètre vertical que le corps étranger offre plus de longueur.

Quant au *poids spécifique*, il n'a qu'une influence très secondaire. On pourrait croire, lorsque les corps étrangers sont très légers, qu'ils ont une tendance à nager et à gagner le sommet de la vessie. Il n'en est rien; pourvu qu'ils soient de forme allongée, c'est presque toujours en bas, près du col, qu'on les trouve. Aussi peut-on dire qu'ils obéissent beaucoup plus aux lois physiologiques de la contraction vésicale qu'aux lois physiques de la pesanteur.

Les notions qui précèdent trouvent une confirmation très nette dans les *enseignements qui m'ont été fournis par une pratique déjà longue de la lithotritie.* Vous savez que les manœuvres peuvent se prolonger parfois plus d'une demi-heure. Pendant qu'on opère, il est facile d'étudier la physiologie de la vessie. On constate aisément, dans ces conditions, que les contractions de cet organe commencent toujours par un soulèvement de la face postérieure et du fond. Ces parties semblent s'avancer vers le col en laissant de chaque côté deux prolongements latéraux. La saillie médiane ainsi produite m'a fait longtemps admettre l'existence de *vessies à éperon.* C'était une erreur. Cette forme, au lieu d'être permanente, est essentiellement transitoire et tient simplement aux lois spéciales qui régissent la contraction de la vessie. Le col étant le point fixe de l'organe, il faut bien que les autres parties viennent à sa rencontre. *C'est le diamètre antéro-postérieur qui commence la diminution de la capacité vésicale.* On s'aperçoit ensuite bientôt de la diminution du diamètre vertical par surélévation du fond et abaissement du sommet. Au contraire, on ne recueille aucune sensation qui révèle une modification quelconque du diamètre transversal.

Cette élévation du bas-fond de la vessie rend parfois de grands services pour la préhension des fragments. Hier encore, dans le cours d'une opération sur un malade dont la prostate était très volumineuse et produisait derrière elle une dépression simulant une cellule, j'ai rencontré les plus grandes difficultés jusqu'au moment où, la vessie entrant en contraction, le bas-fond s'est soulevé pour présenter les fragments au lithotriteur.

Lorsque le bas-fond se soulève ainsi et que l'on cherche à renverser complètement les mors de l'instrument, on est arrêté par la saillie du plancher vésical. Il est impossible de faire exécuter au lithotriteur un tour complet sur son axe, mais il est toujours facile de porter les mors alternativement à droite et à gauche. Cela tient à ce que le diamètre transverse ne s'efface jamais. Si ces mouvements de latéralité étaient impossibles, vous pourriez être certains que l'instrument n'a pas pénétré dans la vessie, mais que ses mors sont encore dans la traversée prostatique.

Telles sont, messieurs, les notions importantes que nous fournissent les recherches expérimentales et cliniques sur les modifications des divers diamètres de la vessie pendant ses contractions et son évacuation. Elles sont entièrement applicables, ainsi que le démontre une observation méthodique, aux corps étrangers longs et rigides; leur accommodation est donc soumise à des lois très nettes qui renseignent très utilement sur leur position et leur présentation, et peuvent singulièrement faciliter les manœuvres du chirurgien.

Mais, *si on distend la vessie par une injection*, les conditions changent immédiatement. Le corps étranger ne touche plus aux parois, il devient mobile et sa position, au lieu d'être régie par des lois physiologiques, n'obéit plus qu'aux lois physiques de la pesanteur. Il se passe alors un phénomène absolument comparable à ce qui survient dans l'hydro-amnios. Le fœtus flotte, sa position est essentiellement instable, il ne peut plus s'accommoder.

En ce qui concerne les corps étrangers, vous voyez donc qu'une injection abondante, loin de favoriser leur recherche et les manœuvres d'extraction, comme on pourrait être tenté de le croire, n'aurait d'autre résultat que de créer de sérieuses difficultés.

En procédant de la sorte, vous feriez certainement souffrir vos malades, non seulement parce que leur vessie, qui est toujours un peu irritée, ne doit être soumise à aucune distension, mais surtout parce que vous n'auriez plus de règle précise pour diriger vos recherches. Livrées au hasard, elles seraient plus longues et plus pénibles.

Ainsi, messieurs, lorsqu'il s'agit d'un corps rigide, long de six à huit centimètres, vous savez qu'il est placé transversalement près du col et qu'il se présente par le milieu de sa longueur. Si sa position semble permettre d'arriver sur lui assez facilement, sa présentation est telle qu'il est très malaisé de le saisir par une de ses extrémités et dans la direction convenable. Comment arriverez-vous à savoir s'il est bien ou mal saisi et si vous pouvez sans crainte exercer des tractions sur l'instrument; comment parviendrez-vous, s'il est pris en travers, à le redresser?

Pour *reconnaître la manière dont le corps étranger se présente dans l'instrument*, Caudmont[1] s'est livré autrefois à une série d'expériences sur le cadavre et il est arrivé aux conclusions suivantes :

Lorsqu'on a saisi le corps à extraire avec un lithoclaste à bec plat, si on retire l'instrument, on constate ou bien qu'il s'engage aisément, et alors l'extraction est simple et rapide, ou bien qu'il bute contre le col et qu'il est nettement arrêté. Dans ce cas, si on abandonne l'instrument à lui-même, si on lui laisse la liberté de tourner sur son axe en le maintenant simplement contre le col avec le médius et l'annulaire placés autour de la tige, on le voit, tantôt rester dans la même position, tantôt subir un *mouvement de rotation* qui tourne directement la face supérieure vers une des branches de l'arcade pubienne.

En ouvrant l'abdomen et la face antérieure de la vessie, Caudmont s'aperçut que le lithoclaste restait dans la même position lorsque le corps étranger était pris vers le milieu de sa longueur, et qu'il éprouvait au contraire un mouvement de rotation très prononcé sur l'axe quand il était saisi par une extrémité dans une direction oblique à celle de l'instrument. La rotation s'effectuait en sens inverse du côté où le corps proéminait. Il répéta la même manœuvre un très grand nombre de fois et toujours il obtint les mêmes résultats.

Quand le corps étranger était saisi entre le milieu et l'extrémité, le mouvement de rotation de l'axe se produisait encore, mais il était d'autant plus atténué que l'inégalité des deux parties séparées par les mors du lithoclaste était moins prononcée.

1. Caudmont, *Gazette des hôpitaux*, 1849, p. 271.

La remarque de Caudmont paraît lui avoir rendu les plus grands services en maintes circonstances, en dirigeant ses manœuvres. Récemment encore, un de ses élèves très distingué, M. le Dr Delefosse, a réussi, en s'appuyant sur elle, à extraire de la vessie d'un palefrenier une goupille de voiture en fer longue de 8 centimètres.

L'étude que nous avons faite des divers diamètres de la vessie donne l'explication du mouvement de rotation constaté par Caudmont. Lorsque le corps étranger mesurant 6 à 8 centimètres de longueur est saisi par une extrémité et attiré contre le col, l'extrémité opposée tend à s'avancer au delà des limites du diamètre transverse de la vessie. Elle rencontre donc une certaine résistance qu'elle peut vaincre sans doute, mais qui se manifeste dès qu'on laisse au lithoclaste la liberté de tourner sur son axe. Alors l'extrémité libre du corps étranger se porte, poussée par la tonicité de la paroi vésicale, du côté où elle trouve le plus de liberté, c'est-à-dire dans le sens du plus grand diamètre de la vessie qui est le diamètre vertical. Si, au contraire, le corps étranger est saisi par le milieu, ses extrémités sont comprises dans les limites du diamètre transverse et n'ont aucune tendance à se déplacer. Du reste, alors même que cela aurait lieu, les deux extrémités ayant la même longueur seraient sollicitées avec une égale puissance; les deux forces, agissant en sens inverse, s'annuleraient inévitablement et le corps étranger resterait immobile.

Dans ce cas, toute manœuvre d'extraction serait absolument inutile. Ce qu'on a de mieux à faire, c'est de laisser retomber le corps dans la vessie et de chercher à le saisir de nouveau, cette fois, près de son extrémité, *en inclinant vers les parties latérales, où elle se trouve, les mors de l'instrument*. On y parviendra d'autant plus difficilement que le corps étranger sera plus long. Aussi pourriez-vous avec avantage, s'il était en bois, le diviser, avec le sécateur de Civiale, en deux ou trois fragments. Il serait ensuite beaucoup plus facile de saisir chacun d'eux par une de ses extrémités ou, du moins, de les retourner à l'aide des extracteurs à bascule dont nous disposons aujourd'hui et sur lesquels je reviendrai dans un instant.

Lorsque le corps étranger dépasse une certaine longueur, lorsqu'il mesure par exemple 10 centimètres, et qu'il est impossible d'en opérer la section, il a plus de tendance à prendre une position inclinée se rapprochant plus ou moins de la verticale. On rencontre alors une de ses extrémités près du col et il est assez facile de la saisir.

Mais, ainsi que je vous le disais en commençant, cela ne suffit pas encore, il faut en outre, pour que l'extraction soit possible et n'expose à aucun traumatisme du canal, qu'il n'y ait pas un coude trop prononcé entre l'axe du corps étranger et celui du lithotriteur, et surtout que le corps étranger ne dépasse pas notablement le talon de l'instrument. Or, ce que nous avons appris de l'accommodation et du mode de présentation peut vous faire prévoir que, dans l'immense majorité des cas, lorsqu'on aura été assez heureux pour saisir une extrémité, *la direction sera mauvaise et aura besoin d'être corrigée.*

Comment y parviendrez-vous? *Civiale préconisait la manœuvre suivante* : au moment où la partie saillante vient buter contre l'orifice interne de l'urèthre, au lieu de faire des tractions qui seraient dangereuses, on desserre les mors de l'instrument, quel qu'il soit, pince à trois branches ou lithoclaste à bec plat. Le corps étranger est ainsi retenu avec moins de force. On tire à soi légèrement. Le corps étranger devient libre, pour ainsi dire, et se place dans le sens de la longueur, parallèlement à la direction de l'instrument. En faisant alors de légères tractions, si on s'aperçoit qu'on obtient un engagement de quelques millimètres, et si en même temps on continue de sentir que le corps étranger reste saisi entre les mors du lithoclaste, on n'a plus qu'à les fixer solidement et à retirer le tout. Ces manœuvres exigent une dextérité manuelle que l'habitude fait acquérir et surtout beaucoup de douceur et de prudence.

Depuis Civiale, on a imaginé des *extracteurs à bascule* très ingénieux qui redressent facilement les corps étrangers. Je vous signalerai surtout celui de M. Collin, dont j'ai fait usage sur notre malade. Mais, malgré les services rendus par ces perfectionnements, il arrive encore que le redressement du corps étranger se fait incomplètement ou qu'une des extrémités dépasse le talon de l'instrument, en apportant un obstacle invincible à l'extraction. Dans ce dernier cas, M. Collin a eu l'idée d'ajouter à l'intérieur de son instrument un propulseur, c'est-à-dire une sorte de dard à extrémité pointue, grâce auquel il est facile, par de petits coups, de faire glisser le corps étranger dans les mors jusqu'à ce qu'il ne fasse plus aucune saillie en arrière. Ce propulseur a permis récemment à M. le docteur Bazy, un de mes anciens internes, d'extraire facilement, sur un garçon de café, l'étui de cure-dents en ivoire que je fais passer sous vos yeux. Il mesure 7 centimètres de long. Sa forme est très régulière et son volume est à peu près celui d'une bougie n° 19. Malheureusement, ces manœuvres ne sont pas également faciles avec tous les corps étrangers. Leur forme est trop variable pour pouvoir toujours répondre exactement à celle de l'instrument. En outre, lorsqu'ils n'ont pas une consistance très dure, ils se laissent pénétrer et non repousser par le dard intérieur.

Aussi, messieurs, je tiens à vous recommander une manœuvre particulière qui, bien qu'indirecte, n'en est pas moins de nature à vous rendre, pour le redressement, les plus grands services. Je veux parler du *toucher rectal* chez l'homme, *vaginal* chez la femme. Il permet de sentir très facilement le corps étranger à travers les minces parois qui le séparent du doigt, d'apprécier exactement la manière dont il est saisi et de favoriser, par des *pressions méthodiques*, son glissement dans les mors de l'extracteur jusqu'à ce que la direction soit bonne, et qu'il n'y ait plus d'extrémité saillante au niveau du talon. Pour procéder à ces manœuvres, il est évidemment nécessaire, après avoir saisi le corps étranger, de desserrer légèrement les mors de l'instrument pour rendre possible le déplacement qu'on cherche à obtenir. Pendant qu'on se livre à ces tentatives, il sera généralement plus commode de confier à un aide le manche de l'instrument.

Tels sont, messieurs, les préceptes à suivre pour l'extraction des corps étrangers de la vessie, allongés et rigides.

Je reviens maintenant à notre malade pour vous exposer les détails des diverses manœuvres que j'ai pratiquées. J'ai rencontré le corps étranger à l'entrée de la vessie, comme cela est de règle, et je n'ai point eu de peine à le saisir. Mais j'ai noté sur la tige de l'instrument un écartement très considérable, mesurant près d'un centimètre. Comme nous avions appris par l'interrogation que le tuyau de pipe était muni, à son extrémité buccale, d'un rebord saillant, je n'ai pas mis en doute que ce ne fût cette extrémité qui avait été saisie. Malheureusement, l'écartement des mors était trop considérable pour permettre l'extraction. Il fallut laisser retomber le corps étranger et chercher à le saisir par son extrémité la plus mince. J'y suis parvenu, grâce à la manœuvre rectale que je vous ai décrite, et je me suis assuré qu'il était fixé dans une direction convenable et ne faisait aucune saillie du côté du talon. Je me suis mis alors en devoir de pratiquer l'extraction. Mais lorsque les mors de l'instrument arrivèrent au voisinage de la région membraneuse, ils glissèrent sur l'extrémité conique lisse et métallique du tuyau de pipe, et celui-ci retomba dans la vessie.

J'avais ainsi pu saisir le corps étranger successivement par ses deux extrémités, et j'avais reconnu que la première donnait aux mors de l'instrument un écartement trop considérable pour permettre la traversée uréthrale, tandis que la seconde, assez mince, fournissait une surface inclinée trop glissante.

Peut-être, avec un meilleur instrument, serais-je parvenu à faire l'extraction par les voies naturelles. Celui dont je disposais offrait deux inconvénients : l'épaisseur de ses mors, ajoutée à celle du tuyau de pipe saisi par sa grosse extrémité, donnait un trop grand écartement pour le calibre du canal;

d'autre part, ils ne s'appliquaient pas sur le corps étranger avec assez de force pour le retenir solidement lorsqu'on le saisissait par sa petite extrémité. De même, sur le malade de M. le Dr Bazy, l'étui en ivoire, qui était cependant de forme régulièrement cylindrique et non conique, comme l'une des extrémités de notre tuyau de pipe, a été abandonné dans le parcours du canal. Heureusement, il avait été amené assez près du méat pour ne pas rentrer dans la vessie.

Dans les conditions qui m'étaient imposées, de nouvelles tentatives auraient eu peu de chances de réussir. Elles auraient certainement irrité la vessie ou déchiré le canal. Or, vous n'ignorez pas que si les déchirures de la portion pénienne offrent peu de gravité, vous avez au contraire tout à redouter des lésions de la partie profonde de l'urèthre. J'ai donc pensé qu'il était plus sage de recourir immédiatement à la taille.

Mais fallait-il pratiquer la *taille hypogastrique* ou une *simple boutonnière périnéale*? Je n'ai pas hésité à rejeter la boutonnière périnéale, pour ce triple motif qu'elle offre au moins autant de danger que l'incision hypogastrique; qu'elle ne permet pas l'application aussi efficace de la méthode antiseptique ni au moment de l'opération, ni pour les pansements ultérieurs; enfin, et surtout, parce qu'elle donne dans la vessie un accès tellement étroit que les manœuvres sont encore très difficiles, qu'il est impossible de guider les tenettes avec les doigts et d'explorer utilement les parties latérales. On a vu des chirurgiens être obligés, dans certaines opérations de ce genre, de compléter la section périnéale par la taille hypogastrique.

C'est donc à cette dernière que j'ai eu recours, suivant la méthode que vous m'avez déjà vu si souvent mettre en pratique. J'ajouterai seulement que l'extraction s'est effectuée sans la moindre difficulté, et que les suites immédiates ont été aussi favorables que nous pouvions le désirer.

P.-S. — Cinq jours après l'opération, les tubes étaient retirés et remplacés par une sonde à demeure. L'urine n'a pour ainsi dire jamais passé par la plaie abdominale, grâce à des pansements compressifs exécutés avec une méthode toute particulière. Au quinzième jour, la plaie cutanée, bourgeonnante, est à peu près complètement cicatrisée. La réunion de la plaie vésicale semble assurée depuis longtemps. Le malade peut donc être considéré comme entièrement guéri.

HUITIÈME LEÇON

DE L'INTERVENTION CHIRURGICALE DANS LES TUMEURS DE LA VESSIE

Messieurs,

Restés longtemps les spectateurs inactifs et impuissants des symptômes et des accidents causés par les néoplasmes de la vessie, les chirurgiens sont entrés depuis quelques années dans une voie nouvelle. Ils se sont attaqués résolument par l'opération à des lésions dont ils palliaient à peine autrefois les symptômes par un traitement médical. Les résultats obtenus ont justifié cette extension nouvelle de leur action, mais les difficultés qui les avaient si longtemps obligés à s'abstenir s'imposent encore à toute leur attention. Elles sont à la fois relatives au diagnostic et à l'opération, et nous ne saurions un seul instant les perdre de vue.

Je me suis appliqué, pour ma part, avec une égale sollicitude, à éclairer ou à résoudre les nombreuses questions du diagnostic, et à déterminer avec méthode le choix du meilleur procédé opératoire, en apportant à sa technique tous les perfectionnements dont elle est susceptible.

Ces leçons ont avant tout pour objet ma pratique personnelle ; vous ne devez donc pas vous attendre à y trouver les travaux et les faits déjà nombreux qui ont été publiés jusqu'à ce jour, et qu'une étude complète aurait à reproduire. Aussi bien le moment d'entreprendre cette étude ne me semble-t-il pas venu et le simple exposé des faits justifiera cette appréciation. La question du diagnostic et de l'intervention dans les néoplasmes de la vessie est encore en voie d'évolution. Le rôle de ceux qui s'en occupent est d'y apporter leur contribution personnelle, de fournir des documents, de les rendre aussi utilisables que possible, de chercher à définir méthodiquement le rôle de la chirurgie dans la lutte qu'elle engage et qui intéresse un si grand nombre de malades.

Je commencerai donc par vous exposer les cas de ma pratique, et, sans entrer dans trop de détails, je vous donnerai au complet les observations des malades que j'ai eu l'occasion d'opérer. L'histoire de ces malades ne vous fournira pas seulement une base pour vos appréciations ; elle vous permettra encore de participer à l'étude que nous poursuivons, de vous rendre compte des ressources diverses du diagnostic, des motifs et des résultats de l'intervention, des conditions qui permettent de déterminer le moment où il convient d'agir, question délicate entre toutes et que les perfectionnements successifs du diagnostic et de la technique opératoire m'ont insensiblement amené à envisager tout autrement que je ne l'avais fait au début. Il est, en effet, légitime de penser à fournir aux malades le bénéfice d'une opération radicale, lorsque l'on a pu réunir à la fois les moyens d'en poser l'indication et d'en poursuivre l'application rigoureuse, sans leur faire courir de sérieux dangers opératoires. Une fois seulement, je me suis décidé à proposer et à exécuter une opération hâtive et j'ai eu lieu de m'en féliciter. C'est cependant un des points qui méritent le plus la discussion et je ne manquerai pas de m'y attacher.

En tous cas, pour que les résultats soient jugés à leur véritable valeur, je ne pourrai me dispenser de faire la distinction des cas où l'on n'a d'autre but qu'une action palliative, c'est-à-dire la lutte contre un symptôme qui menace la vie ou la trouble profondément, et de ceux où l'on poursuit la guérison radicale de la lésion elle-même, en opérant dans les conditions de moment et par les procédés qui permettent de l'obtenir. Il me sera facile de vous démontrer combien est puissante, combien même est certaine l'intervention du chirurgien, lorsqu'il s'attaque seulement aux symptômes. Je vous dirai, au contraire, que son rôle est moins défini et par cela même moins efficace lorsqu'il vise des résultats qui mettent dans le présent et l'avenir le malade à l'abri des retours offensifs de la lésion. Ces deux genres de résultats, quelle que soit leur connexion, sont encore trop différents pour que l'on puisse, à l'heure actuelle, juger la valeur de l'intervention dans les néoplasmes de la vessie sans définir avec soin le but et la portée possible de l'acte opératoire.

Après vous avoir rappelé les faits que la plupart d'entre vous ont pu suivre, exposé les opérations dont vous avez été les témoins, j'aurai, dans autant de leçons qu'il sera nécessaire, à étudier les différents points dont je viens de vous donner l'aperçu.

Je passerai successivement en revue :

Les symptômes et le diagnostic, en appréciant exactement les ressources que nous fournit la clinique pour étudier, interpréter et contrôler avec méthode chacun des signes fonctionnels ou physiques de la lésion. J'insisterai en particulier sur la marche et la coordination des symptômes. A propos du diagnostic, je devrai nécessairement discuter l'opportunité et la valeur de l'exploration digitale de la vessie, que des chirurgiens de grand mérite et en particulier sir H. Thompson préconisent, pour ainsi dire dans tous les cas où le diagnostic offre des difficultés.

Les notions d'étiologie et d'anatomie pathologique dont le chirurgien peut tirer parti, soit pour poser les indications et les contre-indications opératoires, soit pour exécuter l'opération elle-même.

La discussion des indications et des contre-indications de l'intervention chirurgicale.

Le traitement chirurgical palliatif et curatif étudié au point de vue de la technique opératoire, du pansement et des soins consécutifs. Cela nous permettra d'aborder le parallèle des opérations faites par la voie hypogastrique et la voie périnéale, en comparant les manœuvres et les résultats opératoires que permet chacune d'elles.

Enfin, dans une dernière partie de cette étude, je vous rappellerai, pour les discuter, les résultats de ma pratique personnelle.

OBSERVATIONS

OBSERVATION I

Sommaire : Homme de 59 ans. — Début par des hématuries spontanées qui, peu à peu, deviennent plus fréquentes, plus abondantes et de plus longue durée. Elles se compliquent bientôt de douleur et de fréquence des mictions. Dans l'espace de quelques mois, ces trois symptômes acquièrent une grande intensité et déterminent un affaiblissement extrême; ils constituent pour la vie une menace très prochaine.

L'exploration directe par le toucher rectal et par la palpation abdominale donne des renseignements trop positifs pour permettre d'entreprendre un traitement radical.

Cependant, sous la pression des symptômes et malgré le mauvais état général, une opération palliative paraît indiquée. Elle est acceptée par le malade.

Incision hypogastrique et grattage du néoplasme.

Résultat : Disparition des hématuries et diminution très marquée des souffrances.

Mort d'adynamie le cinquième jour.

Le premier des malades que j'ai opérés était un ancien militaire, âgé de 59 ans, domicilié à Saint-Ouen.

Il avait eu, dans sa jeunesse, une excellente santé. Atteint, il y a douze ans, d'une dyspepsie très rebelle, il dut faire une saison de Vichy, à la suite de laquelle il fut complètement guéri.

On ne retrouve dans l'histoire de ses antécédents qu'un seul fait positif au point de vue diathésique : la mort d'une sœur par cancer de l'utérus.

Depuis quelques années, le malade avait rendu fréquemment des urines briquetées, mais il n'e s'en inquiétait pas et continuait de se livrer avec ardeur à ses travaux.

Il y a huit ou neuf mois, il fut pris brusquement et sans aucune cause provocatrice d'une hématurie; depuis cette époque, il en a eu beaucoup d'autres. Dans les premiers temps, ces hématuries duraient deux ou trois jours et étaient séparées par des intervalles de quatre ou cinq jours de calme. Bientôt elles devinrent plus abondantes et de plus longue durée. En même temps, le malade commença à souffrir chaque fois qu'il voulait uriner. Puis, les symptômes s'aggravèrent avec une grande rapidité, les besoins devinrent très fréquents et la douleur des mictions absolument intolérable. Chacune d'elles était la cause d'épouvantables angoisses, et l'administration de la morphine, même à haute dose, était impuissante à procurer un soulagement appréciable.

C'est dans ces conditions que je fus appelé à revoir le malade qui s'était déjà présenté à ma consultation depuis quelques mois et sur lequel j'avais essayé en vain tous les moyens médicaux.

Les caractères des hématuries, la marche des accidents étaient à eux seuls assez significatifs pour ne laisser aucun doute sur le diagnostic : tumeur de la vessie. — Le toucher rectal, combiné avec la palpation hypogastrique, révélait, en effet, l'existence d'une masse volumineuse, non fluctuante, à surface bosselée située sur la paroi postérieure de la vessie et faisant saillie vers le rectum. Le cathétérisme explorateur de la vessie ne me parut pas nécessaire.

L'état général avait subi une atteinte profonde. Le malade était anémié, très pâle, infiltré. Il était évidemment menacé d'une mort prochaine si on l'abandonnait à lui-même. Aussi, malgré les conditions particulièrement défavorables en présence desquelles nous nous trouvions, je fus d'avis qu'il y avait lieu d'intervenir par un acte chirurgical, de pratiquer la taille hypogastrique et d'enlever le néoplasme soit par le raclage, soit de toute autre manière, suivant ses dispositions anatomiques.

L'opération fut acceptée et pratiquée le 29 août 1883. Le malade supporta très bien le chloroforme.

Dans un premier temps de l'opération, je fis l'ouverture de la vessie suivant les règles que j'ai précisées en étudiant la taille hypogastrique[1]. L'introduction du ballon de Pétersen offrit quelques difficultés cependant il fut possible ensuite d'y faire pénétrer environ 350 grammes de liquide, et, lorsqu'on eut injecté dans la vessie 250 grammes de solution boriquée, le globe vésical donnait lieu à un soulèvement très suffisant de la région hypogastrique.

La vessie une fois ouverte, le doigt introduit dans sa cavité fit constater l'existence d'une masse volumineuse non pédiculée, insérée sur la paroi postérieure et le bas-fond, prédominant surtout à droite ; le col paraissait indemne. Avec le doigt, j'enlevai un fragment du néoplasme du volume d'une noix environ, puis j'essayai de racler sa surface d'implantation avec la curette de Volkmann; cela me fut d'abord impossible, la vessie se déprimant et fuyant sous l'instrument. Mais, *ayant eu l'idée de passer une anse de fil dans chacune des lèvres de la boutonnière vésicale, je réussis facilement en exerçant de légères tractions, à porter en avant et à soulever le bas-fond de la vessie sur lequel s'implantait le néoplasme.* Dès lors, les manœuvres intravésicales furent possibles et même faciles; je parvins à enlever toute la partie de la tumeur qui faisait relief à la surface interne de la vessie. Ce n'était là sans doute qu'un résultat incomplet, mais le néoplasme étant infiltré à une grande distance dans l'épais-

1. Guyon, *Contribution clinique à l'étude de la taille hypogastrique.* (*Annales des maladies des organes génito-urinaires.* Décembre 1882 et janvier 1883.)

seur de la paroi, il était impossible d'en poursuivre l'extirpation complète.

Pendant le raclage, il ne s'était écoulé qu'une quantité de sang insignifiante. En terminant, je lavai abondamment la cavité de la vessie par la plaie ; le liquide ressortait à peine teinté en rose. Je plaçai dans l'angle inférieur de l'incision des tubes-siphons que je fixai par un fil d'argent à la paroi abdominale, je fis à la partie supérieure de la plaie deux points de suture pour en diminuer l'étendue, enfin j'appliquai un pansement de Lister.

Le malade, qui s'était un peu refroidi pendant l'opération, fut aussitôt reporté dans un lit chauffé, et réconforté par des boissons chaudes alcoolisées.

La journée fut bonne, les tubes fonctionnaient à merveille et, dès le soir, l'urine qui en sortait ne contenait plus trace de sang. La nuit suivante se passa encore assez bien; le malade était complètement délivré de ces épreintes qui le faisaient tant souffrir. Cependant, il continua de s'affaiblir, refusa de s'alimenter, tomba dans la prostration et s'éteignit le cinquième jour après l'opération.

En raison des conditions particulièrement défavorables dans lesquelles avait eu lieu l'intervention opératoire, la terminaison fatale ne saurait lui être exclusivement imputée. On peut dire que le malade avait continué de mourir malgré l'opération, tant la faiblesse déterminée par les souffrances et l'hématurie était extrême. Mais ce qui doit être soigneusement noté, c'est que, à partir de l'opération, les deux symptômes, sous la pression desquels avait eu lieu l'intervention, ont complètement disparu.

J'attire aussi votre attention sur les services que me rendirent la suspension de la vessie par les anses de fil passées dans les lèvres de l'incision. Cette manœuvre que je dus imaginer séance tenante a été utilisée depuis, dans toutes mes opérations et je la considère comme un des détails les plus importants de la technique opératoire à suivre dans tous les cas où des manœuvres réitérées devront être faites dans la vessie. C'est ainsi que j'en suis arrivé à m'en servir, même chez les calculeux, lorsque la pierre est volumineuse. La tension et la fixation des lèvres de la plaie facilitent singulièrement l'extraction ou la fragmentation.

OBSERVATION II

Sommaire : Homme de 58 ans. — Début par des hématuries spontanées qui se rapprochent de plus en plus et sont parfois si abondantes qu'elles donnent lieu à la formation de caillots et à des crises de rétention. Ces hématuries constituent jusqu'à la fin l'unique symptôme ou du moins celui dont tous les autres dépendent. Elles amènent un état de véritable cachexie qui fait craindre une mort prochaine.

Le toucher rectal combiné avec la palpation hypogastrique est négatif; c'est une condition favorable pour l'intervention.

L'exploration intravésicale fait reconnaître une tumeur assez largement implantée du côté droit près du col.

Ces conditions sont telles qu'il n'est pas impossible de tenter une extirpation complète. Cependant l'intervention est surtout entreprise dans un but palliatif.

L'incision hypogastrique permet de réaliser d'une façon très convenable l'ablation de la tumeur qui peut être péditulisée et de gratter son point d'implantation.

L'opération ne donne lieu qu'à une perte de sang insignifiante.

Résultat : Elle arrête immédiatement et complètement les hématuries. Aussi le malade, bientôt guéri de la plaie hypogastrique, reprend-il ses forces à vue d'œil. Il peut sortir et retourner à ses occupations.

Cinq mois après les hématuries reparaissent et sont tellement abondantes que, dans l'espace de huit jours, elles créent une situation menaçante.

Une seconde opération par la voie hypogastrique est exécutée aussi heureusement que possible sans aucune perte de sang. L'anse galvano-caustique est très facilement appliquée.

Résultat : Le malade ne perd plus une seule goutte de sang, néanmoins il est tellement épuisé qu'il ne peut se relever. Il s'éteint le troisième jour sans avoir présenté aucun accident imputable à l'opération.

Ce malade était un mécanicien, âgé de 58 ans, que vous

avez pu suivre pendant plusieurs mois au n° 20 de la salle Saint-Vincent. Il était entré le 12 novembre 1883 pour des hématuries toutes particulières. Elles offraient, en effet, ce caractère extrêmement important, au point de vue séméiologique, de survenir et de disparaître sans aucune cause appréciable, de se prolonger plusieurs jours, quelquefois même plusieurs semaines, sans être influencées par aucun traitement, enfin de n'être séparées les unes des autres que par de très courts intervalles.

C'est ainsi que, sans avoir jamais eu aucune affection des voies urinaires, pas même la blennorrhagie, il avait pour la première fois, le 25 mars de la même année 1883, en sortant de déjeuner, commencé à rendre du sang rouge, liquide, mélangé à l'urine ; cela sans aucune espèce de cause, sans aucun phénomène prémonitoire, sans la moindre douleur. Cette hématurie se reproduisant à toutes les mictions pendant plusieurs jours, le malade se décida à consulter un médecin qui ordonna de la tisane de bourgeons de sapin et une potion au perchlorure de fer. Comme il ne souffrait pas et qu'il urinait facilement, le sang ne se prenant pas en caillots dans la vessie, il put continuer son travail. Les mouvements, la fatigue du jour n'augmentaient en aucune façon la proportion du sang contenu dans les urines ; par contre, le repos de la nuit était suivi de l'émission d'une urine plus foncée ; quelquefois même il arriva au malade de rendre des caillots le matin, au réveil.

Le 1er mai, le sang devint subitement plus abondant ; des caillots se formèrent et mirent obstacle à l'issue de l'urine. Le malade eut alors l'idée de se faire lui-même des injections dans l'urèthre à l'aide d'une petite seringue de verre. Cela ne rendit pas la miction beaucoup plus facile, et, le 12 mai, la rétention était à peu près complète. Déjà les forces avaient considérablement diminué ; le malade était pâle, amaigri ; il avait de l'œdème des membres inférieurs.

Le médecin consulté de nouveau ne voulut pas exposer la vessie au danger d'une exploration ; il fit continuer la potion au perchlorure de fer, prescrivit le régime lacté, quelques bains de siège et le repos absolu.

Après quelques jours, les hématuries cessèrent complètement; la miction redevint facile et l'urine claire et limpide. Il en fut ainsi pendant trois semaines. A cette époque, on essaya de pratiquer le cathétérisme explorateur. Mais l'instrument fut arrêté dans la traversée du canal et l'exploration fut prudemment ajournée.

A la fin de juin, les hématuries reparurent avec les mêmes caractères; le sang était d'habitude intimement mélangé à l'urine, mais de temps à autre il formait des caillots qui rendaient la miction difficile. Celle-ci n'était du reste jamais douloureuse ni beaucoup plus fréquente qu'à l'état normal. Cette nouvelle période d'hématurie se prolongea deux ou trois semaines, puis fut suivie d'une rémission de quelques jours. Depuis lors et à des époques que le malade ne peut exactement préciser, les hématuries se sont reproduites plusieurs fois, à intervalles irréguliers, mais séparés par des périodes de moins en moins longues pendant lesquelles les urines redevenaient parfaitement limpides.

Aussi l'affaiblissement avait-il fait des progrès incessants et lorsque le malade est entré dans notre service (12 novembre 1883), il offrait tous les signes d'une cachexie très avancée. Vous avez été frappés de sa pâleur, de son amaigrissement, de son état d'anémie profonde. Les téguments étaient jaunâtres et les muqueuses décolorées. Les membres inférieurs étaient le siège d'un œdème cachectique. Il n'y avait pas de fièvre ; mais les fonctions digestives étaient languissantes, l'appétit presque nul, la diarrhée fréquente. A l'auscultation du cœur et des gros vaisseaux du cou, on entendait un bruit de souffle anémique assez fort.

Au moment de son entrée, le malade était encore en pleine hématurie. Les urines très foncées laissaient déposer au fond du bocal des masses noirâtres fibrineuses. Elles étaient acides et n'exhalaient aucune mauvaise odeur. On n'y constatait du reste la présence d'aucun élément figuré en suspension, si ce n'est des globules rouges et des cellules épithéliales vulgaires.

Comme vous le voyez, Messieurs, l'histoire du malade, avant son entrée à l'hôpital, pouvait en quelque sorte se résumer en ces mots : hématuries spontanées, répétées, prolongées, rebelles à tous les traitements. C'était là l'unique symptôme, ou du moins celui dont tous les autres dépendaient.

Il nous a suffi cependant, en raison des caractères que je viens de vous rappeler, pour établir sans aucune hésitation le diagnostic de néoplasme de la vessie, bien qu'il fût impossible de retrouver dans les ascendants ou les collatéraux du malade aucun indice de la diathèse cancéreuse.

Mais le symptôme qui nous conduisait à ce diagnostic était devenu si menaçant par son intensité et sa durée, de même que par sa résistance à tous les traitements que le malade était évidemment condamné à une mort prochaine, si nous restions impuissants à suspendre l'hémorrhagie.

C'était précisément l'époque où la question de l'intervention chirurgicale dans les tumeurs de la vessie commençait à être à l'ordre du jour. Nous nous trouvions en présence d'une situation si grave qu'il nous était impossible de ne pas songer à offrir à notre patient les chances d'une opération.

Dans ce but, nous avions à compléter notre diagnostic en étudiant la forme, les dimensions, la consistance, les connexions de la tumeur, sa topographie en un mot.

Ainsi que j'aurai plus tard à vous le redire, nous avons à utiliser, pour arriver à ce résultat, deux grands moyens, le toucher rectal combiné avec la palpation hypogastrique et l'exploration intravésicale.

Le premier est resté absolument négatif. La prostate est normale et le bas-fond vésical offre sa souplesse habituelle. En aucun point nous n'avons senti ni bosselures, ni indurations. Entre le doigt rectal et la main hypogastrique, il nous a été également impossible de percevoir aucune sensation anormale. La vessie, explorée de cette manière après la miction ne paraissait ni épaissie, ni incomplètement évacuée.

Quant au cathétérisme explorateur intravésical, je n'ai pas voulu tout d'abord y recourir, en raison du danger auquel il expose de provoquer de la cystite ou de nouvelles hématuries. Mais lorsque j'ai vu tous les traitements rationnels être mis en œuvre sans succès, les hématuries persister avec intensité, la faiblesse et l'anémie faire des progrès menaçants, j'ai voulu rechercher dans quelle mesure une intervention chirurgicale serait possible et j'ai fait l'introduction d'un explorateur métallique.

J'ai pu sentir ainsi très nettement, du côté droit, une tumeur assez molle, ou du moins ne paraissant pas entourée de phosphates calcaires. Cette tumeur semblait avoir une large base d'implantation. Elle mesurait environ 4 à 5 centimètres dans le sens de la longueur par rapport à l'instrument. J'ai recueilli ces notions, en procédant comme j'ai l'habitude de le faire pour apprécier par l'exploration les dimensions d'un calcul vésical. Je me suis assuré d'abord que la tumeur s'avançait jusqu'au voisinage du col; puis, en accrochant son bord postérieur dans la concavité de l'instrument et en répétant la même manœuvre sur le côté gauche, qui était parfaitement libre, j'ai noté sur la tige une différence de 4 à 5 centimètres.

Dans ces conditions, j'ai pensé que l'incision hypogastrique nous permettrait non seulement de supprimer la vessie au point de vue fonctionnel, et de l'empêcher ainsi de se distendre, de se congestionner et de saigner, mais de plus qu'elle nous offrirait la possibilité d'attaquer directement le néoplasme, de le détruire aussi complètement que possible et peut-être de donner au malade quelques chances d'une guérison radicale.

Facilement acceptée par le malade, l'opération (5 décembre 1883) a été conduite suivant les règles que vous connaissez. Après l'incision de la vessie, l'introduction du doigt m'a permis de constater et de faire constater par mon collègue le docteur Reclus et par mes internes que le siège et l'implantation du néoplasme étaient absolument conformes au diagnostic précédemment porté. Les deux lèvres de la plaie vésicale ayant alors été saisies chacune dans une anse de fil solide, il me devint facile d'attirer la vessie en avant et de rendre la tumeur plus accessible aux instruments, au doigt et même à l'œil. Elle siégeait, ainsi que l'avait indiqué le cathétérisme, du côté droit, près du col et offrait le volume d'un petit œuf de poule. Bien qu'implantée par une base assez large, elle offrait un certain degré de pédiculisation. Très friable, la masse néoplasique s'écrasait facilement sous le doigt. Cependant, il me fut possible d'en faire une ablation à peu près complète avec un serre-nœud dont l'application fut très simple. L'exploration digitale répétée à ce moment fit reconnaître, dans le voisinage de la surface cruentée, lisse, régulière, mais un peu indurée, de petites saillies polypiformes de même nature. Avec la curette et les ongles, je détruisis aussi complètement que possible ces saillies ainsi que le tronçon restant du pédicule et ne m'arrêtai qu'en reconnaissant sous le doigt la sensation de la souplesse normale des parois de la vessie.

Dans le cours de l'opération, il y eut très peu de sang répandu, malgré les craintes que pouvait inspirer à cet égard une affection aussi essentiellement hémorrhagique. Le même fait a d'ailleurs été noté à la suite de presque toutes nos opérations; il y a cependant des cas où j'aurai à vous signaler la vascularité du point d'implantation. L'écoulement sanguin, très modéré, aussi bien au commencement qu'à la fin des manœuvres, s'est définitivement arrêté après quelques lavages de la vessie avec une solution d'acide borique.

Les tubes et le pansement furent appliqués de la même manière qu'après la taille hypogastrique ordinaire.

L'examen microscopique de la tumeur montra qu'elle était de nature épithéliomateuse. Il n'était donc pas permis de compter sur une guérison radicale.

Les suites de l'opération furent des plus simples : il n'y eut pas la moindre ascension thermométrique et aucune complication ne se produisit. Le jour même, les hématuries cessèrent complètement pour ne plus reparaître. L'appétit devint meilleur, l'état général se releva rapidement et le malade reprit des forces.

Les tubes furent enlevés le septième jour. Vers le douzième, l'urine cessa de passer par la plaie hypogastrique.

Celle-ci était complètement fermée cinq ou six semaines après l'opération. Les urines étaient alors parfaitement claires et transparentes. Il n'existait plus ni douleurs, ni fréquence de la miction. L'œdème avait complètement disparu. La mine était excellente. Le malade se levait toute la journée, avait repris ses occupations et se croyait définitivement guéri.

Il ne devait cependant pas tarder, aussi que nous l'avions prévu, à offrir des symptômes de récidive. Il revint, au commencement du mois de mai 1884, réclamer pour la seconde fois nos soins à l'hôpital. Les hématuries avaient reparu avec toute leur intensité d'autrefois, entraînant bientôt l'anémie la plus prononcée et un véritable état cachectique. Malgré ces mauvaises conditions, je résolus de pratiquer sur lui une seconde opération. L'examen direct nous avait permis, en effet, de constater qu'il n'existait pas de lésions diffuses appréciables par le toucher rectal. Il était donc possible de tenter encore l'opération qui avait, la première fois, si complètement arrêté l'hématurie. Le malade était venu la réclamer. Je n'avais aucune raison pour la lui refuser.

Je me proposais de pratiquer d'abord l'ablation des tumeurs, puis de cautériser leur point d'implantation à l'aide du galvano-cautère. Dans les cas rares où il existe une pédiculisation très nette, il doit être possible de comprendre le pédicule dans l'anse métallique et d'exécuter du même coup l'ablation et la cautérisation. En tout cas, j'étais prêt à cautériser après l'ablation, si je ne pouvais me servir de l'anse galvanique.

L'opération eut lieu le 24 mai 1884.

Comme la première fois, j'ai suivi la voie hypogastrique et j'ai à dessein conduit exactement l'incision sur l'ancienne cicatrice. Ainsi, je n'ai pas rencontré de vaisseau et je suis parvenu jusque dans la vessie sans éprouver aucune difficulté, sans répandre de sang, circonstance d'autant plus importante que le malade était à peu près exsangue et qu'il y avait pour lui un intérêt capital à ne plus avoir la moindre hémorrhagie.

Le doigt introduit alors dans la vessie reconnut sans peine l'existence de deux végétations polypiformes, à pédicules étroits implantés sur le bas-fond et pouvant être aisément compris dans l'anse du galvano-cautère. Je réussis, en effet, très facilement à les sectionner simultanément, toujours sans la moindre hémorrhagie[1].

La partie principale de l'opération était terminée. Mais avant d'appliquer les tubes et de procédér au pansement, je

1. *Examen de la tumeur :*

Aspect macroscopique. — La tumeur a le volume d'une grosse noix, et présente à sa surface une série de petits mamelons. Elle a une coloration rose, un peu foncée en certains points. Sa consistance n'est pas très grande ; toutefois, elle ne s'écrase pas sous le doigt.

Examen microscopique. — Il a été pratiqué après durcissement par la gomme et l'alcool ; les coupes ont été faites sur la partie médiane et colorées au picro-carmin. Avec un faible grossissement, on constate la présence de travées formées par du tissu fibreux embryonnaire. Elles sont disposées sous forme de minces cloisons, sur lesquelles se trouvent implantées des cellules épithélialcs, Celles-ci sont très faciles à voir, grâce à la forte coloration du noyau. Au niveau du point d'adhérence de la tumeur, on rencontre de nombreux vaisseaux gorgés de globules rouges.

A un fort grossissement, il est facile de mieux constater la disposition des cellules et de mieux préciser leurs caractères. Toutes sont volumineuses, contenant un gros noyau, muni d'un nucléole, quelques-unes renferment deux noyaux également volumineux. Le corps cellulaire présente quelques fines granulations. Les cellules sont rondes, polyédriques ou allongées en forme de raquette. Elles sont pressées les unes contre les autres et superposées de manière à former plusieurs couches.

En résumé, il s'agit bien là d'une tumeur constituée par des éléments épithéliaux en voie de prolifération. La forme même de la tumeur indique qu'elle est surtout végétante. Les parois de la vessie ne présentent d'ailleurs, à l'examen histologique, aucune infiltration cellulaire.

voulus m'assurer très exactement qu'il n'existait pas d'autre tumeur ou même de simples mamelons saillants dont j'aurais pu faire le grattage, afin de prévenir, autant que possible, toute récidive. Pour exécuter cette exploration, je fis pratiquer une injection dans la vessie de manière à la distendre, dans la mesure où cela est possible, après l'incision hypogastrique. Cette précaution permet au doigt de sentir avec plus de netteté les moindres inégalités de la surface interne et de ne pas les confondre avec des plis de la muqueuse. Je fus étonné de la façon régulière et pour ainsi dire complète dont la vessie fut momentanément distendue. Je fis explorer par mes aides, et tous purent se convaincre des conditions excellentes dans lesquelles s'effectuait l'exploration de la surface interne de la vessie. Je ne puis donc trop recommander ce mode d'examen. C'est encore un des précieux avantages de l'incision hypogastrique.

Je constatai de la sorte que toute la surface interne de la vessie était parfaitement lisse et régulière. Sa paroi, même au niveau du bas-fond que nous avions surtout le droit de suspecter, offrait une souplesse parfaite. Notre seconde opération se présentait donc dans des conditions plus favorables encore que la première où j'avais enlevé le néoplasme par le raclage sans cautériser le point d'implantation. Nous avions cette fois, d'après les résultats de cette exploration, des motifs sérieux de croire que la guérison se maintiendrait plus longtemps et peut-être même qu'elle serait définitive.

Cependant, vers le soir, le malade eut une lipothymie, bien qu'il n'eût pas perdu, je le répète, une seule goutte de sang, ni pendant, ni après l'opération. Mais si les hématuries dataient à peine de huit jours, elles avaient été très abondantes et avaient déterminé un affaiblissement énorme. Peut-être aurait-il été prudent de pratiquer immédiatement la transfusion. Je serais, je l'avoue, disposé à agir ainsi à l'avenir, car le malade, qui survécut jusqu'au surlendemain, mourut sous le coup de l'épuisement rapide provoqué par les pertes antérieures à l'opération et bien qu'il eût absolument cessé de rendre la moindre parcelle de sang depuis la destruction du néoplasme.

L'autopsie a confirmé les diverses données que nous avions pu recueillir soit avant, soit pendant l'opération. Vous pouvez voir, sur les pièces que je fais passer sous vos yeux, que toute la surface interne de la vessie est parfaitement saine. Vous apercevez, sur le bas-fond, à une distance de deux ou trois centimètres, les points d'implantation des deux polypes enlevés par l'anse galvanique et encore d'une teinte un peu roussâtre. Mais de plus, et en examinant, avec une très grande attention, on peut distinguer également, sur le bas-fond et non loin des pédicules, deux petites saillies qui avaient échappé à la recherche du doigt. Cela prouve que l'exploration digitale, quelle que soit sa valeur, ne peut jamais être absolument parfaite, même par l'hypogastre, et à plus forte raison par le périnée. Il faut cependant remarquer qu'il s'agissait de si petites verrucosités, qu'il a fallu, pièces en main, un examen des plus minutieux pour les découvrir. Enfin, vous pouvez apercevoir encore, sur le bas-fond, du côté gauche, quelques inégalités de la surface qui représentent, suivant toute apparence, la trace de la premère opération. Quant à la paroi vésicale, même au niveau des points qui servaient de base aux deux pédicules, elle a conservé toute sa souplesse et n'est le siège d'aucune infiltration néoplasique.

Les résultats fournis par l'autopsie légitiment parfaitement les deux opérations que nous avons pratiquées. Ils expliquent pourquoi la première avait amené tout d'abord une amélioration si complète, et ils montrent que la seconde avait été également exécutée dans les meilleures conditions. Si le malade n'avait pas été épuisé par les hématuries des jours précédents, si même il avait encore été capable de refaire des globules sanguins, il n'est pas douteux qu'il ne fût revenu à la santé. Mais il aurait très probablement eu de nouvelles récidives dont les mamelons que je vous ai signalés auraient été le point de départ.

Quoi qu'il en soit, Messieurs, l'histoire de ce malade, aussi bien pendant sa vie qu'après sa mort, justifie pleinement les interventions chirurgicales contre les tumeurs de la vessie, en même temps qu'elle montre leur limite d'action.

OBSERVATION III

Sommaire : Homme de 68 ans. — Début par une rétention d'urine qui impose la nécessité de cathétérismes répétés ; peu de temps après, besoins fréquents et impérieux, parfois même incontinence. Bientôt à la fréquence s'ajoutent de la douleur et enfin des hématuries qui surviennent à intervalles rapprochés et déterminent un affaiblissement considérable. Une nouvelle rétention nécessite de nouveaux cathétérismes qui provoquent l'apparition de phénomènes douloureux très intenses.

Le toucher rectal est négatif au point de vue de l'infiltration des parois, mais reconnaît le volume de la vessie qui reste assez considérable après l'évacuation. Le cathétérisme métallique ne donne aucun renseignement. — L'augmentation de volume de la vessie jointe aux hématuries dont l'allure est caractéristique fait porter le diagnostic : néoplasme déjà volumineux.

L'opération est entreprise dans un but palliatif et dirigée surtout contre les accidents douloureux. Elle est décidée malgré des complications générales graves et pratiquée par la voie hypogastrique. Ablation d'une tumeur très volumineuse et raclage de la base d'implantation qui est très étendue.

Résultat : Cessation des hématuries et de la douleur. Mort par les progrès de l'adynamie le cinquième jour après l'opération.

Le troisième des malades que j'ai opérés pour une tumeur de la vessie était un religieux âgé de soixante-huit ans.

Jusqu'en 1881, sa santé avait toujours été excellente. Il n'avait jamais interrompu un seul jour son travail pour cause de maladie.. Cependant, ayant eu à supporter beaucoup de fatigues comme ambulancier pendant la guerre, il avait eu, à cette époque, de violentes migraines qui, depuis, s'étaient montrées à diverses reprises. Outre ces migraines, il se plaignait encore d'une certaine faiblesse de vessie qu'il disait avoir ressentie toute sa vie. Par faiblesse de vessie, il entendait l'impossibilité où il se trouvait, au moins pendant le jour, de garder ses urines plus de deux heures. La nuit, les intervalles étaient plus longs. Cependant il était souvent obligé de se lever pour uriner, mais cette fréquence ne s'était jamais accompagnée ni de douleur, ni de trouble des urines.

En 1881, il fut pris, un matin, sans aucune cause appréciable, sans avoir souffert le moins du monde, de rétention d'urine. Le cathétérisme fut pratiqué, au bout de quelques heures, par le Dr Collin, à l'aide d'une sonde molle qui pénétra avec la plus grande facilité. Quelques gouttes de sang s'écoulèrent cependant à la fin du cathétérisme. On pensa qu'il s'agissait de varices du col. Le malade avait un léger varicocèle de date ancienne, mais il n'était pas hémorrhoïdaire; il n'avait pas non plus de varices des membres inférieurs.

A partir de ce jour, la rétention ne se reproduisit plus, mais les mictions augmentèrent de fréquence (toutes les demi-heures), en même temps que les besoins devenaient très impérieux. Aussi le malade laissait-il quelquefois échapper quelques gouttes d'urine dans son lit. Moins fréquentes la nuit, les mictions l'obligeaient cependant à se lever plusieurs fois, et comme il couchait dans un dortoir sans feu pendant l'hiver, il prit, en 1883, une bronchite qui durait encore au moment de l'opération.

Peu à peu, à la fréquence vint s'ajouter la douleur, qui se manifestait surtout avec intensité à la fin de la miction. Il avait aussi du ténesme anal : les garde-robes étaient à la fois fréquentes, difficiles et douloureuses, et retentissaient péniblement sur le col de la vessie. Enfin, il se plaignait de douleurs lombaires qui avaient eu parfois une grande intensité, et pour lesquelles on lui avait prescrit de l'eau de Contrexéville et des pilules de térébenthine.

En août 1883, à la suite d'un petit voyage en chemin de fer, survint une hématurie. Le malade n'avait pas souffert pendant le trajet; il put même ensuite faire une longue course à pied, et ce fut seulement en arrivant qu'il s'aperçut que ses urines étaient teintées de sang. Cette hématurie fut assez abondante et se reproduisit tous les jours, à presque toutes les mictions, surtout le matin et le soir. En général, le sang était mélangé à l'urine; parfois il s'écoulait pur à la fin de la miction. L'hématurie cessa enfin, soit spontanément, soit peut-être sous l'influence du perchlorure de fer dont le malade prenait douze gouttes par jour.

Bien que très affaibli par ces pertes de sang répétées et assez abondantes, il continua son service jusqu'au jour où il fut apporté, pour une nouvelle rétention qui l'avait pris pendant la nuit, à la maison des frères Saint-Jean-de-Dieu de la rue Oudinot.

A son entrée, 28 mars 1884, il fut sondé facilement avec une sonde en caoutchouc vulcanisé. Les urines qui s'écoulèrent étaient un peu foncées en couleur, mais ne contenaient pas de sang. Dans la journée, le cathétérisme fut encore nécessaire; il ramena des urines sanguinolentes. En même temps apparurent des douleurs vives, une sensation de brûlure et de pesanteur dans la région ano-périnéale. Les douleurs lombaires devinrent aussi plus intenses.

Les jours suivants, la nécessité du cathétérisme évacuateur a persisté; elle est devenue définitive.

Deux jours après l'entrée du malade, j'ai voulu pratiquer l'examen de la vessie à l'aide d'un explorateur métallique. Cet examen fut suivi, les jours suivants, de frissons assez intenses durant parfois plus d'une heure et se reproduisant matin et soir. Cependant la température restait peu élevée. En peu de jours, la langue devint sèche, le faciès grippé.

En présence de cette aggravation survenue dans l'état général, je renonçai à compléter l'examen par une nouvelle exploration intravésicale. Si sommaire, d'ailleurs, qu'eût été la première, elle m'avait permis de porter le diagnostic de néoplasme volumineux de la vessie. Ce n'étaient pas seulement les sensations fournies par le cathétérisme qui m'avaient conduit à cette conclusion, c'était surtout ce fait qu'une injection minime dans la vessie donnait lieu aux apparences d'une énorme distension de cet organe. La matité remontait alors à deux travers de doigt de l'ombilic, et, après l'évacuation par la sonde, elle ne s'abaissait que d'une façon insignifiante.

Le toucher rectal était d'ailleurs négatif; il permettait seulement de reconnaître l'existence d'une volumineuse hypertrophie de la prostate, mais il ne me renseignait pas sur l'état de la paroi vésicale.

Vous voyez donc, en définitive, que si quelques-uns des faits recueillis dans cette observation, les hématuries, par exemple, étaient favorables à l'idée d'un néoplasme, il y en avait d'autres fort importants, tels que la longue durée de l'affection et les manifestations douloureuses qui auraient pu tout aussi bien faire admettre une forme particulière de cystite. L'hésitation augmentait encore par le fait des difficultés de l'exploration méthodique. Mais une constatation de haute importance dominait ces incertitudes : l'augmentation si accusée du volume de la vessie malgré l'évacuation. Dans la cystite chronique à laquelle il fallait penser dans ce cas, vous pourrez cependant constater une augmentation de volume de la vessie évacuée. Je vous signalerai, à propos du diagnostic, un cas ou l'erreur a été commise. Mais dans le cas actuel, je le répète, l'augmentation de volume était trop manifeste pour laisser des doutes bien fondés.

D'ailleurs, en raison des souffrances atroces qu'éprouvait le malade et qui rendaient son existence intolérable, je n'avais pas à hésiter et je proposai la taille hypogastrique. Quelle que fût la nature de l'affection, elle était le meilleur moyen de supprimer sûrement la douleur en même temps qu'elle permettrait, si la vessie était dégénérée, de pratiquer l'extirpation plus ou moins complète du néoplasme.

Elle fut acceptée et pratiquée le 7 avril 1884.

Elle eut lieu sans incident notable, au moins dans les premiers temps de l'opération. C'est à peine si je dois vous signaler l'épaisseur de la couche adipeuse sous-cutanée qui m'obligea de prolonger de 3 à 4 centimètres vers l'ombilic une incision déjà longue de 7 à 8 centimètres. Je dus également placer deux ligatures sur quelques veines volumineuses qui donnèrent assez abondamment pour entraver pendant quelques instants le cours de l'opération.

Lorsque la vessie fut incisée et maintenue solidement par deux fils passés dans les lèvres de la boutonnière vésicale, il fut facile d'explorer la cavité en y introduisant l'index. Elle était remplie par une masse bourgeonnante, friable, mollasse, implantée surtout au niveau du bas-fond, mais s'épanouissant dans l'organe tout entier. Les bourgeons fongueux arrivaient au contact de la paroi antérieure de la vessie, mais ne contractaient avec elle aucune adhérence. Je parvins assez facilement à extirper la masse végétante; puis, à l'aide d'une large curette à bords mousses, j'effectuai le raclage de la surface d'implantation; celle-ci était représentée, je vous le répète, par le bas-fond de la vessie très profondément déprimé en arrière de la prostate. On pouvait ensuite constater avec le doigt que la paroi de la vessie était à peu près lisse comme à l'état normal. Du côté du col, on sentait l'énorme hypertrophie de la prostate, mais l'orifice n'était obstrué par aucune saillie dont l'extirpation fût possible.

Pendant toute la durée du raclage, l'hémorrhagie a été assez abondante, car les fongosités étaient notablement plus vasculaires qu'elles ne le sont d'habitude. Elle a persisté même après l'enlèvement du ballon rectal, et il a fallu pratiquer plusieurs lavages de la vessie à l'eau boriquée avant de pouvoir l'arrêter.

Sans être fort abondante et sans offrir par elle-même de gravité, cette perte de sang était cependant très regrettable parce que l'état du malade, avant l'opération, était déjà très fortement compromis par les hématuries et surtout par les souffrances antérieures.

L'application des tubes-siphons, la suture de l'extrémité supérieure de la plaie et le pansement furent exécutés comme de coutume.

La journée qui suivit l'opération ne fut marquée par aucun incident. Les tubes fonctionnaient à merveille; l'urine était parfaitement claire et ne contenait plus trace de sang. La température ne s'élevait pas à 38°. Le 9 avril, l'état local était tout aussi satisfaisant que la veille; mais le faciès était toujours grippé et les forces du malade ne se relevaient pas.

Aussi la mort arriva-t-elle lentement, sans secousse, sans phénomènes de péritonite, par les progrès de l'adynamie, le 12 avril.

L'autopsie n'a pu être faite.

OBSERVATION IV

Sommaire : Homme de 52 ans. — Début par des symptômes de cystite qui, pendant cinq ans, persistent sans modification notable. C'est alors seulement qu'une hématurie de courte durée survient. La fréquence des besoins et la douleur vont en augmentant et résistent à tous les moyens de traitement en particulier aux instillations et aux injections sous-cutanées de morphine.

Le toucher rectal fait constater un épaississement et des inégalités du bas-fond de la vessie.

Le cathétérisme confirme ces données sans permettre de sentir aucune tumeur bien nette. Il n'est pas suivi d'hématurie notable.

Le diagnostic est donc hésitant entre une cystite chronique douloureuse et une affection néoplasique.

Malgré cette incertitude, les symptômes sont devenus si pressants que le malade accepte une opération palliative.

L'injection est faite avec une extrême prudence en raison de l'intensité de la douleur et par crainte d'une rupture de la vessie.

On trouve une tumeur sessile et infiltrée qu'on enlève autant que possible par le grattage. Les tubes sont laissés à demeure pendant plus de deux mois, puis on leur substitue une sonde à demeure qui est retirée elle-même au bout d'un mois.

Résultat : Pendant tout ce temps la douleur disparaît ou du moins peut être complètement calmée par la morphine ce qui représente une amélioration très grande.

Nouvelle hématurie, trois mois et demi après l'opération.

Dès lors le malade s'affaiblit rapidement : il succombe au bout d'une dizaine de jours.

Cet homme a occupé pendant plusieurs mois, au commencement de l'année 1884, le n° 24 de la salle Saint-Vincent.

Vous avez été témoins des douleurs excessives qu'il éprouvait avant l'opération chaque fois qu'il voulait uriner, et vous ne pouvez avoir oublié combien sa situation était lamentable. Ces mictions si douloureuses se reproduisaient, en effet, toutes les dix minutes, la nuit comme le jour, et ne lui permettaient de prendre aucun repos. Aussi pouvait-on comprendre sans peine le désir qu'il exprimait à chaque instant d'obtenir, à n'importe quel prix, la guérison ou tout au moins un soulagement à ses souffrances.

C'était un homme de 52 ans, qui exerçait la profession de ferblantier. Il était entré dans notre service le 31 décembre 1883.

Dans l'histoire de ses antécédents héréditaires, nous n'avons trouvé aucune circonstance qui nous parût suspecte au point de vue de la diathèse cancéreuse. Ses parents sont morts à un âge assez avancé, et il ne pouvait nous dire à quelle espèce de maladie.

Quant à lui, pendant de longues années, il avait joui d'une très bonne santé, et les quelques maladies qu'il avait faites ne paraissaient avoir contribué en aucune façon à préparer l'affection actuelle.

A l'âge de vingt-six ans, il avait contracté la blennorrhagie. Après une durée de six semaines, cette affection avait complètement disparu sous l'influence des balsamiques. Il n'en a pas eu d'autres dans la suite.

Deux ans plus tard, il reçut un coup dans la région rénale et fut obligé de garder le lit pendant quelques semaines. Mais, parmi les suites de cet accident, il n'y eut à noter ni paraplégie, ni hématurie, ni aucun trouble du côté des voies urinaires.

Au reste, la santé générale s'est toujours montrée excellente. Il ne s'est jamais produit aucun signe de la moindre prédisposition à la tuberculose et le malade n'était ni syphilitique, ni alcoolique.

Le début de l'affection, pour laquelle il est entré à l'hôpital, remontait à six ans. Il avait eu alors une pleurésie qui dura deux mois et fut traitée par l'application successive de dix-sept vésicatoires. Il est utile de noter ce fait, en raison du retentissement que l'absorption prolongée des cantharides aurait pu très facilement exercer sur les voies urinaires. Cependant, il n'existe aucune relation de cause à effet entre l'application des vésicatoires et la cystite qui ne tarda pas à survenir, car, au moment où le malade commença à souffrir de la vessie, il n'y avait pas moins de six semaines qu'il était complètement guéri de sa pleurésie.

Les envies d'uriner devinrent fréquentes et le passage de l'urine douloureux surtout à la fin de la miction. Ces symptômes étaient plus accusés la nuit que le jour. Quant aux urines, elles abandonnaient un léger dépôt. Il s'agissait, en un mot, de phénomènes de cystite.

Ces phénomènes d'abord très légers, allèrent peu à peu en augmentant. Néanmoins le malade guéri de sa pleurésie, put reprendre son travail. Il se présentait de temps en temps à la consultation de l'hôpital Saint-Louis, où il était soumis à un traitement banal, mais rationnel, dont les balsamiques faisaient la base. Cependant la cystite persista. Aussi, bien que l'exploration intravésicale ne fût pas nettement indiquée par les symptômes, on crut devoir la pratiquer. Elle fut complètement négative, non seulement en ce sens qu'elle ne permit de rien constater qui ressemblât à un corps étranger ou à une tumeur, mais encore, parce qu'elle ne fut suivie, ni de douleurs plus vives, ni surtout de ces hématuries qui sont presque la règle après l'exploration dans les cas de néoplasme.

Pendant cinq ans, il ne survint aucune modification importante dans l'état du malade. Il traversa de nombreuses alternatives de mieux et de pis, dont les causes étaient difficiles à apprécier et sur lesquelles les divers traitements employés n'avaient que peu d'influence.

Enfin, deux mois avant son entrée à l'hôpital, survint pour la première fois, au réveil et sans cause, une hématurie. En même temps, la douleur des mictions devint beaucoup plus vive et s'accompagna d'irradiations vers la verge, le périnée, les régions lombaires. L'hématurie cessa vers le soir, mais les phénomènes douloureux persistèrent avec la même intensité. Les jours suivants, le matin, au réveil, l'urine était encore un peu teintée; dans la journée, elle contenait quelques caillots, dont l'expulsion était excessivement pénible. Les mictions se répétaient tous les quarts d'heure. Sous l'influence de ce passage à un état plus aigu de la cystite, les urines devinrent plus troubles et prirent une odeur fétide et franchement ammoniacale.

Quelle était la signification de ces accidents qui venaient inopinément troubler la marche jusqu'alors uniforme et lente de la maladie? Pouvaient-ils s'expliquer par le seul fait de la cystite ou devaient-ils déjà mettre sur la voie d'une affection néoplasique? Eh bien, Messieurs, je dois dire que la marche de l'hématurie et de la douleur était bien plus favorable à l'idée d'une poussée de cystite hémorrhagique qu'à celle d'un cancer. Dans le cours de cette dernière affection, les hémorrhagies se prolongent davantage et elles ne s'accompagnent pas de douleurs aussi vives, si ce n'est dans des conditions bien déterminées, après une exploration, par exemple, ou bien encore lorsque des caillots viennent faire obstacle à la miction.

Ne pouvant plus se présenter à la consultation de l'hôpital Saint-Louis, le malade fit appeler un médecin qui lui prescrivit de nouveau la térébenthine. Mais il ne survint aucune amélioration, et, comme les forces diminuaient de jour en jour, cet homme se décida enfin à venir à l'hôpital Necker. Il y fut d'abord soumis au traitement par les instillations, qui, dans les formes douloureuses de la cystite chronique, ont tant de fois donné sous vos yeux les meilleurs résultats. Elles ne procurèrent aucun soulagement. Il en fut de même des injections sous-cutanées de morphine à hautes doses longtemps continuées. Aussi, le malade finit-il par entrer à l'hôpital, il y a six semaines, en réclamant avec instances tous les secours de la chirurgie.

A cette époque, il était déjà très amaigri et profondément

débilité; il avait le teint pâle, jaunâtre, et l'aspect cachectique. Il urinait tous les quarts d'heure, un peu plus la nuit que le jour, et souffrait beaucoup pendant le passage de l'urine et surtout après. Les urines contenaient un peu de sang et beaucoup de pus. Mais le microscope ne parvenait à y déceler ni bacilles caractéristiques de la tuberculose, ni éléments spéciaux indiquant une dégénérescence de la vessie.

Jusque-là, par conséquent, nous ne pouvions porter que le diagnostic : Cystite chronique, et rien ne nous permettait de penser sérieusement à une affection cancéreuse. Cependant, nous avons soumis le malade à un examen direct aussi minutieux que possible.

Le toucher rectal nous a permis de reconnaître en arrière de la prostate et sur la face postéro-inférieure de la vessie, du côté gauche, une tumeur qui offrait à peu près les dimensions d'une grosse noix. En même temps il était possible de sentir que la paroi de la vessie, au pourtour de la tumeur, était épaissie et inégale. Dès lors, on pouvait se demander s'il ne s'agissait pas d'un néoplasme avec diffusion dans la zone voisine de la paroi.

Dans ces conditions, le cathétérisme explorateur, malgré ses inconvénients, devenait nécessaire pour permettre d'apprécier si la tumeur faisait également saillie du côté de la cavité vésicale et d'établir avec précision ce diagnostic topographique si utile, vous le savez, lorsqu'on se propose d'intervenir par un acte chirurgical. Mais cet examen par la sonde nous a donné des renseignements beaucoup moins nets que le toucher rectal. Il a bien permis de reconnaître un épaississement avec des inégalités de la région correspondante de la vessie, mais il n'a pas révélé de saillies bien nettes, ni d'expansion sous forme polypeuse du néoplasme. Il n'y avait pas, en un mot, de masses végétantes assez indépendantes de la paroi vésicale pour permettre, sinon une ablation radicale et définitive, du moins une opération capable de procurer une amélioration notable comme sur le malade de notre seconde observation. J'ajoute que l'introduction de la sonde n'a provoqué, ni sur le moment, ni plus tard, aucune hématurie nouvelle.

En somme, Messieurs, vous voyez qu'il y avait peu de signes positifs en faveur du cancer ; l'état cachectique et la coloration jaunâtre du malade n'étaient que des signes de présomption. Comme signes positifs nous ne pouvions pas tenir compte de l'hématurie qui n'était survenue qu'une seule fois et n'avait guère duré qu'un seul jour. Nous avions seulement les résultats de l'exploration directe. Celle-ci révélait nettement l'existence d'une tumeur, d'un épaississement de la vessie. Mais s'agissait-il d'un cancer ou d'une augmentation de volume de nature inflammatoire comme en produisent parfois les cystites chroniques ou encore d'une cellule plongée dans une gangue épaisse due à de la péricystite ? C'est ce qu'il était difficile de déterminer. La marche de la maladie, qui d'ordinaire est très importante à considérer, n'était pas assez caractéristique pour ne laisser subsister aucun doute. Elle durait déjà depuis six ans. Cette lenteur d'évolution n'est pas celle qu'affectent en général les néoplasmes compliqués de cystite. Cependant il existe des faits qui démontrent qu'ils peuvent durer beaucoup plus longtemps encore. Enfin, la succession des phénomènes, c'est-à-dire le début par des symptômes de cystite, est aussi, peu conforme à ce que nous observons dans les tumeurs de la vessie, quoiqu'il existe des exemples avérés d'un semblable début, comme vous en trouverez dans les observations suivantes. Quant à l'examen de l'urine, je vous le répète, il avait été fait à plusieurs reprises avec le plus grand soin et n'avait permis de constater la présence d'aucun élément caractéristique ni en faveur d'une cystite tuberculeuse ni en faveur d'une affection néoplasique.

Ainsi, tout en inclinant vers le diagnostic néoplasme, j'étais obligé de faire quelques réserves à l'égard d'une forme particulière de cystite chronique.

Dans ces conditions, l'exploration digitale était de nature à lever tous les doutes. Mais je n'aurais pas voulu y recourir dans le seul but de compléter le diagnostic. Ce qu'il fallait avant tout, c'était opposer à des symptômes pressants un traitement rationnel. Or, après tous les moyens que nous avions inutilement dirigés contre cette douleur qui allait de jour en jour en augmentant, nous n'avions plus qu'une ressource, la suppression de la vessie au point de vue fonctionnel, par conséquent sa section soit par l'hypogastre, soit par le périnée. Nous pouvions profiter de cette opération essentiellement thérapeutique pour recueillir incidemment, par l'exploration digitale, un supplément d'informations utiles au diagnostic. Suivant les particularités que le doigt nous permettrait de constater, nous devions ensuite ou bien nous en tenir à la simple ouverture de la vessie, ou bien y ajouter le raclage et l'extirpation plus ou moins complète de la tumeur.

J'ai adopté la voie hypogastrique de préférence à la voie périnéale afin de pouvoir manœuvrer plus aisément dans la vessie.

Cependant l'intensité de l'état douloureux aurait pu faire craindre que l'injection nécessaire pour la taille hypogastrique fût difficile à tolérer, ou fît courir des dangers de rupture de la vessie. Mais, bien que très douloureuse, la vessie de cet homme en raison de son âge n'était pas douée d'une trop puissante contractilité. Prévenu, d'ailleurs, je devais procéder avec la plus grande prudence, de manière à éviter sûrement toute chance de rupture.

L'opération eut lieu le 13 février 1884. Le malade étant endormi, la taille hypogastrique fut pratiquée suivant les règles ordinaires. La vessie put recevoir sans difficulté 150 grammes de liquide. Il n'en fallut pas davantage pour déterminer, grâce au ballonnement du rectum, une saillie suffisante à l'hypogastre.

L'ouverture de la vessie permit d'arriver sur une tumeur diffuse occupant tout l'angle latéral gauche de l'organe et une partie de la face antérieure et de la face postérieure. Cette tumeur était dure, à surface mamelonnée, mais sans lobes nettement saillants dans la cavité vésicale. Les renseignements fournis par l'exploration se trouvaient donc absolument confirmés.

Je fis le grattage de cette tumeur avec la curette de Volkmann et parvins à enlever ainsi une assez grande épaisseur de tissus. Toutefois, l'opération terminée, on sentait encore du côté de la vessie une induration qui persistait dans l'épaisseur de la paroi; mais, du côté du rectum, le toucher ne permettait plus de reconnaître aucune tumeur.

L'application des tubes, des points de suture et du pansements eurent lieu comme d'habitude.

Le soir même, le malade qui n'avait pas de fièvre ne souffrait plus. L'urine recueillie par les tubes était claire et limpide. Le pansement un peu mouillé fut changé.

Jusqu'au 16 avril, c'est-à-dire pendant plus de deux mois, les tubes furent laissés en place de manière à empêcher la vessie de se refermer et de redevenir douloureuse en recouvrant la faculté de se distendre. Pendant tout ce temps, le malade n'a plus souffert ou du moins les douleurs assez légères qu'il éprouvait encore étaient complètement calmées par la morphine. Il pouvait se lever, s'asseoir sur un fauteuil, et comme les tubes fonctionnaient fort bien, c'est à peine s'il mouillait quelquefois son pansement. Il n'était pas nécessaire de le renouveler plus d'une ou deux fois par jour.

Le 16 avril, les tubes furent supprimés et remplacés par une sonde à demeure. Dès lors, les lèvres de la plaie hypogastrique maintenues rapprochées allèrent en se cicatrisant rapidement et cessèrent de livrer passage à l'urine.

Le 25 mai, la sonde à demeure elle-même fut enlevée et le malade put uriner volontairement sans grandes douleurs. Il ne restait plus au niveau de la plaie hypogastrique qu'une petite fistule insignifiante qui s'était rouverte sous l'influence d'une injection vésicale peut-être un peu trop abondante.

Le 30 mai, le malade eut, pour la première fois après l'opération, des urines teintées de sang. Il n'éprouvait pas plus de douleur que les jours précédents. C'était l'indice d'une récidive du néoplasme.

Les urines restèrent sanglantes pendant deux jours. A ce moment, le trajet fistuleux de l'hypogastre se rouvrit. On remit la sonde à demeure. Le malade n'avait presque pas de douleurs, mais il était extrêmement faible; il avait beaucoup maigri et refusait les aliments et les médicaments reconstituants qu'on lui offrait, en particulier la poudre de viande. L'adynamie se prononça de plus en plus, et le malade s'éteignit enfin, sans souffrir, le 9 juin.

A l'autopsie, nous n'avons trouvé aucune lésion digne d'être notée du côté des autres organes internes, mais du côté du petit bassin, nous avons constaté des faits intéressants. La vessie adhérait fortement à l'S iliaque, de telle sorte qu'il était impossible de l'enlever sans enlever en même temps cette portion de l'intestin.

Les parois des deux organes, au niveau de l'adhérence, étaient indurées et épaissies. Le rectum était libre et sain ; rien, dans le petit bassin n'indiquait une propagation aux organes voisins. La fistule hypogastrique se réduisait à un trajet du volume d'un porte-plume environ et ses parois n'étaient pas envahies par le néoplasme.

A l'ouverture de la vessie, la plus grande partie du réservoir apparut couverte de végétations irrégulières lui donnant tout à fait l'aspect d'un chou-fleur. Ces végétations prédominaient sur la paroi latérale gauche, mais elles s'étendaient aussi du côté droit et occupaient également le bas-fond, le trigone et la paroi postérieure.

Il n'y avait rien à noter du côté du col qui était sain, ni du côté de l'urèthre. Les uretères étaient simplement un peu plus volumineux qu'à l'état normal, mais ils n'étaient pas envahis par la dégénérescence. Les reins étaient le siège de petits abcès répandus dans la substance médullaire.

Examinée au microscope par M. Launois, l'un de mes internes, la tumeur était constituée par de l'épithélioma tubulé, comme dans notre seconde observation.

OBSERVATION V

Sommaire : Femme de 44 ans. — Début par la douleur et la fréquence des mictions. Bientôt après, hématuries caractéristiques de plus en plus rapprochées. La douleur acquiert une telle intensité qu'elle provoque une exaltation cérébrale voisine de la folie. Grand affaiblissement général.

Nécessité du chloroforme pour l'exploration : renseignements très positifs du toucher vaginal : toute l'épaisseur de la paroi vésico-vaginale est infiltrée et la vessie quoique vide conserve un grand volume. — Le cathétérisme ne permet de constater que de l'épaississement et de l'induration des parois vésicales, sans tumeur saillante.

On trouve dans l'urine des parcelles solides qui sont de nature épithéliomateuse.

Une opération palliative dirigée contre la douleur et la fréquence des mictions est seule possible. La voie uréthrale, après dilatation forcée du canal, semble, dans le cas actuel, préférable à la voie hypogastrique ou même à la section vésico-vaginale.

La dilatation permet l'exploration digitale; celle-ci confirme les données cliniques. Grattage du néoplasme. Application à demeure de deux gros tubes accolés.

Résultat : Disparition de la douleur et des hématuries tant que dure la suppression fonctionnelle de la vessie. Ensuite retour des accidents; progrès rapides des lésions, mort deux mois environ après l'opération.

L'observation suivante est celle d'une femme que j'ai encore été conduit à opérer pour des douleurs exceptionnellement intenses. C'était la première fois que j'avais à pratiquer une opération pour un cancer de la vessie chez la femme. Aussi avais-je à discuter, outre l'opportunité de l'intervention, le choix du procédé opératoire : en raison des différences anatomiques, ce choix devait évidemment être soumis à des conditions différentes de ce qu'elles sont chez l'homme.

La malade était âgée de quarante-quatre ans. Elle s'était présentée à l'hôpital Necker le 8 mars 1884, afin d'y être traitée pour une affection vésicale dont elle souffrait depuis plusieurs mois. Elle fut placée au n° 15 de la salle Sainte-Cécile.

Dans la journée qui suivit son admission, elle donna des signes non équivoques d'un désordre des facultés mentales. Elle se montrait inquiète, agitée et se croyait persécutée. Elle poussait des cris incessants, se levait à tout instant et refusait de manger. Rien ne pouvait la calmer. On lui fit plusieurs piqûres de morphine qui n'amenèrent aucun soulagement. La nuit, elle sortit de la salle et on la trouva couchée dans un couloir. Le lendemain, elle fut emmenée par la famille, sans notre consentement. Tous ces détails qui paraissaient étrangers à l'affection de la vessie n'en étaient pas moins utiles à retenir. Outre qu'ils en étaient la conséquence, ils devaient avoir une influence notable sur notre détermination opératoire.

Elle fut ramenée trois jours après et placée au n° 16 de la même salle; un peu plus calme, elle avait encore l'esprit bien troublé et il était difficile d'obtenir d'elle aucun renseignement précis sur ses antécédents. Ses réponses étaient souvent contradictoires, et son mari lui-même ne pouvait nous fournir que des détails très incomplets.

Ce que nous avons pu recueillir dans ses antécédents morbides tant personnels qu'héréditaires ne nous offrait rien qui pût se rapporter à sa maladie de vessie. Elle a eu autrefois des fièvres intermittentes. En 1882, elle a contracté la scarlatine qui a guéri rapidement et ne paraît avoir exercé aucun retentissement sur les reins. Elle n'a jamais eu de grossesse et a toujours été bien réglée jusqu'au mois de juillet 1883.

Sa mère était encore vivante et son père avait succombé à l'âge de 58 ans, à une maladie aiguë. Dans sa famille il n'y a jamais eu d'aliénés; elle-même ne présentait des signes d'un trouble mental que depuis quelques mois, et ce trouble semblait déterminé par les intolérables souffrances qu'elle éprouvait du côté de la vessie.

Le début de l'affection vésicale avait coïncidé avec la cessation des règles. Il avait été marqué par des mictions fréquentes et douloureuses. Ces deux symptômes, fréquence et douleur, d'abord assez peu marqués ont augmenté rapidement en même temps qu'ils se compliquaient d'hématuries spéciales.

A son entrée, les douleurs étaient devenues si vives et si continues qu'elles entraînaient une insomnie presque complète. Elles avaient leur siège dans la région hypogastrique d'où elles se propageaient vers la racine des cuisses et surtout vers les régions lombaires. Elles étaient constantes, mais sujettes à des exacerbations fréquentes. La malade avait remarqué que, chaque jour, elles redoublaient d'intensité vers quatre heures du soir, pour se calmer un peu le matin vers six heures. Pendant tout ce temps, la malade souffrait affreusement, au point de pousser des cris. Elle s'agitait dans son lit, ne pouvait tenir en repos, se levait, marchait, se couchait sur le côté, sur le dos, sans pouvoir trouver de soulagement dans aucune attitude; mais les douleurs devenaient surtout intolérables pendant et après la miction. Or, les mictions étaient devenues si fréquentes et si impérieuses que la malade ne pouvait rester plus de cinq minutes sans uriner.

Non seulement la miction était douloureuse, fréquente, impérieuse, elle était en outre difficile. La malade ne pouvait uriner dans le décubitus dorsal et prenait parfois les attitudes les plus singulières; vous avez pu la voir plus d'une fois s'appuyer sur les genoux et les coudes et se livrer à des efforts considérables et souvent infructueux. C'est qu'en effet ses urines contenaient fréquemment des caillots sanguins ou des masses glutineuses qui formaient bouchon et s'opposaient momentanément à l'issue des urines. Sous l'influence de ces efforts, des hémorrhoïdes s'étaient développées et donnaient lieu à une sorte de ténesme rectal très pénible et à de faux besoins de défécation. Depuis quelque temps, il y avait des alternatives de diarrhée et de constipation.

A la fréquence et à la douleur des mictions s'étaient ajoutées, comme je vous l'ai déjà dit, des hématuries. Elles s'étaient montrées pour la première fois quatre mois environ avant l'entrée de la malade à l'hôpital; plus tard, elles s'étaient reproduites à des intervalles de plus en plus rapprochés et avaient fini par reparaître tous les jours. Elles n'ont toutefois jamais été très abondantes.

Enfin, lorsque la malade nous est arrivée, elle était tourmentée depuis quelques jours par de l'incontinence. Aussi était-il impossible d'apprécier la quantité de l'excrétion quotidienne. L'urine que nous avons pu recueillir était jaune verdâtre, visqueuse, assez semblable à de la bile, et présentait une odeur fortement ammoniacale. Très souvent elle était teintée de sang ; quelquefois même la malade urinait du sang pur.

Elle avait déjà beaucoup maigri. Ses forces diminuaient chaque jour ; elle se traînait avec peine, le corps fléchi en avant, les jambes écartées. L'appétit, longtemps conservé, disparaissait. La diarrhée avait succédé à la constipation et persistait depuis quinze jours. Les hématuries devenaient plus abondantes. En un mot, elle se trouvait dans un état de cachexie qui faisait chaque jour de nouveaux progrès. Depuis le début de son affection, cette malade avait été soumise à de nombreux traitements soit locaux, soit généraux ; le bromure de potassium à haute dose, la térébenthine et les divers balsamiques, les diurétiques sous toutes leurs formes, n'avaient donné aucun résultat. L'emploi de liniments calmants sur l'abdomen et la vulve, qui était le siége de démangeaisons incessantes, lui avait été très utile. Il n'en était pas de même des lavages vésicaux, qui avaient été essayés à diverses reprises et qui avaient toujours réveillé les plus vives douleurs.

Lorsque j'ai voulu procéder à l'examen direct de cette malade, l'état douloureux était si prononcé et donnait lieu à une telle agitation que j'ai dû recourir au chloroforme. Dans les conditions qui nous étaient faites, c'était le seul moyen de retirer de cette exploration tous les renseignements qu'elle pouvait fournir et de la pratiquer sans inconvénients pour la malade.

Le toucher vaginal donnait des résultats très positifs. Il montrait que la paroi inférieure de la vessie dans toute la partie accessible en arrière et sur les côtés était notablement indurée et épaissie. Elle était assez égale cependant et ne présentait pas de bosselures bien nettes. L'utérus était sain et mobile. En combinant le palper abdominal au toucher par le vagin, on constatait que la vessie quoique vide, conservait un assez grand volume; à l'orifice de l'urèthre, on remarquait la présence d'une petite végétation polypiforme, n'apportant, d'ailleurs, aucun obstacle à l'écoulement de l'urine.

Les renseignements fournis par le toucher vaginal ont été complétés par l'exploration intravésicale. Celle-ci montrait que la vessie était petite et peu dilatable. Ses parois étaient épaisses, indurées, rugueuses surtout du côté gauche; mais la sonde promenée en divers sens n'embrassait rien dans sa concavité. Elle ne rencontrait aucune saillie se détachant plus ou moins nettement. Ramenée à droite et à gauche, contre le col, de manière à l'accrocher, pour ainsi dire avec le bec, elle affleurait des deux côtés au même niveau.

Il s'agissait donc d'une forme diffuse. Il n'y avait pas, à proprement parler, de tumeur. Les lésions s'étendaient à la plus grande partie de la paroi vésicale surtout dans sa moitié inférieure.

Outre les symptômes sur lesquels je viens de m'étendre, cette femme présentait encore une *sécrétion vaginale ichoreuse*, d'une odeur caractéristique rappelant celle des lésions organiques de l'utérus et produisant sur le linge de larges taches. Cette sécrétion n'était cependant pas l'indice d'une propagation à l'utérus ou au vagin. L'exploration attentive de ces organes par le toucher ne révélait aucun des signes caractéristiques de leur envahissement par le néoplasme.

Quelques jours après l'entrée de la malade, on trouva dans son urine quelques détritus solides qui furent examinés au microscope par mon interne, M. Launois. C'étaient incontestablement des parcelles d'épithélioma.

Avec de tels signes, le diagnostic ne pouvait présenter aucune difficulté. Les caractères de la tumeur, la marche des hématuries, la constitution des débris trouvés dans les urines étaient pour ainsi dire autant de symptômes pathognomoniques. Et, non seulement nous étions certains qu'il s'agissait d'un néoplasme, mais nous savions que la lésion était diffuse et très étendue.

On ne pouvait donc songer à tenter une opération radicale. Cependant, en présence de l'état douloureux excessif dont je vous ai fait la description, et devant l'impossibilité absolument démontrée de procurer le moindre soulagement par tous les agents de la médication calmante, nous étions conduits à la nécessité d'une intervention chirurgicale, et nous devions la proposer alors même qu'elle ne pouvait être que palliative. L'ouverture de la vessie faite de manière à assurer l'écoulement incessant de l'urine et l'impossibilité de la moindre dilatation nous paraissait le seul moyen de supprimer plus ou moins complètement la douleur. Cette ouverture nous permettait en outre d'attaquer directement la tumeur et d'en enlever la plus grande partie, ce qui pouvait contribuer à la cessation des douleurs et ralentir la marche ultérieure de la maladie.

Pour arriver à ce résultat, plusieurs méthodes s'offraient à nous : la dilatation forcée de l'urèthre, la taille hypogastrique, la section vésico-vaginale.

Cette dernière aurait sans doute frayé un chemin très large et permanent à l'urine, mais elle aurait assez difficilement permis d'agir sur la tumeur.

La taille hypogastrique, toujours préférable à cet égard, devait être rejetée, chez notre malade, pour des raisons particulières avec lesquelles on n'a pas à compter d'habitude.

Cette opération présente sur les autres méthodes cette sorte d'infériorité qu'elle exige ensuite des soins minutieux. Il faut veiller à maintenir constamment un pansement antiseptique et suffisamment compressif, ainsi que les tubes qui assurent l'écoulement de l'urine. Agitée, comme vous le savez, la malade pouvait se livrer à des excentricités dangereuses, se lever ou même enlever son pansement. Nous aurions ainsi été exposés à de très redoutables complications : l'infiltration et la cellulite sous-péritonéales.

Je ne parle pas des difficultés de la taille hypogastrique

chez la femme. Ces difficultés, comme nous le verrons plus tard, ne sont que relatives.

J'ai préféré recourir à la voie uréthrale. La dilatation du canal poussée à ses extrêmes limites devait d'une part assurer l'évacuation constante de la vessie, d'autre part offrir un passage suffisant pour attaquer la tumeur.

L'opération fut pratiquée le 12 mars. La malade une fois endormie, j'ai dilaté l'urèthre en introduisant successivement tous les mandrins de mon dilatateur, ce qui donne une ouverture de deux centimètres de diamètre. Pour éviter toute déchirure, j'avais eu soin de commencer par faire un petit débridement au bistouri de chaque côté du méat.

L'introduction du doigt me permit alors d'explorer l'intérieur de la vessie et de juger plus nettement de la disposition du néoplasme. Elle répondait très exactement au diagnostic porté d'après le toucher vaginal et l'exploration intravésicale. Il s'agissait bien d'un néoplasme diffus et infiltré, sans végétations formant relief isolé dans la cavité vésicale.

A l'aide de la curette de Volkmann, j'enlevai par le grattage plusieurs couches d'un tissu fongoïde, gris rougeâtre, dont les débris représentaient une masse considérable. Il me fut cependant impossible, ainsi que je l'avais prévu, de poursuivre le mal jusqu'à ses limites. J'avançais prudemment, jugeant chaque fois avec le doigt du travail exécuté par la curette et de celui qui restait à faire. Je m'arrêtai dès que je ne sentis plus sous le doigt qu'une paroi très amincie.

Tout ce curage s'était accompli sans entraîner d'hémorrhagie notable. Le sang provenait en plus grande partie de l'incision du méat que de la surface de la plaie vésicale.

Après quelques lavages à l'acide borique, le liquide ressortait parfaitement incolore.

J'achevai l'opération en appliquant deux gros tubes accolés dans l'urèthre et en les fixant en place par un bandage approprié.

L'*examen histologique* des fragments ramenés par la curette fut confié à M. Launois, interne du service, qui nous a remis la note suivante :

Des fragments ont été *dissociés* et examinés, soit sans coloration, soit après coloration par le picro-carmin.

Dans la première série de préparations *non colorées* on trouve des cristaux de phosphate ammoniaco-magnésien et de fines granulations grisâtres d'urate de soude, des globules rouges du sang, des gouttes d'huile et enfin des éléments cellulaires aplatis à contour assez irrégulier.

Dans la seconde série, *après coloration*, on distingue, indépendamment des globules, des cristaux, des noyaux fortement colorés en rouge. Ces noyaux sont plus apparents encore si on a recours à un fort grossissement (ocul. 1, obj. VIII). Ils correspondent à des cellules épithéliales plates ayant un protoplasma granuleux ; elles ont en général de grandes dimensions, quelques-unes d'entre elles sont repliées sur leurs bords. Leur forme varie et quelques-unes ont un prolongement et ressemblent à une raquette. D'autres moins volumineuses sont arrondies et serrées les unes contre les autres. Quelques noyaux présentent deux nucléoles bien nets.

Il nous a semblé que les cellules plus petites et plus serrées provenaient des portions molles et rougeâtres des fongosités; les portions plus résistantes contenaient surtout les grandes cellules plates que nous avons décrites.

En résumé, ces fragments contenaient en grand nombre des cristaux et des cellules épithéliales de la muqueuse vésicale très variables quant à leurs formes et à leurs dimensions.

Les *suites de l'opération* furent relativement favorables en ce sens que la douleur disparut assez complètement pour donner un état de calme que tous les traitements employés depuis plusieurs mois avaient été impuissants à procurer. Les urines cessèrent d'être sanguinolentes. Les tubes fonctionnèrent très bien et empêchèrent la malade de se mouiller. Mais elle était restée extrêmement indocile et, au bout de quelques jours, elle refusa de les conserver. Cependant l'urine s'écoula tout aussi facilement, mais elle ne put être recueillie et la malade était continuellement souillée, ce qui était pour elle une grande cause de tourment.

Vers le quinzième jour, elle voulut quitter l'hôpital. Ensuite, les douleurs ne tardèrent pas à reparaître progressivement à mesure que la vessie devenait capable de conserver un peu d'urine. Les lésions firent d'ailleurs de rapides progrès et la mort survint environ deux mois après l'opération, sans que la malade ait voulu rentrer à l'hôpital.

En somme, malgré ce résultat final qui était prévu et absolument impossible à conjurer, nous pouvons dire que l'opération entreprise dans un but palliatif a donné ce qu'elle promettait : la suppression de la douleur.

OBSERVATION VI[1]

Sommaire : Homme de 59 ans. — Début en 1874 par des hématuries qui se reproduisent plus tard et deviennent de plus en plus longues et fréquentes. En 1878 expulsion de débris solides appartenant, d'après l'examen microscopique à une tumeur de nature bénigne. Cette expulsion se renouvelle plusieurs fois dans la suite. En 1884, les hématuries se prolongent de plus en plus et n'offrent que de rares suspensions. Elles se compliquent de phénomènes de cystite très pénibles et de troubles digestifs.

La vessie paraît distendue, même après évacuation par la sonde.

Le toucher rectal fait reconnaître que les parois vésicales sont souples, unies, non bosselées.

Le cathétérisme évacuateur donne un premier jet sanguinolent suivi d'une urine très claire. En continuant de pousser l'instrument, on a la sensation d'une prostate de longueur indéfinie. La sonde métallique se meut très difficilement dans la vessie. De ces diverses données, il résulte que la tumeur est probablement implantée près du col et qu'elle est très volumineuse.

Le malade réclame l'intervention chirurgicale.

Opération par la voie hypogastrique : Elle permet d'enlever facilement une tumeur qui ne pèse pas moins de 160 grammes, de gratter le pédicule et même d'appliquer sur lui la plaque du thermo-

1. Observation communiquée à l'Académie de médecine, séance du 8 septembre 1883.

cautère. Grâce à des écarteurs spéciaux et à la lumière réfléchie, l'exploration par la vue de toute la surface interne de la vessie est possible et même facile.

Résultats : Suites extrêmement simples. La guérison se maintient encore six mois après l'opération.

M. X..., âgé de 59 ans, de forte constitution, n'a jamais eu avant 1874 le moindre symptôme pouvant faire songer à une affection des voies urinaires. Il n'a contracté ni la blennorrhagie ni la syphilis, n'a pas rendu de gravelle et n'a fait d'autre abus que celui de la voiture, nécessité par l'exercice de sa profession.

C'est peut-être sous cette influence que le malade a eu assez fréquemment à se plaindre de congestions hémorrhoïdaires n'ayant jamais déterminé de flux.

Pendant l'été de 1874 il est, pour la première fois, incommodé par des besoins fréquents et impérieux qui bientôt cessent pour ne reparaître désormais qu'au moment des hématuries. Celles-ci se montrèrent pour la première fois en décembre 1874, reparurent une demi-douzaine de fois en 1875, devinrent de plus en plus fréquentes avec le temps et se montraient jusqu'à deux fois par mois en 1877.

Dans les deux jours qui précédaient les crises, le malade rendait un ou plusieurs petits caillots nageant dans de l'urine claire, limpide, presque incolore. Les urines se teintaient alors tantôt en brun, tantôt en rouge. Cette transformation se produisait souvent après une nuit calme et persistait pendant plusieurs jours. La fin de l'hématurie était le plus souvent marquée par l'expulsion de plusieurs caillots et les urines redevenaient parfaitement limpides. Dans les intervalles des crises, il arrivait assez souvent que le commencement ou la fin du jet était seul teinté de sang, tandis que la masse des urines conservait ses caractères normaux. Tant que durait l'hématurie, le malade éprouvait à l'extrémité de la verge un chatouillement incommode presque permanent, des besoins fréquents et pressants d'uriner, parfois même un peu de douleur. Tous ces symptômes se dissipaient avec la crise. A part ces troubles si peu prononcés de la miction, le malade a toujours pu uriner à large jet dans les conditions les plus normales; il n'a jamais eu de rétention.

L'hématurie était donc le seul symptôme observé, sa répétition, son abondance relative et sa persistance préoccupaient le malade, mais rien n'avait permis de caractériser la maladie, lorsque, le 3 avril 1878, se produisit un nouveau et important phénomène. Après une émission d'urine très claire d'un jaune citrin, le malade rejette avec les dernières gouttes une substance d'un gris rose pâle du volume d'un gros pois, ressemblant à un polype muqueux. Deux heures après, miction d'un brun noirâtre avec nombreux caillots; l'hématurie dure deux jours; le produit pathologique est soumis à l'examen de M. le professeur Feltz de Nancy. Il y reconnaît des cellules épithéliales du bas-fond de la vessie, de nombreux vaisseaux et conclut à la nature bénigne. Le 6 août 1878 expulsion de nombreux petits fragments de même apparence que ceux rendus le 3 avril. M. Feltz les examine et constate la même structure que dans les précédents. Cette fois encore hématurie consécutive de 4 à 5 jours de durée. Le 20 mai 1879 troisième expulsion d'une quantité considérable de fragments (25 à 30) variant de la grosseur d'une tête d'épingle à celle d'un pois. Ils furent adressés à M. le professeur Recklinghausen qui formula en ces termes le résultat de son examen: « Les petits fragments solides se reconnaissent à première vue pour des papillômes bénins de la vessie; ils sont constitués par de longues papilles avec un vaisseau au centre entouré d'une couche peu épaisse de tissu connectif et d'un mince enduit épithélial. C'est la rupture du vaisseau de la papille qui donne lieu aux hématuries. » Toujours est-il qu'à la suite de cette expulsion l'hématurie fut forte, parfois très forte et dura jusqu'au 12 juillet, malgré des irrigations vésicales au tanin et l'emploi d'injections sous-cutanées d'ergotine, dont la parfaite inutilité fut nettement reconnue.

Ce phénomène de fragmentation et d'expulsion des débris de la tumeur ne se renouvela plus qu'une seule fois, le 9 juillet 1880. Le malade rendit alors un fragment de la grosseur d'un pois et, chose digne de remarque, sans hématurie ; il n'y eut que quelques gouttes de sang.

Si l'hématurie ne s'était pas reproduite malgré cette rupture nouvelle du néoplasme vasculaire, elle n'en avait pas moins reparu dans les intervalles des expulsions. Les pertes de sang étaient plus ou moins fortes, plus ou moins durables, plus ou moins fréquentes, mais le plus long répit était d'une quinzaine de jours.

Cependant, une accalmie avait paru se produire. Du 29 octobre 1878 au 20 mai 1879 les pertes de sang avaient été modérées, mais se montraient néanmoins tous les 10 à 12 jours. Le malade, qui venait d'être atteint d'un eczéma, avait fait une saison sulfureuse à Schinznach et s'était demandé si l'affection herpétique n'avait pas quelque relation avec ses accidents vésicaux et si le traitement de la maladie cutanée n'avait pu agir comme modificateur sur la vessie ?

Quoi qu'il en soit, l'hématurie n'avait pas cessé et, si elle avait été influencée, c'était seulement dans son intensité, et non dans sa fréquence et ses répétitions. Le malade acceptait cependant sa situation, réparant ses forces par un traitement approprié, pouvant encore suffire à ses occupations, lorsque d'autres manifestations morbides vinrent donner un nouvel essor à ses préoccupations et l'amenèrent à se demander si la question d'intervention ne devait pas être posée.

L'année 1884 allait commencer, les pertes de sang devenaient encore plus fréquentes et plus abondantes et les repos n'allaient plus être que de cinq à six jours à peine. A la fin de décembre, en janvier et en février, les pertes, quoique peu abondantes, avaient été presque permanentes et s'étaient accompagnées d'un ténesme vésical et rectal des plus douloureux. Après les crises, les urines ne reprenaient plus leur apparence normale, elles étaient troubles, d'un gris jaunâtre d'une odeur forte, les besoins d'uriner restaient fréquents et douloureux. Il n'y avait pas à douter : la vessie était désormais enflammée et toute une série de troubles digestifs venait démontrer que le malade était désormais sous l'influence d'un empoisonnement urineux.

C'est dans ces conditions que M. X... se présenta à mon observation le 15 février 1885. Bien que la maladie datât de dix années, l'habitus extérieur n'était pas mauvais, et malgré une teinte jaune surtout marquée sur les plis de la face et les parties couvertes du corps, la décoloration n'était pas trop prononcée. Le malade avait pu réparer ses pertes de sang et n'était point encore entré dans cette période d'anémie extrême d'où souvent il est difficile de revenir, ainsi que plusieurs faits me l'ont démontré. On peut dire que malgré la très longue durée des accidents, il arrivait encore à temps. Mis au courant des opérations que j'avais pratiquées et des publications auxquelles elles avaient donné lieu, il était parfaitement décidé à l'intervention chirurgicale et venait résolument la réclamer. Il ne pouvait, en effet, douter de la présence d'une tumeur dans la vessie, l'examen des parcelles rendues en avait quatre fois donné la preuve.

Nous étions donc bien renseignés au point de vue anatomique, car nous connaissions la nature de la tumeur. Au point de vue clinique, la lente évolution de la maladie, la persistance du principal symptôme (l'hématurie), l'absence de toute autre manifestation jusque dans la dernière période, où étaient apparus les troubles digestifs et la cystite, étaient absolument significatifs. Mais au point de vue chirurgical, bien des points restaient à résoudre. C'est sur cette partie du diagnostic que je vais maintenant insister.

Elle comporte plusieurs questions à résoudre : Quel était le siège de la tumeur, quel était son volume, quel était son mode d'implantation ou mieux quelles étaient ses connexions avec la paroi vésicale ?

L'exploration digitale à travers une incision périnéale ou hypogastrique aurait pu facilement nous fixer à cet égard. Elle aurait eu d'autant mieux sa raison d'être, dans le cas actuel, que la présence de la tumeur ne faisait pas l'objet d'un doute et que la gravité menaçante des symptômes et l'échec de toutes les médications commandaient l'intervention. Mais une investigation clinique bien conduite pouvait nous renseigner d'avance assez exactement et par conséquent remplacer avec avantage l'opération exploratrice. Je tiens à vous en donner la démonstration.

Un premier fait m'avait frappé, la vessie paraissait distendue. Avant toute autre exploration, je la vidai, avec une sonde en gomme. Elle ne contenait que cent grammes environ d'urine et, malgré cette soustraction, elle se sentait encore à trois travers de doigt au-dessus de l'ombilic. Le toucher rectal devenait dès lors nécessaire pour juger, et des dimensions réelles de la vessie et de la cause de cette augmentation de volume. Il me permit de constater que la prostate était de volume ordinaire et de consistance normale, et que c'était bien le globe vésical qui s'élevait ainsi. Il était facile de conclure que la vessie qui ne renfermait plus d'urine contenait, sans doute, un volumineux néoplasme.

Le toucher rectal montrait, en effet, que les parois du réservoir de l'urine étaient souples, unies, non bosselées. C'était donc bien par le fait de son contenu que se faisait l'augmentation du volume. Et cette absence de modification dans la paroi nous permettait d'établir que le néoplasme ne l'avait pas envahie ; qu'il s'était développé librement dans la cavité vésicale et non en infiltrant sa paroi. Il était donc permis d'espérer que ses connexions avec ses parois n'étaient pas telles qu'il fût impossible ou difficile de l'en séparer.

D'autre part, malgré l'union des recherches de la main qui pressait l'hypogastre et du doigt qui soulevait la vessie et l'explorait dans toute sa face profonde, aucune autre sensation que celle d'une masse semi-molle doucement élastique n'était perçue. Si je n'avais pris la précaution de vider la vessie, j'aurais pu croire que j'avais affaire à une vessie à moitié remplie d'urine sans tension de ses parois. La tumeur était donc de consistance molle, ce qui était d'accord avec les notions déjà fournies par l'examen histologique des fragments.

Renseigné désormais sur le volume et la consistance de la tumeur, sur l'état de la paroi vésicale, je n'avais plus qu'à m'occuper de rechercher le mode d'implantation de la tumeur.

A vrai dire, ce point de diagnostic est le plus souvent résolu au cours même de l'opération. D'importantes présomptions me permettaient cependant de penser qu'il n'était pas éloigné du col de la vessie et qu'il répondait probablement au trigone.

En effet, le cathétérisme pratiqué avec la sonde en gomme qui m'avait permis de vider la vessie, m'avait appris deux choses importantes. D'abord, le premier jet d'urine était franchement sanguinolent, et bientôt après, suivi d'une urine claire, ce qui indique une localisation du mal, au voisinage du col, à l'entrée même de la vessie. D'autre part, l'instrument, alors que l'urine avait cessé d'être teintée de sang, paraissait encore, en s'enfonçant, continuer son chemin à travers une prostate d'une longueur indéfinie. Or, la prostate n'était pas augmentée de volume. Du reste, même avec une hypertrophie considérable de son lobe moyen, elle n'aurait pu, du moment que l'urine s'écoulait, être aussi longtemps sentie dans la vessie. J'étais donc en droit de penser que j'avais été au contact de la tumeur dès l'entrée dans la vessie, qu'elle faisait au-dessous et presque au niveau du col une saillie assez prononcée pour que l'instrument la fît saigner, enfin qu'elle s'étendait à une grande profondeur. Il devenait par cela même probable que, née près du col, la tumeur avait naturellement pris son expansion dans la cavité de la vessie.

Le cathétérisme avec la sonde métallique pouvait-il nous donner des renseignements plus précis? Je ne pouvais guère l'espérer. Je pratiquai cependant cette exploration, non dans la même séance, mais à quelques jours de distance. Le résultat fut entièrement négatif ou du moins il ne nous fournit aucun renseignement nouveau. La tumeur était trop volumineuse pour que le bec de la sonde pût la contourner, comme cela arrive avec les tumeurs de petit et de moyen volume.

Cependant l'étude méthodique des symptômes rationnels et en particulier de l'hématurie, l'examen des parcelles recueillies dans l'urine, l'exploration attentive de la vessie par le toucher rectal combiné avec la palpation hypogastrique, enfin l'usage de la sonde souple fournissaient une somme de renseignements parfaitement capables d'autoriser en toute connaissance de cause une intervention chirurgicale.

La taille hypogastrique me parut être la méthode qui permettrait le mieux en même temps de compléter au cours de l'opération le diagnostic topographique, et de pratiquer l'extirpation de la tumeur.

Après une préparation de quelques jours, le malade fut opéré dans la maison des frères Saint-Jean-de-Dieu, le 27 février, en présence de MM. les docteurs Schwartz, Berger, Bazy et Guiard. Après l'ouverture de la vessie, la tumeur fut reconnue avec le doigt ; elle remplissait la vessie et bientôt il fut possible de constater que son implantation était unique et sur le trigone. La mollesse du tissu permit de l'extraire par fragments, à l'aide d'une large curette tranchante. Dès que la masse principale de la tumeur eut été enlevée, le doigt reconnut la surface d'implantation qui fut soigneusement grattée avec une curette de moindre dimension. Mais cette garantie, l'expérience m'en avait donné la preuve, était insuffisante et je m'étais promis d'agir plus radicalement. Il fallait pour cela, ne plus se contenter d'aborder le siège du mal avec le doigt ou des instruments guidés uniquement par le doigt, mais s'efforcer de voir et de bien mettre à découvert le point d'implantation. Pour arriver à ce résultat, le ballon rectal étant enlevé, je suspendis, comme d'habitude, chacune des lèvres de la vessie à un fil et je me servis des écarteurs imaginés par mon élève et ami le docteur Bazy. A l'aide de ces instruments, je parvins à découvrir immédiatement le point d'implantation. La surface vésicale fut abstergée avec des éponges montées, puis avec toute la facilité et la sécurité possibles, parfaitement guidé par la vue, je portai le thermocautère sur le point d'implantation. Je me servis pour cela du cautère à plaque dont la surface un peu large permettait d'atteindre d'un seul coup presque toute la zone suspecte que je voulais cautériser. La cautérisation fut recommencée trois fois de suite pour que toute la surface d'implantation fût atteinte et modifiée à une profondeur suffisante. Pour y bien voir, je n'eus à faire usage que de la lumière réfléchie à l'aide d'un miroir plan. Il faut noter cependant que l'opération avait lieu par une journée brumeuse et sombre de février. Ces remarques ne sont pas sans intérêt puisqu'elles démontrent la possibilité de voir d'une façon très nette tout le champ opératoire que le doigt pouvait d'ailleurs si facilement et si complètement parcourir.

Les suites de l'opération furent des plus simples. Le malade n'eut presque pas de fièvre jusqu'au 22 mars. A cette date, sous l'influence d'un embarras gastrique, sa température atteignit 38°6. Il n'avait jusqu'alors dépassé 38° de deux à trois dixièmes que le 28 février et le 4 mars. Les tubes furent enlevés le 6 mars et remplacés par une sonde à demeure qui resta jusqu'au 16. Elle fut alors définitivement enlevée. Le malade retourna dans son pays à la fin de mars. Depuis, le seul incident qu'il ait à signaler consiste dans l'émission de petits détritus ressemblant à des débris d'escharres et accompagnés d'urines légèrement teintées. Ces accidents, dénués de toute importance, ont cédé à quelques instillations de nitrate d'argent et, à l'heure actuelle, c'est-à-dire six mois après l'opération, la santé du malade, au point de vue de l'état général, comme de l'état local, reste entièrement satisfaisante.

OBSERVATION VII[1]

Sommaire : Homme de 65 ans. — Début par des symptômes de cystite qui résistent aux traitements les plus variés et se compliquent bientôt d'hématuries. La douleur devient si aiguë que le malade tente de se suicider. Les instillations argentiques amènent d'abord quelque amélioration ; mais faites en vessie vidée par la sonde elles

1. Nous devons à l'obligeance de M. le docteur Marcano les notes qui nous ont permis de rédiger cette observation.

provoquent de l'intolérance. Après évacuation par la sonde l'organe paraît encore distendu. L'hématurie devient continue.

La boutonnière périnéale est résolue. Elle est destinée à supprimer temporairement les fonctions de la vessie et en même temps à permettre l'exploration digitale ainsi que l'extirpation d'une tumeur si on vient à la rencontrer.

Incision périnéale et dilatation forcée de l'urèthre. Exploration digitale. Elle ne permet que très difficilement de sentir des végétations implantées sur le bas-fond et cependant abondantes. L'extirpation en est également très laborieuse. Les manœuvres s'accompagnent d'une perte de sang assez abondante et qui se prolonge jusqu'au lendemain.

Résultat: Mort deux jours après l'opération, autant par le fait d'une infiltration d'urine que de la débilitation consécutive aux pertes de sang.

M. de L... C... était un homme de 65 ans n'ayant jamais fait aucune maladie grave. Du côté des voies urinaires, il avait eu, pendant sa jeunesse, une simple blennorrhagie dont il était resté complètement guéri. A l'âge de 45 ans, il avait été subitement pris d'une rétention d'urine qui fut traitée par le cathétérisme et des bains chauds. Le soir du jour où la sonde avait été introduite, il était survenu un frisson et une légère hématurie. Mais dès le lendemain tout avait disparu pour ne plus revenir. Depuis, il n'a souffert que de troubles dyspeptiques et ils étaient guéris lorsque débuta sa dernière maladie.

Celle-ci s'est annoncée, vers le commencement du mois de mars 1884, par une cuisson désagréable au niveau du col de la vessie. La souffrance était comparable à celle que le malade avait éprouvée autrefois, lors de sa blennorrhagie. Les balsamiques et les bains de siège n'amenèrent aucune modification favorable.

Le 9 avril, dans la matinée, il éprouve une forte douleur pendant la première miction de la journée; l'urine est en même temps sanguinolente. Les envies d'uriner se reproduisent toutes les deux heures. Cet état persiste les jours suivants, sans aucune espèce de changement malgré l'administration des balsamiques, des opiacés et des diurétiques.

Je fus appelé à voir le malade pour la première fois le 3 mai. Après un examen qui me permit de constater l'intégrité de la vessie et des organes environnants, je portai le diagnostic, cystite du col et je conseillai comme moyens thérapeutiques le régime lacté et des injections sous-cutanées de morphine à pratiquer dans la soirée.

Ce traitement eut pour effet immédiat de diminuer peu à peu le sang des urines, mais la cystalgie, quoique un peu soulagée la nuit, devint plus intense pendant la journée. Les envies d'uriner offraient la même fréquence. La morphine produisit une excitation nerveuse tellement pénible, qu'on dut la remplacer par des potions calmantes administrées le soir.

Les jours suivants, l'hématurie cessa tout à fait; le malade commença à manger et à faire de courtes promenades; que celles-ci eussent lieu à pied ou en voiture, elles ne déterminèrent aucun écoulement de sang. Les urines, devenues claires, présentaient des caractères absolument normaux aux réactifs et au microscope. La douleur elle même commençait à diminuer, et vers le milieu du mois de juin l'amélioration réalisée était de nature à faire espérer un rétablissement complet. Le malade pouvait alors retenir ses urines au moins pendant quatre heures; en urinant, il n'éprouvait dans la région de la verge qu'une cuisson qui commençait vers la fin de la miction et persistait quelques instants après.

Le 2 juillet, survint une nouvelle hématurie accompagnée d'une très vive douleur. Le lendemain, la douleur devint plus aiguë. La miction avait lieu toutes les deux heures et le sang communiquait aux urines une couleur rouge un peu foncée. Les jours suivants, les souffrances, qui n'avaient cessé d'augmenter graduellement, atteignaient une telle intensité que, le 16 juillet, le malade tenta de se suicider.

Armé d'un long couteau de poche, dont la lame mesurait 0,08 centimètres, il essaya, à sept reprises consécutives, de réaliser son but. Malgré son acharnement et le choix raisonné de certaines régions (cœur, cou, abdomen) il ne parvint à produire que des blessures superficielles. On dut le transporter dans une maison de santé pour l'y soumettre à une surveillance active.

Le 1er août, il revint à son domicile. A ce moment, les plaies étaient en voie de cicatrisation. Le 8 août, les urines étaient claires. La miction très peu douloureuse avait lieu toutes les deux heures. Le malade souffrait moins de sa vessie que de ses blessures ou plutôt de l'une d'elles située au-dessous du mamelon gauche et dont la cicatrisation ne se faisait que très lentement.

Le 12 août, léger frisson dans la journée T. 39°; salicylate de soude, 2 grammes. Boissons chaudes. Le lendemain, la température était revenue à 37° et le malade se trouvait très bien.

Le 15, à 5 heures du soir, l'hématurie reparaît et en même la cystalgie revient avec sa violence accoutumée. Le sang persiste jusqu'au 28. La douleur continue et augmente d'intensité après la cessation de l'hémorrhagie. Cette fois, un nouveau symptôme se présente. Tandis que, jusque-là, les périodes hémorrhagiques étaient suivies d'un retour graduel des urines à l'état normal, cette hématurie, de beaucoup la plus intense, est remplacée par des urines abondamment purulentes. Si le malade reste couché, les urines sont à peine troubles au début de la miction, mais à la fin, il sort un peu de pus. Vient-il à se lever, les dernières portions de l'urine entraînent avec elles du pus presque pur. En le faisant uriner dans trois verres, le phénomène est très appréciable ; les premières urines sont claires ; dans le dernier verre, il y a autant de pus que d'urine. Les caractères de la cystalgie s'accentuent à ce moment. Faible, lorsque l'émission de l'urine commence, la douleur devient intolérable à la fin. Les dernières contractions de la vessie provoquent de véritables crises nerveuses, d'autant plus pénibles qu'elles se renouvellent toutes les heures. La nuit, grâce à des suppositoires calmants, les envies d'uriner ne reviennent que toutes les trois heures.

Le 24 octobre, l'hémorrhagie reparaît encore mais ne dure que douze heures. Le malade souffre cependant de plus en plus et des idées de suicide le hantent de nouveau.

Appelé alors à le revoir, et considérant que toutes les ressources du traitement médical avaient été épuisées sans produire la moindre amélioration, je conseillai de pratiquer, à l'entrée de la vessie vide, des instillations de nitrate d'argent.

Commencées le 2 novembre, elles furent continuées par M. le Dr Marcano, avec toutes les précautions d'usage, jusqu'au nombre de quatorze. Ces instillations provoquaient de la douleur, et étaient suivies de phénomènes de contraction vésicale, en même temps que d'une légère hématurie, qui cessait au bout de quelques heures. Le lendemain de l'opération, la miction était moins douloureuse et les envies d'uriner moins fréquentes. Cette réelle amélioration eut une influence favorable sur l'esprit du malade ; il croyait déjà à la possibilité d'une guérison que, depuis longtemps, il n'osait plus espérer. Les deux dernières instillations furent précédées de l'évacuation de l'urine au moyen d'une petite sonde molle. Craignant une rétention d'urine incomplète, M. le Dr Marcano se proposait, en opérant dans une vessie complètement vide, de produire un effet plus efficace. La vessie, par ce procédé, devint intolérante à la solution argentique et les contractions du col augmentèrent d'intensité. Pendant ce traitement, les caractères des urines ne subirent aucune modification ; en dehors de l'hémorrhagie provoquée par les instillations, elles étaient toujours purulentes.

Vers la fin de décembre, une nouvelle hématurie survint. A partir de ce moment, le sang ne s'arrêta plus. Le malade était sollicité toutes les heures par les envies d'uriner, et la douleur avait reparu avec toute son intensité. En même temps, les garde-robes étaient devenues sanguinolentes, ce que pouvait expliquer la présence d'hémorrhoïdes au-dessus du sphincter. Je dois toutefois faire remarquer que ce flux hémorrhoïdaire ne s'accompagna d'aucune amélioration. Devant cet excès de souffrances et devant les instances du malade qui demandait à être soulagé à tout prix, je proposai une opération dont le but principal était d'ouvrir la vessie afin d'assurer son repos fonctionnel par l'écoulement incessant des urines. La cystotomie devait ainsi s'opposer en même temps aux douleurs excessives que le malade éprouvait et aux hématuries qui épuisaient ses forces. L'opération fut acceptée avec empressement.

Mais avant de la pratiquer, je voulus soumettre le malade à une exploration beaucoup plus complète que celles qui avaient été faites auparavant. La sonde introduite dans la vessie et le doigt dans le rectum, je pus toucher et palper la presque totalité du réservoir urinaire, et cela d'autant plus aisément que le malade était d'une maigreur extrême. Aucune tumeur, aucun encroûtement calculeux, aucune induration, rien d'anormal, en un mot, ne put être décelé par ces recherches minutieuses.

Ces résultats négatifs de l'exploration rectale et du cathétérisme ajoutés à l'absence d'antécédents héréditaires et de cachexie, confirmaient le diagnostic de cystite que nous avaient fait porter dès le début la douleur et la fréquence des mictions.

Cependant la répétition des hématuries, leur début spontané, leur durée capricieuse, leur résistance au traitement, leur disparition spontanée comme leur début, avaient fini par éveiller en mon esprit l'idée d'une affection néoplasique. Cette impression aurait pu être singulièrement corroborée par un signe particulier dont j'ai eu plusieurs fois, depuis cette époque, l'occasion d'apprécier toute l'importance. Voici en quoi il consistait sur notre malade. Lorsque M. le Dr Marcano avait voulu évacuer la vessie pour pratiquer les instillations à vide, la palpation abdominale lui avait croire que le réservoir vésical contenait de l'urine; il était en effet tendu, et, à travers les parois de l'abdomen, on constatait qu'il était plus volumineux qu'à l'état normal. Néanmoins, la sonde ne donna issue qu'à une demi-cuillerée de liquide. La vessie était donc augmentée de volume. On pouvait croire qu'elle contenait de l'urine; elle n'en contenait pas. Donc elle contenait autre chose. Cette autre chose ne pouvait être qu'une tumeur.

Mais d'autres considérations permettaient la discussion de ce diagnostic. La douleur avait été un phénomène du début, ce qui est l'exception avec les néoplasmes et la règle au contraire avec les cystites.

L'hématurie était apparue également au début ; mais elle s'accompagnait de douleur et de fréquence de la miction, tandis qu'elle est habituellement isolée de tout autre symptôme. Sa réapparition fut toujours accompagnée du symptôme douleur, et vous savez qu'il avait été excessif même avant que la vessie ne suppurât d'une manière définitive. Enfin, l'exploration par le toucher rectal aussi bien que par le cathétérisme était restée complètement négative, et même l'exploration intravésicale n'avait déterminé qu'une hématurie tout à fait insignifiante.

Nous avouons qu'à l'heure actuelle, nous n'aurions pas hésité néanmoins à faire le diagnostic de tumeur, car l'augmentation persistante du volume de la vessie, malgré l'évacuation complète, acquérait, lorsqu'on la rapprochait des autres résultats de l'observation, une valeur presque pathognomique.

Quoi qu'il en soit, l'existence d'une cystite, simple ou symptomatique, s'imposait, et, comme elle donnait lieu aux symptômes les plus menaçants, douleur et hématuries, que rien ne pouvait calmer, j'étais pleinement en droit d'opposer à ces symptômes si pénibles le dernier moyen qui nous restait, c'est-à-dire l'ouverture de la vessie, et sa suppression fonctionnelle. A cette ouverture se rattachait d'ailleurs, en même temps que l'intérêt du traitement, celui du diagnostic, puisque l'incision thérapeutique permettrait du même coup l'exploration digitale.

J'avais à choisir entre l'incision hypogastrique et la boutonnière périnéale. Bien que mes préférences fussent, dès cette époque, très nettement accentuées en faveur de la prenière, comme l'existence d'une tumeur ne me paraissait pas absolument certaine, comme le malade était extrêmement maigre et paraissait offrir les meilleures conditions pour la voie périnéale, je pris le parti de suivre cette dernière.

L'opération fut pratiquée le 10 février 1885, à 11 heures du matin.

Le malade chloroformisé et placé dans la position de la taille, je pratiquai la boutonnière périnéale dans une étendue de 3 centimètres. Puis, je fis la dilatation en introduisant successivement tous les numéros des mandrins. Alors, j'essayai d'explorer la vessie avec le doigt. Comme elle était très spacieuse, je ne sentis d'abord rien d'anormal. Mais en enfonçant le doigt le plus loin possible et en le portant en bas, je rencontrai une masse molle émergeant au bas-fond, mais je ne pus en étudier ni le volume exact, ni le mode d'implantation. Je me mis en devoir d'en pratiquer l'extirpation tant à l'aide d'une pince à polype ordinaire que de la pince à double curette d'Aubry. J'enlevai ainsi successivement une assez grande quantité de végétations molles présentant l'aspect extérieur du papillôme. Je ne pus toutefois facilement atteindre le néoplasme, même avec des instruments courbes et rien ne me permit d'affirmer que j'avais tout enlevé. Pendant le cours des manœuvres l'hémorrhagie fut assez abondante. Elle parut cesser pourtant après des lavages à l'acide borique. Je terminai en laissant à demeure dans la plaie une sonde en caoutchouc vulcanisé n° 30 que je fixai à la cuisse et en appliquant un pansement de Lister.

A son réveil, le malade était faible et très pâle. On s'efforça de le réchauffer et de le ranimer avec des boissons chaudes alcoolisées.

A quatre heures du soir, il est pris d'un frisson. Cependant le pouls reste à 60 et la température à 36° 5. Les extrémités et le nez sont froids.

A sept heures, le pouls est imperceptible. Le pansement est traversé par un suintement sanguin peu abondant, mais continu. On pratique deux injections sous-cutanées d'éther et on réchauffe le malade.

Le lendemain, il a un peu dormi, mais il a continué à beaucoup souffrir, les urines sont toujours sanguinolentes. La température s'élève à 40° 2. Le soir, on constate que le scrotum présente une petite plaque de sphacèle. Il s'était fait un peu d'infiltration d'urine dans la loge antérieure du périnée. La température est la même que le matin.

Le 12 février, la nuit a été bonne. Le malade a dormi. Pas de délire ni d'agitation. Ce matin, il y a un peu de refroidissement. A une heure un quart, il prend un bouillon. Subitement une lipothymie arrive ; quelques minutes après, il meurt presque sans agonie.

Cette observation est intéressante par l'évolution clinique du néoplasme dont les premières manifestations avaient consisté en phénomènes de cystite. Cependant divers signes auraient pu nous permettre d'affirmer l'existence d'une tumeur. Ce sont les caractères des hématuries et la sensation très nette d'une vessie incomplètement revenue sur elle-même après l'évacuation par la sonde et cependant restée souple et régulière. C'est aussi l'absence de pus pendant les premières périodes. Les résultats négatifs de l'exploration rectale et vésicale ne pouvaient infirmer la valeur de ces symptômes.

Mais elle est surtout précieuse à retenir comme pièce à conviction dans le procès engagé entre l'incision hypogastrique et la voie périnéale Le malade n'avait pas une prostate très développée et cependant l'exploration de la vessie n'a pu être faite que dans de mauvaises conditions ; c'est presque par hasard et après des tentatives infructueuses qu'elle a permis la rencontre du néoplasme. Enfin, les suites opératoires ont été mauvaises et par le fait de l'arrêt incomplet de l'hémorrhagie et par le fait de l'infiltration d'urine. Très certainement l'incision hypogastrique eût mis à l'abri de ces accidents en même temps qu'elle eût offert de bien plus grandes facilités et pour l'exploration et pour l'ablation du néoplasme.

OBSERVATION VIII[1]

Sommaire: Femme de 60 ans. — Début, en juin 1884, par des hématuries qui deviennent de plus en plus fréquentes. Plus tard elles donnent lieu à la formation de caillots dont l'expulsion est très douloureuse. Enfin, survient une incontinence complète. Tous les moyens d'exploration directe sont négatifs.

Dilatation forcée de l'urèthre. Exploration digitale. On trouve sur le côté droit et la paroi postérieure des végétations assez développées et de consistance ferme. Curage et grattage. L'hémorrhagie est presque nulle.

Résultat: Disparition des hématuries. Mort de récidive quatre mois plus tard.

Madame M... est âgée de 60 ans. Elle n'a jamais eu aucune maladie des voies urinaires avant l'apparition des troubles actuels. Cependant la toux, le rire, les efforts de toutes sortes provoquaient habituellement l'émission involontaire des urines.

En juin 1884, elle remarqua, pour la première fois, qu'elle perdait quelques gouttes de sang pur ou presque pur après la miction ; la totalité de l'urine était parfaitement transparente, et n'était à aucun degré teintée de sang. Elle ne contenait d'ailleurs ni pus, ni sucre, ni albumine. Il n'y avait ni fréquence, ni douleur de la miction.

Au bout de quelques jours, l'hématurie cessa; mais elle ne devait pas tarder à reparaître sous forme de crises irrégulières séparées par des intervalles de calme. A mesure que la maladie progressait, ces crises devenaient de plus en plus longues et par conséquent la durée des périodes intercalaires diminuait de jour en jour. En même temps les hématuries s'accompagnaient de douleur à la fin de la miction, les besoins étaient fréquents et les urines s'étaient troublées.

Je fus appelé par M. le Dr Adhémar Robert, médecin de la malade, à la voir pour la première fois le 26 août. Par le toucher vaginal, je ne constatai rien d'anormal. Rien ne pouvait

1. Nous devons à l'obligeance de M. le docteur Adhémar Robert, les notes qui nous ont permis de rédiger cette observation.

donner l'idée d'une tumeur de la vessie. La paroi ne paraissait pas même épaissie. Je provoquai seulement par la pression un peu de douleur immédiatement en arrière du col. L'introduction d'un explorateur à boule olivaire détermina une douleur assez vive à l'entrée de la vessie. Cette exploration fut suivie de l'issue de quelques gouttes de sang. Je pensai que nous avions affaire à une cystite à forme hémorrhagique et prescrivis des instillations au nitrate d'argent au 1/50e faites à l'entrée de la vessie préalablement évacuée. Ce traitement fut mal toléré et, après la troisième séance, la malade le refusa parce qu'il occasionnait de vives douleurs.

Alors, découragée, elle se mit à consulter divers médecins. L'un d'eux lui fit à pleine seringue des injections d'eau de goudron; un autre lui introduisit dans l'urèthre une fois un crayon de nitrate d'argent qu'il laissa fondre sur place et une autre fois une mèche enduite d'aloès. Ces deux dernières interventions provoquèrent des rétentions avec douleurs atroces dont le cathétérisme parvint seul à triompher.

Sous l'influence de ces médications ou par le fait de la marche progressive de la maladie, les accidents avaient notablement augmenté d'intensité. La malade s'adressa de nouveau à M. le Dr Robert, le 25 novembre 1884, et je fus bientôt moi-même appelé à la revoir.

A cette date, le sang était devenu si abondant qu'il se formait des caillots dont l'expulsion était excessivement douloureuse et qui, même, provoquaient de la rétention. En même temps la malade commençait à perdre involontairement ses urines. Elle était continuellement souillée. Cette incontinence persista dans la suite et ne s'interrompait momentanément que lorsqu'il se formait dans la vessie des caillots assez abondants pour obstruer l'urèthre.

Le toucher vaginal combiné avec la palpation abdominale ne me permit de constater rien d'anormal. La pression mettait seulement en éveil la douleur au voisinage du col que j'avais autrefois constatée. Le cathétérisme explorateur pratiqué avec un lithotriteur ne me donna aucun renseignement.

Mais cette manœuvre, qui cependant avait été conduite avec une grande douceur, fut suivie d'une perte de sang avec formation de caillots abondants et volumineux. Cette réapparition ou plutôt cette recrudescence de l'hématurie me permit d'établir le diagnostic : néoplasme, qui, jusque-là, était resté incertain.

A partir de ce moment, les pertes de sang devinrent plus abondantes et s'accompagnaient toujours de l'expulsion de caillots qui n'étaient évacués qu'au prix de vives douleurs, plus ou moins semblables, disait la malâde, à celles de l'accouchement. Souvent même ces caillots étaient cause de rétention et d'angoisses très pénibles. En un mot, la situation devint si lamentable que la malade en vint à réclamer vivement une opération.

Je me décidai à la pratiquer, le 27 janvier 1885, pendant le sommeil chloroformique.

La dilatation forcée de l'urèthre fut faite, comme d'habitude, par l'introduction successive de tous les mandrins de mon dilatateur. Elle permit l'exploration digitale de la vessie. Je constatai ainsi, sur le bas-fond de l'organe, une tumeur végétante assez peu saillante qui s'étendait sur tout le côté droit et un peu sur la face postérieure. A l'aide de curettes de diverses formes, j'enlevai, par petits fragments tout ce qui faisait relief et je terminai par le grattage de la surface d'implantation qui offrait des dimensions très étendues. L'hémorrhagie qui accompagna ces manœuvres fut presque nulle. Après quelques lavages à l'acide borique, le liquide injecté dans la vessie ressortait parfaitement transparent.

Les suites de l'opération furent très simples, à part une nouvelle poussée de bronchite à laquelle la malade était fréquemment sujette. Les hématuries disparurent complètement. les urines redevinrent très claires, la malade éprouva, en un mot, une amélioration considérable. Cependant, vers la fin d'avril, elle eut encore deux hématuries sans cause appréciable, mais de très courte durée (une demi-journée). Ces hématuries ne furent plus cause de cette rétention douloureuse par caillots qui avait constitué l'un des symptômes les plus pénibles de la maladie. Elles n'en étaient pas moins le signal d'une récidive qui s'accompagnait du retour d'un état un peu douloureux contre lequel il fallut encore employer la morphine. La malade succomba enfin sans autre incident, le 25 mai 1885, après être restée pendant une dizaine de jours dans un état de somnolence voisin du coma.

Malgré le résultat final qui était prévu et ne pouvait être évité, on peut dire que cette malade a notablement bénéficié de l'opération, puisque les hématuries et les crises de rétention par caillots ont été définitivement supprimées. — Le traitement chirurgical a, par conséquent, donné ce qu'il promettait, c'est-à-dire : une action simplement palliative.

OBSERVATION IX

Sommaire : Femme de 50 ans. — Début par des symptômes de cystite, il y a trois mois. Ces symptômes acquièrent en peu de temps une grande intensité. Absence d'hématuries caractéristiques. Tumeur de la vessie reconnue après exploration digitale, à travers l'urèthre dilaté.

A son entrée à l'hôpital, le toucher vaginal fait reconnaître un épaississement avec induration du côté gauche. La palpation hypogastrique ajoute peu de chose à ces données.

Mais le cathétérisme explorateur métallique permet de sentir à gauche une saillie dont le relief arrête la concavité de l'instrument.

Cependant, le diagnostic offre quelques incertitudes.

Aussi l'intervention chirurgicale (28 juillet 1885) est-elle avant tout dirigée contre le symptôme douleur. Elle vise principalement la suppression temporaire des fonctions vésicales par la dilatation de l'urèthre.

Cette dilatation permet l'exploration digitale. On arrive sur une ulcération à bords durs et irréguliers, à base infiltrée. Raclage. Extirpation très incomplète.

Résultat : Soulagement momentané tant que la vessie cesse de fonctionner comme réservoir. Retour des douleurs aussitôt après l'enlèvement des tubes.

La nommée M..., âgée de 50 ans, est entrée, le 20 juillet 1885, salle Sainte-Cécile, n° 5.

Ses parents sont morts à un âge très avancé. Dans la recherche des antécédents personnels ou héréditaires on ne trouve aucune donnée positive se rapportant soit à la diathèse cancéreuse, soit aux affections des voies urinaires.

Les troubles vésicaux datent seulement du mois de mai dernier. Ils ont débuté par des phénomènes de cystite. La malade se plaignait tout d'abord d'une certaine gêne de la miction qui bientôt devint douloureuse. La douleur alla progressivement en augmentant. Elle survenait surtout à la fin de la miction. Les dernières gouttes d'urine étaient un peu teintées de sang. Les mictions étaient très fréquentes. Les symptômes s'aggravaient un peu sous l'influence des mouvements.

Trois semaines après le début des accidents, la malade rendit de petites concrétions phosphatiques, ce qui paraissait confirmer le diagnostic de cystite auquel on était conduit par l'étude des premiers symptômes.

Les troubles allèrent en augmentant jusqu'à ces derniers temps. Aussi, le médecin qui la traitait à Provins, après avoir mis en œuvre diverses médications internes, se décida-t-il, en présence de l'incessante aggravation des symptômes, à endormir la malade pour dilater l'urèthre et procéder à l'exploration digitale de la vessie. Il reconnut ainsi la présence d'une tumeur qui paraissait implantée par une large surface et partiellement incrustée de sels calcaires. Notre confrère n'ayant eu d'autre but que l'exploration m'adressa la malade à l'hôpital Necker après avoir confirmé son diagnostic.

A son arrivée, elle offrait à peu près les mêmes symptômes, un peu atténués cependant depuis la dilatation du col vésical.

A l'exploration directe, je constatai par le toucher vaginal que l'utérus était sain, le col libre; mais qu'on sentait à travers la paroi antéro-supérieure du vagin, au niveau du basfond vésical, à gauche de la ligne médiane, une induration assez étendue au niveau de laquelle la pression était douloureuse.

Le toucher vaginal uni à la palpation hypogastrique ne

permettait de constater qu'une augmentation de volume peu considérable.

Le cathétérisme explorateur métallique donnait la sensation d'une saillie dont on appréciait nettement le relief en cherchant à ramener à soi, vers le col, la concavité de l'instrument.

Les régions rénales explorées par la palpation profonde paraissaient absolument saines.

Les règles, qui sont toujours venues régulièrement depuis l'âge de 18 ans, ont encore eu lieu ces jours derniers, à leur époque habituelle.

Malgré tous les renseignements qui précèdent et dont plusieurs offraient une très grande valeur, il m'a semblé que le diagnostic restait entouré de difficultés. On pouvait encore hésiter entre un néoplasme et une cystite chronique avec épaississement de la paroi vésicale. Contrairement à ce que nous observons d'habitude pour les néoplasmes, les accidents ont, en effet, débuté par des symptômes de cystite. A part la précoce intensité des douleurs, rien dans l'évolution clinique n'était non plus de nature à faire pressentir l'existence d'une tumeur; les hématuries caractéristiques des néoplasmes, en particulier, faisaient complètement défaut. Je constatais, il est vrai, par le toucher vaginal, une induration localisée au côté gauche; mais, à la rigueur, cette induration aurait pu être de nature inflammatoire et se rattacher à une forme spéciale de cystite. Le principal argument en faveur d'un néoplasme consistait donc dans les renseignements recueillis par l'exploration digitale que le médecin de la malade avait pratiquée. Sans méconnaître l'importance ou l'exactitude de ces renseignements, nous étions en présence d'une marche si particulière qu'au moment d'intervenir par un acte chirurgical, je conservais quelques doutes sur la véritable nature de la maladie. L'ensemble des symptômes rationnels et leur évolution appartenaient à la cystite; l'extraordinaire intensité des douleurs, et l'épaississement localisé de la paroi vésicale, étaient plutôt en faveur du néoplasme.

Dans ces conditions, je devais surtout obéir aux indications créées par les symptômes. Elles avaient leur principale source dans l'état douloureux. Loin de céder sous l'influence des nombreux traitements employés, celui-ci allait tous les jours en augmentant et la malade voulait être soulagée à tout prix.

L'intervention chirurgicale était donc, avant tout, dirigée contre un symptôme. Par cela même elle était essentiellement entreprise dans un but palliatif et elle devait viser surtout la suppression temporaire des fonctions vésicales.

La dilatation de l'urèthre est un des moyens qui permettent d'obtenir ce résultat. C'est à elle que je pris le parti d'avoir recours.

L'opération eut lieu le 28 juillet 1885.

Après avoir de nouveau dilaté le col par l'introduction successive de tous les mandrins de mon dilatateur, je fis l'exploration digitale de la vessie. Je trouvai ainsi, occupant toute la moitié gauche de la paroi inférieure une ulcération à fond irrégulier, dur, à bords plus durs encore, surélevés par rapport aux parties voisines. En quelques points de l'ulcération, je sentis des incrustations calcaires. Le reste de la vessie était parfaitement souple. C'est ce que mon confrère avait parfaitement reconnu et très exactement signalé.

J'enlevai par le raclage la partie exubérante du néoplasme. Mais je ne pus en faire l'extirpation complète, car il était infiltré.

Je fis ensuite d'abondants lavages à l'acide borique; puis, je touchai les points malades à l'huile iodoformée et enfin j'appliquai deux tubes dans le canal dilaté.

Les jours suivants, tant que les tubes fonctionnèrent régulièrement, la malade alla beaucoup mieux. Mais bientôt ces tubes se déplacèrent par le fait soit des contractions vésicales, soit des mouvements de la malade qui était fort indocile. Déplacés, ils fonctionnaient très imparfaitement. Aussi furent-ils supprimés le quatrième jour.

Dès le lendemain, les symptômes très pénibles qui existaient, à l'entrée de la malade, reparaissaient avec toute leur intensité. Vers le milieu du mois d'août, la malade quitte l'hôpital dans le même état.

Cette observation est intéressante par le début et la physionomie clinique toute particulière que la maladie avait présentés, ainsi que par les difficultés du diagnostic qui en étaient la conséquence. Enfin, au point de vue du traitement, elle montre que la dilatation du col, même poussée très loin (2^{cm} de diamètre), est souvent impuissante à supprimer pour un temps suffisant les fonctions de la vessie. Il y a d'autant plus à tenir compte de l'insuffisance du résultat, que la malade était pour la seconde fois soumise à la dilatation forcée de l'urètre et du col. J'avais compté sur le drainage pour mieux assurer la suppression fonctionnelle de la vessie, mais il est souvent difficile de maintenir les tubes.

D'autres opérations faites dans des cas de cystite douloureuse, sans néoplasmes, m'ont amené à penser que la dilatation forcée était un moyen insuffisant ou infidèle pour assurer la suppression physiologique de la vessie.

OBSERVATION X

Sommaire : Homme de 63 ans. — Début par des hématuries caractéristiques, de plus en plus menaçantes qui amènent, au bout d'un an et demi, un état de véritable cachexie. L'évolution de la maladie est remarquable en ce sens qu'une violente poussée de cystite intercurrente a pu presque complètement guérir.

Exploration négative des régions rénales. Absence de dilatation des veines du cordon.

Le toucher rectal combiné avec la palpation hypogastrique, après évacuation de la vessie par la sonde, fait reconnaître une tumeur molle, assez volumineuse, non infiltrée, implantée sur le bas-fond.

Le cathétérisme explorateur n'est pas pratiqué.

Taille hypogastrique le 15 juillet : Extirpation complète de la tumeur qui est implantée par une large base sur le bas-fond. Manœuvres facilitées par l'éclairage de la cavité vésicale.

Résultat : Suppression immédiate et définitive des hématuries. Convalescence un peu lente en raison de l'état antérieur d'anémie profonde. Sort guéri au bout d'un mois et demi.

Le nommé Jos. V..., âgé de 63 ans, est entré, le 7 juillet, au n° 26 de la salle Saint-Vincent pour des hématuries abondantes et incoercibles.

Il n'a pas d'antécédents héréditaires. Son père et sa mère sont morts à un âge assez avancé. Il a toujours été d'une bonne santé habituelle.

Bien qu'il ait eu trois blennorrhagies, la première à 24 ans, la seconde à 40 ans et la troisième à 57 ans, il n'a jamais éprouvé, jusqu'en janvier 1884, aucun trouble du côté des voies urinaires.

En janvier 1884, sans aucune cause appréciable, il fut pris d'une hématurie assez abondante qui se prolongea pendant huit jours et ne s'accompagna ni de douleur, ni de fréquence de la miction, ni d'aucun autre symptôme.

Pendant les mois suivants, les hématuries se reproduisirent à intervalles irréguliers, avec des intermittences de sept à huit jours. Elles conservèrent à peu près les mêmes caractères. Cependant, à partir du mois de février, les mictions devinrent fréquentes et douloureuses, non seulement pendant les crises hématuriques, mais encore dans leurs intervalles.

Peu à peu les douleurs s'aggravèrent, de sorte que, le 15 mai, le malade se décida à entrer dans mon service. Il offrait alors des symptômes de cystite assez accusés. Il urinait toutes les vingt minutes environ en éprouvant de très vives douleurs; lès urines étaient presque toujours sanguinolentes et contenaient souvent des caillots.

A son entrée, je portai le diagnostic : tumeur de la vessie Mais les caractères du néoplasme ne me parurent pas favorables pour une intervention radicale et nous n'étions pas sous la pression de symptômes particulièrement graves. C'est pourquoi je ne parlai pas d'opération. Le malade fut soumis au repos et à un traitement dont le lait, la limonade sulfurique, une potion à l'extrait de quinquina, représentaient les prescriptions principales.

Il ne fut sondé qu'une seule fois et avec une sonde molle.

Après huit jours de traitement, les douleurs et la fréquence de la miction s'étaient calmées. L'hématurie seule persistait. Mais elle ne tarda point à disparaître et, après un séjour de six semaines, le 25 juin, le malade quittait l'hôpital n'urinant plus de sang et ne souffrant plus.

Toute la fin de l'année 1884 s'écoula ensuite sans hématurie nouvelle. Une seule fois les urines se sont légèrement teintées en rose. Le malade vint aussitôt à la consultation externe : l'exploration intravésicale ne fut pas jugée nécessaire. L'hémorrhagie s'arrêta sous l'influence du repos et de préparations de quinquina. — Pendant toute cette période, la fréquence et la douleur des mictions ne se sont pas reproduites. L'appétit et les forces étaient revenus et se maintenaient très satisfaisants.

En janvier 1885, les hématuries reparaissent sans aucune cause appréciable ; elles sont très abondantes, de longue durée et ne sont guère séparées que par des intervalles de six à huit jours. Le malade signale de lui-même l'influence fâcheuse qu'exercent sur leur apparition et leur abondance la marche et la fatigue. A plusieurs reprises, il a ressenti de légères douleurs et un peu de fréquence de la miction ; mais ces symptômes étaient fort peu accusés et ne tenaient pas, comme en 1884, à une poussée aiguë de cystite.

Depuis la fin du mois de juin, l'hématurie, toujours très abondante, est devenue continuelle. Il se présente enfin à l'hôpital le 7 juillet, urinant du sang presque pur et des caillots qui ne sont que difficilement expulsés. Il est pâle, maigre et très affaibli. Il est admis et placé au n° 26 de la salle Saint-Vincent.

Pendant les jours qui suivirent son admission, il fut soumis à un examen très méthodique ayant pour objet moins d'établir le diagnostic : néoplasme vésical, au sujet duquel la marche des accidents ne permettait de conserver aucun doute, que de compléter ce diagnostic en précisant les connexions de la tumeur et sa disposition topographique.

L'exploration des deux régions rénales était, en effet, absolument négative. Les veines du cordon étaient aussi dans leur état normal. Il n'y avait jamais eu ni véritables coliques néphrétiques, ni douleurs rénales plus ou moins analogues, précédant ou accompagnant les hématuries. En un mot, le rein était absolument hors de cause.

L'exploration devait donc être exclusivement dirigée du côté de la vessie.

Le canal était parfaitement libre et admettait, sans aucune difficulté, un explorateur à boule n° 18 et une sonde molle du même calibre.

Après évacuation de la vessie par cette sonde, le toucher rectal, combiné avec la palpation hypogastrique, me fit reconnaître l'existence, au niveau du bas-fond vésical, d'une masse molle, volumineuse, assez difficile à distinguer de la prostate qui paraissait se prolonger indéfiniment. Le doigt ne pouvait en atteindre la limite.

Il n'était cependant pas probable que le néoplasme fût développé aux dépens de la prostate. Les tumeurs de cette glande sont non seulement très rares, mais presque toujours extravésicales. Or, nous avions, dans le cas actuel, trop de signes témoignant du développement intravésical du néoplasme pour conserver aucun doute.

Les sensations recueillies par le doigt donnaient de bons renseignements sur la faible consistance de la tumeur. Cependant la résistance qu'elle offrait semblait assez prononcée pour qu'il fût à craindre que la paroi vésicale fût infiltrée. Mais comme il n'y avait ni indurations ni bosselures, ce point du diagnostic restait incertain.

La vessie évacuée par la sonde ne remontait pas beaucoup au-dessus du pubis, ce qui permettait de penser que le néoplasme n'était pas très volumineux. Il n'y avait, cependant, aucun doute sur son existence et malgré que le cathétérisme n'eût pas été pratiqué, je pouvais entreprendre l'opération en toute connaissance de cause.

Je ne crus pas devoir pratiquer le cathétérisme explorateur de la vessie, d'abord parce que ses renseignements n'auraient pas ajouté grand'chose aux notions que j'avais déjà recueillies, mais surtout parce qu'il était capable d'augmenter encore les hématuries ou de ramener la cystite, au grand détriment du malade.

Pendant les jours qui suivirent son entrée, l'hématurie persista avec la même abondance, malgré le repos et le traitement. Elle devenait donc très menaçante, d'autant plus que le malade était arrivé dans un état de pâleur, de faiblesse, d'amaigrissement, en un mot, de cachexie très prononcé.

Ce fut donc une véritable opération d'urgence que je lui proposai, en lui conseillant de se soumettre à la taille hypogastrique.

Il accepta. L'opération fut pratiquée le 15 juillet.

L'ouverture de la vessie, exécutée suivant les règles habituelles, permit à l'œil et au doigt de reconnaître l'existence d'une tumeur d'aspect papillomateux, grosse comme une noix et implantée sur la partie droite du trigone.

En employant à propos le soulèvement de la vessie par les fils suspenseurs, l'écartement des lèvres de la plaie, la dépression des points voisins de la tumeur et l'éclairage artificiel, il me fut relativement facile de voir et d'extirper complètement le néoplasme et, enfin, de cautériser au thermocautère sa base d'implantation qui était assez large. Les manœuvres furent singulièrement facilitées par l'éclairage de la vessie qui permit de diriger avec précision les instruments par la vue.

C'était la première fois que je faisais usage de l'éclairage artificiel et de l'ensemble des moyens destinés à soulever, à éclairer et à déprimer les parois vésicales. C'était la seconde fois que je traitais l'implantation par l'application du fer rouge.

L'opération une fois terminée, on procéda aux lavages, à

l'application des tubes et du pansement avec toutes les précautions que je me fais actuellement un devoir d'employer.

Les suites de l'opération furent excellentes. L'hématurie fut arrêtée d'emblée et dans l'après-midi même, le malade ne rendit plus que de l'urine claire.

Cependant la convalescence fut traversée par certains incidents exceptionnels.

Le second et le troisième jour, il y eut une légère élévation de la température, qui atteignit le soir 38°. Depuis, elle est revenue et restée à la normale.

Le premier pansement a pu n'être fait que le 18, c'est-à-dire le troisième jour après l'opération. Je le fis pour enlever les points de suture que j'avais appliqués à la partie supérieure de la plaie abdominale, afin d'en rétrécir les dimensions et de soutenir en même temps le cul de sac péritonéal. Mais le pansement n'était aucunement souillé par l'urine et aurait pu facilement rester en place encore plusieurs jours.

Le 24, les tubes hypogastriques furent enlevés et remplacés par la sonde à demeure qui fut elle-même retirée le 10 août.

Dès le 3 août, la plaie vésicale était fermée et toute l'urine s'écoulait par la sonde uréthrale.

Pas une goutte de sang ne reparut dans les urines depuis l'opération; mais la convalescence fut longue. La cachexie extrême du malade, un délire qui survint à plusieurs reprises, et qu'on ne put jamais rapporter qu'à de l'anémie cérébrale, le maintinrent longtemps dans un état général médiocre. Vers le milieu du mois d'août, cependant, il avait repris de la mine, un peu de forces et commençait à se lever. A la fin d'août, il était réellement guéri.

Le malade est revenu nous voir le 19 décembre. Sa santé se maintenait dans l'état le plus satisfaisant. Il avait alors un excellent appétit. Ses forces et sa bonne mine étaient complètement revenues. Cet heureux résultat paraissait d'autant plus remarquable à tous ceux qui l'avaient vu six mois auparavant, que le contraste était plus accusé entre son état actuel et l'état profondément cachectique dans lequel il se trouvait avant l'opération.

OBSERVATION XI

Sommaire : Homme de 38 ans.— Début par des hématuries qui, depuis onze ans, restent l'unique symptôme. D'abord, elles sont espacées de plusieurs années, puis elles vont en se rapprochant, deviennent de plus en plus longues et abondantes. Une dernière crise, survenue en juillet 1885, remplit la vessie de caillots dont l'évacuation est très laborieuse.

Le toucher rectal est absolument négatif.

L'exploration métallique de la vessie fait reconnaître un épaississement notable du col à gauche.

Bien que l'hématurie ait cessé, le malade réclame une intervention chirurgicale précoce.

Taille hypogastrique le 5 août 1885. On sent et on aperçoit, grâce à l'éclairage artificiel, le néoplasme qui est situé à gauche et près du col. Il est constitué par un grand nombre de petites végétations que l'on excise et dont on touche l'implantation avec le thermocautère.

Résultat : Suites très simples. Guérison rapide. Le malade sort complètement rétabli à la fin de septembre.

H. G., âgé de 38 ans, ne présente d'antécédents urinaires ni héréditaires d'aucune sorte et jouit habituellement d'une excellente santé.

Il a eu, en 1874, une première hématurie de courte durée (trois ou quatre jours). Puis, après un intervalle de repos complet, qui dure trois ans, les hématuries reparaissent, toujours sans cause, sans douleur, sans aucun symptôme de cystite. Elles se reproduisent ainsi à intervalles assez éloignés qui vont pourtant en se raccourcissant peu à peu jusqu'à ce jour. En même temps, elles se prolongent de plus en plus. Depuis dix mois, elles se sont répétées cinq ou six fois, et avec assez d'abondance pour déterminer un affaiblissement très prononcé.

En juillet 1885, il se présente à l'hôpital dans un état grave. Depuis deux jours, l'hématurie est abondante et continuelle. Elle donne lieu à des caillots volumineux. Hier soir, il a été pris de rétention : on l'a sondé en ville et on a extrait près d'un litre d'urine sanguinolente mêlée de caillots. C'est à peine s'il a été soulagé. Ce matin, il souffre beaucoup de besoins d'uriner incessants qu'il ne peut satisfaire. Il parvient seulement, en se livrant à de grands efforts, à rendre quelques gouttes de sang presque pur ; ses vêtements et ses jambes en sont souillés ; la vessie est distendue et remonte à l'ombilic, elle est évidemment remplie de sang et de caillots. Il est pâle et faible. A l'aide de la grosse sonde évacuatrice de la lithotritie, en ayant recours à l'aspiration et aux injections à la seringue, j'arrive à évacuer très difficilement une grande quantité de caillots. Le soulagement est immédiat et l'hémorrhagie ne se reproduit pas les jours suivants. L'urine entraîne d'abord, pendant deux jours, de petits caillots, puis redevient absolument claire ; le malade se rétablit rapidement.

Je le soumets alors à une exploration directe très minutieuse.

Par le toucher rectal combiné avec la palpation hypogastrique, je ne recueille que des renseignements tout à fait négatifs, bien que le doigt rectal et la main hypogastrique arrivent presque à se toucher à travers les tissus qui les séparent.

Mais, par le cathétérisme explorateur de la vessie, je puis acquérir des informations plus nettes et d'autant plus importantes qu'elles sont positives. En inclinant successivement le bec de la sonde exploratrice à droite et à gauche et en le ramenant à moi jusqu'à ce que l'extrémité recourbée soit arrêtée par la rencontre du col, je constate une différence d'affleurement d'environ trois centimètres. L'instrument accroche donc quelque chose qui est situé à gauche et forme saillie près du col ; à deux ou trois reprises, j'ai répété la même exploration, et chaque fois j'ai obtenu le même résultat. Cette région est plus consistante que celle du côté opposé ; elle est épaissie, sans être indurée.

D'un autre côté, l'examen méthodique des régions rénales était absolument négatif, et il n'existait pas trace de varicocèle ni à droite ni à gauche.

La réunion de tous ces renseignements divers ne permettait de conserver aucun doute à l'égard du diagnostic.

Les caractères des hématuries indiquaient très nettement l'existence d'une affection néoplasique des voies urinaires et plutôt de la vessie que des reins.

L'exploration absolument négative des régions rénales ou scrotales mettait le rein tout à fait hors de cause, et cela d'autant plus que, depuis onze ans, un néoplasme rénal aurait acquis des proportions telles qu'il se révélerait de lui-même.

L'évolution, très lente, de la maladie permettait d'espérer que le néoplasme était de nature bénigne.

Le cathétérisme explorateur de la vessie apprenait que c'était bien cet organe qui était le siège de la lésion. Il renseignait sur l'implantation de la tumeur près du col et du côté gauche, et sur sa consistance molle.

Enfin, le toucher rectal, par ses négations absolues, même lorsqu'il était combiné avec la palpation hypogastrique, démontrait que le néoplasme n'était pas infiltré. Cet état de choses, en raison de la durée déjà longue de la maladie, était encore en faveur de la nature bénigne de la tumeur.

Malgré cela et bien que le malade se trouve actuellement, après la violente crise qu'il vient de traverser, dans un état relativement satisfaisant, bien que les urines soient redevenues parfaitement claires, comme il est prévenu du retour probable de l'hémorrhagie et que la dernière a été fort grave et menaçante, il n'hésite pas à réclamer une intervention chirurgicale précoce.

La taille est donc faite le 5 août 1885. Elle est précédée, sous le chloroforme, d'une exploration intravésicale qui confirme la précédente et fait de nouveau sentir un épaississement notable de la lèvre gauche du col.

Après l'ouverture de la vessie, pratiquée suivant les règles ordinaires, le doigt introduit dans sa cavité rencontre une saillie volumineuse qui n'est autre chose que la paroi postérieure refoulée par le ballon rectal. Pour faciliter les manœuvres, je suis obligé d'enlever ce ballon dont la présence, aussitôt après l'incision de la vessie, devient inutile et pourrait même induire en erreur.

L'exploration digitale permet alors de sentir le néoplasme près du col et pour ainsi dire derrière le pubis. Après quelques difficultés dont je ne tarde pas à venir à bout, je parviens à éclairer très utilement, avec la lampe à incandescence de M. Aubry, la région malade située derrière la symphyse pubienne et à rendre faciles les manœvres d'extirpation qui peuvent être dirigées par la vue. Je constate ainsi que le néoplasme est composé de plusieurs petites végétations papillaires, peu volumineuses, situées très près du col et difficiles à mettre à découvert ainsi qu'à détruire par les procédés ordinaires. A peine pédiculées, presque sessiles, ces végétations sont enlevées avec la pince-curette. Je parviens cependant à cautériser très complètement leur point d'implantation avec le thermocautère.

Les suites opératoires sont très simples; il n'y a qu'une légère réaction fébrile : jusqu'au 14, la température oscille entre 38,8 et 37,4, puis reste ensuite à la normale. Les fils suspenseurs de la vessie destinés à la maintenir au contact de la paroi abdominale et à prévenir toute chance d'infiltration sont coupés le deuxième jour. Les fils d'argent de la suture profonde sont enlevés le cinquième. Les tubes un peu étroits, qui ont mal fonctionné, sont retirés le 18 août. Alors l'écoulement se partage entre la plaie hypogastrique et la sonde à demeure, les urines sont claires et l'état général excellent. Dès le lendemain, la plaie hypogastrique est fermée.

Le malade ne quitte cependant l'hôpital que le 27 septembre. Sa santé générale, sérieusement atteinte après la dernière hématurie, s'est complètement relevée. Il urine normalement et ses urines ne contiennent plus qu'un nuage insignifiant.

Cette opération où j'employais pour la seconde fois l'éclairage artificiel est bien de nature à démontrer ses avantages. Le petit volume du néoplasme, sa juxtaposition au col, la hauteur très prononcée de la symphyse le rendaient difficilement accessible. La curette n'agissait que très imparfaitement et ce n'est que par l'incision et la cautérisation guidées par la vue, que j'ai pu obtenir la destruction complète.

Quoique la tumeur fût petite, il est à peine nécessaire de remarquer que l'attaque par le périnée eût été forcément incomplète. La taille hypogastrique, en permettant d'agir d'une façon radicale, a rendu légitime une intervention véritablement précoce eu égard, non à la durée de la maladie, mais au peu de développement du néoplasme.

OBSERVATION XII

Sommaire : Homme de 59 ans. — Depuis dix ans hématuries spontanées, prolongées, rebelles, de plus en plus longues et fréquentes, enfin, depuis un an, continuelles. A deux ou trois reprises, rétention d'urine par caillots. Aucun autre symptôme rationnel. Anémie très marquée par suite des hématuries, mais cependant absence d'œdème et de débilitation excessive.

L'exploration de la vessie par le toucher rectal et la palpation hypogastrique, après évacuation complète, ne révèle pas d'augmentation bien appréciable de volume de l'organe. On sent seulement à travers la paroi indemne un épaississement sans bosselures du côté gauche.

Le cathétérisme explorateur donne une sensation double d'épaississement à gauche et au fond.

La taille hypogastrique permet au doigt et surtout à l'œil de constater avec la plus grande netteté la présence d'une tumeur unique de la forme et du volume d'une petite mandarine implantée du côté gauche par un pédicule court et large comme le petit doigt. Rien au fond. Section du pédicule avec l'anse du galvanocautère. Section du moignon du pédicule avec les ciseaux : Hémorrhagie artérielle ; Ligature. Pansement antiseptique.

Résultat : Cessation immédiate et complète des hématuries, rétablissement graduel des forces, cicatrisation lente.

M. K..., âgé de 59 ans, est venu de Russie (Odessa) pour me consulter au sujet d'hématuries dont il était affecté depuis plus de dix ans et pour lesquelles il avait suivi les traitements les plus divers sans obtenir aucun résultat durable. Il se décida à venir en France après avoir pris connaissance de la communication de l'Observation VI que j'avais faite le 8 septembre 1885 à l'Académie de médecine.

Jusqu'à l'âge d'environ 50 ans, le malade avait joui d'une assez bonne santé et n'avait guère eu à se plaindre que d'accidents de bronchite auxquels il était sujet depuis de longues années.

En 1875, pour la première fois, il s'aperçut pendant quelques jours que ses urines contenaient un peu de sang. Cette hématurie était survenue sans cause et ne s'accompagnait d'aucune douleur de la miction. Mais le malade souffrait alors d'hémorrhoïdes qui rendaient difficile la position assise.

Il resta ensuite sans hématurie nouvelle pendant deux ans. En 1877, le sang reparut dans les urines et persista pendant les mois de mai et de juin, malgré l'emploi de traitements variés, en particulier de pilules de térébenthine, d'acide gallique, de perchlorure de fer. Puis, après une accalmie de cinq mois, l'hématurie reparut encore, mais ne dura guère qu'une quinzaine de jours.

En 1878, il fut repris de nouveau pendant les mois de mars et de juin. En juillet, ayant été envoyé par son gouvernement à l'Exposition universelle de Paris, il alla consulter un médecin des hôpitaux des plus distingués. Il n'y avait alors aucune douleur de la miction. Cependant l'urine abandonnait un dépôt assez abondant. Aussi mon confrère ne fit-il aucune difficulté pour admettre qu'il s'agissait d'un catarrhe vésical. Il conseilla un traitement dont le tanin et l'eau de goudron, le phosphate de chaux et l'eau de Vittel, à prendre par périodes alternatives de quinze jours représentaient la base. Contre les hématuries, il prescrivit simplement 10 gouttes de perchlorure de fer à prendre dans un peu d'eau deux ou trois fois par jour. Mais ce médicament, dont le malade a bien des fois fait usage, n'a jamais eu qu'une action très douteuse sur les hématuries.

Les années suivantes, elles se sont reproduites en se rapprochant de plus en plus. En 1882, elles ont acquis une telle intensité qu'elles ont donné lieu à la formation de caillots dans la vessie, et à des accidents de rétention pour lesquels on dut pratiquer le cathétérisme. A cette époque, le malade, qui habite Odessa, avait fait le voyage de Saint-Pétersbourg pour aller consulter le docteur Ebermann, spécialiste pour les maladies des voies urinaires. Celui-ci fit le cathétérisme, mais ne procéda point à une exploration régulière. Entre autres prescriptions, il conseilla de l'ergot de seigle qui parut avoir quelque influence sur les hématuries, mais ne put en prévenir le retour qui se fit à intervalles de plus en plus rapprochés.

En décembre 1884 et janvier 1885, l'hématurie fut très abondante et dura près d'un mois. Elle se compliqua de nouveau de rétention d'urine par formation de caillots abondants et le malade dut, à plusieurs reprises, faire usage d'une sonde molle en caoutchouc vulcanisé. Après cette crise, les urines prirent une odeur ammoniacale qu'elles conservèrent assez longtemps, sans toutefois que les mictions fussent devenues douloureuses. En même temps, elles gardèrent une légère teinte sanguinolente qui ne disparut jamais complètement. Enfin, depuis le mois de septembre, l'hématurie est revenue avec abondance et donne lieu à la formation de caillots qui, heureusement, sont expulsés sans douleur et sans efforts. Cet état s'est prolongé jusqu'à ce jour. Il n'y a jamais eu, à aucun moment de la maladie, rejet de parcelles solides ayant l'apparence de débris de tumeur.

Au moment où le malade s'est présenté à mon observation, il n'avait ni fréquence ni douleur de la miction. Il pouvait retenir ses urines pendant sept ou huit heures et n'était pas, en général, obligé de se lever pendant la nuit pour satisfaire ses besoins. Lorsque les envies d'uriner se produisaient, elles n'étaient pas impérieuses.

Quant à l'état général, il avait subi du fait des hématuries, qui depuis tant d'années se renouvelaient avec une fréquence croissante, un retentissement assez marqué. Le malade était amaigri et d'une grande pâleur. Les muqueuses, les gencives, les conjonctives, étaient décolorées. Cependant, il n'était pas très affaibli et avait conservé un peu d'appétit.

Pour procéder à l'examen direct, je commençai par vider la vessie à l'aide d'une sonde en gomme. Celle-ci ne me permit de recueillir aucune sensation particulière et ne provoqua de saignement ni au commencement ni à la fin de l'évacuation.

Le toucher rectal pratiqué après cette évacuation de la vessie et combiné avec la palpation hypogastrique ne permit de constater aucune augmentation notable de volume de la vessie. Elle paraissait être bien complètement évacuée. Mais le doigt rectal percevait vaguement, à travers la paroi restée indemne, un peu d'épaississement sans bosselures, du côté gauche.

Enfin, le cathétérisme explorateur de la vessie donnait aussi à gauche et au fond une double sensation d'épaississement, mais ne permettait aucunement de faire avec précision le diagnostic topographique. Il n'indiquait ni la présence d'une tumeur saillante ni, à plus forte raison, son mode d'implantation par une base étroite ou large.

Pendant la journée qui suivit l'exploration, l'hématurie ne fut pas plus abondante que les jours précédents.

L'exploration méthodique des régions rénales ne permettait de constater à leur niveau rien d'anormal en rapport avec l'existence d'un néoplasme. Il n'y avait ni dilatation des veines superficielles de l'abdomen ni apparence de varicocèle de date ancienne ou récente.

L'ensemble des renseignements qui précèdent nous permettait de porter le diagnostic avec assez de précision pour en déduire les indications chirurgicales.

Les caractères des hématuries, leur apparition sans cause, leur durée toujours longue, leur résistance aux médications, leur existence indépendante de tout autre symptôme, l'intégrité des régions rénales, indiquaient nettement la présence d'un néoplasme dans la vessie.

La longue durée des accidents donnait à penser qu'il s'agissait d'une tumeur bénigne, probablement d'un papillome.

Le toucher rectal combiné avec la palpation hypogastrique et l'évacuation de la vessie, nous apprenait que la tumeur n'était pas volumineuse et que la paroi vésico-rectale n'était pas infiltrée. Par conséquent, l'extirpation complète n'était pas impossible.

Enfin, le cathétérisme ne nous fournissait que des renseignements assez vagues. Ils concordaient cependant avec ceux du toucher rectal en nous apprenant qu'il y avait un épaississement siégeant du côté gauche. Ils donnaient en outre la sensation d'un second épaississement au fond de l'organe. Mais ils n'ajoutaient pas grand'chose au diagnostic topographique.

Du reste, il n'y avait aucune contre-indication tirée de l'état général. Au contraire, tout l'ensemble des données acquises m'invitait à intervenir par un acte chirurgical qui pouvait seul nous faire espérer la cessation d'hématuries menaçant gravement la santé et la vie.

C'était dans ce but que le malade s'était adressé à moi. Il réclamait une opération qu'il attendait avec impatience. Je n'avais aucune raison de la lui refuser.

Elle fut pratiquée le mercredi 11 novembre 1885. Le cathétérisme, avec une sonde molle, donna issue à une urine sanguinolente, mélangée de caillots. Les injections de solution boriquée que je fis ensuite dans la vessie, pour la rendre aseptique, ressortirent parfaitement claires et non teintées de sang, même lorsque je faisais de fortes pressions sur l'hypogastre pour expulser les dernières gouttes.

Pendant ce temps le malade, placé sur le coussin à lithotritie, est chloroformé.

Je substitue à la sonde molle une sonde d'argent à robinet et j'applique sur la verge une ligature élastique. Je fais injecter dans le ballon rectal environ 440 grammes d'eau ordinaire et dans la vessie 480 grammes de solution d'acide borique.

A ce moment, la vessie fait à l'hypogastre une saillie très appréciable au doigt et même à l'œil.

La région hypogastrique avait été rasée et lavée à la solution forte d'acide phénique.

L'incision des couches prévésicales et celle de la vessie elle-même sont faites comme d'habitude. On enlève, aussitôt après, la sonde métallique et le ballon rectal. Le doigt introduit alors dans la vessie constate la présence d'une tumeur du volume d'une petite mandarine implantée par un pédicule du volume du petit doigt, sur le côté gauche. Tout le reste de la paroi vésicale était parfaitement normal, bien que le cathétérisme eût donné la sensation d'un épaississement à gauche et d'un autre au fond de l'organe. Ce dernier était dû, suivant toute apparence, aux contractions partielles que j'ai si souvent observées au cours de la lithotritie.

Deux fils suspenseurs sont placés dans chacune des lèvres de la plaie vésicale, qui sont très convenablement écartées à l'aide de divers instruments, en particulier de l'écarteur de M. Bazy. On arrive ainsi, sans aucun éclairage artificiel et par un jour brumeux, à voir très distinctement dans la cavité de la vessie. Cependant, on voit beaucoup mieux encore lorsqu'on y dirige la lumière d'une lampe à incandescence munie d'un réflecteur. On peut alors examiner très facilement tous les recoins de la vessie qui est remarquablement profonde; mais on y parvient surtout lorsqu'on ajoute à l'écartement précédent la dépression successive des points les plus profonds au niveau desquels la paroi vésicale se plisse. On s'assure de la sorte qu'il n'existe dans tout le reste de la surface interne du réservoir aucune autre saillie suspecte, ce que déjà l'exploration digitale avait appris. Mais surtout on peut admirablement constater le contraste que présente la coloration rose pâle de la muqueuse saine, qui n'est à aucun point ni enflammée ni même congestionnée, avec l'aspect de la tumeur qui est beaucoup plus rouge. C'était cette dernière qui avait été très certainement la source exclusive de l'exhalation sanguine. La surface de cette tumeur est d'ailleurs très régulière et nullement ulcérée. Son pédicule est très court, et offre à peine la largeur du petit doigt. Il est facile de le saisir et de le sectionner dans l'anse du galvanocautère.

Pour détruire complètement la base d'implantation de ce pédicule, je voulus en sectionner le moignon saillant avec des ciseaux. Cette manœuvre fut suivie d'une hémorrhagie en jet résultant de l'ouverture d'une artère assez notable du pédicule qui était plus vascularisé que de coutume. Je me rendis maître de cette hémorrhagie en appliquant sur le vaisseau divisé une longue pince hémostatique à mors courbes et plats. J'appliquai cette pince de façon à faire saillir en avant de ses mors tout ce qui pouvait rester de pédicule, et je détruisis avec le galvanocautère ce qui faisait relief. Un fil de soie placé en arrière de la pince assura l'hémostase définitive. Toutes ces manœuvres furent aussi faciles que dans une région quelconque. Il n'est pas douteux qu'un accident semblable eût créé de très sérieux dangers si l'opération avait été faite à travers la boutonnière périnéale, car l'hémorrhagie était artérielle et sa source n'aurait pu être découverte. Les deux chefs de la ligature au lieu d'être coupés près du nœud, comme cela se pratique d'habitude au cours des opérations, furent conduits par la plaie et fixés au dehors, afin de ne pas risquer, après la chute de la petite eschare, d'être abandonnés dans la vessie et d'y constituer le noyau d'un calcul.

Les deux gros tubes en caoutchouc furent appliqués et fixés par un fil d'argent à la paroi abdominale. Puis, la plaie fut rétrécie dans son extrémité supérieure par quatre points de suture. En raison des grandes dimensions de la vessie, je ne jugeai pas utile de la suspendre pendant quelques jours, comme je le fais à l'aide des fils passés dans ses lèvres pendant l'opération lorsqu'elle est petite et rétractée. Alors il se produit une sorte d'étage entre elle et la paroi abdominale et cette disposition pourrait faciliter l'infiltration. La suspension, en appliquant la vessie contre la paroi, fait disparaître cet étage et prévient la complication dont je parle. Mais dans le cas actuel, je le répète, la vessie étant exceptionnellement grande, je ne crus pas devoir employer cette précaution.

L'opération était terminée. Le pansement fut appliqué suivant ma méthode ordinaire. Iodoforme, gaze iodoformée pour la plaie en entonnoir dans laquelle plongent les tubes. Pardessus : bandes de gaze phéniquée et pansement phéniqué ordinaire, le tout maintenu par des bandes circulaires exerçant une compression douce et régulière.

Les suites de l'opération furent des plus simples. Il n'y eut aucune complication opératoire et, le jour même, les urines recouvrèrent une limpidité parfaite qu'elles ont depuis conservée. Le malade mange bien et reprend ses forces. Les tubes sont enlevés le septième jour. La cicatrisation se fait ensuite régulièrement mais avec quelque lenteur et le malade regagne son pays dans les premiers jours de janvier.

Cette observation, très intéressante à divers titres, se distingue des précédentes par certaines manœuvres opératoires nouvelles et surtout par la saisie de la base d'implantation que j'ai en quelque sorte énucléée avec des pinces à pression pour la cautériser. La pédiculisation de la tumeur ou de son point d'implantation à l'aide de pinces à pression, et la cautérisation absolue *in situ* me paraît offrir des garanties particulières. Je suis disposé à l'utiliser toutes les fois que le peu d'étendue de la surface d'implantation le permet. En tout cas, la cautérisation énergique et soigneuse de la région où la tumeur s'implante est assurément un temps des plus importants. Il est facilement et complètement exécuté grâce à l'éclairage, au soulèvement, au déplissement et au refoulement des parois de la vessie ; et je ne saurais trop insister sur l'indispensable utilité de semblables manœuvres. C'est grâce à elles que les chirurgiens pourront arriver, à la cure radicale sur la possibilité de laquelle je ne puis encore me prononcer.

OBSERVATION XIII

Sommaire : Homme de 44 ans. — Début par des hématuries spontanées, d'abord de courte durée, séparées par de longs intervalles, puis de plus en plus fréquentes. Depuis quatre mois plusieurs crises très longues (plusieurs semaines) et très abondantes. Il en résulte une anémie et un affaiblissement très marqués.

Jamais de coliques néphrétiques, ni d'expulsion de graviers. Mais, depuis six ans, douleurs rénales du côté gauche ne paraissant d'ailleurs offrir aucun rapport avec les hématuries.

Hémoptysies répétées dans sa jeunesse. Aujourd'hui, les poumons paraissent tout à fait dans leur état normal.

Discussion du diagnostic : Les caractères des hématuries indiquent un néoplasme des voies urinaires sans en préciser le siège, ni la nature. Les douleurs rénales n'ont pas, dans le cas actuel, de signification particulière à cet égard.

Exploration directe des reins et des veines du cordon absolument négative.

Exploration de la vessie. Après évacuation par une sonde molle, le toucher rectal et la palpation hypogastrique permettent de sentir un épaississement de la paroi latérale droite de la vessie, sans bosselures. Le cathétérisme explorateur métallique donne aussi la sensation vague d'un épaississement du côté droit.

Discussion du diagnostic avec la lithiase ou la tuberculose urinaires.

Choix de l'incision hypogastrique. Elle est pratiquée le 25 novembre 1885. On trouve un néoplasme en forme de champignon implanté sur la paroi latérale droite. L'extirpation en est facilitée par l'éclairage et l'inspection de la cavité vésicale. Cautérisation répétée au thermocautère du point d'implantation.

Résultat : Suspension immédiate et définitive des hématuries. Rétablissement complet et rapide du malade.

C..., instituteur, âgé de 44 ans, est entré dans mon service à l'hôpital Necker, le 23 novembre 1885, pour des hématuries qui se reproduisaient avec une fréquence et une abondance croissantes. La première a eu lieu, il y a quatre ans, après une excursion botanique dans les Pyrénées. Elle a été très légère ; c'est à peine si le malade a rendu, en finissant d'uriner, quelques gouttes de sang. Deux mois après, à la suite d'une fatigue, l'urine a encore été colorée; cette fois, pendant toute une journée. Ensuite, le malade a continué de rendre quelques caillots de temps en temps. Il y a environ dix-huit mois, il fut encore pris, le matin au réveil, d'une nouvelle hématurie qui se prolongea toute la journée.

Depuis, le même accident a reparu sans être plus inquiétant, ni par son intensité, ni par sa durée; mais les crises se sont succédé à intervalles de plus en plus rapprochés. Il y a cinq mois, le malade a rendu en urinant une petite parcelle d'apparence charnue qu'il a conservée et qu'il nous présente. Cette parcelle, soumise à l'examen microscopique par M. de Gennes, a été reconnue pour de la fibrine mélangée de nombreux leucocytes. Jusqu'à cette époque, les hématuries avaient toujours été plus ou moins insignifiantes. Mais il y a quatre mois, il s'en est produit une qui n'a pas duré moins de trois semaines et a été très abondante. Elle a donné lieu à la formation, dans la vessie, de nombreux caillots dont l'expulsion s'accompagnait de très grandes difficultés.

Le malade s'est alors présenté (août) à l'hôpital Necker, où il a été examiné par M. Campenon, qui me suppléait pendant les vacances. Le cathétérisme explorateur, en même temps qu'il révélait l'absence de toute concrétion calculeuse, donnait, sur le côté droit de la vessie, la sensation d'un épaississement d'une mollesse particulière.

A la suite de cette exploration, le sang n'a pas reparu.

A la fin du mois de septembre, il est survenu une nouvelle hématurie qui a duré quinze jours. Toute l'urine était teintée de sang, et il se formait en outre des caillots dont l'expulsion était difficile et douloureuse. Au bout de ces quinze jours, l'urine s'est éclaircie pendant vingt-quatre heures pour redevenir encore sanguinolente pendant huit jours.

Depuis, l'hématurie n'a plus reparu.

En dehors de ce symptôme, le malade a éprouvé, depuis environ six ans, des douleurs dans la région lombaire, surtout du côté gauche. Ces douleurs se montraient particulièrement le matin au réveil. Elles étaient peu intenses et ne revenaient pas tous les jours. Les mêmes douleurs ont été quelquefois ressenties à droite et le matin de l'opération le malade les signalait encore, de ce côté, à notre attention. Elles n'ont, du reste, jamais eu l'acuité des véritables coliques néphrétiques. Elles n'ont pas été non plus accompagnées de l'expulsion de graviers.

D'autre part, le malade a eu, à l'âge de 26 ans, une hémoptysie qui a duré deux mois entiers et survenait à intervalles irréguliers. A chaque fois, il rendait un demi-verre de sang.

On ne trouve dans l'histoire de ses antécédents personnels ou héréditaires aucune autre particularité qui mérite d'être notée.

A son entrée dans mon service, le malade est pâle et très affaibli. Il ne tousse aucunement et on ne trouve absolument rien d'anormal à l'auscultation des poumons et du cœur. L'appétit est bon, les digestions faciles. Il urine six à sept fois le jour et trois fois la nuit. Il éprouve une très légère douleur en finissant d'uriner. Mais, en dehors des hématuries, les urines sont parfaitement claires. Ni le repos, ni le mouvement, ni la marche, ni la voiture n'ont d'influence sur la douleur et la fréquence des mictions.

Au moment de procéder à l'examen direct de ce malade, pour compléter un diagnostic à peine ébauché par l'étude des symptômes rationnels, nous nous trouvions en présence d'une série d'inconnues qu'il s'agissait de déterminer.

Le caractère particulier des hématuries qu'il présentait, hématuries spontanées, de longue durée, abondantes, à répétition fréquente et croissante, nous permettait, il est vrai, de dire qu'il s'agissait d'un néoplasme des voies urinaires. Mais il restait à savoir quels étaient le siège et la nature exacte de la lésion.

Le siège n'était pas nettement indiqué par les manifestations fonctionnelles. Il pouvait aussi bien être rénal que vésical.

Sans doute les hématuries vésicales ont ordinairement pour caractère d'être abondantes, durables et de plus en plus fréquentes, tandis que les hématuries rénales sont le plus habituellement de courte durée et séparées par de très longs entr'actes. Mais il faut bien savoir qu'on peut aussi rencontrer des néoplasmes rénaux qui s'accompagnent d'hématuries énormes et capables de remplir en peu de temps la vessie de caillots ; il existe aussi des néoplasmes rénaux qui, pendant longtemps, se traduisent par de petites hématuries à suspension et à répétition très fréquentes, pouvant se produire plusieurs fois dans une même journée. Nous ne pouvions donc trancher la question de siège en tenant seulement compte du symptôme hématurie, puisque, dans le cas actuel, il n'offrait pas de caractères assez typiques. Nous étions cependant obligés de penser au rein, d'autant plus que le malade nous signalait très nettement les douleurs rénales dont j'ai parlé tout à l'heure. On peut, il est vrai, se demander s'il faut tenir grand compte de ces douleurs lombaires pour le diagnostic. Je réponds sans aucune hésitation qu'il le faut, que cela est indispensable, surtout si elles sont unilatérales. Elles peuvent même acquérir une importance toute particulière lorsqu'elles simulent de petites coliques néphrétiques, qu'elles précèdent l'expulsion de caillots allongés filiformes au début d'une nouvelle hématurie et que la même succession de phénomènes se reproduit fréquemment. Mais, je dois dire que les douleurs accusées par notre malade n'ont jamais eu, à aucun degré, les caractères de la colique néphrétique.

C'était donc seulement par l'exploration directe que la question du siège pouvait être résolue.

Cette exploration, à l'égard du rein, devait porter non seulement sur les régions rénales, mais aussi sur les régions scrotales. En effet, j'ai depuis longtemps montré l'importance que peut acquérir, pour le diagnostic différentiel, l'apparition récente d'un varicocèle, apparition coïncidant avec d'autres symptômes des voies urinaires. Le varicocèle est alors symptomatique. Il a pour cause la compression qu'exerce sur l'origine des veines émulgentes le rein augmenté de volume et m'a souvent mis sur la trace des néoplasmes de cet organe.

Sur notre malade, il n'y avait pas trace de varicocèle ni à droite ni à gauche, et, d'autre part, l'exploration très méthodique de chacune des régions rénales, à l'aide des deux mains placées en avant et en arrière au-dessous des dernières fausses côtes, exploration répétée après moi par MM. Campenon et Peyrot, ne nous a permis de recueillir aucune information positive. Les deux régions sont absolument normales et ne présentent d'un côté à l'autre aucune différence ni au point de vue du volume ni a celui de la sensibilité.

En présence de ces négations relatives au rein, je devais concentrer mes recherches sur la vessie.

J'ai commencé par pratiquer le cathétérisme à l'aide d'une sonde en gomme afin de vider la vessie, ce qui est indispensable pour bien explorer. Au moment de l'introduire, je n'ai recueilli aucune sensation particulière, comme, par exemple, celle d'une traversée prostatique trop longue. La coloration de l'urine retirée par la sonde n'a offert non plus rien de spécial au commencement, au milieu ou à la fin de l'évacuation. C'est à peine si les dernières gouttes de liquide étaient un tant soit peu plus teintées que le reste.

La vessie étant évacuée, j'ai pratiqué le toucher rectal en le combinant avec la palpation hypogastrique. J'ai ainsi pu reconnaître que la vessie n'était pas augmentée de volume et qu'elle avait une consistance à peu près normale. Il n'y avait absolument aucune bosselure perceptible du côté du bas-fond ou du trigone. J'ai cependant eu la sensation vague d'un certain épaississement du côté droit. Comme le malade est maigre, que son ventre est souple et facile à examiner, cette constatation avait une très grande valeur.

Le cathétérisme explorateur métallique ne m'a ensuite fourni que des renseignements également peu décisifs. Je n'ai obtenu qu'une sensation vague d'épaississement du côté droit. Il me semblait qu'il y avait quelque chose de mou, comme un duvet renfermé dans une étoffe ou comme une barbe épaisse. Ce n'était là sans doute qu'une sensation un peu confuse, mais rapprochée de celle qu'on obtenait par le toucher rectal, elle prenait plus de consistance et sa signification devenait très importante. Il m'a paru même que l'épaississement siégeait plutôt sur la paroi latérale que sur le fond même de la vessie.

En somme, vous voyez que l'ensemble des renseignements négatifs l'emportait sur celui des signes positifs. Il n'est pas rare qu'il en soit ainsi. C'est pourquoi certains chirurgiens ont admis que le diagnostic ne pouvait être fait que par l'exploration digitale.

J'ai cependant pensé que, dans le cas actuel, le diagnostic était suffisant pour permettre d'entreprendre, non pas une opération exploratrice, mais une opération thérapeutique. Nous étions, en effet, en présence d'un malade sérieusement menacé par ses dernières hématuries. Il avait pâli, maigri et notablement perdu de ses forces ; de plus, cet état de déchéance allait en augmentant depuis qu'il ne perdait plus de sang.

On était donc sous la pression d'un symptôme grave, et il fallait agir sans retard, sous peine de voir la déchéance générale s'accuser au point de rendre toute intervention impossible ou aléatoire.

Or, il résultait des renseignements complètement négatifs de l'exploration des reins, et positifs, bien qu'à un faible degré, de celle de la vessie, que le siège de la lésion était vésical. Il n'en fallait pas davantage pour autoriser à intervenir par la section sus-pubienne. Elle peut seule mettre fin à des hématuries semblables lorsqu'elles sont d'origine vésicale. Et, s'il était regrettable pour la netteté du diagnostic que les signes positifs ne fussent pas plus nombreux, il faut bien reconnaître que les signes négatifs étaient eux-mêmes un encouragement très précieux à l'intervention. Ils démontraient que le néoplasme n'était pas infiltré et même qu'il n'offrait pas un volume considérable, conditions favorables pour l'extirpation radicale.

Cependant, étant donnée l'insuffisance des signes positifs, nous devions, pour éviter toute chance d'erreur, nous demander si les hématuries qui étaient le symptôme dominant ne pouvaient pas avoir une autre cause qu'un néoplasme vésical ou rénal. Nous devions en particulier rechercher si elles ne relevaient pas ou de la lithiase rénale ou de la tuberculose urinaire.

La lithiase ne pouvait assurément pas être incriminée, bien que la présence de graviers ou de calculs rénaux puissent parfaitement provoquer des hématuries. Mais alors il y a d'autres symptômes qui témoignent très nettement de la présence du corps étranger dans le rein ou l'uretère.

Quant à la tuberculose, nous ne pouvions oublier que le malade avait eu, pendant deux mois, vers l'âge de vingt-six ans, des hémoptysies multiples. Mais depuis, rien de semblable ne s'était reproduit et l'examen le plus minutieux des poumons ne parvenait à y révéler aucune lésion. Cela n'était pas très favorable à l'hypothèse de la tuberculose vésicale mais n'en excluait nullement la possibilité, car le poumon reste le plus souvent indemne, alors même que la tuberculose urinaire acquiert le plus de gravité. Mais, en outre, cette dernière offre une évolution particulière dont nous ne retrouvions aucun vestige sur notre malade. Il ne présente aucun signe de cystite. Or, si les hématuries ouvrent souvent la marche des accidents de la tuberculose, quand il s'agit de la vessie, comme les hémoptysies, quand il s'agit du poumon, elles ne tardent pas à être suivies de phénomène de cystite, de même que la bronchite succède bientôt aux hémoptysies. D'autre part, en soumettant à un examen minutieux toutes les parties de l'appareil génital par lesquelles la tuberculose débute si fréquemment, nous n'avons absolument rien trouvé, et enfin l'examen de l'urine, plusieurs fois répété, n'a jamais permis la découverte du moindre bacille.

La tuberculose urinaire ne pouvait donc pas être en cause. Il était de plus en plus évident qu'il s'agissait d'un néoplame, et nous avons vu que ce néoplasme ne pouvait être que vésical. Nous pouvions même dire qu'il avait son implantation sur la paroi latérale droite de l'organe. Mais, ce que nous ne savions pas, c'était le degré, l'étendue, le volume de la lésion. A l'ouverture de la vessie, on peut avoir une surprise dans l'un et l'autre sens et trouver tantôt plus, tantôt moins qu'on ne pensait. Mais ce sont là des détails secondaires.

Je n'ai pas hésité à recourir à l'incision hypogastrique, parce qu'elle offre, à mon avis, plus de sécurité que la boutonnière périnéale et qu'elle facilite en même temps les manœuvres d'extirpation. Elle me paraît préférable même et surtout pour les petits néoplasmes qu'elle permet de reconnaître, de poursuivre et d'atteindre complètement par les instruments, par les doigts et par les yeux tout à la fois.

L'opération eut lieu le 25 novembre 1885.

L'incision de la vessie ayant été pratiquée en observant toutes les précautions habituelles, j'ai constaté et fait constater par mes aides de même que par mes collègues, MM. Campenon et Peyrot, l'existence d'un néoplasme en forme de de champignon, à base d'implantation assez large, comme une pièce d'un franc environ et fixé sur la paroi latérale droite de la vessie.

Aidé par l'éclairage de la cavité à l'aide d'une lampe à incandescence, j'ai pu appliquer sur ce pédicule un serre-nœud métallique. Le moignon du pédicule ayant donné lieu à une hémorrhagie artérielle, j'ai dû saisir le vaisseau divisé avec une pince à pression. J'ai terminé en promenant la plaque du thermocautère sur toute la surface d'implantation de la tumeur. Vous m'avez vu à ce moment renouveler l'application ignée avec la plus grande minutie, examinant chacune des parties où siégeait la tumeur et les cautérisant successivement jusqu'à ce que j'aie pu être sûr d'avoir complètement détruit tout ce qui paraissait le moins du monde suspect. J'ai employé plusieurs minutes à parfaire ce temps de l'opération que je considère comme capital. Enfin, le pansement a été appliqué exactement de la même manière que dans l'observation précédente.

Les suites de l'opération furent des plus simples et le malade, complètement guéri, a quitté l'hôpital le 6 janvier.

Cette observation emprunte la plus grande partie de son intérêt, non seulement à l'heureuse application des perfectionnements récemment apportés à la technique opératoire, mais aussi à la précision du diagnostic qui a été des plus satisfaisantes étant donné l'absence presque complète des renseignements positifs. De tels faits me paraissent bien démontrer que le diagnostic clinique est possible, qu'il n'a pas besoin du secours d'un acte opératoire pour être conduit aussi loin que l'exige la formule de l'indication qui autorise le chirurgien à intervenir. — Je vous ferai observer enfin que, pour la seconde fois, j'ai rencontré un pédicule largement vasculaire et fournissant un jet artériel nécessitant des manœuvres hémostatiques.

NEUVIÈME LEÇON

SYMPTOMES FONCTIONNELS

Le diagnostic des néoplasmes vésicaux est généralement possible à l'aide des seules ressources de la clinique.

Signes fonctionnels. Ils peuvent être nuls ou peu marqués et sans valeur séméiologique. Mais cela est très rare. Le plus souvent ils sont très significatifs. Quelquefois ils débutent par des phénomènes de cystite, ce qui peut égarer le diagnostic.

L'hématurie est presque constante. Cette hématurie est précoce, spontanée, isolée de tout autre symptôme. — Coloration de l'urine. abondance du sang, formation de caillots. Longue durée de l'hématurie, sa résistance aux traitements; sa brusque disparition. L'ensemble de ces caractères en fait un signe pathognomonique.

Expulsion, avec les urines, de parcelles de la tumeur dont le microscope peut révéler exactement la nature. Il n'est pas prudent de provoquer cette expulsion par des manœuvres.

La douleur est généralement tardive; elle peut faire totalement défaut. Elle ne saurait donc être utilisée pour le diagnostic différentiel des tumeurs malignes et bénignes. Il est cependant possible qu'une cystite particulièrement douloureuse inaugure les manifestations de la maladie surtout lorsque l'implantation du néoplasme se fait au voisinage du col. A une période avancée, la cystite survient très facilement sous l'influence des moindres causes et surtout du cathétérisme. Elle est prompte à revêtir une intensité excessive.

Pour établir un diagnostic méthodique, il faut tenir compte de l'ensemble des symptômes, de l'ordre dans lequel ils se succèdent et surtout de leur évolution. Celle-ci est habituellement lente même dans les tumeurs malignes. Mais elle se compte souvent par un grand nombre d'années pour les tumeurs bénignes, Aussi est-ce de la durée de la maladie, bien plutôt que de l'intensité des symptômes qu'il faut tenir compte pour établir ce diagnostic différentiel.

Messieurs,

Les indications et les contre-indications de l'intervention chirurgicale dans les tumeurs de la vessie doivent nécessairement reposer sur des données très positives fournies par le diagnostic. Je ne saurais donc apporter trop de soins à vous exposer toutes les notions relatives à ce diagnostic, d'autant plus qu'il a été longtemps considéré comme difficile ou même impossible par les seules ressources de la clinique. Vous savez, en effet, combien certains chirurgiens, en particulier sir H. Thompson, ont préconisé l'exploration digitale de la vessie. Cela ne signifie-t-il pas qu'il y a des cas où l'étude des symptômes rationnels et la recherche des signes physiques par les procédés ordinaires ne conduisent qu'à un diagnostic insuffisant, puisque des chirurgiens de grande valeur jugent parfois nécessaire de le compléter par le toucher direct et au prix d'une véritable opération ?

Je ne partage pourtant pas cette manière de voir, et je pense que, dans l'immense majorité des cas, il est possible d'établir, sans opération exploratrice, un diagnostic assez précis pour servir de base à des indications ou contre-indications chirurgicales parfaitement définies. Non seulement on peut très positivement savoir si on est réellement en présence d'une tumeur, mais il est possible de déterminer avec une assez grande exactitude les principaux points relatifs à sa topographie, c'est-à-dire sa forme générale, son siège, son mode d'implantation, ses connexions avec les parois de la vessie. Déjà les observations qui précèdent vous en sont la démonstration péremptoire. Il me reste maintenant à vous dire comment vous pourrez asseoir sur des bases solides un diagnostic suffisant pour permettre ou même pour imposer par vos conseils, l'intervention chirurgicale.

Ce diagnostic repose sur deux ordres de signes, les signes fonctionnels et les signes physiques.

Les premiers ne font jamais ou presque jamais complètement défaut. Il est tout à fait exceptionnel que des tumeurs de la vessie n'aient donné lieu pendant la vie à aucun symptôme et n'aient été découvertes qu'à l'autopsie.

Mais on peut rencontrer, en petit nombre, il est vrai, des malades qui n'accusent, pendant les premiers temps au moins, qu'une symptomatologie banale complètement dépourvue de caractères spéciaux.

Ces phénomènes communs à toutes les affections de la vessie ne constituent pas des indices de tumeur et ne peuvent guère par eux-mêmes servir à établir le diagnostic. Cependant, ils invitent à pratiquer l'examen direct et peuvent ainsi mettre sur la trace d'autres signes d'une haute importance. Ils ne tardent pas, du reste à s'accompagner de manifestations plus significatives.

Vous pourrez encore rencontrer d'autres malades chez lesquels le début est marqué par des symptômes de cystite vulgaire, quelquefois très intenses, capables d'égarer le diagnostic. Les observations IV, V, VII et IX en sont de remarquables exemples. Si toutefois je m'en rapporte au grand nombre de cas de tumeurs de la vessie qu'il m'a été donné de suivre, je ne crains pas d'affirmer que c'est là un début tout à fait insolite. En pareil cas, le diagnostic peut offrir des difficultés assez grandes, mais le plus souvent ces difficultés peuvent être résolues, soit que les symptômes de la cystite s'accompagnent de quelque manifestation spéciale, soit que la recherche des signes physiques, toujours nécessaire pour peu qu'il y ait de doute, conduise inopinément à des révélations particulières.

La lecture de l'observation VII vous a déja démontré que, malgré ses difficultés, le diagnostic aurait pu être fait et précisé si j'avais suffisamment tenu compte de l'ensemble des renseignements fournis par l'observation du malade.

Mais tous ces différents cas dont je viens de vous signaler la possibilité sont rares; ils sont même exceptionnels. Aussi m'en tiendrai-je, à leur égard, à la simple mention qui précède. Très généralement les tumeurs de la vessie se traduisent par des symptômes si nettement accusés que le diagnostic est bientôt possible.

Ces symptômes sont cependant en nombre très limité. On n'en observe guère que trois ou quatre : l'hématurie, la présence de débris du néoplasme dans les urines, la douleur, les troubles de la miction.

Parmi eux, l'*hématurie* est le seul phénomène qui soit à peu près constant. Bien rares sont les observations où les urines n'ont jamais été mélangées de sang. On en cite pourtant quelques-unes, entre autres celles d'Ashurst. Non seulement, dans ce cas, il n'y eut aucune hématurie spontanée, mais le cathétérisme lui-même a pu être pratiqué sans provoquer aucun saignement. D'autres fois l'hématurie n'apparaît que très tardivement. Dans un fait de Caudmont, elle n'a eu lieu que quelques jours avant la mort. Bennet rapporte également un cas de tumeur de la vessie qui s'est manifestée pendant quatre ou cinq ans par des troubles de la miction et ne s'est accompagnée qu'ensuite d'hématurie. J'ai moi-même observé un cas où ce symptôme a présenté une interruption de trois ans.

Mais le plus souvent l'hématurie est *précoce*. Elle est même ordinairement le premier et pendant longtemps le seul symptôme. C'est dans ces conditions surtout qu'elle peut acquérir, par l'ensemble de ses caractères, une très haute valeur séméiologique, une valeur telle qu'elle permet à elle seule d'affirmer la présence d'un néoplasme et qu'elle devient pour ainsi dire pathognomonique.

Cette hématurie est *spontanée*. Elle se produit sans phénomènes prémonitoires, indépendamment de tout exercice, de tout effort, souvent pendant la nuit et après un repos complet. Elle se termine comme elle est venue sans cause applicable et souvent de la façon la plus brusque. Non seulement elle peut se montrer ainsi en dehors de toute cause occasionnelle, mais il arrive souvent qu'un malade ayant eu précédemment des hématuries spontanées se livre à des exercices violents, à des marches longues et pénibles, à la chasse, à l'équitation, sans en avoir de nouvelles.

L'hématurie des néoplasmes peut cependant se produire sous une influence bien déterminée, mais alors l'intensité et la durée de la perte de sang sont hors de toute proportion avec la cause provocatrice. C'est ainsi, qu'à la suite d'un cathétérisme explorateur bien fait, il vous arrivera d'observer de grandes hématuries que votre intervention aura déterminées, mais qu'elle n'aurait certainement pas produites si la vessie n'avait pas été envahie. La disproportion de l'effet à la cause, de même que l'absence de cause, mérite donc d'être observée et notée avec le plus grand soin.

Le pissement de sang ne s'accompagne habituellement *d'aucune douleur*. Aussi arrive-t-il souvent que le malade n'en est averti que par la teinte de ses urines ou les taches de son linge. C'est ainsi que l'hématurie peut avoir eu lieu pendant la nuit et n'être reconnue que le matin à la lumière du jour. Les patients ne ressentent ni sensation particulière pendant la miction, ni même envies d'uriner plus fréquentes, sauf, bien entendu, les cas où la maladie se complique déjà de cystite ou bien ceux où des caillots abondants se sont formés dans la vessie.

L'absence de toute autre manifestation concomitante ajoute donc à l'importance séméiologique de ces hématuries qui ne sont pas plus précédées de troubles fonctionnels dans la miction qu'elles n'en sont accompagnées. Nées sans cause appréciable, elles évoluent et disparaissent sans avoir été autre chose qu'une perte de sang.

Le sang est ordinairement mélangé à toute l'urine, mais en quantité souvent inégale au commencement et à la fin des mictions. Il est de règle, lorsqu'on recueille dans plusieurs verres l'urine d'une même miction, de trouver celle du premier verre moins teintée que celle du dernier. Cela s'explique très facilement et par la contraction de la vessie qui exprime ses vaisseaux comme une éponge qu'on serre dans la main et par la diminution de la pression intravésicale que produit l'évacuation. Le mécanisme est le même en définitive que celui qui préside aux hématuries dans les rétentions lorsque l'évacuation par la sonde est trop rapide ou trop complète.

Quoi qu'il en soit, du reste, la plus grande abondance du sang à la fin des mictions indique d'une façon certaine que c'est bien la vessie qui est la source de l'hématurie, et cette notion est loin d'être à dédaigner.

Les *variations d'intensité* de l'hématurie ne s'observent pas seulement aux divers moments d'une même miction. Elles se produisent encore d'une miction à l'autre sans qu'il soit possible de les expliquer par l'influence du jour ou de la nuit, du repos ou du mouvement.

La *coloration* de l'urine est variable suivant la quantité de sang qu'elle contient. Lorsqu'il y en a peu, elle offre une légère teinte vineuse qui tourne au rouge vif ou au rouge brique lorsqu'il y en a davantage. Souvent aussi elle prend un aspect plus foncé, presque noirâtre comme si on y avait délayé de la suie ou du marc de café. Quelquefois, mais non constamment, les urines s'éclaircissent un peu quand l'hématurie est près de cesser. Plus souvent il arrive que la disparition du sang, au lieu d'être progressive, est immédiate et complète.

L'*abondance du sang* perdu est toujours considérable, alors même que l'urine de chaque miction ne serait pas fortement teintée. Elle est considérable parce que, même insignifiante, elle se reproduit à chaque miction et cela pendant plusieurs jours et plusieurs semaines.

Néanmoins, les malades conservent pendant des périodes souvent fort longues, la propriété de réparer, pendant les intervalles des hématuries, l'anémie qui en est la conséquence rapide.

Ils finissent pourtant, après une lutte de durée variable qui peut atteindre plusieurs mois ou même des années, par tomber dans un état d'affaiblissement extrême et de cachexie profonde. C'est alors qu'ils prennent une teinte pâle, cireuse des téguments, qu'ils offrent de l'œdème des extrémités, qu'ils s'essoufflent au moindre mouvement, qu'ils deviennent incapables de refaire des globules et de reprendre des forces, alors même que les hématuries viendraient à cesser complètement, ce qu'il n'est pas très rare d'observer à cette période avancée de la maladie.

Je puis vous citer comme un exemple d'anémie grave provoquée par les hématuries, le malade de l'observation II que j'ai eu l'occasion d'opérer à deux reprises différentes. Chaque fois l'intervention était, en quelque sorte, imposée d'urgence par des hématuries persistantes d'une extrême gravité. La première fois, bien qu'il fût déjà dans un état de cachexie très menaçante, il fut littéralement sauvé et reprit ses forces à vue d'œil dès que l'opération eut mis fin aux pertes de sang qui l'épuisaient ; la seconde fois, l'hématurie datait à peine de quelques jours et cependant elle avait déterminé un affaiblissement si profond que l'opération, malgré l'hémostase la plus parfaite pendant et après les manœuvres, c'est-à-dire malgré la disparition complète des accidents, fut impuissante ; le malade continua de s'éteindre et mourut sans complication d'aucune sorte, le cinquième jour après l'opération.

J'ai encore observé récemment un malade qui est aussi bien digne à cet égard de fixer votre attention. Pendant quatre années, il eut des hématuries prolongées et répétées, parfois très abondantes. Il n'en continua pas moins l'exercice de sa profession, qui exigeait une assez grande dépense de forces, car il était courtier d'assurances. Il finit cependant par être tout à fait exsangue. Lorsqu'il vint réclamer avec instance un traitement chirurgical, il était arrivé au dernier degré de l'anémie, et se trouvait dans l'impossibilité de faire deux pas sans être à bout de souffle. Chose remarquable, ces phénomènes cachectiques dont l'apparition datait environ de deux mois, avaient coïncidé avec la suspension presque complète des hématuries, et, bien que cette suspension eût été définitive, ils étaient allés chaque jour en se prononçant de plus en plus.

Ce malade était alors soumis a de telles douleurs que malgré le déplorable état de sa santé je n'osai lui refuser l'intervention qu'il appelait de tous ses vœux. Une syncope rapidement mortelle mit brusquement fin à ses souffrances pendant la chloroformisation. En accédant à son désir j'avais fait acte d'humanité, mais je n'avais certainement pas agi en chirurgien soucieux de ne pas affronter une opération périlleuse.

De tels faits ne sont pas sans un grand enseignement. Ils démontrent que si l'hématurie, malgré son abondance et ses répétitions, ne met pas, dans la grande majorité des cas, la vie en péril, elle peut cependant créer un état tel que le malade devienne incapable de subir une opération ou de reprendre des forces malgré l'arrêt spontané de l'hémorrhagie ou sa cessation obtenue par l'intervention chirurgicale. Vous avez vu avec quelle difficulté le malade de l'observation X a pu sortir de l'état d'anémiation extrême où il se trouvait lorsque je l'opérai. Il est donc indispensable de tenir le plus grand compte, au point de vue des indications opératoires, de la persistance de l'anémie et de la rapidité avec laquelle elle s'est produite. Cela n'est pas moins nécessaire au point de vue du pronostic de l'opération. Le malade de l'observation II était dans ces conditions et il succomba rapidement dans le collapsus.

Lorsque l'hématurie est abondante, le sang n'est plus seulement intimement mélangé à l'urine; il peut en outre donner lieu à la *formation de caillots* qui sont rejetés pendant la miction. Ces caillots sont de forme variable. En général courts et sans forme déterminée, ils sont quelquefois allongés, vermiculaires. Le plus souvent rouges ou noirâtres, ils peuvent être décolorés, fibrineux et simuler de petites masses charnues, qu'on pourrait prendre pour des débris de tumeur. Ils s'en distinguent par une consistance généralement plus faible et surtout par leurs caractères microscopiques. Pour peu qu'ils soient volumineux, ces caillots ne traversent le canal qu'au prix de très vives douleurs et de violents efforts. (Observations II et XI.) Quelquefois même il arrive que le sang, rapidement épanché dans la vessie presque vide, s'y accumule, la distend et se prend en caillots énormes. Leur issue est alors entourée des plus grandes difficultés. Elle exige l'emploi de l'aspiration. Toujours pénible et laborieuse, celle-ci offre l'inconvénient d'échouer quelquefois et d'exposer alors au retour plus grave de l'hémorrhagie.

Cependant, le malade de notre observation XI sur lequel

vous m'avez vu recourir à ce moyen, loin d'avoir, après l'évacuation artificielle de la vessie, une recrudescence de l'hématurie, en a été au contraire immédiatement débarrassé. Ce résultat n'a rien qui doive nous surprendre, car l'évacuation des caillots est le meilleur moyen d'empêcher la vessie de lutter pour en provoquer l'expulsion, et vous savez combien cette lutte est une cause puissante de congestion. Dès que la vessie, par un mécanisme quelconque, est soumise au repos, elle cesse de se congestionner, et ses hémorrhagies tendent à disparaître. C'est en lui procurant ce repos salutaire que la morphine peut également rendre de précieux services au milieu de ces conditions toujours difficiles. L'indication, dans ces cas, est donc d'évacuer *complètement* la vessie, de la débarrasser entièrement de ses caillots ou de s'opposer à ses contractions.

La réplétion de la vessie par des caillots peut même être considérée comme une indication formelle d'opérer sur-le-champ. C'est ainsi qu'en avaient jugé, il y a près d'un demi-siècle, Astley Cooper et Copland-Hutchinson, et, circonstance à noter, c'est par la taille hypogastrique, malgré les difficultés que présentait alors cette opération, qu'ils s'étaient proposé d'extraire les caillots.

Mais heureusement la formation de caillots abondants est exceptionnelle. En général, je vous le répète, le sang est intimement mélangé à l'urine dont l'émission reste très facile.

La *durée* de l'accès d'hématurie dans les néoplasmes est ordinairement longue. Ce n'est pas seulement à une seule miction que le sang apparaît. Il n'est même pas fréquent que l'hématurie ne dure qu'un ou deux jours. Habituellement elle se prolonge beaucoup plus et persiste plusieurs jours, plusieurs semaines ou même plusieurs mois, sans subir, en aucune façon, l'influence des divers traitements dirigés contre elle.

Lorsqu'enfin elle doit se terminer, elle cesse en général brusquement comme elle avait commencé, sans traverser aucune période de décroissance. D'une miction à l'autre s'accomplit un changement complet que rien ne pouvait faire présager, et qui tient, comme on l'a dit, de la féérie. A la dernière miction les urines étaient noirâtres ou de teinte jus de pruneaux; à la suivante, et sans qu'on sache pourquoi, elles sont d'emblée absolument claires et limpides. Quelquefois cependant on observe aussi une diminution lente et progressive.

Ni le repos, ni les traitements les plus variés n'exercent sur ce symptôme une réelle influence; vous trouverez dans cette *résistance à toutes les médications* un caractère fort important pour le diagnostic.

La *suspension de l'hématurie* peut être passagère et ne durer que quelques heures. D'autres fois elle se prolonge plusieurs semaines ou plusieurs mois. On signale même des rémissions beaucoup plus longues, et j'ai déjà eu, pour ma part, l'occasion de vous en citer une qui n'a pas duré moins de trois ans. Mais ce sont là des faits exceptionnels. En général, la suspension est courte; elle ne dépasse guère quelques semaines, et les hématuries successives vont en se rapprochant de plus en plus et deviennent pour ainsi dire subintrantes.

Vous le voyez, Messieurs, ce sont des hématuries bien particulières que celles des néoplasmes, hématuries capricieuses que rien ne provoque et ne fait prévoir, qui surprennent toujours dans leur brusque réapparition, qui restent indifférentes aux effets des médications les plus variées, que le repos ne modifie pas, que souvent le décubitus semble favoriser, qui ne s'accompagnent d'aucun autre trouble de la miction, qui enfin disparaissent au moment où on s'y attend le moins. Parmi ces nombreux caractères, les plus importants au point de vue séméiologique, ceux qui en font un symptôme vraiment pathognomonique sont l'apparition spontanée sans cause appréciable, sans aucun trouble préalable de la miction, la reproduction facile et fréquente, la longue durée, la résistance à toutes les médications.

De telles hématuries sont très significatives, alors même qu'elles constitueraient l'unique symptôme et je ne crains pas d'ajouter par celà même qu'elles constituent le seul symptôme, ce qui est assez ordinaire dans les premières périodes souvent fort longues de la maladie. Elles indiquent, dans l'immense majorité des cas, l'existence d'un néoplasme des voies urinaires et permettent même d'en préciser la localisation à la vessie, ce dont j'aurai plus tard, au chapitre du diagnostic, à vous fournir la démonstration.

Mais, par elles-mêmes, elles ne permettent pas de pousser plus loin la recherche du diagnostic. Elles ne peuvent offrir, en particulier, aucune indication précise au sujet de la nature du néoplasme. On a dit cependant que l'*abondance et la fréquence des hématuries* appartenaient en propre aux affections malignes. Mais je pourrais vous citer certains malades que je suis depuis plusieurs années, et l'un depuis douze ans, qui, après avoir présenté des hématuries prolongées et très abondantes mettant leur vie en danger, sont aujourd'hui presque entièrement guéris ou tout au moins exempts d'hématuries sérieuses. Il est bien évident qu'ils ne sont pas atteints d'un véritable cancer, et leur histoire prouve que des tumeurs bénignes peuvent déterminer des hémorrhagies graves et rebelles. Le malade de l'observation VI auquel j'ai enlevé un énorme papillome avait depuis dix ans des hématuries répétées et quelquefois intenses.

Ce ne sont donc pas les hématuries qui pourront vous éclairer sur la véritable *nature* des néoplasmes vésicaux. C'est plutôt la marche de la maladie, à moins toutefois que le hasard, en vous mettant sous les yeux des débris charnus recueillis dans l'urine, ne vous ait déjà offert l'occasion précieuse d'étudier directement les caractères histologiques du néoplasme.

Impuissante à vous révéler la nature de la tumeur, l'hématurie ne peut pas non plus vous donner une idée, même approximative, de son *volume*. Vous rencontrerez des néoplasmes énormes, par exemple celui du malade de l'observation VI, qui ne donnent lieu qu'à des hématuries relativement modérées, tandis que d'autres, malgré leurs dimensions très petites, ainsi que vous avez pu vous en rendre compte par les observations II et XI, peuvent déterminer des pertes de sang très graves, très menaçantes par leur abondance et leur durée. Il n'y a, en un mot, aucune relation à établir entre les caractères de l'hématurie et le volume de la tumeur.

L'hématurie n'indique pas davantage l'existence d'une *ulcération* à la surface de la tumeur. Nous aurons plus tard, en étudiant l'anatomie pathologique, l'occasion de constater combien sont exceptionnelles ces ulcérations, si tant est qu'on les rencontre. C'est sous la dépendance immédiate de ces phénomènes congestifs dont je me suis tant de fois efforcé de vous démontrer l'importance dans toute la pathologie urinaire que se montre le saignement de la vessie. Ne suffit-il pas d'ailleurs de vous souvenir que l'hématurie est un symptôme absolument précoce, presque prodromique, en tous cas du début, pour comprendre qu'il n'est pas besoin d'ulcération pour provoquer la perte de sang.

L'étude du symptôme hématurie ne permet donc de poser qu'un point du diagnostic, puisqu'elle ne donne que la notion de la présence d'un néoplasme dans la vessie. Mais n'est-ce pas un symptôme de premier ordre que celui dont l'analyse méthodique permet une telle affirmation, et, si le chirurgien est encore loin d'un diagnostic complet, n'a-t-il pas déjà à sa disposition un élément clinique de la plus haute importance? De plus, comme vous l'avez vu par les exemples d'anémie extrême que je vous citais tout à l'heure, le symptôme hématurie peut à lui seul fournir l'indication d'agir, vous mettre en demeure d'opérer.

Après l'hématurie, ce grand symptôme qui domine toute l'histoire des tumeurs de la vessie, je dois vous signaler quelques autres phénomènes qui, malgré leur inconstance, méritent aussi d'être pris en sérieuse considération soit pour le diagnostic, soit pour les indications chirurgicales et complètent la physionomie clinique de l'affection.

Tout d'abord j'attirerai votre attention sur les *parcelles du néoplasme* que l'on peut quelquefois rencontrer dans l'urine.

Dans certains cas, malheureusement rares, on y trouve de véritables petits fragments de la tumeur dont le microscope révèle avec précision la nature et même la variété. Ces fragments, qu'il ne faut pas confondre avec des caillots fibrineux et dont l'examen microscopique est toujours indispensable, peuvent être si volumineux qu'il est quelquefois difficile de comprendre comment ils ont pu sortir par l'urèthre. Mais on conçoit qu'ils aient une valeur séméiologique de premier ordre puisqu'ils confirment le diagnostic néoplasme et le précisent en faisant reconnaître exactement sa variété.

Je pourrais ajouter qu'ils indiquent aussi son siège, car il est bien improbable, quoique cela ne soit pas impossible, qu'une tumeur rénale puisse permettre ces rencontres. Elles n'ont guère été signalées que dans les cas de tumeur de la vessie et surtout pour les papillomes.

Grâce à ces débris du néoplasme recueillis dans les urines, sir Thompson a pu nettement et avec sûreté reconnaître un papillôme villeux.

Un malade de Volkmann, porteur d'un myome pédiculé de la vessie, rendit à plusieurs reprises des lambeaux de tumeur par l'urèthre. L'un d'eux présentait les dimensions du pouce. L'examen de ces fragments permit au chirurgien allemand de porter le diagnostic myome de la vessie.

Exceptionnellement ces fragments de tumeur peuvent être rendus sans qu'il y ait jamais eu d'hématurie. Landers rapporte l'observation d'un malade âgé de quarante-trois ans qui rendait des fragments parfois de petit volume et finement dentelés, parfois plus volumineux et de forme cylindrique. Ces fragments s'étaient plusieurs fois arrêtés dans l'urèthre en provoquant des accidents de rétention. Ce malade n'eut jamais d'hématurie. A son autopsie on trouva un cancer de la paroi postérieure de la vessie.

J'ai cité moi-même, dès la première édition de mes *Leçons cliniques*, plusieurs exemples remarquables d'expulsion par l'urèthre de volumineux débris de tumeur entraînés avec les urines. Dans un cas, ces morceaux de chair d'apparence fibrineuse m'avaient été remis par un malade chez lequel aucun autre indice n'aurait permis d'établir un diagnostic exact. Vous vous rappelez enfin cet homme qui fait le sujet de notre observation VI, si intéressante à tant d'autres titres : à plusieurs reprises il a rendu en abondance des fragments de sa tumeur qui ont permis à MM. Feltz et Recklinghausen, plusieurs années avant l'opération, de porter le diagnostic : papillome de la vessie. Il en fut de même chez la femme de l'observation V.

Mais alors même qu'un examen à l'œil nu ne vous permettrait à aucun moment de constater de véritables fragments dans l'urine, une étude *microscopique* pourrait vous faire apercevoir des éléments caractéristiques bien différents des épithéliums de la vessie, des uretères et des reins que les urines peuvent contenir en dehors des affections néoplasiques. Il est bon toutefois de savoir que ces recherches doivent être faites à plusieurs reprises et en dehors des hématuries. Il faut aussi ne prendre pour l'examen que le dépôt de l'urine abandonnée quelque temps à elle-même dans un verre conique. C'est ainsi qu'appelé récemment par un de mes collègues des hôpitaux auprès d'un malade dont les urines étaient redevenues limpides, j'ai pu affirmer, après examen au microscope, qu'il s'agissait d'un cancer de la vessie. Cet homme, en effet, a succombé quelques mois plus tard à cette affection qui s'était bientôt accompagnée de tout l'ensemble de ses manifestations habituelles.

La *recherche des fragments ou des parcelles de tumeur* et leur examen histologique offrent donc un puissant intérêt pour le clinicien. Je ne pense pourtant pas qu'ils en offrent assez pour autoriser à provoquer leur expulsion par des manœuvres, et je ne serais pas disposé, je l'avoue, à soumettre la vessie à de grands lavages et à l'aspiration pour obtenir ces parcelles. Cette pratique est cependant recommandée par sir H. Thompson. Elle me paraît de nature à provoquer souvent des hématuries ou des cystites, complications infiniment plus redoutables pour ces malades que pour tous les autres.

Je croirais agir d'une façon moins offensive en promenant dans la vessie un petit lithotriteur à mors plats et en chargeant ses cuillers de parcelles du néoplasme. Mais il me paraît préférable de s'en remettre au hasard, car ce renseignement, malgré toute son importance, n'ajoute pas assez aux autres symptômes rationnels pour que l'on puisse exposer les malades à des manœuvres qui sont loin d'être exemptes d'inconvénients.

Quoi qu'il en soit, l'examen de l'urine, au point de vue et des hématuries et des débris de la tumeur, nous a déjà fourni deux symptômes rationnels de la plus haute valeur. A une période plus avancée, l'urine peut encore offrir d'autres caractères utiles, mais beaucoup moins significatifs. C'est ainsi qu'elle peut contenir du pus et qu'elle prend quelquefois une fétidité particulière, une odeur cadavéreuse ou de purin qui pourrait au besoin servir au diagnostic. Mais cette odeur ne se rencontre jamais qu'à une période avancée, alors qu'il existe déjà beaucoup d'autres symptômes plus significatifs, et elle peut d'autant moins être utilisée pour le diagnostic qu'elle peut tenir à d'autres causes qu'une affection néoplasique. On l'observe notamment dans les cystites pseudo-membraneuses.

Il est un troisième symptôme, *la douleur* qui peüt s'ajouter à ceux que nous venons d'étudier et, dans certains cas, prendre le rang de symptôme dominant. Mais elle n'a jamais l'importance séméiologique de l'hématurie. On a soutenu le contraire cependant, et sir H. Thompson, entre autres chirurgiens, n'hésite pas à en tenir un très grand compte pour le diagnostic de la nature du néoplasme. Suivant mon éminent confrère d'outre-Manche, dans les tumeurs malignes, la douleur serait précoce et représenterait ordinairement le premier symptôme. Dans les tumeurs bénignes, au contraire, l'hématurie apparaîtrait la première, et la douleur ne surviendrait qu'ultérieurement.

Quelle que soit l'autorité de mon savant confrère, il m'est

impossible d'accorder à ces particularités une aussi grande importance diagnostique. Bien souvent, même pour des tumeurs essentiellement malignes, vous avez pu voir, dans les salles, des malades parcourir jusqu'aux dernières phases de leur affection sans accuser aucune douleur (Voyez entre autres l'observation 116 du registre des pièces conservées dans ma collection). On ne peut donc pas dire que la douleur soit un symptôme précoce ni même constant des tumeurs malignes. Ce serait aller contre l'enseignement que fournissent les faits. Dans les observations II, XII, XIII la douleur a toujours fait complètement défaut et dans les observations X et XI elle ne s'est montrée que d'une façon très passagère sous l'influence d'une courte poussée de cystite ou d'accidents de rétention par caillots. En dehors de ces crises, très insignifiantes du reste, leur affection n'a jamais cessé d'être absolument indolente. Le plus ordinairement quand la douleur se montre ce n'est qu'à une période avancée de l'affection, comme sur le malade de l'observation VI et sous l'influence de la cystite.

Je ne veux pas nier pour cela que la cystite, cause ordinaire de la douleur, ne puisse être la première manifestation symptômatique des néoplasmes de la vessie. J'en ai observé quelques exemples, et je puis vous citer parmi les plus remarquables les observations IV, V, VII et IX. Mais ce sont là, si je m'en rapporte à mon expérience personnelle, des cas positivement rares. D'ailleurs, loin de servir au diagnostic, la cystite précoce, dans les néoplasmes, ne sert qu'à l'obscurcir. Lorsqu'elle ne s'accompagne ni d'hématuries fréquentes, prolongées, rebelles aux médications, ni du rejet de parcelles néoplasiques, ni de modifications caractéristiques du bas-fond de la vessie, perceptibles par le toucher rectal, il est très difficile, à mon avis, de l'attribuer à sa véritable cause. Cependant, en l'absence des causes ordinaires de la cystite, lorsqu'on n'est en droit de soupçonner ni la tuberculisation de la vessie ni l'extension de la blennorrhagie à cet organe, ni l'évacuation incomplète due à l'hypertrophie prostatique, on peut déjà se demander s'il ne s'agit pas d'une lésion organique au début (Voyez l'observation du cas de cystite chronique douloureuse qui fait le sujet de la quatrième leçon : pages 59 et suivantes). Et, si les manifestations douloureuses arrivent rapidement à une extrême intensité, si elles s'accroissent au lieu de diminuer sous l'influence des traitements, ce soupçon deviendra de plus en plus fondé.

Mais, je le répète, la cystite qui, à une période avancée survient avec une très grande facilité, à propos du cathétérisme le plus simple, le plus inoffensif, en lui-même, et parfois, sans aucune cause déterminante est tout à fait exceptionnelle au début, à moins qu'elle ne soit directement provoquée par des manœuvres d'exploration intempestives.

Lorsqu'elle survient prématurément, en dehors de toute provocation, c'est moins à la nature du néoplasme qu'à son siège qu'il faut l'attribuer. Qu'il soit implanté près du col qu'il trouble la miction ou rende l'évacuation incomplète ou difficile, et bientôt, fût-il aussi bénin que possible, apparaîtront et les symptômes de la cystite et les manifestations douloureuses.

Cependant, si l'on ne peut assigner aux tumeurs malignes la propriété d'être, par leur nature même, une cause de douleur, puisque, dans un bien grand nombre de cas, elles évoluent complètement, sans faire souffrir, il n'en est pas moins vrai que c'est dans les cas de néoplasme que la douleur peut s'élever à la plus redoutable intensité. Il est certain également que les grandes manifestations douloureuses appartiennent plutôt aux cancers qu'aux papillomes. Mais si l'hématurie faisait défaut, la douleur la plus intense, pendant la miction, ne pourrait que difficilement conduire au diagnostic de néoplasme de la vessie.

Je n'ai parlé jusqu'ici que de la douleur qui a la vessie pour siège et la miction pour excitant. Vous aurez encore l'occasion d'observer des *irradiations douloureuses* diverses parmi lesquelles je tiens à vous signaler celles qui se font dans les membres inférieurs. Elles peuvent, dans certains cas, offrir une véritable importance séméiologique. Elles sont alors, en général, indépendantes de la miction. Quelquefois seulement elles augmentent sous son influence, sans disparaître dans l'intervalle. Elles affectent le plus souvent les caractères de la névralgie sciatique et datent généralement d'une époque plus ou moins lointaine, lorsque ces malades viennent se plaindre de leur vessie. Elles s'observent surtout chez les sujets atteints de néoplasme malin de la prostate ou de la partie du bas-fond de la vessie qui en est la plus voisine. Elles relèvent de tumeurs plutôt extravésicales que vésicales et, par conséquent, peu susceptibles de guérir ou même d'être améliorées par un traitement chirurgical.

Au point de vue du diagnostic, les *autres troubles de la miction*, en particulier le symptôme fréquence, ont encore moins de signification que le symptôme douleur,

Déterminés par la situation de la production morbide qui peut être cause de rétention incomplète, ou par la cystite, ou par le volume de la tumeur qui occupe dans la cavité vésicale une place plus ou moins considérable et diminue d'autant sa capacité, ils ne peuvent servir au point de vue séméiologique, qu'autant que l'hématurie vient leur donner sa note caractéristique.

Vous le voyez, Messieurs, la symptomatologie des néoplasmes de la vessie est en réalité assez pauvre, et cependant chacun des troubles fonctionnels que nous venons d'étudier peut acquérir une telle importance qu'ils constituent pour ainsi dire toute la maladie. Non seulement ils peuvent, par leur seule intensité, faire naître des présomptions diagnostiques en faveur d'une lésion organique, mais de plus ils établissent par eux-mêmes et presque à eux seuls, les indications. Ils arrivent, en effet, dans bien des cas à une extrême intensité. L'hémorrhagie, et aussi la douleur et la rétention, peuvent mettre la vie en danger ou la troubler au dernier point. Chacun de ces trois symptômes peut devenir assez menaçant pour imposer une intervention opératoire, dans un but exclusivement palliatif, et alors même que l'étude topographique du néoplasme ne laisserait aucune illusion sur la possibilité d'une extirpation radicale.

Mais si on veut les envisager au point de vue du diagnostic, il ne faut plus les prendre séparément. Je vous ai bien souvent fait observer que les symptômes signifiaient moins par eux-mêmes, par leurs caractères propres à un moment donné, que par leur association et leur évolution. Il faut donc les rapprocher les uns des autres, étudier l'ordre dans lequel ils se succèdent, et surtout tenir compte de leur marche et de leur durée.

Déjà j'ai eu l'occasion de vous dire que, le plus souvent, l'hématurie était la première en date parmi les manifestations des néoplasmes vésicaux. Elle peut, ainsi que vous l'avez vu dans les observations VI et XII, rester pendant de longues années l'unique symptôme. Sa valeur séméiologique, dont je vous ai montré toute l'importance, ne peut donc être tirée que de sa marche et de sa durée.

Ce n'est en général qu'à une période assez avancée de la maladie que les autres symptômes apparaissent. Mais à ce moment déjà, l'hématurie, à elle seule, grâce aux caractères que je vous ai si longuement décrits, peut avoir permis d'affirmer l'existence d'un néoplasme de la vessie. Elle peut même, lorsque la maladie est déjà de date ancienne et que la première hématurie remonte à plusieurs années, donner de sérieuses présomptions au sujet de la nature de la tumeur et faire penser qu'elle est bénigne, qu'il s'agit probablement d'un papillome. J'aurai cependant à vous dire, à propos de l'anatomie pathologique, que des tumeurs non papillomateuses peuvent avoir une marche très lente.

Si aux hématuries qui permettent le diagnostic : néoplasme, s'ajoute, tôt ou tard, la fréquence de la miction sans douleur et sans purulence des urines, il y a lieu de supposer que le volume de la tumeur est assez considérable. La capacité de la cavité vésicale est réduite proportionnellement à ce volume. Complètement évacuée de l'urine, elle contient encore une masse solide qui la remplit en partie. Elle arrive donc plus vite que dans les conditions normales aux limites de sa dilatabilité. La fréquence pourrait cependant reconnaître d'autres causes et en particulier une implantation du néoplasme au niveau du col, mais dans ce cas elle ne tarderait pas à s'accompagner de douleur.

Quant à celle-ci, elle est généralement liée à la cystite et d'apparition tardive. Lorsqu'elle n'est pas précédée par des hématuries significatives, il est rare qu'elle conduise par elle-même au diagnostic. Elle peut cependant emprunter une certaine valeur séméiologique soit aux conditions qui la provoquent, soit à sa propre intensité. Il faut se demander si elle ne tient pas à un néoplasme toutes les fois qu'elle succède à un cathétérisme, lorsque d'ailleurs ce cathétérisme est exécuté suivant les règles de douceur et de prudence que je ne cesse de vous recommander et dans les conditions qui le rendent généralement inoffensif, c'est-à-dire en l'absence de distension par hypertrophie prostatique. Elle doit surtout éveiller de tels soupçons lorsqu'elle acquiert une excessive intensité. Mais pour peu que la douleur soit précédée ou accompagnée de quelques hématuries spéciales, ces soupçons se changent bien vite en certitude.

Survenue prématurément dès le début, et sans la provocation du cathétérisme, elle est plutôt de nature à égarer qu'à faciliter le diagnostic. Si, toutefois, ce diagnostic est déjà fixé par des hématuries concomitantes, la douleur précoce permet de supposer que le néoplasme siège au voisinage du col et apporte obstacle à la miction.

Le rejet de parcelles de la tumeur a plus ou moins d'importance, suivant la période de la maladie où il se produit. Il a toujours une très grande valeur. Lorsqu'il a lieu avant l'apparition des autres phénomènes caractéristiques, ce qui est bien rare, cette valeur est absolue ; elle fixe non seulement sur l'existence du néoplasme, mais encore sur sa nature. Seulement, je dois dire qu'on ne trouve généralement de débris de tumeur dans l'urine qu'à une période avancée, lorsque déjà la considération des autres symptômes a permis de reconnaître à la fois l'existence et même la nature du néoplasme. Ces débris n'en sont pas moins très utiles à recueillir et à examiner, puisqu'ils confirment, sans erreur possible, les données précédemment acquises. Malheureusement c'est un phénomène trop rare pour qu'on ait le droit de compter sur lui pour le diagnostic.

La *marche de la maladie*, qui offre, à ce point de vue, tant d'importance, est toujours assez lente. Il est tout à fait exceptionnel qu'elle évolue dans l'espace de quelques semaines ou même de quelques mois ; elle dure en général plusieurs années, même dans le cas où la tumeur est de nature maligne, à moins que les hématuries n'arrivent, en raison de leur abondance et de leur répétition, à constituer par elles-mêmes une menace immédiate. Cette longue durée s'explique, ainsi que nous le verrons en étudiant l'anatomie pathologique, par l'absence de lymphatiques dans l'épaisseur des tuniques de la vessie et par l'impossibilité de généralisation qui en résulte. Aussi, les complications de voisinage, si fréquentes lorsqu'il s'agit d'autres organes, sont-elles exceptionnelles dans les tumeurs de la vessie. C'est ainsi qu'on peut rencontrer des épithéliomes et des carcinomes, tumeurs essentiellement malignes, qui ne durent pas moins de trois à quatre années. Une durée beaucoup plus longue n'est même pas impossible. Duchamp[1] a publié l'observation d'un malade qui avait remarqué l'apparition des premiers symptômes depuis quatorze ans, et présentait des hématuries depuis sept ans. A l'autopsie, on trouva un encéphaloïde. J'ai, moi-même, conservé dans ma collection les pièces d'un malade qui vint mourir à l'hôpital dix-huit ans après le début de son affection. La tumeur que nous avons trouvée à l'autopsie était, d'après l'examen microscopique fait par M. Cornil, un cancer encéphaloïde. J'ai encore eu l'occasion de suivre un autre malade dont l'affection remontait à douze ou treize ans et qui

1. Duchamp; *Lyon médical*, 1876; t. XXI, p. 655.

présentait des caractères évidents de malignité faciles à percevoir par l'exploration directe.

Si une évolution aussi lente s'observe pour des tumeurs de nature évidemment maligne, à plus forte raison les tumeurs bénignes peuvent-elles avoir une durée qui se compte par un grand nombre d'années. Le malade de notre observation VI, qui était atteint d'un papillome, avait remarqué les premiers symptômes onze ans auparavant, en 1874. Il en était à peu près de même dans l'observation XII. Vous trouverez dans les auteurs un grand nombre de cas d'une durée tout aussi considérable. Quelquefois même, elle dépasse toutes les prévisions. C'est ainsi que Heim Vœgtlin, de Zurich [1], rapporte l'observation d'un malade qui avait eu sa première hématurie vingt-sept ans auparavant. En général cependant, la durée moyenne des papillomes est beaucoup moins considérable ; elle paraît osciller entre 12 et 15 ans, bien qu'il ne puisse y avoir, on le conçoit, rien d'absolu dans ces sortes d'appréciations. J'ai eu encore, ces jours derniers, l'occasion de revoir un malade qui s'est présenté à mon observation pour la première fois en 1872, pour des hématuries datant à cette époque de plus d'un an. Actuellement, bien qu'il ait la vessie littéralement remplie de papillomes faciles à constater par l'exploration, il n'a presque plus d'hématuries ; cependant il est très affaibli, et il n'est pas probable qu'abandonné à lui-même il puisse vivre encore plus d'un an. Sa maladie n'en aura pas moins duré une quinzaine d'années.

Cette lenteur d'évolution peut-être utilisée pour le diagnostic Elle indique en général une tumeur bénigne, un papillome. C'est en nous basant sur elle exclusivement que nous avons pu, sur les malades des observations VI et XII, faire un diagnostic exact avant l'opération. Elle ne saurait cependant permettre une affirmation sans réserve, puisqu'elle a été parfois constatée à l'occasion de tumeurs dites malignes, mais

1. Heim Vœgtlin, *Correspondenz Blatt für Schweizer Aerzte*, 1879, p. 388 et suiv.

elle donne des présomptions très sérieuses en faveur de la nature bénigne de l'affection. C'est assurément de la durée, bien plutôt que de l'intensité des symptômes, qu'il faut tenir compte pour établir ce diagnostic différentiel.

DIXIÈME LEÇON

SIGNES PHYSIQUES

Toucher rectal et toucher vaginal; comment ils doivent être pratiqués; sensations qu'ils fournissent. Ces deux moyens d'exploration ne peuvent bien renseigner qu'après l'évacuation spontanée ou artificielle de la vessie. Ils doivent toujours être combinés avec la palpation hypogastrique. Isolée, cette dernière est peu fertile en renseignements. Les renseignements négatifs sont tout aussi utiles que les positifs au point de vue du diagnostic et des indications chirurgicales.

Le cathétérisme explorateur de la vessie ne doit être fait qu'à bon escient. Dangers qu'il fait courir. Insuffisance fréquente de ses renseignements. Comment il doit être pratiqué. Les sensations qu'il permet de recueillir sont très différentes suivant que la tumeur est très grosse, moyenne, très petite ou villeuse.

Ce ne sont pas seulement les instruments métalliques qui peuvent être utilisés, ce sont aussi les instruments en gomme. Différentes informations qu'ils peuvent donner.

Messieurs,

Quelque précieuses que soient, au point de vue du diagnostic et même des indications, les données fournies par l'étude des troubles fonctionnels, considérés soit isolément, soit dans leur ensemble et leur évolution, il sera toujours indispensable de les compléter par la recherche des signes physiques. Ces derniers pourront aussi vous donner des renseignements de la plus haute valeur pour le diagnostic. Mais ils ne vous aideront pas seulement à reconnaître s'il existe une tumeur de la vessie, ils vous rendront un bien plus grand service en vous permettant d'établir le diagnostic topographique de cette tumeur, en vous apprenant, par conséquent, s'il est possible, d'en tenter l'extirpation. Si, en effet, les indications opératoires sont avant tout placées sous la dépendance des troubles fonctionnels, on peut dire que les contre-indications sont essentiellement fournies par les signes physiques, et tout chirurgien qui a le souci de n'opérer que lorsque son intervention peut être utile, doit rechercher avec un soin égal les indications et les contre indications.

C'est surtout à l'aide du toucher rectal chez l'homme ou vaginal chez la femme que vous pourrez les recueillir, à condition d'utiliser simultanément la palpation hypogastrique et d'avoir préalablement obtenu l'évacuation naturelle ou artificielle de la vessie. Vous pourrez encore, mais beaucoup moins utilement, mettre à profit le cathétérisme explorateur.

Pour pratiquer le *toucher rectal*, vous vous souviendrez qu'il est nécessaire, toutes les fois qu'il s'agit d'une affection des voies urinaires, de laisser le *malade couché sur le dos*. Le décubitus latéral, utile quand on a besoin de voir : par exemple, dans les cas de fistules, de fissures, de tumeurs de la région anale, serait ici tout à fait insuffisant, et cela pour deux raisons : d'une part, la paroi antérieure du rectum, qui répond à la prostate et au bas-fond de la vessie, est la seule que vous ayez intérêt à suivre et à palper. Vous y arriverez tout naturellement, si le malade est sur le dos, la partie la plus sensible du doigt, c'est-à-dire sa face palmaire, se dirigeant alors en avant. D'autre part, le toucher rectal ne donne de renseignements précis et complets, que si on le combine avec *la palpation de l'hypogastre*, et celle-ci ne peut convenablement s'exercer que dans le décubitus dorsal.

Vous aurez soin d'enduire de cérat ou de vaseline non seulement votre doigt, mais encore le pourtour de la région anale. Vous éviterez ainsi toute difficulté d'introduction, toute douleur et, par là même, tout arrêt prématuré, et vous atteindrez sans peine tous les points réellement accessibles.

Le toucher rectal permet le plus souvent au doigt d'arriver presque directement au contact de la tumeur, dont il n'est séparé que par une mince couche de tissus. Au-dessus de la prostate qui est normale ou plus ou moins hypertrophiée suivant l'âge, mais non dégénérée, on reconnaît aisément, et sans qu'il soit aucunement nécessaire d'introduire dans le rectum la main tout entière, le bas-fond, le trigone et même la paroi postérieure de la vessie. Ces régions sont précisément, ainsi que nous le verrons plus tard en étudiant l'anatomie pathologique, le siège de prédilection des néoplasmes. Aussi, lorsqu'il existe une tumeur de la vessie, n'est-il pas extraordinaire qu'on puisse, en les explorant, recueillir des informations de la plus haute valeur.

Ces informations sont toutefois très différentes suivant la variété de tumeur à laquelle on a affaire, suivant son volume et surtout suivant les connexions qu'elle affecte avec la paroi vésicale. C'est à ce dernier point de vue, essentiellement pratique et chirurgical, qu'on peut en distinguer deux catégories principales. Les unes sont *infiltrées* dans l'épaisseur même de la paroi, les autres sont simplement *implantées* soit par un mince pédicule (tumeurs pédiculées), soit par une large base (tumeurs sessiles). Le toucher rectal permet de reconnaître chacune des deux grandes variétés.

Dans le cas d'un néoplasme infiltré, on rencontre une surface plus ou moins irrégulière et bosselée, dont la consistance souvent inégale d'un point à l'autre est parfois élastique, parfois ferme ou même d'une dureté fibreuse. Ces bosselures peuvent être parfaitement circonscrites ou diffuses et étendues assez loin soit en hauteur, soit sur les côtés pour que le doigt ne puisse en atteindre la limite.

Dans le cas, au contraire, où le néoplasme est simplement implanté, on sent, au lieu de bosselures, un empâtement diffus, une sorte d'épaississement plus ou moins régulier de la paroi. Cet épaississement offre une consistance variable. Parfois ferme et résistant, il peut être souple ou même tout à fait mou. Une sensation molle ou souple se rencontre assez généralement avec les tumeurs papillomateuses. Une résistance un peu plus grande est plutôt en rapport avec les variétés épithéliales et carcinomateuses. Dans certains cas, l'augmentation d'épaisseur offre des dimensions très modérées; on pourrait la confondre avec celle que déterminent certaines cystites chroniques. D'autres fois, au contraire, elle est si considérable qu'on croirait sentir la vessie encore plus ou moins distendue par l'urine.

Aussi, pour éviter toute cause d'erreur, est-il indispensable, dans tous les cas, de faire uriner le malade ou même de le sonder au besoin, au moment où on veut pratiquer cet examen. Il est absolument nécessaire que la vessie soit complètement évacuée pour que les renseignements recueillis par le toucher rectal aient toute leur valeur. C'est en particulier le seul moyen de ne pas confondre une tumeur molle et volumineuse avec la vessie remplie d'urine. C'est aussi le moyen d'apprécier avec quelque précision le volume du néoplasme.

Le toucher rectal peut renseigner non seulement par les notions qu'il fournit au chirurgien qui explore, mais encore par les sensations qu'il fait éprouver au patient. La pression peut, en effet, déterminer des douleurs extrêmement vives ou simplement éveiller une sensibilité plus ou moins obtuse, ou enfin rester absolument indolente. Je dois ajouter toutefois que ces renseignements, tirés de la sensibilité à la pression, n'ont que peu d'importance au point de vue du diagnostic. Ils ne sauraient indiquer ni qu'il existe une tumeur, ni à plus forte raison quelle est sa variété. Les tumeurs de la vessie, comme celles des autres régions, ne sont pas douloureuses par elles-mêmes ; elles ne le deviennent que lorsqu'il survient des complications inflammatoires. Une vive sensibilité, mise en éveil par le toucher rectal, est donc en rapport avec une cystite qui, d'ailleurs, se traduit par beaucoup d'autres symptômes plus significatifs.

Le *toucher vaginal* sera, comme le toucher rectal, pratiqué dans le décubitus dorsal et après évacuation de la vessie. Il est plus précieux encore chez la femme que le toucher rectal ne l'est chez l'homme, car il permet au doigt d'explorer une plus grande étendue de la vessie. Les renseignements qu'il peut donner sont, d'ailleurs, du même ordre que ceux dont je viens de vous parler à l'occasion du toucher rectal ; mais, de plus, il montre dans quel état se trouve l'utérus qui peut encore être sain ou avoir été primitivement envahi. Cela ne manque pas d'importance, bien que ce soit une chose très rare que le cancer de la vessie secondaire à celui de l'utérus.

Mais l'un et l'autre de ces moyens d'exploration, toucher rectal et toucher vaginal, n'acquièrent toute leur valeur que lorsqu'ils sont combinés avec *la palpation abdominale*. Grâce à elle, on peut, dans certains cas, saisir la tumeur entre les deux mains, et en apprécier assez bien la forme, le volume et la consistance. Je dirai même qu'elle est encore très utile dans le cas où l'épaisseur de la paroi abdominale ne permettrait pas aux deux mains de combiner aussi parfaitement leurs recherches. En abaissant en masse les organes pelviens, la pression sur l'abdomen porte, pour ainsi dire, au-devant du doigt rectal ou vaginal les organes qu'il doit explorer, et qui, sans cela, pourraient d'autant plus facilement lui échapper qu'ils sont souvent situés à une grande hauteur.

Mais, seule et non combinée avec le toucher rectal ou vaginal, la palpation abdominale ne donne en général que des renseignements de médiocre valeur. La plupart du temps les tumeurs de la vessie offrent des dimensions assez restreintes pour qu'elles ne puissent être directement senties par ce mode d'exploration. Il est cependant des cas où, à lui seul, le palper de l'abdomen renseigne très positivement, comme j'ai eu l'occasion de vous le faire constater, sur plusieurs malades, en particulier sur ceux des observations III, VI et VII. Dans ces cas, on sentait, en appliquant la main sur la région hypogastrique, une saillie plus ou moins considérable qui donnait aussitôt l'idée d'un globe vésical distendu et remontant à plusieurs centimètres au-dessus du pubis. Après avoir complètement vidé la vessie par la sonde, on retrouvait la même saillie encore très facilement appréciable. La vessie contenait donc autre chose que de l'urine, et ce quelque chose ne pouvait être qu'une tumeur.

Vous le voyez, Messieurs, pour être méthodiquement pratiqués, pour donner tous les renseignements qu'on est en droit d'en attendre, il est indispensable que le toucher rectal ou vaginal et le palper abdominal soient combinés entre eux.

Mais, de plus, il est indispensable qu'ils soient l'un et l'autre secondés par l'évacuation de la vessie.

Je ne vous ai parlé jusqu'à présent que des *résultats positifs* qu'ils pouvaient fournir, mais vous auriez grand tort de croire que les *résultats négatifs* soient à dédaigner, ou du moins qu'ils ne puissent être utilisés que pour infirmer le diagnostic néoplasme. Ils ont aussi la plus grande importance; ils n'en ont certainement pas moins que les résultats positifs, même dans les cas où ce diagnostic ne fait plus aucun doute et n'est plus en discussion.

L'absence de toute rencontre suspecte, de toute sensation anormale est, en effet, d'une importance capitale au point de vue des indications, lorsqu'il s'agit d'un malade qui, d'ailleurs, offre l'ensemble des symptômes, en particulier l'hématurie caractéristique, indiquant la présence d'un néoplasme dans la vessie.

Cela veut dire, en effet, que la paroi de la vessie n'est pas envahie dans toute son épaisseur, que la tumeur n'est pas grosse, qu'elle n'a pas une très large base d'implantation, qu'elle n'est pas diffuse, enfin qu'elle s'est principalement développée du côté de la cavité vésicale. Par conséquent, une opération permettra, sans doute, non seulement de l'atteindre, mais de l'extirper en majeure partie, de faire, en un mot, une opération utile, sinon radicale. Vous en avez eu en particulier, sur le malade de notre observation II, la preuve la plus convaincante. Chacune des deux opérations qu'il a subies, et plus tard l'autopsie elle-même, nous ont permis de constater combien peu le néoplasme était infiltré dans la paroi. Ses connexions avec elle étaient telles que l'extirpation complète était réalisable. Pendant la vie, le toucher rectal avait toujours été absolument négatif.

Chez les malades des observations XII et XIII, vous avez pu remarquer également que le toucher rectal n'avait permis de recueillir que des sensations très vagues: le néoplasme n'était pas infiltré et l'extirpation a été accomplie dans les meilleures conditions. Vous pouvez en conclure que les connexions de la tumeur avec la paroi vésicale sont d'autant moins intimes, d'autant moins profondes que le toucher rectal donne des renseignements plus incertains et plus incomplets.

Au contraire, le toucher rectal donne-t-il des renseignements très nets, permet-il de sentir des saillies dures, volumineuses, étendues au loin, la situation est toute différente. La totalité de l'épaisseur de la paroi est envahie; si vous intervenez, vous pouvez être certains d'avance que votre opération restera nécessairement incomplète; vous n'enlèverez qu'une partie du néoplasme, alors même que vous rencontreriez une tumeur plus ou moins saillante dans la cavité vésicale. Votre intervention pourra encore être utile, être indiquée par des accidents très pénibles ou créant une menace immédiate, mais ce ne sera, très certainement, qu'une opération palliative.

Quelques faits, dont vous avez sans doute conservé le souvenir, peuvent servir à vous montrer qu'une trop grande richesse des renseignements fournis par le toucher rectal, est loin d'être à souhaiter au point de vue de l'intervention dans les néoplasmes de la vessie.

J'ai entrepris, il y a trois ans, un premier essai chirurgical dans les conditions que je viens de préciser. On trouvait par le toucher rectal des bosselures nombreuses, très dures et directement senties par le doigt. La paroi recto-vésicale était donc envahie. Cependant, comme des hématuries incoërcibles menaçaient à bref délai la vie du malade, j'ai cru devoir l'opérer. Mon intervention a été sans doute hémostatique, et, à ce titre, s'est trouvée justifiée; cependant l'ablation de la tumeur n'a pu être que très incomplète. J'ai réussi à enlever toute la masse végétante qui remplissait la cavité vésicale, mais il m'a été absolument impossible de poursuivre le mal jusque dans l'épaisseur des parois qu'il infiltrait. Il est bien évident que le bénéfice d'une telle opération est toujours des plus aléatoires.

L'histoire d'un autre malade, qui est venu succomber dans

nos salles vers la même époque, peut encore vous permettre d'apprécier, pièces en mains, la situation créée au chirurgien dans des cas semblables. Cet homme ne présentait rien de spécial dans ses antécédents, ayant toujours eu une bonne santé. Le début des accidents remontait à quatre ans. La marche avait donc été remarquablement lente. La première hématurie avait eu lieu à la Pitié, où le malade était entré pour une anasarque de cause indéterminée. Cette hématurie n'avait duré qu'un seul jour. Puis, le malade était resté pendant une année tout entière sans en avoir de nouvelle. Depuis trois ans, elles ont reparu avec une fréquence et une intensité croissantes, cessant brusquement, revenant de même, sans cause appréciable, et se prolongeant des semaines entières. Aussi, à son entrée à l'hôpital, cet homme était-il absolument exsangue. Le diagnostic : hématurie vésicale par néoplasme, s'imposait et, puisque l'étude de l'intervention chirurgicale était alors ouverte, nous avions à nous demander si le malade appartenait à la catégorie de ceux qui peuvent en retirer quelque bénéfice. L'exploration seule pouvait résoudre la deuxième partie indispensable du diagnostic, c'est-à-dire nous renseigner sur le siège et la forme de la tumeur. Or, le toucher rectal faisait sentir une masse considérable, à surface couverte de bosselures étendues au loin et dépassant les limites du doigt. Déjà, Messieurs, cette notion était assez nette pour contre-indiquer l'intervention chirurgicale, la plus grande partie du néoplasme devant nécessairement échapper à nos moyens d'action. J'ai voulu cependant pratiquer l'exploration de la vessie. Le cathétérisme m'a permis de constater que la tumeur siégeait à gauche. En promenant l'instrument contre la paroi, on avait la sensation très nette d'une série de petites saillies plus ou moins semblables à des colonnes. Mais, somme toute, on ne trouvait pas de tumeur proéminente susceptible d'être accrochée dans la courbure de l'instrument. L'exploration de la vessie donnait donc des résultats moins précis que le toucher rectal. Elle aurait pu même induire en erreur et laisser croire que le néoplasme était moins développé du côté de la vessie que du côté du rectum. Il n'en était rien; les pièces anatomiques que je mets sous vos yeux vous montrent que le bas-fond et les deux tiers de la paroi postérieure sont envahis et présentent une épaisseur très considérable. Il n'existe pas sans doute de tumeur pédiculisée ou pédiculisable, mais la face interne de la vessie n'est pas moins intéressée que la partie de sa face externe, qui répond au rectum. Ici donc, le toucher rectal donnait des renseignements plus exacts que le cathétérisme.

C'est un fait que je vous engage à retenir et sur lequel je reviendrai bientôt. Vous aurez plus d'une fois l'occasion de le constater. Bien que la sonde exploratrice soit censée entrer plus directement que le doigt rectal au contact de la partie malade et semble ainsi capable de transmettre plus fidèlement les sensations à la main du chirurgien, elle expose à plus d'une erreur. Mais ce que je tiens surtout à vous signaler à propos de cette observation c'est que le toucher rectal avait permis de reconnaître pendant la vie une vaste infiltration du néoplasme dans toute l'épaisseur de la paroi et que l'autopsie a démontré peu de temps après l'exactitude de ces renseignements. Je veux aussi m'appuyer sur ce fait pour mettre en relief la signification particulièrement défavorable à l'égard de l'intervention chirurgicale des affirmations trop positives du toucher rectal et les mettre en opposition avec le sens très favorable au contraire de ses négations.

Si vous voulez maintenant me le permettre, je résumerai en quelques mots, au point de vue pratique, toutes les notions qui précèdent relativement au toucher rectal.

Les renseignements qu'il fournit sont ou positifs ou négatifs.

Ils peuvent être positifs de plusieurs manières. Tantôt on rencontre des bosselures qu'on sent immédiatement sous le doigt, tantôt on a seulement la sensation que donnerait une vessie incomplètement évacuée ou un épaississement soit médian soit latéral. Dans le premier cas, le diagnostic est facile. Il n'est même que trop facile, car le néoplasme est infiltré, il a envahi toute l'épaisseur de la paroi et s'il est encore possible d'entreprendre sous la pression de symptômes particulièrement pénibles, une opération palliative, il faut renoncer à toute tentative d'extirpation radicale. Dans le second cas, il est très probable que le néoplasme n'est pas infiltré, mais seulement implanté ou même pédiculé. On le sent à travers les parois vésicale et rectale restées saines. Alors, ce n'est plus seulement dans un but palliatif qu'on peut entreprendre une opération; on se trouve dans des conditions qui permettent d'espérer l'ablation complète et la guérison définitive.

Si, au lieu d'être positifs, les renseignements fournis par le toucher rectal sont complètement négatifs vous posséderez sans doute un élément de moins pour le diagnostic, mais vous serez dans de bien meilleures conditions au point de vue du traitement radical. Vous aurez les plus grandes chances de ne rencontrer qu'une très petite tumeur non infiltrée ou de simples villosités dont il serait facile de faire une extirpation complète.

Vous le voyez, Messieurs, ce sont des renseignements bien importants et au point de vue du diagnostic et à celui des indications opératoires que nous donne le toucher rectal.

Cependant le *cathétérisme explorateur* peut aussi nous fournir un utile supplément d'informations. Mais ce serait une grave erreur de croire, comme on l'a fait, qu'il est indispensable. Il était, il est vrai, très naturel de penser *a priori* qu'il était capable de renseigner avec la plus rigoureuse exactitude, puisqu'il permet d'entrer directement en rapport avec toute la surface interne de la vessie. Mais les autopsies et les opérations n'ont pas tardé à donner la démonstration des erreurs ou de l'insuffisance de ce moyen dont on avait exagéré l'importance. Un certain nombre d'hommes, cependant très distingués, ont alors désespéré d'arriver au diagnostic par les ressources ordinaires de la clinique et n'ont pas craint d'ouvrir la vessie pour recourir à l'exploration digitale. Il en eût été bien autrement si au lieu d'accorder à la sonde une excessive confiance, ils avaient tenu compte avant tout de l'ensemble des symptômes et de leur évolution, comme il est de règle en clinique, s'ils s'étaient souvenus des rapports de la vessie pour en déduire les divers moyens très rationnels d'exploration directe dont je viens de vous parler. Alors, on aurait fait au cathétérisme la véritable place qu'il mérite, c'est-à-dire celle d'un agent de diagnostic souvent utile, mais presque toujours inférieur au toucher rectal.

Je suis, pour ma part, si convaincu de cette infériorité du cathétérisme, je le crois si peu indispensable que, sur le malade de l'observation X, je n'ai pas craint de procéder à l'opération sans l'avoir pratiqué. La marche des hématuries et les renseignements du toucher rectal avaient été très suffisants pour me permettre d'affirmer, d'une part, l'existence d'un néoplasme, d'autre part, la possibilité d'en pratiquer l'extirpation. L'événement a pleinement confirmé ces prévisions.

Tout dernièrement encore l'opération que vous m'avez vu pratiquer sur le malade de l'observation XII vous a donné une fois de plus la démonstration des erreurs que l'on pourrait commettre si l'on voulait exclusivement s'en rapporter au cathétérisme pour le diagnostic. Dans ce cas, l'explorateur métallique m'avait fourni la double sensation d'un certain épaississement à gauche et au fond de la vessie. Après l'incision hypogastrique, nous avons trouvé une tumeur du volume d'une mandarine de moyenne grosseur, pédiculisée et implantée du côté gauche. Il n'y avait rien au fond de l'organe. L'épaississement que j'avais cru y sentir était probablement dû à ces contractions partielles dont je vous ai déjà parlé à propos des vessies à éperon (voy. p. 137). D'autre part, si l'instrument m'avait si incomplètement renseigné sur la forme et le volume de la tumeur s'il n'avait même pas reconnu la pédiculisation, la cause en était probablement dans les dimensions extrêmement grandes que présentait la vessie. Il n'en est pas moins vrai que le cathétérisme était ici passible d'un double reproche : il renseignait mal sur la topographie de la tumeur et il permettait de croire à une dégénérescence du fond de l'organe qui n'existait pas.

Les résultats du cathétérisme n'ont donc pas une valeur absolue. Cependant, il est le seul recours dans les cas où le toucher rectal a été négatif et où une heureuse rencontre n'a pas fait trouver, dans les urines, des parcelles du néoplasme. Son emploi méthodique peut, en définitive, rendre de réels services; car, si l'on y regarde de près, ce n'est que dans des cas déterminés qu'il est inutile ou insuffisant.

Mais il a ses contre-indications; ce sont les dangers sérieux qu'il fait courir aux malades. Ces dangers sont assez grands pour que je croie sage de renoncer à ce moyen d'exploration toutes les fois que l'ensemble des autres signes recueillis ne fournit pas de motifs suffisants d'intervention chirurgicale ou surtout commande l'abstention. Je vous avouerai même que, dans des cas cependant justiciables d'un traitement chirurgical, pour peu que l'hématurie soit prononcée ou les douleurs vives, j'ai une tendance de plus en plus marquée à ne pratiquer le cathétérisme explorateur qu'au moment où le malade est déjà endormi et l'opération commencée.

Le cathétérisme expose, en effet, à deux ordres d'accidents. Même lorsqu'il est effectué sans aucun traumatisme et par une main exercée, il provoque avec la plus grande facilité l'apparition de la cystite. Or, cette complication est d'autant plus redoutable qu'elle inaugure la période douloureuse et que celle-ci ne survient spontanément en général qu'à une époque très avancée de la maladie. Je vous ai déjà dit combien ces douleurs pouvaient acquérir d'intensité et combien elles étaient rebelles d'ordinaire à tous les agents de la médication calmante la plus active.

Le cathétérisme peut encore déterminer une augmentation ou un retour des hématuries et, vous le savez, c'est là un accident si grave, si difficile à combattre que le chirurgien ne saurait apporter trop de soins à en éviter le risque à ses malades.

L'exploration par le cathétérisme métallique ne doit donc pas être pratiquée à la légère. Il ne faut y recourir que dans certains cas bien déterminés, par exemple lorsqu'on a des motifs sérieux de croire que ses résultats pourront fixer un diagnostic incertain.

Mais, lorsque le diagnostic ne laisse plus aucun doute, si vous ne croyez pas l'intervention chirurgicale indiquée, vous ferez bien de vous en abstenir complètement. Si, au contraire, vous croyez l'opération utile ou nécessaire, il sera généralement prudent de ne pratiquer l'exploration que peu de temps avant d'intervenir, ou seulement au moment même de l'opération.

Quoi qu'il en soit, lorsque vous voudrez recourir au cathétérisme pour explorer directement la vessie au point de vue des néoplasmes, je vous conseille de choisir l'explorateur métallique plein dont je vous ai donné la description en étudiant le diagnostic des calculs vésicaux (voy. p. 117).

Vous observerez dans son emploi les principes et les règles applicables à l'affection calculeuse.

L'exploration intravésicale sera faite de préférence en dehors des périodes hématuriques, et après un repos au lit d'au moins quelques heures. Elle sera conduite avec douceur, prudence et rapidité.

Malgré les réserves que j'ai faites plus haut, cette exploration peut, dans certains cas, fournir des informations très précises sur le siège de la tumeur, sa conformation, son étendue, en un mot sur un grand nombre des détails relatifs à ce que j'appelle le diagnostic topographique.

Chez le malade qui fait le sujet de l'observation II, elle me permit de toucher la tumeur, d'en préciser le siège et même, jusqu'à un certain point, le mode exact d'implantation. Ces renseignements du cathétérisme étaient d'autant plus précieux ici que le toucher rectal était négatif. Il s'agissait d'une tumeur de moyen volume ; c'est la condition pour que le cathétérisme soit le plus capable de bien renseigner. La sonde peut alors se mouvoir aisément dans la vessie, l'explorer dans toute son étendue, reconnaître les moindres reliefs saillants et juger même de la consistance des points suspects. Lorsqu'il existe une tumeur bien nette, elle peut en apprécier la forme et le siège avec une certaine précision.

Il n'en est plus de même lorsque les tumeurs sont grosses et multiples; alors on manœuvre péniblement, et il peut se faire qu'on n'arrive à aucun résultat assez précis pour indiquer leur siège et leur configuration. Quelquefois même, l'instrument, introduit avec difficulté, ne peut se mouvoir en aucun sens. Cependant il m'est arrivé, notamment dans le cas de M. Bazy, où la tumeur, très facilement sentie par le toucher rectal, était d'un gros volume, de recueillir par le cathétérisme des notions très exactes. La tumeur remplissait la vessie, et je parvins néanmoins, ainsi que l'avaient déjà fait MM. Bazy et Ch. Monod, à circonscrire nettement la masse morbide avec l'instrument. Mais, en général, lorsque la tumeur est d'un volume considérable, cela n'est pas possible. Presque toujours, alors, les mouvements de la sonde sont très gênés, quand on a pu l'introduire. Cependant, des manœuvres difficiles et limitées constituent encore par elles-mêmes un renseignement très utile. Si elles ne donnent pas de notions précises sur le point d'implantation, elles apprennent que la tumeur est très grosse, et ce renseignement n'est pas sans importance.

Vous rencontrerez encore d'autres cas de néoplasmes de la vessie où le cathétérisme ne donnera que des résultats imparfaits et pourra cependant être utilisé. Chez de grands hématuriques, il peut se faire que vous ne trouviez aucune tumeur, mais que vous constatiez seulement un certain épaississement de la paroi vésicale. L'instrument semble passer sur une barbe soyeuse, s'enfoncer dans une substance spongieuse. Il arrive même qu'il ne donne aucun résultat. Ces demi-renseignements, de même que cette absence de renseignement ont une valeur réelle, s'ils ne sont pas séparés de ceux que fournissent les symptômes fonctionnels. Les sensations positives, même très atténuées, indiquent que l'état de la vessie n'est pas normal et permettent d'admettre la présence de papillomes. Quant à l'absence de sensations, elle ne saurait infirmer les renseignements acquis par l'étude de l'hématurie et n'empêcherait pas de conclure à la présence de villosités. Loin d'être une contre-indication opératoire, elle permettrait au contraire d'attendre d'une intervention chirurgicale les résultats les plus satisfaisants. Il est, en effet, démontré que de très insignifiants papillomes ont suffi pour déterminer de grandes hématuries. Un malade qui a succombé il y a quelques années dans mon service, présentait à peine quelques villosités et n'avait aucune autre lésion.

Vous voyez que ce moyen d'exploration, de même que le toucher rectal, n'est pas moins significatif par ses négations que par ses affirmations ou du moins que ses négations ou ses demi-renseignements ne contre-indiquent pas l'intervention chirurgicale. Mais vous voyez aussi que vous ne pouvez espérer de renseignements très positifs que dans certains cas où la tumeur est bien en relief, et mieux encore lorsque son point d'implantation est assez peu large pour pouvoir être facilement embrassé dans la courbure de l'instrument. C'est parce que l'on a trop compté sur de semblables résultats, que l'on a pu désespérer d'arriver à un diagnostic suffisamment précis des tumeurs de la vessie. Mais si l'infériorité de ce mode d'exploration n'est pas contestable, il joint, vous le voyez, ses renseignements à ceux que l'étude des symptômes permet de recueillir, il supplée quelquefois au toucher rectal ou confirme ses résultats. Il ne peut pas être l'arbitre du diagnostic, mais il en reste l'auxiliaire. Et il est d'autant plus nécessaire de préciser son rôle dans l'étude clinique des tumeurs de la vessie que la prépondérance de ce mode d'exploration est, à juste titre, acceptée pour beaucoup d'autres affections chirurgicales de cet organe.

Mais avant d'en finir avec cette question du cathétérisme

appliqué au diagnostic des tumeurs de la vessie, je dois encore vous signaler quelques autres particularités qui, pour être secondaires, ne manquent pas d'une certaine importance.

Avant de prendre en main, en vue de l'exploration directe, un instrument métallique, il peut se faire que vous soyez invités par certains indices à rechercher si la vessie se vide complètement et que vous ayez recours pour cela à une sonde en gomme. Cet instrument qui peut servir à l'exploration de la vessie dans les cas de calcul (voy. p. 113 et suiv.), peut aussi donner des renseignements utilisables, quoique imparfaits, lorsqu'il s'agit des néoplasmes. Bien que vous ne puissiez pas vous attendre à les mettre à profit dans tous les cas, vous devez être en mesure de les recueillir lorsque l'occasion s'en présente. Ces renseignements sont les suivants :

Lorsque l'instrument arrivé à une certaine profondeur donne issue à l'urine, il peut se faire que le premier jet soit teinté de sang et que bientôt le liquide sorte clair et limpide, ou du moins qu'il cesse d'être sanguinolent. Ce fait mérite d'être noté pour le diagnostic. Sans doute vous le rencontrerez dans d'autres affections que les néoplasmes dont il ne saurait constituer un symptôme spécial. Mais il signifie que l'entrée de la vessie saigne facilement, et si du reste les autres manifestations fonctionnelles vous autorisent à croire à la présence d'un néoplasme, ce signe est de nature à vous faire admettre que la tumeur est voisine du col. Il peut donc servir au diagnostic du siège de la lésion.

D'un autre côté, pendant que l'urine s'écoule et que, par conséquent, l'extrémité de la sonde est déjà dans la vessie, si vous l'enfoncez encore davantage, vous pourrez quelquefois avoir la sensation d'un contact prolongé avec une substance solide, comme si l'instrument cheminait à travers une prostate d'une longueur indéfinie. Ce que l'on sent ainsi ne peut cependant pas être la prostate. Alors même que son lobe moyen serait le siège d'une hypertrophie considérable, vous ne pourriez le sentir aussi longtemps, à partir du moment où l'urine commence à couler. Cela permet de supposer que c'est la tumeur que l'instrument rencontre dès l'entrée dans la vessie et que cette tumeur s'étend à une grande profondeur, en faisant au-dessous et presque au niveau du col une saillie assez prononcée. C'est ce que j'ai pu très nettement vérifier sur le malade de l'observation VI.

Je vous rappelle en outre que l'emploi de la sonde est souvent de nature à rendre beaucoup plus précises les recherches faites par le toucher rectal et la palpation hypogastrique, en permettant de savoir si la vessie complètement évacuée contient encore quelque chose. J'ai déjà suffisamment insisté sur l'importance de cette manière de procéder pour n'avoir pas à y revenir plus longuement.

Enfin, j'ajouterai que le cathétérisme explorateur de la vessie, alors même qu'il ne révèlerait sur le moment rien d'anormal, peut acquérir, après coup, la valeur d'un renseignement positif de premier ordre, s'il est suivi à bref délai d'accidents tels que hématurie ou cystite dont rien ni dans l'état du sujet ni dans l'exécution du cathétérisme ne peut rendre compte. Ces deux accidents, mais surtout la réapparition de l'hématurie, sont tellement significatifs qu'ils doivent toujours éveiller au plus haut point l'attention du chirurgien. Cependant leur absence, malgré la provocation d'un cathétérisme régulièrement exécuté, ne peut permettre de rejeter l'idée d'un néoplasme que d'autres symptômes vous auraient conduits à admettre.

J'en ai fini, Messieurs, avec l'étude des signes physiques des tumeurs de la vessie. Ajoutés aux symptômes fonctionnels dont nous avons fait l'étude approfondie dans notre dernière leçon, ils constituent, vous le voyez, d'excellents éléments de diagnostic. Par leur valeur, par leur nombre et surtout par leur combinaison, ils égalent, si même ils ne surpassent ceux que fournissent la plupart des autres affections chirurgicales. Ils permettent, dans l'immense majorité des cas, ainsi que nous le verrons bientôt, de faire un diagnostic rigoureusement exact, c'est-à-dire de reconnaître non seulement le fait capital, l'existence d'un néoplasme vésical et d'affirmer d'une façon positive sa présence dans la vessie, mais encore de se renseigner sur le siège, le volume, quelquefois même sur le mode d'implantation et la nature de la tumeur. Et alors même qu'ils ne permettent pas de recueillir un tel ensemble de documents, le chirurgien peut être autorisé à poser l'indication de l'intervention en tenant un compte rigoureusement exact de l'évolution d'un symptôme principal et dominant, tel que l'hématurie, par exemple. J'espère donc avoir justifié en partie mon assertion du début en mettant sous vos yeux les importantes ressources fournies par l'observation clinique. Il nous reste à en discuter et à en établir la valeur en étudiant la question du diagnostic.

ONZIÈME LEÇON

DIAGNOSTIC

C'est surtout avec les affections à hématurie que le diagnostic des tumeurs de la vessie doit être étudié. Ces affections peuvent intéresser la vessie ou le rein.

Affections vésicales. — Les *calculs de la vessie* sont essentiellement caractérisés par l'aggravation des symptômes sous l'influence du mouvement et par leur atténuation sous l'influence du repos. Les exceptions sont très rares. — La *cystite blennorrhagique* aiguë est facile à reconnaître. La forme chronique peut offrir plus de difficultés surtout quand il existe en même temps, de très vives douleurs, des hématuries répétées et prolongées, et des épaississements dus à de la péricystite. Cependant l'évolution des symptômes, leur début par la blennorrhagie, l'influence du traitement ne permettent que très exceptionnellement une confusion. — Exposé et discussion d'un cas où l'erreur a été commise malgré deux explorations digitales successives par le périnée et par l'hypogastre. — La *cystite tuberculeuse* est aussi en général facile à distinguer, Les hématuries initiales sont ordinairement précédées de fréquence de la miction. Elles sont en outre peu abondantes et diminuent d'intensité à mesure que la maladie s'aggrave. Il est très exceptionnel que le diagnostic soit sérieusement hésitant. — Exposé d'un cas ou l'erreur a été commise; les hématuries étaient de plus en plus abondantes, et le toucher rectal permettait de sentir des épaississements qui furent attribués à une affection néoplasique. — Des *ulcérations de la vessie;* leurs principales variétés. Les ulcérations tuberculeuses sont les seules qui pourraient être confondues avec un néoplasme. Mais il est démontré par un très grand nombre d'observations qu'il n'existe aucune relation de cause à effet entre l'ulcération et l'hématurie. Elles vont généralement l'une sans l'autre. Utilité de la recherche du bacille de Koch dans les cas douteux. — La *cystite des rétrécis et des prostatiques* ne peut presque jamais en imposer pour une affection néoplasique. Quelquefois cependant elle donne lieu à des hématuries spontanées et prolongées. Mais la notion de la cause, rétrécissement ou hypertrophie de la prostate qu'il est facile de reconnaître avec précision, doit toujours mettre en garde. L'influence du traitement lève tous les doutes. Un exemple. — Les *varices du col* sont rares en clinique et n'ont pas souvent lieu d'être discutées.

Affections rénales. — Les *tumeurs du rein* seules prêtent à la confusion. Leurs hématuries sont généralement courtes et à longs entr'actes. Elles sont souvent précédées de coliques néphrétiques ébauchées et accompagnées du rejet de caillots filiformes. Importance du varicocèle symptomatique (d'apparition récente). — Manière de procéder à l'exploration rénale par les deux mains placées, l'une en avant, l'autre en arrière, la main postérieure imprimant au rein de petites impulsions qui ont pour but de le porter vers la main antérieure. C'est le procédé du *ballottement*. Le rein n'est senti qu'à la condition d'être notablement augmenté de volume. Exposé et discussion de deux faits où la recherche des signes précédents a facilement permis de corriger le diagnostic.

Résumé.

Discussion de l'*exploration digitale*. Toute incision doit avoir pour but précis non l'exploration permettant de compléter un diagnostic incertain, mais la lutte contre un symptôme plus ou moins grave. Dans ce dernier cas, c'est un devoir de profiter de l'incision pour pratiquer l'exploration digitale. — Parallèle, pour l'exploration, des voies hypogastrique et périnéale. Facilité, garantie et innocuité de la première opposées aux incertitudes et aux dangers de la seconde.

Messieurs,

Dans les deux dernières leçons, nous avons successivement passé en revue et soigneusement étudié chacun des signes objectifs et subjectifs auxquels peuvent donner lieu les tumeurs de la vessie. Il me reste à rechercher avec vous comment ils peuvent, isolés ou combinés, conduire au diagnostic, et comment il est possible d'éviter toute confusion avec les autres maladies qui se rapprochent des néoplasmes vésicaux par quelques-unes de leurs manifestations.

Comme l'hématurie est le grand, souvent même l'unique symptôme accusé par les malades, c'est surtout avec les *affections à hématuries* que le diagnostic doit être envisagé.

Parmi ces affections, les unes ont pour siège la vessie, les autres les reins. Elles sont assez nombreuses, mais elles ne sont pas également aptes à faciliter une confusion avec les tumeurs de la vessie. Ce sont surtout certaines formes exceptionnelles de cystite ou les néoplasmes des reins qui sont de nature à créer les plus sérieuses difficultés de diagnostic.

Si nous considérons d'abord les maladies de la vessie nous verrons que la distinction, à moins qu'il ne s'agisse de cas tout à fait exceptionnels, en est, le plus souvent, très simple et mérite à peine d'être discutée.

Telle est, par exemple, l'*affection calculeuse*. Les hématuries qu'elle présente sont presque toujours nettement provoquées par les circonstances qui déterminent la locomotion de la pierre dans la vessie. Elles sont peu durables et cessent rapidement sous l'influence du repos. Enfin, elles s'accompagnent très souvent de douleurs et de fréquence de la miction.

J'ai cependant observé quelques cas où des hématuries, exclusivement dues à la présence de calculs dans la vessie, étaient à la fois abondantes et durables. Elles ne cédaient que lentement à l'influence du repos et se reproduisaient avec une extrême facilité. Les malades cessèrent néanmoins d'être hématuriques après la lithotritie, et chose remarquable, l'opération ne provoqua pas de saignement. Il faut donc savoir que, dans certains cas, les hématuries des calculeux peuvent simuler les allures des hématuries chez les néoplasiques. Mais ce sont là des faits absolument exceptionnels dans lesquels il est tout au moins possible de déterminer la présence du calcul et par les signes fonctionnels et par le cathétérisme. Vous pourrez aussi, en analysant avec soin, reconnaître que la marche des hématuries est certainement influencée, dans ces cas, par le mouvement et par le repos. Seuls, les cas où la tumeur est encroûtée de phosphates calcaires pourraient créer une difficulté. Mais l'encroûtement, lorsqu'il existe, est très imparfait et très partiel. En admettant qu'il pût être assez complet pour donner la sensation du contact calculeux l'immobilité de la concrétion suffirait à elle seule, pour avoir des doutes que l'étude d'ensemble des symptômes aurait bientôt justifiés.

Les hématuries des *cystites* offrent aussi, le plus ordinairement, des caractères bien distincts. Cependant, il faut reconnaître que c'est avec certains cas de cystite que vous serez le plus souvent exposés à confondre les néoplasmes. Sans doute, ici comme pour la plupart des autres maladies, les cas typiques sont très faciles à reconnaître. Aussi n'y a-t-il pas lieu d'insister sur leur distinction, tandis que les cas particuliers, un peu exceptionnels, qui s'éloignent par certains côtés des types classiques et empruntent simultanément quelques-uns des caractères de deux affections différentes, sont ceux qui donnent lieu en pratique aux difficultés les plus réelles.

C'est un des points que peut bien mettre en évidence la lecture attentive des observations IV, VII et IX, dans lesquelles nous ne sommes parvenus à établir le diagnostic méthodique, avant toute opération, qu'en mettant à profit les ressources les plus variées de l'investigation clinique.

La *cystite blennorrhagique* prend rarement une expression clinique assez particulière pour jeter le doute dans l'esprit du chirurgien. Si l'on s'en tenait aux cas récents qui sont les plus nets, et, il faut bien le dire aussi, les plus fréquents, il n'y aurait vraiment pas matière à discussion. En effet, si cette variété de cystite est une des plus remarquables par la fréquence et la durée souvent longue des hématuries, vous remarquerez que le sang au lieu de teinter toute l'urine, se mélange seulement aux dernières gouttes ou s'écoule après la miction. Dès le début, les mictions sont fréquentes et douloureuses et les urines contiennent du pus; enfin, on exerce par le traitement, surtout par les instillations argentiques une action remarquable et rapide sur la maladie. Avec de tels caractères, le diagnostic ne saurait offrir aucune difficulté.

Malheureusement on peut rencontrer dans la pratique des cas exceptionnels, généralement de date ancienne, qui dévient du type classique pour prendre des allures plus ou moins comparables à celles des néoplasmes.

Il me revient à la mémoire deux cas observés tous deux chez la femme où se produisirent des hématuries abondantes et durables. Mais elles disparurent après un certain laps de temps et surtout le traitement eut sur la maladie une action manifeste. D'ailleurs, chez l'une et l'autre la marche de l'affection avait été des plus significatives. Le passage à l'état chronique avait été précédé d'une période aiguë assez caractéristique pour ne permettre de conserver aucun doute.

Vous le voyez, alors même que la cystite blennorrhagique chronique, la seule qui puisse exposer à la confusion, déterminerait des hématuries sérieuses, ce qui est tout à fait exceptionnel, il serait encore possible, en tenant un compte rigoureux des antécédents du malade et de l'histoire de la maladie, d'arriver au diagnostic.

Une seule fois, au commencement de l'année 1885, je me suis trouvé en présence d'un cas de cystite blennorrhagique invétérée qui s'accompagnait de douleurs d'une excessive intensité, d'hématuries abondantes et très comparables à celles des néoplasmes et même d'un épaississement localisé de la paroi vésicale qui acheva de m'en imposer pour une tumeur. Cette erreur me paraît d'autant plus utile à commenter qu'elle n'a été reconnue qu'à l'autopsie et que cependant j'avais eu l'occasion à deux reprises différentes de recourir d'abord par le périnée, puis par l'hypogastre à l'exploration digitale. Mais, je le répète, c'est un fait absolument isolé. Il n'autorise aucunement à croire que vous puissiez rencontrer fréquemment des cas semblables où il soit presque impossible de savoir s'il s'agit toujours de l'ancienne affection très notablement modifiée dans sa physionomie clinique ou d'une maladie nouvelle de nature néoplasique entée sur la première. L'hésitation est d'autant moins permise, en règle générale, que les affections organiques de la vessie sont toujours primitives. C'est là un point important sur lequel j'aurai à revenir à l'occasion de l'étiologie mais que je veux dès maintenant vous signaler. Rien en effet dans l'évolution de ces tumeurs ne permet de penser qu'elles soient la conséquence ou le résultat d'une affection d'une autre nature.

Il s'agissait d'un homme de 36 ans, couché au n° 27 de la salle Saint-Vincent, qui avait contracté, à l'âge de dix-sept ans, une blennorrhagie bientôt propagée à la vessie, aux uretères et aux reins. Jusqu'au mois de mai 1884, il resta dans un état sensiblement stationnaire et n'obtint que des améliorations passagères, malgré les traitements les plus variés suivis avec la plus grande persévérance. Il pouvait toutefois se livrer à ses occupations et, en somme, son état était encore supportable.

A partir de mai 1884, il fut pris, sans cause appréciable, d'hématuries qui se renouvelèrent par la suite et s'accompagnèrent de crises douloureuses extrêmement vives. Dès le mois d'octobre, ces hématuries devenaient permanentes. La totalité de l'urine était fortement teintée de sang. En même temps la fréquence et la douleur des mictions avaient pris des proportions exceptionnelles. L'existence du malade devenait vraiment intolérable.

L'exploration directe par le toucher rectal combiné avec la palpation hypogastrique et par le cathétérisme explorateur de la vessie ne permit de recueillir que des renseignements négatifs.

On pouvait toutefois constater qu'il existait un épaississement de la paroi de la vessie particulièrement perçu par la palpation immédiatement au-dessus du pubis, mais cet épaississement n'offrait rien de caractéristique.

Cependant l'apparition spontanée des hématuries leur longue durée, leur résistance à tous les traitements, ainsi que l'excessive intensité des douleurs, que ne pouvaient calmer ni le chloral ni la morphine, me firent penser à une affection de nature néoplasique. Ces deux symptômes, hématuries et douleurs, se présentaient, en effet, avec l'ensemble de leurs caractères les plus significatifs.

Quoi qu'il en soit, comme ils avaient été précédés sans interruption, pendant de longues années, par des accidents manifestement inflammatoires et consécutifs à la blennorrhagie, comme l'exploration directe ne donnait pas d'autre renseignement que l'épaississement des parois et que cet épaississement pouvait être de nature inflammatoire, le diagnostic : néoplasme, ne pouvait être accepté sans discussion. Je devais me demander si les troubles observés ne relevaient pas exclusivement de la blennorrhagie, s'il ne s'agissait pas en un mot, de l'ancienne affection de la vessie et des reins profondément modifiée dans son expression clinique.

Tout en inclinant vers l'idée d'un néoplasme, je doutais encore. Cependant, après avoir épuisé tous les agents de la médication calmante ou hémostatique sans obtenir aucune atténuation ni des douleurs ni des hématuries, j'en vins à reconnaître la nécessité d'un traitement chirurgical. Dans l'une et l'autre des hypothèses que laissait subsister l'incertitude du diagnostic, les symptômes étaient si particulièrement pressants qu'ils imposaient l'intervention, alors même qu'elle n'aurait eu à poursuivre qu'un but palliatif.

Le sujet étant jeune et maigre, ayant par conséquent une prostate peu développée et une couche sous-cutanée peu épaisse, se présentait dans les meilleures conditions pour être opéré par la boutonnière périnéale.

Le 23 octobre 1884, après avoir incisé l'urèthre en avant de la région membraneuse, je fis la dilatation forcée de la partie profonde du canal à l'aide de mon dilatateur à mandrins; puis, à travers cette espèce de tunnel, j'introduisis le doigt dans la vessie pour en explorer la surface interne. Grâce au peu d'embonpoint du sujet et à l'abaissement du sommet de la vessie avec la main hypogastrique, je parvins à toucher avec le doigt, dans des conditions qui me parurent assez bonnes, toute la cavité vésicale. Je sentis derrière le pubis une plaque épaissie correspondant exactement par son siège à l'induration perçue à travers l'hypogastre, et qui me parut manifestement cancéreuse. Elle offrait la dureté habituelle des lésions organiques. On obtenait une sensation tout à fait semblable à celle que donnerait, par exemple, un épithélioma rectal à bords durs, étalés, irréguliers. Tout le reste de la surface interne de la vessie me parut indemne.

Je m'efforçai d'enlever aussi complètement que possible par le raclage la partie dégénérée, mais cette intervention ne fut suivie que d'une amélioration très passagère. Bientôt après, les douleurs et les hématuries reparurent avec une telle intensité que je fus amené à proposer une nouvelle opération.

Cette fois je fis la taille hypogastrique (10 janvier 1885).

Je me proposais, en premier lieu, d'obtenir complètement la suppression fonctionnelle de la vessie que la dilatation périnéale n'avait pas suffisamment procurée, en second lieu, de réséquer la paroi antérieure dans le point où elle était épaissie, où je la croyais atteinte de néoplasme.

A l'ouverture de la vessie, je vis sortir une assez grande quantité de caillots noirâtres plus ou moins anciens. Après l'avoir complètement évacuée, je fus en mesure d'en explorer convenablement la surface interne. Une double surprise m'attendait : je ne sentis plus rien d'appréciable sur la paroi supérieure et je découvris une tumeur que jamais je n'avais soupçonnée sur la paroi inférieure.

Je me rendis compte du premier de ces faits par l'action exercée contre la lésion, lors de la première intervention à travers le périnée et aussi peut-être par le relâchement de la paroi supérieure que déterminait sa section longitudinale. Le second fait semblait un éclatant témoignage de la supériorité de l'exploration vésicale par l'hypogastre.

J'essayai d'enlever par le grattage les parties dégénérées que présentait la paroi inférieure, mais les lésions paraissaient si étendues en surface et en profondeur que je dus renoncer à en pratiquer l'extirpation totale.

Néanmoins, à partir de ce moment, la douleur et les hématuries ont définitivement cessé. Cet heureux résultat était dû surtout à la suppression fonctionnelle de la vessie que l'incision hypogastrique avait très complètement assurée ; mais au bout de quelques jours, le malade se plaignit de douleurs rénales, puis de frissons et de fièvre. L'état général s'aggrava rapidement et la mort arriva huit jours environ après l'opération.

L'autopsie nous réservait les surprises les plus inattendues. La vessie était petite, et la presque totalité de sa surface interne était recouverte de mamelons de dimensions variables allant jusqu'à un pois et même davantage, mais il n'y avait aucune apparence de tumeur. Dans l'intervalle de ces mamelons, et même à leur surface, existait un grand nombre de saillies plus petites, de sorte que toute la face interne de la vessie était très inégale et offrait une apparence presque fongueuse. Cet aspect végétant concordait parfaitement avec les autres constatations directes qu'il m'a été permis de faire dans ces derniers temps, soit par la taille hypogastrique, soit par l'examen cadavérique pour les cystites blennorrhagiques anciennes.

Par places, la muqueuse était recouverte de pseudo-membranes grisâtres. En prenant la paroi vésicale entre les doigts on constatait qu'en plusieurs endroits elle contenait des nodules qui en augmentaient l'épaisseur et la consistance. A la coupe, ces noyaux criaient sous le scalpel et offraient une couleur grisâtre ou jaunâtre. Examinés au microscope par M. le Dr de Gennes, ils ne contenaient ni tubercules, ni cancer. Il y avait simplement inflammation interstitielle de la vessie, avec néoformation de faisceaux musculaires. On retrouvait des lésions analogues dans tout le reste de l'appareil urinaire.

En définitive, l'autopsie venait démontrer que j'avais commis une erreur de diagnostic, puisqu'il s'agissait non point d'une affection néoplasique de la vessie, mais d'une cysto-pyélo-néphrite pseudo-membraneuse consécutive à une blennorrhagie.

Cette erreur était d'autant plus remarquable que l'exploration digitale par deux fois renouvelée, loin de la dissiper, n'avait servi qu'à l'accentuer davantage en permettant de constater directement des épaississements, des indurations qui offraient les caractères habituels des lésions néoplasiques. Bien plus, l'incision hypogastrique avait permis au doigt de sentir une sorte de tumeur implantée sur le bas-fond. Or, il n'y avait pas de tumeur. La paroi postérieure de la vessie épaissie, dure et inégale était simplement soulevée par le ballon rectal que j'avais laissé en place. Je n'avais pas encore, à ce moment, pris l'habitude de dégonfler et d'enlever ce ballon pour opérer dans la vessie et de ne m'en servir, comme je le fais maintenant, que pour l'ouvrir. C'est certainement à sa présence dans le rectum qu'il faut attribuer l'erreur commise au cours de l'opération. S'il avait été retiré aussitôt après l'ouverture de la vessie, je n'aurais certainement pas cru à une tumeur qui n'existait pas, mais j'aurais eu à définir la nature de l'épaississement mamelonné de la surface interne de la vessie. Peut-être même cela m'aurait-il été difficile, d'autant plus que je n'avais pas encore utilisé, à cette époque, l'éclairage de la cavité vésicale au cours des opérations.

Il faut d'ailleurs remarquer qu'avant l'examen microscopique le doute pouvait encore persister, et l'on ne doit pas faire difficulté d'admettre que, dans les cas de cystite ancienne avec épaississement et induration des parois, il ne puisse y avoir de grandes incertitudes dans le diagnostic. Je dirai même que, si la péricystite vient ajouter en certains points à l'épaississement diffus et généralisé des parois vésicales des plaques indurées, le diagnostic anatomique deviendra de plus en plus obscur. Seul, le diagnostic clinique pourra encore être possible. Mais, dans ces cas où l'exploration directe permet de sentir des épaississements anormaux, s'il existe, en même temps que les symptômes de cystite, des douleurs excessivement intenses que rien ne peut soulager et surtout des hématuries spontanées, prolongées, répétées, rebelles aux traitements, l'erreur sera presque fatale.

Peut-être, cependant, aurions-nous pu l'éviter malgré la réunion de toutes ces conditions particulièrement défavorables, si nous avions accordé plus d'importance à la marche de l'affection et à l'évolution des accidents considérés depuis leur première apparition. Leur origine manifestement blennorrhagique aurait pu nous servir de critérium pour juger de la nature des lésions et pour interpréter les symptômes. Nous devions en tenir le plus grand compte, puisque les néoplasies de la vessie sont primitives et ne résultent jamais de la transformation d'une lésion préexistante. Toujours est-il que, dans des cas semblables, tout ce qui est recherche directe, c'est-à-dire constatation anatomique sur le vivant, peut être l'occasion d'erreurs; chez ce malade, en effet, l'exploration clinique, aussi bien que notre double exploration opératoire, ne nous a pas conduits à la vérité.

Ainsi, Messieurs, vous voyez que, si les cas types de cystite blennorrhagique sont extrêmement faciles à reconnaître, il n'en est pas toujours de même des cas invétérés. On en rencontre qui peuvent donner lieu aux plus sérieuses difficultés ; mais heureusement, je le répète, les cas plus ou moins comparables à celui que je viens d'exposer et de discuter sont absolument exceptionnels.

Ce que j'ai dit de la cystite blennorrhagique s'applique également à la *cystite tuberculeuse*. Autant le diagnostic est simple dans les cas les plus ordinaires, autant il peut être embarrassant dans quelques cas extrêmement rares.

Il est très fréquent, vous le savez, que la tuberculose vésicale détermine, au début, des hématuries spontanées. Ce sont de véritables hémoptysies vésicales qui ne s'accompagnent pas plus de cystite que les hémoptysies du début de la tuberculose pulmonaire ne s'accompagnent de bronchite. Elles peuvent donc être à peu près complètement isolées de tout autre symptôme, ce qui représente, il faut en convenir, un des caractères des hématuries dans les néoplasmes vésicaux. Si l'on y regarde de près, cependant, on ne tarde pas à reconnaître qu'elles sont presque toujours précédées et accompagnées d'une fréquence de la miction qui les caractérise.

D'autre part, ces hématuries initiales sont très rarement abondantes et presque toujours elles sont séparées les unes des autres par de longs intervalles. J'ai eu cependant, il y a quelques mois, l'occasion de voir un malade qui, au début de la tuberculose vésicale, eut une hématurie très grave avec formation dans la vessie de caillots volumineux et abondants. Mais, je le répète, c'est là un fait exceptionnel. En général les

hématuries de la tuberculose sont très modérées, elles ne se présentent pas à toutes les mictions et tendent rapidement à diminuer à mesure que la maladie s'aggrave. De plus, la fréquence et les douleurs de la miction s'ajoutent bientôt aux pertes de sang. Aussi, dans l'immense majorité des cas, n'est-ce pas avec la tuberculose urinaire que la confusion peut avoir lieu.

Mais à toute règle, surtout en clinique, il est des exceptions et sans attacher à celles qui sont très rares une importance exagérée pour le diagnostic, il faut cependant, à l'occasion, savoir en tenir compte. Le malade que vous avez pu suivre tout dernièrement au n° 3 de la salle Saint-Vincent vous en est la preuve. Il a été le sujet d'une autre erreur de diagnostic d'autant plus remarquable qu'elle ne pouvait guère être évitée et qu'elle était de nature à entraîner des conséquences regrettables. Inutile de vous dire que l'erreur a été commise par moi. C'est pour cela surtout que j'ai le droit et le devoir de vous en parler. Cette observation m'a très vivement frappé et bien que je n'aie jamais rencontré aucun autre fait comparable même de loin, bien qu'il soit par conséquent assez improbable que vous ayez à en tirer grand profit dans votre pratique journalière, je crois utile de vous rappeler quelques-uns des faits qui se rattachent à son histoire.

C'était un homme de 53 ans, concierge, qui s'était présenté à l'hôpital pour des hématuries spontanées, abondantes, fréquentes, mais non prolongées.

Dans l'histoire de ses antécédents personnels ou héréditaires, nous ne trouvions qu'un seul fait à noter, c'est une blennorrhagie survenue à l'âge de 18 ans qui s'était compliquée d'orchite et avait guéri complètement au bout de 3 mois. Il n'avait jamais eu de coliques néphrétiques bien qu'il eût rendu quelques graviers.

La première hématurie s'était produite trois ans auparavant sans aucune cause appréciable et avait duré trois ou quatre jours. Elle n'était pas influencée par les mouvements et la marche. Elle était assez abondante; toute l'urine du

commencement à la fin de la miction, était colorée. Elle s'accompagnait d'une fréquence un peu plus grande de la miction et d'une légère douleur, d'une sensation de cuisson pendant et après le passage de l'urine.

Ensuite, le malade était resté une année tout entière sans nouvel accident, mais depuis deux ans les hématuries s'étaient reproduites tous les deux ou trois mois, durant un, deux ou trois jours, et s'accompagnant, comme au début, de mictions fréquentes et douloureuses. Plusieurs fois ces hématuries ont été assez abondantes puisque les urines contenaient non seulement du sang dilué, mais des caillots plus ou moins volumineux, dont l'expulsion était souvent longue et pénible. La dernière datait de quinze jours et avait duré quatre jours.

A son entrée, les urines étaient troubles, mais non teintées de sang, les mictions un peu fréquentes (six à huit fois le jour, quatre à cinq fois la nuit) sans difficulté, sans douleur, mais l'affaiblissement était très considérable, l'amaigrissement très prononcé, le teint pâle, jaunâtre, cachectique.

L'exploration des reins fut complètement négative. Ces organes n'étaient ni augmentés de volume, ni douloureux à la pression. Du côté du scrotum, il n'y avait ni à droite ni à gauche aucune trace de varicocèle. L'épididyme et le cordon étaient dans leur état normal. Nous ne pouvions donc admettre l'idée d'un néoplasme rénal et nous devions concentrer toutes nos recherches du côté de la vessie.

L'introduction d'une sonde molle fut tout aussi négative. Du commencement à la fin de l'évacuation elle donna issue à des urines non teintées de sang. Cela n'offrait toutefois rien d'extraordinaire puisque les hématuries étaient suspendues et que, dans les néoplasmes, elles peuvent quelquefois présenter de forts longs entr'actes.

Le toucher rectal donnait au contraire des renseignements très positifs. Il permettait de constater au-dessus de la prostate et du côté gauche un épaississement irrégulier, sans bosselures. Cette sensation un peu vague empruntait aux caractères particuliers des hématuries concomitantes une haute

signification. Elle permettait de penser que ces hématuries étaient liées à la présence d'un néoplasme et que ce néoplasme occupait le côté gauche du bas-fond de la vessie.

Le cathétérisme métallique vint à son tour confirmer les données précédentes en fournissant la sensation d'un épaississement correspondant à celui que faisait reconnaître le toucher rectal.

Ces diverses informations recueillies par l'étude des symptômes fonctionnels et des signes physiques me firent admettre l'existence d'un néoplasme de la vessie probablement infiltré dans la paroi.

Cependant je n'ai pas cru devoir proposer à ce malade une intervention chirurgicale immédiate. Il arrivait dans un tel état de débilitation et de cachexie, que dès le second ou le troisième jour après son entrée dans le service, il devint évident que la terminaison fatale était proche et inévitable. Toute opération n'eût servi qu'à précipiter le dénouement. Le malade entré le 18 novembre a succombé, en effet, sans secousse et sans nouvel accident, le 7 décembre.

L'autopsie est venue démontrer que j'avais commis une erreur de diagnostic, une erreur très importante, puisqu'il n'y avait pas de néoplasme ni implanté ni infiltré et que, néanmoins, si le malade se fût présenté plus tôt à l'hôpital, je n'aurais pas hésité à lui proposer une opération.

Voici les pièces que nous avons préparées et conservées. Un simple coup d'œil jeté sur les reins vous permettra d'y constater les lésions d'une tuberculose avancée. Les bassinets sont dilatés ainsi que les calices; leurs parois sont épaissies, blanchâtres, infiltrées de granulations jaunâtres. La plus grande partie de la substance médullaire a subi la fonte purulente. Il ne reste qu'une mince couche de substance corticale.

Dans la vessie, vous constatez l'existence d'ulcérations nombreuses, groupées surtout au voisinage du col, et s'avançant aussi sur le corps. Ces ulcérations sont larges, mais superficielles. Leurs bords sont dentelés, irréguliers, déchiquetés. Elles sont formées aux dépens de la muqueuse qui, par places, est complètement détruite et permet d'apercevoir au-dessous la couche musculeuse. Elles sont plus nombreuses plus larges, plus confluentes sur le côté gauche où l'on en en voit plusieurs dont le fond est cicatrisé ce qui prouve que les lésions y sont plus anciennes que du côté droit. En aucun point on ne découvre de granulations.

Si nous cherchons maintenant à refaire le toucher rectal, nous trouvons du côté gauche un épaississement avec induration sous-jacent à la région de la vessie qui supporte les ulcérations les plus anciennes. Nous pouvons donc facilement concevoir la succession des phénomènes qui se sont produits et, sans avoir encore le résultat de l'examen histologique[1], dire que le malade était atteint de tuberculose urinaire. Les principales lésions consistaient, outre la destruction plus ou moins étendue de la substance rénale, en ulcérations vésicales siégeant surtout sur le côté gauche de l'organe. Celles-ci s'étaient compliquées de péricystite et avaient donné lieu à un épaississement considérable et localisé constituant une sorte de tumeur.

Ces lésions s'étaient traduites, 1° par des hématuries spontanées, répétées, d'assez longue durée, rebelles aux traitements, 2° par une sensation d'épaississement et d'induration, perceptible à la fois et par le toucher rectal et par le cathété-

1. L'examen histologique fait depuis cette leçon par M. de Gennes n'a fait découvrir aucun élément tuberculeux, ni bacilles, ni granulations. Étant donnée la compétence de cet anatomo-pathologiste distingué, je serais donc obligé de n'admettre qu'une affection inflammatoire, que des ulcérations simples. Mais une pareille interprétation serait formellement en désaccord avec tout ce que m'a appris l'inspection des vessies et des reins des nombreux malades qui sont venus succomber depuis près de vingt ans dans mon service. Je n'ai jamais vu d'ulcérations simples présenter les caractères que nous constations ici et d'autre part, les lésions rénales que nous avons notées étaient absolument celles que j'ai toujours rencontrées sur les reins tuberculeux. On sait, d'ailleurs, que les bacilles ne sont pas toujours rencontrés et que les éléments tuberculeux eux-mêmes peuvent faire défaut à un certain degré d'évolution des lésions.

risme explorateur de la vessie. Dans ces conditions bien que les hématuries n'aient jamais eu plus de quatre jours de durée, ce qui est peu pour les néoplasmes vésicaux, il était vraiment impossible d'éviter l'erreur qui a été commise. Peut-être cependant y serais-je parvenu, en faisant soigneusement rechercher dans l'urine la présence des bacilles de la tuberculose. Si j'avais dû pratiquer une opération, je n'aurais certainement pas manqué de procéder à cette recherche, comme je l'ai fait dans l'observation XIII, et peut-être, au moment d'intervenir, aurais-je rectifié le diagnostic.

Il n'en est pas moins vrai que l'erreur a été commise. Cela m'impose l'obligation de rechercher si des cas semblables peuvent se présenter souvent à l'observation, et s'ils doivent être pris en sérieuse considération pour le diagnostic.

Nous avons donc à nous demander si les *ulcérations de la vessie* de nature tuberculeuse ou même les ulcérations en général s'accompagnent fréquemment d'hématuries à répétition et d'induration localisée.

La question des *ulcérations de la vessie* est encore loin d'être bien élucidée. Ce n'est pas ici toutefois le lieu d'entreprendre méthodiquement leur étude complète; ce serait trop nous éloigner de notre sujet. Sans entrer par conséquent dans trop de détails, je me bornerai à insister sur les points qui peuvent directement servir au diagnostic.

Parmi les ulcérations de la vessie qu'on a décrites, je ne vous parlerai ni de celles qui sont produites par les sondes à demeure, ni de celles que certains auteurs anglais ont voulu assimiler aux ulcères de l'estomac.

Je n'ai jamais eu l'occasion d'observer les premières, et je ne doute pas qu'il en soit de même pour vous, si vous avez soin de prévenir toute pression de la sonde, soit sur la vessie, soit sur le canal. C'est là, vous le savez, le plus important des préceptes applicables aux sondes à demeure[1].

Quant aux ulcères dits perforants qui se produiraient, dans

1. Voyez mes *Leçons cliniques*, 2e édition, p. 955.

la vessie comme dans l'estomac en vertu d'un processus nécrobiotique et seraient dus, soit à des oblitérations emboliques des capillaires, soit à des infarctus hémorrhagiques (Lawson, 1870; Barthet, 1876; James Oliver, 1885), ils ont été admis sur de simples assertions dépourvues de preuves et ne sauraient être acceptés. Pour ma part, depuis dix-neuf ans que j'observe dans cet hôpital où toutes les autopsies sont pratiquées, je déclare que je n'ai jamais rien vu qui puisse donner à ces hypothèses l'apparence d'une confirmation.

Les seules ulcérations vésicales que j'aie rencontrées sont :

1° Les ulcérations des cystites graves;

2° Les ulcérations perforantes au fond des cellules;

3° Les ulcérations cancéreuses;

4° Les ulcérations tuberculeuses.

Les *ulcérations des cystites graves*, en particulier de la cystite pseudo-membraneuse, représentent l'une des plus hautes expressions de la gravité des cystites. On peut alors observer des hématuries parfois très abondantes, mais absolument différentes par leur évolution de celles qui caractérisent les néoplasmes. Elles n'offrent ni leur longue durée, ni leur répétition fréquente, ni leur aggravation progressive. Cependant je dois dire que, dans certains cas exceptionnels, le clinicien pourrait se trouver dans un grand embarras, comme il arrive lorsque le début des néoplasmes est marqué par des accidents aigus de cystite. On n'établit alors le diagnostic, ainsi que vous avez pu en juger par les observations IV, V, VII et IX, que par une étude patiente et très méthodique de tous les symptômes rapprochés les uns des autres et considérés surtout dans leur évolution. Le fait de l'ulcération n'ajouterait toutefois absolument rien ni à la gravité de la cystite dont elle n'est qu'un épiphénomène, ni aux difficultés du diagnostic.

Les *perforations ulcéreuses au fond des cellules*, ont été décrites par Mercier dès l'année 1836. Je suis assez disposé à admettre ses opinions. Mais ces ulcérations n'ont jamais donné lieu à des symptômes pouvant offrir quelque analogie avec ceux des néoplasmes. Nous n'avons donc pas, pour le moment, à nous en préoccuper davantage.

Les *ulcérations cancéreuses* ont été souvent mentionnées par les auteurs. Mais les descriptions qu'ils fournissent sont bien plutôt basées sur l'analogie et sur l'induction que sur l'observation directe. On sait que les tumeurs cancéreuses arrivées à une certaine période de leur évolution, deviennent très souvent le siège d'un travail ulcératif. On en a conclu, en généralisant, qu'il devait en être ainsi pour les néoplasmes vésicaux. Mais les faits ne confirment pas ces vues théoriques. Les pièces que j'ai recueillies dans le musée de cet hôpital, et les constatations directes que nous avons également pu faire au cours des opérations récemment exécutées, viennent démontrer que les tumeurs de la vessie ne sont que très exceptionnellement ulcérées. Sans doute, cela peut avoir lieu et vous en avez comme exemple la malade de l'observation IX, dans la vessie de laquelle nous avons pu constater, après la dilatation uréthrale, l'existence d'une tumeur ulcérée donnant tout à fait au doigt la sensation d'un épithélioma rectal. Mais je dois dire que c'est là le seul cas de tumeur vésicale ulcérée que j'aie eu l'occasion de rencontrer. D'où j'ai conclu que ces sortes d'ulcérations sont loin d'être communes; j'aurai, en vous parlant de l'anatomie pathologique, l'occasion de confirmer cette opinion.

Ulcérés ou non, du reste, les néoplasmes de la vessie ont la même symptomatologie. L'ulcération n'ajoute aucun trait nouveau et important à leur physionomie clinique. Elle ne mérite donc, à aucun point de vue, d'entrer en ligne de compte dans la recherche du diagnostic.

En est-il de même des *ulcérations tuberculeuses* et faut-il s'attendre à rencontrer souvent des faits semblables à celui que je vous ai rapporté plus haut? En d'autres termes, est-il fréquent ou exceptionnel de voir les ulcérations tuberculeuses emprunter les allures cliniques des néoplasmes au point de rendre la confusion à peu près inévitable?

De toutes les ulcérations qu'on peut rencontrer dans la

vessie, les tuberculeuses sont incontestablement de beaucoup les plus fréquentes. Il est rare qu'on ait l'occasion de faire l'autopsie d'un sujet atteint de tuberculose urinaire sans en trouver à des degrés divers. Elles ont leur siège habituel au voisinage du col, au niveau du trigone et de l'embouchure des uretères. On les trouve aussi fréquemment dans la portion prostatique de l'urèthre, et quelquefois, mais beaucoup plus rarement, dans la partie pénienne. Leur nombre, leur forme, leurs dimensions sont très variables. Ordinairement elles offrent quelque ressemblance avec les ulcérations de l'herpès génital ou des pustules de variole, ou des godets de favus. Leurs bords sont élevés au-dessus de la muqueuse, le fond est lisse, il offre une teinte gris jaunâtre. Souvent elles sont parsemées ou entourées de granulations jaunâtres et rappellent ainsi l'aspect des ulcérations tuberculeuses de la langue. Elles peuvent se présenter sur le même sujet à des phases d'évolution différentes, tantôt en voie de développement, tantôt en voie de cicatrisation. Généralement elles sont superficielles, comme dans le cas actuel. Quelquefois cependant elles entraînent des destructions profondes, portant sur le col, sur une partie de la vessie et surtout sur la région prostatique. En voici une pièce récemment préparée par M. Hallé, l'un de mes internes. Vous pouvez voir qu'elle offre au niveau de la prostate une vaste perte de substance à bords irréguliers et frangés. La muqueuse est détruite dans une étendue beaucoup plus considérable, depuis le trigone jusqu'à l'urèthre antérieur. L'ulcération a même donné lieu à une perforation de la portion pénienne du canal et à des accidents consécutifs d'infiltration.

Je ne m'attarderai pas à relever les *descriptions symptomatiques des ulcérations vésicales* que nous fournissent les auteurs. Elle sont presque toutes remarquablement confuses. Je m'attacherai seulement à étudier le symptôme *hématurie*, particulièrement dans les ulcérations tuberculeuses. C'est, en effet, ce symptôme qui est surtout en cause dans la présente discussion.

Il me sera d'autant plus facile de préciser à la fois ses caractères et les conditions dans lesquelles on l'observe, que nous avons à notre disposition un vaste dossier d'observations déposant toutes dans le même sens. Elles nous montrent qu'il peut y avoir, dans la tuberculose urinaire, hématurie sans ulcération, et inversement ulcération sans hématurie; elles nous apprennent aussi que des hématuries très abondantes peuvent se rencontrer avec des ulcérations insignifiantes, d'où il résulte qu'il n'existe bien évidemment aucune connexion étroite entre la lésion et le symptôme. D'une façon générale, on peut dire que, dans la tuberculose urinaire, les hématuries sont prodromiques, prémonitoires et ne sont par conséquent pas contemporaines des ulcérations, qui sont notoirement plus ou moins tardives. Et quand la maladie est arrivée à la période d'état, quand elle s'accompagne d'ulcérations, on n'observe plus qu'à titre tout à fait exceptionnel les grandes hématuries du début.

Sur notre malade, l'étude raisonnée des hématuries nous conduisait donc à rejeter l'idée de la tuberculose vésicale, ulcéreuse ou non,puisqu'elles allaient en s'accusant de plus en plus, à mesure que la maladie s'aggravait. Sans doute leur durée pouvait sembler un peu courte pour une affection néoplasique, puisque la plus longue ne s'était pas prolongée plus de quatre jours. Mais la constatation de l'épaississement qui tenait à la péricystite était de nature à dissiper immédiatement le faible doute auquel pouvait donner lieu la courte durée des hématuries. L'erreur était donc inévitable et n'aurait pu être empêchée, je le répète, que par la rencontre du bacille de Koch dans l'urine. Aussi la recherche en est-elle indispensable dans tous les cas douteux, mais surtout lorsqu'on doit intervenir par un acte chirurgical. C'est ce qui n'a pas manqué d'être fait sur l'instituteur de l'observation XIII. Dans ce cas, l'absence bien constatée des bacilles de la tuberculose a contribué à corroborer l'opinion qu'il s'agissait d'un néoplasme de la vessie. Dans le cas actuel, au contraire, la présence des bacilles aurait éclairé le diagnostic et elle aurait été faite sans aucun doute si la gravité des symptômes généraux n'avait écarté toute idée d'intervention opératoire.

En résumé, cette longue discussion à propos d'un cas véritablement exceptionnel, a essentiellement pour but d'établir *l'importance de l'examen microscopique* de l'urine au point de vue soit des bacilles, soit des éléments figurés caractéristiques des néoplasmes, toutes les fois qu'il peut y avoir place à quelque hésitation dans le diagnostic.

Mais les considérations, peut-être un peu trop étendues, dans lesquelles je viens d'entrer ne doivent pas vous laisser croire que vous serez souvent aux prises avec les mêmes difficultés. Le plus souvent, je vous le répète, la cystite tuberculeuse ne prête pas ainsi à la confusion clinique.

Il en est de même de certaines autres formes de cystite, par exemple de *celles des rétrécis et des prostatiques.* Elles sont généralement d'un diagnostic élémentaire. Pourtant, ici encore, on peut observer des exceptions à la règle. C'est ainsi, en particulier, que certains prostatiques, atteints de cystite, peuvent offrir des hématuries qui apparaissent sans cause et durent plusieurs jours, que le repos ne modifie guère, qui ne s'accompagnent d'aucune recrudescence des autres symptômes de la cystite, et qui, par conséquent, offrent les principaux caractères de l'hématurie des néoplasmes. On est éclairé sans doute par l'histoire plus ou moins longue et ordinairement très démonstrative de l'état pathologique antérieur et par les résultats négatifs, en ce qui concerne l'existence d'une tumeur vésicale, de tous les moyens d'exploration directe. Cependant, en présence d'hématuries semblables. on est, malgré soi, conduit à se demander si un néoplasme ne serait pas en voie de développement et ne viendrait pas compliquer la première affection. Mais lorsqu'il s'agit de malades manifestement prostatiques, on ne devra soupçonner le développement d'un néoplasme que si les symptômes spéciaux se montrent avec une persistance très prononcée.

Comme exemple remarquable de cystite chronique par

hypertrophie prostatique, se rapprochant par certaines manifestations des tumeurs de la vessie, je puis vous rappeler l'observation du malade qui a été l'objet de la quatrième leçon (voyez page 59 et suiv.). Cet homme avait présenté, entre autres symptômes, des hématuries spontanées, répétées, prolongées et abondantes. De plus, il accusait des douleurs intolérables, qui avaient aussi fait penser à un néoplasme. Mais l'exploration métallique intravésicale, deux fois répétée, fut toujours négative. Le cathétérisme évacuateur montra que la vessie ne se vidait pas complètement. Enfin et surtout, les phénomènes douloureux et les hématuries qui avaient résisté à tous les autres traitements disparurent avec une rapidité des plus remarquables, par les instillations argentiques faites en vessie vide. Sur ces hématuries, le traitement a donc prise, tandis qu'il n'en a jamais aucune sur les hématuries des néoplasiques.

Vous le voyez, Messieurs, ce n'est que dans des circonstances tout à fait exceptionnelles que les cystites empruntent l'allure symptomatique des tumeurs de la vessie, au point de pouvoir être confondues avec elles. Mais vous pouvez vous trouver aux prises avec les difficultés les plus grandes, dans les cas où, sous l'influence de la *péricystite*, se forment des épaississements, des indurations, des bosselures. Pour arriver alors au diagnostic, il faut tenir compte non seulement de chacun des grands symptômes considérés en eux-mêmes, tels que les hématuries, les douleurs et même les épaississements localisés, mais de tout l'ensemble des symptômes, de l'ordre dans lequel ils apparaissent et de la manière dont ils évoluent ; il faut rechercher si telle ou telle des manifestations observées ne reconnaît pas une cause précise qui puisse renseigner sur la nature de la maladie; il faut encore attacher une très grande importance à l'examen microscopique de l'urine qui peut y décéler la présence de bacilles caractéristiques ou d'éléments anatomiques spécifiques ; il faut enfin mettre à profit l'influence exercée par tel ou tel traitement ; et j'ajoute qu'on doit, sans hésitation, accorder aux symptômes rationnels envisagés en eux-mêmes, dans leur origine et dans leur marche, la prééminence sur les signes physiques, pour peu que les résultats de l'examen ne concordent pas avec l'étude des troubles fonctionnels.

Pour ne pas entrer dans le domaine des hypothèses, je me suis abstenu jusqu'à présent de vous parler des *varices du col*. Suivant les auteurs, elles se traduisent surtout par la dysurie, la rétention d'urine, l'hématurie. J'ai moi-même autrefois présenté à la Société anatomique un cas remarquable où l'hémorrhagie avait été assez abondante pour amener rapidement la mort. Ce n'est pas, toutefois, l'abondance de l'hématurie qui doit être prise en considération pour le diagnostic, mais l'ensemble de tous les autres caractères que je vous ai décrits et en particulier sa marche et sa durée. En cas de doute, il faudrait évidemment tenir compte de l'existence simultanée de varices des membres inférieurs, d'hémorrhoïdes, particulièrement chez un goutteux, ou d'un varicocèle. Des phénomènes de compensation très nets mériteraient aussi d'attirer l'attention, par exemple l'apparition de l'hématurie coïncidant avec la suppression d'un flux hémorrhoïdaire. Mais s'il est possible d'admettre théoriquement que des varices vésicales puissent, dans certains cas, en imposer pour une tumeur, je dois déclarer que ma pratique, déjà longue, ne m'a jamais offert l'occasion d'hésiter entre ces deux affections.

C'est cependant sous l'étiquette : « Varices du col » que se présentent le plus souvent les hématuriques à néoplasmes. Cette désignation, fort commode dans la pratique parce qu'elle rassure les malades et satisfait leur esprit, ne doit être admise par le clinicien qu'avec les plus grandes réserves. La possibilité du fait, qui est anatomiquement démontrée, oblige à en tenir compte, mais, je le répète, je considère l'état variqueux comme absolument rare.

Parmi les maladies des reins dont les symptômes peuvent

offrir quelque analogie avec les tumeurs de la vessie, je ne m'arrêterai pas à étudier minutieusement les néphrites et pyélo-néphrites, ni même la lithiase rénale. Je n'ai jamais rencontré de cas où il y ait eu à discuter sérieusement ce diagnostic différentiel.

Mais il n'en est pas de même des *tumeurs du rein*. Elles comptent au nombre de leurs symptômes des hématuries qui peuvent offrir la plus grande ressemblance avec celles des tumeurs de la vessie. Et cela n'a rien d'étonnant puisque, dans l'un et l'autre cas, il s'agit d'une affection néoplasique des voies urinaires et que le siège seul de la lésion est différent.

Aussi les *hématuries des néoplasmes du rein* peuvent-elles être, comme celles des tumeurs de la vessie, spontanées, répétées, de longue durée, rebelles aux traitements. Également capricieuses, elles peuvent survenir brusquement et disparaître de même. Elles ne reconnaissent aucune cause appréciable et ne s'annoncent assez souvent par aucun phénomène prémonitoire. Ce sont, vous le voyez, autant de caractères qui appartiennent absolument aux hématuries des néoplasmes vésicaux. Aussi conçoit-on sans peine que la confusion soit facile et fréquente.

Si l'on y regarde de très près, il est cependant possible de surprendre des différences. Je vous rappellerai d'abord que les hématuries liées au développement d'un néoplasme vésical ont pour caractère d'aller sans cesse en se prolongeant davantage tandis que leurs intervalles diminuent. Il en résulte qu'à une période avancée, les hématuries finissent par être presque continues. Si parfois on les voit se suspendre, c'est, comme je vous l'ai déjà fait remarquer, à un moment où l'anémie et la cachexie sont déjà poussées à l'extrême. Au contraire, les hématuries des néoplasmes rénaux, plus ou moins longues, plus ou moins fréquentes, plus ou moins abondantes pendant les premières périodes, finissent souvent par disparaître complètement, alors même que la maladie est encore loin de sa phase terminale. Quelle que soit l'explication de ce fait, qu'il tienne à ce que l'uretère cesse, à un moment donné, de remplir à l'égard du rein dégénéré ses fonctions de conduit excréteur ou à toute autre raison, il mérite d'être enregistré puisqu'il peut, dans certains cas, servir au diagnostic.

Je vous ferai encore observer, d'autre part, que les tumeurs du rein s'accompagnent, en général, d'hématuries de courte durée, souvent peu abondantes et séparées par de très longs entr'actes, comparativement à ce qu'on observe dans les tumeurs de la vessie. Mais ce ne sont là que de simples nuances et je dois ajouter qu'on aurait tort de leur accorder une confiance absolue.

Il est un autre caractère dont la recherche est plus importante : c'est le moment de la miction où le sang se mélange le plus abondamment à l'urine. Lorsqu'on voit habituellement les dernières parties du liquide se teinter davantage, on peut affirmer que la vessie est le siège du mal; lorsque ce sont les premières, on peut soupçonner que le néoplasme s'implante près du col.

Il ne faut pas confondre la quantité et la qualité du sang. La fin d'une miction peut donner issue à une urine plus chargée de sang, il suffit qu'il se soit accumulé dans le bas-fond. Le signe sur lequel j'appelle votre attention n'a de valeur que lorsque la teinte devient à la fois plus complète et plus rouge. Il faut, en effet, pour qu'il ait une signification, que le saignement se produise pour ainsi dire sous vos yeux par l'influence immédiate des contractions de la vessie.

On a pensé encore que la présence dans l'urine de caillots allongés, vermiformes, pouvait être un indice de l'origine rénale de l'hématurie. Il est possible, en effet, que le sang venu du rein, donne lieu à un caillot qui représente le moule de l'uretère et que ce moule soit ensuite rejeté à travers l'urèthre sans perdre sa forme. Mais il ne faut pas oublier que des caillots de même apparence peuvent se rencontrer aussi dans les hématuries vésicales et qu'on voit, par exemple, des prostatiques rendre des caillots moulés, longs et grêles, alors qu'il est absolument impossible de leur soupçonner une origine rénale.

Ce n'est donc pas, en définitive, l'étude des hématuries en elles-mêmes, malgré toute l'importance que je leur attribue, qui peut à elle seule conduire au diagnostic. Cela prouve une fois de plus qu'il n'y a pas de signe absolument pathognomonique. On ne peut jamais se dispenser d'étudier très complètement le malade et de chercher, dans l'ensemble de toutes les manifestations qu'il présente, un supplément d'informations toujours utile, souvent indispensable. Il faut surtout que chaque signe soit mis en valeur par l'étude exacte des conditions dans lesquelles il est observé. Par lui-même, il peut ne pas fournir d'indications et devenir significatif s'il est rattaché à d'autres manifestations.

C'est ainsi que la présence dans l'urine de *caillots moulés*, qui, par elle-même, n'a pas grande valeur, peut acquérir une véritable signification si elle se répète fréquemment au début des hématuries et si l'expulsion de ces caillots est précédée de douleurs rénales disparaissant plus ou moins rapidement dès que l'hématurie s'est nettement déclarée. Ces sortes de coliques néphrétiques atténuées, ébauchées, dont la cause est représentée par le sang coagulé dans l'uretère, ont une grande importance lorsqu'elles reparaissent à plusieurs reprises dans les conditions particulières que je viens de préciser. Au contraire de simples douleurs plus ou moins vagues dans les régions lombaires ou dans les flancs n'auraient, pour ainsi dire, aucune signification.

Mais je vous engage surtout à rechercher l'existence d'un autre signe d'une très grande valeur séméiologique, je veux parler de l'*apparition relativement récente d'un varicocèle*. J'ai déjà eu l'occasion dans la première édition de mes leçons cliniques (voy. page 309) de vous signaler toute son importance. Lorsque le développement de ce varicocèle a coïncidé avec l'apparition de divers troubles urinaires, en particulier de ces hématuries qui sentent le néoplasme, il doit toujours éveiller vos soupçons et vous engager à examiner la région rénale correspondante. Cet état variqueux du plexus spermatique, alors même qu'il siège du côté gauche, est, en effet, très probablement causé par la compression qu'exerce sur l'origine des veines émulgentes le rein augmenté de volume.

La recherche et la rencontre de ce varicocèle symptomatique m'a déjà bien souvent mis sur la voie d'une affection néoplasique du rein jusqu'alors complètement méconnue. Sa marche est ordinairement progressive et assez rapide. En général, il n'est pas douloureux, à moins qu'il n'acquière des proportions énormes ou que des branches nerveuses né soient comprimées en même temps que les veines, ce qui est assez rare. Pour peu que vous ayez quelques doutes, vous aurez donc soin d'examiner attentivement le scrotum, puisque la découverte d'un varicocèle de date relativement récente peut être l'un des premiers indices du développement d'un néoplasme du rein. J'ajoute que si le varicocèle vous paraissait trop peu accusé pour vous permettre d'affirmer un fait aussi grave que celui d'une tumeur rénale, vous feriez bien d'examiner de nouveau votre malade après une marche assez longue; cet exercice ne manquerait pas de rendre le varicocèle plus apparent.

Que vous ayez ou non constaté l'existence des signes précédents, vous aurez toujours à pratiquer méthodiquement l'*examen des régions rénales*. Pour cela, vous aurez soin de laisser le malade dans le décubitus horizontal. Il devra respirer très naturellement, sans faire aucun effort, de manière à mettre dans un relâchement aussi complet que possible tous les muscles de la paroi abdominale. Pour obtenir ce relâchement, on conseille ordinairement de mettre les jambes dans la flexion. Je crois, pour ma part, cette attitude plus défavorable qu'utile; la plupart des malades pour se maintenir dans cette position contractent les muscles des membres inférieurs et synergiquement ceux du tronc. Vous laisserez donc le malade couché sur le dos et les jambes étendues. Alors, vous commencerez par déprimer avec l'une des mains posée à plat et non du bout des doigts la paroi antérieure de l'abdomen, immédiatement au-dessous des fausses côtes. Par une pression progressive, vous enfoncerez doucement et lentement cette main à la rencontre de la paroi postérieure. Pour pénétrer à une profondeur de plus en plus grande, vous aurez soin de profiter des expirations successives, en vous efforçant de conserver pendant chaque nouvelle inspiration le terrain précédemment conquis. Vous éviterez, pendant ces manœuvres, de promener la main en divers sens sous prétexte de mieux explorer les profondeurs de la région. Cette espèce de massage ne manquerait pas de provoquer des contractions gênantes.

Pendant que vous déprimez ainsi la paroi antérieure, vous devez simultanément, avec l'autre main, palper la paroi postérieure. Pour cela, vous glissez cette main sous le flanc du malade, au-dessous des fausses côtes, en choisissant l'intervalle compris entre leur bord inférieur et la crête iliaque. Malheureusement cet espace ilio-costal est souvent si étroit en arrière, que la main ne peut y pénétrer à plat. Il faut alors la placer de champ ou n'utiliser qu'un ou deux doigts pour cette exploration. Les deux mains, ainsi disposées, iront à la rencontre l'une de l'autre en cherchant à saisir le rein d'avant en arrière. Ce procédé me paraît infiniment préférable à celui qui consiste à pratiquer l'exploration avec une seule main, placée à cheval sur le flanc, les doigts en arrière, le pouce en avant, ou inversement. Cette manœuvre, qui ne pourrait guère être utilisée que chez les sujets maigres ou les enfants, offre le grand inconvénient de provoquer le chatouillement et, par conséquent, les contractions.

Vous ne manquerez donc pas d'utiliser en même temps les deux mains pour la recherche des tumeurs rénales. Mais je vous recommande très particulièrement la manœuvre suivante que j'ai récemment imaginée et dont j'ai eu plusieurs fois, depuis quelques mois, l'occasion d'apprécier la très réelle utilité. On pourrait la désigner sous le nom de *Recherche du ballottement rénal*. Les deux mains étant placées, au vis-à-vis de la région rénale, au lieu de chercher à les faire marcher l'une vers l'autre de manière à saisir ce qui serait interposé entre elles, on pratique avec la main postérieure de très légères petites impulsions, tandis que la main antérieure reste immobile et largement appliquée à l'endroit voulu. On sent bientôt, s'il y a tumeur, que les impulsions faites d'arrière en avant la déplacent. La tumeur, ainsi soulevée, vient au contact de la main antérieure qui perçoit une sensation très nette. On constate à la fois et la tumeur et son déplacement, ce qui empêche de douter de la nature de l'organe senti. En rapprochant les deux mains, on peut, en effet, interposer entre elles les parois ou une portion quelconque du contenu de l'abdomen. Au contraire, en imprimant les impulsions qui déterminent la sensation du *ballottement* de la tumeur transmise à la main antérieure, il ne saurait y avoir aucun doute. Ce mode d'exploration m'a plusieurs fois permis de découvrir de bonne heure, et de faire sentir à mes confrères, des tumeurs du rein, qui ne s'étaient pas révélées par les modes habituels de la palpation, soit parce qu'elles fuyaient devant la pression combinée des deux mains, soit parce qu'il était ainsi impossible de les saisir.

Il ne faut pas oublier que le rein gauche est plus élevé que le droit. Aussi, à gauche, faut-il porter ses recherches immédiatement au-dessous de la cage thoracique et même pénétrer dans l'hypochondre.

Les précédents moyens d'exploration resteraient complètement négatifs, si le rein offrait son volume normal.

Si, au contraire, vous constatez que le flanc n'est pas libre, vous pouvez être sûrs que l'augmentation de volume de l'organe que vous soupçonnez, est déjà considérable. Cette recherche peut donc être fort délicate dans le cas où le rein n'aurait encore que de faibles dimensions. Pour courir moins de chances d'erreur, vous aurez soin d'explorer successivement chacune des deux régions, et si vous constatez de l'une à l'autre une différence encore très légère, il y aura lieu d'en tenir compte.

Tels sont, Messieurs, les principaux signes qui vous permettront de distinguer les néoplasmes du rein et ceux de la vessie. Ce diagnostic différentiel paraît quelquefois entouré de très grandes difficultés. Mais vous les diminuerez singulièrement si vous vous exercez à la recherche méthodique de ces signes, dont je vous ai si longuement parlé.

J'ai, tout récemment, eu l'occasion d'affirmer l'existence d'un néoplasme rénal en voie de développement, dans deux cas où des médecins fort distingués avaient pensé qu'il s'agissait d'une tumeur de la vessie et jugeaient qu'il y avait lieu d'intervenir par l'incision sus-pubienne.

Le premier de ces malades, qui habite la province, est âgé de 60 ans, et se plaint de troubles urinaires qui remontent à dix-huit mois et ont essentiellement consisté en hématuries. Ce sont elles qui ont ouvert la marche des accidents, et elles se sont ensuite reproduites avec persistance. Les premières ont coïncidé avec des douleurs lombaires, suivies de l'expulsion de petits graviers plus ou moins semblables à ceux qui sont rejetés après les coliques néphrétiques. Ces hématuries du début ont été abondantes et de courte durée. Depuis, elles ont presque toujours conservé ce caractère. Une seule fois, pendant l'été dernier, vers le mois de juin, ce symptôme a présenté une grande intensité et s'est prolongé, sans interruption, pendant une dizaine de jours. Le sang était alors perdu en si grande quantité qu'il donnait lieu à la formation dans la vessie de caillots volumineux, dont l'expulsion, très difficile, exigeait de grands efforts. Il est même survenu des accidents de rétention qui ont rendu nécessaire l'usage répété de la sonde.

C'est alors que s'est produite une complication de cystite particulièrement grave, accompagnée de douleurs très vives de la miction, d'une abondante sécrétion de pus, de transformation ammoniacale des urines, de poussées fébriles passagères. Ces phénomènes inflammatoires n'ont pas eu toutefois une très longue durée. Au bout d'une quinzaine de jours, ils sont allés en s'atténuant progressivement, et bientôt les urines ont recouvré à peu près complètement leurs caractères normaux pendant les périodes interhématuriques. Cependant, il arrive encore assez souvent qu'elles contiennent un peu de pus.

Par le fait de cette grave hématurie, suivie de cystite, la la santé générale, jusqu'alors assez bien conservée, avait subi une atteinte sérieuse. Le malade, qui est doué d'une forte constitution et qui avait ordinairement le visage assez coloré, s'est trouvé très affaibli et a conservé quelque temps une pâleur très prononcée.

Depuis, les hématuries ont repris les caractères qu'elles avaient offerts auparavant. Elles sont redevenues de courte durée, peu abondantes, mais très fréquentes, et séparées seulement par de très petits intervalles d'accalmie. Ordinairement les urines sont teintées de sang et contiennent parfois de petits caillots à deux ou trois mictions consécutives, puis elles recouvrent à peu près complètement leur limpidité pendant quelques mictions, pour redevenir ensuite sanguinolentes. Ces alternatives se répètent souvent plusieurs fois dans une journée. Mais, en somme, depuis cinq mois, la quantité de sang perdu a été peu considérable. Aussi en même temps que le malade cessait de souffrir, a-t-il repris une partie de ses forces et de ses couleurs. Actuellement il n'est pas anémié et sa santé générale ne paraît pas gravement compromise.

Depuis le début de la maladie l'apparition du sang n'a jamais été influencée par la marche ou les grands mouvements. Elle survenait aussi bien au milieu de la nuit ou dans la matinée que pendant le jour.

Mais très souvent les crises hématuriques ont été précédées pendant quelques heures et annoncées pour ainsi dire par des douleurs dans le flanc gauche. Ces douleurs étaient ordinairement sourdes et n'offraient pas l'acuité des véritables coliques néphrétiques. Puis, quand la crise apparaissait, le début était souvent marqué par l'expulsion de caillots qui offraient une forme cylindrique, mince et allongée, représentant assez bien la forme de l'uretère. Après l'issue de ces caillots, la gêne plus ou moins pénible éprouvée dans le flanc gauche ne tardait pas à disparaître alors même que l'hématurie continuait. Quelquefois toute l'hématurie consistait dans l'expulsion de ces caillots filiformes.

Au commencement du mois de mai dernier (1885), c'est-à-dire avant la grande crise hématurique, il est survenu dans le testicule gauche quelques douleurs, que le malade signalait sans doute, mais qui n'étaient pas très intenses, n'avaient pas pour cause une orchite et n'ont pas alors attiré très particulièrement l'attention des médecins.

En présence des hématuries persistantes qui se reproduisaient malgré l'emploi de toutes les médications habituellement dirigées contre les accidents semblables, un certain nombre de consultations ont été successivement provoquées. Plusieurs chirurgiens soit de Paris, soit de province furent appelés à voir le malade. L'un d'eux avait pensé, dès le début, que les hématuries étaient d'origine rénale. Mais il s'appuyait, pour émettre ce jugement, sur des signes rationnels d'une valeur contestable et non sur des signes physiques très positifs et résultant de l'exploration directe. Les autres, au contraire, se sont nettement prononcés pour une affection néoplasique de la vessie. L'un d'entre eux même avait cru sentir par l'exploration métallique intravésicale et aussi par le toucher rectal un épaississement localisé de la paroi de la vessie. L'opinion qu'il s'agissait d'un néoplasme de cet organe avait donc pris de plus en plus de consistance de sorte qu'en fin de compte je fus appelé moi-même à voir le malade et à l'opérer séance tenante, s'il y avait lieu.

Le 29 novembre 1885 je me rendis auprès de lui.

L'étude seule des commémoratifs, en me permettant de recueillir les diverses informations qui précèdent, avait déjà fait naître dans mon esprit des doutes sérieux à l'égard du diagnostic admis jusqu'alors. Je trouvais dans les caractères des hématuries et dans quelques-uns des phénomènes concomitants des raisons de penser que c'était le rein au lieu de la vessie qui pouvait être en cause.

Aussi mon premier soin, en découvrant le malade, fut-il d'examiner l'état des veines du cordon.

Cette recherche me fit constater l'existence d'un varicocèle gauche dont le malade avait remarqué l'apparition depuis qu'il avait à se plaindre des troubles urinaires. Autrefois dans sa jeunesse, et même il y a quelques années, il n'en avait pas trace. Comme il montait beaucoup à cheval, cet état des veines du scrotum, s'il avait existé, ne serait certainement pas resté inaperçu. Le malade a d'ailleurs constaté lui-même très positivement non seulement l'apparition, mais l'augmentation progressive du varicocèle, depuis que les troubles urinaires se sont manifestés. Après avoir découvert ce varicocèle symptomatique, je me suis aussitôt mis en devoir d'explorer les régions rénales. Du côté droit, même en usant de toutes les précautions nécessaires, en associant les recherches des deux mains appliquées, l'une en arrière, l'autre en avant, au-dessous des dernières fausses côtes, en profitant de l'inspiration et du relâchement de la paroi abdominale pour la déprimer, en utilisant enfin le procédé du ballottement, je ne parvins à recueillir aucune sensation anormale. Mais du côté gauche il en fut tout autrement. Je sentis avec la plus grande netteté et fis sentir aux médecins ordinaires du malade une augmentation très notable de volume du rein et une dureté qui ne pouvaient tenir qu'à un néoplasme de cet organe. La surface était inégale et bosselée, la consistance dure. C'est surtout en propulsant le rein d'arrière en avant que ces diverses constatations se faisaient avec le plus de netteté. L'augmentation de volume était considérable, elle représentait à peu près le double des dimensions ordinaires du rein et prêtait d'autant moins au doute que le flanc droit, absolument libre, offrait avec le gauche un contraste frappant.

En opposition avec ces deux constatations si positives et d'une signification si importante relatives l'une au varicocèle de date récente, l'autre à la tumeur rénale, toutes deux du même côté, je ne pus recueillir par l'examen de la vessie que des renseignements complètement négatifs.

L'évacuation à l'aide d'une sonde molle permit de recueillir une urine parfaitement claire, même jusqu'aux dernières gouttes et malgré de fortes pressions sur l'hypogastre.

Aussitôt après, je pratiquai le toucher rectal et je ne parvins, même en le combinant avec la palpation hypogastrique, à recueillir aucune sensation anormale. La vessie était petite et ses parois avaient conservé toute leur souplesse. Il me fut d'autant plus facile d'en acquérir la certitude, que la main hypogastrique et le doigt rectal avaient fini, après certaines difficultés, par combiner très parfaitement leurs recherches.

En présence de signes physiques aussi positifs en ce qui concernait le rein, aussi négatifs au contraire à l'égard de la vessie, il était évident que nous étions en présence d'un néoplasme du rein gauche.

L'existence bien démontrée de cette lésion nous rendait parfaitement compte de certaines particularités de l'évolution clinique. Nous pouvions ainsi facilement expliquer la marche des hématuries qui n'ont jamais offert ni la longue durée ni les intervalles très marqués dont l'observation est habituelle dans les tumeurs de la vessie.

Les alternatives d'apparition et de disparition qui se présentaient souvent plusieurs fois dans la même journée, peuvent sans doute s'observer dans les néoplasmes vésicaux, mais elles se rencontrent beaucoup plus fréquemment dans ceux du rein.

D'autre part, le début fréquent des hématuries par le rejet de caillots allongés de forme vermiculaire, de même que les douleurs lombaires qui précédaient l'apparition de ces caillots et des hématuries étaient également très faciles à comprendre et prenaient même une signification particulière.

Enfin l'évolution des accidents, cette période d'amélioration progressive que le malade présente depuis quatre ou cinq mois, dans tous ses accidents, mais surtout du côté de la poussée de cystite si violente dans ses débuts, aurait lieu de nous surprendre si nous nous trouvions en présence d'une tumeur de la vessie. Elle n'a rien d'étonnant du moment où il s'agit d'un néoplasme du rein.

Il est vrai que l'un des chirurgiens qui ont exploré le malade a cru sentir plus ou moins vaguement avec la sonde un épaississement de la paroi vésicale. Mais j'ai trop souvent insisté sur les erreurs que permet le cathétérisme, je vous ai trop souvent parlé des sensations que peuvent fournir les contractions partielles de la vessie pour avoir à discuter plus longuement un fait qui ne saurait conserver aucune valeur après les constatations si positives et si diverses que nous avons faites[1].

J'ai eu encore tout récemment l'occasion de voir en consultation un autre malade atteint d'une tumeur rénale et sur lequel on avait porté le diagnostic, tumeur de la vessie. Son médecin, ancien interne des hôpitaux, et l'un de nos confrères les plus distingués, s'était même demandé si l'intervention chirurgicale par la cystotomie sus-pubienne n'était pas indiquée. Le diagnostic paraissait donc entouré de difficultés.

Ce malade est un homme de 52 ans, qui, à part quelques douleurs rhumatismales de date récente, a toujours eu la meilleure santé. Cependant, ses urines laissaient assez souvent déposer au fond du vase du sable rouge et, le 24 septembre 1885, il a été pris d'une violente crise de coliques néphrétiques; cette crise s'est prolongée pendant trois jours et a laissé après elle pendant quelque temps un endolorissement de la région lombaire.

Mais déjà, le 1er septembre, le malade avait rendu en urinant un caillot fusiforme, assez semblable à un lombric de terre. Ce caillot mesurait 8 à 10 centimètres de long

1. Ce malade eut une dernière et violente crise hématurique à la fin de décembre. Je l'ai revu en juillet 1886, il a complètement cessé de perdre du sang, la tumeur a beaucoup augmenté de volume, la santé générale est peu satisfaisante.

sur 2 ou 3 millimètres de large. Son expulsion ne s'était accompagnée d'aucune hématurie.

Le 8 octobre, le même phénomène se reproduisit, à cela près que le caillot était un peu plus large. Il avait environ 1 centimètre de diamètre sur 5 à 6 de longueur.

Trois jours après, le 11 octobre, se produisit sans aucune cause appréciable, une hématurie abondante qui donna lieu à la formation de caillots dans la vessie, puis à des accidents de rétention. Le cathétérisme avec une sonde molle ne permit qu'une évacuation incomplète. Aussi les angoisses causées par la rétention ne tardèrent-elles pas à reparaître. Deux fois pendant la nuit suivante, le malade essaya lui-même de se sonder, mais comme la sonde s'obstruait encore, il ne parvint pas davantage à vider sa vessie.

Heureusement, le lendemain matin, de violents efforts amenèrent l'expulsion coup sur coup d'une vingtaine de caillots longs de 4 à 5 centimètres, larges de 1 centimètre, épais de 1 à 2 millimètres.

Après quatre jours de durée, le 15 octobre, l'hématurie cessa brusquement. Les jours suivants, le malade ressentit encore un peu de gêne dans le bas-ventre. De plus, il lui semblait que son testicule gauche était un peu plus lourd et plus volumineux que l'autre.

Le 10 novembre, seconde hématurie, assez légère, qui dura deux jours mais qui reparut le 14 avec une grande intensité, à la suite d'une vive contrariété. La vessie se remplit encore de caillots qui étaient rejetés en grande abondance après de courtes crises de rétention. Les jours suivants, l'hématurie atténuée continua. Elle cessait à peu près complètement dans l'après-midi pour reparaître un peu dans la matinée. Cependant, le malade s'affaiblissait et s'inquiétait. Ses urines continuaient à charrier une assez notable quantité de sable.

C'est dans ces conditions que, le 23 novembre, je fus appelé en consultation. Après avoir recueilli les renseignements qui précèdent, je procédai à l'exploration directe.

Le toucher rectal combiné avec la palpation hypogastrique, le réservoir urinaire étant vide, ne me fournit que des renseignements complètement négatifs. Mais l'examen des veines du cordon me révéla un faible degré de varicocèle et surtout le palper méthodique de l'hypochondre gauche me fit reconnaître une augmentation de volume du rein correspondant.

Cette augmentation de volume qu'il n'était pas facile de constater par la palpation était très nettement et très facilement démontrée par le *ballottement*.

La constatation suffisamment précise, bien que délicate, de ces deux signes positifs qui ont une si grande valeur pour le diagnostic des tumeurs du rein, et, d'un autre côté, l'absence complète de toute sensation anormale du côté de la vessie me firent porter le diagnostic de néoplasme du rein gauche.

Deux jours après (25 novembre), l'hématurie se montra de nouveau pour la troisième fois et se prolongea jusqu'au 2 décembre. Des caillots semblables à ceux des précédentes crises se formèrent encore dans la vessie et donnèrent lieu à des rétentions passagères.

Depuis cette époque, j'ai eu l'occasion de revoir plusieurs fois le malade à ma consultation. L'augmentation de volume du rein gauche était plus facilement appréciable qu'au moment de ma première exploration. Quant au varicocèle, il avait pris des proportions considérables soit parce qu'il avait réellement augmenté de volume, soit parce qu'une longue marche l'avait momentanément rendu plus apparent ; les hématuries étaient de plus en plus rares et la santé générale très satisfaisante. L'existence d'un néoplasme du rein gauche devenait donc de plus en plus évidente.

Dans ce fait très intéressant, le médecin du malade avait d'abord pensé à un néoplasme de la vessie. Il croyait trouver dans la forme des caillots, dans les caractères des faces ou des bords qu'ils présentaient des indices précieux pour le diagnostic. Sans entrer à cet égard dans de longs développements, je me bornerai à vous répéter que la forme étalée des caillots ne possède absolument aucune valeur pour le diagnostic du siège vésical ou rénal de la lésion. Une forme allongée, vermiculaire, ne prend elle-même une signification particulière que dans les cas où l'expulsion de tels caillots se répète à plusieurs reprises ou bien quand elle a lieu au commencement des hématuries, après des douleurs lombaires plus ou moins comparables à des coliques néphrétiques atténuées.

Je ne veux pas abuser de votre attention, en vous citant d'autres faits, bien que j'en aie observé un grand nombre. Je tiens seulement à vous dire que chez la femme où l'on est tout naturellement privé de la constatation du varicocèle, vous arriverez au diagnostic direct de la tumeur tout aussi facilement que chez l'homme pour peu que vous exploriez la région rénale avec le soin minutieux et la méthode que je vous ai recommandés.

Si vous voulez maintenant, Messieurs, *résumer en quelques mots* toutes les notions qui précèdent, vous voyez que le problème du diagnostic des néoplasmes de la vessie comporte deux questions principales.

1° Y a-t-il néoplasme de la vessie ?

2° Quels sont les caractères de ce néoplasme? Quel est son siège, sa forme, son volume, son mode d'implantation, sa nature?

Les hématuries spontanées et répétées, rebelles au repos et aux traitements, témoignent de l'existence d'un néoplasme des voies urinaires. Des crises de courte durée habituellement peu intenses mais quelquefois violentes, séparées par des intervalles qui peuvent être, eux aussi, extrêmement courts, mais qui tendent à devenir de plus en plus longs, précédées de douleurs lombaires et fréquemment inaugurées par le rejet de caillots vermiculaires permettraient de penser à un néoplasme du rein. La constatation d'un varicocèle de date récente et d'une augmentation de volume du rein correspondant, lèveraient tous les doutes. Au contraire, l'absence des caractères précédents, l'existence d'hématuries de longue durée, séparées par des intervalles de plus en plus courts, l'abondance plus grande du sang au commencement et à la fin des mictions et surtout la présence de signes physiques positifs du côté de la vessie, indiquent très nettement une tumeur de cet organe.

Si l'existence de phénomènes douloureux imposait le doute entre un néoplasme et certaines formes de cystite, l'étude attentive du mode de début et de l'évolution des accidents, la recherche très méthodique des signes physiques, l'examen microscopique des urines au point de vue des bacilles de la tuberculose ou de certains éléments anatomiques spécifiques, enfin l'épreuve du traitement permettraient le plus souvent d'éviter toute erreur de diagnostic.

Le siège vésical du néoplasme étant reconnu, pour préciser les caractères particuliers de la tumeur, nous avons surtout à utiliser ces mêmes signes physiques dont la simple constatation permet d'affirmer qu'il y a néoplasme. Le toucher rectal combiné avec la palpation hypogastrique nous renseigne sur l'état de la paroi vésicale aussi bien par ses résultats négatifs que par ses résultats positifs et nous apprend si la paroi est indemne ou infiltrée. Il peut à lui seul indiquer la nature maligne de la tumeur s'il fait constater l'existence d'indurations ou de bosselures caractéristiques.

Le cathétérisme, dont les résultats sont souvent négatifs quand la tumeur est par trop petite ou trop grosse ou d'une consistance trop molle, peut nous permettre, dans les cas où elle est moyennement volumineuse, de dire quelle est sa situation topographique et même de préciser quelquefois son point d'implantation.

Lorsque des parcelles du néoplasme sont rejetées avec les urines, leur étude peut renseigner exactement sur sa véritable nature. Mais cette rencontre est toute fortuite et ne doit pas être provoquée par des manœuvres qui sont toujours plus ou moins dangereuses.

Il faut d'autant moins s'efforcer de détacher ainsi des lambeaux de la tumeur que les parcelles recueillies accidentellement dans l'urine ne permettent pas aussi rigoureusement qu'il était rationnel de le supposer et que je l'ai précédemment admis (p. 246 et suiv.) d'établir le diagnostic de la nature du néoplasme. Il ressort, en effet, des recherches que vient d'entreprendre dans mon service et d'après mes conseils l'un de mes internes, M. Clado, jeune histologiste des plus distingués, que la surface d'une tumeur maligne examinée au microscope présente fréquemment une structure très différente de celle de sa partie centrale. Cela permet de comprendre, sans admettre la transformation des tumeurs, ces cas dans lesquels on constate (comme dans l'obs. VI), après l'opération, la nature maligne du néoplasme, tandis que les parcelles expulsées auparavant à plusieurs reprises avec les urines avaient été à bon droit considérées comme de nature bénigne par des savants aussi autorisés que Feltz et Recklinghausen. J'aurai plus tard, en étudiant l'anatomie pathologique, à revenir sur ces importantes particularités et je leur consacrerai tous les développements qu'elles comportent.

De même la marche de la maladie d'après laquelle il m'avait semblé qu'on pourrait, par analogie arriver au diagnostic de la véritable nature de la lésion ne mérite pas cette confiance, car il est des tumeurs certainement malignes qui évoluent très lentement.

Même au cours de l'opération, si l'on peut obtenir tous les renseignements nécessaires sur le volume et l'implantation, on n'est que très rarement fixé sur la nature de la tumeur.

Ainsi que nous le verrons bientôt à propos de l'anatomie pathologique, il n'y a en réalité que l'examen microscopique des débris extirpés au cours de l'opération et constituant, non la surface ou les franges, mais la partie principale de la tumeur, qui soit capable de vous fournir à cet égard des données absolument certaines et incontestables.

Nous avons, il est vrai, constaté que, pris isolément, chacun des symptômes ou des moyens d'exploration donne des résultats insuffisants, mais nous avons acquis la conviction que lorsqu'ils sont rapprochés, les résultats insuffisants et les résultats négatifs eux-mêmes fournissent une somme de renseignements dont le clinicien peut tirer le plus grand parti.

Ainsi, Messieurs, vous voyez qu'au moment d'intervenir par un acte chirurgical, on peut être certain qu'il y a une tumeur de la vessie, on peut savoir si elle est *infiltrée* ou *implantée*, on a même des notions assez exactes sur son volume, et quelquefois sur sa nature; cependant celle-ci reste le plus souvent incertaine; il est également rare que l'on soit renseigné sur le mode exact d'implantation et de connexion avec la paroi vésicale. On ignore si la néoplasie est unique ou multiple, sessile ou pédiculée, cependant le cathétérisme peut parfois fournir à cet égard des renseignements précis. Dans tous les cas, ce complément d'informations est facilement acquis au cours même des manœuvres opératoires et sans qu'il soit nécessaire de recourir pour cela à une opération spéciale.

Cependant nous sommes obligés de reconnaître que certains cas échappent au diagnostic, alors même qu'on a méthodiquement utilisé toutes ces ressources de l'investigation clinique. Ces cas obscurs, suivant l'expression de sir H. Thompson, sont rares sans doute, mais ils se rencontrent. C'est à leur sujet surtout que peut être discutée l'opportunité de l'examen direct de la vessie par le doigt, à travers une incision, examen qu'on désigne sous le nom d'*exploration digitale de la vessie*. Il convient aussi de nous demander si ce mode de recherche peut combler les lacunes de l'examen purement clinique. Pour la vessie, comme pour l'utérus et le vagin, on comprend, en effet, que l'examen pratiqué à l'aide du doigt soit de nature à renseigner très exactement et l'emporte en précision sur tous les autres moyens d'exploration. Cette manière de procéder, je dois le reconnaître, est absolument chirurgicale, puisqu'il est dans nos habitudes de n'admettre en principe l'indication d'opérer que lorsqu'il nous est possible d'enlever complètement un mal que nous avons pu rigoureusement examiner et limiter. Aussi l'exploration digitale est-elle acceptée par plusieurs chirurgiens, et je n'ai pas à vous rappeler que l'un des plus autorisés et des plus éminents, sir H. Thompson, a récemment publié sur ce sujet un remarquable travail[1] où il cherche à démontrer la valeur de l'incision périnéale et comme agent du diagnostic et comme moyen de traitement.

Malheureusement cette exploration par le doigt exige une véritable opération préliminaire : incision périnéale ou hypogastrique chez l'homme, dilatation uréthrale chez la femme. Aussi, quelque précieux que puissent être les renseignements qu'elle fournit, je ne saurais admettre qu'on les achetât à ce prix que si l'on ne pouvait les obtenir autrement. Or, je vous l'ai démontré, les ressources variées de la clinique permettent de dénouer le nœud gordien du diagnostic que l'exploration opératoire a la prétention de trancher. Vous pouvez grâce à son seul concours, affirmer la présence d'un néoplasme dans la vessie. C'est, j'en suis convaincu, pour ne pas avoir suffisamment mis à profit tous les moyens dont la clinique dispose qu'on s'est hâté d'affirmer qu'elle était insuffisante pour le diagnostic et que l'exploration digitale, à travers une incision, devait en être le principal agent. Je suis cependant le premier à reconnaître que le cathétérisme explorateur métallique, si précieux en d'autres circonstances par la netteté et la précision de ses renseignements, est aléatoire et très souvent infructueux dans les cas qui nous occupent, et je crois avoir plus que personne insisté sur ses défectuosités. Mais l'erreur a été précisément de croire que tous les moyens de recherches étaient épuisés, quand on avait employé le cathétérisme, de penser qu'il était l'arbitre du diagnostic, et de ne pas se rappeler que l'on peut recueillir des notions de la plus haute valeur en étudiant avec soin les signes fonctionnels et les signes physiques. Vous pouvez, en effet, parcourir tous les écrits des auteurs qui ont le plus

1. *Leçons sur les tumeurs de la vessie et sur quelques points importants de la chirurgie des voies urinaires*, par Sir H. Thompson. Traduites et annotées par le Dr R. Jamin, 1885.

vivement défendu l'exploration digitale, et vous serez frappés du peu d'importance qu'ils accordent à cette étude symptomatique.

Mais, alors même que nous resterions dans l'incertitude après avoir consciencieusement mis en œuvre et l'étude des symptômes et celle de la marche de la maladie, et l'examen par le toucher rectal, le palper abdominal et le cathétérisme, est-ce bien à une opération simplement exploratrice qu'il conviendrait de recourir? Les symptômes dont la gravité vous fait penser à la présence d'un néoplasme alors qu'ils ne vous permettent cependant pas d'en déterminer la présence, sont, par eux-mêmes, suffisants pour justifier un traitement chirurgical. Je vous rappelle qu'il ne peut s'agir que des cas où la douleur et les phénomènes de cystite ont, dès le début, dominé la situation comme dans notre observation VII. Ce n'est que dans ces circonstances que vous resterez incertains, car vous n'aurez jamais d'hésitation s'il y a eu des pertes de sang caractéristiques. L'ouverture de la vessie a dès lors un but thérapeutique parfaitement défini, et vous devrez l'effectuer de telle manière qu'elle puisse être réellement curative. Je vous dirai tout à l'heure que c'est l'incision hypogastrique qui assure cette condition fondamentale de toute intervention.

Les cas obscurs devront donc vous conduire non à l'opération exploratrice, mais à l'opération thérapeutique. En sera-t-il de même des imperfections du diagnostic; en d'autres termes, l'exploration digitale vous renseignera-t-elle sur le mode exact de l'implantation de la tumeur, sur ses connexions avec la paroi vésicale et sur sa véritable nature ?

Il est hors de doute que l'exploration opératoire nous donne les plus précieux renseignements sur le mode d'implantation. Mais il n'est pas besoin qu'ils soient fournis par une opération exploratrice. Ce serait oublier tout ce que nous enseigne la pratique journalière de la chirurgie que de ne pas admettre que nous recueillons au cours des manœuvres opératoires des renseignements de premier ordre dont nous avons à tirer immédiatement profit. Le chirurgien qui opère ne cesse un seul moment de s'éclairer par l'exploration directe du terrain sur lequel il agit et ne saurait subordonner à ces recherches cependant si précieuses l'indication de son intervention. Vous aurez, séance tenante, à agir suivant le mode d'implantation, suivant les conditions qu'il vous offrira, sans que votre action chirurgicale ait à en souffrir. Quand au mode exact des connexions de la base de la tumeur avec la paroi, ce que ne vous aura pas révélé le toucher rectal, ne pourra être constaté qu'après la destruction de la partie saillante de la tumeur. C'est alors seulement que vous pourrez vous rendre compte du véritable état de la paroi. Je reviendrai sur ces importantes particularités, ce que j'en dis suffit actuellement pour vous faire comprendre que l'opération exploratrice ne peut rien vous apprendre à ce sujet. Et cependant les renseignements recueillis par le toucher rectal avant l'opération ou par la combinaison du toucher vésical ou rectal pendant l'acte opératoire sur le degré d'infiltration apparente de la paroi vésicale, sont les seuls que vous puissiez considérer comme sûrement significatifs. Ils veulent dire que la tumeur est de mauvaise nature. Tous les autres ont besoin du contrôle du microscope, car la vue et le toucher réunis ne sauraient vous permettre une opinion autorisée, à plus forte raison le toucher isolé. L'exploration digitale de la vessie ne vous apprendrait donc rien sur la nature du néoplasme.

J'aurai plus tard à discuter la question de l'intervention hâtive et à rechercher si elle offre des garanties sérieuses de guérison radicale. Mais déjà je puis déclarer que l'exploration digitale ne peut résoudre les difficultés très réelles de cette question. Toute opération, fut-elle exploratrice, doit être indiquée et autorisée par des symptômes nettement définis. C'est ce qui nous manque et nous manquera probablement toujours pour agir en temps opportun contre les néoplasmes capables de récidive que nous aurions le désir légitime de surprendre aux premiers degrés de leur évolution. On avait espéré que, grâce aux perfectionnements du diagnostic des calculs, on reconnaîtrait toujours leur présence avant qu'ils n'aient pris un volume capable de les rendre rebelles à l'action du lithotriteur. Mais encore faut-il pour qu'une pierre soit diagnostiquée de bonne heure, que les accidents qu'elle détermine conduisent les malades à consulter. Vous savez qu'ils ne nous arrivent, le plus souvent, que lorsque le calcul a déjà un moyen et quelquefois un gros volume. Il faut accuser la tolérance de la vessie qui a permis au malade de vivre en assez bonne intelligence avec son ennemi, pour conserver le droit de céder à l'appréhension d'une rencontre avec le chirurgien. Il en est de même pour les néoplasiques, ils attendent tout naturellement au moins un rappel d'hématurie pour venir à celui qui peut armer sa main d'instruments qu'ils redoutent. Il faudrait donc, pour avoir quelque chance d'arriver à temps, soumettre hâtivement à l'opération exploratrice tout malade ayant eu une hématurie spontanée de quelque importance.

Quoi qu'il en soit, comme la diversité des cas observés dans la pratique est infinie, je ne puis affirmer que jamais je ne serai conduit par des circonstances particulières à modifier les règles de conduite que je me suis tracées et à ouvrir une vessie sans y être obligé par des symptômes bien définis et dans le seul but de l'explorer. Ce que je puis dire c'est que cela ne m'arrivera certainement qu'à titre tout à fait exceptionnel, et ce sont des règles générales que je veux ici vous exposer. Ce que je dois encore ajouter c'est que, jusqu'à présent, je n'ai pas eu besoin de le faire. Dans les cas où j'ai opéré sans que le diagnostic fût certain, l'état du malade exigeait l'ouverture de la vessie.

N'acceptant pas en principe l'exploration digitale de la vessie, peut-être devrais-je m'en tenir, relativement à elle, aux détails qui précèdent. Cependant il me paraît bon de rechercher quelle est la voie la meilleure, lorsqu'on veut y recourir.

Deux voies sont en présence : la *voie périnéale* défendue

par sir H. Thompson, et la *voie hypogastrique* dont je suis de plus en plus le partisan déclaré[1].

A ne considérer d'abord que la facilité de l'exploration, je n'hésite pas à soutenir que l'incision hypogastrique est infiniment préférable à l'incision périnéale. Sans doute, cette dernière permet de recueillir des renseignements très complets et très exacts sur les sujets jeunes et maigres. Mais, si je m'en rapporte aussi bien à mes nombreuses constatations personnelles qu'aux recherches cadavériques de l'un de mes anciens internes, M. Pousson, recherches consignées dans son excellente thèse inaugurale[2], il en est tout autrement chez les hommes d'un certain âge et un peu gras. Alors, le doigt n'arrive qu'à grand'peine à pénétrer à l'entrée de la vessie; il ne peut jamais se retourner dans sa cavité et ne donne que des sensations vagues. C'est pourquoi sir H. Thompson déprime l'hypogastre, afin d'amener la vessie à portée du doigt; mais, en procédant ainsi, on déforme nécessairement l'organe à explorer, ce qui n'est pas sans inconvénients.

Je dirai plus; on rencontre des vieillards gras et vigoureux chez lesquels l'extrémité de l'index n'arrive même pas dans la vessie. Aussi, Withehead et Pollard[3] sont-ils moins affirmatifs que Thompson dont ils acceptent cependant les idées et la pratique. S'étant plusieurs fois servi de la boutonnière périnéale pour explorer la vessie sur le vivant, ils déclarent que trois conditions rendent l'exploration difficile, défectueuse et incomplète: 1° l'embonpoint du malade; 2° l'hyper-

1. Sir H. Thompson qui s'était montré, dans ses premières leçons sur les tumeurs de la vessie, partisan à peu près exclusif de la boutonnière périnéale semble aujourd'hui beaucoup moins absolu dans ses opinions. Il rapporte, en effet, dans une récente leçon sur la cystotomie sus-pubienne, publiée dans le numéro du 25 novembre 1885 de la *Semaine médicale*, deux cas d'ablation de papillome par la voie hypogastrique et il reconnaît que cette méthode est appelée à rendre de grands services dans les cas de tumeurs volumineuses.

2. Pousson. *De l'intervention chirurgicale dans le traitement et le diagnostic des tumeurs de la vessie dans les deux sexes.* Thèse de doctorat. Paris, 1884.

3. *The lancet.* 6, 13. 20 octobre 1883.

trophie de la prostate; 3° l'étroitesse considérable de l'orifice du bassin qui empêche la main de déprimer le périnée. C'est aussi l'opinion de M. Heath. Chez un malade de 73 ans, à prostate volumineuse, atteint d'hématuries inquiétantes, il lui fut impossible d'introduire le doigt dans la vessie par la boutonnière périnéale. Trois chirurgiens essayèrent successivement après lui; malgré de fortes pressions sur l'hypogastre, ils ne parvinrent pas même à introduire entièrement l'index à travers le canal et déclarèrent que l'exploration vésicale était absolument impossible.

J'ajoute qu'à mon avis une exploration n'est jamais certaine lorsque le doigt n'est pas absolument libre, lorsqu'il faut faire effort pour atteindre toutes les parties de l'organe à examiner. C'est pourtant ce qui arrive dans l'incision périnéale. Il faut, pour toucher le sommet et la paroi antérieure de la vessie, non seulement déprimer l'hypogastre, mais encore refouler très fortement le périnée. Je vous rappellerai que, sur deux cas où j'ai, sans parti pris, suivi la voie périnéale, j'ai, dans le premier, fait une erreur de diagnostic, et, dans le second (Obs. VII), opéré avec une grande difficulté et incomplètement, bien que le sujet fût très maigre et la prostate peu développée.

Toutes ces difficultés sont réelles et n'étonnent pas les chirurgiens qui ont très souvent pratiqué la taille périnéale chez les vieillards. Qu'il s'agisse de taille par incision ou par dilatation, les difficultés de l'examen complet de la vessie sont grandes. S'il y a des fragments, on court des risques très sérieux d'en abandonner, même après l'incision, et l'on sait qu'il est arrivé plus d'une fois à Dolbeau lui-même d'en oublier dans la vessie. Il faut bien se garder, en effet, de confondre les enfants et les adultes avec les vieillards, au point de vue de l'action chirurgicale par le périnée, quel que soit son but, et c'est précisément à des gens âgés que nous avons presque toujours affaire quand il s'agit de néoplasmes de la vessie.

Au contraire, avec l'incision hypogastrique, nous avons

dans la vessie un accès large et facile. Nous pouvons atteindre aussi aisément le sommet et la paroi antérieure que le bas-fond et le col. S'il existe quelque saillie anormale, et à plus forte raison une tumeur d'un certain volume, le doigt explorateur en apprécie facilement la consistance, la forme, les contours, le volume, le siège, le mode exact d'implantation. En utilisant même les récents perfectionnements que j'ai successivement réalisés dans mes dernières opérations (suspension de la vessie, écartement, dépression et refoulement des parois, éclairage artificiel), et sur lesquels je reviendrai longuement plus tard, il devient extrêmement simple, non seulement de parcourir avec le doigt toute la surface interne de l'organe, mais encore, ce qui est un avantage inappréciable, d'examiner très distinctement avec l'œil les moindres inégalités qu'elle présente. Je suis ainsi parvenu à voir, avec une netteté parfaite, un semis de très petites végétations imperceptibles au doigt. C'était dans un cas de cystite blennorrhagique ancienne, où l'incision et le drainage de la vessie étaient impérieusement commandés par la douleur et la fréquence des mictions.

Je dois cependant vous signaler ici une cause d'erreur à laquelle il importe de se soustraire, lorsqu'on pratique l'exploration digitale de la vessie par l'hypogastre. Cette erreur consiste à prendre pour une production morbide le soulèvement de la paroi postérieure de la vessie, que détermine le ballon rectal. J'ai commis cette erreur sur un malade dont je vous ai parlé (voy. p. 277 et suiv.), et cependant j'avais eu soin de dégonfler le ballon, mais je l'avais laissé en place. Il ne faut donc pas oublier, aussitôt que la vessie est ouverte, non seulement de vider, mais d'enlever le ballon rectal. C'est en même temps un moyen d'éviter le refoulement en avant du fond de la vessie qui n'a plus d'utilité, et le suintement sanguin que la présence du ballon pourrait entretenir au cours des manœuvres.

Sans insister plus longuement sur les détails opératoires, puisqu'il n'est pas encore question de l'exérèse des tumeurs, mais seulement de leur exploration, il me semble que, à ce point de vue et toutes choses considérées, la supériorité de l'incision hypogastrique sur la voie périnéale repose dès maintenant sur les arguments les plus solides.

Pour renoncer aux avantages si évidents qu'elle assure, il faudrait que la gravité de l'intervention par l'hypogastre d'une part, et, d'autre part, l'innocuité de l'incision périnéale fussent démontrées. Il n'en est rien. Certes la section de la portion membraneuse de l'urèthre n'est pas une opération grave, mais elle a donné, dans les mains habiles de son promoteur, deux cas de mort que sir H. Thompson lui-même nous a fait connaître dans une lettre adressée à la *Lancet* (2 nov. 1883, p. 194), à propos du travail de Withehead et de Pollard. Ces deux malades avaient été seulement explorés sans être opérés. Son innocuité est donc loin d'être absolue.

J'ai voulu moi-même, pour ne pas être accusé de parti pris, utiliser la voie périnéale chez un malade, celui de l'observation VII, qui semblait pour cela dans les conditions les plus favorables. C'était un homme d'un certain âge (65 ans), mais extrêmement maigre, et chez lequel nous ne faisions que soupçonner l'existence d'une tumeur. Au point de vue de l'exploration, je fus loin d'être entièrement satisfait. Je n'arrivai que par hasard, à sentir, très haut et très imparfaitement, avec l'extrémité de l'index, quelques houppes molles, dont le contact, à très peu de chose près, donnait au doigt la sensation douce de la paroi vésicale. Il existait cependant un néoplasme volumineux, à en juger d'après les débris très abondants que l'opération permit de recueillir à l'aveugle. Celle-ci fut particulièrement laborieuse et très probablement incomplète. Le malade fut emporté deux jours après, par une complication directement imputable au mode d'intervention. L'hémorrhagie, abondante au cours des manœuvres opératoires, avait continué ensuite et s'était prolongée jusqu'au lendemain. En même temps, il s'était fait un peu d'infiltration d'urine par la plaie du périnée.

Les difficultés et les dangers de l'opération faite par la voie périnéale n'ont pas échappé à sir H. Thompson. Avec le jugement correct et la haute bonne foi d'un chirurgien digne de ce titre, il les indique; mais trompé par son exceptionnelle habileté, il croit possible de les éviter. Je suis en cela privé de la satisfaction qui m'est habituelle de partager ses opinions. Je pense que l'incision hypogastrique, outre qu'elle permet une exploration plus facile et plus complète, est positivement devenue aujourd'hui, grâce aux perfectionnements si importants qu'elle a reçus, moins dangereuse que l'incision périnéale.

Au premier abord, si l'on met seulement en parallèle la petite incision proposée par sir H. Thompson et l'incision hypogastrique, il semble évident qu'il est plus difficile et peut-être plus dangereux d'arriver à sectionner la face antérieure de la vessie que la partie membraneuse de l'urèthre.

Mais il ne faut pas seulement tenir compte de l'étendue de la plaie. Qu'elle soit un peu plus ou moins longue, peu importe. La rapidité de la cicatrisation n'en sera guère modifiée. Ce qu'il est utile de rechercher, ce sont les accidents possibles à la suite de l'opération.

Avec l'ouverture de l'hypogastre, toujours assez large, on n'a pas de violence à exercer pour atteindre les points les plus éloignés de la vessie, par conséquent, pas de contusions ni de froissements des lèvres de la plaie à redouter. Si le bistouri a divisé un vaisseau, soit des téguments abdominaux, soit de l'épaisseur des parois de la vessie, rien n'est plus facile que de le saisir dans une ligature et d'éviter toute chance d'hémorrhagie. Qui pourrait dire qu'il en soit ainsi dans cette région si vasculaire et si périlleuse que présente le périnée? Alors même que le bistouri n'est employé que pour la boutonnière périnéale, l'introduction du doigt dans la partie profonde du canal peut déterminer des déchirures suivies d'hémorrhagies toujours difficiles à combattre. Sans doute, dans certains cas, la prostate est dilatable et admet le doigt sans être lésée, mais sir H. Thompson lui-même avoue qu'il en est d'autres où « un certain degré de rupture est inévitable. »

Cette possibilité d'une déchirure, dont on ne peut prévoir la limite, puisqu'il est nécessaire, pour bien explorer, d'enfoncer le doigt le plus profondément possible, même avec effort, n'est-elle pas un incontestable danger?

D'autre part, l'incision hypogastrique n'expose guère à l'infiltration urineuse. Si j'ai eu à déplorer cette complication dans la seconde de mes tailles sus-pubiennes pour calcul, c'est que le manuel opératoire et les détails du drainage et du pansement étaient encore très imparfaits. Aujourd'hui, les progrès réalisés sont tels, qu'il m'est arrivé, sur un de mes derniers opérés, d'attendre au quatrième jour pour faire le premier pansement. Et encore ne l'ai-je fait à cette date que pour retirer quelques points de suture. Le pansement était parfaitement sec et n'avait aucun besoin d'être changé. L'urine, entièrement puisée dans la vessie par les tubes siphons, n'arrivait pas même au contact de la plaie et ne pouvait par conséquent s'infiltrer dans ses interstices. Combien sont différents les résultats obtenus avec l'incision périnéale! Nous n'avons jamais pu, malgré de nombreux perfectionnements des tubes, assurer d'une manière satisfaisante le drainage de la vessie. L'urine, au lieu d'être puisée par ces tubes, passe directement par la plaie.

Enfin, la taille hypogastrique permet beaucoup plus facilement que la section périnéale, l'application rigoureuse des préceptes de l'antisepsie, aussi bien pendant le cours de l'opération qu'après elle, quand il s'agit des pansements et met ainsi à l'abri de toutes les autres complications consécutives à l'opération. L'exemple que je viens de vous citer n'en est-il pas une preuve très convaincante? Dans l'incision périnéale, au contraire, les pansements antiseptiques sont rendus illusoires, et par le passage incessant de l'urine et par la nécessité des garde-robes.

L'innocuité de l'action par l'hypogastre est affirmée, d'ailleurs, par les succès répétés de tous les chirurgiens qui la pratiquent de toutes parts, et chaque jour on voit signaler, dans les revues périodiques, de nouveaux faits, qui sont un éloquent témoignage de la simplicité des suites de cette opération.

C'est seulement comme incision exploratrice que j'ai comparé jusqu'à présent les voies périnéale et hypogastrique. Si je poursuivais maintenant le parallèle jusque dans les manœuvres opératoires, qui doivent bien souvent succéder à l'exploration, l'infériorité de la voie périnéale apparaîtrait encore avec plus d'évidence. Mais ce serait empiéter sur la question du traitement, que je n'ai pas à discuter en ce moment. J'y reviendrai plus tard, avec tous les détails nécessaires.

Pour l'instant, je me borne à relever l'opinion de sir H. Thompson lui-même, qui ne peut nier que les manœuvres opératoires soient plus complexes par le périnée que par l'hypogastre, au moins dans un certain nombre de cas. Aussi admet-il en principe que la nécessité de la taille hypogastrique peut être démontrée par le toucher vésical, et se déclare-t-il disposé en pareil cas à la faire séance tenante. Mais il est bien difficile, à mon avis, de se décider ainsi à ajouter sur-le-champ une opération à une autre opération, et de ne pas être tenté, en dépit des mauvaises conditions que l'on rencontre, de parfaire l'opération à travers le périnée, quand on l'a commencée par cette voie. Je vous signale ce danger, comme un nouvel argument de plus en faveur de l'incision hypogastrique, exclusivement envisagée au point de vue de l'exploration digitale.

J'ajouterai que, dans son évolution actuelle vers la section hypogastrique appliquée au traitement des tumeurs, sir H. Thompson semble la réserver aux néoplasmes volumineux. Ce serait, à mon avis, se priver de l'une des ressources les plus précieuses de la section sus-pubienne, qui seule peut permettre, lorsqu'elle est pratiquée avec les perfectionnements que j'y ai successivement apportés, de reconnaître les plus petites tumeurs. Or, la multiplicité des productions néoplasiques est chose très commune, aussi bien lorsqu'elles sont bénignes que lorsqu'elles sont malignes. Ces tumeurs accessoires sont de fort petites dimensions, de consistance molle, l'œil les découvre, le doigt ne les sent pas. Cela seul ne suffirait-il pas pour juger la question que nous discutons.

C'est donc à l'incision sus-pubienne qu'il conviendrait de recourir si l'on voulait utilement employer l'opération exploratrice. Mais cette opération elle-même, je viens de vous le dire, ne résoudrait pas toutes les questions du diagnostic; j'aurai l'occasion de vous le démontrer plus complètement en vous parlant des résultats de l'examen que tout naturellement vous poursuivez au cours des manœuvres opératoires. Ce sera un argument de plus pour la thèse que je soutiens et qui se résume en ces mots: l'incision de la vessie peut et doit être avant tout thérapeutique et non simplement exploratrice.

DOUZIÈME LEÇON

NOTIONS D'ÉTIOLOGIE ET D'ANATOMIE PATHOLOGIQUE

Étiologie. — Fréquence plus grande des néoplasmes de la vessie chez l'homme que chez la femme. Chez l'homme on les observe surtout entre 50 et 70 ans; chez la femme c'est ordinairement avant 40 ans. Les jeunes gens et les enfants n'en sont pas exempts. Les causes sont inconnues.

Anatomie pathologique. — Généralités :

Multiplicité fréquente des tumeurs vésicales. — Leur forme générale. — Leur surface est souvent recouverte de villosités, quelle que soit leur nature. Les ulcérations sont très rares.

Elles s'implantent le plus ordinairement sur le bas-fond et le trigone; elles englobent l'embouchure des uretères ou les avoisinent. — Conséquences au point de vue des résultats fournis par le toucher rectal, de la résection de la paroi vésicale, et des lésions rénales secondaires.

Étude du mode d'implantation des tumeurs : on trouve rarement un pédicule très étroit; les néoplasmes franchement sessiles ne sont pas non plus très fréquents; plus souvent, sans être pédiculée, la tumeur est pédiculisable. Vascularité du pédicule. — L'implantation se fait plus ou moins profondément dans l'épaisseur de la paroi vésicale. — C'est la muqueuse qui, d'ordinaire, est le point de départ de la dégénérescence. — Distinction des néoplasmes implantés (pédiculés ou sessiles) et des néoplasmes infiltrés.

Consistance variable des néoplasmes; assez souvent elle est molle et friable.

Fréquence comparée des tumeurs bénignes et des tumeurs malignes.

Absence ordinaire de généralisation, la vessie étant privée de lymphatiques.

La transformation des tumeurs bénignes en tumeurs malignes n'est qu'une hypothèse, qui est encore loin d'être démontrée.

Étude particulière des diverses variétés de tumeurs vésicales.

Tumeurs bénignes : Papillomes, myxomes, fibromes et myomes. Leur fréquence respective. Leurs connexions avec la paroi vésicale : elles sont exemptes d'infiltration, elles sont nettement limitées et toujours complètement séparables de la paroi vésicale. Souvent aussi elles se pédiculisent. Mais ce caractère ne leur appartient pas exclusivement. Elles sont souvent multiples. Diverses formes du papillome, du myxome, du fibrome et du myome. Aucune de ces tumeurs ne contient ni de lymphatiques, ni de nerfs; toutes sont vascularisées à des degrés divers.

Tumeurs malignes : Cancer, épithélioma, sarcome. Leur fréquence respective. Leurs connexions avec la paroi vésicale; leur tendance à l'extension, à l'infiltration. Cependant les très jeunes tumeurs sont encore isolables. Infiltration sensible et infiltration larvée.— Variétés du *cancer*. *Squirrhe et encéphaloïde :* particularités relatives aux trois formes : tumeurs, plaques, infiltrations. Examen de coupes du néoplasme : infiltration périphérique irrégulière. Atmosphère cellulo-graisseuse périnéoplasique de Clado. *Colloïde :* consistance. Les trois variétés du cancer sont dépourvues de lymphatiques et de nerfs; elles ont peu de vaisseaux. — *Épithélioma;* Formes végétante et infiltrée. L'infiltration apparente est souvent minime mais l'infiltration larvée est généralement très étendue. Consistance. Diagnostic de l'infiltration. Tendance plus grande que le cancer à la pédiculisation. Multiplicité des végétations. — *Sarcome.* Infiltration rare au début. Tendance marquée à la pédiculisation. Prolifération très abondante. L'épithélioma et le sarcome plus vasculaires que le cancer le sont moins que le papillome.

La dégénérescence des tumeurs bénignes n'est qu'une hypothèse peut-être plausible mais non démontrée.

Résistance de la vessie dégénérée. Perforations provoquées et spontanées.

Examen des urines dans les cas de néoplasies vésicales. Moyen de reconnaître, de recueillir et d'étudier les parcelles rejetées avec les urines. On trouve tantôt des filaments papillaires, tantôt de gros fragments, tantôt simplement des cellules. Les gros fragments sont rares et souvent ils sont altérés au point de rendre leur examen difficile. Les débris papillaires se rencontrent aussi bien avec des tumeurs malignes qu'avec des tumeurs bénignes. L'épithélioma peut, dans certaines conditions, donner une apparence papillomateuse. Enfin les débris cellulaires peuvent s'observer dans les simples inflammations de la vessie.

La présence dans l'urine de parcelles de tumeurs qui permet d'affirmer l'existence d'un néoplasme vésical ne conduit donc que très exceptionnellement à la connaissance de sa nature.

De la fibrinurie. C'est la coagulation de l'urine due au mélange d'une grande quantité de fibrine extravasée par le fait d'un excès de tension dans l'appareil vasculaire de la vessie.

Déjà, Messieurs, les diverses notions acquises par l'étude clinique nous ont permis de pousser les recherches du diagnostic assez loin pour pouvoir, à la rigueur, discuter la question des indications et des contre-indications opératoires. C'est là cependant un point si délicat et si important que nous ne saurions avoir réuni trop de matériaux avant d'en aborder l'étude. Nous n'y serons complètement préparés qu'après avoir passé en revue les principaux détails qui se rapportent à l'étiologie et surtout à l'anatomie pathologique. Rien ne saurait, en effet, mieux nous éclairer sur l'opportunité de l'intervention chirurgicale et sur sa limite d'action que le rapprochement des résultats fournis par l'étude clinique et de ceux que nous obtenons par les recherches nécroscopiques.

Au point de vue spécial qui nous occupe, l'*étiologie* nous fournit quelques données intéressantes. Nous ne chercherons pas à savoir si les *causes* qui président à la formation des tumeurs peuvent être mieux déterminées quand il s'agit de la vessie que des autres organes, mais nous avons intérêt à nous renseigner sur la fréquence relative de cette affection suivant les sexes et les âges. Il est, en effet, évident à priori qu'au point de vue anatomique et chirurgical les hommes adultes et les vieillards se trouvent dans des conditions très différentes de celles que présentent les femmes et les enfants.

Il ressort de mes recherches et de celles des auteurs que les néoplasmes de la vessie sont beaucoup *plus fréquents chez l'homme que chez la femme*. Sur 18 pièces que j'ai recueillies et classées, vous n'en trouverez qu'une seule appartenant à la femme. Dans l'excellent mémoire de M. Feré, sur 145 cas de cancer primitif empruntés aux auteurs, l'indication du sexe est notée 138 fois : il y a 110 hommes et 28 femmes. L'ensemble des travaux publiés sur la question dépose dans le même sens ; après les avoir compulsés, on peut conclure que les néoplasmes de la vessie sont plus fréquents chez l'homme que chez la femme dans la proportion d'un tiers.

Mais si la femme est moins souvent atteinte, elle paraît l'être plus jeune. C'est généralement avant l'*âge* de 40 ans et je dois ajouter que le sarcome semble se developper de préférence dans la vessie féminime. Chez l'homme, au contraire, les néoplasmes de la vessie se rencontrent rarement avant la dernière période de l'âge mûr. C'est surtout à partir de 50 ans, entre 50 et 70, qu'on les observe. Cependant, les adultes et les jeunes gens n'en sont pas exempts; les enfants eux-mêmes peuvent en être atteints et la plus tendre enfance n'en met pas à l'abri. A ce point de vue les néoplasies vésicales se rapprochent des néoplasies rénales. Voici, par exemple, une pièce qu'un de mes anciens internes, M. le Dr Launois, a recueillie sur une toute petite fille, dans le service de M. de Saint-Germain et déposée dans ma collection. Vous en trouverez un certain nombre d'autres exemples dans les bulletins de la Société anatomique et dans les auteurs qui se sont occupés de la question, ce qui prouve que les néoplasmes de la vessie ne sont pas très rares chez les enfants. Les myxomes et les sarcomes sont chez eux les formes dominantes, la pièce que vous voyez est un myxome. Néanmoins, il reste bien acquis que l'âge de prédilection des tumeurs vésicales est celui de la maturité et du déclin de la vie.

Ces notions relatives à l'âge et au sexe ne sauraient, je le répète, être indifférentes ni au point de vue du diagnostic, ni à celui du traitement. Elles nous apprennent, en somme, que ce sont les hommes d'un certain âge qui sont le plus souvent frappés; elles signifient donc que nos procédés d'exploration et d'opération doivent être adaptés aux dispositions anatomiques de l'homme âgé plutôt qu'à celles de la femme et de l'enfant.

Je ne puis rien vous dire de la *fréquence absolue* des tumeurs de la vessie, car je n'ai pas de documents qui me permettent de la préciser avec quelque rigueur. Tout le monde admet que les néoplasmes vésicaux sont rares, comparativement aux autres néoplasies qui se greffent si souvent sur notre organisme. La question est, à mon avis, à réserver. On ne peut douter que bien des tumeurs de la vessie n'aient passé jusqu'à présent inaperçues, et si je m'en rapportais à ce que j'observe, je serais tenté de dire qu'elles sont fréquentes.

Mais je ne veux pas insister plus longuement sur les questions étiologiques. A l'exclusion des données relatives au sexe et à l'âge, elles ne comportent que des réponses négatives. On ne trouve à noter aucune circonstance qui mérite de prendre rang dans une étiologie vraiment scientifique. Nous restons dans une ignorance complète au sujet des véritables causes des tumeurs de la vessie. Mais nous pouvons affirmer que les maladies antérieures de cet organe ou celles de l'urèthre, la blennorrhagie, les rétrécissements, les cystites, la pierre, les rétentions d'urine, l'hypertrophie de la prostate n'y prédisposent en aucune façon. Il en est de même des diathèses rhumatismale, goutteuse, arthritique, syphilitique, tuberculeuse, qui n'ont aucune influence appréciable. J'insiste d'autant moins sur chacune de ces négations que vous avez l'habitude de les retrouver à l'occasion de toutes les affections néoplasiques des autres organes. Je dois néanmoins vous engager à ne pas les perdre de vue ; ainsi que je vous l'ai fait remarquer à propos du diagnostic, elles peuvent aider le clinicien dans la discussion à établir pour arriver à la vérité.

L'*anatomie pathologique* va nous fournir des documents beaucoup plus importants. Je n'ai cependant pas l'intention d'en aborder ici l'étude complète. Je m'attacherai seulement à relever les détails qui se rapportent directement à l'extirpation des tumeurs et peuvent être utilisés dans la pratique.

Lorsqu'on ouvre une vessie atteinte de lésion organique, sa surface interne se présente sous les aspects les plus différents, suivant le nombre et la forme des tumeurs. Tantôt on aperçoit une seule excroissance se détachant plus ou moins nettement de la paroi et formant, dans la cavité vésicale, une saillie de dimensions variables. Tantôt, au lieu d'une, il en existe plusieurs, trois, quatre et même un nombre plus élevé. Cette *multiplicité* n'est pas rare ; il semble que la vessie ait une tendance particulière à donner naissance à des productions végétantes simultanées. C'est là un point de haute importance que le chirurgien ne saurait perdre de vue. Non seulement on peut voir autour du pédicule d'une tumeur principale de petites saillies secondaires en voie de développement reposant ou non sur une même base d'implantation, mais il n'est pas très rare d'en trouver d'autres à une assez grande distance. Bien que, dans la plupart des opérations que j'ai pratiquées, je n'aie rencontré qu'une tumeur unique, je dois vous signaler le malade de l'observation II comme un très intéressant exemple de tumeurs multiples. Vous constaterez aussi le même fait sur plusieurs pièces de ma collection.

Cette particularité relative au nombre des productions néoplasiques impose au chirurgien qui entreprend une opération contre cette affection l'obligation de manœuvres et de recherches particulières. Après avoir enlevé la principale tumeur, il doit soumettre à un examen très attentif toute la zône voisine du point d'implantation et s'assurer qu'il n'existe, dans tout le reste de la surface interne de la vessie, aucune autre végétation. Il va sans dire, en effet, que la moindre saillie suspecte doit être complètement extirpée si l'on veut avoir quelque chance d'éviter une repullulation prochaine. A cet égard, l'incision hypogastrique dont je vous ai déjà fait ressortir les nombreux avantages, vous offre des garanties que la boutonnière périnéale ne saurait vous donner.

Il est bien évident, en effet, que l'éclairage de la cavité vésicale et son inspection par la vue permettent la certitude, tandis que les sensations recueillies par le toucher, même lorsqu'il est pratiqué dans les meilleures conditions, exposent à l'erreur. Vous en avez eu la démonstration sur le malade de l'observation II que je vous rappelais tout à l'heure; on pouvait apercevoir dans sa vessie deux très petites végétations qui ne donnaient lieu à aucune sensation tactile et dont la vue seule permettait de constater l'existence.

La *forme générale* du néoplasme n'est pas non plus sans importance. Elle offre les variétés les plus nombreuses et les plus dissemblables. Tantôt il existe une tumeur unique se détachant plus ou moins nettement de la paroi vésicale, de forme arrondie, plus ou moins volumineuse, quelquefois assez grosse pour remplir à peu près complètement la cavité de la vessie. Sa surface peut être régulière, beaucoup plus souvent elle est soulevée par des mamelons inégaux ou envoie des prolongements sans forme déterminée. Tantôt on trouve, plus ou moins nettement séparées les unes des autres à leur point d'implantation, de petites saillies multiples, arrondies, polypiformes; des végétations en choux-fleurs ou des crêtes allongées et subdivisées à leur extrémité en petites dentelures plus ou moins fines. Tantôt on ne rencontre que des masses étalées à large implantation et à lobulation superficielle. Dans certains cas très rares (ex. obs. VIII), la surface en est plus ou moins profondément ulcérée. Tantôt enfin l'infiltration néoplasique est étendue en nappe à des distances variables; elle peut même envahir la presque totalité de la paroi vésicale, qui se trouve ainsi transformée en une gangue épaisse et résistante.

Au milieu de toutes ces variétés, nous pouvons en définitive ramener à deux les principaux types des néoplasmes de la vessie et distinguer : 1° des tumeurs *implantées*, dont les unes sont *pédiculées* et les autres *sessiles ;* 2° des tumeurs *infiltrées.*

J'aurai à revenir, avec tous les développements nécessaires, sur les particularités relatives à ces divers modes d'implantation. Je me borne à en signaler pour le moment, les grandes variétés au seul point de vue de la conformation générale.

On rencontre, vous ai-je dit, des néoplasmes qui ont une surface lisse et unie, mais il arrive souvent, quelle que soit du reste la variété à laquelle ils appartiennent, qu'ils se recouvrent de *villosités vasculaires* en forme de houppes soyeuses, enveloppant la masse principale d'une couche chevelue papillaire, plus ou moins longue et flottante dont la structure est toujours la même. Sans rechercher ici la cause probable de cette disposition, nous devons nous souvenir que c'est une tendance commune à toutes les productions néoplasiques de la vessie, même aux plus malignes, que de revêtir ainsi un aspect villeux. Il ne faut donc donc pas croire que cet aspect appartienne en propre aux tumeurs bénignes, ainsi que pourraient le faire supposer les description des anciens auteurs; la présence de ces villosités dans l'urine ne peut non plus permettre d'affirmer d'une manière certaine, la nature de la tumeur. On doit bien séparer, au point de vue qui nous occupe, les tumeurs villeuses simples des tumeurs villeuses complexes. Les premières sont des papillomes, c'est-à-dire des tumeurs bénignes; ce sont, peut-être, les plus fréquentes de celles qu'on rencontre dans la vessie. Les autres ne sont que des pseudo-papillomes (épithéliomes et carcinomes villeux, fibromes polypoïdes, etc.) et, parmi elles, il en est un bon nombre qui sont de mauvaise nature.

Quoi qu'il en soit, ces villosités constituant tout ou partie du néoplasme sont composées d'une anse ou d'un réseau vasculaire recouvert d'une simple couche épithéliale. Elles sont ainsi très riches en vaisseaux, d'où la dénomination d'angiome villeux qui leur a été appliquée, et elles peuvent très facilement donner lieu à ces hématuries qui représentent le symptôme principal, souvent unique de la maladie.

Ces hématuries se produisent sans qu'il y ait aucune *ulcération* à la surface de la tumeur. Ainsi que j'ai déjà eu l'occasion de vous le faire observer (voy page 14), elles tiennent exclusivement à des phénomènes congestifs. Plus d'une fois vous avez pu constater, à l'autopsie de malades qui avaient eu des hématuries très abondantes, que la tumeur n'était point ulcérée. On peut cependant rencontrer des ulcérations à leur surface, et le fait est signalé dans tous les auteurs. Mais ces ulcérations sont, je le répète, extrêmement rares, même dans les tumeurs malignes. Il suffit de rappeler que l'hématurie est un symptôme précoce et constant, pour comprendre qu'il n'y ait aucune relation à établir entre ce phénomène et l'ulcération des tumeurs. L'anatomie et la physiologie pathologiques, de même que la clinique, démontrent que la congestion est la cause des pertes de sang. La tension est en effet très prononcée dans la tumeur; le sang afflue à sa superficie, la friabilité du néoplasme, la ténuité du tissu qui recouvre l'anse capillaire de la villosité lorsqu'elle existe, font facilement comprendre la production de l'hématurie. Il est donc incontestable que la tumeur elle-même est une source hémorrhagique. Elle peut même être la seule.

Notre observation XII est très intéressante à cet égard. D'abord la tumeur n'était le siège d'aucune ulcération, bien qu'elle eût donné lieu à des hématuries très abondantes et très persistantes; mais, de plus, la tumeur seule était congestionnée, tandis que la muqueuse vésicale était pâle, anémiée, décolorée comme la plupart des autres muqueuses, et ne contribuait sans doute aucunement à la production des hématuries. Mais il est aussi facile de démontrer que la muqueuse vésicale tout entière y participe habituellement; dans la majorité des cas nous avons constaté et fait constater de visu l'intensité de la coloration de la muqueuse, même en l'absence de cystite. D'autre part, des tumeurs de volume insignifiant ou qui ne saignent pas quand on les enlève, comme chez notre malade de l'observation II, donnent lieu à de formidables pertes de sang. Enfin l'anatomie pathologique nous apprend qu'à côté des tumeurs très vasculaires, il en est qui le sont à peine, tandis que la clinique nous démontre que tous les néoplasmes s'accompagnent d'hématuries.

J'ai maintenant à étudier dans tous ses détails une question qui offre, pour l'intervention chirurgicale, tant au point de vue du diagnostic qu'à celui des manœuvres opératoires une importance capitale, c'est celle des *connexions de la tumeur avec les parois vésicales*. Cette question se compose de deux parties : nous aurons à rechercher en premier lieu quelles sont les régions de la vessie qui sont le plus souvent atteintes de néoplasmes, en second lieu de quelle manière les néoplasmes se rattachent à la paroi qui les supporte. Le siège des lésions nous intéresse, comme vous allez le voir, parce qu'il nous rend parfaitement compte et des ressources si précieuses du toucher rectal pour le diagnostic et de l'impossibilité ordinaire de la résection de la paroi vésicale, dans les cas où la tumeur est infiltrée. Le mode d'implantation ne nous importe pas moins, puisque c'est de lui avant tout que dépend la facilité ou même la possibilité de l'extirpation.

La *localisation des lésions* va d'abord nous occuper. En effet, les productions néoplasiques ne se développent pas au hasard dans tous les points de la vessie. Sans doute, il n'est aucune région qui soit constamment épargnée, mais il en est qui représentent pour les tumeurs de véritables sièges de prédilection. C'est ainsi qu'on les rencontre presque toujours sur le bas-fond et le trigone vésical. Sur les 18 pièces que j'ai réunies dans ma collection, nous trouvons 13 fois cette localisation, 2 fois la tumeur occupe la paroi antérieure, et 3 fois elle est diffuse, infiltrée dans la paroi de la vessie et fait plus ou moins corps avec les parties voisines. C'est à peu près la même localisation qui est indiquée dans le mémoire de M. Feré. Sur 87 cas où le siège est indiqué, il en est 76 dans lesquels le bas-fond et le trigone sont envahis. Le plus souvent ces régions sont les seules intéressées; cependant 13 fois la lésion portait simultanément sur une autre paroi. Au contraire, les parois antérieure ou latérales et le sommet ne sont envahis, à l'exclusion du bas-fond et du trigone, que 9 fois sur 87. Les constatations que j'ai eu l'occasion de faire sur le vivant pendant les opérations, confirment ces données. Alex.-W. Stein, auteur d'un mémoire spécial de compilation, édité à New-York, 1881, sans indiquer la proportion exacte, déclare également que la paroi postérieure, puis le trigone sont de beaucoup les points de la vessie le plus souvent affectés pour les néoplasmes bénins ou malins. Des recherches beaucoup plus étendues consignées par l'un de mes élèves, M. Clado, dans un mémoire encore inédit, confirment cette donnée si importante au point de vue de la clinique et de l'intervention. La topographie est donc bien établie. Le trigone et le bas-fond sont de beaucoup en première ligne, le col vient ensuite, puis la face postérieure. Les faces latérales, la face antérieure ainsi que le sommet sont rarement envahis.

Vous voyez donc, Messieurs que, suivant une comparaison qui m'est familière, le chirurgien peut considérer la vessie comme une sorte de boîte sphérique, divisée par un plan horizontal en deux hémisphères, dont le supérieur mobile, représentant le couvercle, est habituellement indemne, tandis que l'inférieur, fixe, qui représente le fond, est le siège habituel des productions néoplasiques.

De ces diverses recherches, qui concordent entre elles, il ressort très clairement que les régions sur lesquelles, en raison de leur situation superficielle et de leur absence de connexions intimes avec les organes voisins, pourrait, être tentée la *résection* de toute l'épaisseur de la paroi, sont très rarement le siège exclusif des néoplasmes ; au contraire celles qui sont le plus habituellement atteintes, échappent à la résection, soit parce que leur situation très profonde entourerait des plus grandes difficulés l'application d'une suture assez parfaite, soit surtout parce que les uretères sont compris dans la partie dégénérée ou l'avoisinent, et que leur proximité, aussi bien que leur présence, est un obstacle dont aucun artifice ne saurait triompher. Lorsque la tumeur siège au niveau du trigone ou sur le bas-fond, elle avoisine l'orifice de l'uretère et quelquefois même s'implante sur lui.

Ce n'est pas seulement parce qu'il rend impossible toute tentative de résection et de suture que l'*abouchement des uretères dans la région de la vessie le plus souvent atteinte*, nous intéresse, c'est aussi parce qu'il exerce sur le développement des *complications rénales* une influence considérable. Très fréquemment comprise dans l'épaisseur même du néoplasme, leur extrémité vésicale est exposée à s'oblitérer ou à se rétrécir. Aussi observe-t-on du côté des uretères et des reins les lésions ordinaires que déterminent les obstacles à l'excrétion de l'urine : la dilatation des uretères et l'hydronéphrose, la pyélite, la sclérose simple, la sclérose compliquée de néphrite suppurative. Le plus souvent ces altérations rénales ne sont constatées qu'à l'autopsie. Elles sont alors très fréquentes. Sur 19 des cas recueillis dans ma collection, où l'état des reins se trouve mentionné, la néphrite interstitielle est notée 8 fois; puis viennent la pyélite et la pyélo-néphrite suppurée, qui sont indiquées 3 fois, et ensuite la néphrite parenchymateuse, la transformation graisseuse, la dégénérescence néoplasique secondaire du rein, signalées chacune une fois. Dans un seul cas (n° 93 du registre), les reins étaient dans un état d'intégrité absolue. Il s'agissait cependant d'un malade qui, depuis quatorze ans, souffrait d'un papillome. Les tumeurs bénignes n'enveloppant pas en général toute l'épaisseur de la paroi vésicale, peuvent ne pas exercer de compression sur l'embouchure de l'uretère. C'est en effet par compression qu'agissent les néoplasmes. Il est curieux de constater qu'ils ne pénètrent presque jamais dans sa cavité. L'envahissement de l'uretère est même très rare dans les néoplasies malignes. Il en est de même pour l'urèthre.

Il résulte donc des faits que j'ai étudiés que les lésions rénales sont incontestablement très fréquentes, mais aussi que les néoplasmes de la vessie peuvent exister depuis un grand nombre d'années, sans avoir déterminé aucun retentissement du côté du rein.

Ces altérations, comme toutes celles qui sont secondaires aux obstacles apportés à l'excrétion de l'urine, débutent insidieusement, et elles peuvent passer inaperçues pendant leurs périodes initiales, même lorsqu'on sait interpréter les moindres symptômes qu'elles peuvent déterminer. Heureusement elles ne sont pas alors des contre-indications chirurgicales. Il n'en est plus de même quand elles sont beaucoup plus accusées, mais, dans ce cas, elles se traduisent par des signes assez nets pour ne plus laisser de doute. C'est ce qui existerait dans les cas très exceptionnels où les reins sont atteints par la propagation secondaire de la néoplasie. Propagation très rare, je le répète, aussi rare pour le rein que pour l'uretère qui, dans les cas exceptionnels où il est atteint, ne l'est jamais dans sa totalité. La localisation des tumeurs de la vessie sur le bas-fond, le trigone et la paroi postérieure de l'organe, dont nous venons déjà d'étudier certaines conséquences, est surtout importante au point de vue du *diagnostic*, en ce sens qu'elle permet au toucher rectal, ainsi que nous l'avons déjà vu, de fournir, dans l'immense majorité des cas, les renseignements les plus précis. Ce sont, en effet, des régions qui sont directement en rapport avec la paroi antérieure du rectum et que le doigt introduit dans cet organe peut très facilement explorer.

La *manière dont les néoplasmes se rattachent à la paroi vésicale* nous intéresse plus encore peut-être que leur siège dans telle ou telle région. On conçoit, en effet, combien les conditions opératoires sont différentes, suivant qu'ils sont pédiculisés, sessiles ou infiltrés. Comme j'ai déjà eu l'occasion de vous le dire en étudiant les symptômes, ce sont là trois grandes variétés qu'il faut bien distinguer au point de vue anatomique, et dont il y aurait surtout le plus grand avantage à faire le diagnostic clinique. On peut dire, toutefois, que les néoplasmes de la vessie n'ont pas en général une très large base d'implantation et qu'ils ont, surtout lorsqu'ils sont bénins, une certaine tendance à se pédiculiser.

C'est une conséquence du mode de développement des tumeurs nées dans la paroi de la vessie; presque toujours, sinon constamment, leur extension se fait dans la cavité de l'organe et non vers sa périphérie. Il est très intéressant de signaler ce fait qui vous aide à comprendre à la fois la forme végétante des néoplasies de la vessie, l'intégrité relative de la paroi et le peu de tendance à l'envahissement des organes voisins. Il est moins utile d'en chercher l'explication.

La pédiculisation est parfois assez prononcée pour que la masse principale, rattachée à la paroi de la vessie par une languette longue et étroite, jouisse d'une certaine mobilité. On cite, en effet, quelques exemples où la tumeur se laissait entraîner par l'urine et venait s'appliquer sur le col, en déterminant divers troubles de la miction. On conçoit combien une semblable disposition facilite l'extirpation. Malheureusement il faut bien reconnaître que de tels faits sont exceptionnels. Sir H. Thompson évalue à peine à une sur six ou sept la proportion des tumeurs qui « se rattachent à la paroi de la vessie par un pédicule étroit et ressemblent plus ou moins, comme configuration, à une figue. » Dans les cliniques de M. Gosselin, se trouve mentionné un cas très remarquable de petite tumeur vésicale ulcérée, supportée par un long pédicule, et qui avait déterminé la mort par hématurie. Ce cas a d'ailleurs été rappelé à l'Académie de médecine (8 septembre 1885) par mon éminent collègue, à l'occasion du malade dont j'avais communiqué l'observation (Voy. obs. VI). Quant à moi, je dois dire que je n'ai jamais rencontré, dans les nombreuses autopsies que j'ai faites, de grosse tumeur affectant franchement la forme d'un polype, c'est-à-dire munie d'un pédicule plus ou moins long, plus ou moins grêle, permettant l'arrachement ou la torsion. De même, sur la plupart des malades que j'ai opérés, l'implantation était plus ou moins large. Sur le malade de l'observation XII, j'ai cependant trouvé un pédicule assez court, offrant à peu près le volume du petit doigt. J'ai pu très utilement employer dans ce cas l'anse du galvano-cautère. Ce pédicule était si vasculaire que sa section s'est accompagnée d'une hémorrhagie artérielle assez abondante. J'ai dû placer une ligature sur le vaisseau divisé. Il avait à peu près le volume d'une collatérale des doigts. J'ai depuis retrouvé cette vascularité artérielle du pédicule dans quatre autres opérations. Il est donc important d'en tenir compte.

En revanche, les productions franchement sessiles et n'offrant aucune trace de resserrement à leur point d'implantation, allant au contraire en s'élargissant du sommet à la base, sont également assez rares.

Entre ces deux extrêmes, on rencontre des tumeurs de formes intermédiaires qui, sans être vraiment pédiculisées, sont plus ou moins pédiculisables; cela ne manque pas d'importance, car il suffit qu'il y ait un certain degré de resserrement au point d'implantation du néoplasme, pour que l'opération soit plus facile. Or, sur les 18 pièces de ma collection, il en est 13 qui n'ont pas une large base d'implantation et font, dans l'intérieur de la vessie, un relief suffisant pour permettre à la rigueur, l'application d'un serre-nœud. Dans 5 cas seulement, le néoplasme consistait en masses infiltrées dans l'épaisseur de la paroi et formant à sa surface des bosselures plus ou moins saillantes, largement sessiles, et immobilisées par leurs connexions étendues avec les tuniques de la vessie.

Nous n'avons pas seulement à tenir compte, dans l'étude du mode d'implantation, de la surface plus ou moins étendue par laquelle se fait l'insertion des néoplasmes, nous avons aussi à nous préoccuper de la *pénétration plus ou moins profonde de leurs racines et de leurs éléments constitutifs dans l'épaisseur des parois vésicales*. Au point de vue clinique et opératoire, cette recherche est de si haute importance qu'elle s'impose avant toute autre à l'attention du chirurgien. Il ne nous sera possible de l'envisager comme elle doit l'être que lorsque nous serons renseignés sur la nature de néoplasmes. Il est néanmoins indispensable de vous rappeler ce que peuvent vous donner l'examen pratique au lit du malade et celui que vous poursuivez pendant l'opération. Ces notions, bien qu'insuffisantes, ont une incontestable et grande utilité.

Plusieurs des opérations que j'ai pratiquées, notamment celles des observations II, VI et XII, m'ont permis très nettement de constater qu'après la destruction, par le moyen du raclage ou de tout autre procédé, de couches superficielles, au niveau du pédicule, la zône qui lui servait de support paraissait avoir toute sa souplesse et son intégrité normales. L'exploration simultanée par la vessie et le rectum est indispensable pour bien faire cette recherche. J'ai cru pouvoir en conclure que la tumeur avait exclusivement son point de départ dans les couches muqueuse et sous-muqueuse mais la tumeur a cependant récidivé dans les deux premiers cas. Dans d'autres, malgré les recherches les plus attentives, je suis resté dans le doute. Il faut donc reconnaître que, dans la vessie, comme partout ailleurs, l'anatomie pathologique doit à priori renseigner l'opérateur. Il est cependant des cas où il est très facile de juger par les seules ressources de la clinique de la pénétration du néoplasme dans les parois de la vessie.

Trop souvent, et sans qu'on puisse dire exactement dans quelle proportion, on en rencontre qui intéressent, primitivement ou secondairement, toutes les tuniques de l'organe, qui sont, en d'autres termes, infiltrés. Quelquefois même le néoplasme dépasse les limites de la vessie et peut envahir les organes voisins. C'est ainsi que nous avons trouvé, à l'autopsie du malade de l'observation IV, des adhérences avec l'S iliaque. Cette portion de l'intestin, de même que le péritoine, étaient envahis par la dégénérescence.

Une semblable propagation de proche en proche aux organes qui entourent la vessie est toutefois exceptionnelle. Il n'en est malheureusement pas de même de l'infiltration du néoplasme dans toute l'épaisseur de la paroi vésicale. Elle se rencontre assez fréquemment et paraît être propre aux tumeurs malignes, ainsi que j'aurai bientôt à le dire. On conçoit que de tels cas ne puissent, au point de vue chirurgical, autoriser qu'un traitement palliatif, puisque, dans la grande majorité, la lésion siège au voisinage des uretères, et qu'alors la résection partielle de la vessie est tout à fait inapplicable.

Quoi qu'il en soit, Messieurs, vous voyez que les tumeurs de la vessie, au point de vue de leur mode d'implantation, peuvent être cliniquement réparties en deux grandes catégories. *Elles sont infiltrées ou ne le paraissent pas*, ce que le toucher rectal permet aisément de constater. Une tumeur infiltrée peut, du reste, en même temps faire une saillie variable dans la cavité de la vessie et cette saillie peut être sessile, ou même, bien que plus rarement, pédiculée; vous savez en effet que c'est toujours vers la cavité vésicale que se fait le principal développement des néoplasmes. Quant aux tumeurs non infiltrées, elles peuvent également, ainsi que je vous l'ai déjà dit, être pédiculées ou sessiles, ce que le toucher rectal ne peut apprendre. Quelquefois, il est vrai, le cathétérisme métallique peut fixer à cet égard. Mais cette notion est, en définitive, très secondaire ; elle ne change pas du tout au tout les conditions opératoires comme celle qui se rapporte à l'infiltration. L'un des points fondamentaux du diagnostic doit donc consister à reconnaître si la tumeur est ou non infiltrée. Aussi ne sauriez-vous trop vous familiariser avec toutes les sensations que peuvent fournir le toucher rectal et le toucher intravésical pendant l'opération.

Malheureusement, nous n'avons pas seulement à compter avec l'infiltration sensible que l'exploration clinique nous permet de reconnaître. Il existe en outre une infiltration larvée dont j'aurai bientôt à vous parler plus longuement et qui échappe à tous nos moyens d'investigation sur le vivant.

La *consistance de la tumeur* est encore un point qui doit vivement nous intéresser. Elle a sur l'acte opératoire lui-même une véritable influence et ce n'est qu'à son aide que vous pourrez reconnaître les limites de la production morbide pendant le cours de l'opération. Dans un organe creux tel que la vessie, on ne peut procéder largement à l'amputation avec le bistouri, comme on le fait pour le sein. Aussi le grattage doit-il souvent jouer un grand rôle dans les manœuvres d'ablation. Ces manœuvres s'accompliront avec d'autant plus de sécurité que la tumeur sera d'une consistance plus différente de la paroi, surtout si cette consistance est plus faible. Or, si l'on rencontre quelques tumeurs malignes et quelques fibromes très fermes et très résistants, on peut dire que la grande majorité des néoplasmes de la vessie offre un tissu mou, ou, tout au moins, de faible cohésion, qui se détruit avec une facilité relative sous l'effort de l'ongle ou des instruments de raclage. Quelquefois la mollesse de la tumeur est si prononcée, qu'elle mérite la qualification de cérébriforme. Pour les tumeurs dures la différence de consistance d'avec la paroi peut être utilisée, le doigt pouvant aisément suivre à chaque pas les progrès de la destruction et apprécier s'il reste encore des parties indurées qui doivent disparaître. Il n'en est plus de même pour les tumeurs molles, et je viens de dire qu'elles étaient les plus fréquentes. Ce n'est malheureusement pas la seule raison des difficultés de l'examen clinique; je vais revenir sur cette importante question en vous parlant de la nature des tumeurs.

Un certain nombre d'auteurs s'accordent à reconnaître que le *nombre des tumeurs bénignes* l'emporte sensiblement sur celui des tumeurs malignes. Sir H. Thompson indique la proportion de 60 sur 100. Stein, sans donner de chiffres, signale également la plus grande fréquence des néoplasmes bénins. M. Pousson en additionnant les statistiques des auteurs arrive à conclure que les tumeurs bénignes sont beaucoup plus fréquentes que les malignes. Sur 205 tumeurs vésicales, il en compte 138 bénignes et 67 malignes. Moi-même, j'ai eu longtemps une proportion plus forte de tumeurs bénignes dans ma collection; mais, ayant recueilli, dans ces derniers temps, une série de tumeurs malignes, je possède aujourd'hui à peu près le même nombre de chacune des deux grandes variétés; je dois ajouter que presque tous mes opérés portaient des tumeurs malignes. M. Clado, en basant exclusivement sa statistique sur l'examen histologique des tumeurs, est arrivé à penser que les néoplasies malignes présentent à peu près la même fréquence que les bénignes. Sur 208, il trouve, en effet, 102 malignes et 106 bénignes. Il est donc difficile de conclure, mais il reste acquis jusqu'à présent que le nombre des tumeurs bénignes de la vessie serait relativement considérable.

La bénignité qui s'affirme anatomiquement par une structure spéciale pour toute une catégorie de tumeurs de la vessie s'étend même cliniquement, par l'*absence de généralisation*, à un bon nombre de celles que le microscope range parmi les malignes. Il est tout à fait exceptionnel, en effet, de voir les tumeurs de la vessie amener la mort par infection de l'organisme ou même s'accompagner d'un retentissement ganglionnaire à un moment quelconque de leur évolution. Des recherches précises démontrent que ce n'est que dans les cas où la tumeur a franchi les limites de la vessie, que les ganglions peuvent être envahis. M. Clado, sur 250 cas, n'en a trouvé que 4 dans lesquels la néoplasie s'était propagée aux ganglions; dans 2 l'urèthre était en même temps envahi et les 2 autres cas étant anciens, n'ont en réalité aucune valeur. Il en résulte que les malades peuvent vivre fort longtemps, quelle que soit la nature de la tumeur; la mort est due non point à la propagation du néoplasme ou à sa généralisation, mais à l'épuisement que détermine la réapparition de plus en plus fréquente des hématuries, ou bien à des complications de cystite ou de néphrite. Ces malades succombent, en un mot, par le fait des accidents urinaires et non de l'affection cancéreuse.

Cette évolution clinique des néoplasmes vésicaux tient sans doute à la réelle bénignité d'un grand nombre d'entre eux. Mais il en existe qui sont très malins par leurs caractères histologiques et dont les allures ne sont cependant ni plus graves, ni plus rapides. La raison de cette marche insolite se trouve dans une disposition d'anatomie normale qui est particulière à la vessie. D'après les recherches de mon éminent collègue, M. le professeur Sappey, les tuniques de cet organe seraient complètement *dépourvues de vaisseaux lymphatiques*, ce qui rendrait très suffisamment compte de l'habituelle préservation de l'économie. Il est vrai que M. et madame Hoggan, admettent, contrairement à M. Sappey, l'existence de lymphatiques dans la vessie. Mais je suis d'autant plus disposé à partager l'opinion de M. Sappey que la physiologie aussi bien que la clinique me paraissent témoigner très nettement dans le même sens. Nous savons, en effet, que la vessie est exclusivement destinée à jouer le rôle de réservoir. Il n'entre pas dans ses fonctions de modifier en quoi que ce soit le liquide qui s'accumule dans sa cavité. Aussi ne possède-t-elle ni glandes ayant à déverser leur produit de sécrétion dans l'urine pour en compléter la composition, comme cela se voit, par exemple, pour le sperme, ni lymphatiques destinés à résorber une partie de ce liquide. Pour être vraiment un bon réservoir, il était indispensable que la vessie fût absolument fermée à l'absorption et son épithélium y apporte, on le sait, une infranchissable barrière. Dès lors on ne voit guère à quoi pourrait servir un abondant réseau lymphathique. Ces vues théoriques ont été confirmées, je le répète, par les patientes et belles recherches du savant professeur d'anatomie de notre Faculté.

L'observation clinique vient à son tour démontrer l'absence des lymphatiques dans la vessie. Elle nous apprend, en effet, qu'on ne voit jamais les affections inflammatoires ou néoplasiques de la vessie s'accompagner de retentissement ganglionnaire.

On a dit aussi, pour expliquer la bénignité de l'évolution clinique de ces néoplasmes, qu'ils sont en réalité, pour la plupart, de nature bénigne à leur début, mais qu'ils sont susceptibles, à un moment donné, de se transformer en néoplasmes malins. La récente thèse de M. le docteur Ricard[1], prosecteur des hôpitaux, offre de nombreux exemples de cette transformation observée dans toutes les régions du corps. Relativement à la vessie, mon ancien interne, M. le docteur Pousson[2], vient aussi de défendre avec des arguments sérieux la même opinion.

J'ai recueilli moi-même des observations qui pourraient être invoquées dans le même sens. Lorsque, à l'autopsie de certains sujets qui ont éprouvé leurs premiers symptômes 10 ou 15 ans auparavant, on trouve des néoplasmes de la vessie parfaitement cancéreux, on est, tenté d'accepter l'hypothèse de la *transformation des tumeurs bénignes en tumeurs*

1. Ricard, *Contribution à l'étude de la diathèse néoplasique. De la pluralité des néoplasmes chez un même sujet et dans une même famille.* Paris, 1885.

2. Pousson, *Nouvelles considérations sur l'extirpation des tumeurs de la vessie* (*Annales des maladies des voies génito-urinaires;* septembre 1885, page 528).

malignes. Les premières comportent, en effet, la possibilité de périodes stationnaires fort longues, souvent même indéfinies, tandis que les autres ont tendance à gagner sans cesse, de proche en proche. Il semble donc que les tumeurs malignes ne puissent durer aussi longtemps sans finir par atteindre les organes voisins, alors même que l'absence de lymphatiques ne leur permet pas de se propager à distance.

Mais les cas où j'ai cru pouvoir admettre l'hypothèse d'une transformation sont vraiment exceptionnels, et nous ne devons pas oublier qu'il ne faut pas raisonner pour la vessie comme il est permis de le faire à propos d'autres viscères et des régions. J'ai déjà eu l'occasion de vous citer, en étudiant la marche des affections néoplasiques de la vessie, plusieurs exemples de tumeurs bénignes qui avaient présenté une très longue durée, jusqu'à 27 ans, sans subir aucune transformation. Je puis y ajouter l'observation de tumeurs malignes à évolution très lente dont la structure très homogène ne permet vraiment pas d'admettre la transformation. L'observation XII en est un exemple. Le plus ordinairement les troubles vésicaux vont en augmentant, la vessie se remplit peu à peu, mais la nature du néoplasme ne change pas. D'autre part, la propagation par extension aux parties périphériques est fort rare. On ne saurait donc faire argument de cette absence d'envahissement. En somme, plus nous pénétrons dans l'étude de la vie des néoplasmes limités à la vessie, et plus nous voyons qu'elle diffère de celle que l'observation générale nous révèle. La question de leur transformation me paraît devoir être réservée.

Il résulte de toutes les considérations qui précèdent sur la nature des tumeurs de la vessie qu'elles sont souvent bénignes par leur structure, et que celles même qui sont malignes empruntent une bénignité relative à ce fait qu'elles évoluent sur place, ne pouvant s'étendre par la voie des lymphatiques. Aussi les unes et les autres présentent-elles souvent une remarquable lenteur d'évolution qui permet au chirurgien de réfléchir et d'attendre avant d'intervenir. Cette attente n'expose, en effet, qu'à des hématuries plus ou moins graves; elle ne permet pas la propagation ganglionnaire qui, dans toute autre région, rendrait bientôt l'intervention inutile, et favorise rarement l'extension aux organes du voisinage.

L'importance des troubles fonctionnels que nous avons vu jouer un rôle si considérable pour établir le diagnostic est tout aussi grande au point de vue des indications opératoires. Vous voyez, en effet, que les renseignements fournis par la clinique auront souvent plus d'influence sur vos déterminations que ceux de l'anatomie pathologique. Il faut enregistrer ce fait avec d'autant plus de soin, que, pour décider l'intervention, les ressources du diagnostic ne vous permettront pas toujours de mettre en ligne de compte *la nature* du néoplasme, tandis que vous pouvez, avec toute *certitude*, affirmer sa *présence*. La gravité du mal étant surtout en rapport avec l'importance de l'organe envahi et non point avec la malignité de l'envahisseur, la question de la bénignité et de la malignité se présente pour les néoplasies de la vessie dans des conditions différentes de celles qu'établit en général la nature de la lésion.

Au lieu d'envisager cette question sous son aspect habituel et de baser les indications sur la nature du mal, le clinicien est conduit à se laisser guider par les symptômes. Vous savez, en effet, quelle peut être la tolérance de la vessie pour les tumeurs malignes, tolérance telle qu'après plus de dix années d'évolution, nos opérés des observations VI et XII n'offraient d'autres symptômes que l'hématurie, et que vous lirez l'observation de malades atteints de cancer ou d'épithélioma qui ont pu vivre un temps égal ou plus long en suivant simplement un traitement palliatif. Par contre, vous rencontrerez des tumeurs bénignes par lesquelles la santé est rapidement compromise et la vie bientôt menacée. Le symptôme hématurie peut, en effet, devenir extrêmement grave dans les premières périodes du développement des papillomes. Les néoplasies bénignes, de même que les malignes, peuvent être l'occasion de troubles dans la miction ou déterminer l'apparition de cystites, qui bientôt retentissent sur l'appareil rénal. Enfin, une dernière et bien importante considération, nous permet de *rapprocher cliniquement les tumeurs malignes et les tumeurs bénignes*. C'est que ces dernières peuvent récidiver et par conséquent permettre le retour de tous les symptômes, renouveler toutes les menaces qui vous avaient conduits à l'intervention. Les causes de ces récidives sont, à l'heure actuelle, difficiles à bien préciser. Il est cependant probable qu'elles sont dues à des destructions incomplètes soit *in situ*, c'est-à-dire au niveau du point d'implantation, soit parce que la production principale a été seule détruite. Vous n'avez pas oublié combien est fréquente la multiplicité des néoplasmes, et là encore, les diverses néoplasies vésicales peuvent être rapprochées, car la multiplicité, comme l'unicité, s'observe dans les deux grandes classes que nous avons coutume de désigner sous les épithètes de malignes et de bénignes.

Les réflexions que je viens de faire pourraient vous laisser croire que cette distinction n'a pas besoin d'être maintenue pour les néoplasies dont nous faisons l'étude. Ce serait mal raisonner et il va m'être facile de vous montrer, en laissant les généralités du sujet pour aborder ses particularités, en pénétrant plus avant dans l'étude anatomo-pathologique, que cette grande distinction, indiquée pour la première fois par Chopart, doit être maintenue. Vous apprendrez même que c'est la condition absolument nécessaire du progrès dans la thérapeutique chirurgicale des tumeurs de la vessie, que la poursuite patiente et complète de l'étude minutieuse de leurs caractères distinctifs. Nous n'aurons atteint le but que lorsqu'il nous sera donné d'obtenir la cure radicale, et à ce point de vue vous verrez que l'anatomie pathologique étudiée dans ses détails, nous fournit des documents à la clarté desquels il sera plus facile de poursuivre notre tâche.

La *classification* suivante que j'emprunte à mon élève, M. Clado, indique exactement les espèces et variétés des productions néoplasiques de la vessie. Elles sont classées d'après leur structure et par ordre de fréquence :

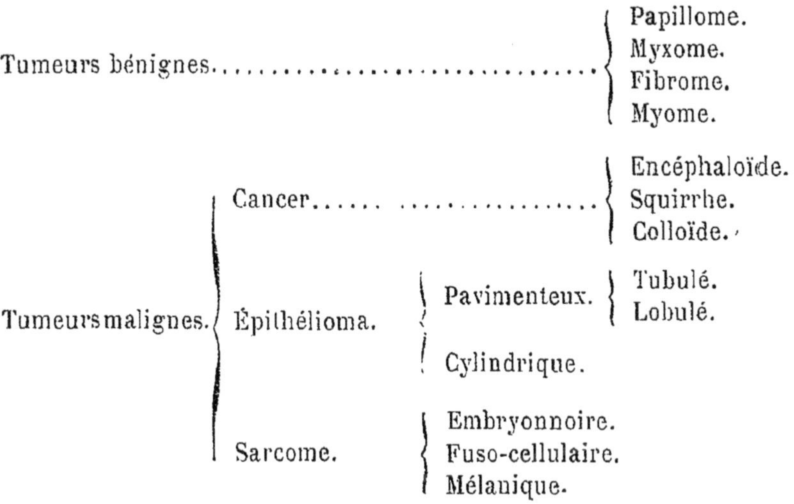

Tumeurs bénignes			Papillome. Myxome. Fibrome. Myome.
Tumeurs malignes.	Cancer		Encéphaloïde. Squirrhe. Colloïde.
	Épithélioma.	Pavimenteux.	Tubulé. Lobulé.
		Cylindrique.	
	Sarcome.	Embryonnoire. Fuso-cellulaire. Mélanique.	

Je devrais, pour être complet, ajouter à cette grande catégorie de tumeurs composées d'un tissu massif, celles dont le contenu est liquide; mais ces dernières sont extrêmement rares et nous pouvons les négliger.

Les notions d'anatomie pathologique dont nous poursuivons l'étude se réduisent, vous le savez, à celles que le chirurgien doit nécessairement connaître, elles se limitent à l'indispensable. Aussi ne chercherai-je pas à entrer, malgré tout leur intérêt, dans les détails de la structure, mais je releverai avec soin tout ce qui peut nous aider à poser des indications thérapeutiques rationnelles.

Le tableau que vous avez sous les yeux met en première ligne les *tumeurs bénignes*, confirmant ce que vous savez déjà de la grande fréquence de cette espèce de néoplasies, qui paraissent tout au moins égales aux malignes. Si nous cherchons la fréquence relative des quatre variétés qui leur appartiennent, nous voyons que le *papillome* est, sans conteste, celle qui se rencontre le plus habituellement. Bien que ce ne soit qu'à la fin du siècle dernier que Chopart ait, pour la première fois, tenté de le séparer des autres tumeurs de la vessie, on peut dire qu'il est anciennement connu si l'on considère combien est récente l'étude des trois autres variétés et en particulier celle du myome.

Le *myxome* vient en seconde ligne par ordre de fréquence et c'est sans doute à lui que se rapportent nombre d'observations plus ou moins anciennes, publiées sous la rubrique : polypes de la vessie. Son étude complète ne date, comme vous le savez, que de ces derniers temps. Au dire des auteurs les plus autorisés, la tumeur myxomateuse se développe le plus souvent dans l'enfance, entre 1 et 5 ans, comme je vous l'ai déjà indiqué au début de cette leçon. Thompson prétend même que ce sont des tumeurs congénitales se basant sur ce fait que les pièces qu'il a examinées appartenaient toutes à des enfants. Il existe cependant de nombreux cas, dans lesquels la néoplasie s'est développée chez l'adulte. L'un de mes opérés (obs. VII), âgé de 65 ans, avait de nombreux myxomes. Sa rareté relative en dehors de l'enfance n'est cependant pas contestable. Ce n'est pas la seule tumeur de l'enfance, le papillome et le fibrome y ont été observés, mais c'est la plus commune.

Le *fibrome* paraît avoir une certaine fréquence. Sa réalité a été mise en doute par Klebs, qui prétend que ces tumeurs se développent aux dépens de la prostate. Dans la seule autopsie qu'il m'ait été donné de faire, il n'y avait aucune connexion avec cette glande, bien que la tumeur, qui était de la grosseur d'une petite noisette, fût située sous la muqueuse, à la partie antérieure du trigone. Les observateurs les plus compétents en ont d'ailleurs admis l'existence et donné la description ; enfin, argument sans réplique, on en trouve chez la femme.

Le *myome* est d'une grande rareté. Les recherches les plus complètes n'élèvent pas à plus de dix cas le nombre de ceux qui ont été publiés. Par un heureux hasard, j'ai pu en observer deux dans mes salles. Le premier a été opéré le 5 août 1885 chez un homme de 30 ans (obs. XI). Le second a été trouvé à l'autopsie d'un vieillard qui est venu mourir dans mon service et y a succombé le 19 février 1886. Le total des cas s'élèverait donc à dix.

Il résulte de cette enquête sommaire que lorsqu'une chance heureuse vous fera rencontrer des espèces bénignes, vous aurez le plus souvent affaire aux papillomes. Il est donc particulièrement intéressant de connaître les principaux détails de leur structure, mais il est évidemment nécessaire d'être renseigné de la même façon pour les trois autres espèces de tumeurs bénignes.

Les papillomes et les myxomes naissent de la muqueuse et n'envahissent jamais les autres couches. Les fibromes et les myomes prennent au contraire *origine* au-dessous de cette membrane; leur évolution les ramène du côté de la cavité vésicale où ils viennent proéminer en refoulant la muqueuse qui continue à les revêtir, alors même que leur développement intravésical est assez complet pour qu'ils se pédiculisent; mais quand ils restent enchâssés dans les parois, ils en demeurent distincts et sont énucléables.

Les néoplasies bénignes de la vessie se comportent donc comme celles des autres organes ou régions, elles *refoulent les tissus mais ne les englobent ni ne les envahissent.* L'anatomiste et le chirurgien peuvent les isoler et déterminer artificiellement une séparation permise, sinon préparée, par la manière dont s'effectue leur développement. Dans la vessie s'ajoutent à ces conditions si favorables, celles de la *pédiculisation.* Cette manière d'être peut s'observer pour toutes les espèces de tumeurs bénignes, même pour les fibromes et les myomes. Le myome que j'ai trouvé à l'autopsie était pédiculé, celui que j'ai opéré faisait au contraire corps avec la paroi vésicale. Vous voyez que le pédicule de la pièce pathologique que je mets sous vos yeux est long mais volumineux. Je crois que cela doit être la règle pour les myomes, bien que Volkmann pense qu'il peut s'effiler jusqu'à permettre à la tumeur de devenir libre dans la cavité de la vessie. Je ne chercherai pas à vous citer les faits toujours exceptionnels de pédicules assez longs pour permettre la locomotion de la tumeur. On connaît quelques exemples où elle pouvait être portée sur le col pendant la miction ou même s'engager dans l'urèthre et faire saillie à l'extérieur, comme on l'a vu chez la femme. Mais, je le répète, ce sont là des cas extrêmement rares et je dois vous ramener à la réalité en vous rappelant ce que je vous ai dit dans les généralités à propos de la pédiculisation vraie. Elle n'est malheureusement pas commune, mais je devais y revenir en ce moment, car ce sont surtout les tumeurs bénignes qui en bénéficient. Néanmoins le phénomène de la pédiculisation ne leur est pas spécial et ce serait commettre une erreur que de décrire avec Wittelshoffer, les tumeurs sessiles ou malignes qui récidivent à coup sûr et les tumeurs bénignes ou pédiculées qui ne récidivent pas. Cette distinction absolue tombe devant les cas de tumeurs bénignes qui sont sessiles et les cas de tumeurs malignes rattachées à la vessie par un long pédicule.

Ce qui est propre aux tumeurs bénignes c'est leur *limitation* au point d'implantation quelle que soit sa forme, c'est l'absence d'extension et d'infiltration de leurs éléments soit en profondeur, soit en largeur, de telle sorte qu'il n'est pas besoin de s'éloigner beaucoup de la région ou la tumeur est née et s'est développée, ni d'attaquer la vessie dans toute son épaisseur pour enlever en totalité le néoplasme.

Les conditions offertes à l'opérateur par les tumeurs bénignes sont donc favorables et je n'hésiterais pas à dire qu'elles le sont absolument si nous n'avions à opposer aux conditions heureuses que nous offrent leur mode d'implantation et leurs connexions avec la paroi vésicale celles que créent leur *multiplicité*. Celles-ci peuvent à bon droit être qualifiées de fâcheuses. J'y ai déjà attiré votre attention en parlant des généralités, mais je dois y revenir, car je ne saurais assez préciser le fait et trop y attacher votre esprit. Ce sont les papillomes et les myxomes, c'est-à-dire les tumeurs même que vous aurez le plus souvent à traiter qui offrent le moins d'exemples d'unicité; cela, par contre, pourrait presque passer pour la règle pour les fibromes et les myomes, bien qu'il y ait des exemples de fibromes très multiples.

Je ne voudrais cependant pas vous laisser croire que la multiplicité est fatale pour les myomes et les *papillomes*. Ces derniers se présentent sous trois formes : 1° Sous forme de papilles, sortes de végétations filiformes implantées directement sur la muqueuse vésicale ; 2° sous forme de tumeurs pédiculées ou non, desquelles se détachent des papilles analogues aux précédentes ; 3° sous forme de crêtes comparables aux papillomes du tube digestif. De ces trois formes la dernière est la plus rare, la seconde la plus commune, la première assez fréquente. C'est pour celle-ci que s'observent surtout les productions multiples. Réunies par groupes, les papilles simples forment des touffes, des sortes de pinceaux dont le chevelu flotte lorsque la vessie contient du liquide ou s'affaisse contre ses parois quand elle est vide. Aussi, pour les bien voir, faut-il, sur le cadavre comme sur le vivant, remplir la vessie ou les plonger dans l'eau. La tumeur papillomateuse est constituée par une sorte de noyau massif, sur lequel s'implantent les villosités. Celles-ci l'entourent de toute part et peuvent même masquer le pédicule lorsqu'il est très court et peu distinct. Dans les cas favorables, il s'allonge et s'amincit ; il atteignait 10 centimètres dans un cas de Rauschenbusch ; on en a même observé la rupture spontanée. Le plus souvent la tumeur est directement implantée et sa masse en continuité avec la paroi vésicale. Avec ou sans noyau massif, le volume des tumeurs papillomateuses varie habituellement entre celui d'une noisette et d'une noix ; il peut atteindre celui d'une mandarine et même le dépasser. Alors même, la vessie doit être soigneusement examinée, de petites houppes papillomateuses pouvant accompagner ces productions volumineuses.

Les *myxomes* peuvent se présenter sous forme de tumeurs isolées implantées à la manière des polypes des fosses nasales ou sous forme de tumeurs agminées analogues à celles dont vous voyez un exemple dans cette vessie d'enfant ; implantée par une large base au pourtour du col, elle se décompose à sa superficie en une série de petites sphères dont la plupart offrent le volume d'une noisette. C'est probablement à une disposition analogue que j'ai eu affaire chez l'opéré de l'observation VII. J'ai successivement amené à l'extérieur une série de petites tumeurs arrondies, du volume que je viens de vous indiquer, rougeâtres, molles, tremblotantes qui toutes étaient rencontrées et cueillies dans la partie la plus profonde de la vessie. Mais opérant par la boutonnière périnéale, je n'ai pu être renseigné sur la façon dont la tumeur était implantée, ni même savoir si je l'avais enlevée complètement. La consistance molle de ces productions ne peut, pas plus que celle des villosités, vous servir de guide, et là encore la condition nécessaire au succès de l'opération est l'attaque de la vessie par sa paroi antérieure, c'est-à-dire sa section sus-pubienne. La forme pédiculée ne paraît pas rare dans les myxomes qui constituent alors de véritables polypes de la vessie. Leur multiplicité possible vous est déjà connue, je n'y reviens que pour vous signaler des cas où cette multiplicité était telle que toute la cavité vésicale se trouvait envahie. Plus facile à reconnaître que le papillome, même lorsqu'il est petit est isolé, le myxome peut cependant être recouvert de nombreuses villosités. Le chirurgien ne serait en aucune façon embarrassé de cette disposition au point de vue opératoire mais ne saurait exactement qualifier la nature de la tumeur sans le secours de l'histologie. Dans les cas où l'apparence du myxome n'est pas ainsi voilée, il est au contraire facile de le reconnaître de suite, car l'aspect demi-transparent, grisâtre, tremblotant, gélatineux lui est absolument propre. Il est aussi reconnaissable lorsque, comme dans le cas que j'ai opéré, il est d'apparence congestive avec tâches hémorrhagiques, car ses autres caractères physiques persistent et ils sont très distinctifs.

Les *fibromes et les myomes* qui, vous le savez, ont le plus souvent le privilège de l'unicité, n'offrent pas par contre de caractères physiques toujours assez nets pour que leur distinction soit facile en dehors de l'examen microscopique.

Cependant, pour l'un et pour l'autre, la consistance est des plus importantes et lorsque le fibrome encore enchassé s'énucléée, comme dans la pièce que je vous ai montrée, l'apparence même de la tumeur devient démonstrative. Mais le fibrome et le myome peuvent revêtir la forme pédiculée et leur surface, au lieu d'être lisse et régulière, ou bien divisée en lobes et scissures ordinairement peu profondes, est garnie de végétations papillaires. (Fibrome papillaire de Thompson). Il en était ainsi sur mon opéré (obs. XI). Le petit myome que je lui ai enlevé était recouvert de toutes parts de villosités longues et nombreuses, tandis que la tumeur que vous voyez et qui a été découverte à l'autopsie est lisse, bilobée et, ainsi que je vous l'ai déjà fait remarquer, pourvue d'un pédicule.

Sans entrer dans la description des éléments propres à chacune de ces tumeurs, je terminerai cette revue rapide des tumeurs bénignes en vous disant un mot des éléments communs de leur organisation, *vaisseaux sanguins*, *lymphatiques et nerfs*. Dans aucune on n'a rencontré de lymphatiques ni de nerfs, toutes au contraire sont vasculaires. Les papillomes et les myxomes sont même très vasculaires, les fibromes le sont peu et les myomes sont assez abondamment irrigués. Si l'on considère l'excessive fragilité des villosités, la friabilité du tissu des myxomes, la situation superficielle des vaisseaux du myome, on comprend aisément qu'il suffise d'une congestion pour que la déchirure s'accomplisse et que l'hémorrhagie ait lieu. On comprend aussi que le détachement de houppes villeuses soit fréquent, que l'on en rencontre souvent dans l'urinal des malades et que ces ruptures soient, elles aussi, le point de départ d'hémorrhagies, ainsi qu'en témoignent les détails très nets de l'observation VI. Enfin, lorsqu'on se rappelle que l'hématurie s'observe aussi dans les cas de tumeurs fibreuses, on reconnaît que l'histologie ajoute son témoignage à ceux que la clinique permet d'accumuler pour démontrer que l'hémorrhagie a également sa source dans la congestion de la muqueuse vésicale tout entière.

La fréquence relative des trois grandes espèces de *tumeurs malignes* paraît tranchée par le tableau que vous avez sous les yeux en faveur du cancer. Sans entrer ici dans la discussion pendante entre ceux qui continuent, comme moi, à distinguer le cancer de l'épithélioma et les anatomo-pathologistes qui, admettant l'identité d'origine, ne les séparent plus dans leurs descriptions, je dois vous faire remarquer que, si je ne m'en rapportais qu'à ma propre observation, l'épithélioma mériterait de beaucoup le premier rang. Les autopsies déjà, déposeraient dans ce sens, mais laissant de côté les rencontres quelquefois fortuites faites sur le cadavre, pour ne tenir compte que des cas où l'apparition et la persistance de symptômes bien définis m'a conduit au diagnostic et à l'intervention, nous voyons en faveur de l'épithélioma une majorité imposante. J'ai opéré quinze malades et dix fois la tumeur était épithéliomateuse (obs. II, IV, V, VI, VIII, IX, X, XII, XIII, XIV), trois fois il s'agissait de cancer (obs. I, III, XV), une fois de myxome (obs. VII) et une fois enfin j'ai rencontré un myome (obs. XI)[1]. Un groupe de faits aussi restreint ne peut prétendre à l'autorité d'une statistique, mais à part la question relative à la fréquence comparée des espèces malignes, il est impossible de ne pas être frappé de la prédominance si grande de ce genre de lésions chez les malades qui se sont présentés à mon observation. L'étonnement est d'autant plus grand que l'étude générale nous a montré que la moitié au moins des néoplasmes de la vessie soumis jusqu'à présent à l'examen histologique est de nature bénigne. Ce n'est d'ailleurs pas le moment de poursuivre les réflexions que comportent ces faits; je le ferai dans la prochaine leçon en étudiant les indications et les contre-indications de l'intervention. Pour cette discussion, de même que pour l'exacte interprétation de nos faits, il faut au préalable avoir terminé l'étude anatomo-pathologique.

1. Les obs. XIV et XV, qui ont été recueillies pendant le cours de cette publication, trouveront place dans un appendice, à la fin des leçons sur les tumeurs de la vessie.

En vous parlant des néoplasies bénignes, je me suis particulièrement préoccupé de leurs *connexions avec les parois* et j'ai cherché quels étaient leurs rapports avec les diverses couches de la vessie aussi bien à leur origine que lors de leur plein développement. Nous les avons vues discrètement poursuivre leur évolution sans pénétrer dans toute l'épaisseur de la paroi au point d'implantation et sans s'étendre au-delà. Bien différente est la manière d'être des tumeurs malignes. Elles restent le plus habituellement, vous le savez, limitées à la vessie, respectant presque toujours les organes voisins et ne s'étendant pour ainsi dire jamais aux ganglions lymphatiques. Ce n'est là qu'un privilège de région qui nous montre une fois de plus le rôle capital exercé par les lymphatiques dans la propagation du cancer. Mais ces conditions certainement favorables au point de vue de la marche de la maladie et même jusqu'à un certain point à celui de l'intervention chirurgicale sont largement compensées par la tendance de ces néoplasies à dépasser leur point d'origine et à s'étendre à la fois en profondeur et en surface, à bientôt cesser d'être limitées. Sauf peut-être pour le sarcome, il en est toujours ainsi. A leur origine, les lésions déterminées par les espèces malignes sont certainement superficielles. L'épithélium, le stroma de la muqueuse leur donnent naissance et pendant quelque temps la muqueuse seule est malade.

C'est ainsi, que dans l'examen d'une tumeur, lorsque la coupe passe sur de petits tubercules cancéreux placés à une certaine distance de la masse principale, on constate que la muqueuse seule est épaissie, quelquefois le tissu sous muqueux, mais que la paroi musculaire reste le plus souvent intacte. Ce que vous constatez pour le cancer, vous l'observerez également pour l'épithélioma examiné dans les mêmes conditions et probablement aussi pour le sarcome qui, ainsi que je viens de vous le dire, semble disposé à demeurer isolable à un degré de développement déjà avancé. Pour le cancer et l'épithélioma, cela ne se voit guère qu'à une époque où la tumeur n'a pas encore dépassé le volume d'une lentille ou d'un petit haricot.

Les jeunes tumeurs, même lorsqu'elles sont cancéreuses, *sont donc encore isolables* et ce renseignement anatomo-pathologique a une trop grande valeur pour que je n'y attire pas tout spécialement votre attention. La suite de l'étude anatomo-pathologique nous montrera que si le tubercule cancéreux ou épithélial jeune, pris individuellement, constitue une lésion isolée et isolable, il est malheureusement rare qu'il se présente seul; de telle sorte que si l'envahissement en profondeur n'est pas observé dans les premières phases du développement, il existe néanmoins en surface. Ce sont toutefois des conditions anatomiquement favorables et nous aurons bientôt à rechercher si la clinique nous permet de les utiliser.

Poursuivant l'étude des connexions de la néoplasie maligne et de la paroi telle qu'elle s'offre en général à l'observation anatomo-pathologique, j'insisterai tout d'abord sur un fait capital. Ce que je vous ai dit, vous fait déjà prévoir que, pour peu que la néoplasie ait évolué, vous vous trouverez en présence d'un degré plus ou moins grand d'*infiltration* des parois par les éléments du néoplasme; cette infiltration se fait à la fois en profondeur, c'est-à-dire au niveau même de l'implantation et en largeur, c'est-à-dire à des régions de la vessie plus ou moins éloignées du siège principal de la lésion. Elle se traduit souvent par une induration sensible que le chirurgien perçoit. Il la reconnaît sur le vivant par le toucher rectal et d'autant mieux qu'il le combine avec la palpation abdominale. Vous vous souvenez sans doute avec quelle insistance je vous ai parlé dans l'étude clinique de l'utilité de cet examen. Je vous ai également indiqué les précieuses ressources que l'opérateur trouve dans la combinaison du toucher rectal et vésical pour se guider dans ses manœuvres. Mais à côté de cette *infiltration sensible* existe une *infiltration larvée* que le chirurgien ne peut percevoir et que seul l'anatomiste démontre à l'aide du microscope et cette infiltration qui est plus ou moins étendue est toujours irrégulière.

Cette fâcheuse possibilité existe pour toutes les espèces de néoplasmes de mauvaise nature. Elle laisse donc le chirurgien dans l'incertitude alors même qu'il a agi de la façon la plus rigoureuse sur toutes les parties tangibles de l'infiltration. Celles-ci sont néanmoins celles dont il a surtout à se préoccuper au point de vue de l'avenir immédiat, car la récidive prochaine paraît se faire au niveau même du point d'implantation. L'épithélioma, qui, de même que le cancer, peut être compliqué d'infiltration larvée, se présente, au point de vue de l'infiltration apparente dans des conditions différentes de celles du cancer. A ce point de vue, il mériterait déjà une mention sinon une description spéciale, mais en dehors de la structure, il existe entre ces deux espèces de néoplasmes des différences importantes dont le chirurgien a besoin de tenir compte. L'opinion de mon très savant collègue M. Cornil qui maintient la séparation entre le cancer et l'épithélioma, au point de vue anatomique, m'aurait déjà suffi pour envisager la question de cette manière. Mais la clinique m'y convie tout aussi clairement et je vais brièvement vous dire quelles sont les conditions dans lesquelles vous serez appelés à observer le cancer et l'épithélioma de la vessie. La rareté du sarcome me permettra de le négliger ou de n'en dire que quelques mots.

Le *squirrhe* et l'*encéphaloïde* peuvent être confondus dans la même description et il me suffira de mentionner quelques particularités du colloïde qui est extrêmement rare dans la vessie.

Ces néoplasies se présentent sous les trois formes : *de tumeurs, de plaques et d'infiltrations*. Il est utile de les distinguer, je dois cependant vous prévenir qu'elles peuvent se combiner et constituer des types mixtes. Le plus commun est l'infiltration surmontée de tumeurs saillantes.

La *tumeur saillante* dans la cavité vésicale s'implante presque toujours par une large base sans tendance à la pédiculisation. Sa surface est rarement lisse et unie, ordinairement elle présente un aspect tomenteux, fongueux, touffu, ou bien une série de grosses végétations séparées par des hachures qui lui donnent l'aspect du chou-fleur. Sa base est assise sur un tissu induré qui dépasse ses limites, quelquefois de plusieurs centimètres. Cette induration encadrante est sensible au doigt.

La *multiplicité* des tumeurs est le fait habituel. Rarement vous trouverez les néoplasmes de ce genre isolés. A leur pourtour se voient de petites tumeurs confondues par leur base avec la principale ou complètement indépendantes.

Le *volume* est en raison inverse du nombre. Ordinairement il varie entre celui d'une petite mandarine, d'un citron ou d'un poing d'adulte. La tumeur cancéreuse est donc presque toujours volumineuse. Dans quelques cas elle a pu atteindre le volume monstrueux de la tête d'un enfant de dix ans. Je n'ai, pour ma part, jamais rien vu de semblable.

La *couleur* est tantôt d'un gris sale (encéphaloïde) tantôt d'un rouge intense avec nombreux points hémorrhagiques. La consistance est assez ferme. Cependant les tumeurs cancéreuses se laissent dans certains cas déchirer avec facilité et se désagrègent même sous l'action d'un filet d'eau, mais il faut pour cela qu'elles aient subi la dégénérescence granulo-graisseuse..

Dans la forme *en plaques*, dont je vous présente plusieurs exemples de ma collection, il existe des reliefs de 3 et 4 centimètres de diamètre et quelquefois davantage qui occupent un point quelconque de l'organe et généralement la base. Leur surface est exceptionnellement lisse. Le plus souvent elle est garnie de verrues, de fongosités ou de filaments analogues à ceux qui coiffent la première variété. Dans un cas provenant de mon service et publié dans la thèse de M. Féré, il existait à la surface de la plaque de véritables tumeurs dont la longueur dépassait pour quelques-unes cinq centimètres.

Dans la troisième forme, ou par *infiltration*, le néoplasme peut occuper tout ou partie de la vessie. Quelques saillies, quelques villosités indiquent ordinairement la présence du carcinome, mais il est des cas ou l'examen de la cavité vésicale à l'œil nu reste négatif. Il n'en est pas de même de l'examen au doigt qui constate aisément les modifications subies dans l'épaisseur ou la consistance. Vous trouverez alors une induration très prononcée de la paroi et surtout un épaississement qui n'est pas uniforme et qui, dans certains points, peut dépasser quatre centimètres.

A la coupe, quelle que soit sa forme, le cancer offre un aspect blanc grisâtre avec ou sans tâches ecchymotiques; le raclage donne toujours un suc miscible à l'eau. Parfois vous trouverez dans l'épaisseur des kystes à contenu puriforme ou sanguinolent.

Les coupes renseignent aussi sur l'*étendue du mal en profondeur*, c'est un examen fort instructif. Alors que dans les tumeurs bénignes, la néoplasie s'arrête nettement au niveau du tissu sous-muqueux, dans les néoplasmes malins on voit que la base s'enfonce dans la profondeur du tissu, vient faire corps avec la paroi vésicale qui toujours est épaissie à son niveau. Cet épaississement atteint plusieurs centimètres. La paroi dans ces points offre un aspect humide, une couleur blanc grisâtre ou jaunâtre à peu près uniforme. Cette même apparence et cet épaississement se retrouvent d'ailleurs autour de la néoplasie et dans une étendue variable. En d'autres termes, la paroi est infiltrée par les éléments même du tissu de la tumeur et les racines que la production morbide y projette ont une étendue qui certainement dépasse la zone d'induration, car au pourtour des parties nettement malades vous trouvez à la fois l'apparence de tissus normaux et pathologiques, en un mot une infiltration irrégulière.

Au-dessous des parties infiltrées, à leur extrême limite, on rencontre une couche formée par des lobules graisseux dont l'apparence est toute différente de celle du néoplasme. C'est là un fait fort intéressant qui a été vu et décrit pour la première fois par M. Clado. Dans un cas, cette *couche graisseuse isolante* dépassait quatre centimètres d'épaisseur. Les recherches de M. Clado lui permettent de penser qu'elle est constante et qu'elle est destinée à s'opposer pour ainsi dire à la marche envahissante du cancer. Il est inutile d'insister sur l'intérêt qu'offre au chirurgien une constatation de cette nature : le tissu cellulo-graisseux périvésical et le péritoine présentent d'ailleurs un certain épaississement en dehors de tout envahissement cancéreux. C'est le résultat d'une simple inflammation chronique[1].

De la forme *colloïde* je ne vous dirai que quelques mots relatifs à sa consistance qui est des plus molles, à son aspect blanc jaunâtre, demi-transparent, tremblotant, à sa surface le plus souvent recouverte de fongosités ou de villosités et enfin à ses connexions avec la vessie qui paraissent être semblables à celles des autres variétés de cancer, car la région sur laquelle s'implante le colloïde est épaissie et indurée.

J'aurai terminé l'exposé sommaire de l'étude pathologique du cancer de la vessie en vous rappellant que son ulcération est très rare, ses vaisseaux peu abondants et qu'aucun auteur n'y a rencontré de lymphatiques, ni de nerfs.

Bien que l'étude des diverses variétés de l'*épithélioma* vésical ne soit pas sans intérêt, même au point de vue chirurgical, je m'abstiendrai cependant de les aborder, je me bornerai à vous indiquer rapidement les points les plus importants de cette étude intéressante et fixerai d'abord votre attention sur l'un de ceux qui doivent le plus nous préoccuper, celui des connexions de la tumeur et des parois de la vessie.

Si nous les envisageons au point de vue de leur forme, nous voyons, comme dans le cancer, la nécessité de distinguer la forme *végétante* que constituent des tumeurs saillantes dans la cavité vésicale et la forme *infiltrée*. Cette dernière est signalée comme relativement rare et cela est, en effet, exact tant que l'on s'en tient à l'examen macroscopique et aux sensations tactiles.

Aussi, lorsque l'on arrive à décider l'intervention, est-ce en général avec l'illusion de la rencontre possible d'un néoplasme bénin. C'est ce qui m'est arrivé dans divers cas (obs. II, VI, X, XI, XII, XIII) où je n'avais perçu par le tou-

1. Dans une opération toute récente, qui ne figure pas dans cette publication, j'ai pu, grâce à cette couche, complètement disséquer et entièrement enlever un petit épithélioma dont la base plongeait dans toute l'épaisseur de la paroi vésicale.

cher rectal aucune modification appréciable de la paroi vésicale, bien que cette exploration m'eût nettement démontré dans la plupart, la présence de la tumeur dans la vessie. Il n'en est plus de même, il est vrai, pendant l'opération. Lorsque la partie saillante de la tumeur a été complètement abrasée et que le chirurgien explore soit par la vessie seulement, soit par la vessie et le rectum simultanément, il perçoit d'une façon très positive la modification de consistance sur le lieu d'implantation et met en particulier à découvert un bourrelet limitant, qui non seulement est perçu par le toucher, mais dont le relief s'accuse à l'œil. Il est cependant des cas où, comme je vous l'ai déjà dit, la paroi vésicale a gardé sa souplesse et dans lesquels les moyens dont la clinique dispose sont mis en défaut.

Ces conditions particulières et importantes s'expliquent bien, si d'une part vous tenez compte de la consistance la plus habituelle des tumeurs épithéliomateuses et d'autre part des résultats mêmes de l'investigation anatomique. Lorsque l'on examine à l'œil nu une coupe dépassant la base d'implantation et divisant la paroi vésicale, on constate que, contrairement à ce qui s'observe pour le carcinome, il est assez malaisé de se rendre compte de son envahissement. Les apparences sont beaucoup plus trompeuses. On voit assez nettement que le néoplasme dépasse la muqueuse et qu'il s'avance dans l'épaisseur de la musculeuse, que la structure de la muqueuse est modifiée. Mais on serait tenté de croire ces modifications limitées si le microscope n'intervenait pas. Il démontre, en effet, dans l'infiltration, une étendue que l'on était bien loin de soupçonner et fait constater qu'elle existe loin de toute induration sensible, de toute apparence de modification. On trouve, en effet, des colonnes cellulaires qui s'avancent au milieu des faisceaux musculaires, dans leur intérieur, ou dans les espaces conjonctifs qui les séparent.

Dans l'épithélioma, l'*infiltration apparente* est donc en réalité plus rare que dans le carcinome, mais l'*infiltration larvée* ne lui cède en rien. Il en résulte pour le clinicien plus de difficultés pour le diagnostic de la nature de la lésion qui se révèle moins brutalement. Aussi, avant que le microscope ait prononcé, on ne peut rien inférer de l'absence d'épaississement et d'induration de la paroi vésicale au point d'implantation, ou à sa périphérie.

La faible consistance, la très grande friabilité du tissu épithélial, de même que l'irrégularité de l'infiltration de ses éléments, nous rendent compte de ces difficultés et de ces échecs subis par les cliniciens. Les tumeurs épithéliales que j'ai opérées se déchiraient pour la plupart avec la plus extrême facilité; si bien qu'il m'a souvent suffi d'une curette mousse pour parfaire l'ablation de toutes les végétations, mais, ainsi que je viens de vous le dire, à la tumeur molle succède dans certains cas une plaque plus ou moins dure avec bourrelet circulaire que l'ablation de la partie saillante de la tumeur met à nu. J'insiste sur ce détail important que permet de bien apprécier l'anatomie pathologique faite sur le vivant, celle que l'on pourrait appeler l'anatomie pathologique chirurgicale. Je dois y appeler l'attention d'une manière toute spéciale, car il vous arrivera de ne pouvoir déchirer ces plaques indurées à l'aide des curettes ou des pinces tranchantes et d'être dans l'absolue nécessité de les attaquer énergiquement avec le fer rouge.

Je ne voudrais cependant pas vous laisser croire que vous ne diagnostiquerez pas la forme infiltrée. Dans l'observation III qui est relative à un homme, dans les observations V, VIII, IX qui ont été recueillies chez la femme, l'infiltration était absolument tangible par le toucher rectal et vaginal. Aussi ai-je opéré ces cas sans illusion, sachant que je ne pouvais prétendre qu'à un résultat palliatif. La forme infiltrée sensible, de même que la forme végétante existe, aussi bien pour le clinicien que pour l'anatomo-pathologiste.

Les cas que je viens de vous rappeler suffisent à démontrer que l'infiltration peut être très étendue et parmi ceux où la forme végétante a été observée, vous avez pu constater les variétés de configuration et de volume qu'elles peuvent présenter. L'épithélioma donne en général lieu à la production de tumeurs moins volumineuses que le cancer et l'on peut dire qu'en général elles égalent une noisette, un gland de chêne, une noix, plus rarement un citron, une mandarine, un œuf de poule; il en est même de fort petites comparables à un pois, à une lentille. Mais j'ai pu vous montrer la tumeur du malade de l'observation VI qui pesait 160 grammes et en retrouver une aussi volumineuse lors qu'une récidive m'obligea à le réopérer un an après.

Au point de vue de la forme, je dois insister sur la tendance plus grande que dans le cancer à la *pédiculisation*. Les tumeurs épithéliales sont presque toujours rétrécies à leur base et cette disposition m'a été utile dans plusieurs de mes opérations en me permettant d'employer le serre-nœud. Il est cependant des bases larges, mais exceptionnellement aussi de véritables pédicules existent C'est ce que j'ai eu la bonne fortune de rencontrer chez l'opéré de l'observation XII. Chez celui de l'observation XI, si la pédiculisation n'était pas aussi accusée, du moins la tumeur principale était-elle nettement isolée de la surface de la vessie; et chez ce malade qui a été opérée deux fois (obs. VI), j'ai deux fois retrouvé la même disposition. C'est grâce à leur semi-pédiculisation et à leurs faibles connexions avec la paroi vésicale que les petites tumeurs accessoires se laissent si facilement arracher.

La *multiplicité* des végétations est, en effet, habituelle et rarement vous trouverez une tumeur unique. Assez ordinairement il s'en présente 2, 3 ou 4 offrant à peu près le même volume et vous en voyez un exemple type dans la pièce n° 124 de ma collection; mais vous rencontrerez aussi une tumeur principale avec d'autres accessoires beaucoup moins volumineuses. Elles ont heureusement tendance à se grouper, mais leur dissémination est possible et toujours vous devrez examiner toute la surface interne de la vessie.

L'*aspect* de l'épithélioma est quelquefois cérébroïde, plus souvent sa couleur est rosée et dans certains cas se voient des plaques rouges noirâtres, indices d'hémorrhagie parenchymateuse. La surface des tumeurs est lobulée et peut être lisse ou villeuse. Ce n'est donc pas par son aspect que l'épithélioma se distingue macroscopiquement du cancer mais bien par son mode de connexion avec la paroi vésicale, par sa consistance et par sa forme. Si à ces caractères importants vous ajoutez ceux que révèle l'étude microscopique, c'est-à-dire la structure toute différente par suite de la disposition topographique des éléments, vous ne vous arrêterez pas à la communauté d'origine de ces éléments et vous continuerez à distinguer histologiquement et cliniquement le tissu de l'épithélioma de celui du cancer. Les différences qui séparent ces deux tissus ne sont malheureusement pas suffisantes pour donner au clinicien des garanties bien particulières. Néanmoins les conditions créées par l'épithélioma sont en somme un peu moins défavorables que celles que lui font le cancer.

Celles que présente le *sarcome* sont peut-être moins défectueuses. De l'examen anatomique on peut, en effet, conclure que, contrairement à ce que l'on observe pour le cancer, la paroi vésicale est rarement infiltrée, du moins dans les premières phases de la maladie. De plus, ces tumeurs ont une tendance assez marquée à la pédiculisation. Dans un cas recueilli dans mon service le 25 juin 1886, à l'autopsie d'un vieillard de 70 ans et que M. Clado a complètement examiné, la tumeur avait le volume d'une noix et s'implantait à la partie moyenne du trigone par un pédicule court, aplati, se présentant sous la forme d'une lame transversale de 3 centimètres de diamètre. La coupe pratiquée au niveau du pédicule et prolongée dans toute l'épaisseur de la paroi montrait les éléments sarcomateux qui s'avançaient dans une certaine étendue au milieu des faisceaux musculaires, mais il n'y avait pas, à proprement parler, d'infiltration. Des cas d'infiltration totale à la façon du cancer ont été observés. M. Clado en note 2 sur les vingt observations qui lui ont servi à donner la description du sarcome de la vessie. Il note aussi des propagations au sacrum, au pubis et même à tout le bassin et, lorsque le néoplasme est sorti de la vessie, les vaisseaux iliaques, les muscles, les ganglions ont été englobés ou envahis. Cette néoplasie est, en effet, très proliférante surtout dans sa forme embryonnaire et, dans plusieurs observations recueillies chez la femme, on a vu la tumeur venir faire saillie au méat urinaire et même le franchir.

Néanmoins, l'observation qui m'est personnelle, de même que plusieurs autres, montre qu'à une période déjà avancée de son développement le sarcome peut n'avoir pas trop profondément envahi la paroi vésicale au point d'implantation et ne pas avoir déterminé son infiltration. Cela laisse donc au chirurgien l'espoir d'arriver à complètement détruire le néoplasme lorsqu'il rencontrera une tumeur lisse, dure, plus ou moins rouge, d'un volume moyen, portée sur un pédicule assez distinct, bien que cette tumeur puisse être un sarcome. C'est, en effet, sous cet aspect que le sarcome se présente à l'observateur dans les cas favorables et, bien que ces divers caractères soient très insuffisants pour en déterminer la nature, que le microscope seul peut sûrement trancher, ils pourront vous suffire pendant l'opération et vous encourager à rigoureusement agir sur le point d'implantation, en y limitant d'ailleurs votre action.

Le sarcome ne paraît pas s'ulcérer à en juger du moins par les observations connues et j'ajouterai que l'épithéliome s'ulcère rarement, mais je ne veux pas insister sur cette question dont j'ai parlé dans les généralités.

Il n'est pas sans intérêt cependant d'envisager actuellement dans son ensemble ce que l'anatomie pathologique nous a appris sur la *vascularisation* des néoplasmes de la vessie, vous savez, en effet, la valeur considérable du symptôme hématurie. On peut, au point de vue de la vascularité, diviser les tumeurs de la vessie en trois classes.

1° Tumeurs peu vasculaires.	Squirrhe, encéphaloïde. Fibrome.
2° Tumeurs moyennement vasculaires.	Epithéliome (forme non villeuse). Sarcome. Myome.
3° Tumeurs très vasculaires.	Papillome. Myxome. Tumeur villeuse.

Il nous suffit de jeter un coup d'œil sur ce tableau pour voir que les tumeurs bénignes les plus fréquemment rencontrées dans la pratique, sont précisément celles qui offrent la vascularité la plus grande et que c'est moins à leur tissu distinctif qu'à leur forme villeuse que les autres genres ou espèces de tumeurs doivent leur degré de vascularité. Toutes, en effet, sont pourvues de vaisseaux, mais seules sont très vasculaires celles auxquelles se superposent les villosités et par cela-même le papillome est, de toutes les tumeurs, la plus vasculaire. La structure des villosités papillomateuses étant d'ailleurs toujours la même, il s'ensuit : *que les tumeurs de la vessie présentent souvent une constitution et une structure mixtes*. Aussi offrent-elles des symptômes communs et le clinicien, comme je vous l'ai si souvent fait remarquer, ne peut-il, à l'aide des symptômes, diagnostiquer que leur présence et non leur nature. C'est ce que confirme l'étude anatomo-pathologique tout entière aussi bien dans ses généralités que dans ses particularités. Ce n'est, en effet, que dans les cas où la paroi s'infiltre que le diagnostic de la nature peut être affirmé et l'une des importantes conséquences de l'étude de l'épithélioma a été la démonstration de la valeur très relative de l'absence d'infiltration *sensible* de la paroi au point de vue du diagnostic de la bénignité.

C'est la seule conclusion que je veuille tirer et des conditions anatomiques offertes par les tumeurs dans leur mode d'implantation et de leur structure mixte. Cette dernière question mérite cependant d'être réservée à un tout autre point de vue, celui de la *dégénérescence des tumeurs bénignes* dont je vous ai parlé dans les généralités, sans vouloir entrer dans la discussion. Je ne le ferai pas davantage maintenant, car il me paraît difficile de donner à l'heure actuelle à la dégénérescence des tumeurs un autre rang que celui d'une hypothèse plausible. C'est un de ces points d'interrogation que l'étude de toutes les sciences et de la nôtre en particulier, nous obligent souvent à poser. La fréquence de l'état mixte des tumeurs peut servir d'argument en faveur de la dégénérescence, elle peut aussi servir à la combattre. En tous cas, elle ne permet pas de faire la preuve, nous devons nous en tenir à sa constatation.

Il ne nous reste plus, pour terminer, qu'à vous donner la preuve anatomique de la *résistance* que conserve la vessie lorsqu'elle est atteinte de néoplasme. Les opérations nous ont montré qu'elle supportait aisément la double pression que développent le ballonnement du rectum et la distension vésicale. L'anatomie nous fait constater l'hypertrophie des parois du réservoir urinaire. Cette hypertrophie qu'il faut principalement rapporter à l'accroissement du volume de la couche musculaire est accessoirement due à l'épaississement congestif de la muqueuse. La couche de tissu conjonctif interposée aux faisceaux musculaires participe à l'hypertrophie, il y a donc une véritable sclérose interstitielle en même temps qu'hypertrophie musculaire et cette couche dépasse quelquefois un centimètre d'épaisseur. Chez un seul des malades que j'ai opérés, le quinzième, la vessie a cédé pendant l'opération, non sous l'effort du liquide mais sous la pression du doigt au moment où je refoulais le péritoine. Dans ce cas, la paroi antérieure était partiellement envahie par l'infiltration cancéreuse et cela explique sans doute cet accident opératoire qui n'entrava du reste en rien les manœuvres. On conçoit sans peine que la paroi infiltrée par les éléments du néoplasme puisse être moins résistante et même qu'elle puisse être détruite. Cela est cependant fort rare, car non seulement les opérations nous servent de critérium pour juger de sa résistance, mais l'anatomie pathologique n'a inscrit qu'un très petit nombre de perforations et, chose bien remarquable, dans les cas observés, la perforation siégeait ordinairement au sommet de la vessie. Vous savez qu'il est exceptionnel que cette région de la vessie soit envahie, cela donnerait à penser que cette localisation particulière de la lésion favorise son action destructive. Quoi qu'il en soit, ces perforations qui peuvent laisser passer le doigt peuvent se trouver cachées au milieu des végétations; elles peuvent aussi établir communication avec l'intestin, d'où passage de gaz et de matières dans la vessie. Je dois dire que, dans les cas où j'ai observé cette communication, la vessie avait été envahie secondairement et que, dans le seul cas où j'ai vu la perforation primitive de la vessie, c'est dans la cavité péritonéale que l'ouverture s'était faite.

J'aurais terminé l'étude de l'anatomie pathologique, si je ne croyais utile de revenir sur une question que déjà nous avons abordée en faisant l'étude des symptômes (p. 245 et suiv.). Il s'agit de l'*expulsion spontanée de fragments de tumeurs* par la miction. Il n'est pas nécessaire d'insister à nouveau sur l'intérêt de ce phénomène et son utilisation pour le diagnostic. Mais il me paraît indispensable de vous renseigner sur la technique à suivre pour la recherche et l'examen de ces parcelles. J'aurai en outre à discuter leur valeur pour le diagnostic de la nature du néoplasme, valeur beaucoup moins absolue qu'on ne l'avait admis, jusqu'à présent.

Voyons d'abord comment il est possible de reconnaître, de recueillir et d'étudier ces parcelles néoplasiques rejetées avec les urines.

Si l'on examine le contenu d'un bocal d'urinaire atteint de tumeur de la vessie, on peut y constater la présence de flocons blanchâtres, de filaments irréguliers, ou de lamelles plus ou moins étendues. Ce sont là des fragments de tumeur. On les rencontre parfois au milieu d'une urine fort claire, plus souvent dans un liquide trouble ou sanguinolent, car il est rare que la fragmentation des franges du néoplasme ait lieu sans hémorrhagie. Les débris de tumeur souvent très légers peuvent rester en suspension dans l'urine ; d'autrefois ils gagnent le fond du vase, mais au moindre mouvement on les voit s'agiter et même flotter dans le liquide.

Leurs formes et leur volume offrent les plus grandes variétés. Il en est qui sont imperceptibles tant ils sont minces, d'autres au contraire peuvent présenter le volume de l'index. S'ils ont pu néanmoins traverser l'urèthre, c'est qu'ils sont susceptibles de se réduire, un peu comme une éponge mouillée, ce dont il est facile de se convaincre. En général, les débris se présentent comme des filaments comparables à des tronçons de fil à coudre ou un peu plus gros. Il n'est pas rare d'en rencontrer un certain nombre supportés par une membrane commune, ce qui donne à l'ensemble l'aspect d'une petite frange. Leur surface est irrégulière et garnie de filaments plus petits. Ils présentent habituellement une coloration d'un gris sale avec ou sans tâches noirâtres, indices d'hémorrhagies. Quelquefois même ils sont d'une couleur tout à fait rouge foncé qu'ils doivent à ce qu'ils sont infiltrés de globules sanguins. Il est des cas où l'on trouve des filaments de ce genre qui dépassent 4 à 6 centimètres de long et même davantage, mais il y en a d'autres et en grand nombre où ils font complètement défaut.

Ce n'est cependant pas une raison pour affirmer l'absence dans l'urine des éléments qui peuvent se détacher de la tumeur. Si on cherche dans le dépôt qui se forme au fond du vase, si on l'examine attentivement au microscope on peut recueillir encore des renseignements utiles au diagnostic. En d'autres termes, s'il arrive qu'on rencontre des fragments relativement volumineux dans les urines, assez souvent on n'y trouve que des cellules qui s'accumulent au fond du vase et se mélangent au dépôt.

Pour recueillir et examiner les débris, on peut utiliser divers procédés. Lorsqu'il s'agit des fragments, on peut délicatement les saisir avec une pince, une longue aiguille de platine ou les aspirer à l'aide d'une longue pipette. Pour ce qui est des cellules, le moyen le plus simple consiste à laisser l'urine déposer dans un vase conique. On décante ensuite la partie supérieure du liquide et on conserve le dépôt. On peut tout aussi bien filtrer l'urine, puis recueillir et étaler sur la lame porte-objet ce qui reste sur le filtre.

Il est possible d'examiner directement les cellules sans aucune préparation préalable. Il suffit d'étaler sous une lamelle une goutte du dépôt qui les contient. Si d'ailleurs on le juge nécessaire, rien n'est plus facile que de colorer ensuite la préparation ; on n'a qu'à insinuer la matière colorante sur un côté de la lamelle tandis qu'avec du papier à filtre on produit du côté opposé un mouvement d'aspiration. Ce mode de coloration semble même préférable aux colorations préalables qui peuvent disperser les cellules et détruire des lames épithéliales si utiles pour le diagnostic. Quant aux fragments, lorsqu'ils sont d'un volume assez considérable, on peut les diviser en deux parties, l'une devant être dissociée à l'aide de deux aiguilles, tandis que l'autre sera durcie dans la celloïdine puis coupée et traitée comme une préparation histologique ordinaire. S'il s'agit au contraire de fragments trop petits, il convient de les placer sur une lame, et de les laver dans un courant d'eau ; lorsqu'ils sont ainsi débarrassés des sels et des globules qui peuvent adhérer à leur surface on les colore au picro-carmin, par exemple, on les dispose au milieu d'une petite goutte de glycérine et on les écrase enfin sous une lamelle.

Lorsqu'on ne rencontre pas de filaments mais seulement des cellules, elles se présentent sous diverses formes. A côté de cellules fusiformes. on en voit d'autres rondes, ovales, plates, à gros noyaux, en raquette. Ce sont donc des éléments polymorphes et, de plus, à côté de ces cellules plus ou moins reconnaissables, on trouve des débris de cellules, des noyaux libres, etc. Il n'y a là rien de caractéristique, souvent une forme de cellule devient prédominante, mais cela n'autorise aucune conclusion au point de vue de la nature de la tumeur, Ultzmann prétend que la constatation à plusieurs reprises dans l'urine de nombreuses cellulles à gros noyaux doit faire admettre la nature épithéliomateuse de la tumeur, mais cela n'est pas démontré. Il est d'autant plus difficile de donner une semblable signification à la présence de ces éléments cellulaires qu'une vessie simplement enflammée peut fournir des cellules ou des débris de cellules qui se présentent sous les mêmes apparences.

Pour acquérir quelque importance au point de vue du diagnostic, il est nécessaire que ces éléments soient réunis et agencés de manière à former une sorte de lambeau, une petite membrane, une villosité ou un fragment plus ou moins compact.

Lorsqu'il s'agit de villosités on reconnaît facilement au microscope leurs caractères habituels plus ou moins modifiés. C'est un axe de tissu conjonctif tantôt recouvert d'une gaîne épithéliale, tantôt complètement nu. A son centre, on distingue quelquefois un ou plusieurs vaisseaux capillaires, et, si la transparence le permet, les globules qui y sont contenus. Cet axe peut être bourré de cellules embryonnaires ou uniquement constitué par des cellules fusiformes. Ce dernier caractère se rencontre fréquemment, *mais non exclusivement*, dans les tumeurs malignes. A côté de ces villosités, on trouve quelquefois des lambeaux d'épithélium qui s'en sont détachés ou des cellules libres.

Lorsqu'une tumeur cancéreuse s'émiette, les filaments présentent une autre constitution. Ce sont encore des débris de tissu conjonctif sur lesquels on trouve çà et là des cellules sans aucune régularité et très peu adhérentes. Au milieu de la préparation, se voient d'autres cellules irrégulières polymorphes.

Lorsqu'on rencontre des fragments plus volumineux, il semble qu'on peut en attendre des notions beaucoup plus précises et plus importantes. Si on les traite, en effet, par la celloïdine on peut faire des coupes minces qui permettent quelquefois de reconnaître la structure de la néoplasie. Malheureusement il est rare que de gros fragments soient expulsés et de plus, quand on les rencontre, ils sont infiltrés de globules sanguins, de sels de l'urine, et enfin leurs éléments anatomiques sont *morts*, ne se colorent plus ou ne se laissent colorer qu'imparfaitement, ce qui est très défavorable pour le diagnostic anatomique. Ces conditions défectueuses font que, le plus souvent, malgré tous les soins qu'on apporte à ce mode de préparation, on parvient à peine à reconnaître çà et là dans les coupes quelques cellules et des débris de tissu qui ne permettent d'acquérir aucune notion précise sur la nature de la tumeur.

Qu'il s'agisse de lambeaux de tumeur ou de fragments cellulaires, on trouve en outre dans la préparation des globules rouges en quantité, des globules blancs, des fibres élastiques, des fibres conjonctives, des sels de l'urine, etc. Ces divers éléments résultent de véritables dissociations qui s'opèrent spontanément dans la cavité vésicale.

Vous voyez donc, en résumé, que l'examen le plus attentif des parcelles ou des éléments anatomiques recueillis dans l'urine est loin d'offrir, au point de vue du diagnostic, toute l'importance qu'il semblait logique d'en attendre.

Certes, la rencontre de lambeaux d'épithélium ou de fragments de tumeur dans l'urine d'un malade nous donne une certitude absolue pour le diagnostic de la présence d'un néoplasme vésical, mais elle ne permet que très exceptionnellement de faire avec exactitude le diagnostic de sa nature ou de sa variété. Cela tient d'abord à ce que l'expulsion de fragments d'un certain volume est assez rare et que, dans les cas où elle se produit, les parcelles plus ou moins macérées se trouvent généralement, ainsi que je viens de vous l'expliquer, dans un état de décomposition qui rend difficiles des constatations très concluantes. Mais alors même que le hasard vous mettrait en possession de fragments très bien conservés et parfaitement propres à l'examen, il vous serait encore impossible d'affirmer, d'après leur structure, si la nature de la tumeur est bénigne ou maligne.

Vous savez, en effet, que toute tumeur vésicale, quelle que soit sa nature, et même la muqueuse qui l'avoisine, peuvent donner naissance à leur surface à des villosités qui se présentent toujours avec les mêmes apparences macroscopiques. Au microscope, elles offrent aussi la même structure. Ce sont des excroissances communes à toutes ou presque toutes les tumeurs de la vessie. Peut-être s'observent-elles plus fréquemment avec les tumeurs malignes et en particulier l'épithélioma, mais elles appartiennent aussi aux tumeurs bénignes. Quelques-unes mêmes sont exclusivement constituées par un chevelu papillaire, et les myomes et les fibromes qui prennent naissance dans les couches sous-jacentes à la muqueuse se recouvrent aussi fréquemment de productions villeuses. Par le fait de leur extrême friabilité ces dernières se détachent très facilement ou bien elles laissent tomber leur épithélium soit sous forme de plaques composées d'un assemblage de cellules, soit sous forme de cellules libres. Il est absolument impossible de se baser sur leur présence dans l'urine pour établir le diagnostic de la nature du néoplasme. On s'exposerait à commettre des erreurs d'une grande importance. C'est ainsi que Feltz et Recklinghausen (voy. obs. VI) ont conclu, d'après les caractères de ces éléments accessoires, à la présence d'un papillome, alors que la tumeur principale était de nature épithéliomateuse.

Il est une autre cause d'erreur qui semble avoir été commise sur le même malade et sur laquelle je dois encore appeler votre attention : Il est possible de prendre des lambeaux qui ont vraiment la structure de l'épithélioma pour des parcelles de papillome. Voici dans quelles conditions.

Vous n'ignorez pas, qu'on rencontre, non pas toujours, mais fréquemment, dans l'épithélioma des cavités à épithélium cylindrique remplies de saillies ou de prolongements, de boyaux de cellules pavimenteuses qui se détachent de la paroi pour s'avancer vers le centre et offrent une apparence papillaire. Que l'enveloppe d'une ou de plusieurs de ces cavités vienne à être accidentellement détruite ou à être sectionnée dans une coupe histologique, on la voit s'ouvrir, s'étaler et comme elle supporte une série de prolongements papilliformes, il devient facile de commettre une erreur d'interprétation et de prendre une tumeur épithéliale pour un papillome.

Il est probable, je le répète, qu'il en a été ainsi chez le malade de l'observation VI que j'ai dû opérer à deux reprises différentes. Après la première opération, les débris de la tumeur furent considérés comme de nature papillomateuse et je fis d'autant moins de difficulté à admettre ce diagnostic anatomique que déjà Feltz et Recklinghausen s'étaient prononcés dans le même sens d'après l'examen des parcelles rejetées avec les urines. Mais depuis cette époque, ces mêmes débris provenant de la seconde opération ont été de nouveau, de la part de M. Clado, l'objet d'une étude très attentive; il a pu reconnaître qu'il s'agissait en réalité d'un épithélioma et non d'un papillome. L'évolution clinique l'avait démontré d'ailleurs, car la récidive s'était faite six mois après l'opération et avait exigé une seconde opération un an après la première.

En résumé, vous voyez, Messieurs, que l'examen le plus attentif des parcelles rejetées avec les urines expose à des erreurs variées et qu'il est bien loin de révéler avec autant de précision et de rigueur qu'on aurait pu le croire la véritable nature du néoplasme. Leur absence constante, dans les cas où des symptômes particuliers révèlent sûrement l'existence d'une tumeur vésicale, aurait un peu plus de signification. On sait, en effet, que les tumeurs malignes ont une tendance commune et très habituelle à s'émietter, il en est de même des papillomes. Si donc un examen attentif et plusieurs fois répété des urines vous donnait toujours des résultats négatifs, vous seriez peut-être en droit de soupçonner la présence d'un fibrome, d'un myome ou d'un myxome.

Après avoir étudié les divers éléments figurés qui peuvent se rencontrer dans l'urine des malades atteints de tumeur de la vessie, je dois encore, pour terminer, vous dire quelques mots du mélange à l'urine d'une substance coagulable qui lui donne un aspect tout particulier. Dans ces cas, fort rares d'ailleurs, on voit l'urine se prendre, peu de temps après son émission, en une masse gélatineuse, tremblotante dans laquelle se trouvent emprisonnés les divers éléments que peut contenir la vessie : globules, cellules, sels, etc. Ce phénomène est dû au mélange avec l'urine d'une grande quantité de fibrine et peut être désigné, comme on l'a fait, sous le nom de « *Fibrinurie*. » Ce symptôme constaté pour la première fois en France par Guersant a été depuis retrouvé par plusieurs observateurs. J'ai eu moi-même l'occasion de l'observer une fois tout récemment dans mon service. Au dire de certains auteurs il pourrait avoir lieu dans la vessie elle-même. Il résulte d'un excès de tension dans l'appareil vasculaire de la tumeur et de la vessie tout entière. Il est, pour ainsi dire, le premier degré de l'hémorrhagie. Il n'y a pas de rupture vasculaire, mais simplement extravasation du plasma du sang et de quelques globules.

Ce signe n'a été jusqu'à présent rencontré que dans les cas de tumeurs vésicales; il offre par cela même un certain intérêt. Mais de son absence ou de sa constatation, vous ne pouvez absolument rien conclure.

TREIZIÈME LEÇON

INDICATIONS ET CONTRE-INDICATIONS DE L'INTERVENTION CHIRURGICALE

Examen des résultats obtenus : Gravité de l'opération : Sur 15 opérés, 3 seulement ont succombé aux suites immédiates; leur mort s'explique par des circonstances toutes particulières; aussi peut-on dire que l'opération par la voie hypogastrique n'est pas grave par elle-même. — Lutte contre la maladie : Au point de vue palliatif, suspension immédiate et très remarquable des symptômes menaçants : hématurie et douleur, même lorsque le malade devait prochainement succomber; retour rapide à la santé lorsque la guérison devait être obtenue. — Cure radicale : Le plus souvent cette guérison n'a été que temporaire. Presque toujours récidive plus ou moins rapide.

Examen des conditions offertes par les opérés, au point de vue clinique avant et pendant l'opération et au point de vue anotomo-pathologique. Elles démontrent, d'une part que les prévisions basées sur l'examen préopératoire peuvent être sérieusement modifiées pendant l'opération, les lésions étant plus étendues qu'on ne le supposait, d'autre part qu'il faut tenir compte non seulement de l'infiltration apparente, mais de l'infiltration larvée. Aussi la fréquence des récidives ne doit-elle pas surprendre.

Pour les prévenir, il faudrait que l'opération fût à la fois plus hâtive et plus complète. Conditions qui s'opposent à ce que l'opération soit préventive. Une opération plus complète exigerait la résection qui est le plus souvent impossible, et n'offrirait aucune garantie contre l'infiltration larvée.

Les tumeurs bénignes, ne dépassant pas la musculeuse, n'exigent pas la résection. Cependant elles récidivent promptement lorsqu'elles ne sont pas très complètement extirpées. Comment l'extirpation peut être incomplète.

La distinction clinique des tumeurs bénignes et malignes de la vessie est loin d'être aussi facile que leur distinction anatomique. Leur marche ne peut être utilisée pour ce diagnostic. Les caractères de l'hématurie et de la douleur ne sont pas plus significatifs. Le diagnostic de la nature n'est possible, cliniquement, que dans certains cas rares et à une période très avancée. Il cesse alors d'être utilisable. Aussi ne peut on prendre pour guide des indications la nature de la tumeur.

Nous ne pouvons nous baser que sur la certitude de la présence de la tumeur et sur les phénomènes qu'elle détermine. La présence, même bien démontrée, ne suffit pas pour créer l'indication d'intervenir. Il ne reste donc en définitive comme source des indications que la considération des troubles fonctionnels, c'est-à-dire de certains symptômes ou des complications.

Comment l'hématurie peut conduire à l'intervention et comment l'ouverture hypogastrique de la vessie arrête le sang, même dans les cas où l'opération ne peut être que palliative. Nécessité de maintenir dans certains cas la fistule hypogastrique.

La douleur peut aussi rendre l'opération nécessaire, presque toujours elle est l'indice d'une complication telle que la cystite ou la rétention.

Les complications fournissent à l'intervention chirurgicale ses indications les plus formelles et les plus pressantes.

Les principales complications sont la cystite, la rétention habituelle, l'empoisonnement urineux.

Comment la cystite commande l'intervention. Résultats obtenus alors même que la cure radicale est impossible.

Quand la rétention des néoplasiques devient-elle un motif d'opérer?

Indications tirées de l'empoisonnement urineux : troubles digestifs ou accidents fébriles.

L'intervention hâtive n'est justifiée que par les complications, ou par l'exagération de l'hématurie ; elle doit alors être proposée et faite sans retard.

En dehors de ces conditions la temporisation est la règle. Elle laisse aux porteurs de tumeurs bénignes toutes leurs chances de guérison radicale; elle permet aux malades atteints de tumeurs malignes de bénéficier de la marche souvent lente de ces néoplasies et de leur développement *in situ* sans propagation ni généralisation.

Messieurs,

En abordant aujourd'hui la discussion des indications et des contre-indications du traitement chirurgical des néoplasmes de la vessie, j'ai le droit de dire que nous n'avons pas cessé de les avoir pour objectif depuis que nous nous occupons ensemble de l'étude de ces tumeurs.

Les faits dont nous avons été les témoins nous démontraient que nous pouvions, grâce à la thérapeutique opératoire, rendre aux malades les services, leur procurer les secours indispensables dont les privait la décourageante impuissance du traitement médical; ils nous ont même laissé croire à leur guérison définitive. Nous devions donc, avant tout, chercher dans l'étude des symptômes, du diagnostic et de l'anatomie pathologique des enseignements qui nous permissent de donner la mesure et d'indiquer la limite de l'action chirurgicale. C'est aujourd'hui la tâche qu'il nous reste à accomplir.

Pour cela, il convient tout d'abord d'examiner les *résultats obtenus*. Il faut nous demander quelles ont été les suites de l'opération au double point de vue du malade et de la maladie.

Aux observations que je vous ai déjà fait connaître je dois ajouter celles de deux nouveaux malades opérés tout récemment. J'y ajoute également celles de l'opération faite, après récidive, sur le malade de l'observation VI, et je vous rappelle que le malade de l'observation II a été aussi opéré à deux reprises différentes[1].

Si nous voulons nous occuper, avant tout, de la *gravité de l'opération*, c'est-à-dire des risques qu'elle peut faire courir aux malades, nous voyons que, sur nos quinze opérés trois ont succombé aux suites immédiates de l'acte opératoire.

Chez l'un d'eux, qui est le sujet de l'observation XV, les détails de l'autopsie montrent que le décollement de la vessie, que j'ai cru devoir pratiquer pour tenter la résection de toute la paroi, a été le point de départ d'une péritonite à laquelle le malade a succombé.

Chez le second (Obs. VI), qui subissait pour la seconde fois l'opération à un an d'intervalle, il nous est difficile de dire quelle a été la cause de la mort. Il n'y a pas eu d'autopsie, et, sauf l'extrême accélération du pouls dans les dernières vingt-quatre heures, les symptômes ont été négatifs. Le ventre était souple, non douloureux, les tubes fonctionnaient avec la plus grande régularité, la quantité et la qualité des urines ne laissaient rien à désirer. Les vomissements, qui avaient été intenses pendant la chloroformisation, ne s'étaient pas arrêtés, il est vrai, et avaient empêché toute alimentation. Mais ils avaient eu une intensité et une opiniâtreté presqu'aussi grandes lors de la première opération, dont les suites immédiates avaient été si favorables et le résultat, en apparence, si complet. La très

1. On trouvera ces observations à l'appendice.

grande fréquence du pouls a fait penser à mon collègue, le docteur Schwartz, qui m'assistait pendant cette opération et participait aux soins consécutifs, qu'il pouvait y avoir eu infiltration sous-péritonéale. J'ai, en effet, observé ce symptôme chez les taillés que j'ai vus autrefois succomber souvent à cette redoutable complication. Mais la douleur abdominale et le ballonnement qui toujours précèdent et accompagnent l'accélération du pouls, ont fait défaut, il n'y en a pas même eu l'apparence, et les vomissements déterminés par la chloroformisation ont persisté sans changer de caractère. Je n'hésite cependant pas à rendre l'opération responsable de la mort que la récidive intense rendait prochainement inévitable.

Le troisième opéré qui a succombé aux suites immédiates de l'opération est celui de l'observation VII. Il n'est pas douteux que la mort n'ait été à la fois due à l'extrême affaiblissement antérieur à l'intervention, à la perte de sang survenue pendant l'opération, à sa continuation sous forme de suintement et enfin à l'infiltration du périnée. Je dois vous faire remarquer que ce malade fut opéré par la dilatation périnéale, et les cas de taille hypogastrique qu'il vous a été donné de suivre vous ont démontré que l'hémorrhagie n'était jamais à craindre et qu'à l'heure actuelle l'infiltration était toujours évitée.

Dans ce dernier cas, le choix du procédé opératoire a donc directement influé sur la terminaison, de même que dans le premier une manœuvre spéciale avait déterminé les accidents mortels; enfin, dans le deuxième, il s'agissait d'une grave récidive.

Si vous tenez compte des suites remarquablement simples et régulières de l'opération dans tous les cas où il était permis d'espérer la guérison et même dans ceux où nous n'avons agi que pour obtenir un soulagement momentané, de la rapidité de la réparation et de la manière dont les malades les plus gravement atteints ont supporté l'intervention, vous conclurez avec moi que la section sus-pubienne offre aux malades toutes les sécurités compatibles avec un acte opératoire de cette importance. Je suis donc autorisé à vous dire que la taille hypogastrique n'est pas une opération grave lorsque ses manœuvres sont régulières et les soins consécutifs minutieusement exacts. Ce n'est pas, en effet, l'addition des chiffres, mais l'étude des faits qui doit servir de base à votre jugement, et leur examen attentif amène à la conclusion que je viens de formuler.

Ce jugement, favorable au point de vue de la vie du malade l'est-il également lorsque vous envisagez les résultats obtenus dans la *lutte contre la maladie?* Il importe, pour s'en rendre exactement compte, de ne pas perdre de vue le double but à poursuivre. Vous savez que, selon les cas, vous aurez tantôt à vous en tenir à la seule action palliative, c'est-à-dire à l'action contre les symptômes qui menacent la vie ou la troublent profondément, tantôt à poursuivre la guérison radicale de la lésion elle-même.

Les résultats opératoires dont vous avez été les témoins ont été des plus satisfaisants au point de vue *palliatif.* Dans tous les cas, même lorsque le malade a prochainement succombé, les accidents qui avaient conduit à l'intervention ont été immédiatement et complètement enrayés. C'est ainsi que, lorsqu'ils ont été réopérés sous l'influence de la récidive, les malades de l'observation II et de l'observation VI ont absolument cessé de perdre du sang. Il en a été de même chez le malade de l'observation I. Vous savez d'ailleurs, pour l'avoir toujours constaté, que l'hématurie, même lorsqu'elle est intense, est immédiatement arrêtée par la section sus-pubienne de la vessie, et que cette action si remarquable est tout aussi prompte et efficace contre la douleur. Le malade de l'observation III cessa immédiatement de souffrir; celui de l'observation IV, dont l'état douloureux était si lamentable, retrouva le calme complet que l'usage de la morphine ne lui avait jamais procuré et qui fut facilement maintenu avec de faibles doses de ce médicament. Cette action puissante de l'incision hypogastrique contre la douleur vous a été, à diverses reprises, démontrée dans les cas de cystite douloureuse que vous m'avez vu soumettre à l'opération.

Dans les cas où la guérison a été obtenue, vous avez non seulement constaté les mêmes résultats immédiats, mais vous avez vu la santé renaître. Le malade de l'observation II a été l'un des plus remarquables exemples de la transformation que peut déterminer l'intervention. Opéré alors qu'il était exsangue et infiltré, cet homme, lorsqu'il nous quitta, deux mois après, put reprendre son état de mécanicien. Vous avez vu reparaître à la consultation, le 19 décembre 1885, le malade de l'observation X que j'avais dû opérer d'urgence le 15 juillet précédent sous la pression des symptômes les plus menaçants, et vous avez pu constater que la santé générale était parfaite, le fonctionnement de la vessie normal et que rien, à cette époque, ne faisait prévoir la récidive[1]. Ces résultats, que je crois permis d'appeler remarquables, vous les avez également constatés chez les opérés des observations VI, XI, XII, XIII et XIV. Si les malades des observations XII et XIII ne présentaient pas un ensemble symptomatique aussi grave que ceux des observations II et X, ils étaient cependant profondément anémiés; le Russe de l'observation XII était en réalité exsangue.

Nous pouvons donc considérer que la démonstration est dès maintenant acquise et ajouter que de tels faits légitiment l'intervention opératoire, qu'ils lui donnent droit de cité dans la pratique et vous autorisent à ne plus demeurer les spectateurs impuissants et attristés de phénomènes que vous pouvez désormais combattre. La puissance palliative du traitement opératoire des néoplasmes est, en effet, hors de doute, et fussent-ils condamnés à ne remplir que ces indications restreintes, les chirurgiens auraient, à mon avis, le devoir d'intervenir.

Il n'en est heureusement pas ainsi, mais je dois m'empres-

1. Ce malade a depuis récidivé, je l'ai opéré le 14 octobre et il a guéri dans de très bonnes conditions de cette seconde opération.

ser de reconnaître que le combat contre les néoplasmes de la vessie vous prépare au point de vue de la *guérison définitive* des désillusions équivalentes à celles que la chirurgie nous a malheureusement appris à subir pour les tumeurs analogues d'autres régions. Nous allons bientôt examiner ensemble quelles sont les conditions qui permettent d'espérer et de réaliser la cure radicale. Mais je dois, avant tout, vous montrer ce que j'ai obtenu à cet égard par mes opérations.

Sans empiéter sur la leçon prochaine où nous nous occuperons des procédés opératoires, je dois vous rappeler que j'ai rigoureusement opéré dans tous les cas où la guérison définitive m'avait paru possible. J'ai non seulement enlevé tout ce qui était suspect en m'aidant du toucher et de la vue, mais, sauf dans la première opération subie par le malade de l'observation II, j'ai sévèrement cautérisé le point d'implantation et dépassé ses limites. J'ai dû néanmoins réopérer les malades des observations II et VI qui, pendant les premiers mois, avaient offert toutes les apparences de la guérison, ce qui m'avait déterminé à communiquer à l'Académie de médecine, en septembre 1885, l'observation VI du malade dont l'opération avait eu lieu en février. J'ai revu une seconde fois, en juillet, l'opéré X, et, bien que sa santé générale continuât à être excellente, la réapparition de quelques hématuries et les résultats du toucher rectal me font craindre que la récidive ne soit faite. L'opéré de l'observation XIII qui, soumis à l'intervention le 25 novembre, avait quitté l'hôpital Necker dans l'état le plus satisfaisant, le 6 janvier, y est revenu en février avec tous les signes d'une très grave récidive. Les nouvelles que je reçois du malade de l'observation XIV font craindre aussi une récidive rapide. Il ne reste donc, parmi les malades que j'avais cru pouvoir guérir, que deux cas, ceux des observations XI et XII, où, à l'heure actuelle, il n'y ait pas de récidive.

Vous le voyez, nous sommes loin des espérances si belles que nous avait données la disparition complète et rapide des symptômes, et les seuls résultats obtenus dans presque tous les cas qu'il m'a été donné d'opérer ont été en réalité purement palliatifs.

Il me reste à examiner quelles étaient les *conditions offertes par mes opérés ;* et c'est seulement alors que nous pourrons conclure et entrer dans la discussion des indications et des contre-indications. Nous ferons l'examen de ces conditions au point de vue de la clinique et de l'anatomie pathologique.

Les résultats de l'examen pratiqué avant l'opération étaient favorables dans tous les cas que je viens de vous signaler, sauf pour celui de l'observation X qui me laissait incertain. Le toucher rectal uni à la palpation hypogastrique pratiqué dans les conditions les plus méthodiques ne m'avait révélé ni *induration, ni infiltration* de la paroi vésicale. Vous savez l'importance clinique de ces constatations négatives, mais vous n'ignorez pas que l'anatomie pathologique ne permet pas de leur accorder une valeur absolue. Vous savez aussi que l'examen clinique est complété pendant l'opération, que l'œil et le doigt inspectent à loisir la tumeur, et vous n'avez pas oublié que lorsque la portion saillante du néoplasme a été enlevée, l'examen de la paroi vésicale correspondante peut donner des renseignements qu'il était impossible de recueillir auparavant. Or, cet examen qui, lui aussi, est un examen clinique, n'avait pas été dans tous les cas aussi favorable que l'examen préopératoire. J'avais, en effet, chez les malades des observations XIII et XIV nettement reconnu pendant l'opération que, non seulement au point d'implantation la vessie était épaisse et indurée, mais constaté la présence d'un rebord saillant particulièrement difficile à détruire, et, chez l'un et l'autre, j'avais cautérisé avec une insistance et une énergie particulières. De plus, chez le malade de l'observation XIV, j'avais, par la combinaison de l'examen intravésical et intrarectal, reconnu que toute l'épaisseur de la paroi vésicale était envahie. Chez le malade de l'observation X, la mollesse extrême du néoplasme ne me permit pas de semblables constatations pendant l'opération, mais l'examen préalable m'avait laissé dans le doute, et je craignais que la paroi vésicale ne fût infiltrée. La récidive ne devait donc pas nous surprendre. Si nous avons eu la satisfaction relative de ne la constater que près d'une année après l'opération chez le malade de l'observation X, elle a été précoce chez les malades des observations XIII et XIV, puisqu'elle s'annonçait peu de temps après le retour des malades dans leurs départements, c'est-à-dire six semaines à deux mois après l'opération. Quoique bien probable, la récidive, vous le voyez, avait par sa rapidité dépassé nos prévisions, et ce n'est malheureusement pas à ma pratique, que seule je prends ici pour thème, que se limitent ces cas de récidive prochaine.

Chez les autres opérés qui sont au nombre de cinq, la récidive s'est fait attendre quelques mois ou ne s'est pas faite. Je vous ai déjà dit que c'étaient les deux malades XI et XII qui figuraient dans cette heureuse catégorie, chez les trois autres le terme le plus éloigné est de onze mois pour le numéro X et d'à peu près sept à huit mois pour le numéro VI et d'environ quatre mois pour le numéro II.

Si nous nous reportons maintenant aux résultats de l'observation anatomo-pathologique, nous constatons que sur ces sept opérés, que les conditions topographiques des tumeurs, précisées par le double examen préopératoire et opératoire, paraissaient permettre de ranger dans la catégorie des guérissables, un seul, celui de l'observation XI était possesseur d'une tumeur bénigne. Les six autres étaient atteints d'épithélioma. Cette affirmation aurait lieu de vous surprendre à propos du sujet de l'observation VI, puisque les examens anatomo-pathologiques faits sur les fragments rendus à diverses reprises avant la première opération avaient été reconnus simplement papillomateux par MM. Feltz et Recklinghausen et que la tumeur volumineuse enlevée dans la première opération avait, elle aussi, été qualifiée de papillome. Mais je vous ai donné les résultats de l'examen de la tumeur également volumineuse enlevée dans la seconde opération et l'analyse minutieuse faite par M. Clado, de même que les réflexions qu'il y a ajoutées, vous ont montré que cette fois les caractères de l'épithélioma cylindrique étaient manifestes [1]. Dans tous les cas, la marche clinique de l'affection avait malheureusement été celle des tumeurs malignes dans la seconde phase de son évolution. De telle sorte que si nous laissions de côté la discussion anatomo-pathologique que soulève ce cas, nous n'aurions plus, pour expliquer et la différence des résultats obtenus dans l'examen des deux tumeurs et la différence non moins frappante de la marche de la maladie dans sa seconde et dernière étape, qu'à admettre la transformation complète de la nature du néoplasme qui, papillome avant la première opération, serait devenu épithéliome après son ablation. Je n'ai pas besoin d'insister sur la hardiesse de cette hypothèse.

Quoi qu'il en soit, six de nos malades étaient donc bien dûment atteints d'épithélioma, c'est-à-dire d'une tumeur dont chacun connaît les facultés récidivantes. Dans quelles conditions se trouvait celui de ces six malades (obs. XII) qui paraît jusqu'ici avoir échappé à la récidive? Cette question est intéressante au double point de vue de la clinique et de l'anatomie pathologique. Vous savez que je partage l'avis de ceux qui maintiennent, comme mon collègue M. Cornil, l'autonomie clinique et anatomo-pathologique de l'épithélioma, et j'ai cherché à la mettre en relief dans notre courte description. Le cas qui nous occupe en ce moment est de ceux qui justifient cette manière de voir. Malgré sa nature et grâce à la pédiculisation franche dont l'épithélioma peut parfois bénéficier, il m'a été possible de procéder à l'extirpation dans des conditions à la fois faciles et rigoureuses, qu'il n'est pas sans intérêt de vous rappeler en ce moment. Après avoir enlevé d'un seul coup la tumeur par la section du pédicule soumis à l'action de l'anse galvano-caustique, je me suis trouvé en présence d'un moignon de pédicule de un centimètre environ de longueur et du

1. Voir à l'appendice.

volume du petit doigt. Ce pédicule glissait sur la partie profonde de la paroi vésicale, ce qui me permettait de l'exciser complètement. C'est ce que je m'étais mis en demeure de faire avec des ciseaux courbes, lorsque la section d'une artériole assez volumineuse me fit abandonner l'instrument tranchant. Je saisis alors ce qui restait du pédicule avec une longue pince à pression courbe sur le plat et je l'appliquai en appuyant fortement sur la paroi vésicale, tandis que le moignon pédiculaire était attiré par une pince à polypes. De cette façon, je pratiquai en quelque sorte l'énucléation de la racine de la tumeur et j'entraînai même dans la pince une partie saine de la muqueuse. Armé du galvano-cautère, je détruisis tout ce qui faisait saillie en avant des mors de la pince à pression et, pour plus de sûreté, avant de la retirer, j'embrassai dans une ligature en soie phéniquée jetée en arrière de ses mors la partie qu'elle comprimait.

Cette manœuvre, que je n'avais jamais eu l'occasion de pratiquer et que les circonstances m'avaient amené à improviser, me paraît capable de donner une sécurité réelle pour la destruction complète. Elle mérite, à mon avis, d'être appliquée non seulement aux tumeurs pédiculisées mais aux tumeurs pédiculisables. Aussi ai-je tenté de la mettre en usage dans mes treizième, quatorzième et quinzième opérations. Les tumeurs avaient une implantation moyennement large et pouvaient être à la rigueur saisies en une ou deux fois ; il me fut cependant impossible de le faire. Le tissu de la tumeur s'écrasait sous la pression et loin d'être attiré en avant et de se séparer de la paroi, le néoplasme morcelé continuait à y rester uni et à y faire relief. Je n'avais plus, comme dans la pédiculisation vraie, la possibilité de faire glisser le pédicule sur une paroi à laquelle il était entièrement uni et associé, et je dus employer les procédés de destruction ordinaires.

Ce n'est que dans notre prochaine leçon que je vous donnerai la technique de ces procédés, et c'est dans cette même leçon que j'aurais dû vous entretenir des conditions dans lesquelles j'ai dû me résigner à opérer les néoplasmes largement implantés, si, au point de vue de l'étude des résultats de l'acte opératoire, il n'avait été nécessaire de nous éclairer sur les conditions dans lesquelles le chirurgien est obligé d'agir. Il est de toute évidence qu'ayant affaire à des néoplasmes dont la nature favorise tellement la repullulation, que la récidive est inévitable, lorsque l'opération n'est pas absolument destructive, l'impossibilité de complètement isoler la partie implantée de son point d'insertion ne peut laisser d'illusion sur la fatalité de la récidive.

Aussi devons-nous reconnaître que, lorsque le chirurgien entreprend une opération, que les conditions révélées par l'examen clinique paraissent devoir rendre complètement favorable, il peut cependant découvrir, au cours de ses manœuvres, des connexions telles entre la tumeur et la paroi que l'espoir du succès définitif devient dès lors très incertain. Il est nécessaire d'ajouter qu'alors même que les prévisions basées sur l'examen préopératoire ne sont pas modifiées par celui qui se fait pendant l'opération, notre sécurité ne peut être entière. Les faits que nous venons d'examiner ensemble nous le démontrent et l'étude anatomo-pathologique nous en fournit l'explication. Vous n'avez pas perdu de vue ce que je vous ai dit avec insistance en parlant de l'infiltration des parois par les éléments du néoplasme et la distinction absolument nécessaire de l'*infiltration apparente* et de l'*infiltration larvée*.

Vous avez pu ne pas reconnaître la première avant l'opération, mais vous vous en rendez nécessairement compte pendant que vous l'exécutez, vous agissez et vous pensez en conséquence. Mais il vous est impossible de reconnaître la seconde, et le résultat opératoire, le meilleur en apparence, est toujours grevé d'une lourde incertitude lorsque l'étude histologique de la tumeur enlevée vous apprend qu'elle appartient à la classe des néoplasmes de mauvaise nature. Ce que je viens de vous indiquer à propos d'opérations qui ont eu l'épithéliome pour objet est tout aussi vrai pour le cancer. Et la question de l'infiltration domine tellement l'étude des résultats probables ou possibles de l'intervention que je n'ai même pas fait entrer en ligne de compte, dans cette discussion, la multiplicité des productions morbides dont il faut bien tenir compte cependant. Cette multiplicité est, d'ailleurs, bien moins capable d'apporter obstacle à la complète exécution de la destruction chirurgicale que l'infiltration des parois, puisque, vous l'avez constaté avec moi, les petites tumeurs secondaires ne dépassent pas l'épaisseur de la muqueuse.

La constatation directe de l'infiltration de la paroi dans certains des cas que nous avons étudiés, la possibilité de cette infiltration dans les autres suffisent, en effet, pour vous faire comprendre pourquoi je n'ai pas été plus heureux, comment les promesses que semblaient réaliser ces bonnes conditions de l'opération et la remarquable bénignité de ses suites immédiates ont été si peu et si mal tenues. Obligés d'accepter la conclusion que les faits nous imposent, vous êtes, comme moi, amenés à reconnaître que la récidive est toujours à craindre lorsque l'on opère des tumeurs malignes, et alors même que les conditions anatomiques paraissent le plus favorables, car la pédiculisation vraie n'est pas une garantie absolue contre l'infiltration larvée des éléments de la néoplasie. Ce n'est pas pour atténuer l'insuffisance des résultats obtenus dans mes opérations, mais pour vous donner un enseignement plus démonstratif que j'ajoute que les cas publiés sont confirmatifs de ceux que je vous ai soumis. Dans tous les cas où les malades ont été suffisamment suivis et revus, la récidive a été la règle lorsque la tumeur était de mauvaise nature. Pour cette catégorie de faits qui seuls sont probants, il n'existe à ma connaissance qu'une seule observation de néoplasme malin qui n'ait pas récidivé, c'est celle de Kocher. Mais, si nous en croyons Küster, dont la démonstration paraît péremptoire, il y aurait eu erreur dans l'examen microscopique.

Le traitement chirurgical des tumeurs malignes ne peut donc prétendre qu'à l'action contre les symptômes et ne peut poursuivre d'autre but que la guérison palliative. Cette impuissance toute relative, car mes observations vous montrent l'importance considérable des services rendus, est-elle définitive ?

Il faudrait, pour qu'elle ne restât pas sans appel, que les conditions opératoires pussent être modifiées et que l'attaque du néoplasme fût à la fois *plus complète et plus hâtive.*

Je n'ai pas opéré de bonne heure. Si vous relisez mes observations, vous verrez que je ne pouvais agir plus tôt, car j'ai opéré lorsque les malades se sont présentés ; la seule exception est celle du sujet de l'observation X que j'avais observé quelques mois auparavant sans lui proposer d'intervenir. C'est la seule réflexion que je veuille actuellement faire, réservant la question de l'*opération hâtive* que nous discuterons plus tard. Il est, en effet, nécessaire d'apporter à cette discussion d'autres arguments que ceux de l'analogie de nature. Certes, je suis, comme tous les chirurgiens, convaincu de la supériorité thérapeutique des opérations pratiquées alors que la lésion qui la rend nécessaire est encore à ses débuts. Mais il importe de raisonner avec les éléments même de la question, c'est-à-dire avec ceux que nous fournit l'étude des néoplasmes vésicaux. Si nous agissions autrement, nous puiserions à des sources bien éloignées les éléments des indications de l'opération hâtive. Ce n'est donc qu'en terminant cette leçon que nous pourrons utilement en parler.

Nous devons dès maintenant examiner la question de l'*opération plus complète.* Il suffira pour la trancher de revenir sur des points que l'étude de l'anatomie normale et de l'anatomie pathologique a déjà élucidés. Étant donné que je suis partisan déclaré de l'opération sus-pubienne, plus résolu que jamais à lui donner la préférence, et que j'ai cherché, comme je vous le dirai en détail à propos du manuel opératoire, à réaliser les conditions qui permettent de toucher et de voir la tumeur et la vessie dans tous leurs détails et dans toute leur étendue, que j'ai l'habitude de détruire par la cautérisation tout ce qui reste suspect après l'ablation, la *résection* seule pourrait rendre plus complète la destruction du néoplasme. Je ne m'arrête pas, en effet, à l'idée de la destruction par les caustiques potentiels dont l'usage créerait des dangers sans fournir de garantie, et, pour juger pratiquement la valeur réelle de la résection, je vous ramène aux renseignements que nous a fournis l'étude du point d'implantation habituel des néoplasmes de la vessie (p. 334). Le trigone et le bas-fond sont de beaucoup en première ligne, le col vient ensuite, puis la face postérieure. Les faces latérales, la face antérieure, ainsi que le sommet sont très rarement envahis. Or, ce n'est que sur ces régions si rarement envahies que la résection pourrait être utilement tentée. Pour la pratiquer au niveau du trigone et du bas-fond, il faudrait nécessairement atteindre les uretères, les comprendre dans la partie à enlever. Ils ne sont point envahis dans la majorité des cas, l'anatomie pathologie le démontre, mais par quel artifice pourrait-on les isoler de la zone malade en emportant tous les tissus devenus morbides, et comment assurerait-on la régularité de leurs fonctions, régularité sans laquelle la vie n'est plus possible ? On conçoit la possibilité de la résection du col, sa reconstitution ou l'établissement d'une fistule qui le suppléerait, mais on comprend tout aussi bien les dangers de semblables traumatismes.

Ne faudrait-il pas, d'ailleurs, compter avec l'*infiltration larvée, même après une une résection étendue*, et le chirurgien ne pourrait-il pas sans profit avoir fait courir à son malade les dangers immédiats d'une opération périlleuse ? Dans le seul cas où j'ai été conduit à la tenter (obs. XV), le malade est mort de péritonite, et la péritonite que je n'avais jamais observée jusqu'alors a été la conséquence évidente du décollement préparatoire que j'avais fait subir à la vessie. Cette tentative que je dois regretter, puisque je n'ai pu la conduire à son but et que l'examen de la pièce en a démontré l'inutilité, prouve du moins que je ne fais pas à la résection une opposition systématique.

J'en signale à regret l'impossibilité dans l'immense majorité des cas, mais je suis prêt à la faire et par cela même à vous la conseiller lorsqu'un hasard heureux vous fera rencontrer des néoplasmes favorablement implantés[1]. La constatation si pénible de la fatalité des récidives et de leur rapidité si grande dans quelques cas est bien faite pour encourager le chirurgien à accepter, quand il est anatomiquement possible, l'enlèvement de toute l'épaisseur de la paroi vésicale. Ce qui viendrait encore justifier sa hardiesse, c'est la possibilité de constater pendant l'examen opératoire la nature de l'implantation. Et, vous l'avez vu par les exemples que je vous ai cités, la nature de la tumeur est souvent en parfait accord avec celle de l'implantation. En d'autres termes, l'épaississement et l'induration de la vessie, au niveau du point où le néoplasme a proliféré, est l'indice à peu près certain de sa mauvaise nature, et c'est pour ce genre de tumeurs seulement que la résection peut être proposée.

Vous n'avez pas, en effet, perdu le souvenir de la remarquable préservation des couches profondes de la paroi vésicale dans le cas de tumeurs bénignes. Alors même que leur évolution est pour ainsi dire à son summum, la musculeuse n'est pas atteinte, car les racines du néoplasme ne dépassent pas les couches profondes de la muqueuse. Les ressources opératoires dont nous disposons et dont vous me voyez faire usage sont alors suffisantes, et sans doute utiliserez-vous avec grand profit l'énucléation du pédicule dont je vous parlais tout à l'heure. Sans doute aussi useriez-vous avec avantage de la cautérisation ignée qui ne pourrait qu'ajouter aux sécurités que vous avez le devoir de chercher. Je n'ai pu, lorsque j'ai opéré le myome dont le malade de l'observation XI était porteur, faire l'énucléation du pédicule par la bonne raison que la tumeur était absolument sessile. J'ai dû la morceler pour la détruire et j'ai largement appliqué le thermo-cau-

1. J'ai signalé à propos de la couche graisseuse sous-jacente aux tumeurs un cas récent de résection pour un épithéliome situé sur la partie latérale droite et postérieure de la vessie. J'y reviendrai à propos du manuel opératoire.

tère. Tout jusqu'à présent paraît prouver que j'ai obtenu la destruction complète du néoplasme.

Il faut, en effet, que les *néoplasmes de nature bénigne* soient complètement détruits si l'on veut se mettre à l'abri de leur repullulation, c'est-à-dire de leur récidive. Les faits le démontrent, et, comme une série véritablement malheureuse et bien faite pour faire réfléchir sur la vanité des prévisions de la statistique ne m'a fait presqu'uniquement rencontrer que des tumeurs de mauvaise nature chez les malades que j'ai opérés, je dois emprunter aux autres.

Diverses observations sont nettement démonstratives. Elles établissent à la fois la *possibilité de la récidive et sa précocité.* Cela ne saurait vous surprendre, car il est tout naturel qu'un tissu morbide capable de vivre soit susceptible de continuer à s'accroître s'il est incomplètement détruit. Aussi, parmi les faits dont je vous donne l'indication, en est-il où l'on a constaté la reproduction sous la même forme anatomique et *in situ*, ce qui est vraiment de nature à faire admettre que la destruction n'avait pas été complète, et ce qui montre une fois de plus l'infériorité de la méthode périnéale. Les tumeurs bénignes peuvent d'ailleurs récidiver à distance comme les tumeurs malignes. Vous n'avez pas oublié que les papillomes et les myxomes sont habituellement multiples, et, si vous vous souvenez de la ténuité des houppes papillaires simples, de l'impossibilité de les sentir avec le doigt, de la difficulté de les voir autrement qu'en les immergeant, vous comprendrez qu'elles puissent échapper même dans une opération bien conduite. Il faut bien admettre aussi qu'il puisse exister des centres de néoformation encore invisibles au moment de l'opération, puisque la multiplicité de la production est la règle et que d'ailleurs l'action toute locale de l'intervention chirurgicale ne saurait faire disparaître la disposition pathologique ignorée qui détermine les proliférations morbides de la muqueuse vésicale.

Les tumeurs bénignes peuvent néanmoins permettre la cure radicale, et, pour l'obtenir, la manière d'opérer que vous me voyez mettre en œuvre offre toutes les garanties nécessaires, puisqu'elle permet à la fois la recherche minutieuse de toutes les végétations et leur destruction complète. Mais les résultats de l'examen microscopique ne sauraient néanmoins vous permettre de garantir le succès durable, puisque, par le fait de dispositions anatomiques propres à ces productions et des dispositions personnelles du sujet, des repullulations restent possibles alors même que vous avez accumulé toutes les garanties opératoires que j'ai cherché à mettre à votre disposition. Je dois dire toutefois que les chances de guérison radicale sont aussi nombreuses lorsqu'il s'agit de tumeurs bénignes que le sont les chances de récidive dans les cas de tumeurs malignes.

La discussion des indications et des contre-indications serait cependant simple si les données cliniques étaient aussi faciles à formuler que celles que l'anatomie pathologique nous permet d'établir. A la clarté de ses documents nous venons de voir quelles étaient les possibilités de l'action chirurgicale, et nous avons, en quelque sorte, mesuré sa puissance. Mais une question n'est mise au point pratique que par l'accord de l'observation anatomo-pathologique et de l'observation clinique. Et déjà nous avons vu que les tumeurs de la vessie, considérées dans leur évolution, pouvaient, indépendamment de leur nature, revêtir les allures de la bénignité alors qu'elles étaient malignes, de même qu'elles peuvent revêtir un caractère menaçant alors qu'elles sont bénignes. Je ne saurais mieux préciser le premier fait, qui est le plus ordinaire, qu'en vous rappelant l'histoire de nos malades des observations VI et XII. Tous deux étaient bien et dûment atteints d'épithéliome, et cependant, chez l'un et chez l'autre, plus de 10 années s'étaient écoulées depuis l'apparition des premiers symptômes, c'est-à-dire de l'hématurie dont vous connaissez toute la signification.

Aussi, après avoir assez longtemps cru que *la marche* de la maladie était un élément important du diagnostic *de la nature* des néoplasies, ai-je été obligé de reconnaître que je me trompais et qu'une fois encore je me trouvais réduit au seul diagnostic *de la présence* du néoplasme, mais, au moins, avons-nous de ce côté tous les éléments de la certitude.

En mettant dans la catégorie lente les néoplasmes dont la durée n'est pas au-dessous de deux ans, nous comptons trois cas où la marche n'a pas été rapide : 2 ans pour l'observation XIV, 4 ans pour l'observation XIII et enfin 11 ans pour l'observation XI. Chez ce malade, vous le savez, il s'agissait d'une tumeur bénigne, d'un myome, et cela nous ferait rentrer dans la règle basée sur l'analogie que j'ai tout à l'heure rejetée. Mais le malade de l'observation VII qui portait un myxome avait au bout d'un an subi l'évolution la plus complète, aussi bien au point de vue de l'accroissement de la tumeur que de l'intensité des symptômes et de l'importance des complications. Nous aurions donc tort de persister dans la recherche des analogies, et tort également si nous voulions chercher à différencier par leur marche le cancer de l'épithélioma. Les deux malades à évolution de 2 et 4 ans, portaient, il est vrai, des épithéliomas, mais, chez les malades des observations II, VIII, IX, l'apparition des premiers symptômes variait de 2 à 8 mois ; il s'agissait encore d'épithéliomas. Or, je relève chez les cancéreux les chiffres de 8 mois à un an.

L'étude de la marche, c'est-à-dire du plus ou moins de rapidité de l'évolution, ne peut du reste être basée que sur l'apparition des premiers symptômes fonctionnels, puisqu'il nous est impossible d'apprécier par un signe physique la présence de tumeurs de petites dimensions analogues à celles d'une lentille ou d'un haricot que nous ont offertes les jeunes tumeurs malignes encore indépendantes des parois de la vessie. Le symptôme qui se présente presque invariablement à l'observation est l'hématurie. Or, rien ne nous permet de savoir à quel degré de leur évolution les tumeurs déterminent l'apparition du sang dans les urines. C'est une lacune que l'étude de l'anatomie et de la physiologie pathologiques n'a pas encore comblée et qui le sera d'autant plus difficilement que la muqueuse saine participe par sa congestion à la production des hématuries. L'histoire du malade de l'observation n° II est, à cet égard, des plus démonstratives, aussi bien pendant l'évolution de sa première tumeur que lors de la récidive. Vous savez la faible vascularité de l'épithélioma, et vous avez vu le petit volume des tumeurs de la seconde opération. Vous avez assisté aux énormes déperditions sanguines subies par ce malade, et vous restez frappés du contraste entre la quantité produite et l'exiguïté de la source qui aurait dû y suffire si la congestion de la muqueuse vésicale ne lui avait apporté son contingent.

Il est donc difficile, sinon impossible, d'inférer de la quantité et de la répétition des hémorrhagies le degré de développement de la tumeur. Le malade de l'observation VI dont la tumeur était exceptionnellement volumineuse n'avait jamais eu de grandes hématuries. Il est tout aussi incertain de chercher à se renseigner sur la nature de la tumeur d'après l'étude des pertes du sang. Reportez-vous au tableau qui résume le degré de vascularisation des néoplasmes (p. 366), et vous trouverez au premier rang les tumeurs bénignes les plus communes : le papillome et le myome. De sorte que, s'il y avait un indice à recueillir sur la nature des tumeurs dans l'étude du symptôme hématurie, on devrait, lorsqu'elle est à la fois abondante et précoce, beaucoup plutôt penser à une tumeur bénigne qu'à une tumeur maligne. Mais procéder de la sorte serait encore s'exposer à l'erreur ; il suffit de l'observation II pour vous en convaincre.

Je ne reviendrai pas sur ce que j'ai déjà dit de l'*impuissance évidente de l'interprétation du symptôme douleur* au point de vue qui nous occupe. Nous savons qu'il n'appartient en propre à aucune espèce ou variété de tumeur mais qu'il est sous la dépendance de la cystite ou des obstacles à l'émission de l'urine. L'anatomie pathologique nous démontre d'ailleurs l'égalité de structure de toutes ces néoplasies vésicales au point de vue de l'innervation. Toutes sont dépourvues de filets nerveux.

La conclusion s'impose et l'étude des symptômes si précieuse et si sûre pour déceler la présence d'une tumeur est sans résultat lorsqu'on veut à son aide déterminer leur âge ou leur nature.

Le clinicien ne peut donc prendre pour guide du diagnostic les enseignements d'ailleurs si précieux de l'anatomie pathologique, car il ne lui est possible de les utiliser qu'après ou pendant l'opération ou à des périodes très avancées des néoplasies. L'infiltration que révèle le toucher rectal est, en effet, des plus significatives, mais elle n'est constatée que lorsque la tumeur a accompli les principales phases de son développement. Lorsque la nature des tumeurs lui est dévoilée ce n'est qu'à un degré presque extrême de leur évolution ou au cours même de l'opération. Il n'y a d'exception que lorsque l'examen des urines lui a permis l'analyse histologique d'un fragment du néoplasme, mais cette rencontre, d'ailleurs fortuite, n'est pas non plus la source de renseignements précoces. Le détachement des parcelles suppose déjà un certain degré dans le développement et vous savez de plus qu'il ne faut pas toujours juger de la nature interne d'une tumeur par l'examen de ses débris, puisque les tumeurs les plus malignes peuvent être revêtues de franges papillomateuses et que ce sont ces productions fragiles que vous avez surtout chance de rencontrer dans les urines où même de détacher artificiellement, si poussés par le désir d'échapper aux difficultés du diagnostic de la nature des néoplasies vésicales, vous adoptiez cette méthode de recherches.

En réalité, l'*examen préopératoire* ne nous renseigne avec certitude que sur un point, mais sur le point capital puisqu'il s'agit de la constatation très précise de la présence du néoplasme dans la vessie. Nous restons presque toujours dans l'incertitude sur sa nature, sur sa forme, sur ses connexions avec la paroi vésicale. Ce n'est que dans des cas particulièrement graves qu'il nous est possible de faire le diagnostic de l'infiltration de la paroi, et d'affirmer par cela même la nature maligne de la néoplasie; il est rare que le cathétérisme permette de préciser le mode d'implantation; nous venons de dire que la ressource de l'examen des éléments ou des fragments est aléatoire et peut, elle aussi, ne renseigner que sur la présence et non sur la nature de la tumeur.

L'*examen opératoire* pratiqué à travèrs l'incision directe de la vessie à l'hypogastre, permet, il est vrai, de se renseigner sur le mode d'implantation, de dire avec certitude si la tumeur est sessile ou pédiculée, il revèle même quelquefois son mode véritable de connexion avec la paroi vésicale, en faisant reconnaître son infiltration, alors que l'examen préopératoire n'avait rien indiqué de semblable.

Mais ces renseignements précieux ne peuvent évidemment pas servir à poser les indications d'une intervention qu'il a fallu décider sans leur concours. Ils ne pourraient entrer en ligne de compte à cet égard, que si l'opération avait été tentée dans un but simplement explorateur. Et vous pourriez vous demander si les faits que je vous ai signalés à propos de l'examen opératoire n'étaient pas de nature à justifier l'opération exploratrice, que nous avons cru ne pas devoir accepter. Vous aurez bientôt conclu négativement, si vous réfléchissez et vous souvenez, que le doigt introduit directement à travers l'hypogastre ne reconnaît d'une façon certaine les connexions de la paroi avec la tumeur qu'après la destruction de ses parties saillantes, que lorsqu'il peut être au contact immédiat de sa surface d'implantation. Il serait un peu tard pour déclarer à ce moment que l'on n'a entendu faire qu'une *opération exploratrice* et vous le voyez il faut cependant aller jusque-là pour être bien renseigné.

Alors même qu'il se place dans les meilleures conditions, c'est-à-dire en pénétrant d'emblée dans le corps de la vessie à travers sa face antérieure, le chirurgien n'a de notions sur la nature de la tumeur et sur ses connexions qu'après l'avoir attaquée et en partie détruite; il se peut même que l'opération ne lui apporte pas de nouveaux éléments de diagnostic. *En tout cas, lorsque se pose la question de l'intervention, les seuls documents dont nous puissions faire usage, sont ceux que fournit l'étude clinique.*

Ce n'est donc pas dans la notion de la nature du néoplasme que vous puiserez les indications, ce n'est pas non plus dans l'exacte connaissance de son mode d'implantation et de ses connexions réelles avec les parois de la vessie. C'est d'une part dans la *certitude de sa présence* dont la réalité peut toujours être affirmée et, d'autre part, dans les *phénomènes qu'il détermine.*

S'il vous suffisait d'avoir la certitude de la présence du néoplasme dans la vessie pour poser l'indication de l'intervention, la question serait singulièrement simplifiée. Mais il est en vérité inutile de longtemps discuter une hypothèse aussi peu chirurgicale. Tout ce que vous enseigne l'étude de la chirurgie générale proteste contre elle; ce que vous a appris l'histoire des néoplasmes de la vessie et tout spécialement ce que je viens de vous exposer condamne l'adoption d'une formule aussi absolue.

Dans la majorité des cas, la notion de la nature du néoplasme est inséparable de celle de sa présence quand se pose la question de l'intervention. Elle ne devient négligeable que lorsque par sa seule présence la tumeur détermine des troubles fonctionnels ou lorsqu'elle occasionne une gêne qu'il y a intérêt à empêcher de se produire. L'importance de la région ou de l'organe envahi domine dès lors toute autre considération. Dans ces cas, la gravité du mal dépend surtout de l'importance de l'organe envahi et non point seulement de la malignité de l'envahisseur; aussi les considérations basées sur la nature de la lésion passent-elles au second plan.

Au lit du malade, la question peut ainsi se poser pour la vessie et j'ai pris soin de vous le faire remarquer en étudiant l'anatomie pathologique de ces néoplasmes (p. 342 et suiv.), mais elle ne se réduit pas pour cela à la formule que nous discutons et il ne peut vous suffire d'avoir déterminé la présence d'une tumeur dans la vessie pour vous croire autorisés à aller l'extraire.

La vessie n'est certainement pas un organe qui souffre en silence et ne se plaint qu'à la dernière extrémité. Mais elle a, vous le savez pour les corps étrangers une tolérance toute spéciale. Pour peu que l'arrivée de l'urine dans le réservoir et son impulsion au dehors ne soient pas entravées, le néoplasme, supporté quelle que soit sa nature, ne traduit pendant longtemps sa présence que par l'hématurie. Elle a de plus, par le fait de sa structure spéciale et particulièrement par suite de l'absence de tout lymphatique, la propriété de permettre aux néoplasies qui l'atteignent d'évoluer sur place sans se propager ni se généraliser. Aussi le néoplasme dont la présence est cependant certaine et dont la nature peut être maligne, ne provoquant ni troubles dans la fonction urinaire, ni symptômes de voisinage, ni retentissement sur les régions avoisinantes ou sur l'organisme, peut-il souvent être toléré et avons-nous la surprise de voir cette tolérance s'étendre à des néoplasmes de mauvaise nature et ne pas être toujours accordée aux bénignes. Enfin, je dois encore vous le rappeler, rien ne vous permet d'espérer qu'en agissant quand même contre l'ennemi dont la présence vous est connue, vous assureriez l'avenir. D'une part, en effet, *les tumeurs malignes récidivent fatalement* et, d'autre part, il est presque impossible, avant d'avoir recueilli les renseignements fournis par l'opération et par l'examen histologique, de savoir si l'on est en présence d'une tumeur bénigne, qui seule vous permettrait par sa destruction complète de mettre le malade à l'abri en lui donnant le bénéfice de la guérison radicale.

La présence, même bien démontrée de la tumeur, n'est donc pas suffisante pour devenir la véritable source des indications. Il en est de même de la nature de la lésion qui trop souvent ne peut être rigoureusement déterminée avant l'intervention. Nous sommes par cela même tout naturellement et forcément conduits à *chercher notre guide dans les phénomènes que détermine la maladie*, c'est-à-dire dans les symptômes. C'est d'ailleurs ce à quoi le chirurgien est toujours amené lorsque le terrain et les conditions de l'observation l'obligent à tenir avant tout compte de l'importance de l'organe envahi. Il doit, en effet, dans ces cas, se laisser principalement guider par les troubles de la fonction à laquelle préside cet organe.

Cette situation n'est pas exempte d'inconvénients. Le plus grave dans l'espèce, est de nous exposer à n'agir que tardivement. Aussi devons-nous bientôt rechercher s'il serait possible ou s'il y aurait avantage à faire autrement. Mais la sphère des indications n'est en aucun point rétrécie. La lutte contre les symptômes vous permet d'être grandement utiles, les faits vous l'ont prouvé, pour le traitement palliatif; mais elle n'exclut en aucune façon la possibilité du traitement curatif. Et malgré l'absence de certitude, cette possibilité vous fait un devoir de ne pas laisser les malades s'épuiser dans une lutte stérile. Acceptant que les indications nous sont fournies par les troubles fonctionnels, nous devons non seulement tenir compte des menaces dues aux symptômes habituels des néoplasmes, mais des complications qu'ils provoquent et être prêts à les combattre par l'opération, dès que l'intérêt du malade l'exige.

Les symptômes qui peuvent nous conduire à l'intervention sont : l'hématurie et la douleur; les complications : la cystite la rétention habituelle, l'apparition et la répétition des accidents urineux.

C'est évidemment par son *exagération* que le symptôme *hématurie* peut déterminer l'intervention. Mais ce n'est pas seulement la quantité de sang perdu que vous aurez à envisager. L'*état du malade* vous préoccupera avant tout et pour peu que vous ne le voyiez pas facilement réagir sous l'influence du régime et de la médication, vous devez vous tenir prêts à sortir, à la première alarme, de l'expectation attentive, que vous impose, dans tous les cas, cette catégorie de sujets. Je vous ai cité des faits où l'anémiation avait été rapide et d'autres où les hématuries avaient été supportées de longues années. Cela dépend à la fois et de la quantité et de la durée et de la répétition des pertes de sang, mais aussi de la résistance personnelle. Vous aurez donc à faire œuvre de vos qualités de clinicien afin de justement apprécier la situation de votre malade et de bien peser les conditions qui détermineront votre conduite. N'ayant d'ailleurs à votre disposition aucun médicament qui ait action directe sur les hématuries, ne pouvant utiliser que les ressources de l'hygiène, de l'alimentation, des médications toniques et reconstituantes parmi lesquelles les pratiques hydrothérapiques tiennent en l'espère une grande place, vous saurez bientôt si vous pouvez par ces moyens obtenir la compensation des pertes de sang ou si les circonstances vous en imposent de plus certains dans leur action.

La *puissance hémostatique de l'ouverture du corps de la vessie par l'hypogastre* est si grande et si sûre qu'elle vous permet d'obtenir la cessation immédiate des hématuries alors même que les connexions de la tumeur s'opposent à son extirpation complète. Cette possibilité donne à l'intervention un large champ d'application.

Toutes les fois qu'elle ne doit être que palliative, l'opération demeure indiquée puisqu'elle n'a d'autre but que de provoquer l'arrêt de l'hématurie et qu'elle vous permet de sûrement l'atteindre. Il est même des cas où vous aurez à discuter l'opportunité de maintenir béante l'ouverture de la vessie. N'étaient les pénibles inconvénients de l'écoulement incessant de l'urine dans les cas où vous supprimez par la permanence de l'ouverture hypogastrique, les fonctions du réservoir vésical, il serait rationnel d'agir de la sorte toutes les fois que vous n'avez pu qu'imparfaitement détruire le néoplasme.

Vous savez, en effet, qu'une fois la vessie fermée, la récidive amène fatalement la réapparition des hématuries, aussi, toutes les fois que la destruction du néoplasme est visiblement insuffisante pour permettre un répit de quelque durée, serais-je disposé, bien que je ne l'aie pas fait jusqu'à présent, à fixer provisoirement les lèvres de l'incision vésicale à celles de la section de la paroi du ventre, ou à drainer la vessie d'une façon prolongée ainsi que l'a proposé et fait mon ancien interne, le docteur Bazy.

Il faut cependant reconnaître que le *maintien d'une ouverture fistuleuse* constamment drainée est chose assez difficile et toujours pénible. Je l'ai tenté chez le malade de l'obs. IV, pour m'opposer à la réapparition des symptômes douloureux mais au bout de deux mois et malgré de bons résultats, j'ai dû y renoncer, cédant aux instantes supplications du malade, qui, à quelques jours de là, eût sa première hématurie de retour. Quoi qu'il en soit, ce qui vous obligera à limiter votre action, lorsque vous n'aurez d'autre objectif que l'hématurie, c'est, d'une part, l'incertitude de la durée du résultat qui est le corollaire de l'ignorance habituelle de la nature de la lésion et, d'autre part, les exemples de malades, qui, dûments porteurs de néoplasies vésicales, ont cependant pu bénéficier de longues accalmies, après avoir traversé des périodes extrêmement orageuses.

Ces malades trouvent leur situation d'autant plus tolérable que le pissement de sang est le seul trouble fonctionnel qu'ils accusent. Vous n'avez pas oublié qu'aussi longtemps qu'ils restent indemnes de complications, les porteurs de néoplasies vésicales rentrent, pour ainsi dire, dans l'état normal, dès la cessation de l'hématurie.

Aussi, lorsque vous n'êtes en présence que du symptôme hématurie, devez-vous, quelle que soit son intensité, avoir, comme je vous le disais tout à l'heure, un seul objectif: le malade, et n'agir chirurgicalement que si, par lui-même ou malgré l'aide de médications réparatrices, il faiblit dans la lutte que vous soutenez ensemble.

En présence d'une perte de sang due à une lésion viscérale quelconque, la temporisation est, vous le savez, de mise, lorsque nous ne pouvons agir sur sa cause, lorsque les risques de l'intervention sont hors de proportion avec ceux que la lésion fait courir au malade, ou lorsque les bénéfices qu'elle peut lui procurer ne lui garantissent pas un retour, sinon définitif, du moins durable, à la santé.

Ce n'est pas le danger de l'intervention qui nous arrête dans l'application du traitement chirurgical à l'hématurie provoquée par les tumeurs de la vessie, ce n'est pas la qualité du résultat immédiat toujours si parfait, c'est sa durée, c'est, enfin, la possibilité du maintien de la santé, grâce à l'évolution *in situ*, qui est un des remarquables caractères, en quelque sorte, un privilège, des productions néoplasiques de la vessie.

Vous devrez donc attendre lorsque vous n'êtes en présence que du symptôme hématurie; en est-il de même lorsque le symptôme douleur entre en scène?

Pour définir et régler très nettement votre conduite en pareil cas, il importe de vous bien rendre compte, non seulement du degré du symptôme qui, à lui seul, peut fournir l'indication chirurgicale, mais de bien apprécier la valeur de ce symptôme.

La douleur, j'ai eu soin de vous le dire, n'est pas un symptôme propre aux néoplasies vésicales. Ce n'est que la résultante des entraves apportées à l'émission de l'urine par la situation du néoplasme ou de l'apparition de la cystite. Ce n'est donc plus à un phénomène en quelque sorte normal, expression obligée de la présence de la néoplasie, que vous avez affaire. Seule, l'hématurie a ce caractère, aussi est-elle compatible, comme je viens de vous le dire, avec le maintien de la santé, toutes les fois que le malade est en état, ou mis en en état de la supporter. Seule aussi l'hématurie lorsqu'elle affecte la modalité que vous connaissez est-elle pathognomonique de la présence d'une tumeur de la vessie.

Ces différences essentielles entre les deux symptômes dont l'un est inhérent à la maladie tandis que l'autre s'y surajoute, vous font aisément comprendre que le néoplasique atteint de douleurs habituelles, est, par cela même, en dehors de l'évolution normale. Par le seul fait de la douleur habituelle, abstraction faite de son degré d'acuité, le malade est sous le coup d'une complication, et dès lors peuvent bientôt s'affirmer les symptômes qui décèlent le trouble de la fonction.

Au point de vue des indications, *la douleur doit donc être mise au rang des complications.*

Vous ne sauriez, sans grand préjudice pour vos malades, perdre un instant de vue les conditions qui leur sont faites par les complications proprement dites, c'est-à-dire : par la cystite, la rétention habituelle et la répétition des accidents urineux. Le fonctionnement de l'appareil urinaire tout entier peut prochainement être mis en cause. Il ne s'agit plus d'une perte réparable comme celle des globules sanguins, mais d'atteintes sérieuses ou graves qui ne tarderaient pas à devenir irrémédiables et qu'il importe de ne pas laisser se renouveler ou se perpétuer.

Les complications fournissent donc à l'intervention chirurgicale ses principales indications.

Sans doute il n'est pas nécessaire de répondre à la première sommation. Parmi les malades dont vous connaissez l'observation, celui qui fait le sujet de la dixième avait eu, trois mois avant l'opération, une atteinte grave de cystite qui céda néanmoins au traitement médical. *La cystite des néoplasiques* est néanmoins, dans la plupart des cas, réfractaire au traitement; elle tend à revêtir promptement la forme douloureuse et peut facilement devenir extensive par le fait de la prédisposition créée par la congestion habituelle de la vessie, congestion qui retentit fatalement sur l'appareil urinaire supérieur. Elle ouvre dans l'affection qui nous occupe une période nouvelle que caractérise non seulement l'état douloureux mais une évolution plus rapide. Évolution qui ne paraît pas avoir le néoplasme lui-même pour objet, mais bien les organes urinaires. Elle précipite la marche de la maladie en déterminant un retentissement que la lésion seule n'avait pas déterminé avant son apparition.

En présence de cette complication, l'indication d'opérer sera d'autant plus nettement posée que l'ensemble des renseignements recueillis par l'examen clinique vous aura montré que les lésions sont moins étendues. Alors que le toucher rectal ne vous fait reconnaître aucune infiltration appréciable, vous conservez l'espoir d'agir efficacement sinon complètement sur la tumeur. Au cours de l'opération vous pouvez, il est vrai, reconnaître que la paroi, qui ne vous avait pas paru atteinte est cependant infiltrée, mais il est tout aussi possible que la rencontre d'une tumeur bien séparable de la paroi vésicale vous soit réservée. Il serait grandement regrettable, en pareil cas, d'avoir laissé évoluer des complications que vous aviez la possibilité d'arrêter définitivement par l'ablation radicale du néoplasme. Car, si la manière de vivre des tumeurs de la vessie autorise et commande même l'expectation, lorsqu'elles ne troublent pas les fonctions urinaires, tout ce qui peut mettre en cause l'élimination préservatrice accomplie par les reins et complétée par l'excrétion régulière des urines commande l'action chirurgicale.

C'est ainsi que vous me voyez, pour d'autres affections de l'appareil urinaire, regarder comme des indications d'opérer des complications que longtemps on a cru devoir considérer comme des motifs d'abstention et que, dans le traitement des rétrécissements de l'urèthre, par exemple, je vous conseille de renoncer à la dilatation pour recourir à l'uréthrotomie, même en face de lésions rénales parfaitement déterminées et déjà avancées dans leur évolution.

Dans le traitement des tumeurs de la vessie, ces mêmes principes doivent inspirer votre conduite, vous créer l'obligation de combattre et de prévenir les complications par les moyens les plus sûrs. Ici encore, l'opération vous les fournira. Et si, comme je viens de vous le dire, elle ne vous donne pas toujours l'occasion de procurer à vos malades le bénéfice d'une guérison radicale, elle pourra du moins préserver de l'extension aux reins des lésions inflammatoires de la vessie.

Le malade dont je vous rappelais à l'instant l'histoire et dont je vous ai annoncé dans cette leçon la récidive (Obs. X) continue cependant à bénéficier complètement de l'opération au point de vue des accidents urineux qui avaient si gravement compromis sa vie. La tumeur reparaît et cependant la santé générale demeure parfaite. Vous ne pouvez donc vous laisser arrêter par la crainte de ne pouvoir détruire définitivement le néoplasme et vous combattez tout aussi résolument la complication.

Dans les cas où l'*infiltration de la paroi* est *avérée*, lorsque le toucher rectal vous la fait aisément reconnaître et surtout lorsqu'elle est étendue, les indications sont beaucoup moins positives, mais il n'y a pas de contre-indication formelle ; ne pouvant prétendre qu'à une modification très temporaire de la situation du malade, vous ne devez le soumettre à l'opération que si l'intensité des symptômes l'exige. Dans ces conditions le degré de la douleur vous servira surtout de critérium. Si les injections sous-cutanées de morphine qui seules peuvent efficacement combattre les grands états douloureux de la vessie demeurent sans action, demandez à l'incision sus-pubienne du corps de la vessie le secours que la médication ne vous a pas accordé. Vous agirez alors avec la certitude d'être utiles, car vous obtiendrez très sûrement ou la cessation des douleurs ou une accalmie telle que la médication, tout à l'heure impuissante, reprendra sa bienfaisante action. Mes observations vous ont plus d'une fois fourni cette importante démonstration. Et ce n'est pas seulement la douleur que vous épargnerez à vos patients, vous leur procurerez un arrêt momentané des accidents urineux et un regain de vie viendra leur donner l'espoir et souvent l'illusion de la guérison.

En face des complications, la puissance et l'utilité du traitement chirurgical s'affirme donc de la façon la plus évidente ; dans la majorité des cas, il est seul capable de les prévenir ou de les combattre. Aussi ne puis-je que vous répéter, à propos des autres complications déjà énumérées, les réflexions que je viens de vous faire, à propos de la cystite. Je n'ai que deux remarques à y ajouter à propos de la *rétention*.

La première est restrictive ; il faut, en effet, vous garder d'appliquer à la *rétention temporaire* le traitement opératoire que je vous conseille de réserver aux *rétentions confirmées* et devenues habituelles.

La seconde au contraire a pour but de vous encourager à une action hâtive ou du moins prompte dans ces dernières. J'ai opéré, dans ces conditions, le malade de l'observation III, mais j'ai eu cependant le regret de l'avoir opéré trop tardivement. Ce regret a été plus vif encore pour des malades que j'ai vu succomber rapidement à la rétention et chez lesquels la question de la présence d'une tumeur n'avait même pas été posée.

Les rétentions des néoplasiques sont, en effet, souvent graves et le plus souvent fort douloureuses. Aussi devez-vous attentivement interroger lorsque l'évacuation ne calme pas les douleurs, et, si les accidents antérieurs à la rétention qui vous amène le malade, vous permettent d'établir le diagnostic néoplasme, résolûment proposer de substituer aux sondages l'ouverture de la vessie. Vous aurez ainsi quelques chances d'enrayer les accidents et peut-être de les combattre heureusement si les conditions anatomiques offertes par la tumeur vous permettent de la séparer complètement des parois de la vessie.

Je terminerai enfin ce que j'ai à vous dire sur les indications créées par les complications, en disant brièvement ce qui a trait à l'*empoisonnement urineux*. Vous savez que pour notre catégorie de malades, que souvent je désigne sous le titre générique d'urinaires, ces accidents urineux se présentent sous deux formes principales : les *troubles digestifs* et la *fièvre*. C'est la répétition de ces témoignages de l'intoxication ou mieux leur affirmation par leur renouvellement ou leur durée, qui vous servira de critérium. Pour peu qu'un malade, qui jusque-là n'avait été qu'hématurique, devienne fréquemment ou habituellement dyspeptique, ou que des accès de fièvre se produisent et reparaissent, demandez-vous s'il convient de continuer à respecter le néoplasme dont vous connaissiez depuis plus ou moins longtemps la présence, et s'il ne conviendrait pas d'agir contre ces accidents en vous adressant à la lésion qui les provoque. Votre réponse devra être nettement affirmative pour peu que des soins appropriés, méthodiquement prescrits et régulièrement suivis ne mettent pas franchement ordre à des menaces dont la gravité est d'autant plus à craindre que leur cause est plus sérieuse. Sans doute vous ne pourrez prétendre à toujours réussir, mais vous aurez du moins satisfait à une indication péremptoirement posée. Trop attendre dans ces cas, c'est s'exposer à ne pouvoir intervenir, car si l'action chirurgicale doit être admise lorsque les menaces nettement formulées n'ont point encore accompli leur œuvre, il serait imprudent d'agir par une opération aussi importante, lorsque l'organisme n'est plus en état de réagir. Vous ne feriez dans ces cas que hâter le dénoûment.

Vous le voyez, Messieurs, le retard dans l'opération sera toujours préjudiciable, si, en présence de complications, vous n'avez pas su agir à propos. C'est reconnaître que votre décision doit alors être non pas immédiate, mais toujours prompte. Et ce que vous devez faire pour les complications vous est également commandé pour le symptôme hématurie devenu menaçant par lui-même. C'est ce que j'ai fait chez le malade de l'observation XI qui a été opéré presque hâtivement bien que l'évolution de la lésion fut déjà ancienne. Vous vous souvenez que ce fut au lendemain d'une hématurie grave, alors que je l'observais pour la première fois, que je lui proposai d'intervenir. La rencontre d'une tumeur bénigne, la simplicité des suites de l'opération et le maintien du résultat obtenu a justifié ma proposition et récompensé le malade de l'avoir écoutée.

Je suis donc partisan de l'*intervention prompte* toutes les fois que je me trouve en possession d'éléments d'appréciation qui me permettent de déterminer avec précision le moment où il convient d'agir. Mais vous le voyez ces conditions ne sont réalisées que lorsque l'on s'en réfère à l'étude des symptômes fonctionnels, et que, mis en garde contre l'importance des complications, on acquiert le droit de les combattre ou de les prévenir par l'opération. Ce n'est donc qu'au point de vue de l'action contre les complications que votre intervention mérite d'être qualifiée de *hâtive*, car, au moment où se présentent ces conditions déterminantes, le néoplasme peut être parvenu à un degré déjà avancé de son évolution, être déjà âgé d'une ou plusieurs années. Et, s'il n'est pas de nature bénigne, vous ne pourrez certainement prétendre qu'à une action palliative, à une suspension momentanée des accidents ou à une guérison d'assez courte durée.

Pour qu'il en fût autrement, pour qu'il nous fût possible non plus d'arrêter ou de prévenir le développement des complications qui menacent dans son fonctionnement tout ou partie de l'appareil urinaire, mais de vous opposer par une extirpation pratiquée sur de jeunes tumeurs à leur évolution ultérieure et d'enrayer leur progrès, alors même qu'elles seraient de mauvaise nature, grâce à une destruction radicale qui n'est possible que dans les premières phases de leur existence, il faudrait avoir à votre disposition et les moyens de surprendre les néoplasies à leur origine et de discerner leur nature.

Or, vous le savez, rien ne nous permet, à l'heure actuelle, de compter, même à l'aide d'une opération exploratrice, sur le diagnostic bien certain de la nature des tumeurs, et nous pouvons bien moins encore savoir à quel moment de leur évolution correspond l'apparition des premiers symptômes. Dans la très grande majorité des cas, ce sont, vous le savez, des hématuries. Lorsqu'elles ont évolué de telle sorte qu'elles permettent d'affirmer la présence d'une tumeur, il est vraisemblable que, si la tumeur est de nature maligne, elle a déjà avec la paroi vésicale des connexions qui rendent difficile et même impossible sa destruction absolue. Vous connaissez à cet égard les révélations de l'anatomie pathologique, et combien est restreint le volume des tumeurs malignes qui n'ont encore de connexions qu'avec la muqueuse. Vous n'avez pas oublié que ce sont des végétations du volume d'une lentille ou d'un haricot qui seules paraissent conserver cette précieuse indépendance. Il est donc impossible de faire à temps le diagnostic réalisant les conditions qui permettent la cure radicale des tumeurs malignes.

Quelle que soit votre hâte, l'intervention aura les plus

grandes chances d'être trop tardive, car rien ne vous permet d'espérer que vous arriverez avant le moment où l'ensemencement qui prépare et assure la récidive est déjà accompli. Vous n'avez pas oublié que les recherches anatomo-pathologiques démontrent la constance de l'infiltration larvée, de celle qui forcément échappe aux investigations les plus directes et que seul l'examen complet des autopsies permet de reconnaître.

Aurez-vous du moins l'avantage de mieux assurer la guérison définitive si vous avez l'heureuse fortune de la rencontre d'une espèce bénigne. Ici encore les enseignements de l'anatomie pathologique sont péremptoires. La tumeur bénigne reste indépendante des couches profondes de la paroi vésicale quel que soit le degré de son évolution. A sa naissance comme à son apogée elle en est complètement séparable. Elle ne dépasse jamais l'épaisseur de la muqueuse, elle respecte complètement la musculeuse et ne s'étend en surface que dans les limites même de son implantation. Sessile ou pédiculée elle peut donc être complètement détruite quel que soit le moment où l'on opère si l'on use de procédés suffisamment rigoureux. Il n'y a donc aucun inconvénient à attendre et vous aurez toute chance de guérir radicalement votre malade si vous l'avez bien observé et si vous ne vous êtes pas laissé surprendre par les lésions secondaires de l'appareil urinaire. En observant ces conditions, il ne sera jamais trop tard pour opérer les néoplasies bénignes.

Rien ne justifie donc l'opération hâtive entreprise dans le but de devancer les progrès de la néoplasie. Lorsqu'elle est bénigne vous avez des délais en quelque sorte illimités, lorsqu'elle est de nature maligne vous arriverez toujours trop tard.

Tout au contraire plaide en faveur d'une prompte décision toutes les fois qu'une des menaces que nous vous avons définies s'accentue. Peu vous importe alors la nature et l'âge de la lésion, vous savez qu'en opérant vous donnerez au malade tout ce qu'il est légitime d'espérer de l'intervention. La possibilité de la résection de la paroi vésicale dans sa portion envahie ou suspecte ne saurait changer ces conditions. Physiologiquement impossible au siège ordinaire de l'implantation des tumeurs, en raison de la présence des uretères, la résection large de la paroi supérieure dans les cas trop rares où l'implantation se fait franchement dans cette région de la vessie, ne vous donnerait que des garanties illusoires, parce que, à côté de l'infiltration apparente se trouve toujours l'infiltration larvée. Vous devriez cependant la pratiquer, et je vous ai montré que j'en suis partisan dans ces cas, mais, complète en apparence, votre opération risque beaucoup, je le répète, de laisser en dehors de ses limites les traînées irrégulières de l'infiltration larvée.

Cette impuissance relative de l'opération ne peut, en effet, vous donner le droit de devancer les indications fournies par les symptômes, de vous autoriser du doute où vous êtes sur la nature de la tumeur qui commence à dévoiler sa présence pour agir préventivement et la détruire complètement alors qu'il n'est pas encore nécessaire de courir les chances de la résection. L'étude tout entière de la question vous a démontré que vous ne pouviez adopter une semblable ligne de conduite, qu'en vous plaçant en dehors des réalités de l'observation clinique et de l'observation anatomo-pathologique.

En restant sur ce terrain, vous utilisez en faveur de vos malades, tous les avantages que peut leur procurer la remarquable faculté de localisation des néoplasmes vésicaux, leur développement quelquefois si lent, le peu de troubles qu'ils apportent alors à la santé, et vous ne les privez pas du bénéfice d'une intervention que sans aucun retard vous leur proposerez à son heure. Vous réalisez ainsi l'opération hâtive dans ce qu'elle a de légitime, sans compromettre les chances d'une guérison radicale que n'aurait pas augmentées une opération prématurée. N'oubliant pas que ces chances n'existent que pour les tumeurs bénignes, mais qu'il dépend de l'opérateur que ces conditions favorables offertes par la nature du mal se réalisent par l'acte opératoire, vous choisissez 'opération qui vous permet d'attaquer le plus sûrement et de détruire le plus complètement la néoplasie, c'est-à-dire l'opération sus-pubienne. Incomplètement enlevée, la tumeur la plus bénigne peut en effet se reproduire. Aussi devez-vous sévèrement agir. Mais vous vous abstiendrez d'une rigueur opératoire inutile en ne cherchant pas quand même, dans la résection des garanties illusoires pour l'avenir et vous exposant dans le présent à compromettre la vie de vos opérés. Confiants dans les progrès réalisés pour la technique opératoire et les pansements, vous opérerez non seulement sans délai, lorsque l'indication aura été bien étudiée et bien posée, mais vous étendrez à des cas certainement incurables le bénéfice de l'opération.

La possibilité d'agir efficacement sur l'hématurie et sur la douleur élargit singulièrement le cercle des indications; je vous l'ai déjà fait remarquer. Je n'y reviens, en terminant, que pour vous dire que, si la constatation d'une infiltration des parois de la vessie, de même que l'évidente et grave altération de l'appareil urinaire supérieur et par contre de la santé générale, sont, en principe, des contre-indications à l'action chirurgicale, vous aurez cependant le droit et le devoir d'opérer, si les ressources du traitement médical ne vous permettent, ni de modérer des pertes de sang prochainement menaçantes, ni d'atténuer dans une large mesure les douloureux symptômes qui troublent si profondément la vie de ces malheureux à la fois atteints de tumeur de la vessie et de cystite.

QUATORZIÈME LEÇON

TRAITEMENT CHIRURGICAL

Parallèle des deux méthodes opératoires, boutonnière périneale et incision hypogastrique, pour les manœuvres d'extirpation.

La boutonnière périnéale a été préconisée et souvent employée par sir H. Thompson qui a surtout en vue les tumeurs pédiculées et renonce à l'ablation pour peu que le néoplasme soit sessile. Nécessité d'un grand nombre d'instruments de formes variées. Prudence qu'exigent les manœuvres. Difficile emploi de l'écraseur même en recourant à un très petit modèle. Danger de perforation de la vessie pendant les manœuvres par le fait des pressions faites sur l'hypogastre, pressions qui sont cependant nécessaires lorsque la tumeur est peu proéminente. Pour modifier le point d'implantation, sir H. Thompson a recours au perchlorure de fer, dont l'efficacité est bien douteuse et qu'il applique difficilement avec une seringue spéciale. Pas de pansement, simple drainage de la vessie.

Incision hypogastrique. — La première partie de l'opération comprend l'ouverture de la vessie. Pour la pratiquer avec méthode plusieurs temps sont nécessaires : Distension du rectum à l'aide du ballon de Pétersen; distension de la vessie par une solution d'acide borique; précautions à observer dans l'injection. Incisions de la peau, de l'aponévrose et des muscles, refoulement du cul-de-sac péritonéal, ponction de la vessie; passage des fils suspenseurs; enlèvement de la sonde et du ballon rectal.

La seconde partie de l'opération comprend l'exploration et la destruction du néoplasme. L'exploration se fait par le toucher et par la vue, en particulier par la vue. Pour arriver à bien voir toute la surface interne de la vessie, il faut savoir à propos soulever, écarter, déprimer, éclairer. Comment on y parvient — Exérèse du néoplasme : ablation par l'anse galvano-caustique ou un serre nœud, dissection, excision par des ciseaux ou des curettes tranchantes simples ou doubles, curage et grattage, cautérisation au thermo-cautère du point d'implantation. Résection. Dans quels cas elle est praticable. Ces manœuvres s'exécutent presque sans hémorrhagie. Quelquefois le pédicule contient des vaisseaux qu'il est facile de lier ou de cautériser.

Pansement. Suspension de la vessie. Quand doit-elle être faite? Application et fixation des tubes-siphons. — Perfectionnements apportés dans leur emploi. — Sutures superposées de la moitié supérieure de la plaie comprenant la vessie, les muscles droits, les téguments. — Vérification du fonctionnement des tubes. Application de gaze iodoformée autour de ces derniers dans la plaie et sur la suture. Pansement de Lister maintenu par des bandes passées en spica autour des cuisses et du ventre comprimant méthodiquement l'abdomen au-dessus des tubes — Soins consécutifs.

La comparaison des deux méthodes montre toute la supériorité de la taille hypogastrique.

Elle est encore la méthode de choix lorsque le traitement doit être exclusivement palliatif. Pour quelles raisons?

Chez la femme : La dilatation forcée de l'urèthre permet des manœuvres plus faciles que la boutonnière périnéale chez l'homme. Elle peut suffire dans les cas faciles. Dans les cas difficiles, elle cède le pas à la section vésico-vaginale comme méthode palliative, et à l'incision hypogastrique comme méthode curative.

Messieurs,

L'intervention étant décidée, il me reste à en étudier le manuel opératoire. Je passerai successivement en revue, dans cette leçon, les opérations faites par la voie périnéale et par la voie hypogastrique. Je les envisagerai d'abord au point de vue d'une extirpation radicale, puis au point de vue d'une simple action palliative. Enfin, je discuterai quelles sont les différentes méthodes qui peuvent être employées chez la femme et quelles sont leurs indications.

Un certain nombre de chirurgiens de grande valeur sont encore partisans de la voie périnéale et ne paraissent disposés que dans les cas de tumeurs volumineuses à recourir à l'incision hypogastrique; je suis au contraire absolument convaincu de la grande supériorité de la taille sus-pubienne dans tous les cas. J'aurai tout d'abord à discuter les avantages et les inconvénients de chacune des deux méthodes rivales. Le parallèle que je vous en ai déjà tracé à l'occasion de l'exploration digitale me dispensera de revenir très longuement sur les détails qui ne se rattachent pas directement à l'ablation de la tumeur. Nous savons dès maintenant que la voie hypogastrique, sans être plus dangereuse que la voie périnéale, permet beaucoup plus facilement qu'elle d'explorer par le toucher et même par la vue la région dégénérée de la vessie. Nous n'avons plus qu'à rechercher si elle offre également plus de facilité et plus de sécurité pour exécuter les manœuvres destinées à extirper, à cautériser, en un mot à détruire le néoplasme.

Il m'a semblé que l'exposé successif des manœuvres opératoires par la voie périnéale et par la voie hypogastrique était le meilleur moyen d'opposer les uns aux autres, les avantages et les inconvénients de chacun des deux procédés et de vous fournir très simplement tous les éléments nécessaires à un jugement impartial. Cela me permettra du même coup de vous mettre sous les yeux la description didactique de ces deux opérations.

Sir H. Thompson est, vous le savez, le principal défenseur de la *boutonnière périnéale* employée aussi bien pour attaquer les tumeurs de la vessie que pour les explorer. Ne voulant m'exposer ni à mal interpréter ses opinions ni à vous influencer en vous les présentant malgré moi sous un jour défavorable, je me bornerai à reproduire textuellement les divers passages de ses leçons qui se rapportent à ce sujet[1].

Après avoir déclaré (p. 21) qu'il ne faut faire au périnée

1. Sir H. Thompson. *Leçons sur les tumeurs de la vessie et sur quelques points importants de la chirurgie des voies urinaires.* Traduction française par M. le docteur R. Jamin, p. 80 et suivantes.

qu'une plaie capable d'admettre le doigt et d'être comblée entièrement par lui, voici comment il conseille de procéder pour enlever la tumeur :

« Si vous avez la bonne fortune de tomber sur une tumeur unique, de forme polypoïde, et par conséquent munie d'un pédicule assez mince, vous ne devez pas hésiter à introduire une paire de pinces-forceps dans la cavité vésicale et à l'employer sans l'aide du doigt de l'opérateur. Les petites pinces-forceps, dont je me sers dans ce but, sont à mors larges et dentelés sur les bords, de façon à écraser et non à sectionner les tissus. Il existe différentes formes de ces pinces-forceps. Le modèle le plus simple est droit, ressemblant à la tenette employée ordinairement dans la taille. D'autres sont incurvées et destinées aux tumeurs situées latéralement ou près du col de la vessie; car, dans cette situation, la pince-forceps droite ne parviendrait pas à les saisir. Une paire de chaque modèle doit avoir des bords coupants, pour les cas exceptionnels où la tumeur est plus dure et plus résistante que de coutume. Dès que les branches sont introduites dans la cavité vésicale, il n'y a qu'à les ouvrir largement et à les refermer ensuite pour être à peu près certain qu'elles ont saisi le polype plus ou moins complètement. Pendant cette opération, vous ne devez exercer aucune pression dans la région sus-pubienne : ne modifiez en rien les contours naturels de la vessie. Par quelques petits mouvements du forceps dans différentes directions, vous vous assurerez que la tumeur est bien saisie. A ce moment, évitez par-dessus tout, à mon avis, d'user de violence; cependant, serrez fortement l'un contre l'autre les mors de l'instrument, de façon que leur extrémité morde et mâchonne un peu les tissus, si je puis m'exprimer ainsi, sans toutefois abandonner le point où la tumeur a été saisie et mordue en premier lieu. Alors, à l'aide d'un léger mouvement de traction, facilitez le dégagement de la masse; lorsque celui-ci est accompli, la pince-forceps se trouve libre dans la cavité vésicale, et il vous sera aisé de l'extraire avec son contenu.

« Ceci fait, introduisez de nouveau le doigt, afin de constater ce qui reste de la tumeur et de voir s'il est possible de compléter l'ablation. En tout cas, lorsque la pince-forceps a ainsi extrait un fragment, si petit qu'il soit, l'instrument ne doit jamais être réintroduit avant que le doigt ait une seconde fois exploré la surface interne de la vessie et permis à l'opérateur d'apprécier exactement la portion qui reste à enlever, si toutefois il en reste une.

« Mais supposons que la tumeur n'ait pas été complètement divisée par l'action de la pince-forceps manœuvrée avec la prudence que je viens d'indiquer, l'instrument doit alors lâcher la tumeur et être retiré immédiatement. A sa place, vous introduisez le doigt, qui rencontrera, très probablement, un fragment si près d'être détaché que l'ongle suffira pour achever la section. Dans ce but, vous pouvez vous servir également de ces petits instruments à dents de scie que j'ai imaginés à cet effet; l'incision uréthrale offre une ouverture suffisante pour permettre de les glisser le long de l'index laissé en place. Il n'y a réellement aucune difficulté ni aucun danger, pourvu qu'on agisse avec le plus grand soin, à enlever de cette manière une ou deux tumeurs pédiculées, même en rasant la paroi vésicale : l'opération est presque toujours suivie d'un succès complet et durable. Car, en sectionnant le pédicule, suivant le procédé que je viens de décrire, je vise autant à obtenir la cicatrisation rapide de la plaie qu'à empêcher la récidive ultérieure de la tumeur au point d'implantation.

« Vous avez encore d'autres moyens à votre disposition, si vous le jugez à propos. Vous pouvez vous servir, par exemple, d'un très petit écraseur muni d'une anse de corde à boyaux, qu'on manœuvre le long de l'index, dans les cas de tumeurs ayant la forme de polype. Chez la femme, il est souvent facile d'attirer doucement au dehors de semblables tumeurs à l'aide du forceps et de ligaturer ainsi le pédicule à ciel ouvert. J'ai réussi une fois à exécuter heureusement cette manœuvre. M. Bryant l'a fait également. Une autre fois, j'ai amené de cette façon, à l'extérieur, une masse polypoïde qui s'est trouvée être un calcul complètement enkysté; car, lorsque j'ai incisé cette masse, le calcul s'est énucléé.

« Dans une autre leçon professée à l'*University College Hospital*, sir H. Thompson[1] avait déjà exprimé, à ce sujet, l'opinion suivante :

« Peut-être y a-t-il des cas où l'emploi de l'écraseur serait préférable à l'emploi des pinces; cela me paraît cependant douteux. En effet, pour ajuster la chaîne, il faut plus d'espace que ne peuvent en fournir les incisions décrites. Or, il est préférable, autant que cela est possible, de ne pas leur faire dépasser les étroites limites que je leur ai assignées et qui m'ont été suffisantes pour enlever, avec mes pinces, de très grosses tumeurs. Le forceps et le doigt doivent être employés alternativement, l'un pour reconnaître ce que doit enlever l'autre; je n'ai jamais été dans la nécessité de faire une incision qui permît l'introduction simultanée du doigt et des pinces. Mais l'écraseur exigeant l'accompagnement du doigt et conséquemment plus d'espace pour les manœuvres combinées, je lui objecte précisément de réclamer de plus grandes incisions. Chez la femme, l'emploi de l'écraseur serait plus aisé parce qu'on obtient plus de place sans pratiquer d'incision.....

« Chez l'homme, quelquefois la tumeur vient faire saillie à travers la plaie, comme M. Davies Colley et M. Morris ont pu le voir : cette tumeur semblait avoir été poussée au dehors par des efforts d'expulsion naturelle de la vessie, le lendemain de l'opération, celle-ci n'ayant rien enlevé la veille; l'ablation fut ainsi pratiquée dans d'excellentes conditions, et le malade guérit parfaitement.

« Cependant, si les tumeurs présentent une forme plus complexe, lorsque, par exemple, elles sont constituées par plusieurs lobes implantés sur une large base, on peut employer le forceps pour leur ablation, mais en répétant

1. Sir H. Thompson. *The Lancet*. 3 février 1883, p. 182.

plusieurs fois les manœuvres usitées pour une tumeur unique. Si la base est très large et la tumeur peu proéminente, il est certain qu'on n'arrivera à l'extirpation par aucun procédé, ni par la voie périnéale, ni par la voie sus-pubienne. Une base large implique nécessairement une intime continuité de tissus entre la paroi vésicale et les éléments morbides; aussi l'ablation me semble-t-elle ordinairement impossible. La résection des parties les plus saillantes de la tumeur, si elle est praticable, peut être tentée, mais simplement dans le but de retarder son évolution, et non dans l'espoir d'arriver à une guérison radicale.

« Il est possible d'attaquer et de détruire des portions de tumeurs, soit par l'ablation que je viens de décrire, soit par le grattage, soit enfin en déterminant le sphacèle et la mortification de la masse. On s'est demandé si, dans certains cas, il n'était pas indiqué de recourir à l'application de divers agents chimiques de nature astringente : leur réelle efficacité me semble un peu douteuse. Sans doute, une solution de perchlorure de fer aide à arrêter l'hémorrhagie presque toujours assez abondante pendant les quelques heures qui suivent l'ablation d'une tumeur largement implantée; mais, en outre, elle peut contribuer, dans une certaine mesure, à détruire la portion qui reste, lorsque le forceps a fini son œuvre. Dans ce but, j'ai imaginé une seringue de verre étroite et courbée, contenant une petite éponge imbibée de cette solution; l'éponge, pressée par le piston, laisse écouler, à travers les fins pertuis dont l'extrémité de l'instrument est perforée, trente à soixante gouttes de la solution astringente, et cela au point précis où l'on désire appliquer l'agent médicamenteux.

« Il y a un fait important à noter, particulièrement lorsqu'il s'agit de masses morbides peu proéminentes, c'est l'effet d'une vigoureuse pression pratiquée à la région sus-pubienne par un aide. Celle-ci, en effet, peut modifier à la fois et la situation réelle de la tumeur, et l'estimation vraie de son volume et de sa forme, et enfin la manière dont elle se présente au doigt de l'opérateur, engagé en ce moment dans la vessie qu'il explore. Si cette pression est trop énergique, la paroi vésicale antéro-supérieure est refoulée dans l'intérieur de la cavité; de cette façon, la tumeur semble offrir une surface plus large que celle qu'elle possède, et elle paraît beaucoup plus saillante qu'elle ne l'est en réalité. Un opérateur inexpérimenté ou non prévenu des effets de cette vigoureuse pression sus-pubienne serait peut-être conduit à saisir avec son forceps toute la masse qui se présente ainsi sous l'influence de la pression, en pensant qu'il a affaire à une volumineuse tumeur. On risquerait par là même de produire un traumatisme fatal, en écrasant un pli de la paroi vésicale et en déterminant, par conséquent, une plaie du péritoine. Pour éviter une semblable catastrophe, vous vous refuserez à toute tentative de destruction, lorsqu'il n'est pas clairement prouvé que la tumeur est suffisamment proéminente pour comporter une ablation complète ou presque complète; ensuite, ne vous servez jamais du forceps pendant qu'une pression exagérée est pratiquée à la région sus-pubienne; et, enfin, ne laissez jamais dépasser à cette pression les limites simplement nécessaires pour fixer et maintenir la vessie et les parties voisines. »

Quant au *pansement*, sir H. Thompson n'en indique pas. Il dit seulement à propos du drainage de la vessie :

« Si la vessie et l'urèthre ont besoin d'être maintenus dans un état de repos absolu, afin de suspendre complètement leurs fonctions pendant quelques jours, la libre issue de l'urine doit être assurée. Dans ce but, un tube de caoutchouc, souple mais résistant, d'un calibre d'un quart de pouce environ (7 millimètres) et long de six pouces (16 millimètres) percé d'un orifice non seulement terminal, mais aussi latéral, est plongé dans la vessie par son extrémité taillée en biseau. Ce tube, laissé à demeure dans la plaie, dépasse un peu celle-ci, de façon à porter directement l'urine dans un réceptacle destiné à la recevoir. Si l'objet du traitement est le repos des fonctions vésicales, le tube peut être maintenu en place pendant une semaine au moins, sans que sa présence devienne pénible pour le malade; dans le cas contraire, il serait remplacé par une grosse sonde molle. Il vous est d'ailleurs possible, dans certains cas, de renoncer à tout instrument, sonde ou tube, au bout du premier ou du deuxième jour, et de permettre à l'urine de s'écouler librement par la plaie. Si cependant le tube ne détermine qu'une irritation nulle ou insignifiante, il est bon de le maintenir jusqu'à ce que la vessie ait été suffisamment reposée par le drainage, c'est-à-dire pendant quelques jours, une semaine, par exemple; une plus longue période est même parfois nécessaire. »

Tels sont, Messieurs, textuellement reproduits tous les conseils que donne sir H. Thompson au sujet de l'opération faite par la boutonnière périnéale et des soins consécutifs qu'elle exige.

J'ai maintenant à lui opposer la description des manœuvres que j'ai coutume d'exécuter par l'*incision sus-pubienne*.

Tous les préliminaires et le premier temps de l'opération sont absolument identiques à ceux de la taille hypogastrique par les procédés modernes. Je les ai longuement étudiés ou fait étudier par mes élèves dans une série de mémoires[1] publiés dans les *Annales des maladies des organes génito-urinaires* ou de thèses soutenues devant notre Faculté. Il me suffira, par conséquent, de vous les rappeler aujourd'hui brièvement.

Le malade est préparé par l'administration d'un purgatif la veille et d'un lavement le matin de l'opération. On a rasé, savonné et purifié la région hypogastrique, ainsi que les

1. F. Guyon. *Contribution clinique à l'étude de la taille hypogastrique Annales des maladies génito-urinaires*. 1883, t. I, p. 1 et suivantes.

Tuffier. *De la taille hypogastrique. Annales*. 1884, t. II, p. 360.

Du Chastelet. *La taille hypogastrique en France*. 1884, t. II, p. 546.

Hallé. *Taille hypogastrique*. 1885, t. III, p. 649.

Broussin. *De la taille hypogastrique*. 1882, thèse de doctorat.

A. Pousson. *De l'intervention chirurgicale dans les tumeurs de la vessie dans les deux sexes*. 1884, thèse de doctorat.

régions voisines, ou même, s'il n'existe aucun empêchement, on a fait prendre un grand bain savonneux.

Pendant qu'un aide fait respirer le chloroforme, un autre lave à l'eau phéniquée forte les régions pubienne et sus-pubienne. Puis, on vide la vessie et on lave sa cavité à grand courant avec une solution saturée d'acide borique.

Cela fait, on procède successivement à la distension du rectum et à l'injection de la vessie.

La *distension du rectum* se fait au moyen du ballon de caoutchouc de Petersen. Ce ballon, dont on a préalablement éprouvé la résistance, doit avoir une contenance de 4 à 500 grammes. On le choisit plus grand ou plus petit, suivant que la saillie de la vessie à l'hypogastre sera rendue plus ou moins difficile à constater en raison de l'épaisseur de la paroi abdominale ou de l'intolérance probable de la vessie. Pour l'introduire, on le plie en une sorte de fuseau aplati, on l'enduit de vaseline, on graisse également le pourtour de l'anus et on l'insinue avec la main droite, pendant que l'index gauche dirige et facilite sa progression; on le pousse jusqu'à ce que son ampoule cesse d'être visible à l'anus. On s'assure, enfin, qu'il est bien en place et que son extrémité ne s'est pas repliée pendant l'introduction. On y injecte alors de l'eau ordinaire, en surveillant l'anus de façon à empêcher le ballon de s'échapper à mesure qu'il se gonfle. Lorsqu'il a reçu à peu près la quantité de liquide qu'il est destiné à contenir et qui varie de 350 à 500 grammes, on procède à l'*injection vésicale.*

Une sonde métallique à robinet de forme quelconque sert à cette injection. Son pavillon doit être assez large pour recevoir une grosse canule; c'est la condition nécessaire d'une exacte appréciation de la poussée à exercer sur le piston. Comme le ballonnement du rectum pourrait rendre difficile l'introduction de la sonde, il faut l'avoir placée à l'avance et garnir quelque peu la cavité vésicale de liquide, afin de la protéger contre la pression de l'instrument métallique.

Pour prévenir toute issue du liquide injecté, on applique

intimement la verge sur la sonde à l'aide de quelques tours d'un tube en caoutchouc que fixe en place une pince à forcipressure. Le chirurgien attend, s'il est nécessaire, que le malade, souvent excité par la réplétion du rectum, ait repris le calme complet que détermine une anesthésie profonde. Il injecte lentement une solution d'acide borique, il explore par le palper et par la vue la région hypogastrique de manière à bien apprécier les progrès de la distension vésicale. Mais il doit surtout tenir le plus grand compte de la résistance qu'il éprouve du côté du piston de la seringue. Lorsque ce piston glisse avec facilité (et il faut toujours s'assurer d'avance qu'il en est ainsi) et que la canule est large, sa descente plus ou moins facile renseigne avec exactitude sur le degré de la pression intravésicale. Il est indispensable de ne jamais la porter à l'excès ; il ne faut jamais, sous aucun prétexte, user de force pour obliger la vessie à recevoir contre son gré, même une faible quantité de liquide. Ce serait s'exposer à provoquer de violentes contractions qui pourraient avoir, surtout sur de jeunes sujets puissamment musclés, de très fâcheuses conséquences. J'ai déjà eu l'occasion de vous citer (voir p. 32) un cas dans lequel l'injection fut la cause indirecte de la rupture de la vessie. Pour se mettre à l'abri d'un accident semblable, il faut savoir attendre quelques instants, lorsque le piston refuse d'avancer. La contraction de la vessie ne tarde pas à diminuer et même à disparaître, il devient alors possible d'introduire une nouvelle quantité de liquide, sans déployer aucune violence. J'ajoute qu'il n'est pas toujours nécessaire d'obtenir une saillie très prononcée de la vessie pour pouvoir opérer dans de bonnes conditions. Avec une injection de 200 à 300 grammes et même moins, il est encore possible de procéder avec méthode et sécurité. L'état très douloureux de la vessie peut, vous le savez, rendre ce temps de l'opération difficile et même périlleux, malgré la chloroformisation complète. Cependant la résistance de la vessie des néoplasiques est à la fois suffisante et sa faculté contractile assez amoindrie par l'âge, pour que la rupture ne soit pas à redouter. J'ai eu déjà l'occasion de vous dire que je ne l'ai jamais observée dans ces cas.

La saillie à l'hypogastre du globe vésical se prononce d'autant plus vite et d'autant plus facilement que la paroi de l'abdomen est moins épaisse et que le ballon rectal est plus volumineux. Ordinairement, une injection de 200 à 300 grammes est suffisante pour que la vessie remonte à peu près à moitié chemin entre l'ombilic et le pubis ; souvent même avec 200 grammes seulement on obtient le soulèvement nécessaire. Quelquefois, la vessie dilatée au lieu d'être médiane est un peu déviée à droite ou à gauche. Il peut être nécessaire de charger un aide de la repousser et de la maintenir sur la ligne médiane pendant la première partie de l'opération.

Toutes ces dispositions préliminaires étant prises et la vessie formant à l'hypogastre une saillie suffisante, on peut commencer l'opération proprement dite.

La première partie comprend l'*ouverture de la vessie*. Elle se compose de plusieurs temps : Incision de la peau, de l'aponévrose et des muscles, refoulement du cul-de-sac péritonéal, ponction de la vessie, passage des fils suspenseurs, enlèvement de la sonde et du ballon rectal.

L'*incision de la peau* est faite sur la ligne médiane dans la moitié inférieure de l'espace qui sépare le pubis de l'ombilic. Il ne faut pas craindre de lui donner toute l'étendue nécessaire, au besoin 10 et 12 centimètres, de manière à vous créer un large et facile accès jusqu'à la vessie.

Il ne faut pas redouter les grandes incisions par peur du péritoine. Si l'opération est méthodiquement conduite, la séreuse ne sera jamais lésée et vous aurez le grand avantage de pouvoir attaquer le néoplasme dans de bonnes conditions.

Les incidents qui peuvent survenir pendant l'incision de la couche sous-cutanée sont insignifiants. Tout au plus peut-on rencontrer quelques petits vaisseaux, artères ou veines, dont il importe de faire la ligature. Souvent on ouvre une petite artériole tégumenteuse transversale, dont il faut lier les deux bouts. Mais plus souvent encore ce sont de petites veines superficielles qui donnent du sang, il suffit de les soumettre momentanément à la forcipressure, tandis qu'il est utile, je le répète, de lier les artérioles. Dans un cas où j'avais négligé de prendre cette précaution, j'ai observé une hémorrhagie secondaire.

Après avoir divisé la peau et la couche cellulo-graisseuse sous-cutanée, on sectionne l'aponévrose superficielle, puis le muscle grand droit de l'abdomen, sans chercher à trouver exactement l'interstice qui sépare le droit du gauche. Il est inutile, si ce n'est dans la partie inférieure, d'inciser la couche musculeuse dans toute son épaisseur. On lie, chemin faisant, les petites artérioles qui saignent.

On met franchement à nu dans l'étendue de quelques centimètres le fascia transversalis qui ferme en arrière la gaîne incomplète des muscles droits, et à travers ce fascia on aperçoit facilement la couche de graisse jaune qui double le péritoine et masque la vessie. Avec une pince à disséquer, on saisit, on soulève et on incise en dédolant, dans sa partie la plus inférieure, la mince membrane qui recouvre la graisse, celle-ci fait aussitôt hernie. On insinue alors l'extrémité de l'index gauche dans cette ouverture, au-dessous du paquet adipeux puis on recourbe le doigt en crochet, on l'appuie sur la vessie, et l'on refoule de bas en haut, en achevant la déchirure du fascia et de ses fibres musculaires, la graisse et le cul-de-sac péritonéal.

Dès lors, on aperçoit au fond de la plaie souvent profonde, que maintiennent béante deux écarteurs, la paroi antérieure de la vessie distendue sur laquelle on distingue les plexus veineux turgescents qui rampent à sa surface ou sillonnent son épaisseur. La vessie se présente pour ainsi dire comme une tête de fœtus à la vulve. Il est facile de la voir et de l'atteindre.

Avant de l'ouvrir, il convient toutefois de s'assurer qu'il n'existe dans la plaie en entonnoir qu'on vient de créer, aucun vaisseau à lier, puis, l'hémostase étant suffisante, on remplit la plaie de solution phéniquée forte. Ce bain antiseptique est prolongé pendant quelques minutes. Il est d'autant plus utile à ce moment qu'il serait difficile plus tard d'imprégner de la même solution la surface de la plaie, sans en laisser couler dans la cavité de la vessie à laquelle ne conviennent pas les préparations phéniquées fortes.

Enfin, *pour ouvrir la vessie*, je conseille d'y plonger résolument le bistouri et d'inciser du haut en bas d'un seul coup, dans toute l'étendue de la plaie jusqu'au pubis. L'index de la main gauche placé dans l'angle supérieur de l'incision appuie sur la face antérieure de la vessie, maintient le refoulement du cul-de-sac péritonéal et guide le bistouri que l'on appuie sur lui. J'ai déjà eu l'occasion de vous dire (voy. p. 6) qu'en procédant ainsi d'un seul coup à l'ouverture de la vessie, au lieu de sectionner couche par couche, on se mettait à l'abri des hémorrhagies veineuses que déterminerait souvent une incision trop prudemment conduite. A peine ponctionnée, la vessie revient sur elle-même en chassant violemment, quelquefois sous forme d'un jet, le liquide qu'elle renferme. A ce liquide se mélange presque aussitôt, plus ou moins abondamment le sang que fournit la plaie vésicale. Cependant, sans se préoccuper de l'hémorrhagie, le chirurgien doit aussitôt se mettre en devoir de *passer les fils suspenseurs* de la vessie, qui lui permettront tout d'abord de s'assurer si la plaie vésicale ne présente aucun vaisseau dont la ligature soit nécessaire. Dans plusieurs observations, j'ai pu ainsi me rendre maître, avec la plus grande simplicité, d'une hémorrhagie artérielle de la paroi qu'il eût été fort difficile d'arrêter sans les fils suspenseurs. Mais ces derniers rendront encore un bien plus grand service au cours des manœuvres ultérieures, en permettant de tendre les parois de la vessie et d'attirer ainsi sous l'œil du chirurgien les régions les plus profondes de cet organe sur lesquelles s'implantent les néoplasmes. Les fils donnent une sécurité absolue et rendent on ne peut plus simples des manœuvres qui, sans eux, seraient entourées des plus grandes difficultés. Je ne saurais donc trop vivement vous recommander leur emploi ; pour peu que l'opération soit difficile, j'ai même l'habitude de multiplier les fils suspenseurs. J'estime que pour conduire avec méthode la seconde partie de l'opération, c'est-à-dire l'attaque de la tumeur ils ne sont pas moins utiles que le ballon de Petersen pour exécuter la première partie qui a pour objet l'ouverture de la vessie.

L'index gauche qui a guidé le bistouri l'a suivi dès qu'il a pénétré dans la vessie, il a aidé à en achever la section ou à la compléter dans sa partie inférieure avec des ciseaux ; il n'a pas quitté la vessie et va maintenant guider les fils conducteurs. Pour les placer à une distance suffisante de la lèvre de l'incision, il est nécessaire d'attirer la paroi vésicale avec l'index replié en crochet et de la saisir entre ce doigt et le pouce. Je me sers de fils de soie cirés, solides et assez gros pour ne pas couper la paroi qu'il sont destinés à soulever. Ils sont préparés d'avance dans une aiguille courbe montée sur un porte-aiguille et préalablement immergée dans une solution phéniquée forte ; le chirurgien ayant bien saisi successivement chacune des lèvres de la paroi vésicale les traverse et s'en rend définitivement maître en formant une anse dont les deux extrémités sont rattachées par un nœud et confiées à un aide. Si on le juge utile, rien n'est plus facile que de placer de chaque côté deux anses au lieu d'une. Tenues légèrement tendues de dedans en dehors, elles maintiennent constamment béante l'ouverture de la vessie où peuvent s'engager sans aucune hésitation et avec la plus complète sécurité les doigts et les instruments; elles mettent à découvert les lèvres de la section où l'on a souvent, comme je viens de le dire, à lier des artérioles.

Avant de passer à la seconde partie de l'opération, c'est-à-dire à l'exploration et à l'ablation du néoplasme, il importe de *retirer la sonde* qui est restée jusqu'à ce moment dans le canal. Il est également nécessaire de *dégonfler et même d'enlever le ballon de Petersen ;* il suffit le plus souvent de le dégonfler partiellement, on se ménage ainsi un support pour la paroi postérieure de la vessie. Rien de plus facile que de l'enlever entièrement si au cours de l'opération on a besoin de combiner l'exploration rectale avec l'exploration vésicale.

Si l'on ne dégonflait pas le ballon, on s'exposerait, ainsi que je vous en ai déjà fait la remarque (voy. p. 277 et suiv.), à commettre des erreurs très regrettables. Autant, en effet, le ballon rectal est nécessaire pour pénétrer dans la vessie, autant il devient gênant pour y manœuvrer, car il rétrécit et déforme sa cavité. En soulevant le bas-fond qu'il porte au-devant de l'opérateur, il masque certaines régions, il peut même donner le change et faire croire à une tumeur qui n'existe pas ou en masquer une qui échapperait alors au toucher et à la vue. J'ajoute que sa tension complète est compressive et entretient souvent la gêne circulatoire dans les parois de la vessie. Ce qui le prouve, c'est que l'évacuation partielle ou l'enlèvement du ballon font rapidement cesser tout suintement sanguin et, bien que le chirurgien ne soit presque jamais gêné par le sang, dans ces opérations si remarquablement hémostatiques, il n'est pas sans intérêt que la surface soit réellement à sec.

La première partie de l'opération est dès lors terminée. Il s'agit maintenant de procéder à l'*exploration de la cavité vésicale* qui doit nécessairement précéder l'attaque du néoplasme. Avec l'index de la main droite et au besoin aussi avec le gauche, je parcours successivement tous les points de la cavité vésicale en étudiant les moindres particularités qu'elle présente. Je puis ainsi vérifier les données fournies par l'investigation clinique, reconnaître le relief formé par la tumeur examiner son mode d'implantation, me rendre compte de sa consistance, en explorer le pourtour, savoir avec précision jusqu'à quel point la paroi est intéressée et juger s'il est possible de tenter l'extirpation complète. Ces renseignements peuvent être contrôlés par l'inspection directe de la tumeur et de la cavité de la vessie.

Il est, en effet, possible de voir la face interne de la vessie et de l'étudier assez nettement pour distinguer des houppes impalpables comme aussi pour guider les instruments d'exérèse, cela est possible alors même qu'il s'agit de la région du col et de la région antérieure de la vessie que dissimule plus ou moins complètement l'arcade pubienne suivant sa hauteur variable chez les différents sujets. Ces points sont ceux que vous aurez le moins de facilité à bien examiner et à atteindre avec les instruments. Néanmoins aucune partie de la surface interne de la vessie n'échappe à vos investigations, si vous procédez méthodiquement.

Pour y parvenir, il faut en même temps *soulever*, *écarter*, *déprimer*, *éclairer*.

C'est à l'aide des fils suspenseurs qu'on soulève la vessie et qu'on écarte les lèvres de son ouverture. Pour écarter les parois de sa cavité on doit utiliser le spéculum de M. Bazy, qui n'est à vrai dire que le spéculum vaginal américain légèrement modifié ; on peut se servir également d'écarteurs ou de valves de divers modèles disposés de manière à ne pas masquer l'ouverture de la vessie. Pour arriver à explorer et surtout à voir le voisinage du col, derrière le pubis, de larges valves ne rendent pas grand service. J'ai pu, sur le malade de l'observation XI, rendre accessible à l'œil et aux instruments un épithéliome implanté sur la partie la plus inférieure de la paroi antérieure de la vessie et situé par conséquent derrière la symphyse. Je me suis servi pour cela d'écarteurs à becs longs et plats placés à droite et à gauche de l'angle supérieur de la plaie, de manière à élargir l'ouverture et à soulever la vessie. La seule application du spéculum de Bazy dans l'angle inférieur découvre largement l'ensemble du champ opératoire. Il est loisible suivant le siège de la tumeur de l'incliner à droite ou à gauche, de le placer même sur les parties latérales.

Il ne suffit pas toujours de soulever et d'écarter, il faut en outre assez souvent déprimer, refouler certains points qui font saillie et qui masquent le champ opératoire ou gênent les manœuvres. C'est particulièrement si la vessie est très vaste ou lorsque surviennent des contractions que la surface interne forme des bosselures ou des plis qu'il importe d'effacer ou de refouler. On y parvient aisément soit à l'aide de petites éponges montées, soit à l'aide de curettes, soit à l'aide du doigt et l'on rend, s'il y a lieu, l'anesthésie plus profonde.

Enfin, pour arriver à éclairer l'intérieur de la vessie, une fois qu'on en maintient les parois convenablement écartées, on peut utiliser la lumière du jour réfléchie à l'aide d'un simple miroir plan. Sur le malade de l'observation VI, je suis ainsi parvenu, la première fois que je l'ai opéré, à voir très nettement jusqu'au fond de la vessie bien que le temps fût brumeux et couvert. Un rayon de soleil eût permis un éclairage beaucoup plus satisfaisant. Dans les opérations que j'ai pratiquées depuis ce moment, je me suis servi d'une lampe à incandescence qui permet très facilement et sans aucun tâtonnement de diriger au gré de l'opérateur une vive lumière sur les régions de la vessie qu'on a besoin d'inspecter. La lampe doit être construite de telle sorte que l'incandescence puisse être très complète. Pour voir dans la vessie le spéculum et la lumière du jour, réfléchie ou non, suffisent. Mais pour étudier minutieusement sa surface, il faut une lumière très intense, aussi ai-je l'habitude de ne recourir à l'éclairage artificiel que lorsque la tumeur est déjà enlevée en totalité ou en partie. A ce moment il devient nécessaire de bien examiner le point d'implantation et toute la surface de la muqueuse vésicale afin d'agir en conséquence.

Grâce à une grande lumière, il devient possible de soumettre à l'inspection la plus délicate, à l'étude la plus minutieuse, toute la surface interne de la vessie, de voir nettement les moindres saillies qu'elle présente, d'apprécier la coloration de la muqueuse, de faire en un mot l'anatomie pathologique sur le vivant avec la netteté la plus satisfaisante. On facilite cette inspection en détergeant aussi souvent qu'il le faut, à l'aide d'éponges montées, les points de la vessie qui donnent encore lieu à quelque suintement sanguin. Je le répète, on voit et on voit bien avec le spéculum et les fils suspenseurs sans autre adjuvant. On ne peut très bien et très complètement inspecter qu'avec une lampe électrique à forte incandescence.

Ainsi, Messieurs, vous voyez qu'avec un outillage relativement simple, et grâce à l'incision hypogastrique, qui ouvre largement le corps de la vessie et y donne accès direct, il est possible au chirurgien de se rendre complètement maître du champ opératoire. Comme dans une région découverte, il peut, à l'aide du toucher et de la vue, guider ses instruments de façon à atteindre toutes les parties malades et à respecter celle qu'il importe de ne pas toucher. Il n'est pas obligé, comme lorsqu'il opère par la voie périnéale, de retirer le doigt pour faire place à l'instrument.

Les moyens dont vous disposez vous permettent donc d'aborder, dans des conditions vraiment chirurgicales, l'*exérèse de la tumeur*. L'examen que vous venez d'en faire directement vous a fourni le complément des renseignements nécessaires pour guider votre action. Cependant, au cours même de l'ablation du néoplasme, d'autres données d'une grande importance vous seront encore fournies. J'ai déjà eu l'occasion d'y faire allusion dans la leçon précédente, et il importe d'y revenir.

Rarement il vous sera possible d'enlever d'un seul bloc toute la tumeur; le plus souvent, vous serez obligés de la morceler. Le morcellement portera sur sa partie saillante, qui toujours est la moins consistante, et mettra complètement à nu son point d'implantation. C'est alors que vous pourrez nettement apprécier les connexions du néoplasme et de la paroi. Presque toujours, à ce moment de l'opération, un supplément d'examen est indispensable. Le toucher vous sera surtout utile, mais ne donnera tous les renseignements désirables que s'il est fait à la fois par la vessie et par le rectum. En agissant ainsi, vous vous rendrez compte, non seulement de l'épaisseur de la base de la tumeur, mais vous saurez si cette portion qui vous reste à détruire glisse sur les parties profondes de la paroi vésicale, à quel point elle se rapproche du rectum et s'il vous est possible de la détruire entièrement. Vous constaterez, par le seul toucher vésical, que les bords de la surface d'implantation sont plus épais que son centre, car ils font, sur la surface interne de la vessie, un relief dur. Mis en possession de ces derniers renseignements, vous achèverez votre opération.

De quels moyens disposez-vous et quelles sont les règles à suivre pour aboutir à l'enlèvement ou à la destruction des néoplasmes de la vessie ?

Ce que je viens de vous dire de la consistance habituellement molle de la partie saillante, vous fait prévoir que les curettes, les pinces à polypes seront surtout utilisables. C'est, en effet, à ces instruments que le chirurgien est le plus souvent obligé d'avoir recours. Ils ont le grave inconvénient de ne détruire que partiellement la tumeur. Aussi, lorsque, grâce à leur aide, vous avez enlevé tout ce qui dépassait la surface interne de la vessie, aurez-vous à parfaire votre opération.

Votre manière d'agir dépendra de la situation de la tumeur.

S'il vous est possible d'en continuer l'attaque sans craindre de léser les uretères, le moyen le meilleur est assurément de cerner le pourtour avec le bistouri et de disséquer jusqu'à la couche graisseuse isolante dont je vous ai maintes fois parlé. Mais les connexions si habituelles des tumeurs et des régions uretérales rendent bien rares les occasions où cette dissection peut être utilement tentée. Je ne l'ai pu conduire à bonne fin que dans un seul cas où la tumeur, située en arrière, était à la limite des parois latérales et postérieures.

Agir de la sorte équivaut d'ailleurs à une véritable résection pratiquée du dedans au dehors, et qui est, à mon avis, la seule à recommander.

S'il ne vous est pas possible de complètement enlever la base d'implantation, vous devez du moins vous attacher à attaquer le plus complètement possible ses parties les plus épaisses, et je vous ai fait remarquer que c'étaient ses bords. Ce cadre morbide sera détruit, soit par la dissection au bistouri, soit par les ciseaux courbes aidés de pinces prenantes qui attirent à vous les parties à sectionner, soit à l'aide d'une double curette tranchante. Les parties les moins épaisses seront grattées avec la cuiller coupante, et cette destruction, guidée par le doigt introduit dans le rectum, sera conduite aussi loin que la prudence vous le permettra. Malgré tout, lorsque vous opérerez de la sorte, vous n'aurez certainement pas détruit toutes les racines du néoplasme. C'est cependant dans ces conditions que, le plus souvent, vous serez obligés d'agir. Aussi me suis-je, depuis longtemps, décidé à parfaire la destruction en employant le fer rouge que je promène à plusieurs reprises sur toute la surface d'implantation.

L'éclairage artificiel devient alors nécessaire, il montre très exactement les parties à atteindre que le doigt ne saurait plus désormais vous désigner. La plaque du thermocautère est l'agent cautérisant le plus utilisable et le faible rayonnement de cet instrument permet de le porter, aussi souvent qu'il est nécessaire, au fond de la vessie, sans se préoccuper de léser les parties voisines que l'on protège d'ailleurs, si on le juge convenable, à l'aide de valves en bois ou d'éponges montées.

Des conditions plus favorables peuvent se présenter lorsque la tumeur est pédiculée ou pédiculisable. La pédiculisation vraie est malheureusement fort rare, et je ne l'ai rencontrée que 2 fois sur 21 opérations. Les serre-nœuds sont alors les instruments de choix, ils vous permettent de cueillir, pour ainsi dire, le néoplasme. Néanmois, il faut savoir qu'ils ne rasent pas d'assez près la surface interne de la vessie pour qu'il ne soit pas indispensable d'agir, dans un second temps, sur ce que j'appellerai la racine du pédicule. Le moignon restant doit être saisi avec une pince prenante et attiré, puis embrassé par une pince pressante courbe à branches minces qui l'exprime, pour ainsi dire. Toute la portion saillante est alors détruite *in situ* par le fer rouge.

Ce moyen d'exérèse n'est malheureusement utilisable que pour de très petites tumeurs sessiles ou pour des pédicules bien formés. Les tumeurs sessiles à implantation moyennement large et à relief assez accusé pour faire espérer leur saisie par la pince prenante échappent à son action. Elles sont trop friables pour être convenablement attirées dans la pince et pour résister à sa pression jusqu'au moment où elles passeraient au-devant d'elle. Elles sont par cela même morcelées, et cela vous explique qu'il faille presque toujours se résigner à l'emploi de la curette et au mode opératoire tout à l'heure décrit. Les serre-nœuds comme la pince pressante, ne font, en effet, qu'abraser la tumeur et ne produisent en réalité d'autre résultat que celui que la curette vous donne bien plus rapidement et plus simplement.

Il ressort, en tout cas, de ce que je viens de vous dire, que l'attaque des tumeurs, même lorsqu'elles sont pédiculées, doit se faire en deux temps pour être complète et que l'action du feu est nécessaire pour assurer leur entière destruction même dans les cas favorables. J'insiste d'autant plus que, pour les tumeurs bénignes, la garantie de non récidive est là. Elles repousseront, si vous ne les détruisez complètement, et s'il faut se résigner, dans trop de cas mauvais, à la récidive, du moins faut-il la rendre impossible dans les bons.

Il est des cas où vous pourrez procéder à l'énucléation. La nature de la tumeur ou son siège pourront le permettre. Vous agirez ainsi en rencontrant une tumeur fibreuse encore interstitielle. Il m'est arrivé d'agir de la sorte dans ma vingt-deuxième opération. La tumeur, grosse comme un œuf, largement sessile, était, chose insolite, implantée au-dessus du col et remontait le long de la branche pubienne droite pour s'appuyer contre la symphyse qui la protégeait et la recouvrait comme un toit. J'incisai la vessie jusqu'au pubis, mais je n'arrivais pas encore suffisamment à l'extrémité supérieure de la tumeur ; je fis alors deux incisions latérales profondes tombant en Y sur l'incision médiane. La partie supérieure de la tumeur ainsi isolée, je pus, avec les doigts, en faire l'énucléation et, grâce à sa dureté, l'extraire complètement en un seul bloc. Il s'agissait d'un épithélioma dont les premiers symptômes remontaient à 12 ans. J'excisai les portions de la paroi qui bordaient et recouvraient la tumeur et cautérisai vivement tout le fond de la cavité creusée par l'extirpation et qui formait en quelque sorte une vessie antérieure. Ce n'est que bien rarement que vous aurez à agir dans cette région; c'est la seconde fois qu'il m'a été donné de le faire. Je n'avais pas, dans le premier cas, fait d'incisions complémentaires et je fus gêné. D'ailleurs, les incisions limitantes, alors même qu'elles ne comprennent pas toute l'épaisseur des parois vésicales facilitent grandement l'attaque de la tumeur. Elles permettent de passer au-dessous, de faire en quelque sorte l'énucléation de sa base; j'ai tendance à généraliser cette manière de procéder à tous les cas où elle est applicable.

Qu'il s'agisse de tumeurs pédiculées ou largement implantées, vous pourrez, au moment où vous les détachez de la paroi, avoir du sang. L'opération est généralement sèche, et, dès que la vessie est ouverte et le ballon dégonflé, les artérioles de la paroi liées, c'est à peine si vous avez besoin d'éponges. Mais, ainsi que vous le savez, d'assez grosses artérioles peuvent alimenter le point d'implantation du néoplasme. Lorsqu'il est possible d'appliquer le serre-nœud, vous préférerez, par cela même, l'anse galvanocaustique peu chauffée; dans les cas où vous êtes obligés de vous servir de la curette tranchante, des ciseaux ou du bistouri, vous aurez à arrêter l'hémorrhagie qui d'ailleurs n'est jamais sérieuse. Les injections froides, la compression avec l'éponge, la ligature, au besoin, le fer rouge, auront bientôt raison de l'écoulement de sang. Au cas où la ligature ne pourrait être faite, il vous serait permis de laisser à demeure une pince hémostatique. On arrive donc aisément, et par des moyens presque toujours très simples, à se rendre maître des hémorrhagies et, mieux encore, à les prévenir. Il est loin d'en être de même lorsqu'on a recours à la méthode périnéale. Si je m'en rapporte à l'expérience que j'ai acquise de cette dernière dans les cas de calcul [1], je n'hésite pas à déclarer qu'elle expose aux hémorrhagies, non seulement pendant les ma-

1. Rouxeau. *De l'hémorrhagie dans l'opération de la taille.* Thèse de doctorat, 1881.

nœuvres d'extraction, pendant l'introduction des doigts ou des instruments, mais aussi pendant les manœuvres de la dilatation et après l'opération, ainsi que le reconnaît sir H. Thompson. J'appelle surtout votre attention sur la difficulté d'arrêter définitivement l'hémorrhagie quand elle vient à se produire. Dans une affection où les hématuries sont si fréquentes et si abondantes et où il peut se faire que le malade n'ait plus à perdre une goutte de sang, ces considérations seraient, à elles seules, de nature à faire préférer hautement la voie hypogastrique à la voie périnéale.

Lorsque l'exérèse est terminée, vous n'avez plus qu'à faire la toilette de la plaie, la suture partielle de la plaie abdominale, à placer les tubes et à appliquer le pansement. Ce n'est que dans les cas où vous aurez disséqué profondément la paroi vésicale et conduit votre bistouri jusqu'à la couche graisseuse isolante qu'il serait nécessaire de rapprocher par la suture résorbable de catgut fin, les bords de votre cuvette d'avivement. C'est ce que j'ai fait une fois avec le meilleur succès. La toilette de la plaie s'effectue par des lavages répétés à l'acide borique, par son épongement très exact, l'enlèvement des caillots, des parcelles de néoplasme. Lorsque la surface est bien nette, on termine en poudrant légèrement avec de l'iodoforme finement pulvérisé; une couche épaisse a l'inconvénient de faire des concrétions plus ou moins difficiles à expulser.

Les fils suspenseurs vous rendront encore d'utiles services à ce moment en vous aidant à bien placer les tubes et à pratiquer, si vous le jugez convenable, la suture partielle de la vessie.

J'ai souvent exprimé ma manière se voir à propos de la suture totale; moins encore qu'après l'extraction des calculs, je ne saurais l'accepter après l'ablation des tumeurs. La suture partielle me paraît au contraire avoir quelques avantages et dans mes sept dernières opérations je l'ai mise en usage après y avoir été invité par M. le docteur Guiard qui eut avant moi l'idée de l'utiliser pour faciliter le drainage. Je reviendrai dans un instant sur cette question du drainage. Quelle que soit l'action de la suture partielle, elle n'est à coup sûr ni difficile à faire ni nuisible. Aussi me paraît-il rationnel de fermer par quelques points de suture au catgut très fin le haut de l'incision vésicale; on ne laisse que l'ouverture nécessaire au passage des tubes. Les fils suspenseurs rendent très aisée cette petite pratique.

Le haut de la plaie est alors clos du côté de la vessie, je la touche soigneusement avec une éponge trempée dans la solution forte et exprimée, j'agis de même sur les lèvres de l'incision abdominale. Je fais alors avec le catgut la suture directe des bords des muscles droits dans la même étendue que celle de la suture de la vessie. J'ai pour but et de soutenir ce premier plan de suture et de m'opposer, si possible, à l'écartement permanent de ces muscles que j'ai observé après la plupart de mes tailles hypogastriques. Je fais enfin une suture profonde de la paroi avec l'aiguille tubulée et du gros fil d'argent; cette suture qui descend, comme les précédentes, à trois ou quatre centimètres du pubis comprend toute la couche sous-cutanée et les bords des muscles droits. Le double étage de sutures de la vessie et des muscles droits permet de renoncer à la suture en masse de la paroi. Celle-ci a l'inconvénient de déterminer des ulcérations au point d'émergence des fils pour peu qu'ils ne soient pas enlevés de très bonne heure. Dans ma dernière opération, j'ai simplement compris dans l'étage supérieur de suture la peau et les couches sous-cutanées et m'en suis très bien trouvé. Cette dernière suture se fait avec du fil d'argent fin.

Les fils suspenseurs n'ont pas encore été enlevés; avant de le faire et de fermer la plaie abdominale, je saupoudre soigneusement d'iodoforme toute l'épaisseur des lèvres de mes incisions et je place les tubes.

Depuis qu'au lendemain même du jour où M. Périer se servit d'un double tube pour drainer la vessie, je mis en usage, sur son indication, ce moyen que mon distingué collègue avait emprunté à M. Moutard-Martin qui pour drainer la plèvre se servait de tubes multiples en flûte de Pan, je n'ai cessé de chercher à perfectionner ce mode si excellent de l'évacuation de l'urine.

Au nombre de ces perfectionnements je vous signale l'utilité de la conservation, jusqu'à ce moment de l'opération, des fils suspenseurs. Grâce à eux, vous pourrez, en effet, facilement et méthodiquement placer vos tubes. Ils doivent être insinués dans la partie inférieure de l'incision vésicale et conduits au contact de la paroi inférieure de la vessie qu'ils affleurent. Le doigt vérifie leur placement exact et la position ainsi donnée est rendue définitive en les fixant isolément aux lèvres de l'incision cutanée à l'aide d'une aiguille fine et d'un fil d'argent très délié. Cette fixation est un second perfectionnement. Un troisième est réalisé par la courbure fixe des tubes et leur accolement dans toute cette partie courbe. L'accolement est fait de façon à ce que les tubes soient superposés ce qui leur permet de ne tenir dans la plaie qu'un petit espace. Les tubes doivent, en effet, être un peu gros, 8 à 9 millimètres de diamètre, pour ne pas être facilement obstrués; il est donc bon de ne pas doubler ce diamètre en les mettant côte à côte. La courbure fixe a ce très grand avantage de contribuer à les maintenir. Un seul œil largement ouvert sur le côté, bien au-dessus du plan de section, est suffisant pour chaque tube; j'ai essayé sans succès les œils multiples. Le dernier perfectionnement est dans la manière de faire le pansement. Je dirai tout à l'heure comment il doit être construit pour favoriser le drainage.

Je reviens pour le moment aux fils suspenseurs. S'il n'y a aucune raison de craindre que la vessie ne s'éloigne des parois abdominales, ils sont tout simplement enlevés. Si la très grande épaisseur de la paroi et surtout sa contraction énergique, comme il arrive chez les malades qui ont beaucoup souffert, vous laissent la moindre préoccupation, les fils suspenseurs vont servir à fixer momentanément la vessie à la paroi abdominale. Ils sont dédoublés, une aiguille de Reverdin traverse la peau et la couche sous-cutanée, ramène l'un des chefs des fils qui sont doucement noués à droite et à gauche.

C'est après l'enlèvement des fils suspenseurs ou leur fixation que j'achève la fermeture de la plaie abdominale en tordant les points d'argent. Il faut alors expérimenter les tubes. Ils baignent dans un bassin et ont environ 40 à 50 centimètres de long; une seringue chargée d'acide borique à large canule est introduite dans l'un d'eux, et l'on pousse doucement le liquide qui ne tarde pas à franchement sortir par le tube opposé. On injecte en sens contraire, et comme le liquide est habituellement limpide, il n'y a plus qu'à procéder au pansement.

Je n'ai pas à le décrire en détail mais à insister sur ses particularités. Avant tout, la ligne de suture, la partie de la plaie en contact avec les drains sont iodoformés et recouverts de gaze iodoformée qui fait collerette autour des tubes et qui doit y être très exactement appliquée pour établir une véritable barrière antiseptique dans ce point de la plaie plus particulièrement exposé. Puis le pansement est fait avec la gaze phéniquée et le mackintosh. Je n'ai pas besoin de dire qu'il doit être très large, recouvrir le ventre et les cuisses, englober les organes génitaux puisque l'urèthre va être sans usage. Il ne laisse passer que les tubes par une petite perforation. Son principe, au point de vue du drainage, est d'être compressif *au-dessus des tubes*, par conséquent dans les trois quarts supérieurs de l'incision. Cette compression se fait beaucoup mieux si les pièces de pansement sont maintenues avec des bandes qui entourent l'abdomen, reviennent sur les cuisses, les entourent et remontent sur le ventre faisant un double spica. Un bandage de corps peut être utile pour unifier le tout mais n'est pas indispensable et doit en tout cas ne pas appuyer sur les tubes.

Quand vos malades auront été ainsi pansés, le drainage sera, je puis vous l'affirmer, parfait. Vous n'aurez à changer le pansement que pour vous occuper des sutures à enlever et non parce qu'il sera souillé. Cela n'arrive que si les tubes s'obstruent, chose infiniment rare. L'hémorrhagie, quel que soit le volume de la tumeur et son mode d'implantation, c'est la règle, s'arrête, en effet, immédiatement au lieu d'être presque toujours assez abondante, comme après l'extirpation par le périnée. Le malade qui rendait des urines sanglantes et des caillots ne rend, dès le premier jour, que des urines claires ou faiblement teintées. Aussi l'écoulement goutte à goutte se fait d'une façon constante dans l'urinoir placé entre les jambes. Si les tubes ne coulent pas aisément, une injection à l'acide borique tiède doucement poussée leur rend la perméabilité. Mais la plupart du temps elle est inutile et j'ai renoncé aux lavages que j'ai cru tout d'abord utile de faire d'une façon préventive. Ils ne sont en aucune façon nécessaires et je ne les fais que lorsque je renouvelle les pansements.

L'époque de ces renouvellements varie. Si l'on a suspendu la vessie, il faut enlever les fils le deuxième ou le troisième jour; s'il n'y a pas eu suspension, on peut attendre le quatrième ou le cinquième. A ce moment il est temps d'enlever les fils profonds. Laissés plus longtemps, ils agissent comme un corps étranger et irritent leur trajet que j'ai quelquefois vu s'enflammer; on peut, par contre, attendre avec toute sécurité si l'on n'a pas employé la suture en masse de la paroi.

Les tubes sont généralement enlevés du sixième au neuvième jour. Je ne les laisse plus longtemps en place que dans les cas où il me semble utile de prolonger la suppression fonctionnelle de la vessie. Mais dès le quinzième jour, il devient nécessaire de les remplacer car ils commencent alors à s'incruster de phosphates et à s'obstruer.

Lorsqu'on retire les tubes, on les remplace par la sonde à demeure. Cette sonde ne doit être ni trop grosse pour ne pas irriter le canal, ni trop petite pour ne pas se boucher facilement. En général, les n°s 18, 19 ou 20 sont ceux qui remplissent le mieux cette double condition. La sonde en gomme est préférable à la sonde en caoutchouc parce que l'on est plus sûr de sa fixation exacte.

Il est remarquable de voir avec quelle rapidité se referme la plaie vésicale après l'enlèvement des tubes. Dès le second ou le troisième jour, quelquefois même au bout de vingt-quatre heures, l'urine cesse complètement de passer par l'hypogastre pour s'écouler entièrement par la sonde. Cependant, celle-ci doit toujours rester en place beaucoup plus longtemps La durée de son maintien est du reste très variable. Je l'ai retirée suivant les cas, du quatorzième au vingt-cinquième jour après l'opération. Pendant ce temps, la cicatrisation de la plaie des téguments s'achève ; elle se fait d'autant plus rapidement que la coaptation est plus parfaitement réalisée après l'enlèvement des tubes. On peut, dans ce but, fixer avec du collodion de chaque côté, parallèlement et à quelques centimètres de la plaie, une bandelette de gaze munie d'agrafes longitudinales qui permettent très simplement de rapprocher à volonté les bords de la plaie. Il ne faut pas toutefois chercher à obtenir trop prématurément la cicatrisation cutanée. Ce serait s'exposer à renfermer dans les parties les plus profondes de la plaie, de petites parcelles de tissu cellulaire qui se sphacèlent fréquemment après les manœuvres opératoires et qui pourraient devenir la cause d'accidents secondaires.

J'en ai fini, Messieurs, avec la description des manœuvres opératoires et des soins consécutifs que nécessite l'intervention par la voie hypogastrique. Je vous laisse maintenant le soin de la *comparer* avec celle que pratique et recommande sir H. Thompson par la boutonnière périnéale. Pour moi, bien que je sois en général grand admirateur de ses travaux, bien que je me plaise à reconnaître que sur ce chapitre même des néoplasmes vésicaux, il a rendu un nouveau et très grand service à la thérapeutique chirurgicale, il me semble que l'hésitation est impossible. A une opération à ciel ouvert, qui met la vessie à la disposition du chirurgien, qui permet l'introduction simultanée d'un ou de plusieurs doigts et des instruments, ou l'application précise du thermocautère, qui rend très facile l'éclairage et l'inspection minutieuse par les yeux de toute la surface interne de l'organe, on ne saurait préférer une autre opération qui se fait à travers un étroit et long conduit ne permettant qu'à grand'peine l'introduction d'un seul doigt, qui oblige par conséquent les instruments à travailler *au juger*, guidés seulement par le souvenir d'une exploration précédente, qui enfin rend tout à fait impossible l'emploi de la lumière et de la vue. Aussi voyez combien sir H. Thompson lui-même, malgré son habileté reconnue, est disposé à battre en retraite dès que la tumeur cesse d'être nettement pédiculée, ce qui arrive, vous le savez, d'après lui-même, six fois sur sept; voyez quelle dépense considérable d'ingénieux artifices il est obligé de faire pour avoir sous la main des instruments adaptés aux dispositions les plus variées du néoplasme, pour utiliser un écraseur, pour toucher le pédicule avec une solution astringente ou caustique. Mais au moins la boutonnière périnéale offre-t-elle plus de sécurité? Pas le moins du monde. Déjà en parlant de l'exploration digitale je vous rappelais ces faits dans lesquels le volume de la prostate n'avait pas même permis l'accès du doigt dans la vessie, je vous signalais la possibilité de déchirures plus ou moins graves de l'urèthre prostatique par le seul fait de l'introduction du doigt, et en dehors de toute manœuvre d'ablation; j'ajoutais qu'elle rendait impossible la dérivation suffisante de l'urine et illusoire l'application des pansements antiseptiques. Je puis encore noter au passif de la boutonnière périnéale toutes les recommandations que sir H. Thompson accumule pour mettre à l'abri du traumatisme fatal consistant à écraser un pli de la paroi vésicale.

Vous le voyez, Messieurs, le parallèle des deux méthodes qu'on se place au point de vue de l'exploration ou à celui de l'opération est toujours aussi favorable à la voie hypogastrique. Elle présente des conditions opératoires qui permettront sans doute beaucoup mieux d'obtenir désormais des succès complets et durables et d'étendre les limites de l'intervention chirurgicale. J'ai d'ailleurs la satisfaction de constater que, dans ses dernières publications, et notamment dans une leçon sur la taille hypogastrique faite le 20 novembre 1885[1], sir H. Thompson modifie ses premières opinions et se montre disposé à recourir, au moins pour les grosses tumeurs, à la cystotomie sus-pubienne. Plus tard, au cours d'une discussion sur le même sujet qui eut lieu le 30 mars 1886, à la société royale de médecine et de chirurgie de Londres[2], sa conversion semblait s'être accusée plus nettement encore. « Ce procédé, disait-il en parlant de la distension du rectum appliquée à l'incision hypogastrique, est sur-« tout avantageux quand on a affaire à une tumeur vésicale. » Je ne doute pas que les faits, en se multipliant n'achèvent bientôt de convaincre cet éminent confrère et qu'il ne devienne comme nous, partisan déclaré de la voie sus-pubienne pour le traitement chirurgical des tumeurs de la vessie.

Il est vrai que j'ai seulement envisagé jusqu'à présent les opérations dans lesquelles on se propose d'attaquer directement la tumeur et d'en poursuivre l'extirpation aussi loin que possible. Sans doute, le bénéfice qu'on procure aux malades est d'autant plus grand et plus durable que la destruction de la tumeur est plus complète. Mais on rencontre malheureusement des cas où l'infiltration du néoplasme est telle qu'il est impossible de songer à l'extirper même incomplètement. Et cependant quelques-uns de ces malades peuvent avoir des hématuries si abondantes ou de si cruelles douleurs qu'on est amené à leur proposer, comme dernière ressource *exclusivement palliative*, une incision destinée à supprimer les fonctions de la vessie. Comme je vous l'ai déjà dit, c'est le meilleur moyen de combattre les symptômes graves qui menacent à brève échéance la vie des malades. Les observations I, III, IV, V, VIII, vous montrent que l'opération a immédiatement procuré un soulagement des plus remarquables.

Le traitement chirurgical a donc sa raison d'être, alors

1. *Semaine médicale*, nº du 25 novembre 1885, p. 397.
2. id. nº du 7 avril 1886, p. 140.

même qu'il ne peut être que palliatif. Mais ici encore nous nous trouvons en présence des deux méthodes que nous venons de comparer : la boutonnière périnéale et l'incision hypogastrique ; nous pouvons nous demander si la première dont la manuelle est plus simple, ne conduit pas au but aussi sûrement que la seconde et si elle ne doit pas être préférée.

Eh bien, Messieurs, même dans le cas où toute action destructive sur la tumeur serait écartée, et où l'on voudrait seulement assurer l'immobilisation de la vessie, je pense que l'incision hypogastrique conserve toujours sa supériorité. Il est rare, en effet, qu'il soit absolument contre-indiqué de toucher à la tumeur une fois que la vessie est ouverte. Il me paraît difficile, au contraire, de se borner au simple drainage quand on se trouve en présence d'un champignon volumineux qui distend plus ou moins la vessie, et je suis persuadé que son ablation, même partielle et très incomplète, est capable d'atténuer très notablement les accidents ultérieurs. Or, l'attaque de la tumeur est incontestablement beaucoup plus facile, plus méthodique et moins dangereuse par l'hypogastre que par le périnée.

D'un autre côté, à ne considérer que la suppression fonctionnelle de la vessie qui est le but principal à poursuivre, je ne pense pas que la boutonnière périnéale offre, à beaucoup près, les mêmes garanties que l'incision hypogastrique. Ayant voulu, pour ma part, faire, à ce point de vue, l'essai de la boutonnière périnéale dans plusieurs cas de cystite tuberculeuse où la douleur était très intense, je n'ai obtenu que des résultats peu satisfaisants. Vous vous rappelez certainement ce malade couché au n° 6 de la salle Saint-Vincent, sur lequel je suis intervenu de cette façon. J'ai voulu placer des tubes de caoutchouc dans la plaie pour dériver l'urine. Mais ces tubes ne purent être supportés, et, après leur enlèvement, la vessie recouvra la propriété de se contracter ; aussi les douleurs ne tardèrent-elles pas à reparaître avec toute leur intensité première ; avec la taille sus-pubienne, au contraire, j'ai toujours obtenu le repos absolu de la vessie qu'il m'a été facile de prolonger par le maintien des tubes aussi longtemps que cela m'a paru nécessaire.

Enfin, j'ajouterai qu'il est très difficile, sinon impossible, d'empêcher l'urine de s'écouler incessamment par la plaie périnéale. Il en résulte que le malade est continuellement baigné d'urine et souillé. Dans ces conditions, l'antisepsie des pansements qui serait déjà difficilement compatible avec la nécessité presque quotidienne des garde-robes, devient donc absolument illusoire.

Pour tous ces motifs, je n'hésite pas à vous conseiller, dans tous les cas, chez l'homme, l'incision hypogastrique, comme la méthode de choix que je place infiniment au-dessus de l'incision périnéale.

Mais, *chez la femme*, les conditions anatomiques offrent des différences assez notables pour entraîner des modifications importantes dans le choix du procédé opératoire. Le canal de l'urèthre est si court, il est si facile de le dilater ou l'agrandir par diverses incisions, que les voies naturelles peuvent généralement suffire. Elles permettent de manœuvrer assez facilement dans la vessie pour dispenser de recourir à l'incision hypogastrique, même lorsqu'il s'agit d'exécuter l'opération et non plus seulement de pratiquer une exploration.

La *dilatation préalable* de l'urèthre peut se faire lentement à l'aide d'une tige de laminaria ou d'une éponge préparée. Mais il vaut infiniment mieux profiter du sommeil chloroformique pour pratiquer séance tenante, la dilatation rapide, soit avec le doigt, soit à l'aide de divers instruments. On peut, en effet, comme Sir H. Thompson, employer un dilatateur spécial à trois branches, plus ou moins semblable à celui de Laborde, pour la trachéotomie, ou encore les mandrins de Simon d'Heidelberg, ou le spéculum spécial de Stein. Pour ma part, je préfère me servir d'un instrument particulier, d'un dilatateur à mandrins gradués que j'ai imaginé il y a bien longtemps déjà. Employé pour la première fois sur le vivant par mon collègue et ami M. le professeur Duplay, il est ordinairement désigné en France, en raison de cette circonstance toute fortuite, sous le nom de dilatateur de Guyon et Duplay. Il offre l'avantage de produire un élargissement régulièrement progressif, allant de huit à vingt millimètres. Son application ne détermine qu'un saignement insignifiant et n'est pas habituellement suivie d'une incontinence durable.

Avant d'introduire cet instrument, il est utile de pratiquer, en deux ou trois points, sur le pourtour du méat, des débridements peu profonds, afin d'éviter les dilacérations du canal ou de malencontreuses déchirures. Ces débridements sont les analogues de ceux qu'on recommande de faire de chaque côté de la fourchette vulvaire, dans les accouchements, au moment du passage de la tête fœtale.

Lorsqu'on s'est ainsi frayé la voie, on procède comme le fait sir H. Thomson par la boutonnière périnéale chez l'homme, mais avec beaucoup plus de facilité. On explore d'abord la vessie avec le doigt, puis on pratique l'extirpation de la tumeur en employant l'un des procédés dont il vient d'être question. On termine en appliquant à demeure deux tubes accolés.

J'ai enlevé trois fois de cette manière (obs, V, VIII et IX) des tumeurs de la vessie chez la femme, et je dois dire que les manœuvres m'ont paru s'accomplir avec assez de facilité. Elles sont cependant infiniment moins régulières et satisfaisantes que celles qui se font chez l'homme par l'incision hypogastrique. Il peut même arriver que la dilatation uréthrale soit tout à fait insuffisante primitivement ou secondairement, soit parce qu'elle offre des conditions défectueuses pour l'extirpation, soit parce qu'elle n'assure qu'un repos très passager des fonctions vésicales. Au bout de très peu de temps, en effet, l'urèthre dilaté se resserre malgré l'application des tubes, la vessie recommence à subir les alternatives de dilatation et d'évacuation, elle se contracte et redevient douloureuse.

Aussi peut-on se demander si d'autres méthodes que la dilatation uréthrale ne conviendraient pas dans certains cas particuliers. Je pense, en effet, que la taille vésico-vaginale et la section sus-pubienne ont leurs indications spéciales.

La *taille vésico-vaginale* a pour elle une extrême facilité d'exécution. Il suffit d'introduire un cathéter cannelé dans la vessie; ce cathéter sert de conducteur et permet de pratiquer très simplement l'incision nécessaire. Elle offre l'avantage de permettre la création d'emblée d'une fistule permanente, qui est malheureusement, dans un trop grand nombre de cas, le seul but qu'on puisse raisonnablement poursuivre. Je n'hésiterais donc pas à y recourir dans un cas où la recherche des signes physiques, par les divers moyens que nous avons si longuement étudiés, révèlerait une tumeur sessile et infiltrée, et où je serais cependant conduit à agir sous la pression des symptômes. La section vésico-vaginale représente, en effet, la méthode de choix des opérations palliatives.

Si, au contraire, l'étude clinique permettait de supposer que le néoplasme fût susceptible d'une extirpation radicale, bien que laborieuse, le siège de cette incision serait assez peu favorablement disposé pour la manœuvre des instruments et surtout pour l'éclairage et l'examen minutieux de la cavité vésicale auquel j'attache une si grande importance. Alors, l'incision hypogastrique offrirait de bien plus sérieuses garanties. J'ai déjà eu l'occasion d'insister trop longuement sur tous ses avantages pour vouloir ici les énumérer de nouveau. Ils seraient tout aussi précieux chez la femme que chez l'homme.

La *section sus-pubienne* de la vessie, chez la femme, n'offre qu'un seul inconvénient, c'est la difficulté de maintenir dans ce réservoir l'injection destinée à le rendre saillant à l'hypogastre. On ne peut, en effet, comme chez l'homme, s'opposer, par une ligature, à la sortie du liquide. Cette difficulté est toutefois loin d'être invincible, ainsi qu'en témoignent les opérations de taille sus-pubienne pratiquées chez la femme pour des calculs. D'abord, il y a des cas où le ballonnement rectal peut, à lui seul déterminer un changement de direction du canal uréthral apportant, à l'issue du liquide injecté, un obstacle suffisant. S'il n'en était pas ainsi, on arriverait sans doute au résultat voulu en chargeant un aide de comprimer avec le doigt contre la symphyse pubienne le canal de l'urèthre. Et si cela ne suffisait pas, il serait facile, après dilatation de l'urèthre, d'insinuer dans la vessie un mince ballon de caoutchouc qu'on remplirait de liquide et sur lequel on pratiquerait, sans aucune difficulté, l'incision de la paroi vésicale.

J'ai eu recours, une fois, chez l'homme, à cet artifice dans un cas où la boutonnière périnéale avait laissé subsister des douleurs excessives et où il était devenu nécessaire de pratiquer secondairement la taille hypogastrique. Je n'ai eu qu'à me féliciter de l'emploi de ce moyen pour ballonner la vessie déjà ouverte par le périnée et la rendre suffisamment saillante à l'hypogastre.

La section sus-pubienne ne serait donc pas beaucoup plus difficile chez la femme que chez l'homme. Je la considère comme la méthode de choix pour les opérations curatives complexes comme nous avons vu que la taille vésico-vaginale était celle des opérations palliatives.

Quant à la dilatation uréthrale, toujours inférieure aux deux autres méthodes, comme mesure palliative, elle peut être utilisée pour l'extirpation radicale dans les cas très faciles; elle est, au contraire, bien loin de valoir l'incision hypogastrique dans ceux où les difficultés s'accumulent.

APPENDICE

SUR LES NÉOPLASMES DE LA VESSIE

Pendant l'impression des chapitres précédents relatifs aux tumeurs de la vessie, j'ai eu l'occasion de pratiquer de nouvelles opérations et de réopérer deux des malades dont j'ai déjà donné l'observation. Je n'en ferai pas ici l'histoire détaillée, je me bornerai seulement à fournir quelques indications sur les réopérés et les nouveaux opérés.

OBSERVATION VI (*suite*)

Opéré le 27 février 1885, le malade reste guéri pendant huit mois environ, puis il entre en récidive et se trouve conduit à réclamer une seconde opération qui est pratiquée le 8 février 1886.

Après ouverture de la vessie, le doigt reconnaît la présence d'un volumineux champignon dont la base d'implantation assez large ne l'est cependant pas plus qu'au moment de la première opération et siège à peu près au même niveau.

La tumeur est molle, elle est attaquée par le grattage. Au cours des manœuvres, se produit une hémorrhagie assez abondante qui est due à la section de plusieurs artérioles du pédicule et qui nécessite la cautérisation avec le thermo-cautère. Cette cautérisation est répétée avec énergie afin de pouvoir suivre aussi loin que possible la destruction du néoplasme dont la résection est impraticable. Application des tubes et pansement suivant les règles habituelles.

A la suite de l'opération, le malade est pris, comme la première fois, de vomissements persistants dus au chloroforme. Le troisième jour, le pouls devient d'une petitesse et d'une rapidité extrêmes, la mort survient le quatrième jour. Il s'était probablement produit de la cellulite pelvienne bien qu'il n'y eût ni ballonnement ni douleur à la pression abdominale. L'autopsie ne put être faite.

L'examen histologique pratiqué par M. Clado démontra que la tumeur était de nature épithéliomateuse. J'ai déjà dit les raisons qui me portaient à penser qu'il en était ainsi la première fois.

OBSERVATION X (*suite*)

Opéré le 15 juillet 1885, ce malade reste guéri pendant un an; il commence à éprouver quelques symptômes de récidive en juillet 1886 ; il rentre à l'hôpital en octobre avec des hématuries caractéristiques et demande à être opéré de nouveau.

Une seconde opération est pratiquée le 14 octobre 1886, toujours par la section sus-pubienne. Elle permet de constater la présence d'une tumeur sessile du volume d'une noix récidivée sur place et de la détruire par le grattage et la cautérisation. Comme la première fois, la tumeur est de nature épithéliomateuse. Les suites opératoires sont très simples ; le malade recouvre encore toutes les apparences de la santé générale et locale et ce bon état persiste.

OBSERVATION XIV

Prêtre, âgé de 48 ans; la maladie a débuté il y a deux ans par des hématuries caractéristiques, bientôt accompagnées de fréquence des mictions et de purulence des urines, mais presque sans douleur. Une exploration métallique de la vessie a provoqué un redoublement d'hématurie et des crises de rétention par caillots.

Lorsque le malade se confie à mes soins, les hématuries sont incessantes, les mictions douloureuses, les urines purulentes, mais la santé est encore conservée. Je constate que l'exploration des régions rénales est complètement négative. Il en est de même du cathétérisme explorateur de la vessie. Le cathétérisme évacuateur détermine le saignement. Le toucher rectal combiné avec la palpation hypogastrique ne donne de renseignements très positifs que lorsqu'il est pratiqué pendant le sommeil chloroformique. Il révèle l'existence d'un épaississement avec augmentation de volume de la vessie, sans bosselures. Le siège de ces modifications est à gauche immédiatement en arrière de la prostate.

L'opération faite par la voie hypogastrique, le 7 juillet 1886, conduit sur une tumeur végétante en chou-fleur largement implantée à gauche sur le bas-fond. J'en enlève la partie saillante à l'aide d'un serre-nœud ; puis je m'efforce de détruire le point d'implantation à l'aide du grattage, de l'arrachement, de la cautérisation au thermo-cautère. Ces manœuvres assez délicates sont remarquablement facilitées par la suspension, l'écartement et l'éclairage de la vessie. Cependant elles ne permettent pas une extirpation radicale, la totalité de l'épaisseur de la paroi vésicale étant envahie.

L'examen histologique de la tumeur montre qu'elle est de nature épithéliomateuse.

Les suites opératoires sont aussi favorables et aussi bénignes que possible et le malade est bientôt en état de retourner dans son pays.

Quelques semaines plus tard, je suis cependant informé que la récidive se produit; il succombe en février 1887.

OBSERVATION XV

Homme de 56 ans. Des hématuries caractéristiques sont le premier et presque l'unique symptôme. Elles ont débuté il y a un an et sont abondantes. C'est à peine s'il existe en outre un peu de fréquence de la miction. La douleur et la purulence de l'urine font complètement défaut. L'état général est bien conservé.

L'exploration des régions rénales est absolument négative. Il en est de même du cathétérisme explorateur de la vessie. Le toucher rectal combiné avec la palpation hypogastrique révèle un épaississement du côté droit avec augmentation de volume de la vessie, sans bosselures.

La taille hypogastrique fut pratiquée le 31 juillet 1886, et permit la rencontre d'une tumeur ayant largement envahi la paroi latérale droite de la vessie, mais empiétant sur le bas-fond, ce qui me fit renoncer à la résection que j'avais cru un moment possible. En vue de cette résection, j'avais commencé à décoller la face extérieure de la vessie. Je dus renoncer à poursuivre l'ablation totale, me contenter de détruire toutes les parties saillantes du néoplasme et de cautériser les points d'implantation.

Je maintins la suspension de la vessie pendant 48 heures. Malgré cette précaution destinée à prévenir toute complication consécutive au décollement de la paroi vésicale et l'emploi soigneux de l'antisepsie, il se produisit bientôt une péritonite rapidement mortelle, évidemment déterminée par mon essai de résection du dehors au dedans.

La tumeur était de nature carcinomateuse et largement infiltrée.

OBSERVATION XVI

Homme de 64 ans; les premiers symptômes datent de quatre ans et ont consisté en hématuries à répétition, spontanées et prolongées, assez abondantes depuis deux ans pour déterminer souvent des rétentions par caillots. En dernier lieu seulement les mictions sont devenues fréquentes, difficiles et douloureuses.

L'exploration des reins donne des résultats négatifs au point de vue de l'envahissement néoplasique. Celle de la vessie par le toucher rectal et la palpation hypogastrique révèle la présence d'un carcinome diffus avec bosselures très étendues. Cependant les hématuries, la douleur, la cystite, de sérieux accidents urineux commandent l'intervention palliative qui a lieu par la voie sus-pubienne, le 4 novembre 1886.

Le néoplasme, comme je l'avais prévu, était diffus, il offrait la forme d'une carte géographique en relief, occupant tout le bas-fond et une partie des faces latérales de la vessie. Toute l'épaisseur de la paroi était infiltrée sans que le rectum parût envahi. Je me bornai à rigoureusement détruire toutes les parties saillantes, par le raclage et la cautérisation, et, sans dépasser l'épaisseur des parois, à pousser aussi loin que possible l'éxérèse. L'examen des fragments fit voir qu'il s'agissait d'un carcinome.

Les suites opératoires furent simples, et donnèrent un résultat immédiat si favorable que le malade put retourner dans son pays avec l'illusion de la guérison. Il n'a plus eu depuis la moindre hématurie. Cependant la cicatrice hypogastrique s'est rompue à deux reprises différentes. Il en est résulté une fistule qui a ramené plus tard le malade à l'hôpital où il a succombé à la fin de février 1887.

OBSERVATION XVII

Homme de 55 ans. L'affection ne paraît pas remonter au delà de cinq mois. Elle s'est révélée par des hématuries qui, depuis le début, ont été persistantes sans être intenses ; le malade est cependant maigri et anémié. Il n'y a pas d'autre symptôme. L'évacuation de la vessie ne détermine pas de saignement terminal. Le toucher rectal pratiqué immédiatement après, ne fait constater aucune augmentation de volume, mais un épaississement peu appréciable de la vessie à droite. Le cathétérisme explorateur est négatif. Il en est de même de l'examen des reins.

Pour déterminer le siège vésical du néoplasme, j'ai recours à une manœuvre particulière qui me donne un résultat très démonstratif. La vessie vidée est lavée à l'acide borique tiède jusqu'à parfaite limpidité du liquide injecté. Elle est alors bien vidée et je puis constater que les dernières parties du liquide se teintent légèrement. Le contenu de la sonde présente surtout une coloration manifeste. Cette expérience répétée avec les mêmes résultats me paraît décisive.

L'opération, faite le 10 novembre, fit découvrir sur le côté droit de la vessie, en arrière, à peu près au niveau de son diamètre transverse, une petite tumeur du volume d'une noisette. Le diagnostic nettement posé par l'hématurie et confirmé quant au siège vésical par la manœuvre que je viens de décrire était donc des plus exacts. La petite tumeur faisait relief dans la vessie, mais avait une base implantée dans l'épaisseur de la paroi ; elle était absolument sessile. La partie libre était molle et friable, la base était un peu dure et résistante. Je dus abraser la partie saillante avec la curette. Ayant alors à attaquer la base, je profitai de l'éloignement du point d'implantation qui n'avait aucun rapport avec les uretères pour en faire l'extirpation totale. Cernée avec le bistouri, attirée par une pince de Museux fine, la tumeur fut disséquée du dedans au dehors.

Je découvris bientôt la couche graisseuse limitante, je passai au dessous du néoplasme et achevai l'enlèvement. Il me restait alors une large cuvette dont les bords obliques étaient représentés par la vessie et le fond par la couche graisseuse. Je rapprochai les bords de cette cavité par cinq points de catgut fin et je terminai l'opération comme à l'ordinaire. J'avais donc réséqué la tumeur, mais ma résection avait été opérée du *dedans au dehors* contrairement à ce qui a été fait jusqu'à présent et à ce que j'avais tenté dans l'observation XV. Les suites furent simples, le malade n'a, depuis, jamais uriné de sang, il a engraissé, il s'est coloré, et sa santé ne laisse rien à désirer, La tumeur examinée par M. Clado était un épithélioma.

OBSERVATION XVIII

Homme de 43 ans, atteint depuis douze ans d'hématuries caractéristiques et depuis deux ans de douleurs assez vives, pendant la miction et de difficultés qui nécessitèrent divers traitements, entre autres le port d'une sonde à demeure.

L'exploration directe absolument négative pour les reins, donnait, pour la vessie, des renseignements positifs. Il y avait, en effet, saignement abondant à la fin de l'évacuation par la sonde molle, et le toucher rectal permettait de constater une très notable augmentation de volume de la vessie sans bosselures de ses parois. La marche et les caractères de l'hématurie ne permettaient d'ailleurs aucun doute. La nature néoplasique et le siège vésical de la lésion étaient évidents.

Je fis la cystotomie sus-pubienne, le 18 décembre 1886, et je trouvai un néoplasme du volume d'un petit citron implanté sur la région pubienne de la face antérieure de la vessie, immédiatement au-dessus du col. Pour le voir et l'atteindre facilement je fus obligé de pratiquer à l'extrémité inférieure de l'incision abdominale deux débridements latéraux obliques.

L'incision en Y ainsi obtenue me créa un assez large passage et me permit d'enlever très facilement la tumeur qui se laissa pour ainsi dire énucléer en masse. Il s'agissait encore d'un épithélioma comme le fit voir l'examen ultérieur au microscope.

Les suites furent très simples et l'état général qui laissait beaucoup à désirer avant l'opération se releva très rapidement.

OBSERVATION XIX

Homme de 64 ans, opéré le 4 décembre 1886. La première hématurie ne datait que d'un an, elle avait été abondante et prolongée ;

depuis, le malade n'avait pas cessé de perdre du sang sauf dans de courts intervalles de trois à quatre jours. Je le vis, il y a quatre mois, ayant conservé un assez bon état général et dans ces derniers temps il put obtenir une suspension de 25 jours dans l'hématurie. Mais elle se reproduisit avec plus de violence que jamais dans les premiers jours de novembre 1886. Lorsque je le revis, il était dans un état d'anémiation excessif et je lui conseillai l'opération. Elle fut bientôt rendue urgente par une rétention due aux caillots et par une excessive distension de la vessie qu'il était impossible d'évacuer. Dès qu'elle fut ouverte, on constata que cette distension était due à une accumulation de caillots énormes qui pesaient 600 gr. La tumeur était infiltrée dans presque tout le segment inférieur de la vessie et remarquablement dure. L'hémorrhagie fut immédiatement arrêtée et, le soir, les urines étaient à peine teintées, mais le malade épuisé succomba néanmoins dans la nuit. Il s'agissait d'un carcinome.

OBSERVATION XX

Femme de 45 ans, opérée le 2 novembre 1886. Début en 1882, par une hématurie qui fut assez abondante et dura plusieurs semaines. Depuis, hématuries fréquentes, mais peu abondantes, petits caillots, gouttelettes de sang en finissant d'uriner, légère coloration des urines. Je constatai, en 1884, une petite tumeur à l'entrée de la vessie, faisant obstacle au cathétérisme. Les accidents n'avaient pas augmenté, mais fatiguaient la malade par leur continuité lorsqu'elle vint se soumettre à l'opération.

L'état général est resté très bon, il n'y a pas de troubles graves dans le fonctionnement de l'appareil urinaire. Cependant les mictions sont très fréquentes, souvent douloureuses, et parfois involontaires; elles exigent des efforts et ne vident cependant pas complètement la vessie. Le cathétérisme est toujours douloureux et difficile, il s'accompagne de saignement, les urines sont troubles. En raison de la situation de la tumeur, de son petit volume, j'opérai par la voie urétrale. Il fut facile d'agir à l'entrée de la vessie, où se trouvaient accumulées un assez grand nombre de végétations molles, mais d'autres végétations analogues rencontrées au fond de sa cavité, vers les angles, ne furent que difficilement et incomplètement attaquées. Les suites furent simples; le cathétérisme est devenu très facile et non douloureux, le saignement minime et rare, mais les mictions sont restées fréquentes et surprennent quelquefois la malade dont la santé est d'ailleurs parfaite. L'examen microscopique a démontré que les végétations étaient myxomateuses.

OBSERVATION XXI

Homme de 55 ans, opéré le 17 janvier 1887. Première hématurie il y a 3 ans; hématuries à peu près continues depuis deux ans, plus abondantes depuis huit mois. Pas de douleurs, rien d'anormal dans la miction, état général maintenu. L'exploration des reins est négative. Le cathétérisme évacuateur ne fournit pas de renseignements. Le toucher rectal combiné, pratiqué après l'évacuation totale de la vessie permet de reconnaître qu'elle déborde le pubis de deux travers de doigt et que son augmentation de volume est surtout appréciable à gauche. La paroi vésicale n'offre aucune bosselure et pas d'induration. Le cathétérisme explorateur ne donne pas de renseignements. C'est donc d'après le symptôme hématurie et l'augmentation de volume de la vessie que fut établi le diagnostic. L'opération fut faite en présence du Dr L. Labbé. La tumeur siège sur la face latérale gauche et empiète sur le bas-fond. Elle est très largement implantée, absolument sessile. Elle est lobée à sa surface à la façon d'un chou-fleur et d'un gris rosé. Ablation par excision, grattage, cautérisation. Suites immédiates des plus simples, le malade retourne dans son département à la fin de février dans le meilleur état. L'examen histologique confirme les présomptions fournies par l'examen opératoire; la tumeur était épithéliomateuse.

OBSERVATION XXII

Homme de 58 ans, opéré le 29 janvier 1887. Première hématurie il y a 12 ans; survenue sans aucune cause, elle fut intense et dura environ 15 jours sans interruption. Pendant 15 mois, calme relatif, petits caillots de temps en temps, puis hématuries plus ou moins abondantes de 4 à 5 jours de durée avec intervalles de 7 à 8 jours. Souffre depuis deux ans, au moment de la miction, mais fréquence moyenne de la miction qui n'a guère lieu que toutes les deux heures. Son état ne serait devenu sérieux que dans ces derniers temps; il est cependant jaune, très amaigri, athéromateux et décoloré.

Examen négatif des reins. La sonde évacuatrice et la sonde exploratrice ne fournissent pas de renseignements, si ce n'est, pour celle-ci, un épaississement du col plus marqué à droite. Le toucher rectal combiné, pratiqué après vidage exact de la vessie fait manifestement reconnaître une augmentation de volume; pas de bosselures ni d'induration de la paroi. Dans ce cas encore, le diagnostic fut donc fait par le symptôme hématurie et l'augmentation de volume de la vessie. La tumeur est située immédiatement en arrière et au-dessous du col qu'elle embrasse comme un croissant sans l'entourer. Elle est plus développée à droite, s'étend sur le trigone jusqu'au voisinage très immédiat de l'orifice de l'uretère. Son volume est à peu près celui d'une noix, sa surface est mamelonnée, rougeâtre, elle est saignante. Incision et morcellement, grattage très complet, cautérisation vigoureuse, saignement assez abondant pendant l'extirpation. Suites immédiates très simples. A partir du dixième jour, délire iodoformique, petit état fébrile, langue sèche et, malgré la continuation du délire, fermeture régulière et rapide de la plaie, reprise du fonctionnement de la vessie sans la moindre hématurie. La tumeur dont l'aspect était celui d'un épithélioma en présentait en effet la structure.

Cette nouvelle série d'opérations porte à 25 le chiffre de celles que j'ai pratiquées. Le nombre des malades n'est cependant que de 22, mais j'ai réopéré les sujets des observations II, VI et X. Les deux premiers ont rapidement succombé, mais le malade de l'observation X, auquel la première opération avait donné une survie de quinze mois a simplement guéri de la seconde et continue à se bien porter.

Les *récidives* sont donc, comme dans d'autres régions, susceptibles d'être à nouveau attaquées par l'opération. Il est même probable qu'elles le sont dans de meilleures conditions puisque la lésion est demeurée vésicale dans ces trois cas et ne s'étendait pas plus que dans sa première évolution aux organes voisins ou aux ganglions. Il serait, à mon avis, indiqué de ne pas trop surseoir à l'opération nouvelle lorsque la récidive s'affirme. Il est probable que réopéré plus tôt le malade de l'observation II n'eût pas aussi rapidement succombé. Peut-être puis-je faire la même remarque pour le malade de l'observation VI ; en tout cas, d'autres faits démontrent que l'anémiation extrême place les malades dans de très fâcheuses conditions au point de vue des suites immédiates de l'opération. J'y reviendrai tout à l'heure. Je ne ferai plus qu'une remarque à propos de ces opérations renouvelées. Chez deux des sujets, il y avait éventration et malgré la gêne que pouvait déterminer cet état, l'opération s'est accomplie sans accidents et sans difficultés sérieuses ; elle a été des plus simples dans le cas où il n'y avait pas d'éventration.

Au point de vue de la *marche des tumeurs*, la nouvelle série de malades dont je viens de résumer les observations montre une fois de plus combien peut être lente l'évolution de tumeurs, cependant de mauvaise nature. Deux d'entre eux (Obs. XVIII et XXII) étaient manifestement atteints depuis douze ans. L'observation XVII, fournit une démonstration plus intéressante encore. Malgré la date récente des accidents et le petit volume de la tumeur, la paroi vésicale était envahie dans toute son épaisseur. Le rapprochement de ces trois faits confirme ce que j'ai dit précédemment à propos de l'*intervention précoce*. Nous avons, en effet, à la fois, la preuve de l'innocuité relative du très long séjour de tumeurs malignes et celle du prompt envahissement des couches constituantes de la paroi vésicale. S'il m'a été donné de faire la résection dans l'observation XVII et de tenter ainsi la cure radicale, ce n'est pas le petit volume de la tumeur qui me l'a permis, mais son siège en dehors de la région uretérale.

Dans ce cas c'est la menaçante persistance du *symptôme hématurie* qui m'a fourni l'indication d'intervenir. Déjà j'ai insisté sur la valeur toute relative de cette indication. Il ne suffit certes pas qu'un malade urine du sang pour qu'il soit soumis à l'opération. Le fait que je viens de relater montre bien qu'une opération précoce ne donne pas, au point de vue de l'avenir, des garanties assez grandes pour qu'on ne laisse pas aux malades qui compensent leurs pertes de sang et dont les fonctions urinaires ne sont pas troublées, le bénéfice de la lente évolution et de l'évolution toujours localisée que nous démontrent à nouveau les observations XVIII et XXII. Néanmoins, il serait téméraire de se réfugier dans l'abstention par cela seul qu'aucun autre symptôme que l'hématurie ne dicte une résolution.

Cette conduite d'apparence si prudente serait, en effet, périlleuse pour le malade. Les pertes de sang constituent toujours un danger et ce danger peut devenir imminent par le fait d'une augmentation importante et rapide de l'hématurie. C'est ainsi que, dans l'observation XIX, les accidents hémorrhagiques qui m'obligèrent à intervenir rendaient à la fois l'opération indispensable et la frappaient d'inefficacité. La distension de la vessie par les caillots, l'impossibilité de l'évacuer par la sonde et l'aspiration, m'imposaient le devoir de l'évacuer par l'incision hypogastrique, mais l'anémiation excessive du malade très rapidement produite en peu de jours ne pouvait me laisser que peu d'illusions sur le résultat de l'intervention. On peut, vous le voyez, être surpris par les progrès rapides de la déperdition globulaire et ne plus pouvoir agir à temps. C'est ainsi que chez un malade de 55 ans, chez lequel six ans auparavant des hématuries caractéristiques m'avaient fait soupçonner un néoplasme, je me suis trouvé récemment dans l'impossibilité d'intervenir. Habitant l'étranger et surpris depuis quelques semaines par de nouvelles et très abondantes hématuries, ce malade accouru à Paris pour se confier à mes soins et à ceux de mon collègue, le Dr Constantin Paul, succomba rapidement sous la seule influence de ses pertes de sang qu'aucun traitement ne put modérer.

Rien ne nous a permis dans ce cas de savoir qu'elle était la nature du néoplasme; quelques raisons peuvent laisser supposer qu'elle était bénigne; mais, je l'ai déjà déclaré en parlant des indications et des contre-indications, *les symptômes doivent être votre guide* au point de vue de l'opportunité de l'intervention. Votre devoir est de ne pas vous laisser devancer par les accidents qui fatalement compromettent le succès de l'opération. Il n'est donc pas possible de faire une sélection basée sur la *nature des néoplasmes* et de déclarer que l'on opérera telle catégorie de tumeurs, tandis qu'on abandonnera à leur destin les malades qui auront la mauvaise fortune d'en porter d'une autre espèce. Ce serait singulièrement restreindre notre rôle que de le subordonner ainsi à la nature de la lésion. Quelle qu'elle soit, elle peut, vous l'avez vu, déterminer la même série d'accidents, et c'est contre eux que vous avez à défendre le malade, en intervenant à propos.

Si j'en croyais les vingt-deux observations que je viens de vous présenter et de commenter dans ces dernières leçons, *bien rares seraient les tumeurs bénignes*. Trois de mes opérés seulement portaient des néoplasmes de cette catégorie, les dix-neuf autres étaient manifestement atteints de tumeurs malignes, cancers proprement dits ou épithéliomas. Et la fréquence si particulière de cette variété est encore confirmée par ma dernière série d'opérations.

Il me paraît cependant légitime d'affirmer que, dans tous les cas où j'ai opéré, l'indication était formelle. La lecture des observations le démontre. Et, si la narration des faits est de nature à faire voir le peu de puissance de l'action curative entendue au sens de guérison radicale, elle témoigne toujours de l'utilité vraiment bienfaisante de tentatives purement palliatives.

Certains faits sont à cet égard bien démonstratifs et, sans faire plus longtemps allusion à ceux que vous connaissez, je vous rappellerai celui d'un malade, particulièrement intéressant qui est venu, il y a quelques jours mourir dans nos salles, au dernier terme de la cachexie urinaire. Chez cet homme, qui avait manifestement depuis huit ans les symptômes d'une néoplasie vésicale, nous avons trouvé à l'autopsie une petite tumeur de composition mixte, à peine du volume du bout de l'index qui obturait partiellement le col. Sous son influence, troubles de la miction, cystite, urétérite, pyélite, néphrite, et mort dans l'état que je viens de vous désigner. L'intervention n'aurait-elle pas eu un heureux résultat chez cet homme, si guidé à la fois par les hématuries et les troubles de la miction dont on a vraisemblablement méconnu la cause, un chirurgien était intervenu à temps. Votre réponse est affirmative et ce sera celle de tous ceux qui, après avoir attentivement étudié le sujet dont nous nous occupons se seront bien pénétrés de l'importance capitale, de l'importance absolue des manifestations symptomatiques au point de vue des indications opératoires.

Ils auront d'autant moins d'hésitation à se laisser guider par les phénomènes que détermine le néoplasme et à ne pas se laisser dominer par la notion de la nature des tumeurs, qu'ils se seront plus pénétrés de la valeur si considérable du symptôme hématurie dans le diagnostic et qu'ils sauront qu'à cet égard les tumeurs bénignes et malignes sont le plus souvent égales. Dans notre dernière série d'observations, comme dans la précédente, l'importance séméiologique de l'hématurie est mise en évidence pour chacune d'elles. Je ne saurais trop insister sur la valeur de ce symptôme à la fois précoce et constant qui domine la physionomie morbide de la maladie. Jamais le pissement de sang ne fait défaut chez les néoplasiques. Il y a nombre d'hématuriques qui n'ont pas de tumeurs, mais tous les faits que j'ai observés me permettent d'affirmer qu'il n'y a pas de tumeurs sans hématurie. Le diagnostic; *néoplasie de l'appareil urinaire* est donc fait avec certitude lorsque son symptôme révélateur a été bien étudié. Il ne reste qu'à en déterminer le siège ; je vous ai donné les moyens de le faire.

Je n'ai pas à vous les exposer à nouveau. Je crois cependant utile de répéter encore que la *détermination du siège des néoplasmes de l'appareil urinaire* est toujours possible dans toutes les périodes de leur évolution. L'observation XVII en est, entre autres, la preuve convaincante. Le toucher rectal ne fournissait pas de renseignements, à peine une sensation de léger épaississement. Mais l'absence de tout symptôme rénal, le saignement manifeste de la vessie obtenu par l'évacuation accompagnée de lavages furent nettement démonstratifs.

Il n'est pas nécessaire, en effet, que le toucher rectal fasse sentir des *bosselures dans la paroi de la vessie*, il n'est même pas nécessaire que vous constatiez l'augmentation de son volume. S'il fallait de telles démonstrations pour que le diagnostic du siège vésical des néoplasmes fut possible, nous serions condamnés à des constatations bien tardives. Il convient d'ailleurs de ne pas oublier que les bosselures de la paroi sont fort rarement observées. On ne les rencontre que dans les cas d'infiltration très étendue.

Dans la plupart de nos observations, il n'y avait pas apparence de bosselures et cependant les tumeurs étaient de mauvaise nature et souvent volumineuses; c'est que, bien qu'implantées dans la paroi, elles prennent leur développement dans la cavité de la vessie.

J'ai depuis longtemps posé comme une sorte d'axiôme clinique que : *l'indication d'opérer était en raison inverse de la netteté des constatations fournies par le toucher rectal.* Les bosselures permettent, en effet, de conclure, non seulement à la présence d'une tumeur, mais d'affirmer sa nature cancéreuse. Aussi est-ce dans ces circonstances qu'il est le moins indiqué d'opérer. La contre-indication reste absolue, en effet, tant que l'exagération du symptôme hématurie, de la douleur ou des troubles de la fonction urinaire n'oblige point à l'action.

Mais ce ne sont pas seulement ces cas qui démontrent l'inutilité de l'opération exploratrice. Ce sont en réalité tous ceux où l'on a pu logiquement conclure de l'étude raisonnée des symptômes et de l'examen méthodique des reins et de la vessie qu'il y a néoplasme de l'appareil urinaire et que la vessie est le siège de la lésion. Ces cas sont ceux qui se présentent le plus communément et je crois avoir démontré qu'il est toujours possible d'arriver à un diagnostic précis sans opération exploratrice.

Dans une note récemment publiée (1), sir H. Thompson, après avoir fait allusion aux cas où le toucher rectal permet de sentir une induration ou des nodules indiquant que le néoplasme a attaqué les parois de la vessie, ajoute : « Je ne pratique l'*incision exploratrice* que lorsque le toucher rectal donne un résultat négatif. » Si le célèbre chirurgien de Londres n'accorde de signification clinique au toucher rectal que lorsqu'il fournit des renseignements de cette importance, il continuera à souvent recourir au toucher intravésical. Mais, s'il est disposé à limiter l'emploi de son opération aux cas où l'exploration rectale est *vraiment négative*, il en restreindra singulièrement l'application.

Peut-être même l'abandonnerait-il s'il acceptait que la présence et le siège d'une tumeur peuvent être sûrement dévoilés par les signes si positifs que je vous ai fait connaître. Le toucher rectal ne fait pas seulement constater des bosselures et des indurations. Il permet de *mesurer le degré d'augmentation du volume de la vessie, de juger de son épaississement*, et c'est surtout par ces constatations qu'il est utile. Il l'est parce que les cas où la paroi est largement infiltrée sont rares, et parce que les constatations faciles dont je viens de parler, sur un sujet dont la vessie est vidée, sont absolument significatives lorsque l'hématurie a déjà permis de penser qu'il y a néoplasie de l'appareil urinaire. Ce n'est donc pas lorsqu'il est très fertile en renseignements, que le toucher rectal sert le

1. *Annales des mal. des org. gén. ur.* 1887, p. 65.

mieux le chirurgien en quête d'un diagnostic et de la recherche des indications. A ce dernier et si important point de vue, il est même d'autant plus utile qu'il est moins grossièrement révélateur.

Sir H. Thompson a eu presque exclusivement affaire à des papillomes (25 cas sur 34). Il ne pouvait donc trouver ni bosselures, ni indurations et je suis prêt à reconnaître que l'épaississement de la vessie et son augmentation de volume peuvent ne pas exister si les molles productions qui constituent le papillome sont de petit volume. Mais je demeure convaincu que le diagnostic du siège vésical de la néoplasie est toujours possible même dans ces cas et que le toucher rectal peut aider à soupçonner sa nature.

Les renseignements négatifs d'une exploration, lorsqu'on les rapproche d'autres signes très positifs ont une véritable signification, je vous l'enseigne et plus d'une fois, j'ai pu vous le démontrer.

Étant donné qu'un examen méthodique ait établi que les reins sont hors de cause et que l'étude des phénomènes qui se manifestent pendant l'évacuation de la vessie, avec ou sans lavage, témoignent que c'est bien dans sa cavité que se trouve la source du saignement, l'absence de bosselures, d'induration, d'épaississement, la non augmentation de volume que le toucher rectal démontre, ne deviennent-ils pas très significatifs. Ne pouvez-vous pas, par cela même, penser ou à une petite tumeur ou à des papillomes et ne vous trouvez-vous pas autorisés à opérer, si les symptômes vous y obligent.

Dans de semblables circonstances que réalisaient quelques unes de mes observations et en particulier la dix-septième, j'ai cru que je trouverais un papillome. J'ai toujours été déçu sur ce point, mais ainsi que je m'y attendais, j'ai rencontré une tumeur. Cette tumeur dans différents cas était fort petite et je n'avais pas été trompé par les signes qui m'affirmaient sa présence. Le toucher rectal permet donc, non seulement de reconnaître les tumeurs déjà développées et ayant acquis un certain volume, mais il entre très utilement en ligne de compte pour permettre de présumer la présence de tumeurs petites ou peu consistantes, opérables dans de bonnes conditions.

A la vérité, je n'ai jamais opéré de papillome, mais pour la seule et simple raison que je n'en ai pas rencontré. Ils sont cependant essentiellement et particulièrement hémorrhagiques. Bien que je ne considère pas l'hématurie comme une indication absolue, j'opère souvent sous sa seule influence. Si je n'ai pas rencontré ce néoplasme, c'est apparemment parce qu'il est rare dans notre pays. Ce ne peut être une question d'âge, car mon service d'hôpital reçoit des malades à toutes les périodes de la vie et l'âge mûr, comme l'âge avancé, n'excluent pas, tant s'en faut, la possibilité de production de ce néoplasme. Serait-ce, ainsi que se le demande sir H. Tompson, que les papillomes passeraient plus souvent inaperçus chez nous qu'en Angleterre? Je me suis permis de résoudre déjà la question en admettant seulement qu'ils y étaient sans doute moins fréquents.

Je crois en effet, avoir prouvé que j'ai fait trop attentivement la part des symptômes qui appartiennent aux reins et cherché avec une trop minutieuse attention tout ce qui permet d'assigner à l'hématurie une origine vésicale pour ne pas me croire autorisé à déclarer en toute simplicité, que, malgré que je n'aie pas fait d'incision exploratrice, je n'ai pas commis d'erreur de diagnostic de ce genre. Mes observations prouvent que l'opération a toujours confirmé mes prévisions au point de vue du siège de la tumeur, et que je n'ai pas attendu les dernières périodes de la maladie pour décider si j'avais affaire à une hémorrhagie rénale ou vésicale. Je crois même pouvoir me permettre d'ajouter que j'ai, grâce à des recherches attentives enrichi la séméiologie des affections rénales hématuriques de deux signes importants: *le varicocèle symptomatique et le ballottement rénal.*

Le papillome, bien que je ne l'aie pas opéré, est donc passé en France dans le domaine de la chirurgie, et je ne puis à cet égard partager les doutes de sir H. Thompson. Il est, en effet, je viens de le redire, très hémorrhagique; il peut, comme toutes les tumeurs de la vessie, déterminer des troubles graves dans la fonction urinaire. Ce sont là les guides de mon intervention. Ce sont si bien mes guides que je vous ai même engagés à ne pas faire peser dans vos déterminations la nature de la tumeur qui, si souvent, échappe aussi bien à l'exploration clinique qu'à l'exploration chirurgicale.

J'ai d'ailleurs souvent commencé à opérer avec l'espoir de rencontrer le papillome promis par les statistiques, lorsqu'un toucher rectal peu fertile en renseignements ou vraiment négatif, me donnait l'illusion de la bénignité probable. L'événement n'a pas répondu à mon attente et, sans chercher l'explication de cette série persistante de tumeurs de mauvaise nature, il faut cependant tenir sérieusement compte de cette statistique partielle.

Quoi qu'il en soit, la probabilité ou la possibilité de ces heureuses rencontres ne m'a pas empêché de suivre la voie hypogastrique; elle m'y aurait plutôt engagé. Les papillomes, en effet, n'échappent pas à la loi presque générale que nous révèle l'anatomie pathologique. Comme tous les autres néoplasmes vésicaux, ils sont souvent multiples. A côté d'une masse principale se trouvent de petites productions circonférencielles ou disséminées. Si, dans l'attaque d'une tumeur maligne, il faut trop souvent se résigner à faire une opération incomplète, cette éventualité ne saurait être admise lorsqu'il s'agit d'une tumeur bénigne, c'est-à-dire d'une production morbide dont la non reproduction est possible, mais dépend entièrement de son extirpation totale. Il me paraît difficile de croire que rien n'échappe au doigt le plus exercé et à la pince la plus habilement maniée sans autre guide que le souvenir de ce que le doigt vient de désigner.

Sir H. Thompson a évidemment raison de déclarer que « chaque chirurgien doit choisir lui-même le procédé qui lui permet le mieux d'atteindre son but, » et qu'il n'appartient à personne de formuler une règle invariable et absolue. En préconisant avec une conviction de plus en plus forte, la taille hypogastrique pour le traitement chirurgical des néoplasmes de la vessie, je n'ai pas eu d'autre mobile que celui de choisir le procédé le plus capable d'atteindre mon but, c'est-à-dire l'enlèvement total ou le plus complet possible du néoplasme. Je viens de rappeler une des raisons déterminantes de mes préférences: la *multiplicité si fréquente des productions morbides*, je puis y ajouter *leur rare pédiculisation*. Mais sir H. Thompson me fournira une raison tout aussi décisive. « J'avoue, dit-il, que je ne conseille pas toujours et à tous les commençants d'adopter mon procédé opératoire. L'opération qui consiste à introduire une pince dans la vessie et à enlever en une ou deux fois, sans blesser la muqueuse environnante, une excroissance polypiforme, nécessite beaucoup de dextérité et d'expérience. » On ne peut plus franchement reconnaître les *difficultés de l'opération périnéale*, avouer ses *dangers* possibles et la possibilité de son *action incomplète*. Très fidèle à la doctrine d'éclectisme éclairé que je rappelais tout à l'heure, sir H. Thompson est prêt à passer séance tenante à la taille hypogastrique. « Si je ne suis pas content du résultat ou si l'opération présente des difficultés inattendues, il est temps de passer à la taille hypogastrique. »

Cela est parfaitement juste et l'auteur joint l'exemple au précepte. Mais n'est-il pas vraisemblable que la taille hypogastrique sera faite dans des conditions moins sures puisqu'il deviendra difficile de distendre une vessie ouverte? Et ne peut-il y avoir inconvénient à s'exposer à faire deux opérations successives ? Pour que cette ligne de conduite fut adoptée et considérée comme celle qui convient le mieux pour arriver à son but, il faudrait que l'innocuité de la section périnéale fut démontrée, ce que les faits n'établissent pas, et que les progrès de la technique ne prouvent pas de plus en plus la sécurité très réelle de l'incision hypogastrique suivie d'un pansement méthodique.

J'ai cru devoir revenir sur une discussion déjà présentée dans ses lignes principales; mais le souci de la recherche de la vérité, qui a dicté la dernière note du chirurgien si autorisé dont le nom est inséparable du sujet que nous étudions, m'a obligé de dire une fois de plus quels étaient les motifs des opinions que je professe et que je viens de chercher à vous enseigner. Je les résume. Le diagnostic des néoplasmes de la vessie est toujours possible par les seules ressources de la clinique, il n'est même pas besoin du chloroforme qui ne m'a été utile qu'une seule fois; la taille hypogastrique est la méthode qui permet le mieux de détruire dans la limite du possible, les tumeurs malignes, et de s'opposer à la récidive des bénignes.

QUINZIÈME LEÇON

LES PROSTATIQUES

Les malades habituellement désignés comme atteints d' « *Hypertrophie de la Prostate* » offrent un tel ensemble de symptômes, de complications et de lésions, qu'il ne faut pas seulement voir en eux une affection purement locale, mais un processus beaucoup plus complexe. Aussi pour ne pas séparer le malade de la maladie, peut-on leur appliquer la dénomination de «*Prostatiques.*»

I. *Étiologie.* — Il ne faut pas confondre les causes qui modifient la marche de la maladie avec celles qui la font naître.

L'influence des calculs de la vessie, des rétrécissements, des inflammations suppurées de la prostate ne peut être sérieusement invoquée. Il en est de même de l'influence des diathèses : la scrofule, la tuberculose, la goutte, le rhumatisme et l'arthritisme, cette providence des étiologistes dans l'embarras.

Ce qui est applicable aux myomes utérins ne saurait l'être à l'hypertrophie de la prostate.

Toutes les causes de congestion de l'appareil urinaire exercent une influence incontestable sur les manifestations de la maladie; elles n'en ont aucune sur sa production.

L'influence de l'âge peut seule être invoquée. Elle est nécessaire, mais non suffisante.

Messieurs,

Les malades que nous allons étudier sous la dénomination de «Prostatiques» ont tous la prostate plus ou moins hypertrophiée, et les symptômes qu'ils présentent paraissent en relation directe avec cet état anormal. Il semble même, pour certains d'entre eux, que les troubles fonctionnels soient en rapport exact avec l'hypertrophie et qu'il y ait en quelque sorte une équation à établir entre le degré de cette hypertrophie et l'importance des accidents. Tous, en effet, subissent des troubles de la miction qui aboutissent, dans la très grande majorité des cas, à la rétention d'urine. Il n'est donc pas douteux que l'influence mécanique de l'hypertrophie n'ait une action souvent prépondérante sur l'apparition des accidents, sur leur nature, leur filiation et leurs complications.

Et cependant, la clinique démontre que l'hypertrophie de la prostate n'est qu'un des éléments pathogéniques avec lesquels le chirurgien doit s'attendre à compter.

Elle permet, en effet, de constater tout d'abord que les plus favorisés ne sont pas à l'abri d'accidents locaux et généraux, le plus souvent graves, ayant la vessie ou les reins pour théâtre. L'impressionnabilité de cette catégorie de malades aux accidents communs à tous les urinaires est si spéciale, ils y sont si particulièrement accessibles que l'on pourrait dire en toute vérité : « Ils n'en meurent pas tous, mais tous en sont frappés. »

L'observation apprend aussi que ce n'est pas seulement sous l'influence de l'obstacle au cours de l'urine que s'établissent et se perpétuent les accidents, que naissent et se développent les complications. Alors même que les malades vident leur vessie, la maladie s'affirme par des symptômes caractéristiques, dont l'expression se retrouve et dont l'influence s'exerce à toutes ses périodes.

Tous, d'ailleurs, ne sont égaux ni devant la lésion, ni devant le traitement. Des formes diverses se présenteront chaque jour à votre étude. Vous verrez des malades atteints d'une façon précoce et quelquefois passagère de rétention complète qui cède à quelques cathétérismes. Chez un plus grand nombre, la nécessité de la sonde devient d'emblée définitive. A côté de ces malades, heureusement nombreux qui bénéficient de l'évacuation artificielle, vous en rencontrerez qui n'en obtiennent qu'un faible bénéfice, ou n'y trouvent même pas de soulagement. Et si tous sont plus ou moins éprouvés avant d'arriver à la période de tolérance, il en est qui, sous l'influence très directe du cathétérisme, seront terrassés par des accidents qu'un équilibre apparent de santé empêchait jusque-là de prévoir. Il en est qui ne supporteront pas une faible distension de la vessie, tandis que d'autres arriveront sans s'en douter et sans en souffrir à retenir un ou plusieurs litres d'urine.

Chez certains d'entre eux, l'obstacle mécanique dû à l'hypertrophie sera très évidemment la cause de la rétention; chez d'autres, c'est bien à l'inertie de la vessie qu'il faudra l'attribuer. A côté de ces sujets chez lesquels la lésion du muscle vésical est la cause principale des accidents, vous trouverez des cas où les troubles fonctionnels dus aux lésions des reins dominent et caractérisent la situation.

Est-il possible de se rendre compte de cette variété dans la forme et dans la marche des accidents, de leur bénignité relative, ou de leur gravité; peut-on les prévenir et peut-on les combattre? Au milieu de ces inconvénients et de ces dangers, en présence de cette inégale évolution d'accidents en apparence soumis à une seule et même cause, le chirurgien peut-il poser des indications suffisamment précises, qui lui permettent de n'intervenir qu'à propos, d'éloigner ou d'atténuer les périls de son intervention?

A ces questions je n'hésite pas à répondre par l'affirmative, et à vous dire que vous saurez discerner les formes morbides diverses dont l'hypertrophie de la prostate est l'occasion, apprécier leur importance et mesurer leur gravité, prévoir et combattre les accidents, si, fidèles interprètes de l'observation clinique, vous ne vous contentez pas de constater la lésion locale, d'en mesurer pour ainsi dire les conséquences purement mécaniques. Il faut, en effet, tenir compte d'un ensemble de troubles fonctionnels et de lésions qui vous conduisent bien au delà de la simple constatation de l'hypertrophie. Après avoir analysé et interprété ces troubles fonctionnels, après les avoir expliqués par la recherche des lésions qui les déterminent, il faut les réunir en un faisceau, et, dans ce tableau d'ensemble résumer l'histoire du malade tout entier.

C'est, en effet, l'examen du malade, et non pas seulement celui de la maladie, qui vous permettra de résoudre les problèmes pathologiques dont je vous fais prévoir la complexité, et de leur opposer un traitement basé sur des indications véritables. Aussi, ne voulant pas séparer le malade de la maladie, ai-je dès longtemps pris l'habitude de désigner sous la dénomination de *Prostatiques*, les sujets atteints d'hypertrophie de la prostate.

Ce n'est pas seulement la prostate qui se modifie lorsqu'elle subit, sous des influences que je chercherai à déterminer, les métamorphoses qui aboutissent à l'hypertrophie. La vessie et les reins offrent dans leur fonctionnement des troubles que l'observation clinique sait nettement définir, et dont l'observation anatomo-pathologique nous démontrera la nature. L'appareil urinaire tout entier, ou du moins ses départements les plus essentiels, sont simultanément atteints; et le parallélisme des troubles fonctionnels n'est que la conséquence d'un parallélisme dans les lésions. Mais ces lésions elles-mêmes ont des caractères communs que trahit l'identité de leur origine ; cela vous permettra de les rattacher à des modifications qui atteignent et peuvent menacer l'organisme tout entier. Je n'ai, en ce moment, ni à en préciser la nature ni à en fournir la description. Mais je puis, dès maintenant, déclarer qu'elles ont le système vasculaire pour siège principal.

Désireux de vous faire connaître les divers troubles fonctionnels, que l'observation clinique révèle à tout clinicien attentif, je commencerai par leur étude. Après avoir mis en regard les résultats de l'observation clinique et de l'observation anatomo-pathologique, je chercherai à interpréter et à discuter ce que nous aurons appris au lit des malades.

Neuf prostatiques sont actuellement couchés dans la salle Saint-Vincent et vous avez pu les observer à loisir. Un dixième cas est entré ce matin même. Il est particulièrement intéressant, car il est à peine âgé de cinquante ans. Il est, cependant, franchement prostatique, aussi bien au point de vue de l'état local que de l'état général. Mais il est à un âge où, généralement, ne s'affirme pas encore, d'une façon appréciable, l'ensemble des lésions qui vont aboutir à l'état prostatique. L'étiologie, qui doit nécessairement inaugurer notre étude, va nous permettre de bientôt insister sur l'importance toute particulière du nombre des années, chez nos malades, et de vous montrer comment certains sujets, prématurément vieillis, deviennent, comme ce malade, prostatiques avant l'âge.

I. — ÉTIOLOGIE.

Soumettez tous nos malades à la plus minutieuse *enquête étiologique*, et vous arriverez à ce résultat décourageant qu'il est impossible d'accuser, avec preuves suffisantes, aucune des causes le plus habituellement invoquées. Lorsqu'il s'agit d'expliquer l'apparition de telle ou telle complication, ou même les variations d'intensité que peuvent offrir les symptômes, vous trouverez sans peine, de la façon la plus nette, la plus positive, l'influence de causes variées, faciles à préciser; vous ne la retrouverez pas lorsque vous vous demanderez quelle est la véritable origine de la maladie elle-même.

Il y a donc lieu, je tiens à bien vous en prévenir dès maintenant, d'établir une distinction capitale, dans cette étude étiologique, entre l'hypertrophie prostatique, et les troubles fonctionnels ou les accidents qui l'accompagnent. Autant il est simple de reconnaître et de désigner les influences qui déterminent les accidents et les complications, autant vous serez embarrassés lorsqu'il s'agira de déterminer les causes de l'hypertrophie. C'est sans doute pour n'avoir pas tenu compte de cette distinction que tant d'auteurs ont admis sans hésiter un assez grand nombre de causes certainement discutables.

C'est ainsi que l'on accorde une véritable influence à toutes les circonstances qui déterminent une *excitation* plus ou moins vive sur la vessie et la prostate, et que l'on accuse par exemple les *calculs vésicaux*, les *rétrécissements de l'urèthre*, le *passage réitéré des instruments dans le canal*, les *inflammations du canal et de la prostate*. Civiale, qui peut être considéré avec raison comme l'un des hommes ayant le plus fait dans notre siècle pour la connaissance des maladies des voies urinaires, et qui joignait à une habileté opératoire très remarquable un grand sens clinique, Civiale ne craignait pas d'accorder à cet ordre de causes une puissance que les faits ne confirment pas. Sir H. Thompson, dans ses remarquables études sur l'hypertrophie de la prostate, conteste avec raison cette influence, et je ne puis pas non plus pour mon compte adopter les opinions défendues par Civiale.

En ce qui concerne la *présence d'un calcul dans la vessie*, le hasard me permet de vous montrer aujourd'hui une pièce très démonstrative appartenant au sujet qui occupait depuis quelques jours le numéro 12 de la salle Saint-Vincent. Ce malade, âgé de quarante-neuf ans, avait été soumis dans un autre service à des tentatives de lithotritie, mais n'avait pu être complètement débarrassé. Au moment où il nous est arrivé, il présentait à un haut degré, outre les symptômes de la pyélo-néphrite suppurée, des phénomènes intenses d'irritation vésicale. Je me suis bien gardé, dans ces conditions, d'intervenir par un acte chirurgical; j'ai attendu, j'ai essayé, mais en vain, de relever les forces du malade par un régime approprié. Tous mes efforts restèrent infructueux et ne purent empêcher la terminaison fatale. L'autopsie nous permit de constater à leur summum, dans toute l'étendue des voies urinaires, les lésions irritatives que peut déterminer la présence d'un calcul. Les reins étaient suppurés; leur parenchyme, ainsi que vous pouvez le constater sur la pièce que je fais passer sous vos yeux, était réduit à une coque peu épaisse; aussi leur fonction était-elle nécessairement compromise à un haut degré. Les uretères, les bassinets et les calices sont également le siège d'une inflammation suppurative et, de plus, ils sont notablement dilatés. Quant au calcul, vous n'en voyez plus guère que la moitié; c'est celle qui a échappé à la tentative de lithotritie pratiquée sur le malade avant son entrée dans notre service. Elle offre, à son pôle, une sorte de prolongement en forme de mamelon résultant de l'engagement habituel du calcul dans la région prostatique. Aussi les lésions inflammatoires sont-elles très accusées à ce niveau. Cependant, il vous sera facile de constater que la prostate n'offre pas la moindre hypertrophie. Cette pièce est donc absolument démonstrative. Elle établit péremptoirement que les lésions inflammatoires provoquées par l'affection calculeuse peuvent acquérir leur intensité la plus grande sans déterminer d'hypertrophie prostatique.

Et ce n'est pas là, Messieurs, un cas exceptionnel. Vous pouvez sans doute voir dans notre service un grand nombre de calculeux atteints d'hypertrophie. Mais tous ceux-là sont plus ou moins avancés en âge; ils ont dépassé pour la plupart la soixantaine, et nous allons bientôt avoir à apprécier la remarquable influence de l'âge sur la maladie que nous étudions. Lorsque vous observez, au contraire, de jeunes calculeux et notre malade, n'ayant que quarante-neuf ans, rentre dans cette catégorie, lorsqu'il s'agit surtout d'adolescents ou d'enfants, les lésions inflammatoires peuvent être aussi accusées que possible, il n'y a pas d'augmentation de volume de la prostate. Les auteurs qui ont admis entre l'affection calculeuse et l'hypertrophie une relation de cause à effet se sont donc laissés induire en erreur par une coïncidence qui, pour être fréquente, est loin d'être constante.

On peut en dire autant de l'influence pathogénique des *rétrécissements*. Elle a été invoquée pour deux motifs, d'abord parce que le rétrécissement détermine des difficultés mécaniques de la miction, ensuite parce que le traitement exige le passage répété des instruments. L'une et l'autre de ces circonstances détermineraient, du côté de la prostate, une excitation qui pourrait amener son hypertrophie.

Ce sont là des vues théoriques que ne confirme nullement

l'observation des faits. Je n'irai pas jusqu'à dire, avec Cruveilhier, qu'on ne voit pas l'hypertrophie partielle ou totale de la prostate coïncider avec un rétrécissement de l'urèthre. Il est possible, il est fréquent même de rencontrer de vieux rétrécis qui ont en même temps une grosse prostate. Mais vous n'observerez cette coïncidence, de même que chez les calculeux, que si le malade est à l'âge où l'hypertrophie se montre d'ordinaire. Le nombre des hommes qui sont tourmentés par un rétrécissement plus ou moins étroit dans l'âge adulte ou même dans la jeunesse, est extrêmement considérable. Nous ne voyons cependant jamais se manifester, avant un certain âge, ni l'augmentation de volume de la glande, ni l'ensemble symptomatique si particulier qui l'accompagne. Le rétrécissement n'est donc, ni par lui-même, ni par les manœuvres thérapeutiques qu'il nécessite, une cause efficiente d'hypertrophie de la prostate.

L'observation démontre, d'ailleurs, que les rétrécissements de l'urèthre, loin d'être une cause prédisposante de l'hypertrophie, sont souvent une sauvegarde pour ceux que l'âge doit plus tard rendre prostatiques. La difficulté de la miction, qui est la conséquence de la coarctation uréthrale, permet dans la jeunesse et l'âge adulte l'établissement d'une hypertrophie compensatrice du muscle vésical dont les malades pourront bénéficier toute leur vie. Aidée par ce surcroît d'activité fonctionnelle, la vessie peut avantageusement lutter et contre la stricture et même contre l'obstacle prostatique, de manière à se vider complètement. Elle résiste mieux aussi à l'influence des lésions qui peuvent atteindre sa propre couche musculaire.

Nous aurons plus d'une occasion de comparer les rétrécis et les prostatiques, et de montrer combien ils diffèrent au point de vue des résultats du traitement. Ces différences dans l'avenir pathologique de ces deux catégories de malades, cependant soumis à des troubles de miction souvent de même nature, dépendent avant tout ce que, chez le rétréci, la lésion est localisée. Chez lui, en effet, le rétrécissement est toute la maladie. Aucune lésion primitive ne se surajoute à la stricture, et seules des lésions secondaires le menacent. La lenteur avec laquelle se constitue presque toujours la stricture permet à la vessie de se préparer à la lutte et de suffire à la miction malgré l'obstacle uréthral; chez le prostatique, au contraire, des lésions primitives de la vessie et des reins, contemporaines de celles qui modifient la prostate, préparent le terrain aux complications secondaires et leur donnent accès dans l'appareil urinaire tout entier. Alors même que le rétréci subit les influences qui le livrent aux complications graves qui trop souvent l'atteignent, il ne devient pas pour cela prostatique. Rien dans les lésions dont la prostate peut être atteinte dans ces cas, ne rappelle ni de près ni de loin l'hypertrophie sénile. Et, bien que l'on rencontre un certain nombre d'hommes âgés porteurs de rétrécissements, le chiffre qu'ils représentent est très minime, eu égard à celui de ceux qui sont atteints d'hypertrophie de la prostate sans aucun antécédent de stricture, sans jamais avoir été soumis à une cause d'irritation directe du canal. Aussi ne peut-on que s'étonner de voir invoquer l'influence des rétrécissements et des manœuvres intra-urétrales qu'ils nécessitent sur la production de l'hypertrophie. Je vous l'ai déjà dit et je vous le répète, les vieux rétrécis sont rarement prostatiques.

C'est, du reste, par l'irritation qu'on a voulu expliquer l'action des calculs et des rétrécissements, aussi bien que du passage répété des instruments, des uréthrites, des injections, etc. S'il en était ainsi, les *phénomènes inflammatoires* les plus intenses devraient exercer l'influence la plus nette, surtout lorsqu'ils portent sur la prostate elle-même et non plus seulement sur des organes plus ou moins proches tels que la vessie ou l'urèthre. Or, nous ne voyons jamais les *prostatites* conduire à l'hypertrophie de la glande. Bien au contraire, les lésions inflammatoires, ici comme dans beaucoup d'autres organes, laissent après elles des tissus de nouvelle formation éminemment rétractiles, qui détermineraient plus facilement l'atrophie que l'hypertrophie de la glande. L'atrophie ou plutôt la diminution de volume est même fatale, en quelque sorte, lorsque l'inflammation, ce qui n'est pas rare pour la prostate, aboutit à une fonte purulente plus ou moins complète. Vous ne voyez pas davantage les inflammations et abcès de la mamelle être cause de tumeurs ou d'augmentation de volume du sein. Si donc, les phénomènes inflammatoires, portés à leur degré le plus élevé, n'amènent aucune tendance à l'hypertrophie, pas plus dans la prostate que dans les autres glandes ou tissus de l'économie, il est impossible d'admettre que les causes irritantes dont je vous ai parlé puissent avoir une action véritable.

Si maintenant nous laissons de côté les causes locales pour étudier *l'influence des diathèses*, nous voyons qu'elles ont été presque toutes incriminées. Mercier, qui a si consciencieusement étudié toutes les questions afférentes à la maladie qui nous occupe, croyait à l'influence de la scrofule ; il accusait les tempéraments mous, pour employer son expression. D'autres ont invoqué la tuberculose, la syphilis, la goutte, le rhumatisme, l'arthritisme, cette providence des étiologistes dans l'embarras. Non seulement l'influence de toutes ces diathèses est absolument impossible à démontrer, mais le raisonnement le plus simple suffit pour ruiner toutes les théories qui attribuent de semblables causes à l'hypertrophie de la prostate.

Si, par exemple, l'influence de la *scrofule*, était réelle, pourquoi l'hypertrophie ne frapperait-elle pas de préférence les enfants au lieu d'atteindre exclusivement les vieillards, et pourquoi s'observerait-elle sur tant de vieillards qui n'ont jamais présenté, même dans leur enfance, aucune manifestation strumeuse ?

Quant à la *tuberculose*, s'il est vrai qu'elle choisisse, pour se localiser, la prostate comme siège de prédilection, elle y détermine des altérations, des pertes de substance qui n'ont rien à voir, au point de vue anatomique, avec l'hypertrophie de la glande. La tuberculose n'attend d'ailleurs presque jamais la vieillesse pour se manifester. Elle frappe à peu près exclusivement les jeunes gens ou les adultes et elle se traduit par des symptômes qui sont absolument différents de ceux de l'hypertrophie.

Enfin, l'influence vaguement attribuée à la *goutte*, au *rhumatisme*, à *l'arthritisme*, ne peut s'étayer sur aucune preuve. Alors même qu'on parvient à en retrouver des traces dans les antécédents des prostatiques, ce qui est bien loin d'être la règle, il est toujours difficile d'établir la moindre relation de cause à effet entre ces diathèses et l'affection de la prostate.

Ce qui est, en tout cas, formellement établi par l'observation, c'est que les diathésiques ne deviennent prostatiques que lorsque l'âge ou un certain ensemble de lésions que nous chercherons à déterminer le leur permettent. Il y a cependant et de jeunes goutteux et de jeunes arthritiques, il n'y a pas de jeunes prostatiques ou du moins les plus jeunes dépassent presque toujours la cinquantaine.

Reconnaissant l'impossibilité de déterminer les véritables causes de l'hypertrophie par la seule étude des prostatiques eux-mêmes, un certain nombre d'auteurs se sont efforcés de chercher, en dehors du domaine des voies urinaires, si d'autres organes plus ou moins analogues à la prostate par leur structure, ne présentaient pas des altérations comparables dont les causes, mieux connues, s'appliqueraient également à l'hypertrophie prostatique. Or, les anatomistes ont voulu depuis longtemps, par des considérations philosophiques et transcendantes, voir dans la prostate chez l'homme l'analogue de l'utérus chez la femme. L'utérus étant fréquemment le siège de tumeurs bénignes (corps fibreux ou myomes) essentiellement constituées par des fibres musculaires lisses, et d'un autre côté, l'hypertrophie prostatique étant également due, pour une certaine part du moins, à l'augmentation de ces mêmes fibres musculaires, on a été conduit assez naturellement à comparer la dégénérescence de l'utérus à celle de la prostate.

Cette comparaison, même au point de vue anatomique ne saurait toutefois être conduite bien loin, car l'accroissement de volume de la prostate, ainsi que je vous le dirai, est fort différente anatomiquement du *myome utérin*. Mais il est surtout impossible de poursuivre la comparaison sur le terrain clinique. Les myomes utérins évoluent à peu près exclusivement, vous le savez, dans la période active de la vie génitale. Il est tout à fait exceptionnel d'en voir survenir après la ménopause et surtout dans la vieillesse. Il est même permis, en clinique, d'espérer que la cessation des règles amènera la guérison. Cette influence opposée de l'âge dans les deux affections, dont la marche est si différente, empêche tout esprit positif d'accepter l'analogie qu'on a voulu établir entre elles. D'ailleurs, alors même qu'elle serait fondée, je ne comprends guère en quoi cette analogie pourrait nous être utile dans l'enquête étiologique que nous poursuivons. La cause véritable des corps fibreux de l'utérus nous échappe encore plus peut-être que celle de l'hypertrophie prostatique, et je ne vois pas qu'il puisse surgir aucune lumière de l'étude comparée des deux maladies.

Aucune des causes que nous avons précédemment passées en revue ne pouvant être admise pour expliquer l'hypertrophie de la prostate, on en a invoqué d'autres dont l'influence ne paraissait pas pouvoir être contestée. Je veux parler de toutes les circonstances qui produisent des *phénomènes de congestion* du côté des organes génitaux ou du petit bassin, et parmi les plus importantes je vous citerai, les excitations vénériennes surtout lorsqu'elles sont poussées à l'excès, les hémorrhoïdes, les écarts de régime, les professions sédentaires. Il n'est pas douteux, en effet, que tout cela n'exerce sur la maladie un retentissement fâcheux et très facilement appréciable.

Mais de ce que ces influences se font nettement sentir

sur l'affection une fois qu'elle est constituée, s'ensuit-il qu'elles agissent également pour la déterminer? Nullement. Il faut, ainsi que je vous le disais en débutant, établir une distinction absolue entre les causes qui font naître la maladie et celles qui la modifient quand elle est déjà développée. Rien ne prouve que ces phénomènes congestifs aient une action véritable sur le développement de l'affection. Il est facile de voir, au contraire, qu'ils se produisent avec la plus grande fréquence à un âge où l'hypertrophie est absolument inconnue. C'est ainsi, par exemple, que les excès vénériens ont surtout lieu dans la jeunesse et l'âge adulte, ou même, sous forme de masturbation, dans l'enfance. Ils n'exercent donc pas une influence immédiate. Et, on ne peut pas prétendre davantage qu'ils préparent l'affection pour l'avenir. On a vu des personnes qui s'étaient livrées à toutes sortes d'excès ou d'écarts de régime n'avoir cependant à payer jamais aucun tribut à cette maladie, et d'autres, au contraire, en être cruellement affectés qui avaient observé toute leur vie un régime des plus sobres et une continence absolue. On m'objectera peut-être que si la puissance sexuelle n'appartient qu'aux jeunes, les excès vénériens sont de tout âge ; je répondrai que les causes les plus actives de congestion n'agissent pas, tant que le sujet n'est pas arrivé à l'âge de l'hypertrophie de la prostate. Les hémorrhoïdes s'observent aussi bien chez les jeunes gens et les adultes que chez les sexagénaires. Et cependant vous ne trouverez pas l'hypertrophie de la prostate chez les jeunes hémorrhoïdaires.

On a, en effet, accusé, sans motifs suffisants, tout ce qui prédispose à *l'engorgement des veines hémorrhoïdales et prostatiques,* en particulier les professions sédentaires. Il est certain qu'elles exercent, comme les excès vénériens, les écarts de régime, les refroidissements, etc., une influence remarquable sur les manifestations symptomatiques de la maladie. Mais elles font trop souvent défaut dans les antécédents des sujets qui en sont atteints ; elles se rencontrent, d'autre part, sur un trop grand nombre d'individus qui en sont indemnes à l'âge le plus avancé, pour qu'on soit en droit de les considérer comme des causes actives de l'hypertrophie elle-même. D'ailleurs, nous ne voyons jamais, en aucun point de l'économie, la stase veineuse d'origine quelconque, variqueuse ou cardiaque, être cause d'altérations de tissu aussi nettement localisées. De plus, l'épaississement des téguments, qu'on observe dans ces conditions, en même temps qu'il est diffus, est constitué, au point de vue histologique, par des exsudats inflammatoires et non par une hyperplasie d'éléments normaux.

Nous en arrivons ainsi après une longue série d'éliminations à n'avoir plus à étudier que *l'influence de l'âge*. Déjà, dans les considérations qui précèdent, j'ai eu souvent à vous la signaler incidemment. Il nous reste maintenant à déterminer avec précision dans quelles limites elle s'exerce, à rechercher si elle est nécessaire et suffisante.

Tout d'abord, je n'hésite pas à vous répéter qu'elle est *absolument nécessaire*. Il faut avoir en moyenne au moins cinquante-cinq ans pour avoir le droit de devenir prostatique. Jamais, à moins de circonstances tout à fait spéciales, vous ne rencontrerez un homme de quarante ans, par exemple, atteint d'une hypertrophie vraie. L'influence de l'âge est donc très remarquable, mais *est-elle suffisante?* Tout individu qui arrive à la soixantaine est-il fatalement condamné à être prostatique? Non, fort heureusement. Il est un grand nombre de vieillards qui arrivent à l'âge le plus avancé sans offrir aucun des symptômes de la maladie. Il est même à remarquer qu'on ne devient plus que rarement prostatique au delà d'un certain âge, de soixante-dix ans, par exemple, dût-on atteindre une longévité exceptionnelle. L'hypertrophie n'est donc pas un corollaire obligé de la vieillesse.

Ainsi l'âge est une condition nécessaire, mais non suffisante. Pour savoir dans quelles limites elle agit, il est utile de consulter des chiffres. Ceux qui ont été recueillis avec tant de soin par sir H. Thompson sont particulièrement intéressants et je vous les rappellerai d'autant plus volontiers qu'ils reproduisent sensiblement ceux auxquels j'arriverais par mes propres observations. Sur cent soixante-quinze individus compris entre soixante et quatre-vingt-quatorze ans, cet observateur si précis n'en a trouvé que cinquante-six atteints d'hypertrophie, et parmi ces derniers presque la moitié n'avaient offert aucun signe pendant la vie, si ce n'est peut-être une fréquence un peu plus grande de la miction qui ne saurait être considérée comme pathologique.

En résumé, vous voyez donc que l'hypertrophie ne survient que chez environ trentre-quatre pour cent des hommes de soixante ans et au-dessus et qu'elle n'entraîne de signes positifs que chez quinze ou seize d'entre eux. Elle est à peu près complètement inconnue avant cinquante-cinq ans, ne devient fréquente qu'à partir de la soixantaine et n'apparaît plus guère après soixante-dix ans.

Un seul fait positif ressort donc de l'enquête étiologique que nous venons de poursuivre. L'influence de l'âge est incontestable, et l'hypertrophie de la prostate est bien une maladie de la vieillesse. Cela seul pouvait faire prévoir que cette manifestation de la sénilité ne pouvait être isolée. Lorsque nous étudierons l'ensemble des lésions de l'appareil urinaire peut-être arriverons-nous à nous élever un peu plus haut que nous ne pouvons le faire en ce moment. Il ne nous est, en effet, possible que de constater, à l'heure actuelle, ce fait d'observation qui se résume en deux mots : l'influence de l'âge. Nous ne pouvons aller plus loin et dire comment s'exerce cette influence. Des recherches anatomo-pathologiques que j'ai depuis longtemps confiées à l'un de mes internes, M. Launois, et qu'il a poursuivies avec un véritable talent, nous permettront, je l'espère, d'établir et la parenté des diverses lésions de l'appareil urinaire du vieillard et peut-être d'en indiquer la filiation. Mais avant d'aborder ce côté intéressant de notre étude, nous allons demander à l'observation clinique les documents qu'elle peut nous fournir. Nous les rapprocherons alors de ceux de l'observation anatomo-pathologique et peut-être pourrons-nous alors discuter avec plus de fruit les questions étiologiques. Mais il est un résultat déjà acquis et que nous ne saurions dédaigner. La question est dès maintenant circonscrite, et la discussion ne peut utilement porter que sur l'influence des diverses conditions anatomo-pathologiques créées par l'âge.

SEIZIÈME LEÇON

LES PROSTATIQUES

(*suite.*)

II. — SYMPTOMATOLOGIE

Deux périodes : la première à troubles fonctionnels d'ordre exclusivement dynamique, la seconde caractérisée par des phénomènes mécaniques, c'est-à-dire de la rétention et quelquefois de la distension et de l'incontinence.

Première période. Mictions fréquentes surtout la nuit; érections; difficultés et retards de la miction, tous phénomènes exagérés par le décubitus horizontal, et le sommeil; diminution dans la force de projection du jet.

Influence défavorable des professions sédentaires et de la constipation, des excès de toute sorte surtout de boissons, des retards apportés dans la satisfaction du besoin d'uriner, des refroidissements.

Les symptômes de cette période sont essentiellement d'ordre congestif et ne dépendent pas de l'obstacle, alors même qu'il est constitué. Nombreuses preuves à l'appui de cette assertion.

Deuxième période. Persistance des troubles congestifs de la première période auxquels s'ajoute de la rétention. Rétention complète aiguë, chronique. Rétention incomplète. Ses allures souvent insidieuses. Tendance à s'égaliser de la fréquence diurne et nocturne des mictions.

Incontinence. — Distinction en incontinence fausse et vraie. — L'incontinence des prostatiques commence à être nocturne. Elle s'accompagne très souvent de distension.

Polyurie. Plus accusée la nuit. Elle traduit un retentissement sur le rein.

Caractères des urines. Pas de sucre, pas d'albuminurie, pas de pus. Urines aqueuses.

Phénomènes généraux. Troubles digestifs. Fièvre.

Complications. Cystite; ses causes; cathétérisme, toutes les influences congestives et surtout le refroidissement. Forme aiguë, forme chronique : catarrhe vésical.

Néphrite. — Lésions histologiques primitives; lésions secondaires aiguës et chroniques.

Hématurie. — Spontanée. — Provoquée par une évacuation mal réglée (trop rapide et trop complète), par une fausse route prostatique.

Dans la première comme dans la seconde période, dans les symptômes comme dans les complications, la congestion joue un rôle très considérable.

Messieurs,

L'étude clinique nous offre à considérer deux périodes principales dans l'évolution de la maladie.

La première, qui mérite d'être appelée *période prémonitoire*, est souvent fort longue, et ne fait que très exceptionnellement défaut. Elle peut, d'ailleurs, constituer à elle seule toute la maladie, se prolonger indéfiniment, et ne jamais aboutir à la seconde période.

Celle-ci, *période confirmée* ou *période d'état* finit cependant par survenir tôt ou tard, dans la grande majorité des cas. Elle est essentiellement caractérisée par l'impossibilité absolue ou relative où se trouvent les malades, de vider complètement leur vessie, en d'autres termes, par la rétention d'urine complète et incomplète.

Au cours de cette seconde phase, se présente assez fréquemment un symptôme sur lequel j'attirerai tout particulièrement votre attention : c'est l'incontinence. Lorsqu'elle est vraie, elle est presque toujours un signe de distension de la vessie. Elle a ainsi une valeur séméiologique si grande, qu'elle mériterait à elle seule de former une troisième période. En tous cas nous aurons à étudier à part, aussi bien au point de vue de la symptomatologie que du traitement, les prostatiques incontinents.

C'est donc en définitive sous ces trois formes : troubles de la miction avec évacuation de la vessie, rétention complète ou incomplète, et enfin incontinence avec distension que nos malades se présentent à l'observateur.

Dans la première période, les symptômes sont d'ordre *dynamique*. Ils tiendront surtout à des phénomènes congestifs qui portent non seulement sur la prostate, mais encore sur la vessie et les reins eux-mêmes. Il en résulte non point des accidents de rétention, mais toute une série de troubles de la miction qu'il est d'autant plus indispensable de bien connaître, qu'ils sont d'une interprétation plus délicate que ceux de la maladie confirmée.

Dans la seconde période, les symptômes sont, avant tout, d'ordre *mécanique* : mais, néanmoins, le malade reste toujours sous le coup de cette impressionnabilité particulière qui caractérisait son état dans la première période. Il offre donc un mélange des symptômes dynamiques et des accidents dus à l'obstacle mécanique. Si ces derniers dominent la scène, les autres conservent encore une grande importance; ils méritent une large part de vos préoccupations.

Première période. — Pour étudier complètement les troubles dynamiques qui caractérisent cette période, nous aurons à passer successivement en revue la fréquence des besoins d'uriner et la manière dont la miction s'accomplit. Nous aurons surtout à rechercher, avec un soin tout particulier, les diverses circonstances qui exercent une influence favorable ou fâcheuse, aussi bien sur la fréquence de la miction que sur ses caractères, et qui peuvent arriver à y mettre plus ou moins complètement obstacle. Enfin, nous entrerons dans la discussion des faits, et nous chercherons à déterminer si les troubles observés relèvent d'un obstacle mécanique ou de phénomènes d'un autre ordre.

La *fréquence du besoin d'uriner* est presque toujours, sinon toujours, le premier trouble fonctionnel par lequel la maladie témoigne de son apparition. Elle est surtout *nocturne*, et c'est plus particulièrement pendant la seconde moitié de la nuit qu'elle s'accuse. Le besoin se manifeste vers deux, trois, quatre ou cinq heures du matin, et il se renouvelle ensuite à intervalles relativement assez courts, même après qu'il a été satisfait. D'autrefois, la fréquence ne se produit qu'à l'heure du lever, et pendant qu'on procède aux soins de toilette. Chez tous les malades, l'influence du décubitus se fait invariablement sentir. Cependant, la position horizontale ne paraît pas être la seule cause du phénomène, puisque l'exagération nocturne se produit encore sur des malades qui sont obligés, par une affection intercurrente, de garder le lit pendant le jour. Aussi est-il probable qu'il faut accuser non seulement la position horizontale, mais encore le sommeil. Nous allons voir bientôt que, pendant le sommeil, non seulement les besoins d'uriner s'exagèrent, mais que la quantité d'urine excrétée augmente, alors même que le malade ne boit ni en se couchant, ni au cours de la nuit; il est donc probable que, sous son influence, s'établit un état congestif qui rend à la fois la vessie plus sensible et le rein plus actif.

Sous la même influence se produit un autre phénomène du même ordre, je veux parler des *érections*. Le malade avait depuis assez longtemps perdu l'habitude d'en avoir. Elles reparaissent et souvent sont persistantes et intenses. Elles sont pénibles et n'ont rien de génésique; aussi, loin d'en être satisfaits, les malades s'en plaignent et demandent à en être délivrés.

Ces érections sont très souvent calmées par l'émission de l'urine, mais alors même que la vessie est complètement évacuée, il n'est pas rare qu'elles reparaissent encore, particulièrement dans la dernière partie de la nuit. Elles ne sont donc pas dues seulement à la réplétion de la vessie qui les provoque si fréquemment chez les prostatiques, mais aussi à l'influence congestive du décubitus et du sommeil qui continue à se manifester sans l'auxiliaire de la réplétion vésicale.

Si nous étudions maintenant la *manière dont la miction s'accomplit*, nous sommes tout d'abord frappés par ce fait que, le plus ordinairement, lorsque les malades veulent uriner, ils n'obtiennent pas satisfaction immédiate. Ils sont obligés d'attendre un certain temps avant que l'urine apparaisse au méat. On en voit qui n'arrivent à faciliter la miction qu'en exerçant des tiraillements sur la verge ou en se livrant à certaines manœuvres particulières, souvent en trempant les mains dans l'eau froide. Plus ordinairement ils ne parviennent à triompher de ces *retards de la miction* qu'en se maintenant éveillés ou en se levant pour se promener dans leur chambre pendant quelques minutes. C'est instinctivement que la plupart d'entre eux arrivent à favoriser la miction de la nuit en se soustrayant ainsi pour quelques instants à l'influence du décubitus et du sommeil; c'est aussi de la même manière qu'ils apprennent à calmer les érections qui sont ordinairement gênantes et ne s'accompagnent d'aucun désir vénérien. Elles disparaissent très rapidement avec les causes qui les provoquent, c'est-à-dire avec le décubitus horizontal et le sommeil. Souvent même elles s'évanouissent par le seul fait du réveil. Aussi ne peuvent-elles généralement pas être utilisées, alors même qu'on en aurait le désir.

Les retards de la miction sont d'autant plus prononcés, d'autant plus difficiles à vaincre que le malade est resté plus longtemps sans uriner. Tel individu qui voit l'urine apparaître immédiatement, lorsqu'il urine à première sommation, est obligé d'attendre très longtemps, quelquefois plusieurs minutes, lorsqu'une circonstance malencontreuse impose entre deux mictions successives un intervalle plus ou moins prolongé.

Ces effets de la trop longue retenue de l'urine sont un motif de plus pour que le sommeil ait, sur les prostatiques, une fâcheuse influence. Le sommeil, en effet, empêche tout naturellement le malade d'obéir dès les premières sollicitations qui souvent ne sont qu'imparfaitement perçues. L'état congestif déterminé par le sommeil et le décubitus rendent la vessie plus sensible à la distension et, d'autre part, l'excitation plus ou moins douloureuse que détermine la distension, augmente l'état congestif. Bien des causes se réunissent donc pour que ces troubles nocturnes de la miction soient ceux qui affectent le plus les prostatiques. Et cette influence ne cessera de se faire sentir; on la retrouve à toutes les périodes de la maladie quelle que soit la forme sous laquelle on l'observe, quelles que soient les complications qui surgissent.

Lorsqu'enfin l'urine apparaît au méat, jamais elle ne s'élance avec force. Le jet est plus ou moins modifié, aminci, déformé, affaibli. Je ne veux pas insister sur toutes ces modifications dont je vous ai si souvent appris à faire peu de cas pour le diagnostic, et auxquelles cependant on accorde encore généralement beaucoup trop d'importance. Il en est une toutefois qui doit être considérée comme un signe de haute valeur, c'est la *diminution dans la force de projection du jet*. Cette diminution est plus ou moins accusée suivant les cas. Elle est souvent poussée à tel point que l'urine sort sans aucune projection et tombe presque verticalement sur le sol ou sur les chaussures des malades, ce qui fait dire, selon l'expression consacrée, qu'ils « pissent sur leurs bottes. » Cet affaiblissement du jet qui se rencontre également chez les rétrécis, offre, chez les prostatiques, ceci de particulier, qu'il n'est aucunement influencé par les efforts du patient. Lorsqu'un rétréci pousse, son jet d'urine, quelque diminué, quelque modifié qu'il soit, traduit cette impulsion par une projection un peu plus marquée. Rien de semblable ne se produit chez le prostatique. Ses efforts n'aboutissent qu'à provoquer des accidents du côté du rectum, c'est-à-dire l'issue des gaz ou même des matières fécales. On a cherché à expliquer ces différences par l'étude des conditions physiques dans lesquelles se trouve l'urèthre, dans l'une et l'autre de ces affections; on a pensé, par exemple, que, dans le rétrécissement, l'urine, s'accumulant dans la partie du canal située en arrière de l'obstacle, y pouvait être soumise à une pression plus considérable. Nous laisserons de côté ces explications empruntées à la physique. L'étude anatomo-pathologique des lésions, soit à l'œil nu, soit au microscope, nous donnera la véritable solution de cette question en nous montrant que l'hypertrophie de la prostate s'accompagne constamment d'altérations importantes et précoces de la tunique musculaire de la vessie. Plus ou moins profondément altérée dans ses éléments contractiles, celle-ci est frappée d'une atonie variable, parfois très prononcée. Il y a donc lieu de tenir compte, dans l'interprétation des troubles de la miction, non seulement de l'obstacle situé dans la traversée du canal, mais encore et surtout, dans bien des cas, de l'impulsion dont la vessie est capable.

Les *circonstances qui atténuent ou exagèrent* les troubles que je viens de vous exposer, méritent, vous le comprenez, une étude attentive. Elles ont, au point de vue du traitement, une importance considérable.

Celles qui exercent une influence favorable peuvent être déduites des notions précédentes. Nous venons de voir que le décubitus et le sommeil rendent les besoins d'uriner plus fréquents et plus difficiles à satisfaire. Par contre, la miction devient à la fois plus rare et plus facile sous l'influence de l'exercice, du mouvement, de la promenade, qui doivent, pour ce motif, être recommandés à vos malades.

Il me reste à vous signaler d'une façon spéciale d'autres conditions défavorables contre lesquelles il importe de les tenir en garde.

Les professions ou les habitudes sédentaires, qui prédisposent à la constipation et à la stase veineuse de tous les organes pelviens sont mauvaises pour les prostatiques. On ne doit sans doute pas, comme on l'a fait, les accuser de déterminer la maladie elle-même, mais quand elles existent, elles ont incontestablement sur les symptômes, une influence des plus fâcheuses.

A l'immobilisation dans la position horizontale ou assise, et au sommeil prolongé dont je vous ai signalé l'action particulièrement nuisible, je dois encore ajouter toutes les causes de congestion ou d'excitation des organes génito-urinaires, notamment les excès de boissons, et les excitations vénériennes. Ces causes ont une influence assez marquée; il n'est pas rare de les voir aboutir à la rétention complète. Il est même possible qu'elles déterminent d'emblée cet accident qui semble la première manifestation de la maladie. L'influence des excitations sexuelles cède certainement le pas à celle des boissons excitantes ou même simplement abondantes. Sans doute, l'excès des boissons alcooliques a de beaucoup l'influence la plus certaine. Très nombreux sont les malades qui ont leur première rétention après avoir abusé du vin ou des spiritueux. Mais ils ne sont pas rares non plus ceux que la simple quantité des boissons ingérées, quelle que soit leur nature, conduit également à la rétention. A cet égard, ce qui se passe dans les stations hydrominérales, est fort instructif et j'aurai soin de vous dire, à propos du traitement de ces malades, que les prostatiques ne sont pas de ceux qui bénéficieront des eaux que l'on fait ingérer en quantité abondante. Ils sont au contraire exposés, par ce traitement, à de sérieux accidents.

Au nombre des conditions particulièrement nuisibles, je dois encore indiquer la *retenue volontaire et prolongée de l'urine*. Vous ne sauriez croire combien sont nombreux les malades qui sont pris de rétention après une visite ou un dîner de cérémonie pendant lesquels ils ont été empêchés de répondre à temps aux sollicitations de leur vessie. Le danger est d'autant plus grand qu'à l'influence du retard s'ajoute, lorsqu'il s'agit d'un dîner, celle des mets excitants ou des boissons alcooliques, alors même qu'on ne peut pas dire à proprement parler, qu'il y ait eu intempérance; plus d'une fois, c'est en lui souhaitant bonne fête, que l'on détermine chez un vieillard prostatique sa première rétention. Les voyages en chemin de fer sont aussi à redouter pour ces malades; les funestes effets qui en résultent se traduisent la plupart du temps par une exagération très marquée dans les difficultés de la miction, souvent même par une rétention complète; ils peuvent être imputés en partie à la station assise prolongée, à la trépidation qui, par elle-même, est une cause puissante de congestion des organes pelviens, mais par-dessus tout au retard apporté à la satisfaction du besoin d'uriner.

Enfin, à cette liste de conditions défavorables, s'ajoutent les *refroidissements*. Je leur dois même une mention toute spéciale, car ils ont, sur les organes urinaires, un retentissement aussi marqué que les influences dont je viens de vous parler, et de plus, ils déterminent fréquemment l'explosion de complications graves, telles que la cystite ou la néphrite, lesquelles, une fois nées, ont la plus grande tendance à s'éterniser. Dans l'état le plus normal, le refroidissement des pieds provoque le besoin d'uriner et même exagère le quantième de la sécrétion urinaire. Chez les prostatiques, ce refroidissement partiel, de même que le refroidissement total, est très souvent, je le répète en insistant, le point de départ des accidents ou la cause des complications.

La mauvaise influence de toutes ces causes est si nette, si évidente, elle a si vivement frappé tous les observateurs, qu'on les a souvent accusées d'amener l'hypertrophie elle-même. Je me suis déjà suffisamment expliqué sur la distinction qu'il faut établir à cet égard entre l'hypertrophie et ses manifestations pour ne plus avoir besoin d'y revenir longuement. Je vous rappelle seulement que, ni les unes, ni les autres de ces causes, ni les habitudes et les professions sédentaires, ni la retenue prolongée de l'urine, ni les écarts de régime, ni les excitations sexuelles, ni les refroidissements, ne sont capables de faire naître l'hypertrophie elle-même et de constituer de toutes pièces un prostatique. Mais je ne saurais trop insister sur leur très fâcheuse influence, lorsque l'état prostatique est constitué. Vous avez déjà à en inférer que le prostatisme exige des règles particulières dans les habitudes, dans le régime et dans l'hygiène, et vous pressentez leur importance au point de vue du traitement.

Après vous avoir appris en quoi consistent les symptômes qui caractérisent la période prodromique, et vous avoir exposé les principales circonstances qui les modifient en bien ou en mal, il me reste à entrer dans la *discussion et l'interprétation des faits*. Déjà, chemin faisant, il m'est arrivé de vous dire que les phénomènes observés étaient essentiellement d'ordre congestif. Je dois maintenant vous donner la preuve de cette assertion, et vous démontrer que l'obstacle mécanique, bien que déjà constitué, ne saurait cependant, à lui seul, rendre un compte suffisant des manifestations symptomatiques.

L'obstacle ne suffit pas, car il se rencontre à un degré au moins aussi prononcé sinon davantage dans un certain nombre d'autres affections, par exemple dans les rétrécissements et dans les abcès de la prostate. Et cependant nous ne voyons pas ces maladies revêtir la même forme symptomatique ni surtout subir le même retentissement sous l'influence des conditions qui modifient si évidemment l'état des prostatiques.

Il est même remarquable de voir, ainsi que vous pourrez vous en assurer en consultant les nombreuses observations contenues dans l'excellente thèse de mon ancien interne, M. le Dr Segond, aujourd'hui mon très distingué collègue, que les abcès de la prostate, alors qu'ils rendent la miction absolument impossible, ne déterminent aucune fréquence des besoins. Lorsque cette fréquence apparaît, on peut être sûr qu'il y a coïncidence de cystite ou que le malade est avancé en âge, et qu'il avait déjà auparavant de l'hypertrophie.

L'obstacle ne suffit pas, car chez les rétrécis exempts de complications vous n'observerez pas l'augmentation nocturne du besoin d'uriner, vous ne verrez pas non plus éclater fatalement les complications qui font invariablement cortège au prostatisme.

L'obstacle ne suffit pas, car nous observons fréquemment des symptômes analogues chez la femme qui n'a pas de prostate, mais dont l'utérus, ainsi que tous les organes avoisinants, est remarquablement sujet, soit à l'occasion de la ménopause, soit après, à des phénomènes congestifs qu'exagèrent et le décubitus et la station assise.

Enfin, l'obstacle ne suffit pas, car sa conséquence la plus

immédiate, la rétention fait défaut, ainsi qu'il est facile de le constater, soit par le toucher rectal combiné avec la palpation hypogastrique, soit au besoin par le cathétérisme évacuateur.

Mais chacune des circonstances qui aggravent les symptômes chez les prostatiques est, ainsi que nous l'enseigne la pathologie générale, une cause puissante de congestion. Le décubitus n'amène-t-il pas, à tous les âges, des érections qui témoignent de phénomènes congestifs et du côté de la moelle et du côté des organes pelviens? La réplétion de la vessie n'agit-elle pas dans le même sens, comme je vous l'ai récemment démontré, en étudiant ici avec vous, les hématuries dans les rétentions et la sensibilité de la vessie à la distension? Quant aux excès vénériens, leur influence congestive est de celles qui sont tellement évidentes, qu'elles n'ont pas besoin de démonstration, et enfin les refroidissements agissent d'une façon très générale en déterminant des congestions ou même des inflammations viscérales très variées.

Si toutes ces causes amènent, chez les prostatiques, des effets qu'on ne retrouve ni dans l'état normal, ni dans les autres affections des voies urinaires, c'est que, en vertu des altérations spéciales qui portent sur tout leur système vasculaire et que nous aurons à étudier plus tard, ils sont au plus haut point : « des congestifs. » Il en résulte que les influences qui, chez d'autres, produisent des effets simplement physiologiques, déterminent chez eux des phénomènes pathologiques.

Ce qui d'ailleurs achève la démonstration, c'est que les difficultés qui naissent sous l'influence des causes que nous vous signalons sont passagères ou temporaires. Vous voyez s'effacer ou même disparaître pendant la veille ce qui se produit pendant le sommeil, et disparaître aussi les retards et les difficultés de la miction, que provoquent les causes accidentelles, lorsque les lésions de la prostate ou de la vessie ne sont pas encore assez avancées, pour que la maladie, passée momentanément de la première à la seconde période, se constitue définitivement.

Deuxième période. — Dans la seconde période, vous le savez, les conséquences mécaniques de l'obstacle apporté par l'hypertrophie de la prostate et l'affaiblissement du muscle vésical, se traduisent par la retenue de l'urine. La vessie est désormais incapable de suffire à ses fonctions. Et à ces conséquences mécaniques de l'état pathologique de la prostate et de la vessie devra être opposée une intervention mécanique qui aura le plus habituellement le cathétérisme pour agent.

Mais de ce que les symptômes mécaniques dominent la scène dans la période d'état, nous ne verrons pas pour cela disparaître les symptômes dynamiques dont nous connaissons l'origine congestive. Ils se prononceront même davantage et auront une importance tout aussi grande que dans la période initiale. Si ce sont, en effet, les phénomènes mécaniques qui souvent déterminent les accidents et les complications, ce sont les phénomènes dynamiques qui les préparent, et vous ne sauriez trop vous en souvenir lorsque vous aurez à instituer le traitement et à bien peser ses indications.

La *rétention d'urine* qui est la caractéristique de la période confirmée peut se traduire de plusieurs manières qui sont essentiellement différentes et par leur physionomie clinique et par leur gravité pronostique. Je ne puis vous en tracer complètement l'histoire, il me suffira de vous indiquer ses traits les plus caractéristiques. Elle offre à distinguer deux formes principales dont chacune comporte plusieurs variétés. Ces deux formes sont la *rétention complète* et la *rétention incomplète.*

La *première* peut être *aiguë* ou *chronique ;* la *seconde* est toujours chronique, mais peut exister *avec ou sans distension.*

L'*expression symptomatique de la rétention complète* vous est trop connue pour que je m'arrête à vous l'exposer en détail. Je ne vous dirai donc ni les efforts incessamment renouvelés des malades, efforts qui ne tardent pas à devenir involontaires et de plus en plus douloureux, ni l'angoisse et l'agitation auxquelles ils sont en proie, ni leurs gémissements trop légitimes. Les signes fonctionnels de cette forme de rétention sont trop accusés pour qu'il soit utile d'y insister, en vue du diagnostic. Ils sont tels que ce diagnostic est fait par le malade longtemps avant que vous n'arriviez auprès de lui. Vous n'avez plus alors qu'à vérifier son dire et à constater la réplétion de la vessie, soit par le palper de l'hypogastre qui suffit souvent à lui seul pour révéler la saillie du globe vésical, soit, dans les cas moins accusés, par la combinaison du palper hypogastrique et du toucher rectal.

La forme chronique de la rétention complète ne diffère de la forme aiguë que par sa durée et la nécessité qu'elle impose de recourir indéfiniment et non quelques jours seulement à l'usage de la sonde.

A ces manifestations si bruyantes et si nettement significatives de la rétention aiguë et complète, il faut opposer la *marche insidieuse et les allures dissimulées de la rétention incomplète*. Elles sont bien faites pour dérouter des praticiens même exercés ; aussi voyez-vous souvent arriver à notre consultation des malades qui ont perdu des semaines et des mois à combattre des symptômes étrangers en apparence au dérangement de la fonction urinaire complètement méconnu ou jugé insignifiant. Pourtant dans l'une comme dans l'autre forme de rétention, le symptôme pathognomonique est toujours la réplétion ou la distension de la vessie. Mais ici les troubles de la miction sont loin de révéler l'exacte situation des organes. Vous n'observerez plus rien qui rappelle ces poussées douloureuses, cette angoisse extrême de la rétention aiguë. Vous pourrez même n'être conduits à soupçonner et à examiner la vessie que par l'étude des commémoratifs et et des symptômes généraux concomitants. Vous n'aurez donc plus seulement à vous préoccuper d'un état local, c'est-à-dire des troubles de la miction, vous aurez à examiner le malade tout entier et à saisir le lien qui rattache au fonctionnement imparfait des organes urinaires telle ou telle manifestation générale.

Cependant les symptômes urinaires ont toujours une très

grande importance, S'il arrive parfois que le malade ne les signale pas de lui-même, et se borne à vous parler de ses troubles digestifs ou de ses accès de fièvre, le plus souvent, il faut le reconnaître, c'est au sujet de la fonction urinaire qu'il vient vous consulter. Nous avons donc une part importante à accorder dans notre étude à la manière dont la miction s'accomplit et aux diverses modifications que peuvent présenter les urines.

Les *troubles fonctionnels* sont sensiblement les mêmes que ceux de la période prémonitoire. La fréquence, la difficulté, la lenteur, les retards de la miction se retrouvent encore et s'exagèrent toujours sous l'influence des causes de congestion dont je vous ai parlé. Il y a cependant une différence qui mérite de vous être signalée. Nous avons vu que, dans la première période, les besoins d'uriner se produisent à intervalles beaucoup plus rapprochés pendant la nuit, qu'ils s'écartent au contraire et deviennent à la fois moins fréquents et moins impérieux pendant la veille, surtout lorsque l'exercice ou divers travaux apportent aux préoccupations du malade une diversion salutaire. L'incomplète évacuation de la vessie a pour résultat d'amoindrir ce bénéfice que la veille et l'activité procurent aux prostatiques. Les besoins se reproduisent encore avec une moindre fréquence pendant la veille que pendant le sommeil, sous l'influence de l'exercice que pendant l'immobilité. Mais la quiétude du jour est moins complète, les besoins se renouvellent et sont plus impérieux. Ils peuvent même se montrer à intervalles à peu près fixes, souvent avec une sorte de *régularité d'horloge*, avec les différences que comporte encore la veille ou le sommeil. La vessie, en un mot, demande à évacuer son trop-plein dès que la quantité d'urine rejetée vient à être remplacée par une quantité à peu près égale.

Mais il ne faut pas attribuer à ces modifications apportées aux troubles de la miction par l'évacuation imparfaite du réservoir, plus d'importance qu'elles n'en ont réellement. La clinique vous apprendra à combien de surprises vous vous trouveriez exposés si vous ne vous laissiez guider dans ce cas que par la seule interprétation des signes rationnels. Sans doute les vessies capables encore de réactions fonctionnelles témoigneront de l'impatience d'être satisfaites, et accentueront assez leurs manifestations pour que tout praticien attentif puisse facilement les comprendre. Mais il est un grand nombre dont l'atonie permettra, sans réaction fonctionnelle suffisante pour qu'elle soit accusée ou découverte, leur incomplète évacuation. Elle permettra même leur distension progressive, et bien souvent les malades ne vous arriveraient que lorsque l'incontinence vraie les a tirés de leur sécurité trompeuse, si vous n'aviez su ni leur faire prévoir les accidents dont ils sont menacés, ni constater leur apparition.

Vous devez considérer les prostatiques comme des malades à surveiller et vous devez les en avertir; si vous devez ne pas intervenir trop tôt, vous avez le devoir tout aussi étroit de ne pas tardivement venir au secours de la vessie. Je n'ai pas à insister davantage, car je vous dirai au diagnostic à quels moyens vous devez recourir pour contrôler le fonctionnement de la vessie, pour savoir si elle est vide. Je veux seulement, dès à présent, vous laisser prévoir que l'examen direct s'impose.

L'incontinence vraie est un phénomène dont le praticien doit avoir à cœur d'empêcher la production, car elle indique toujours un degré avancé dans les lésions, elle indique fatalement qu'aux lésions primitives que nous étudierons dans la prochaine leçon, se sont surajoutées les lésions secondaires de la distension. Or, ces lésions secondaires produisent, avec la plus grande facilité, de redoutables complications. Lorsque l'incontinence est vraie, la vessie est pleine, en effet, elle est même distendue; et c'est seulement le trop-plein du liquide qui s'écoule à l'insu du malade. Le prostatique urine alors par regorgement, ainsi que l'ont si excellemment indiqué nos classiques Français.

On voit, en effet, un assez grand nombre de malades qui,

après avoir été pendant de longues années tourmentés par la fréquence, la difficulté, la lenteur de la miction, arrivent à uriner avec facilité, avec trop de facilité même puisque l'urine s'échappe sans qu'ils en aient conscience. Toutefois dans la catégorie des malades qui se présentent en se disant atteints d'incontinence, il faut établir une distinction très importante. Les uns souillent leurs vêtements parce que les besoins qu'ils éprouvent sont tellement impérieux qu'ils sont incapables d'y résister; les autres laissent échapper l'urine sans être avertis par aucun besoin, sans en avoir conscience, sans percevoir d'autre sensation que celle du contact des vêtements que l'urine a mouillés. Ces derniers seuls sont atteints *d'incontinence vraie.* On peut être certain qu'ils ne vident pas leur vessie, et qu'ils urinent par regorgement. Les premiers au contraire n'ont qu'une *fausse incontinence* tenant à des besoins trop impérieux et peuvent avoir la vessie vide.

L'incontinence inconsciente des prostatiques est un *symptôme tardif* et qui commence toujours par être *nocturne*, bien différente en cela de l'incontinence qui se montre parfois chez les vieux rétrécis et qui commence par être diurne. Plus tard, à mesure que la maladie fait de nouveaux progrès, l'incontinence devient plus prononcée et, au lieu d'être seulement nocturne, elle se produit également pendant le jour.

Comme elle n'est qu'une conséquence de la rétention, elle peut toujours être évitée lorsqu'un traitement convenable est institué à temps. Malheureusement on rencontre un assez grand nombre de malades qui n'ont eu que des symptômes peu accusés non seulement pendant la période prodromique mais encore après que la rétention s'est produite et ne se décident à réclamer des soins qu'au moment où survient l'incontinence. Cela est d'autant plus regrettable que l'incontinence vraie chez les prostatiques est un symptôme de signification grave au double point de la maladie et du malade. Elle est grave au point de vue de la maladie, car elle indique une évolution déjà très avancée; elle veut dire que la vessie ne se vide pas, qu'elle est frappée primitivement ou tout au moins secondairement d'inertie et même presque toujours qu'elle a subi un certain degré de distension qui, peut-être, porte déjà en même temps sur les uretères, les bassinets et les reins. Elle est grave au point de vue du malade, car elle signifie que la résistance du patient est considérablement diminuée, et qu'il offre pour le traitement chirurgical, le seul vraiment efficace, un terrain particulièrement défavorable.

La constatation du symptôme incontinence vraie doit faire craindre que l'intervention, même la plus sagement conduite, ne fasse éclater des accidents, souvent des plus graves, accidents que ne laisse pas pressentir, au moins dans l'entourage du malade, l'apparente bénignité des symptômes; elle ne permet pas d'espérer, dans les cas les plus heureux, le moindre retour de la faculté d'uriner.

Si le symptôme incontinence est un de ceux qui frappent les malades et les déterminent à réclamer les secours médicaux, il en est d'autres tout aussi importants mais qui ne se revèlent pas d'eux-mêmes et doivent être, par conséquent, de la part du médecin, l'objet d'une recherche attentive. Ils peuvent, du reste, se manifester longtemps avant que l'incontinence ne se produise et ils ont d'autant plus de valeur qu'ils traduisent un retentissement du côté du rein.

Parmi eux, le plus significatif est incontestablement la *polyurie*. Presque tous les malades, en effet, qui ont franchi la période prémonitoire, arrivent à la fois à uriner plus souvent et plus abondamment; il en est de même qui, dès la première période, sont déjà polyuriques. Non seulement ils sont obligés de satisfaire leur vessie pour une moindre quantité chaque fois, mais de plus ils rendent, dans les 24 heures, une quantité totale d'urine de beaucoup supérieure à la moyenne. Il n'est pas rare de noter deux litres et demi, trois litres et même davantage, au lieu de 12 à 1500 grammes qui représentent le chiffre normal.

Cette polyurie, chose remarquable, est surtout un phénomène nocturne. Les mêmes malades qui pendant le jour ne sécrètent pas plus de 7 à 800 grammes, en rendent la nuit plus de 1200, bien qu'ils absorbent une quantité beaucoup moindre de liquide. Cette différence tient évidemment à l'exagération des phénomènes congestifs que le décubitus et le sommeil provoquent toujours chez les prostatiques. Si l'incomplète évacuation de la vessie égalise quelquefois, comme nous l'avons vu, le nombre de mictions du jour et de la nuit, et masque, dans la période d'état, cette augmentation de fréquence qu'apporte la nuit et sur laquelle j'ai longuement insisté en étudiant la période prémonitoire, nous avons encore, dans l'accentuation de la polyurie nocturne, un témoignage persistant de l'influence très remarquable du sommeil et du décubitus sur les prostatiques.

Lorsque la polyurie apparaît, elle traduit toujours une excitation fâcheuse du côté des reins. Elle ne signifie pas sans doute qu'ils soient déjà le siège de lésions très prononcées, mais elle doit éveiller l'attention, car, si le rein n'est pas encore malade, il est certainement préparé à le devenir.

Sous l'influence d'un traitement convenable qui supprime la rétention, on voit d'habitude la polyurie disparaître à peu près complètement. Il est des cas, toutefois, où elle persiste ; cette persistance est inévitable chez les malades atteints de cette polyurie trouble, que j'ai dès longtemps décrite et qui témoigne de lésions avancées du rein. On l'observe aussi dans les cas où les urines sont restées limpides. Ce n'est plus seulement à la polyurie provoquée par la rétention et qui peut disparaître avec elle que vous avez affaire, mais à une polyurie symptômatique de lésions rénales définitivement constituées.

Quoi qu'il en soit, Messieurs, ce que vous devez surtout retenir de l'étude qui précède, c'est que la fréquence exagérée de la miction, l'incontinence et la polyurie sont des signes de rétention. Au premier abord, il semble que ce soit un paradoxe que de dire que tout malade qui urine trop souvent, trop abondamment ou trop facilement, ne vide pas sa vessie. Cela est, en apparence, contraire à la logique. Rien n'est plus vrai cependant, et il importe que vous en soyez bien prévenus afin d'éviter ces erreurs de diagnostic, si souvent commises et si préjudiciables aux malades.

Vous vous êtes déjà demandé sans doute, si *l'examen des urines* ne pouvait pas fournir, dans les cas dont nous faisons l'étude, d'utiles renseignements au chirurgien.

L'analyse des urines occupe, en effet, une place de jour en jour plus considérable dans la recherche du diagnostic médical. Son importance est connue du public. Aussi voyez-vous souvent des malades se présenter à vous en déclarant qu'ils ont fait pratiquer l'analyse de leurs urines et qu'elles ne contiennent ni sucre, ni albumine; ils sont convaincus par cela même qu'elles sont excellentes. Vous ne partagerez pas leurs illusions et vous ne jugerez pas cette notion suffisante pour vous croire en sécurité. Le sucre et l'albumine sont absolument hors de cause lorsqu'il s'agit des prostatiques. A moins de coïncidences vraiment très rares, la recherche de ces substances est toujours négative, et on ne saurait déduire de ce fait aucun indice favorable, ni pour le diagnostic ni pour le pronostic. Une seule notion peut résulter de l'examen chimique, c'est la faible minéralisation des urines, laquelle est une conséquence presque forcée de la polyurie. L'analyse chimique est donc loin d'avoir, chez les malades qui nous occupent, l'importance de la notion de quantité.

Mais du moins, l'examen physique et l'examen microscopique sont-ils capables de nous fournir des renseignements plus utiles?

Il faut encore ici vous mettre en garde contre une fausse sécurité. Pendant une longue période, les urines demeurent ou peuvent demeurer claires et limpides, offrir à l'œil et au microscope des caractères absolument normaux. Les lésions auront pu évoluer à ce point, que le malade qui se présente à vous est irrémédiablement atteint, prochainement menacé; Et cependant il n'y aura aucun trouble dans ses urines, vous n'y trouverez, par l'examen microscopique le plus minutieux, aucun élément étranger. Ce n'est pas, en effet, sous l'inflence des difficultés de la miction, ni sous l'influence de la stagnation, ni même de la rétention aiguë que les urines se modifient dans leur aspect physique. C'est toujours une conséquence de l'inflammation que l'apparition du pus dans les urines. Vous aurez à en tenir le plus grand compte et à en tirer de très utiles indices au point de vue de l'interprétation des lésions. Mais ces lésions secondaires, ces complications peuvent, ainsi que je viens de vous le dire, n'apparaître qu'à une période très avancée, et lorsqu'elles sont observées de bonne heure, elles vous indiquent non l'existence de l'état prostatique, mais l'apparition d'une complication. La transformation ammoniacale qui ne procède elle-même que de l'inflammation de la vessie, ou du moins ne peut se constituer sans son secours, n'a pas d'autre signification.

Tels sont, Messieurs, les renseignements que peuvent vous fournir l'étude des troubles fonctionnels de la vessie, et des caractères des urines chez les prostatiques arrivés à la période de rétention. Vous devez, sans doute, ainsi que je vous le disais tout à l'heure, accorder la plus grande importance à ces symptômes locaux ou à ceux qui relèvent directement de l'étude de l'appareil urinaire. Mais ce ne sont pas les seuls que vous ayez à rechercher. Souvent il vous arrivera d'avoir à constater, en outre, des accidents généraux plus ou moins graves et toujours de fâcheux augure. Il n'est même pas rare, je vous le répète et vous ne sauriez trop vous en souvenir, de voir ces troubles dominer la scène à tel point que la lésion urinaire, d'ailleurs plus silencieuse que de coutume, puisse complètement passer inaperçue. Prévenus et attentifs, vous éviterez certainement toute erreur semblable.

Ces phénomènes généraux sont essentiellement représentés par des troubles digestifs et par des manifestations fébriles.

Je n'ai pas à revenir aujourd'hui sur la description détaillée de ces phénomènes que je vous ai exposée autrefois[1]. Je vous rappellerai en peu de mots les points qui doivent surtout attirer votre attention.

De tous les urinaires, les prostatiques sont ceux chez lesquels se présentent le plus habituellement ces *troubles digestifs*. Ils n'ont par eux-mêmes aucune signification. Rien n'est plus banal que de constater l'embarras gastrique, la constipation, la dyspepsie sous toutes ses formes. Mais la persistance ou la répétition de troubles digestifs, même aussi peu accentués, vous oblige déjà à interroger votre malade sur le fonctionnement de sa vessie pour peu que vous ayez affaire à un homme âgé. A plus forte raison cela deviendra-t-il indispensable si, au lieu de ces petites manifestations, vous avez à observer des troubles plus prononcés, tels que la diminution de la sécrétion salivaire, avec la difficulté de locomotion de la langue, l'empâtement, l'état collant qui en résulte, la soif, l'état demi-nauséeux ou nauséeux, les alternatives de diarrhée et de constipation. Vous seriez moins excusables encore de ne pas interroger l'appareil urinaire si votre malade en est arrivé à la période des grands troubles digestifs, s'il a la langue sèche, rouge, s'il ne peut, faute de salive, avaler les aliments non écrasés ou qui ne sont ni liquides, ni demi-liquides, s'il a dû renoncer au pain et à la viande, s'il offre en un mot cet état que j'ai caractérisé sous la dénomination de : *dysphagie buccale*. La soif est vive, n'est jamais satisfaite, l'appétit presque nul, la possibilité des digestions existe encore, bien qu'elles soient lentes et pénibles. Ce sont, en effet, les voies digestives supérieures qui vous offriront les principales manifestations de l'état dyspeptique chez les prostatiques déjà arrivés à un haut degré de

1. Voyez *Leçons cliniques*, 2e édit. p. 443 et 599.

lésions, et qui tout à l'heure seront, dans toute l'acception du mot, des cachectiques urinaires. C'est la soif due à la sécheresse de la langue ou au manque de salive, c'est la difficulté de la déglutition du pain et de la viande qui vous seront surtout accusées. Cela doit vous suffire; vous devez vous considérer comme avertis et bien rarement vous serez déçus dans vos recherches si vous examinez méthodiquement la vessie.

Quant aux *phénomènes fébriles* ils ont une bien moindre importance séméiologique. Ils sont moins capables de vous avertir, de dénoncer le prostatisme. Sans doute les accès fébriles francs ou larvés peuvent se montrer spontanément avant toute intervention, il ne faut pas prendre le change et croire paludiques des malades qui n'ont de paludéen qu'une vessie mal vidée. Mais le plus souvent c'est à l'occasion ou pendant le cours du traitement que se montreront les phénomènes fébriles, tandis que les phénomènes digestifs ont une valeur vraiment prémonitoire. Ils vous conduiront je vous le répéte, à l'examen de l'appareil urinaire et c'est en vous parlant du diagnostic que je vous dirai quels en sont les principes, quelles en sont les règles.

Complications. — L'étude que nous venons de poursuivre vous a déjà fait pressentir qu'aux symptômes qui caractérisent le prostatisme, doivent fatalement se surajouter de nouvelles séries de phénomènes morbides déterminés par les complications dont les malades qui font l'objet de cette étude sont particulièrement menacés. Il est si habituel que les prostatiques en soient atteints, que leur étude clinique ne reproduirait pas les enseignements de l'observation si je ne vous signalais dès maintenant les accidents auxquels ils sont si sujets.

Ces complications sont au nombre de trois. Ce sont: la cystite, la néphrite, les hématuries.

La *cystite* est extrêmement fréquente et de plus elle est ordinairement très précoce. Chez le malade du n° 8, par exemple, qui est un prostatique relativement jeune, puisque les premiers troubles de la miction ne datent guère que de quelques mois, vous avez pu constater dans l'urine la présence d'une très notable quantité de pus. Il n'en avait certainement pas avant d'avoir été soumis au cathétérisme. C'est, en effet, très souvent sous l'influence du cathétérisme que se développe la cystite, particulièrement lorsqu'il est pratiqué sans précautions antiseptiques. Je ne veux pas l'incriminer, ni surtout le condamner pour cela, mais il faut absolument que vous sachiez bien à quoi il vous expose. Cependant la même opération pratiquée sur d'autres malades atteints aussi de rétention, par exemple sur des rétrécis, n'aboutirait pas à cette conséquence d'une manière aussi certaine, aussi prompte, aussi accusée. Ces conditions particulièrement fâcheuses rendent, vous le comprenez, l'intervention fort délicate chez les prostatiques. Vous devrez cependant agir, mais de façon à écarter autant que possible les inconvénients prévus et annoncés de votre intervention.

Mais la cystite ne survient pas seulement sous l'influence du cathétérisme. Elle peut se montrer *spontanément*, sans cause directe, et cela non seulement dans la période d'état quand la vessie ne se vide plus, mais aussi dans la période initiale alors que les manifestations morbides se bornent aux troubles fonctionnels et ne s'accompagnent pas encore de rétention. Vous arriverez quelquefois à guérir ces derniers, il n'en sera plus de même lorsque les malades auront perdu la possibilité d'uriner spontanément. Une des conditions les plus favorables pour guérir vite et bien la cystite est, en effet, qu'il n'y ait point de stagnation.

Quelles sont les *causes* qui provoquent ainsi la cystite en dehors de toute excitation directe? Ce sont encore les diverses circonstances que nous avons étudiées précédemment et dont nous avons appris à connaître l'influence à propos des symptômes fonctionnels et de leurs variations dans les deux périodes de la maladie. Ce sont, par exemple, la retenue prolongée de l'urine, les excès de table, surtout les excès de boissons, quelquefois aussi, mais plus rarement, les excès vénériens. Ce sont encore et très fréquemment les refroidissements. Lorsque la prédisposition existe, il suffit bien souvent d'une simple prise de froid soit par les pieds, soit par toute autre partie du corps pour que la cystite apparaisse. C'est ainsi que je vois actuellement un malade qui, pendant les fortes chaleurs du mois de juillet dernier, ôta son gilet de flanelle et ses vêtements de drap pour se couvrir d'habits de toile très légers. Il n'en fallut pas davantage pour faire éclater, en moins de vingt-quatre heures, une bronchite grave avec menace de pneumonie. Deux ou trois jours plus tard il survenait aussi de la cystite. La bronchite a complètement guéri, mais la cystite persiste, et cependant, ce malade vide complètement sa vessie.

Comment se fait-il que la cystite se montre avec tant de facilité, et revête un caractère aussi grave? Pourquoi les prostatiques diffèrent-ils si profondément à ce point de vue des rétrécis chez lesquels on arrive très difficilement à déterminer de la cystite et qui n'en ont presque jamais spontanément? J'ai depuis longtemps fait la remarque de cette différence et vous la trouverez en particulier très nettement indiquée dans l'excellente thèse de mon ancien interne, M. le docteur Hache, sur la pathogénie des cystites. C'est que les prostatiques sont essentiellement des congestifs. Ils sont perpétuellement sous l'influence de congestions que les moindres causes exagèrent. Or, vous le savez, il n'y a qu'un pas de la congestion à l'inflammation et la distance est bientôt franchie. Aussi la cystite aiguë apparaît-elle avec la plus grande facilité et passe-t-elle avec une facilité non moins grande à l'état chronique surtout lorsque l'évacuation est imparfaite.

Il nous resterait à savoir pourquoi les prostatiques sont ainsi des congestifs. L'étude clinique ne peut seule résoudre cette question. Peut-être les recherches anatomo-pathologiques dont j'aurai prochainement à vous parler nous apporteront-elles plus de lumière. Quoi qu'il en soit, et même dans le cas où elles ne pourraient nous donner toutes les explications désirables, le fait clinique n'en restera pas moins acquis et comportera d'importantes applications thérapeutiques.

La cystite qui survient chez les prostatiques peut affecter deux formes. Elle peut être aiguë ou chronique. La seconde, ainsi que les développements précédents ont pu vous le faire pressentir, est très fréquemment l'aboutissant de la première.

La cystite aiguë est souvent remarquable par la brusquerie du début et l'intensité des phénomènes douloureux. Du jour au lendemain, on voit des malades dont la vie était à peu près supportable, qui même ne se croyaient pas sérieusement menacés, entrer dans une période excessivement douloureuse ; leurs mictions deviennent fréquentes et très pénibles; elles exigent de violents efforts qui ne tardent pas à se produire en dehors de toute participation de la volonté, et s'accompagnent de poussées très énergiques du côté du rectum avec leurs conséquences désagréables, issue involontaire des gaz et des matières ; leurs urines, jusqu'alors parfaitement limpides, se troublent et abandonnent un dépôt plus ou moins abondant, souvent elles deviennent fétides et ammoniacales. En même temps, la fièvre s'allume, et l'état général est bientôt profondément atteint.

Les phénomènes aigus persistent pendant un certain nombre de jours, puis ils s'amendent peu à peu; la fièvre si elle existait disparaît, l'état général s'améliore, les mictions deviennent moins fréquentes et moins douloureuses, enfin, le trouble des urines diminue. La guérison complète peut ainsi être obtenue. Mais il est plus fréquent d'assister au passage à l'état chronique. Il est assez rare que les urines recouvrent entièrement leur transparence normale et leur couleur citrine. Elles continuent d'abandonner un dépôt plus ou moins abondant. En un mot, la guérison complète n'arrive pas; l'état chronique, et, avec l'aggravation successive des lésions, ce que l'on appelle le catarrhe vésical, se constitue. Dans ces conditions et même à un degré moins avancé de leur évolution, vous verrez se former des calculs phosphatiques qui souvent nécessiteront l'intervention. Et ce qui démontre bien, entre autres preuves, que les lésions inflammatoires aiguës ou chroniques ne se localisent pas seulement à la vessie, chez les prostatiques, c'est que chez ces malades, vous observerez maintes fois des coliques néphrétiques, témoignage irrécusable de la formation des concrétions phosphatiques dans les reins. Souvent cependant, ces concrétions descendront dans la vessie sans déterminer de crises ; seuls leur petit volume, leur multiplicité, quelquefois leurs facettes, témoigneront de leur origine rénale.

Cette évolution n'est sans doute pas une règle absolue, et vous pourrez voir des poussées aiguës de cystite disparaître complètement sans laisser grande trace. Vous verrez vos malades continuer, malgré les complications vésicales, à vivre dans un équilibre satisfaisant. Mais rien de plus habituel, de plus à craindre que les récidives. Vous ne les retarderez, ou vous ne les empêcherez, qu'en veillant strictement à la complète et régulière évacuation de la vessie, et en écartant soigneusement toutes les causes capables de favoriser l'exagération des phénomènes congestifs. Il dépendra beaucoup de vos soins et de vos conseils que de longues périodes d'accalmie soient obtenues et que les retours offensifs soient heureusement combattus.

Le catarrhe vésical une fois établi, guérit plus difficilement et moins franchement encore, cela va sans dire, que la cystite aiguë ou subaiguë ; avec un traitement convenable on arrive bien à l'améliorer, on diminue la quantité de pus contenue dans l'urine, on relève les forces du malade, mais on n'obtient jamais la guérison. On est alors aux prises avec des lésions trop avancées dans leur évolution pour que la thérapeutique soit bien efficace. De là, le très fâcheux renom de ce que l'on appelle le *catarrhe vésical*. On assiste à des alternatives fréquentes de mieux et de pis qu'il n'est pas toujours facile d'expliquer, jusqu'à ce que, par les progrès inévitables des lésions, les reins eux-mêmes déjà plus ou moins dégénérés, même avant l'apparition des accidents, deviennent tout à fait insuffisants à remplir leurs fonctions.

Nous venons de voir avec quelle facilité la cystite s'installe chez les prostatiques et se transforme en catarrhe vésical. Il en est de même de la *néphrite*. Sans vouloir aujourd'hui vous faire l'étude complète de cette complication, pas plus que je ne vous ai fait celle des cystites auxquelles je me propose de consacrer prochainement une série de leçons, je me bornerai à insister sur ce point que tous les urinaires sont loin d'être égaux devant la néphrite. Parmi eux, les prostatiques y sont presque fatalement conduits tôt ou tard, non seulement en vertu de ces phénomènes congestifs qui portent aussi bien sur le rein que sur la vessie et dont témoigne, à défaut d'autre preuve, l'exagération de la fonction, c'est-à-dire la polyurie, mais encore en vertu des altérations histologiques primitives que nous aurons bientôt à étudier. Ainsi doublement prédisposé le rein s'enflamme parfois spontanément sous l'influence du progrès des lésions ou de l'action de la cystite qui bien souvent est la première étape qui conduit aux néphrites secondaires, mais bien fréquemment aussi l'influence de l'intervention chirurgicale est indéniable, alors même qu'elle est sagement et antiseptiquement conduite.

C'est alors que vous observerez à leur summum d'intensité les troubles digestifs des urinaires, les vomissements surtout, en même temps qu'une fièvre continue ou avec accès répétés, un affaiblissement rapide, des douleurs rénales que la pression exagère et une augmentation notable de la quantité de pus contenue dans les urines. C'est la néphrite chirurgicale aiguë qui compromet la vie à brève échéance.

Les lésions peuvent toutefois s'établir moins brusquement. Le début peut être subaigu ou même chronique d'emblée. Les manifestations symptomatiques peuvent alors être fort difficiles à saisir. Cependant la polyurie trouble et une quantité de pus très considérable sont toujours un indice de l'extension des lésions aux bassinets et aux reins. C'est aussi dans ces conditions qu'on voit surtout apparaître la forme lente de la fièvre urineuse avec son cortège obligé et si significatif de grands troubles digestifs.

L'*hématurie* est une troisième complication qui menace les prostatiques. Elle n'est cependant pas très fréquente, mais elle est très facile à déterminer. Elle survient parfois spontanément sous la seule influence de l'état prostatique et des phénomènes congestifs dont je vous ai déjà tant de fois entretenus. Elle peut se montrer ainsi avant tout cathétérisme ou bien lorsque le malade a déjà pris depuis longtemps l'habitude de se sonder. Mais ce sont surtout les premières évacuations de la vessie qui la provoquent lorsqu'elles sont faites trop complètement ou trop rapidement. Ce sont aussi les manœuvres chirurgicales mal exécutées et mal conduites. Je vous ai longuement exposé dans une autre leçon le mécanisme et les conséquences de ces hématuries consécutives aux rétentions d'urine, et je crois inutile de revenir en détail sur ce sujet malgré toute son importance. Je me borne à vous rappeler que cet accident peut quelquefois inspirer par lui-même des craintes sérieuses.

Il n'est pas fréquent, vous ai-je dit, d'observer de grandes hématuries chez les prostatiques; elles ne sont, en général, ni de longue durée, ni très abondantes. Mais on est cependant très frappé de la facilité avec laquelle saigne la prostate ou la vessie. La prostate, dont la vascularisation est assez pauvre à l'état normal, peut, sous l'influence d'une lésion du cathétérisme, abondamment saigner. Je viens de donner mes soins à un malade prostatique depuis plusieurs années et ayant pris l'habitude du cathétérisme qu'il pratique lui-même avec l'habileté qu'acquièrent, en général, ceux que la rétention oblige à cette manœuvre. Un cathétérisme de nuit fait avec inattention fut l'occasion d'une hématurie abondante, et grave, qui détermina la formation de caillots dans la vessie. Elle dura plusieurs jours et ne cessa que sous l'influence de la sonde à demeure. Or, ce malade avait une pierre phosphatique que je dus broyer quelques semaines plus tard et l'opération tout entière se fit sans écoulement de sang. Il n'y avait donc eu d'autre cause que la blessure faite par la sonde en gomme pour déterminer l'hématurie abondante des jours précédents. Ces faits ne sont pas rares, et vous serez trop souvent dans la pratique en face de ces prostates saignantes que le cathétérisme le plus habile n'arrive pas toujours à empêcher de fournir du sang. Mais je le répète, ces hématuries n'ont jamais l'intensité et la durée de celles qui accompagnent et dénoncent les néoplasmes. Et lorsqu'elles sont spontanées, c'est-à-dire lorsqu'elles se produisent en dehors de tout traumatisme, elles sont de peu d'abondance et de durée.

Cette facilité à la production des hématuries est donc un caractère de plus à ajouter à tous ceux qui appartiennent au prostatisme. Aussi, ne puis-je m'empêcher, en terminant le rapide exposé de cet état pathologique, de vous faire remarquer une fois de plus, le rôle si souvent prépondérant joué par la congestion dans la production des symptômes, dans la préparation et la production des complications.

Nous avons vu la congestion exagérer des troubles de la miction dans la première période de la maladie, être la cause déterminante des rétentions dans la seconde, préparer et fournir à la cystite, à la néphrite et à l'hématurie, le terrain le plus favorable à leur éclosion et à leur évolution. Aussi, lorsque nous étudierons la marche de la maladie, verrons-nous la congestion produire des exacerbations ou des rechutes, se surajouter aux lésions et devenir fréquemment la cause déterminante des complications funestes qui trop souvent surprennent par leur rapidité ou leur gravité imprévue. De même, l'étude du traitement nous donnera l'occasion de montrer que les moyens d'action les plus précieux, sont précisément ceux qui permettent de combattre les causes qui favorisent ou déterminent la production des phénomènes congestifs.

DIX-SEPTIÈME LEÇON

LES PROSTATIQUES

(*Suite.*)

III. — ANATOMIE PATHOLOGIQUE

Les recherches anatomo-pathologiques ne doivent pas seulement porter sur les modifications subies par la prostate et sur les altérations dites secondaires de la vessie et du rein. Elles doivent aussi avoir pour objet les lésions primitives qui se développent simultanément dans toutes les parties constituantes de l'appareil urinaire et même dans d'autres organes de l'économie. Elles doivent être macroscopiques et microscopiques.

Lésions macroscopiques de la prostate. — Hypertrophie générale et hypertrophies partielles. Modifications qu'elles entrainent du côté du canal et du côté de la vessie.

Lésions histologiques. — Les recherches microscopiques ont permis de constater sur la prostate, la vessie, les uretères et les reins aussi bien que sur la plupart des autres organes de l'économie, les altérations caractéristiques de l'artério-sclérose.

Tous les prostatiques sont des athéromateux et par conséquent des congestifs.

Messieurs,

Je viens de mettre sous vos yeux l'ensemble des documents fournis par l'étude clinique.

Il est impossible, si l'on s'en tient aux résultats de l'observation faite au lit des malades, de se rendre un compte satisfaisant et de toutes ces diverses modalités symptomatiques et de la fatalité des complications. L'étude anatomo-pathologique elle-même, si elle se concentrait exclusivement sur les lésions de la prostate, serait certainement impuissante à nous donner complètement la clef des phénomènes.

Si, au contraire, elle fait porter ses recherches sur toute l'étendue de l'arbre urinaire, sur la vessie, sur les uretères, les bassinets, les calices et les reins; si elle porte plus loin encore ses investigations et soumet à son objectif l'économie tout entière, de façon à procéder comme l'observation clinique et à noter ces lésions qui font la physionomie du malade, en même temps que celles qui caractérisent la maladie ; si enfin, au lieu de se borner à l'examen macroscopique, elle utilise toutes les ressources du microscope, elle nous fournira des renseignements intéressants et pourra répandre quelque clarté non seulement sur les manifestations symptomatiques de la maladie, mais encore sur l'étiologie dont je vous ai déjà signalé toutes les obscurités.

C'est l'anatomie pathologique envisagée à ce point de vue très général que je me propose de vous exposer aujourd'hui. Jusqu'à présent les auteurs qui ont le plus consciencieusement étudié les causes anatomiques des troubles urinaires observés chez les vieillards, se sont attachés à poursuivre aussi loin que possible les *altérations offertes par la prostate ;* on peut même dire qu'ils n'ont pas cherché autre chose. Ainsi que vous pourrez vous en convaincre en parcourant les travaux, si justement estimés d'ailleurs, de Civiale, de Mercier, de sir H. Thompson, ils examinent avec le plus grand soin : les caractères physiques extérieurs de la prostate hypertrophiée, les parties de la glande les plus spécialement affectées, les modifications anatomiques apportées à la portion prostatique de l'urèthre et au col de la vessie, enfin les modifications de structure qui caractérisent l'hypertrophie. Dans ce champ circonscrit, leurs recherches laissent, il faut le reconnaître, bien peu de chose à désirer. Les altérations que l'on peut rencontrer dans les autres parties de l'appareil urinaire, n'échappent cependant pas à leur attention, mais ce sont surtout les *lésions secondaires* qui sollicitent leurs descriptions. Les lésions initiales, au contraire, ne suscitent, pour ainsi dire aucune recherche. Personne ne s'est demandé notamment si les diverses parties constituantes de l'appareil génito-urinaire ne présentaient pas des altérations d'ensemble soumises à une loi commune et supérieure à celle qui régit l'évolution particulière à cet organe, et si ces altérations d'ensemble n'étaient pas à la fois *primitives et simultanées*, si l'hypertrophie de la prostate n'était pas une manifestation localisée d'un processus très général, frappant à la fois, la prostate, la vessie, les reins, et dont il fallait chercher le point de départ dans des appareils absolument étrangers aux voies urinaires.

Il est vrai de dire que les autopsies des prostatiques ne pouvaient guère permettre de constater ces lésions primitives. Au moment où la mort survient, par le fait de l'affection prostatique, les complications secondaires qui l'ont amenée et qui portent sur toute l'étendue de l'arbre urinaire, au dessus de l'obstacle, masquent absolument et empêchent de reconnaître les modifications de structure qui pouvaient exister dans les périodes initiales de la maladie. Ces modifications étaient d'autant plus difficiles à distinguer que, jusqu'à ce jour, on ne les soupçonnait pas. Depuis de longues années, cependant, j'avais été amené, par des considérations purement cliniques, à supposer que, dans l'histoire pathologique des prostatiques, tout ne devait pas être rapporté à l'augmentation de volume de la glande, à l'obstacle. J'avais la conviction que la vessie et les reins subissaient des modifications primitives analogues à celles de la prostate, et que cette généralisation des lésions plus ou moins inégalement réparties tenait sous sa dépendance les diverses variétés de l'expression symptomatique. Mais, pour en avoir la preuve, pour résoudre un problème aussi complexe et aussi difficile, les recherches histologiques étaient indispensables et devaient exiger un temps considérable. Il fallait, en effet, soumettre à l'examen microscopique les différentes parties constituantes de l'appareil urinaire, à tous les âges et en l'absence des affections secondaires aiguës qui peuvent l'atteindre. Ainsi que je vous l'ai déjà dit, j'ai confié cet important travail à M. Launois, l'un de mes anciens internes, qui s'y est consacré pendant plusieurs années consécutives. Son remarquable mémoire, couronné par la commission du prix Civiale, a pleinement confirmé l'hypothèse que m'avait inspirée l'observation clinique : il a même pu déterminer la cause première de ces modifications simultanées des différentes parties de l'appareil urinaire, et montrer que c'est sous l'influence de l'athérome qu'elles naissent et évoluent. Sans vouloir ici vous exposer complètement les résultats de ses recherches qui n'ont pas encore été publiées[1], je vous en indiquerai les conclusions principales. Elles permettent d'expliquer des faits qui paraissaient auparavant obscurs ; elles permettent surtout de comprendre la maladie prostatique des vieillards d'une manière différente de celle qui est généralement adoptée.

Si les altérations observées du côté de la prostate ne constituent pas, ainsi que je viens de vous le faire pressentir, la totalité des lésions primitives, il n'en est pas moins incontestable qu'elles conservent toujours une importance capitale et qu'elles méritent de fixer, tout d'abord, notre attention. C'est donc par elles que je vais commencer, mais je serai bref à leur endroit. Je me bornerai à vous rappeler, plutôt qu'à vous décrire, les dispositions les plus importantes au point de vue pratique.

Le processus morbide qui caractérise l'hypertrophie, porte en général simultanément sur les diverses parties de la glande. Il est rare que l'un des lobes soit pris à l'exclusion absolue des autres. Mais il est rare également que tous les points de la prostate soient hypertrophiés au même degré. Presque toujours l'un des lobes l'emporte sur les autres et entraîne des déformations correspondantes du côté du canal ou de la vessie. C'est à ces déformations que doivent être rapportés les principaux troubles fonctionnels, et surtout les difficultés toutes spéciales du cathétérisme qui sont si fréquentes et si utiles à bien connaître. Par conséquent, bien qu'il n'entre pas dans mes vues de vous exposer en détail toutes les modifications de volume, de forme, de consistance, de poids de la prostate hypertrophiée, je crois indispensable

1. Elles l'ont été depuis. Voyez la thèse du Dr P. E. Launois, 1885 : *De l'appareil urinaire des vieillards.*

d'insister sur les *déviations qu'elle imprime au canal et à la vessie.*

Ces déviations sont nécessairement différentes suivant que l'hypertrophie est générale ou partielle.

Lorsque l'*hypertrophie* est *générale*, c'est-à-dire lorsqu'elle porte à peu près au même degré sur les trois lobes, les modifications qu'elle entraîne du côté de l'urèthre se traduisent essentiellement par un allongement de la portion prostatique, et un aplatissement du canal qui s'élargit dans le sens vertical. Elle détermine en outre un changement de direction, mais à un degré beaucoup moindre que les hypertrophies partielles.

L'*allongement de la portion prostatique* du canal est une conséquence obligée de l'hypertrophie totale de la glande, cela se conçoit aisément. Il peut acquérir des proportions considérables. Cette partie du canal, qui mesure normalement 3 centimètres, atteint souvent une longueur de 5, 6 et même 7 centimètres. Les hypertrophies partielles amènent aussi nécessairement un certain degré d'allongement, mais toujours moins, cela va sans dire, que l'hypertrophie générale. Cet allongement offre une très grande importance, non seulement au point de vue des manœuvres du cathétérisme, mais encore au point de vue de la forme qu'il convient de donner aux instruments.

L'*aplatissement du canal*, son *élargissement dans le sens du diamètre vertical* n'est pas moins remarquable que son allongement. Non seulement à l'état de repos, mais alors même qu'il est distendu par un liquide, au lieu d'offrir un diamètre à peu près égal dans toutes les directions, il prend et conserve la forme d'une fente verticale antéro-postérieure. Cette fente mesure assez fréquemment 20 et 30 millimètres de son extrémité pubienne à son extrémité rectale. Elle peut même être plus étendue et on trouve, signalés dans les ouvrages de Deschamps et de Hunter, des exemples de 34, 40, 45 et même 47 millimètres. — Ce qui est plus important encore que les dimensions de cette fente, c'est la consistance des parois qui la limitent. Elles sont constituées par les deux lobes latéraux de la glande qui offrent presque toujours une assez grande fermeté, et comme ils auraient naturellement une certaine tendance à prendre une forme ovoïde, mais qu'ils sont obligés, par les dispositions anatomiques, de se développer dans un espace trop restreint, ils s'appliquent puissamment l'un contre l'autre par leurs faces contiguës, en s'applatissant. Il en résulte que les parois sont le plus intimement appliquées l'une à l'autre au niveau de la partie moyenne de la fente, tandis que, vers ses extrémités supérieure et inférieure, la surface convexe des lobes latéraux tend à ménager un espace triangulaire et permet, dans tous les cas, un écartement plus facile, soit par l'urine, soit par les instruments. Dans les cas semblables, le bec des sondes peut donc suivre plus facilement non la partie moyenne, mais l'extrémité pubienne ou l'extrémité rectale de la fente. On cherchera plutôt à suivre la première que la seconde, et à ne jamais abandonner la paroi antéro-supérieure du canal; celle-là n'est jamais déformée tandis que l'autre, la paroi rectale, peut encore offrir, avant d'arriver à la vessie, d'autres saillies ou déviations déterminées par l'hypertrophie du lobe moyen. Mais quelle que soit la largeur de la fente qui constitue le canal prostatique, quelle que soit la région de cette fente que suive l'instrument, le bec de ce dernier ne peut jamais s'incliner à droite ou à gauche, limité qu'il est par la barrière des lobes latéraux. Quelles que soient donc les dimensions que peut acquérir la traversée uréthrale dans une prostate hypertrophiée, jamais on n'a cette sensation de liberté complète et dans tous les sens, ou presque tous les sens qu'on obtient dès qu'on a pénétré dans la vessie.

Les *changements de direction du canal*, dans l'hypertrophie générale de la glande, sont moins accusés que ceux qui résultent des hypertrophies partielles. Cependant, alors même que le lobe moyen ne forme aucune saillie et n'est pas cause d'une déformation spéciale, la courbure du canal est toujours plus ou moins modifiée. Cela se comprend aisément, puisque la majeure partie de la prostate, on pourrait dire la presque totalité, se trouve en arrière ou au-dessous du canal. Celui-ci est donc soulevé et porté vers le pubis. Il peut conserver une forme régulière, mais toujours la courbure de sa partie profonde est modifiée par ce soulèvement, et devient plus accentuée qu'elle ne l'est à l'état normal.

Les notions qui précèdent vous font prévoir que cette variété d'hypertrophie, offrant une assez grande régularité et n'entraînant pas du côté du canal de déformations trop accusées, ne doit pas être celle qui détermine les troubles de la miction les plus marqués, ni surtout les difficultés les plus grandes du cathétérisme. Au point de vue pratique, elle est essentiellement caractérisée par l'application intime des deux lobes latéraux qu'un instrument convenable et bien dirigé n'aura pas trop de peine à écarter, mais qui pourront cependant offrir au libre passage de l'urine un obstacle insurmontable.

On peut comparer ces lobes à deux amygdales énormément développées qui ne laisseraient plus même entre elles l'espace nécessaire pour la luette, et mettraient obstacle au passage des aliments, des boissons, et même de l'air. Ils représentent en quelque sorte deux lourds battants de porte cochère qui exigent un grand déploiement de forces pour être mis en mouvement.

Les *hypertrophies partielles* vont nous offrir des dispositions assez différentes, et par leur conformation et par leurs conséquences, tant au point de vue de la miction que du cathétérisme.

L'*hypertrophie des lobes latéraux*, le lobe moyen étant absolument indemne, ne donne lieu à aucune considération nouvelle et rentre, à proprement parler, dans la description qui précède de l'hypertrophie générale, pourvu que les deux lobes soient également augmentés de volume. Mais lorsqu'ils sont *inégalement développés*, le plus volumineux refoule la paroi opposée du canal en déterminant une déviation latérale qui se combine avec la déviation par soulèvement que nous avons déjà étudiée. La partie la plus profonde du canal se trouve ainsi portée en même temps en haut et à droite ou à gauche, et offre une courbure latérale dont la concavité embrasse le lobe le plus hypertrophié. Cette courbure peut être assez régulière et ne pas apporter un obstacle très considérable au cathétérisme. Il est des cas toutefois où, par suite d'une évolution plus avancée, elle devient presque angulaire et se change en coudure. Mais ce sera surtout en étudiant les saillies du lobe moyen que nous aurons à constater des changements de direction aussi brusques. D'autre part, l'hypertrophie portant spécialement sur l'un des lobes latéraux entraîne, outre cette courbure latérale du canal, un allongement plus ou moins marqué, ainsi qu'une application intime de ses parois comparables à ceux qui se rencontrent dans l'hypertrophie générale.

Quand la maladie est *localisée sur le lobe moyen* il peut se faire que ce lobe proémine du côté du canal ou du côté de la vessie.

Du côté du canal, il exagère le soulèvement que je vous signalais tout à l'heure et produit fréquemment une courbure si brusque qu'il en résulte une sorte *d'angle*, une *déviation à pic* susceptible d'apporter au cathétérisme les plus grandes difficultés. Souvent encore ce soulèvement de la paroi inférieure du canal a pour conséquence de déterminer son *élargissement*, non plus dans le sens vertical, mais dans le sens *transversal*. La fente qu'on obtient dans ces cas, par une section suivant un plan vertical et transversal, n'est pas une ligne droite horizontale, mais une courbe à concavité tournée en bas et embrassant le lobe moyen qui la détermine. Ici, comme nous l'avons vu pour l'hypertrophie générale, ce sont les extrémités de la fente qui offrent à l'urine aussi bien qu'aux instruments le passage le plus facile, tandis que la partie moyenne est pour ainsi dire obstruée. Il en résulte *deux rigoles latérales* qui conduisent du canal à la vessie en contournant la saillie du lobe moyen. Ces rigoles présentent parfois des dimensions égales qui en font des voies perméables au même degré, parfois des dispositions telles que l'une est facilement suivie à l'exclusion de l'autre.

Telle est une des formes les plus fréquentes qu'affecte l'hypertrophie du lobe moyen. Mais il arrive aussi que la tumeur qui soulève le plancher de la région prostatique, au lieu d'être sphérique ou ovoïde est en quelque sorte lobulée et se creuse à sa surface uréthrale de plusieurs sillons qui conduisent du canal à la vessie à la manière d'un *éventail.*

Lorsque le lobe moyen, au lieu de proéminer du côté de l'urèthre fait saillie *dans la cavité vésicale*, il peut affecter plusieurs dispositions différentes :

Il se présente quelquefois sous la forme d'une saillie en *croupion de poulet*, qui, suivant son volume, s'avance plus ou moins loin dans la vessie et déforme d'une façon variable l'orifice interne de l'urèthre. Ordinairement ce lobe est largement implanté, il est sessile; mais quelquefois il est pédiculé et simule tantôt un champignon à tête aplatie et lobulée ou régulière, tantôt un polype à long pédicule et très mobile. C'est dans ces cas, très exceptionnels à vrai dire, que la tumeur, facilement entraînée par le courant de l'urine, forme soupape et détermine l'interruption brusque du jet lorsque le malade urine dans la position verticale, tandis que la miction s'effectue encore assez facilement dans la position horizontale.

D'autres fois la saillie intravésicale du lobe moyen affecte la forme d'une *barrière transversale* plus ou moins épaisse et charnue représentant une des variétés des valvules du col de Mercier qui ont été autrefois l'objet de polémiques si passionnées. Cette sorte de barre est quelquefois très volumineuse, et détermine toujours une inflexion brusque de la partie la plus reculée du canal, dont l'ouverture vésicale se trouve rejetée en haut et en avant.

Dans toutes les dispositions qui précèdent, j'ai cherché à vous montrer des types bien tranchés. Mais je dois ajouter qu'ils se combinent de façons différentes, de manière à constituer des variétés nombreuses, échappant par cela même à une description spéciale et cependant facile à concevoir.

Quoi qu'il en soit, le résultat habituel des déformations multiples que je vous ai décrites est d'opposer un obstacle sérieux à l'écoulement de l'urine, et souvent même de déterminer une rétention complète ou incomplète. L'application forcée des lobes les uns contre les autres rend très facilement compte de ce phénomène alors même qu'il n'existe aucune disposition valvulaire et bien que le canal soit plutôt augmenté que diminué dans quelques-uns de ses diamètres.

Mais, dans certains cas très rares, au lieu de la rétention, c'est l'incontinence qu'on observe, non plus cette incontinence par regorgement dont je vous ai longuement parlé en étudiant les symptômes et qui ne survient qu'à une période avancée de la maladie, mais une incontinence avec vacuité du réservoir urinaire. Cela se produit très exceptionnellement, je le répète, lorsque le lobe moyen, au lieu de s'avancer vers la vessie, se dirige à la manière d'un coin, entre les deux masses formées par les lobes latéraux et les écarte en ménageant des fissures qui permettent l'écoulement involontaire de l'urine. Mais ce mécanisme de l'incontinence, dont Mercier et Thompson[1] ont pu trouver chacun deux ou trois exemples seulement, est absolument rare.

Je vous ai dit aussi que l'augmentation de volume de la prostate était cause de modifications importantes du côté du canal et du côté de la vessie. Nous avons passé en revue les premières, il nous reste à dire quelques mots des secondes, c'est-à-dire de *celles qui portent sur la vessie.*

Tout d'abord nous avons à noter *des changements de situation et de forme du méat interne* ou orifice uréthro-vésical. Au lieu de représenter une dépression arrondie, régulière et légèrement plissée comme à l'état normal, il offre tantôt la forme d'un croissant à concavité inférieure quand

1. Thompson, *Traité des maladies des voies urinaires*. 2e édit., page 665.

c'est le lobe moyen qui proémine, tantôt celle d'un croissant incliné à droite ou à gauche quand c'est l'un des lobes latéraux qui est le plus développé, tantôt enfin une fente plus ou moins allongée et sinueuse quand il existe à la fois une augmentation de volume irrégulière de plusieurs lobes. Il est, de plus, refoulé en haut et en avant du côté du pubis à un degré variable suivant la forme et le degré de l'hypertrophie.

Quant à la *vessie elle-même*, elle peut être *diminuée de capacité* par le fait du volume parfois considérable que peut offrir le lobe moyen. Mais surtout elle *change de forme*. Son trigone est soulevé par la saillie du corps de la glande et immédiatement en arrière il se forme une dépression, un *bas-fond* parfois énorme. Cette disposition offre une importance de premier ordre non seulement parce qu'elle favorise la *stagnation* de l'urine, mais de plus parce qu'elle apporte à l'*exploration* de la vessie, au point de vue de l'affection calculeuse et surtout à la pratique de la *lithotritie* des difficultés toutes particulières.

Telles sont les principales modifications que détermine directement l'hypertrophie de la prostate sur la région du canal qui traverse la glande et sur la partie voisine de la vessie.

D'autres *altérations* non plus directes, mais indirectes ou *secondaires* sont très fréquemment la conséquence presque forcée des premières.

Elles traduisent anatomiquement les effets de l'obstacle à l'issue des urines. C'est ainsi que se rattachent à l'hypertrophie prostatique : l'épaississement des parois vésicales, la formation des colonnes, les dépressions herniaires de la muqueuse, souvent très nombreuses, ou même de véritables cellules, la dilatation de la vessie, des uretères dont les parois sont en même temps épaissies, et des reins dont la substance glandulaire est au contraire atrophiée et réduite à l'état de coque plus ou moins mince, enfin l'inflammation suppurative parfois localisée à l'un de ces organes, plus souvent étendue à chacun d'eux. Ce sont là autant de conséquences éloignées de l'hypertrophie dont vous aurez toujours à tenir le plus grand compte, que je tenais à vous rappeler, mais que je ne dois pas ici vous décrire en détail.

Les lésions macroscopiques, dont l'autopsie des prostatiques permet de constater l'existence, renseignent très complètement sur le degré de l'obstacle constitué par l'augmentation du volume de la prostate et sur ses variétés, de même que sur les altérations secondaires qui en résultent dans toute l'étendue de l'appareil urinaire. Quant à la question de nature de l'affection, c'est au microscope qu'il appartient de la trancher non seulement en révélant la constitution et la disposition intimes des éléments anciens et nouveaux qui composent la glande hypertrophiée, mais encore et surtout, en montrant les altérations simultanées que l'on peut rencontrer dans la vessie, les uretères, les reins et même dans le reste de l'économie. Je vous ai déjà fait pressentir combien devaient offrir d'intérêt les recherches histologiques entreprises à ce point de vue très général.

Du côté de la prostate, si l'on veut bien se rendre compte des lésions observées, il importe de suivre l'évolution de la glande aux différents âges, ainsi que l'a fait, avec autant de persévérance que de talent, mon ancien interne, M. Launois.

Chez l'enfant, le tissu glandulaire prédomine et n'est traversé que par de rares fibres musculaires ou lamineuses, qui s'interposent entre les acini. Il n'existe encore aucune trace de lobulation. Dès l'âge de 35 à 40 ans, on voit, sur des préparations, le tissu conjonctif devenir plus abondant, plus dense et former des travées ou zones conjonctives autour de l'urèthre, des canaux éjaculateurs, des culs-de-sac glandulaires réunis en groupes.

Ainsi se forme la lobulation de la glande qui devient très apparente à un âge avancé, sans que pour cela il y ait hypertrophie de la prostate.

Sur une coupe, on voit alors une série de petites masses

assez facilement énucléables, plus ou moins rapprochées les unes des autres. Chacune d'elles se compose d'une zone corticale constituée surtout par du tissu conjonctif et quelques fibres musculaires lisses, et d'une zone centrale formée par des culs-de-sac glandulaires dilatés; d'où le nom de fibromes glandulaires de la prostate.

Une prostate hypertrophiée présente les mêmes altérations, mais à un degré plus marqué.

Sur une coupe fraîche on remarque une série de petites masses arrondies ou ovalaires, en nombre plus ou moins considérable et se déformant par pression réciproque. Elles font saillie sur la surface de section et sont facilement énucléables. On les retrouve dans toutes les parties de la prostate qui deviennent le siège de l'hypertrophie.

Elles présentent la même constitution microscopique que les fibromes glandulaires. L'enveloppe ou capsule est plus épaisse. A une période avancée, les culs-de-sac dilatés d'abord finissent par disparaître et sont remplacés par du tissu lamineux. L'organe glandulaire se sclérose.

Les artérioles et les vaisseaux capillaires présentent toujours les lésions de l'endartérite et de la périartérite. Les veinules sont dilatées et turgescentes.

A partir de 32 à 35 ans, on trouve dans les culs-de-sac glandulaires de petites concrétions qui paraissent formées aux dépens de l'épithélium. A un âge beaucoup plus avancé, il n'est pas rare de rencontrer des calculs phosphatiques de la deuxième catégorie de Robin.

Mais ce qui domine dans toutes ces altérations séniles de la prostate, c'est la substitution lente et progressive du tissu fibreux au tissu glandulaire. Il ne saurait donc y avoir une assimilation quelconque entre l'hypertrophie prostatique et les myomes utérins. C'est la sclérose qui caractérise la première, les seconds dépendent d'un processus absolument différent. Ce qu'il faut noter encore, c'est l'altération très remarquable des vaisseaux qui, eux aussi, subissent des transformations du même ordre puisqu'ils deviennent athéromateux. En un mot, toutes ces lésions diverses sont l'indice d'une diminution dans la vitalité de l'organe, bien loin d'être un témoignage d'une activité fonctionnelle exagérée ou d'une simple déviation accidentelle de la nutrition.

Du côté de la vessie, on constate chez tous les vieillards un certain degré d'épaississement des parois qui porte surtout sur la couche musculaire. La muqueuse présente aussi quelques modifications dans sa coloration et sa vascularisation.

Mais s'il existe un obstacle prostatique, les lésions sont bientôt plus marquées et se traduisent à la fois comme nous l'avons déjà vu, par la formation des colonnes qui font relief à la surface interne de la vessie, et par des enfoncements multiples de la muqueuse, à travers des sortes d'éraillures de la couche musculaire, enfoncements qui ne sont autre chose qu'une ébauche des cellules vésicales.

Lorsqu'on pratique au microscope l'examen des colonnes, on s'aperçoit qu'il y a lieu d'attribuer cette hypertrophie non seulement à l'augmentation de volume des faisceaux musculaires, augmentation incontestable, mais aussi à la production assez abondante de tissu scléreux, dense, tant sous forme de fines bandelettes entre les faisceaux primitifs que sous forme de bandes plus épaisses interposées entre les faisceaux secondaires. — On constate en outre, soit au niveau des colonnes, soit dans leur intervalle, un épaississement notable du tissu conjonctif de la couche sous-muqueuse qui, au lieu d'être lâche, est dense et serré. — Cette néoformation du tissu scléreux intermusculaire et sous-muqueux peut exagérer encore les saillies dues à l'hypertrophie des fibres musculaires.

D'ailleurs, ici encore, l'examen des vaisseaux montre, comme pour la prostate, les lésions de l'endo-périartérite ; les veines sont volumineuses, dilatables ; d'où la facile congestion des plexus superficiels ou profonds, congestion passive le plus souvent.

On voit donc, en résumé, que si l'épaississement de la paroi vésicale tient en partie à l'augmentation en certains points des fibres musculaires, il dépend plus encore de l'épaississement de la couche conjonctive sous-muqueuse ou intermusculaire. Aussi la contractilité de cette paroi n'est-elle aucunement en rapport avec son épaisseur. Sans doute on a, dans l'hypertrophie partielle de la couche musculaire, des preuves évidentes des tentatives de lutte que la vessie s'est efforcée de soutenir. Mais si quelques-unes des fibres musculaires ont réagi comme elles ont coutume de le faire lorsqu'elles sont soumises à une suractivité fonctionnelle, on voit que la plupart d'entre elles ont, au contraire, été vaincues, étouffées par la sclérose. Aussi les forces de l'organe se trouvent-elles disséminées et n'aboutissent-elles, en définitive, qu'à de médiocres effets.

Il en est tout autrement lorsqu'il s'agit d'un obstacle constitué par un rétrécissement de l'urèthre, et non plus de l'hypertrophie prostatique. Dans le rétrécissement qui est au début une affection exclusivement locale, dont le retentissement sur le reste de l'appareil urinaire est absolument sous la dépendance de la gêne de la miction, on voit la tunique musculaire de la vessie réagir d'une façon beaucoup plus régulière. Son hypertrophie n'est plus seulement partielle, mais générale, et l'augmentation d'épaisseur, au lieu d'être due en grande partie à l'élément conjonctif, tient à peu près uniquement à l'hyperplasie des fibres musculaires. Aussi la vessie des rétrécis conserve-t-elle une contractilité si puissante qu'elle contre-balance souvent les effets de l'hypertrophie prostatique, lorsque celle-ci se surajoute, par suite de l'âge, à la coarctation uréthrale; si puissante même, qu'il serait permis de considérer un rétrécissement du canal survenu dans l'âge adulte comme la meilleure des sauvegardes pour ceux qui sont destinés plus tard à devenir des prostatiques.

Ces notions vous permettront de comprendre comment des opinions très différentes ont pu être soutenues par les auteurs au sujet de la contractilité de la vessie chez les prostatiques. Tandis que Civiale défendait l'inertie primitive de l'organe, vous savez que Mercier accusait l'hypertrophie d'être, en raison de l'obstacle qu'elle constitue, la seule cause des troubles fonctionnels. Dans la grande majorité des cas, les idées de Mercier ont été confirmées par l'observation des faits, et, en somme, son opinion a prévalu; mais il est cependant impossible de nier l'inertie primitive qui trouve sa démonstration dans nombre de cas. Et il ne s'agit pas pour cela de deux affections différentes. C'est un même processus qui, suivant les circonstances, amène ces effets dissemblables. Tantôt la sclérose déjà trop avancée au moment où l'obstacle rend l'évacuation difficile, ne permet plus à la fibre musculaire de s'hypertrophier pour la lutte; c'est alors qu'il y a inertie. Tantôt, au contraire, la couche musculaire, moins profondément altérée au moment où il devient nécessaire qu'elle fournisse un travail supplémentaire, obéit à la loi commune en s'hypertrophiant, Mais çà et là se retrouvent encore les lésions de la sclérose : l'hypertrophie est disséminée, elle donne lieu aux colonnes.

La conséquence la plus immédiate, au point de vue pratique, de cet état de choses, c'est qu'il est bien inutile, sinon dangereux, lorsqu'on se trouve en présence d'un cas d'atonie vésicale, de se lancer à corps perdu dans tous les moyens thérapeutiques, qui semblent capables de réveiller la contractilité des fibres musculaires. Celles-ci n'existent plus, ou sont tellement affaiblies, tellement compromises par la sclérose qui les a envahies ou qui les envahira, qu'elles ne peuvent plus désormais répondre à l'excitation qui leur est adressée.

Enfin, l'état congestif habituel des parois, joint à leur faible vitalité et à leur moindre résistance, rend compte des complications inflammatoires qui surviennent avec tant de facilité, et qui, une fois nées, ont tant de peine à guérir. Chez les rétrécis, au contraire, l'absence de ces lésions primitives rend les inflammations non seulement beaucoup plus tardives, mais beaucoup moins faciles et moins persistantes. Lorsque, pour une raison ou pour une autre, elles se sont produites, il suffit de lever l'obstacle pour les voir rapidement entrer en voie de guérison.

Les prostatiques ne sauraient jouir des mêmes privilèges, car nous venons de voir à quel degré la vessie participe aux lésions qui modifient l'appareil urinaire des vieillards. La répartition de ces lésions peut se faire de telle sorte que la prostate ne soit pas dans tous les cas l'organe le plus modifié. C'est alors que s'observent ces cas de distension souvent extrêmes, sans déformations prononcées du col. L'inertie de la vessie domine alors la scène pathologique et ces cas sont particulièrement graves. Par contre de volumineuses hypertrophies s'observent chez des malades qui échappent à la rétention et restent indemnes de complications. Les premiers sont des prostatiques sans hypertrophie, les seconds, malgré le volume souvent considérable de leur prostate, ne sauraient être qualifiés de prostatiques. Déjà, dans l'étude clinique, nous avons vu des malades qui vident leur vessie, être prostatiques et par les troubles de la miction et par les complications qui les atteignent. Mais si nous cherchons à démontrer que l'hypertrophie n'est que l'un des éléments du prostatisme et qu'elle ne saurait expliquer ni tous les accidents ni toutes les complications qui surgissent, il n'en est pas moins vrai qu'elle leur fournit le plus souvent l'occasion de s'affirmer. Alors que les lésions primitives se sont lentement et presque silencieusement faites, alors que l'appareil urinaire tout entier est déjà modifié, c'est souvent avec rapidité que naissent et évoluent les lésions secondaires dont la raison déterminante doit, le plus souvent, être cherchée dans les obstacles apportés à l'émission de l'urine par l'hypertrophie.

L'importance qu'on lui reconnaît est donc légitime, mais tout aussi grande est celle que le clinicien doit accorder à l'ensemble des lésions primitives de l'appareil urinaire du vieillard. Ce qui me reste à dire de l'état des reins achèvera de le démontrer.

Des lésions de même nature s'observent, en effet, *du côté des uretères et des reins*. Ces derniers s'atrophient, en règle générale, chez le vieillard. Leur poids moyen qui, chez l'adulte, est de 167 grammes, descend à 100, 80 et même 60 grammes.

Lorsqu'on les divise par une coupe longitudinale en deux moitiés, on constate tout d'abord une atrophie très notable de la substance corticale; d'une épaisseur normale de un centimètre, elle n'atteint plus que quelques millimètres et même en quelques points la base des pyramides est tout proche de la surface du rein. On remarque ensuite l'existence d'une quantité considérable de graisse qui se prolonge en dedans jusqu'au sommet des pyramides et se continue au dehors du hile avec une masse cellulo-adipeuse très épaisse. Cet ensemble de particularités fait déjà pressentir qu'il s'agit d'une néphrite interstitielle, d'une sclérose du rein.

En effet, les coupes pratiquées sur des reins provenant de sujets de 50 à 80 ans permettent de constater une augmentation de volume du tissu conjonctif. Ces altérations scléreuses ne sont pas systématisées; elles sont localisées tantôt sous la capsule (sclérose sous-capsulaire), tantôt autour des vaisseaux (sclérose périvasculaire), tantôt autour des glomérules (sclérose périglomérulaire et glomérulaire), tantôt entre les tubes (sclérose intertubulaire); le plus souvent on observe une simultanéité de toutes ces localisations. Ces lésions rendent bien compte de l'atrophie totale du rein, de son induration constatée à l'œil nu; c'est évidemment là un effet de la rétraction du tissu scléreux irrégulièrement disséminé dans le parenchyme.

Vous le voyez, ces observations microscopiques sont à peu près conformes à celles de Lancereaux, Demange, Sadler, Duplaix. Elles permettent d'admettre que l'origine du processus scléreux siège dans les vaisseaux, qu'il s'agit d'une sclérose secondaire ayant pour point de départ le processus irritatif chronique atteignant d'emblée le système vasculaire (vaisseaux et glomérules).

Ces altérations ne s'accompagnent pas toutefois de lésions très profondes des tubes urinifères; leur calibre est seulement un peu diminué et leur épithélium présente un aspect un peu plus granuleux qu'à l'état normal.

C'est ainsi qu'on peut comprendre que la fonction rénale, bien que notablement amoindrie, puisse encore s'accomplir assez complètement, et pendant un temps fort long, pour permettre à la vie et même aux apparences de la santé de se soutenir. Ce ne peut être bien évidemment qu'une santé précaire, car le rein est un des organes les plus indispensables à la vie, et son état de souffrance ne peut manquer d'avoir un retentissement marqué sur l'économie tout entière. C'est une santé précaire surtout parce que cette fonction rénale déjà si compromise, malgré la conservation des apparences, est encore menacée à chaque instant de troubles nouveaux dus à des complications inflammatoires. Dans l'état d'équilibre instable où le placent les lésions que je vous ai décrites il est éminemment disposé à des complications, dès que l'hypertrophie prostatique amène des accidents de rétention. Et il suffit alors d'une légère poussée congestive ou inflammatoire pour déterminer un changement à vue et menacer d'un brusque dénouement.

Enfin, les *parois des voies d'excrétion* (calices, bassinets, uretères) subissent aussi des modifications correspondantes. Les uretères sont augmentés de calibre; leurs parois sont épaissies et on y trouve au microscope une quantité plus abondante de tissu scléreux. L'augmentation de calibre explique pourquoi, chez les vieillards, il arrive souvent que des calculs assez volumineux puissent traverser l'uretère sans déterminer de crises de colique néphrétique. Elle explique surtout la très facile propagation au rein des inflammations qui surviennent du côté de la vessie.

A ce processus de sclérose dystrophique que nous venons d'étudier dans toute l'étendue de l'appareil urinaire et qui frappe, comme vous le voyez, au même degré la prostate, la vessie, les uretères et les reins, processus en rapport avec l'évolution régressive de l'organisme, il faut ajouter les processus inflammatoires actifs à marche aiguë ou chronique dont les effets se surajoutent si fréquemment, ainsi que je vous l'ai déjà dit tant de fois, à ceux de la dystrophie sénile. Je ne veux pas entrer aujourd'hui dans la description histologique de ces *lésions secondaires*. Elles sont assez bien connues pour que je puisse me dispenser d'y insister. Je tenais au contraire à bien mettre en évidence les lésions primitives disséminées dans toute l'étendue de l'arbre urinaire, existant avant la constitution de l'obstacle prostatique, et créant pour les lésions secondaires un terrain si remarquablement favorable. Ces notions me paraissent éclairer d'un jour tout particulier l'histoire clinique et pathologique de cette affection si complexe dont nous poursuivons l'étude.

Mais, je ne vous aurais encore montré qu'une faible partie du tableau, si je n'ajoutais que les lésions primitives observées dans l'appareil urinaire se rencontrent également *sur tous les autres organes*. Ce sont les vaisseaux surtout qui sont altérés, depuis le cœur qui a subi une dégénérescence graisseuse plus ou moins étendue, jusqu'aux petites artères et aux capillaires qui offrent à des degrés variables les lésions macroscopiques et microscopiques de l'athérome. Tous les prostatiques sont, en effet, plus ou moins athéromateux. Sur le vivant, toutes les artères accessibles au doigt sont dures, inégales, moniliformes. Aussi les phénomènes congestifs dont je vous ai montré toute l'importance à propos de la symptomatologie se conçoivent-ils aisément. L'affaiblissement de l'impulsion cardiaque et la perte de l'élasticité artérielle s'ajoutent puissamment pour rendre la circulation plus languissante et pour favoriser la stase veineuse. Tous les athéromateux ne sont cependant pas prostatiques.

Si maintenant, Messieurs, éclairés par l'anatomie pathologique, nous nous reportons aux données fournies par les investigations étiologiques, nous aurons la satisfaction, sinon de nous trouver en pleine lumière, au moins d'avoir, en partie, dissipé l'obscurité profonde dans laquelle nous étions restés plongés.

Vous vous rappelez qu'un seul fait positif, l'influence de l'âge, ressortait de la longue enquête à laquelle nous nous étions livrés, et encore avons-nous vu que, si cette cause était nécessaire, elle n'était pas suffisante. Un grand nombre de vieillards, en effet, peuvent arriver à l'âge le plus avancé sans devenir prostatiques. Nous pouvons dire maintenant que cela est dû à ce qu'ils échappent à l'athérome. Cette notion très importante, qui ressort aussi nettement que possible des récentes recherches de M. Launois sur l'appareil urinaire des vieillards, n'avait cependant pas été complètement ignorée des auteurs. C'est ainsi que Benjamin Brodie, en invoquant l'influence de l'âge, avait essayé de spécifier dans quelles conditions agissent les années. « C'est, dit-il, quand les cheveux deviennent gris et rares, quand les dépôts athéromateux envahissent les tuniques artérielles, quand il se forme une zône blanche au pourtour de la cornée, c'est à la même époque d'ordinaire, je devrais dire invariablement, que la prostate s'accroît en volume. » Mais cette idée très précise se perdait au milieu d'une longue liste étiologique. Elle avait besoin d'une consécration anatomo-pathologique qui me paraît aujourd'hui définitivement acquise, grâce aux recherches de M. Launois. Les prostatiques sont essentiellement des athéromateux. Les recherches cadavériques le démontrent aussi bien que les observations cliniques. Les unes et les autres s'accordent pour permettre de résumer en ces deux mots : « sclérose et congestion » la caractéristique la plus générale de l'affection prostatique.

DIX-HUITIÈME LEÇON

LES PROSTATIQUES

(*Suite.*)

IV. — MARCHE. — DURÉE. — TERMINAISONS. — PRONOSTIC.

Marche. — Lente dans son évolution générale, mais différente cependant suivant la période à laquelle est arrivée la maladie. — Trois périodes. — Période prémonitoire ou congestive. — Période de rétention complète et incomplète. — Période d'incontinence avec distension.

Durée. — Peut être très longue dans la première période abandonnée à elle-même, et dans la seconde convenablement traitée; toujours susceptible d'être abrégée par les complications, mais surtout dans la troisième.

Terminaisons. — Rarement la mort est amenée par la cystite; le plus souvent c'est par la néphrite secondaire aiguë ou chronique.

Pronostic. — Relativement bénin dans les deux premières périodes, grave dans la troisième.

Diagnostic. — Il faut reconnaître si le malade vide sa vessie ou ne la vide pas, et, dans ce dernier cas, s'il y a ou non distension.

L'opposition du jour et de la nuit devient moins prononcée quand la vessie ne se vide pas.

Une rétention modérée qui échapperait à la percussion, est facilement reconnue par le toucher rectal et la palpation hypogastrique, et ne doit être recherchée par le cathétérisme qu'en dernier lieu seulement et quand cela est en même temps utile pour le traitement.

Le diagnostic de la troisième période (distension) est très facile quand on songe à en chercher les signes directs. — L'incontinence, la polyurie et les troubles digestifs sont des indices de haute valeur.

État de la prostate reconnu par l'exploration intra-uréthale (explorateur souple à boule olivaire), intravésicale (sonde exploratrice métallique) intra-rectale (toucher digital).

État de la vessie. — Étendue de son diamètre antéro-postérieur. — Souplesse de ses parois. — Colonnes. — Sa capacité. — Sa puissance contractile.

État du rein. Il est presque impossible de reconnaître ses lésions primitives.

Diagnostic des complications. — Cystite. — Hématurie. — Néphrites.

Rechercher l'athérome dans toutes ses manifestations artérielles ou cardiaques.

Messieurs,

Les données anatomo-pathologiques dont je vous ai fait l'exposé rapide, dans notre dernière conférence, ont éclairé d'un jour spécial et l'étiologie et la symptomatologie du prostatisme. D'une part, elles nous ont appris que l'âge ne déterminait l'hypertrophie de la prostate qu'avec l'aide de l'athérome; d'autre part, elles nous ont fait comprendre comment les lésions primitives portant sur la vessie, les uretères et les reins aussi bien que sur la prostate imprimaient à la maladie sa physionomie clinique si particulière. Ces lésions, que caractérise dès l'origine un double processus, la sclérose et la congestion, nous expliquent, en effet, pourquoi, dans la première période, il existe des troubles de la miction, de la fréquence, c'est-à-dire des phénomènes d'intolérance vésicale, quand il n'y a cependant pas encore de rétention. C'est alors la congestion qui se traduit. Plus tard, l'anatomie pathologique nous permet de constater la présence d'un obstacle; en même temps elle nous donne la clef de l'affaiblissement musculaire de la vessie qui aboutit successivement à l'évacuation incomplète, à la distension et à l'incontinence. Ces effets sont l'œuvre de la sclérose. Mais celle-ci ne va point seule; elle a presque toujours la congestion pour inséparable compagne, ce dont témoignent la fréquence des complications inflammatoires et leur tendance à la chronicité.

Dans l'étude de la marche, de la durée, des terminaisons, du pronostic et du diagnostic, nous retrouverons encore utilement la lumière que nous ont déjà fournie ces notions d'anatomie et de physiologie pathologiques.

On peut dire, d'une façon générale, que la *marche* de la maladie est extrêmement lente. Il est rare qu'elle ne mette pas plusieurs années à parcourir ses diverses étapes; et on rencontre fréquemment des prostatiques dont l'existence ne paraît aucunement abrégée par les troubles urinaires dont ils ont à souffrir.

Après ce que je vous ai dit de l'importance et de l'étendue des lésions prostatiques, vésicales et rénales, cette évolution si lente a peut-être lieu de vous surprendre d'autant plus que la clinique, en cela, d'accord avec l'anatomie pathologique, m'a déjà permis de vous présenter comme fatale, en quelque sorte, l'apparition d'une série d'accidents et de complications.

Cependant, vous ne devez pas oublier que les lésions décrites n'entraînent d'emblée la désorganisation complète d'aucun organe fondamental. Elles peuvent donc arriver à un degré très avancé, sans empêcher le fonctionnement de l'appareil urinaire, du rein notamment. Il est même remarquable de voir à quel point peuvent être portées les altérations de cet organe, sans qu'il cesse de suffire à sa tâche, sans qu'il se produise de signes manifestes d'une insuffisance de la dépuration urinaire. Cela n'offre rien de contradictoire quand on connaît la cause et le mécanisme des accidents urineux. Ils exigent l'absorption ou la non élimination de doses élevées et successives de substances excrémentitielles. C'est ce qui n'a point lieu nécessairement avec des lésions primitives et même secondaires très prononcées du rein, le réduisant quelquefois au tiers ou au quart de sa substance active. La fonction, bien qu'amoindrie, persiste, et cela suffit au maintien d'une santé chancelante, précaire, mais compatible avec une longue survie.

Voici donc un point acquis : *la maladie est remarquablement lente dans son évolution*, elle permet de vivre longtemps. Mais il ne nous importe pas seulement de savoir au bout de combien d'années elle devient une menace pour l'existence, nous avons aussi besoin de connaître la succession et la durée de chacune des étapes qu'elle doit parcourir. La marche de l'affection est, en effet, *très différente aux diverses périodes* qui la constituent. La *période prémonitoire*, celle des troubles fonctionnels sans rétention est, de toutes, celle qui peut avoir, abandonnée à elle-même, la plus longue durée. Dans certains cas, elle se prolonge indéfiniment et elle peut être la seule expression de la maladie prostatique. Elle est en cela plus ou moins comparable à la période préataxique du tabes dorsal qui peut ne jamais aboutir à l'incoordination motrice. Mais bien qu'il soit indispensable de connaître ses formes frustes, on est obligé de convenir que la rétention survient dans l'immense majorité des cas, qu'elle ne se fait même pas très longtemps attendre, et qu'elle domine par son importance l'histoire clinique de la maladie prostatique, absolument comme l'incoordination motrice domine et caractérise le tabes dorsal.

En règle générale, on peut admettre que, tôt ou tard et sans qu'il soit possible de prédire exactement à quelle époque, la vessie devient incapable d'évacuer son contenu. *La seconde période, caractérisée par la rétention*, se trouve alors constituée. Mais, ici encore, la manière dont s'installe cette rétention, son degré, sa durée permettent de distinguer de nombreuses variétés : parfois elle se déclare brusquement, elle est complète d'emblée, et revêt en un petit nombre d'heures ce caractère particulier d'angoisse que je vous ai signalé en vous parlant de la rétention complète. En pareil cas, si l'on n'intervenait point par le cathétérisme, le plus souvent, sans doute, on verrait la mort survenir à très bref délai. — Quelquefois, cependant, le malade finit par rendre quelques gouttes de liquide, il urine par regorgement et l'évacuation très incomplète qui se produit ainsi permet de vivre et quelquefois pendant fort longtemps. C'est à cette catégorie qu'appartiennent un certain nombre de malades qui arrivent d'emblée, pour ainsi dire, à l'incontinence. — La même forme de rétention incomplète avec miction par regorgement peut d'ailleurs, et c'est la règle, apparaître et se constituer lentement, progressivement, sans jamais avoir été précédée d'aucun accès de rétention complète. Dans ce cas, elle traverse nécessairement des phases plus ou moins longues pendant lesquelles, sans qu'il y ait ni distension, ni incontinence, la vessie ne se vide pas. Il y a seulement un degré plus ou moins prononcé de stagnation. Chacune de ces formes peut d'ailleurs succéder aux troubles fonctionnels de la première période ou s'établir sans avoir été à aucun moment annoncée par ces phénomènes précurseurs. Toutes ces particularités dans le mode d'apparition et dans la forme de la rétention font qu'elle offre un très grand nombre de variétés cliniques.

Une fois bien constituée, elle peut encore se comporter de façons bien différentes. C'est ce que devait nécessairement faire prévoir l'*inégale répartition des lésions*, qui peuvent, suivant les cas, vous le savez, atteindre au même degré chacune des parties constituantes de l'appareil urinaire ou prédominer et se localiser sur l'une d'entre elles.

Après avoir exigé le cathétérisme évacuateur pendant un temps qui varie entre un ou plusieurs jours et quelques semaines, la vessie peut recouvrer ses fonctions. Non seulement la miction spontanée peut reparaître, mais elle peut même s'effectuer complètement sans donner lieu à aucun degré de stagnation. La maladie fait alors un pas en arrière; de la seconde période, elle repasse à la première et peut dès lors s'y maintenir fort longtemps, parfois indéfiniment. J'ai suivi un certain nombre de malades qui, après un ou plusieurs *accès de rétention* restent depuis quelques années indemnes de tout nouvel accident de cette nature. La rétention n'a été, pour ainsi dire, qu'une complication passagère de la période prémonitoire. Sa disparition rapide et complète ne peut toutefois être espérée que si elle a été nettement précédée de phénomènes congestifs, ou si elle est survenue sous l'influence évidente de l'une des causes de congestion que je vous ai fait connaître. Dans ces cas, elle est essentiellement déterminée par des phénomènes fluxionnaires qui peuvent être plus ou moins fugaces. Quand, au contraire, la rétention s'est montrée d'emblée, sans cause appréciable, quand il y a eu peu ou point de période prémonitoire, quand le doigt rectal fait reconnaître une prostate très volumineuse et ferme, il est à craindre que la congestion ne joue qu'un rôle très secondaire et que la rétention soit définitive, parce qu'elle tient à un obstacle peu susceptible de présenter des variations de volume, soit spontanément, soit sous l'influence des médications employées.

Cette *rétention définitive*, convenablement et régulièrement traitée par le cathétérisme évacuateur, est compatible avec le maintien le plus parfait de la santé. Dès que les phénomènes d'excitation des premiers jours se sont atténués, il est très habituel de voir le nombre des cathétérismes tomber à quatre ou cinq dans les vingt-quatre heures, et cet état de choses peut se continuer fort longtemps, quelquefois pendant dix, quinze et vingt ans, sans qu'il survienne aucun accident ni aucune complication. Cela vous montre combien peut être préservatif le rôle de la sonde.

Mais, dans la *forme incomplète*, si l'affection, méconnue ou non, est *abandonnée à elle-même*, si elle n'est pas traitée par l'évacuation régulière et méthodique, on peut encore assister à des évolutions différentes, même abstraction faite des complications inflammatoires dont je vous ai signalé l'imminence. Souvent la vessie se défend, elle subit une hypertrophie compensatrice de sa couche musculaire et devient ainsi capable de soutenir contre l'obstacle une lutte durable, tout en étant condamnée à toujours rester au-dessous de sa tâche. En d'autres termes, si l'évacuation est incomplète, elle *ne s'accompagne pas de distension*. Mais les efforts de miction qui se répètent à heures fixes sont plus ou moins considérables et ajoutent aux conditions fâcheuses qui existent déjà une nouvelle cause permanente de congestion qui n'est pas sans entraîner de sérieux dangers.

Cette situation est encore loin d'être la plus défavorable. Il est très fréquent, en effet, de voir la vessie devenir impuissante à soutenir même cette lutte incomplète, et se laisser distendre. *La maladie passe de la seconde à la troisième période.* C'est dans ces cas, que j'ai désignés sous le nom de *rétention incomplète avec distension* qu'on trouve un globe vésical très volumineux, remontant parfois jusqu'à l'ombilic, c'est alors que se produisent simultanément ces dilatations plus ou moins prononcées des uretères, des bassinets, des calices et de la substance rénale elle-même qui se sclérose et s'atrophie en s'amincissant. Mais toutes ces altérations si graves se produisent lentement, insensiblement; aussi ne déterminent-elles pas de troubles bruyants et resteraient-elles latentes si la simple palpation de l'abdomen ne suffisait à révéler ce qui se passe du côté de la vessie et si l'incontinence ne venait souvent imposer la nécessité d'un examen sérieux de l'appareil urinaire. On sait d'ailleurs que la distension vésicale ne tarde pas à entraîner celle de tout le reste de l'arbre urinaire, de sorte que bientôt les divers troubles digestifs, que je vous ai signalés, l'amaigrissement, la teinte jaune terreuse des téguments, la perte des forces ne traduisent que d'une manière trop significative la profonde atteinte que l'organisme, sourdement miné, a ressentie.

Je ne saurais trop insister sur la *valeur séméiologique de l'incontinence*. Elle témoigne à la fois de la réplétion de la vessie et de sa définitive impuissance. Incapable de réagir et graduellement distendue, elle a cessé de remplir son rôle protecteur et préservateur; ayant subi l'accumulation de l'urine, elle livre sans défense à la force compressive de ce liquide les voies urinaires supérieures. L'incontinence ne se produit, en effet, que lorsque la vessie, trop pleine et mise en tension forte, regorge son trop-plein. C'est inconsciemment, sans besoin, que l'urine s'écoule, et c'est en général la nuit que débute cet accident. Il ne faut pas confondre cette incontinence vraie avec la fausse incontinence due aux surprises d'un besoin d'uriner trop pressant ou plus ou moins inconsciemment satisfait pendant la torpeur d'un sommeil trop profond pour permettre la perception opportune de la sensation qui précède l'expulsion de l'urine.

L'incontinence et la distension lentement établie, caractérisent donc la troisième période et à une pareille association de troubles fonctionnels et de lésions, doit nécessairement correspondre une situation périlleuse. Dans ces conditions, le danger peut s'affirmer par l'accentuation ou l'apparition de symptômes menaçants. Ceux qui n'ont pas su comprendre la signification de l'incontinence seront surpris en pleine sécurité.

Ils pourront d'autant mieux l'être que l'inertie vésicale qui permet la distension graduelle, n'est pas toujours secondaire. Il est bon nombre de prostatiques qui entrent d'emblée dans la troisième période, sans avoir jamais subi d'une façon assez prononcée pour s'en plaindre, les accidents des deux premières.

Les cas auxquels nous faisons allusion créent toujours une situation difficile.

Si l'on intervient, même en employant toutes les précautions du cathétérisme évacuateur successif et antiseptique, sur lesquelles j'aurai prochainement à revenir, on s'expose à provoquer soit du côté de la vessie, soit du côté des reins de redoutables complications inflammatoires. C'est généralement la vessie qui est le premier théâtre de ces accidents. Chroniquement congestionnée par le fait de la longue distension à laquelle elle a été soumise, elle est éminemment prédisposée à l'inflammation. Pour franchir la faible distance qui l'en sépare, il lui suffit de la moindre cause déterminante, et je vous ai bien souvent montré combien l'évacuation, même prudente, était de nature à la lui fournir en exagérant l'afflux sanguin dans la paroi vésicale, et surtout en favorisant l'expression plus ou moins violente de la muqueuse gorgée de sang par les contractions de la tunique musculaire.

Ce n'est pas seulement par elle-même que cette cystite est si dangereuse, c'est surtout parce que, grâce aux voies béantes qui lui sont ouvertes du côté des reins par les uretères dilatés, l'inflammation ne tarde pas à gagner la substance rénale. Alors se trouve brusquement rompu l'équilibre instable créé par les diverses lésions primitives que je vous ai décrites. Lentement produites, les altérations scléreuses primitives dont la substance rénale était le siège, en même temps que tout le reste de l'appareil urinaire, avaient pu rester silencieuses; l'atrophie, par distension, avait même pu se joindre progressivement aux premières lésions histologiques, sans provoquer de symptômes bruyants. Mais lorsque, sur des organes aussi profondément modifiés, dont le fonctionnement ne suffisait déjà plus qu'à grand'peine à l'organisme, vient à éclater tout à coup une inflammation aiguë, la fonction court le risque d'être complètement supprimée. La mort peut ainsi, très rapidement survenir, et, lorsqu'elle n'est pas immédiatement amenée, elle devient prochainement inévitable par le fait de rechutes de plus en plus graves.

Cependant, ces redoutables complications bien qu'imminentes, peuvent être conjurées, grâce à des soins méticuleux dans l'évacuation, ou du moins, elles peuvent être réduites à un minimum compatible avec une guérison plus ou moins complète. Alors, on revient progressivement à la période de rétention pure et simple. Les troubles généraux s'amendent peu à peu. Quant aux urines, qui ne manquent jamais de se troubler sous l'influence de l'intervention, si elle n'est pas rigoureusement aseptique, elles peuvent, au bout de quelques jours ou de quelques semaines, recouvrer toute leur transparence normale. Mais le plus souvent on les voit rester un peu troubles, et, néanmoins, la santé générale se maintient. Le catarrhe paraît se limiter à la vessie et les choses peuvent se prolonger. Je dois vous rappeler, toutefois, que si ces malades peuvent repasser de la troisième période à la deuxième, ils ne peuvent jamais revenir à la première. Cet heureux résultat ne peut être espéré que dans certains des cas où les limites de la seconde période n'ont pas été dépassées.

Nous venons de voir quelle pouvait être la marche des événements lorsque la rétention chronique incomplète avec distension était traitée par le cathétérisme évacuateur. Voyons maintenant ce qu'elle devient, *abandonnée à elle-même.*

Tout d'abord, il semble presque superflu de vous dire qu'on ne peut compter sur aucune amélioration sérieuse spontanée.

La situation anatomique est telle qu'en dehors de toute intervention, les accidents ne peuvent que s'aggraver. Je vous ai déjà dit, en étudiant la symptomatologie, que ces accidents conduisaient fréquemment à l'incontinence, et que cette dernière avait une signification si importante qu'elle pouvait caractériser le passage de la maladie à une période plus avancée, très distincte, par sa gravité, des précédentes, alors même que l'urine conserverait encore sa transparence. La terminaison fatale est inévitable, mais elle peut se faire attendre parfois pendant assez longtemps. Un état stationnaire peut se maintenir pendant des semaines et des mois, peut-être même davantage et comme cet état laisse encore aux malades l'illusion de la santé, il y a lieu, quelquefois, d'hésiter sérieusement avant de leur faire courir de prochains dangers par une intervention active, bien que cette intervention soit la seule chance de salut qu'on puisse leur offrir.

Les malades atteints de cette forme d'affection sont plus ou moins comparables à certains cardiaques, par exemple, à ceux qui ont une insuffisance aortique. Longtemps leur cœur reste à la hauteur de sa tâche, longtemps ils conservent presque les apparences de la santé. On sait cependant qu'ils sont gravement menacés, et qu'à un moment donné la catastrophe peut éclater brusquement, mais il est impossible de prédire à quelle époque. Ainsi en est-il des prostatiques que nous étudions. En effet, si l'insuffisance rénale, de même que l'insuffisance cardiaque, peut être diagnostiquée, elle ne saurait être exactement mesurée. Il en résulte que les malades toujours menacés peuvent se trouver en face du danger au moment où on s'y attend le moins. Cependant, il est possible, jusqu'à un certain point, d'apprécier la gravité des circonstances et cela est fort important au point de vue de la conduite du chirurgien ; si le malade, soumis à un traitement tonique et reconstituant, ne réagit pas, si l'affaiblissement et les troubles digestifs, loin de s'atténuer, font sans cesse de nouveaux progrès, on a tout à craindre et il est sage de rester dans une prudente expectation.

Ce que je viens de vous dire de la marche de la maladie, à ses diverses périodes, qu'elle soit abandonnée à elle-même ou convenablement traitée, vous fournit les éléments qui vous permettent de juger de sa *durée*. Celle-ci est extrêmement variable suivant les formes, et elle est toujours susceptible, même dans les périodes initiales, d'être abrégée par les complications. Elle échappe, du reste, à toute évaluation numérique et on ne peut en donner une idée qu'en comparant entre elles chacune des périodes. La première peut être fort longue et se prolonger pendant un grand nombre d'années, comme aussi elle peut faire complètement défaut. La seconde, bien traitée, peut également permettre une très longue survie ; négligée, elle aboutit promptement aux complications menaçantes. Mais, de toutes, c'est la troisième qui offre l'évolution la plus rapide et les chances les moins favorables à la suite de l'intervention. Lorsque vous entendez parler de malades qui sont prostatiques depuis de longues années, que l'on voit mal pisser depuis 5, 10, 15, 20 ans, vous pouvez être certains qu'ils ne sont pas arrivés à la période d'incontinence et de distension, et qu'ils en sont encore à la période prémonitoire, ou à celle de rétention incomplète sans distension.

Il vous est maintenant facile de déduire, des notions précédentes, les données relatives aux *terminaisons*. Elles sont implicitement contenues dans l'exposé que je vous ai fait des altérations anatomiques, des symptômes, des complications et de la marche de l'affection. C'est ainsi qu'il est impossible de compter jamais sur une guérison véritable, quelque lente que soit, dans certains cas, l'évolution des phénomènes. La guérison est impossible parce que la lésion initiale, la lésion fondamentale, celle qui sert de substratum constant aux lésions secondaires, est une lésion d'ordre sénile qui ne peut que progresser ou, tout au plus, rester stationnaire. Mais il n'en est plus ainsi des altérations inflammatoires communes qui peuvent se greffer sur les premières. Celles-là sont, à la rigueur, capables de guérir complètement, quel que soit leur siège, rein ou vessie.

Une fois constituée, la maladie a, le plus souvent, une tendance marquée à parcourir, plus ou moins rapidement ses diverses étapes et à conduire à la terminaison fatale. C'est presque toujours par le fait des complications vésicales et surtout rénales, que la mort survient. Nous avons vu que les prostatiques y étaient essentiellement prédisposés et nous avons appris que, si les chances mauvaises étaient plus fréquentes dans les dernières périodes, la première, elle-même, n'était pas exempte de dangers. Quant à ces complications, je vous les ai suffisamment indiquées en étudiant les symptômes pour n'avoir plus besoin d'y insister longuement.

Je vous rappellerai seulement que la cystite aiguë ou chronique, même compliquée, ce qui arrive assez souvent, de calculs phosphatiques est bien rarement une cause de mort. Il en est de même des hématuries qui sont exceptionnellement assez abondantes pour mettre la vie en danger. C'est par les reins, au contraire, que ces malades finissent presque toujours par succomber. Ils peuvent être emportés par les trois formes de néphrite que je vous ai signalées : la néphrite interstitielle chronique des vieillards qui est initiale, la néphrite secondaire aiguë, et la néphrite secondaire chronique. Ce sont ces diverses formes de néphrite, les deux dernières surtout, qui représentent la plus sérieuse menace pour les prostatiques. Vous ne devez jamais oublier qu'elles peuvent être insidieuses et que souvent elles se dissimulent derrière des cystites assez bénignes en apparence, des rétentions incomplètes et surtout des rétentions chroniques avec distension. Aussi n'aborderez-vous qu'avec prudence et circonspection le traitement de ces dernières, car en vous adressant à la vessie, vous vous exposez à faire écho du côté des reins, et à provoquer dans ces organes des poussées qui peuvent être funestes. Vous devrez cependant aborder le traitement malgré la constatation des lésions rénales, mais en vous référant à des règles précises que je chercherai à vous faire connaître.

Le *pronostic* de l'affection prostatique est toujours sérieux puisqu'il s'agit en définitive d'une maladie toujours incurable, Mais ce pronostic, si l'on n'envisage que les dangers qui menacent l'existence, est très bénin dans les deux premières périodes, pourvu qu'elles soient exemptes de complications.

La plupart des malades en sont quittes pour des mictions fréquentes ou pour des cathétérismes réguliers et ils peuvent, sans autre inconvénient, et sans aucun retentissement apparent sur la santé générale parvenir à une vieillesse avancée. Au contraire, dès que la vessie commence à se distendre, le pronostic devient plus sombre et il l'est d'autant plus que la distension a été plus longue, plus considérable et plus ancienne. C'est, en effet, à la distension lentement progressive que se rattachent très directement les complications les plus redoutables dont je vous ai décrit l'évolution.

V. — DIAGNOSTIC.

Nous arrivons maintenant à l'étude du diagnostic, étude qui nous est absolument indispensable pour nous permettre de déterminer les mesures thérapeutiques applicables à chacun des nombreux cas particuliers de la pratique. Il est, à ce point de vue, de toute nécessité, non seulement de reconnaître l'existence de la maladie, mais de déterminer quelle est sa forme, à quelle période elle est arrivée, quel est l'état anatomique de chacune des parties des voies urinaires, s'il existe des complications, et comment elles ont retenti sur l'état général. La question du diagnostic est donc une question complexe et demandera toute votre attention.

Les développements déjà très étendus dans lesquels nous sommes entrés jusqu'à présent nous permettent de distinguer parmi les prostatiques ceux qui *vident leur vessie*, ceux *qui ne la vident pas* et ceux qui sont atteints de *distension et d'incontinence*.

Le premier soin du diagnostic doit être de reconnaître ces trois états. Il semble au premier abord, qu'il n'y ait rien de plus facile que d'être absolument fixé à cet égard. Le *cathétérisme* serait capable, en effet, de donner promptement des informations très précises. Mais il offre de nombreux inconvénients, ainsi que j'ai déjà eu, à bien des reprises, l'occasion de vous le faire pressentir. Souvent, ce ne sont pas seulement des *inconvénients* mais de très sérieux *dangers*. Il ne saurait, d'ailleurs, en aucun cas, être pratiqué d'emblée, sans renseignements sur l'état du canal qu'on risquerait, avec un instrument mal choisi, de ne pas franchir et de blesser. Le cathétérisme, au lieu d'être votre première ressource, doit donc être réservé, au contraire, pour le dernier mot du diagnostic et bien souvent, en même temps, pour le premier acte du traitement.

Ce sage et prudent emploi du cathétérisme vous est impérieusement dicté par un fait qui domine, je vous le rappelle, toute l'histoire clinique des prostatiques. C'est la fréquence, on pourrait dire la constance des phénomènes congestifs qu'ils présentent et dont ils sont les victimes, aux premières aussi bien qu'aux dernières périodes de la maladie. Cette notion doit sans cesse être présente à votre esprit. Elle vous dicte les principes et les règles de votre intervention et vous impose sévèrement le devoir d'éviter tout ce qui pourrait augmenter la congestion, et par conséquent de ne recourir qu'en toute connaissance de cause au cathétérisme, qui en est une cause puissante, mais qui peut aussi très utilement la combattre.

Heureusement, Messieurs, avant de faire appel au cathétérisme, vous pourrez mettre à profit un certain nombre de précieux moyens d'investigation. Je ne crains même pas de dire que, le plus souvent, ces moyens vous permettront d'arriver à une telle précision de diagnostic que vous n'éprouverez le besoin de pratiquer le cathétérisme que dans les cas où il sera nettement indiqué et par cela même utile. Il vous suffira pour cela de savoir *interpréter les symptômes* et recourir à *certains moyens physiques d'exploration*, moyens faciles autant qu'innocents, et capables de vous renseigner sur l'état de vacuité ou de plénitude de la vessie, sans l'aide d'aucun instrument.

Dans les premières phases de l'affection, alors que les malades ne se plaignent guère que de fréquence de la miction, vous avez surtout besoin de savoir s'il s'agit encore de la période prémonitoire, que marquent seulement des troubles fonctionnels, ou si déjà la seconde période, période de rétention incomplète, est constituée.

Parmi les renseignements à recueillir, vous utiliserez tout d'abord ceux que vous fournit *l'opposition du jour et de la nuit*. Vous vous rappelez que, dans la première période, les journées sont relativement bonnes et les nuits mauvaises. Le besoin de la miction est à la fois plus fréquent, plus impérieux et plus difficile à satisfaire pendant la nuit, dans le décubitus horizontal et surtout après le sommeil. C'est tout le contraire pendant le jour et sous l'influence de l'exercice convenablement réglé. Toutes les fois que vous constaterez cette opposition très nette entre les phénomènes diurnes et nocturnes, vous pourrez avoir la quasi certitude que tout se borne à des accidents congestifs et qu'il n'y a pas de rétention. Si au contraire, les troubles de la nuit viennent à empiéter sur le jour, en conservant la même intensité, et surtout en augmentant, en s'accompagnant, en particulier, de poussées violentes vésicales et rectales; si rien ne distingue plus le jour de la nuit, si les mictions se représentent avec la régularité d'horloge que je vous ai signalée, alors, plus de doute, vous n'en êtes plus à la première période, vous pouvez être sûrs que la vessie ne se vide pas. L'exploration directe, sur laquelle je vais bientôt revenir, vous en donnera facilement la preuve.

Ce serait cependant une erreur de croire que la rétention incomplète s'accompagne toujours de ces particularités significatives. Lorsque la couche musculaire de la vessie, plus profondément atteinte, n'est plus capable que de réagir faiblement contre l'obstacle, lorsque l'inertie vésicale, dont il faut bien, avec Civiale, admettre la réalité et l'importance, est le fait dominant, vous pourrez constater de la rétention, de la distension et même de l'incontinence sans qu'il y ait eu de signes prononcés d'intolérance vésicale, ni la nuit ni le jour.

Il faut en être bien prévenu pour savoir recourir à l'exploration directe, même dans le cas où l'analyse des symptômes est impuissante à donner d'avance une certitude au point de vue de l'incomplète évacuation de la vessie.

Cette exploration directe peut être faite à l'aide de la *percussion*, de la *palpation hypogastrique* et du *toucher rectal*.

La *percussion*, quoiqu'elle soit très généralement utilisée. est loin d'être un bon moyen de diagnostic. Dans les cas où elle donne une matité facilement appréciable, la simple palpation de l'hypogastre est beaucoup plus significative. L'œil même peut permettre d'apprécier la saillie du globe vésical qui soulève l'hypogastre et remonte plus ou moins du côté de l'ombilic. Mais la vessie peut se vider incomplètement sans qu'elle soit distendue et sans qu'elle se développe du côté de la paroi abdominale antérieure. Toutes les fois que la rétention est lente et progressive, la paroi vésicale au lieu de former, comme dans les rétentions aiguës, une saillie globuleuse fortement appliquée derrière et au-dessus du pubis, se laisse déprimer au niveau du bas-fond et proémine du côté du rectum et de l'excavation pelvienne. L'absence de matité à l'hypogastre est alors bien facile à comprendre. Elle serait, d'ailleurs, tout aussi réelle avec un développement de la vessie en avant, mais peu considérable. Le voisinage des anses intestinales donne lieu à un retentissement sonore capable de masquer la matité la moins douteuse. C'est ainsi que la percussion de la cuisse, dont l'absolue matité a fait naître le : « *tanquam percussi femoris* », produit cependant une demi-sonorité, si elle est faite, non sur le plein du membre, mais vers sa racine. La percussion de l'hypogastre peut donc être muette en présence d'une vessie modérément dilatée; elle peut facilement laisser passer inaperçue la rétention de cinq à six cents grammes de liquide. Elle expose ainsi à une erreur dangereuse.

D'autre part, elle ne donne une évidente matité que dans les cas excessifs où il suffit de soupçonner la rétention pour la constater par l'œil et la seule application de la main sur l'abdomen. Ce n'est donc pas à la percussion que vous réserverez une place considérable dans une investigation délicate.

Mais vous avez la précieuse ressource du *toucher rectal*, combiné avec la *palpation hypogastrique*.

Ainsi que je ne cesse de vous l'enseigner, le toucher rectal, pour être fructueux, dans l'exploration de la vessie, exige que le malade soit *couché sur le dos*. C'est la seule position qui permette facilement à la pulpe du doigt d'être tournée vers la vessie et de recueillir des sensations précises. C'est la seule surtout qui facilite la combinaison du toucher rectal avec la palpation hypogastrique toujours indispensable, sans laquelle le toucher rectal ne donne que des résultats imparfaits. Ainsi vous pouvez assez rigoureusement reconnaître, les deux mains se prêtant un mutuel secours, non seulement les particularités relatives au développement de la prostate, mais la moindre saillie de la vessie du côté du rectum; il suffit d'un peu d'habitude pour apprécier assez exactement son volume et la quantité d'urine qu'elle retient. Plusieurs d'entre vous ont pu, ce matin même, en pratiquant ce mode d'exploration sur le malade couché au n° 4, avant et après le cathétérisme évacuateur, juger de la différence considérable des sensations recueillies suivant que la vessie est vide ou retient une certaine quantité d'urine.

Sans entrer ici dans l'étude détaillée du toucher rectal et de la palpation hypogastrique, sur lesquels je me suis longuement étendu ailleurs[1], je tiens cependant à vous rappeler que, pour bien déprimer avec la main gauche la paroi abdominale et abaisser ainsi vers le doigt rectal les organes à explorer, il est nécessaire de profiter des mouvements d'expiration. A chacun d'eux, si la main continue d'exercer une douce pression, elle pénètre un peu plus profondément, et si elle conserve pendant l'inspiration suivante le terrain conquis, elle arrive à la profondeur désirable, sans exciter de contractions gênantes des muscles droits, ce qui est inévitable lorsque

1. Voir *Leçons cliniques* sur les maladies des voies urinaires, 2e édition, p. 665 et 671.

déprimant sans méthode, on lutte pendant l'inspiration contre une paroi en tension.

Dans l'immense majorité des cas, ce mode d'exploration vous permettra de reconnaître une rétention même très modérée. Cependant il peut arriver exceptionnellement, en particulier chez les sujets très obèses, qu'il soit insuffisant. Alors on a toujours la ressource de recourir au cathétérisme; pour peu qu'il y ait de doutes, et que l'analyse des symptômes soit favorable à l'hypothèse d'une rétention incomplète, vous êtes autorisés à en faire usage.

En règle générale, vous voyez donc que le diagnostic de la rétention n'offre pas de difficultés sérieuses : lorsqu'il s'agit de la rétention complète, aiguë, le diagnostic est fait par le malade, avant même que le médecin soit arrivé; lorsqu'il s'agit de la rétention incomplète chronique avec distension, qui est souvent fort insidieuse, il suffit de soupçonner la réplétion de la vessie pour la constater par l'inspection et la palpation simple de l'abdomen; quant aux cas de rétention incomplète chronique sans distension qui sont plus délicats à reconnaître, vous venez de voir qu'une manœuvre d'exploration très simple conduit facilement au diagnostic dans la très grande majorité des cas.

Pour reconnaître la maladie, lorsqu'elle est arrivée à sa *troisième période* et qu'il n'y a plus seulement rétention, mais distension, vous serez guidés très utilement par certains troubles fonctionnels fort significatifs, notamment l'incontinence et la polyurie, ainsi que par divers troubles digestifs. Nous avons même vu, en étudiant la symptomatologie, combien l'incontinence avait de valeur puisqu'elle suffit à elle seule, si elle est réelle, pour caractériser cette troisième période. N'allez cependant pas croire vos malades à l'abri des accidents de distension toutes les fois qu'ils n'ont pas d'incontinence, et n'oubliez jamais combien il est fréquent de trouver d'énormes dilatations de la vessie survenues, pour ainsi dire, à l'insu des patients. Ayez donc toujours l'esprit en éveil sur la possibilité de faits semblables, et sachez trouver des indices dans les moindres troubles de la miction, de la digestion ou de l'état général. Dès lors, on peut dire que le diagnostic est fait, car l'exploration directe est beaucoup plus riche que précédemment en résultats positifs.

J'ai longuement insisté, à propos des symptômes, sur la *valeur de la polyurie et de l'incontinence*, et je ne devrais plus y revenir. Je veux cependant, à l'occasion du malade qui vient d'entrer au n° 4 de la salle Saint-Vincent, appeler de nouveau votre attention sur la nécessité, et parfois la difficulté, de distinguer l'incontinence vraie de l'incontinence fausse.

Ce malade, qui a franchi la soixantaine, a été pris ces jours derniers, à la suite de libations exagérées, de rétention complète. Après un petit nombre de cathétérismes, il a recouvré la faculté d'uriner seul, mais il l'a recouvrée trop complètement; ses urines se sont écoulées malgré sa volonté et c'est pour cette incontinence qu'il s'est présenté à l'hôpital. Si toutefois on l'interroge avec soin, on ne tarde pas à reconnaître que ce n'est pas à son insu que l'urine s'écoule. Il éprouve le besoin d'uriner, mais ce besoin est si brusque, si impérieux, qu'il n'a le temps ni de se rendre aux cabinets, ni même de saisir un urinoir à sa portée, avant que ses draps ou ses vêtements ne soient souillés. C'est là, comme vous le voyez, une fausse incontinence dont la signification est absolument différente de l'incontinence vraie. Ce malade, en effet, vide complètement sa vessie, et, au lieu d'appartenir à la troisième période de l'affection prostatique, il est revenu à la première. La forme d'incontinence dont il est atteint est liée d'ordinaire à une poussée de cystite aiguë. Ce n'est cependant pas son cas puisque ses urines ont conservé toute leur transparence, qu'elles ne contiennent ni sang à la fin de la miction, ni pus se déposant par le repos au fond du verre et que le malade n'éprouve pas, d'ailleurs, les phénomènes douloureux de la cystite. C'est même là, une des particularités intéressantes de cette observation. L'excitation du col de la vessie qui se traduit par une intolérance excessive, simulant l'incontinence, est ici le fait exclusif de phénomènes congestifs, nés sous l'influence d'une rétention passagère et et d'excès alcooliques. Il est possible que ces troubles ne tardent pas à disparaître après quelques jours d'un traitement approprié, comme il est possible également qu'ils marquent le début de complications inflammatoires secondaires, ce qui arrive souvent lorsque les phénomènes congestifs sont intenses[1].

Nous n'avons envisagé jusqu'à présent que le diagnostic de l'état prostatique et de ses diverses périodes. Cela ne suffit pas. Il faut encore savoir *reconnaître dans quel état se trouve chacune des parties de l'appareil urinaire : la prostate, la vessie et les reins*.

Le toucher rectal, en même temps qu'il renseigne très exactement sur le degré de réplétion de la vessie, permet d'explorer la *prostate* et d'apprécier la saillie plus ou moins régulière qu'elle fait du côté du rectum.

Il est incontestable que ce moyen d'examen peut et doit être utilisé, mais il ne peut tout vous dire. S'il vous montre quel est le développement de la prostate en arrière, il ne vous apprend rien sur les déformations du canal et de la vessie qui peuvent être la conséquence de son hypertrophie. On pourrait, il est vrai, raisonner par induction et dire qu'une saillie considérable de la prostate du côté du rectum implique en même temps une saillie vers la vessie et le canal, et souvent cette induction serait justifiée. Mais vous rencontrerez de nombreux malades à grosse saillie rectale qui vident complètement leur vessie et, d'autre part, vous en verrez qui sont atteints de rétention à des degrés divers, sans que le toucher

1. Ce malade, en effet, a présenté, au bout de quelques jours, des symptômes de cystite et de néphrite secondaires, bien que l'évacuation de la vessie ait continué à s'effectuer. Il a guéri après avoir présenté des accidents assez graves, mais n'a jamais eu de rétention.

rectal permette de constater une augmentation de volume de la glande. Cela peut aisément s'expliquer de deux manières : d'abord avec une très faible hypertrophie qui échappe à l'exploration rectale, il peut se faire que le canal soit notablement déformé ; en second lieu, il faut compter avec l'inertie vésicale qui joue, dans certains cas, le rôle principal, par le fait de l'inégale répartition des lésions que je vous ai signalée.

Il résulte de ces considérations que le toucher rectal, si précieux pour l'examen de la vessie, l'est moins pour celui de la prostate. Il renseigne pourtant très exactement sur sa consistance qu'il ne faut pas négliger de rechercher. Il permet également de faire le diagnostic différentiel de l'hypertrophie de la prostate et du carcinome de cette glande. Vous venez de voir sur un brancard de notre salle Saint-Vincent un malade qui offrait tout l'ensemble symptomatique des prostatiques et qui avait été considéré comme tel. Le toucher rectal ne permet cependant aucun doute et fait reconnaître avec une certitude absolue les bosselures inégales et particulièrement dures du carcinome. En dehors du toucher rectal, des douleurs sciatiques de date récente auraient pu, dans ce cas, mettre sur la voie du diagnostic. Même en laissant de côté ces cas exceptionnels, l'étude de la consistance de la prostate n'est pas sans intérêt pour le diagnostic.

Lorsque vous aurez besoin de vous renseigner sur l'état du canal, vous ne pourrez le faire que par l'exploration uréthrale. Mais vous n'aurez recours à ce mode d'examen que dans les cas où les symptômes, en vous révélant une évacuation incomplète de la vessie, vous font une nécessité du cathétérisme. Il est tout à fait inutile tant que cette indication n'est pas posée, mais il est alors indispensable. Il est encore fort utile lorsque, prévoyant que la rétention est prochaine, vous avez à renseigner un malade, qui ne sera pas sous votre direction immédiate, sur les conditions, dans lesquelles doit s'effectuer le cathéterisme.

L'explorateur à boule olivaire est le seul instrument dont vous aurez à faire usage pour cet examen. On a pensé qu'un instrument métallique à petite courbure destiné à manœuvrer dans la région prostatique du canal comme la sonde exploratrice dans la vessie, pourrait rendre de grands services. Il n'en est rien. Aucun instrument n'égale l'explorateur en gomme.

Armés de cet instrument, vous aurez à rechercher : 1° la longueur; 2° les déformations de la région prostatique.

Pour apprécier *la longueur*, une fois que la région membraneuse est franchie, ce dont vous êtes avertis par une sensation toute spéciale à laquelle vous ne sauriez vous tromper, vous savez que vous êtes arrivés sur le terrain à explorer et vous redoublez d'attention. Vous poussez l'instrument avec lenteur et précaution jusqu'à la vessie. Quand le col vésical est franchi, vous éprouvez une sensation de liberté complète que la traversée prostatique vous donnait d'autant moins qu'elle est plus déformée. Dans les cas où cette sensation vous échapperait, vous tourneriez la difficulté par un artifice des plus simples. En substituant à l'explorateur plein un explorateur perforé semblable à ceux qu'on emploie pour les instillations, mais d'un calibre un peu fort, et en procédant avec lenteur, vous seriez avertis, par l'issue de l'urine, du moment précis où la boule arrive dans la vessie. La distance de ce point, noté sur la tige de l'instrument, à celui qui correspondait à la région membraneuse, mesure exactement la longueur de la région prostatique.

Chemin faisant, d'ailleurs, vous aurez eu la possibilité d'étudier, pour peu que vos sensations soient développées par l'habitude et l'attention, les *saillies qui déforment la région prostatique*. Ces saillies peuvent être médianes ou latérales et, dans ce dernier cas, uni ou bilatérales. Un relief marqué du lobe médian a souvent pour résultat d'arrêter brusquement l'instrument, ou de ne lui permettre d'arriver dans la vessie qu'après une pression soutenue. Il est rare, au contraire, qu'on soit arrêté par un relief soit uni, soit bilatéral. Dans le premier cas, on sent que l'extrémité de l'instrument dévie à droite ou à gauche, dans le second qu'elle écarte deux espèces de murailles plus ou moins épaisses, plus ou moins difficiles à déplacer.

Une fois *dans la vessie, l'explorateur souple ne peut plus vous fournir aucun renseignement.* Ne pouvant être utilisé que pour une région étroite, il ne sert plus absolument à rien et devient incapable de vous rendre aucun service pour déterminer soit le relief du col dans la cavité vésicale, soit la présence d'un calcul. Il n'en est pas moins vrai qu'il sert à donner les informations les plus exactes sur l'état du canal et qu'il guide ainsi dans le choix de l'instrument évacuateur, *ce qui est le point capital.* L'exploration directe de la vessie, est, en effet, le plus souvent superflue, puisque, dans l'immense majorité des cas, il ne peut être question que de l'évacuation, et des instruments dont elle réclame l'emploi.

Si, au contraire, vous étiez conduits par des symptômes spéciaux à penser qu'une opération puisse être profitable au malade, soit pour agir contre un lobe moyen faisant saillie dans la vessie et jouant en même temps le rôle de soupape, soit pour effectuer le broiement d'un calcul primitivement ou secondairement développé, soit dans le but de pratiquer telle ou telle autre opération, il serait nécessaire de connaître exactement la topographie de la cavité vésicale et par conséquent *de recourir à un instrument métallique.* Vous pourriez choisir alors, ou bien *la sonde exploratrice ordinaire*, sonde creuse, et munie d'un robinet, ou bien un des *explorateurs pleins de la vessie*, dont vous me voyez incessamment faire usage et dont j'ai donné ailleurs la description [1].

Cet instrument ayant été conduit dans la vessie, vous le ramenez contre le col et vous cherchez à reconnaître si l'une des lèvres est plus épaisse que l'autre. Vous en êtes informés en notant sur la tige la différence d'affleurement au méat, pendant que vous inclinez *à droite ou à gauche* le bec de l'ins-

1. Voyez page 117.

trument. Presque toujours, vous trouverez une différence plus ou moins sensible d'un côté à l'autre. Pendant que le côté gauche, par exemple, est occupé par une saillie plus ou moins prononcée, vous avez à droite une sensation de très grande liberté. Aussi, m'entendez-vous quelquefois dire, au cours de la lithotritie, qu'on ne peut facilement manœuvrer que dans un sens. C'est toujours alors dans le même point que se retrouvent les fragments.

Les déformations que vous pourriez constater *en haut* et du côté de la paroi antérieure, sont rares et peu importantes.

Il n'en est pas de même *en bas* où vous avez à vous renseigner sur la profondeur du bas-fond et sur la saillie intravésicale du lobe moyen. Pour cela, vous retournez en bas le bec de l'instrument. Si vous pouvez facilement accomplir un mouvement complet de rotation sur l'axe, surtout en relevant le pavillon de la sonde, vous avez la preuve que le bas-fond est notablement déprimé. Si, au contraire, vous ne pouvez exécuter cette manœvre, vous avez des raisons de croire que le bas-fond offre peu d'amplitude.

Cependant, avec un bas-fond déprimé, vous pourriez être arrêtés dans ce mouvement de rotation par une *saillie en croupion de poulet*.

Vous vous en rendez assez facilement compte en répétant successivement la manœuvre à droite ou à gauche, et en constatant que la rotation complète est impossible, que vous êtes invariablement arrêtés, soit d'un côté soit de l'autre, lorsque vous appliquez assez intimement le bec de l'instrument contre le col, tandis qu'en l'enfonçant davantage, de un, deux ou trois centimètres vous obtenez une liberté complète, et pouvez sans peine faire le tour entier. Vous pouvez ainsi, non seulement constater l'existence d'un relief intravésical du lobe moyen, mais apprécier assez exactement ses dimensions.

Vous voyez donc, Messieurs, que vous pouvez, par des

manœuvres différentes, extra et intraprostatiques, recueillir des informations précises au sujet de la glande malade. L'examen rectal vous renseigne sur le volume et la consistance; l'examen uréthral par l'explorateur souple à boule olivaire sur les reliefs saillants dans le canal; enfin l'examen vésical par l'explorateur métallique sur les reliefs proéminant dans la cavité de la vessie.

Vous ne retirerez pas l'instrument de la vessie sans avoir étudié son *diamètre antéro-postérieur*, *la souplesse de ses parois et sa sensibilité*. Le diamètre antéro-postérieur est mesuré par la distance, notée sur la tige, du point où le bec est ramené au contact du col et de celui où il est conduit aussi loin que possible contre la paroi postérieure. Dans certaines vessies vous pouvez enfoncer l'instrument jusqu'au pavillon. Quant aux parois, vous les étudiez également avec la plus grande facilité en promenant le bec de la sonde à leur contact. Vous pouvez juger ainsi de leur souplesse, de leur épaisseur, et des colonnes qui font plus ou moins saillie dans la cavité vésicale. Vous avez du même coup jugé de la sensibilité de la vessie qui dans l'état normal est seulement obtuse aux contacts et ne devient vive que sous l'influence de la cystite.

Pour ce qui est de la *capacité*, bien qu'elle soit assez rigoureusement en rapport avec l'étendue antéro-postérieure, vous ne pourriez la mesurer exactement qu'en procédant à une évacuation complète. Mais vous savez, et j'y reviendrai à l'occasion du traitement, qu'il y aurait souvent à cela de très sérieux inconvénients. Vous éviterez donc de recourir à ce procédé et vous vous en tiendrez aux données déjà très suffisantes, que vous auront fournies le toucher rectal combiné avec la palpation hypogastrique, et la profondeur à laquelle il est possible d'enfoncer l'instrument.

La capacité de la vessie est d'ailleurs chose absolument variable; on peut dire qu'elle est physiologique et non anatomique. Elle se modifie, en effet, sous toute influence qui met en jeu sa sensibilité[1].

Enfin, si vous voulez apprécier la *puissance contractile de la vessie*, vous savez que vous aurez à tenir peu de compte des modifications du jet qui, au premier abord, pourraient sembler de nature à renseigner fidèlement à cet égard. L'obstacle prostatique est, par lui-même, une cause assez puissante d'affaiblissement du jet pour que vous ne soyez en droit d'en tirer aucune déduction relative à l'inertie vésicale. Vous ne pourrez être fixés à ce point de vue qu'en étudiant la manière dont l'urine s'échappe par la sonde. Et encore est-il bien nécessaire de tenir compte de la position dans laquelle on sonde le malade. S'il est debout, vous obtiendrez toujours un jet assez puissant déterminé par la pression sur la vessie de tous les viscères abdominaux. Il en sera tout autrement si l'expérience est faite pendant que le malade est couché, que sa tête est bien appuyée, et la paroi abdominale dans un relâchement complet. Alors, c'est la seule contraction de la vessie qui règle l'issue de l'urine. Lorsque celle-ci a lieu franchement et régulièrement, c'est que la puissance de la tunique musculaire est à peu près normale. Mais quelquefois cette puissance paraît augmenter; c'est ainsi qu'on peut voir, lorsque l'évacuation s'avance, le jet devenir de plus en plus puissant et rapide. Cela est dû à ce que la vessie entre alors plus ou moins en contraction sous l'influence d'une exagération pathologique de sa sensibilité. D'autres fois, au contraire, le jet s'écoule en bavant, sans aucune force ou même s'arrête complètement, et l'évacuation ne peut être achevée qu'avec le secours d'une assez forte pression exercée sur l'abdomen. C'est la preuve d'une atonie vésicale très prononcée.

Cependant vous pouvez complètement juger de la puissance contractile de la vessie, lorsqu'elle est déjà en partie vidée. Sous l'influence de la tension de ses parois, la vessie la plus inerte peut, au prime abord, vous fournir un jet très net

1. Voyez *Annales des maladies génito-urinaires*. Avril 1887, *de la sensibilité de la vessie à l'état normal et pathologique*.

et bien projeté. C'est affaire d'élasticité et non de contractilité. Mais dès que la tension a cessé et que la vessie est livrée à elle-même, vous voyez l'amoindrissement progressif de la projection du jet, que vous ne pouvez plus rétablir qu'en pressant l'hypogastre.

Nous voici complètement renseignés sur tout ce qui se rapporte à la vessie. Sommes-nous en mesure de reconnaître avec la même précision *les altérations primitives dont le rein peut être le siège?* Malheureusement non, Messieurs ; pour que les lésions rénales se révèlent par des signes positifs, il faut qu'elles soient devenues de véritables complications. Vous vous efforcerez cependant de surprendre les moindres indices, et parmi ceux qui vous permettraient de soupçonner les altérations primitives, je vous signale tout particulièrement la polyurie. Nous avons déjà étudié ensemble ce problème délicat de séméiologie dans mes leçons cliniques, je me permets de vous y renvoyer. Dès qu'il est possible de reconnaître des lésions du rein, même dans leur plus faible expression, vous avez à prendre garde. Si l'organe est encore susceptible de suffire longtemps à ses fonctions, il n'en est pas moins déjà compromis; il est virtuellement lésé, et par cela même tout particulièrement prédisposé aux inflammations secondaires beaucoup plus menaçantes.

Le *diagnostic des complications* qui peuvent atteindre les prostatiques n'offre pas, en général, de sérieuses difficultés.

Vous vous rappelez que ces complications se montrent du côté de la vessie sous forme de cystite et d'hématurie, du côté des reins sous celle de néphrite suppurative.

Vous reconnaîtrez la *cystite* à la fréquence, aux besoins impérieux, à la douleur des mictions, mais par-dessus tout : aux caractères des urines et par l'étude méthodique de la sensibilité de la vessie. Les urines seront plus ou moins troubles et abandonneront, par le repos, une couche de pus plus ou moins considérable. La présence d'un produit de sécrétion est, en effet, la caractéristique de la lésion de la muqueuse vésicale. On peut avoir de la cystite sans douleur vive, sans fréquence de la miction, jamais sans urines purulentes. Ce caractère, si important, ne suffit pas toutefois pour autoriser à affirmer qu'il existe de la cystite. Le pus pourrait venir d'un autre organe, en particulier de la prostate, des bassinets ou des reins, C'est en examinant l'urine d'une même miction recueillie dans deux ou trois verres différents, en considérant les autres symptômes concomitants, en passant attentivement en revue tous les organes qui peuvent déverser leur contenu dans un point quelconque des voies urinaires, que vous arriverez à pouvoir être absolument affirmatifs. Dans cette recherche, vous aurez encore à tenir grand compte d'une autre altération importante des urines pathologiques, je veux parler de la transformation ammoniacale. L'ammoniurie, lorsqu'elle existe, est un signe à peu près certain de cystite. Elle fait défaut, dans tous les cas où le pus contenu dans l'urine n'est pas sécrété par la vessie. Vous lèverez toute difficulté en interrogeant la sensibilité de la vessie et en vous rappelant que, lorsqu'elle est vive au contact ou à la pression, la sensibilité est pathologique et que seule la cystite crée les conditions nécessaires à ces manifestations morbides.

Mais, devant prochainement aborder l'étude complète des cystites, je m'abstiens d'insister davantage sur un diagnostic qui, d'ailleurs, ne présente jamais, je vous le répète, de bien grandes difficultés.

Tout aussi simple est le diagnostic de l'*hématurie*. Très facile à constater, puisque la plus faible proportion du sang suffit pour teinter fortement l'urine, elle n'est guère plus difficile à interpréter. Les troubles fonctionnels antérieurs et simultanés ne laissent aucun doute sur l'origine vésicale du sang. Presque toujours, d'ailleurs, c'est dans la seconde moitié de la miction ou de l'évacuation que l'urine se teinte, de sorte qu'il est aisé de reconnaître en même temps l'origine du sang et le mécanisme qui préside à son apparition. Quant aux hématuries qui succèdent à un traumatisme de la prostate, par cathétérisme maladroit ou fausse route, elles se produisent dans des conditions qui ne comportent même pas un problème de diagnostic

Nous arrivons enfin aux *complications rénales*, c'est-à-dire aux lésions secondaires dont les reins peuvent être affectés, aux *néphrites chirurgicales*. Le diagnostic, sans offrir ces difficultés excessives, ces impossibilités même que je vous ai signalées à propos des altérations primitives, est encore assez délicat. — Je ne dis pas cela pour la forme aiguë qui s'accompagne de symptômes généraux, de fièvre, de vomissements, de troubles digestifs très marqués, d'une douleur rénale spontanée que la pression exagère; cet ensemble de manifestations ne permet guère de se tromper lorsqu'on le voit apparaître sur des malades qui sont depuis longtemps prostatiques. — Les difficultés ne sont réelles que pour la forme chronique. La présence du pus dans l'urine vous laisse, en effet, dans l'incertitude à l'égard de son origine vésicale ou rénale. Cependant les *urines* que j'ai appelées *rénales* offrent un certain nombre de caractères bien tranchés. Au lieu de s'éclaircir par le repos en laissant déposer au fond du verre la presque totalité du pus qu'elles tiennent en suspension, elles restent troubles, d'un aspect blanc grisâtre plus ou moins comparable à l'eau mélangée de sirop d'orgeat. Elles tranchent par une teinte pâle, aqueuse, toute particulière avec les urines troubles mais plus colorées des cystites. Ce sont des urines aqueuses et pauvres en urée et en principes excrémentitiels. Elles sont, en effet, remarquables par leur abondance. De 12 à 1.500 gr. qui constituent le chiffre normal, on les voit s'élever à 3, 4 et 5 litres en 24 heures. Aussi leur pauvreté absolue et relative en urée les rend-elles impropres à la fermentation ammoniacale qui fait complètement défaut ou n'est jamais que très peu accusée. C'est pour cela que vous ne trouverez jamais au fond du verre où on les recueille, ce dépôt visqueux et filant qui est si habituel dans les cystites. L'ensemble de tous ces caractères, que l'on peut résumer en deux mots : « *Polyurie trouble*, » indique certainement que le rein est secondairement malade; mais il ne signifie, en aucune façon, qu'il le soit exclusivement. Ce sont les autres symptômes concomitants qui vous apprendront s'il existe, en même temps, de la cystite. D'ailleurs, je dois ajouter que le rein peut être en cause sans donner lieu à cette polyurie trouble dont je viens de vous signaler l'importance pour le diagnostic.

En l'absence de caractères aussi tranchés, vous considérerez toujours, comme suspecte au point de vue de l'intégrité des reins, la sécrétion d'une *quantité de pus exagérée*. Elle est en rapport avec une pyélite. Mais, vous savez combien, dans ces cas, le rein est menacé, puisqu'il n'existe pas, à proprement parler, de pyélite sans pyélo-néphrite.

Il est rare, d'ailleurs, qu'il existe des lésions accusées du côté des reins et des bassinets sans *phénomènes généraux*, sans cette *fièvre* et surtout ces *troubles digestifs* que je vous ai décrits avec les symptômes. Toutes les fois que vous les observerez, vous serez prévenus, vous aurez la certitude que l'appareil rénal est sérieusement intéressé[1].

Enfin, Messieurs, pour compléter le diagnostic, vous vous souviendrez que tous les prostatiques sont plus ou moins des *athéromateux*. Vous explorerez donc les artères des membres ou de la tête les plus accessibles au doigt, vous chercherez si elles sont dures, inégales, flexueuses, moniliformes; vous étudierez les caractères du pouls au doigt et au sphygmographe. Au doigt, vous trouverez une pulsation brusque, saccadée, plus ou moins semblable à celle de l'insuffisance aortique; au sphygmographe, vous obtiendrez un tracé à grande amplitude, à ascension brusque, suivie d'un plateau horizontal et à descente rapide, généralement dépourvue de rebondissements. Du côté du cœur, vous noterez fréquemment de l'hypertrophie, de l'irrégularité des pulsations, parfois un bruit de galop. Enfin, sur un grand

1. Voyez *Leçons cliniques sur les maladies des voies urinaires*, page 424 et *passim*, 2e édition.

nombre d'autres organes, vous pourrez constater des indices de la dégénérescence sénile, mais vous en trouverez rarement de plus significatifs que le cercle blanchâtre péricornéen.

Lorsque vous aurez ainsi successivement étudié avec soin l'état de chacune des parties de l'appareil urinaire, au point de vue fonctionnel et au point de vue anatomique, lorsque vous aurez reconnu s'il existe des complications et quelle atteinte elles ont porté à la santé générale, lorsqu'enfin vous aurez examiné le malade tout entier de manière à bien savoir sur quel terrain la maladie évolue, vous posséderez toutes les informations qui vous permettront d'instituer, en toute connaissance de cause, le traitement convenable.

DIX-NEUVIÈME LEÇON

LES PROSTATIQUES

(*suite.*)

VI. — TRAITEMENT.

A. *Traitement hygiénique et médical.* — Éviter toutes les causes de refroidissement, les écarts de régime, les excès de boissons alcooliques, les traitements hydrominéraux, la retenue volontaire et prolongée de l'urine, les excès vénériens, l'immobilisation prolongée surtout dans le décubitus horizontal, la constipation. Exciter les fonctions de la peau par des frictions sèches ou aromatiques. — La médication iodurée est la seule qui paraisse avoir quelque action sur la maladie elle-même.

B. *Traitement de la première période.* — Avant tout, les prescriptions hygiéniques et médicales précédentes, — auxquelles on pourra joindre, suivant les indications, les préparations de belladone, de jusquiame, de valériane, les bromures, l'ergotine, la noix vomique la strychnine ; — s'abstenir du cathétérisme.

C. *Traitement de la seconde période.* — Ici, l'indication dominante est le cathétérisme. Malgré certains préjugés, il est formellement indiqué toutes les fois que la vessie ne se vide pas complètement.

Du choix de l'instrument. — Quand faut-il employer la sonde en caoutchouc vulcanisé, la sonde à béquille, la sonde bicoudée, la sonde métallique courbe, la sonde métallique souple de M. Cusco ? — La ponction capillaire sus-pubienne est parfois nécessaire.

Volume, œil des sondes.

Évacuation lente et graduelle. — Cathétérisme répété. — Sonde à demeure ; conditions pour qu'elle soit inoffensive.

Ne pas renoncer à l'emploi de la sonde avant d'avoir la certitude que la vessie se vide seule et sans efforts.

D. *Traitement de la troisième période.* — La cathétérisme est le seul moyen de salut, mais il provoque souvent les accidents les plus graves. Par quel enchaînement de phénomènes ils succèdent au cathétérisme.

Dans ces conditions, faut-il intervenir et comment faut-il intervenir ? Lorsque l'évacuation est indiquée, elle doit être lente, successive et rigoureusement antiseptique.

E. *Traitement des complications.* — Il réclame en premier lieu le traitement de la période à laquelle se trouve le malade. — Prescriptions spéciales qui conviennent à la cystite, aux néphrites, à l'hématurie.

F. *Traitement radical.* — Résultats peu encourageants de quelques essais entrepris par Mercier. — L'anatomie pathologique démontre *a priori* qu'il ne peut y avoir de traitement radical. — L'extirpation totale de la prostate est irréalisable et d'ailleurs les lésions histologiques de la vessie et des reins ne sont justiciables d'aucune tentative opératoire. Seul, le lobe moyen de la prostate pourrait quelquefois être enlevé dans le but de faciliter le cathétérisme, lorsqu'il est devenu très difficile ou impossible.

Messieurs,

Tous les développements dans lesquels je suis entré précédemment, en étudiant l'histoire anatomo-pathologique et clinique des prostatiques, vous ont appris à bien distinguer, dans l'évolution de la maladie, trois périodes absolument différentes au multiple point de vue des conditions anatomiques, des symptômes et de l'imminence des complications. Nous allons retrouver, à propos du traitement, des différences tout aussi tranchées qui nous obligeront à passer successivement en revue ces trois périodes, à savoir : 1° la période prémonitoire, à troubles fonctionnels sans rétention ; 2° la période de rétention simple ; 3° la période de rétention avec distension et incontinence. Nous étudierons, et les indications que présente chacune d'elles et les moyens médicaux et chirurgicaux dont elles réclament l'emploi. Nous ne terminerons pas sans aborder la discussion, mise à l'ordre du jour par divers travaux récents, de la résection partielle ou totale de la prostate pour remédier aux difficultés de la miction.

Mais avant d'entreprendre l'étude de ces points de détail, je désire appeler votre attention sur le *traitement hygiénique et médical* des prostatiques. Il reste sensiblement le même aux diverses périodes de la maladie. Ses applications sont donc très générales et doivent trouver place en tête de ce chapitre consacré au traitement.

Vous m'avez entendu, à bien des reprises, insister sur la tendance toute particulière aux congestions que présentent la plupart des prostatiques à toutes les périodes. La congestion est, chez eux, la caractéristique physiologique, comme la sclérose est leur caractéristique anatomique. C'est elle qui domine la symptomatologie, qui prépare les complications et qui, souvent, donne le signal de leur apparition. Aussi n'aurez-vous aucune peine à comprendre qu'elle doit s'imposer en première ligne aux préoccupations du chirurgien. Or, si le traitement chirurgical, si le cathétérisme évacuateur, qui en est le principal agent, peut, dans certains cas, très utilement combattre cet élément congestif, il faut reconnaître qu'il ne réussit pas toujours et qu'il ne saurait être indistinctement appliqué à tous les malades. Au contraire, c'est par le traitement hygiénique et médical que vous aurez l'action la plus générale; je ne crains pas d'affirmer que, sans lui, les mesures chirurgicales les plus utiles ne donneraient bien souvent que des résultats incomplets; je vais plus loin même en vous déclarant que c'est à la suite d'infractions graves à ses règles que beaucoup de prostatiques sont brusquement enlevés par des complications. C'est assez vous dire combien j'attache d'importance à cette partie de la question.

A. *Traitement hygiénique et médical.*

Si vous vous reportez un instant à l'étude clinique du prostatisme, et si vous vous rappelez les diverses circonstances qui atténuent ou exagèrent les *troubles* fonctionnels, et sur lesquelles j'ai longuement insisté, il vous deviendra facile d'en déduire les principales règles de ce traitement.

Une des premières et des plus importantes recommandations que vous adresserez à vos malades, sera d'*éviter toutes les causes de refroidissement*, et vous ne craindrez pas de leur donner ce conseil en insistant. Sans doute, il ne leur suffira pas de se soustraire aux influences de cet ordre pour imprimer à leur affection une marche nouvelle, pour supprimer ou même atténuer tous ses inconvénients. Mais, ils se mettront à l'abri de l'une des causes les plus puissantes des complications, ce qui leur permettra peut-être de vivre de longues années dans un état sensiblement stationnaire. Lorsque l'expérience vous aura montré combien de malades sont atteints de rétention complète, de cystite, de néphrite, sous la *seule* influence d'un refroidissement, combien il y en a même qui succombent en peu de jours aux complications nées d'une semblable imprudence, vous aurez la conviction qu'on ne leur rend pas un moindre service en écartant d'eux les influences nuisibles qu'en leur administrant des médicaments ou en les soumettant à des manœuvres chirurgicales. Nous avons, en effet, pour mission, non seulement de procurer aux malades une amélioration que ne comporte pas toujours leur état, mais de prévenir une aggravation qui les menace et qu'ils ne manqueraient pas de provoquer *inconsciemment* un jour ou l'autre, s'ils n'étaient avertis. Alors même que notre rôle se bornerait à cette prescription en quelque sorte négative, nous ferions encore œuvre utile, et très utile. Et ce que je dis en ce moment des refroidissements pourra tout à l'heure s'appliquer de même, bien qu'avec moins de force, à d'autres influences fâcheuses telles que les écarts de régime et les excès de toute sorte.

Ce n'est donc pas d'une façon banale que vous recommanderez à vos malades d'éviter les refroidissements. Vous ne craindrez pas de les prévenir qu'en s'y exposant ils courent le risque de faire éclater des complications très pénibles comme la rétention ou la cystite, ou rapidement mortelles comme la néphrite. Dites-leur que, par refroidissement, il ne faut pas entendre seulement l'exposition au froid, mais bien les changements brusques de température et par-dessus tout les courants d'air lorsqu'on est en état de transpiration. Ils agiront donc prudemment en s'habituant à porter un gilet et même une ceinture de flanelle, afin d'atténuer, dans une certaine mesure, l'effet des malencontreuses circonstances auxquelles il est quelquefois impossible de se soustraire. Mais ce n'est pas seulement le refroidissement total que doivent craindre les prostatiques, c'est aussi le refroidissement partiel. Le froid aux pieds, surtout avec des chaussures humides, comme il arrive si facilement en hiver, peut être, à lui seul, une cause de complications. D'un autre côté, comme ces malades sont fréquemment obligés de satisfaire, pendant la nuit, le besoin d'uriner, ce qui ne leur est guère possible, alors même qu'ils ne sont pas astreints à faire usage de la sonde; que dans la position debout, ou tout au moins agenouillée sur le lit, vous leur recommanderez de ne jamais oublier qu'il en résulte pour eux un danger de refroidissement et qu'ils doivent toujours avoir soin de se couvrir d'un vêtement avant de se lever pour uriner ou se sonder.

Presque sur la même ligne que les refroidissements, vous leur signalerez la funeste influence des *écarts de régime*. Tout vieillard prostatique doit éviter les dîners copieux et prolongés, aussi bien que les véritables excès alcooliques. Vous leur interdirez les épices, les salaisons, les viandes faisandées et même les crustacés et les poissons de mer. Les asperges doivent être particulièrement proscrites. La bière, les vins blancs, le champagne surtout, leur sont nuisibles. Ils devront user modérément de café, de vins purs, de condiments, de fromages forts et autres mets analogues. Cependant, vous attacherez plus d'importance à proscrire l'abus que le simple usage des mets et des boissons nuisibles. Ici encore, de même que dans beaucoup d'autres circonstances, il s'agit d'une question de dose, et si telle ou telle des substances condamnées était très agréable au prostatique, vous pourriez lui en permettre l'usage à condition qu'il soit très modéré. Cela vous montre, en résumé, que ce sont les abus, les excès que vous devez surtout vous attacher à poursuivre.

Il n'est peut-être pas inutile de vous en faire la remarque afin que vous n'alliez pas jusqu'à prescrire un régime débilitant. Si l'alimentation de ces malades ne doit pas être excitante, il est indispensable qu'elle soit réparatrice. N'oubliez donc pas que vous avez affaire à des vieillards et que le vin leur est nécessaire. Ils ont besoin d'une alimentation substantielle et régulière; elle ne saurait leur être nuisible que dans les circonstances où la prolongation du repas, la quantité et la qualité des mets arrivent à constituer un véritable excès. Vous serez d'ailleurs d'autant plus sévères dans vos prescriptions à cet égard que vos malades mériteront plus franchement la qualification de congestifs. Ceux-là peuvent souffrir beaucoup des moindres écarts de régime que d'autres supporteraient impunément.

D'une façon générale, vous recommanderez aux prostatiques de ne faire qu'un seul grand repas, qui sera celui du matin, afin que l'influence pénible du dîner ne vienne pas s'ajouter à l'influence congestive de la nuit.

Ce n'est pas seulement l'excès des boissons excitantes ou alcooliques que doivent éviter ces malades, c'est même l'excès des boissons les plus inoffensives en elles-mêmes. Promptement éliminées par la voie rénale, elles imposent à tout l'appareil urinaire un surcroît de travail fonctionnel qui devient dangereux par la congestion dont il s'accompagne forcément. C'est pour ce motif que vous ne devez qu'avec la plus grande circonspection, conseiller à vos malades le traitement hydrominéral. Souvent, on les voit pris d'une première ou d'une nouvelle crise de rétention pendant une saison d'eau. Ce traitement doit surtout être évité pendant les périodes congestives, et s'il est parfois indiqué par certaines complications ou coïncidences, telles que la lithiase rénale ou l'état catarrhal torpide, il doit toujours être prudemment manié.

Si toutefois les boissons ne doivent pas être trop abondantes, il ne faut pas pour cela vouloir empêcher de boire vos malades et les laisser souffrir de la soif. Ce serait une exagération et vous iriez au devant des troubles digestifs auxquels ils sont déjà si prédisposés.

Après les refroidissements et les écarts de régime, vous aurez encore à accorder une importante mention à la *retenue volontaire et prolongée de l'urine*. Vous avertirez bien vos malades qu'en résistant au besoin d'uriner ou de se sonder, ils ne s'exposent pas seulement à une gêne momentanée, mais à de véritables accidents. Souvent il vous arrivera d'en voir pris de rétention, de cystite ou tout au moins de troubles fonctionnels plus accusés, pour avoir voulu imposer à leur vessie une attente prolongée. Plus que tous les autres malades, les prostatiques doivent obéir aux premières sollicitations de leur vessie, loin de chercher à la soumettre à leur volonté ou à leur caprice.

Les *excès vénériens*, surtout les excitations artificielles, sont aussi directement nuisibles en exagérant les phénomènes congestifs. Si quelques malades peuvent encore se livrer au coït, ils feront bien de n'en user que très modérément et en observant le vieux précepte : *Non morari in coïtu.* »

L'étude des symptômes, en vous montrant la remarquable influence qu'exercent sur les troubles fonctionnels la *nuit*, le *décubitus horizontal* et même l'*immobilisation prolongée* dans une autre attitude, a déjà pu vous faire prévoir qu'il en résulterait, au point de vue thérapeutique, toute une série de préceptes. Leur observation régulière permettra souvent d'obtenir une action marquée sur les troubles congestifs. — *La nuit*, les malades éviteront de prolonger outre mesure le séjour au lit. Avant de se coucher, lorsqu'il n'auront pu sortir, il feront très utilement une promenade d'un quart d'heure à vingt minutes dans leur appartement. Vers le matin, quand il auront quelque peine à satisfaire le besoin d'uriner, il y réussiront aussi plus facilement s'ils se lèvent et circulent quelques instants dans leur chambre. Cette manière de faire est si utile qu'un grand nombre de malades arrivent d'eux-mêmes à y recourir. Il prendront garde toutefois de ne pas se refroidir pendant ces promenades nocturnes. — *Le jour*, ils éviteront, autant que possible, de prendre des habitudes sédentaires. L'exercice modéré, les promenades leur sont incontestablement très utiles. Mais ils auront soin de ne pas les pousser jusqu'à la fatigue, sous peine d'obtenir un résultat diamétralement opposé à celui qu'ils poursuivent. On voit assez souvent des malades être pris de rétention le soir d'une journée de chasse pénible ou après des courses trop prolongées. Il en est de même de l'équitation et des grands voyages en chemin de fer. La trépidation est, en effet, une cause puissante de congestion des organes pelviens et, de plus, les malades en voyage sont exposés à ne pouvoir, à temps, satisfaire aux exigences de leur vessie.

C'est aussi pour se soustraire à une cause très active de congestion de l'appareil urinaire, que les prostatiques doivent s'appliquer à combattre la *constipation*, à obtenir des gardes-robes régulières. Mais, de même qu'aux hémorrhoïdaires, vous leur défendrez les médicaments drastiques dont l'influence congestive sur les organes pelviens est bien connue. Toutes les poudres ou pilules qui contiennent de l'aloès en particulier doivent être proscrites. C'est dans la gamme des minoratifs que vous devrez vous maintenir. Cependant vous pourrez aussi leur administrer les médicaments qui réussissent aux hémorrhoïdaires, tels que la podophylle, le capsicum, etc. Mais, vous trouverez dans l'emploi des lavements, un des plus précieux moyens non seulement de combattre la constipation, mais aussi d'agir directement sur la vessie et la prostate, pour les décongestionner. Souvent, les prostatiques se trouvent à merveille de prendre le soir, avant de se coucher, un quart de lavement émollient avec une décoction de racines de guimauve et de têtes de pavots par exemple, lavement qu'ils devront garder. En outre, ils doivent encore prendre un grand lavement le matin au réveil, celui-ci non plus dans le but d'exercer une action calmante, mais dans celui de provoquer une évacuation et en même temps de décongestionner tous les organes pelviens.

Il est d'usage pour cela de prescrire les lavements froids et un assez grand nombre de prostatiques s'en trouvent fort bien. Ce sont particulièrement ceux qui sont atteints d'inertie vésicale, sans phénomènes congestifs ou inflammatoires très marqués. Il en est d'autres auxquels les lavements froids peuvent devenir très préjudiciables en provoquant des complications, par exemple, une poussée de cystite. Ce sont surtout ceux qui offrent des symptômes de congestion avec excitation très prononcée de la vessie. Les lavements très froids provoquent chez eux une perturbation circulatoire trop marquée. Vous n'en prescrirez donc pas indistinctement l'usage comme on le fait souvent d'une façon trop banale.

Mais peut-être l'eau chaude qui, depuis quelque temps, a pris une grande importance en thérapeutique, serait-elle de nature à rendre de grands services dans le cas où les lavements froids semblent contre-indiqués. M. Reclus [1] dit avoir obtenu de bons effets de l'eau chaude chez les prostatiques. Pour moi, bien que je n'aie pas beaucoup expérimenté cet agent thérapeutique, je crois devoir vous mettre en garde contre un inconvénient qu'il présente. Il détermine facilement de la constipation et si vous y aviez recours, vous devriez avertir vos malades de cet effet possible qui doit être sérieusement évité.

Enfin vous insisterez sur tout ce qui peut activer les *fonctions de la peau*. C'est ainsi que les frictions sèches et les massages peuvent rendre de grands services. Dans le cas où ils seraient impuissants à décongestionner les organes pelviens en provoquant un afflux sanguin vers la surface cutanée, ils auraient certainement une heureuse action sur la santé géné-

1. Reclus, *Sur l'emploi de l'eau chaude en chirurgie. Gazette hebdomadaire*, 1885.

rale en excitant toutes les grandes fonctions. Je ne crains pas d'affirmer que plus grandira votre expérience pratique, plus vous aurez la conviction qu'on peut très efficacement agir, dans une multitude de cas divers, en s'adressant avec persévérance à la surface cutanée. Les frictions et les massages ne seront pas vos seuls moyens d'action. Vous pourrez encore mettre à profit les grands bains. Mais ici, je dois vous mettre en garde contre un écueil. Trop prolongés, ces bains exerceraient sur les voies urinaires une action congestionnante et augmenteraient précisément les troubles que vous vous efforcez de combattre. Ils ne seront inoffensifs qu'à la condition d'être de courte durée, de ne pas dépasser un quart d'heure. Il serait superflu d'ajouter que les malades doivent, avec soin, veiller à ne pas se refroidir en sortant du bain. Vous y ajouterez avec avantage les substances qui stimulent doucement la peau, tels que le sous-carbonate de soude, le sel marin, les préparations sulfureuses mitigées, etc.

Telles sont, Messieurs, les principales ressources que vous fournissent les notions d'hygiène pour combattre la tendance congestive commune à tous les prostatiques. Il me reste maintenant à vous dire quelques mots des résultats que vous serez en droit d'attendre des divers agents de la *thérapeutique médicale proprement dite.*

Nous avons à combattre, vous le savez, un double processus, la sclérose et la congestion, et notre action, pour être efficace, doit porter non seulement sur la prostate mais sur tout l'appareil urinaire; elle ne peut donc être poursuivie que par des médications internes et non par des traitements locaux. Or, avons-nous à notre disposition des agents capables de déterminer en peu de temps ou à la longue des modifications réelles dans la texture des tissus ou dans leur vascularisation, de manière à influencer la maladie, non dans quelques-unes de ses manifestations, mais dans sa cause première ?

Depuis des siècles on s'est attaché à résoudre cette importante question, et l'on a tour à tour vanté un certain nombre de médicaments tels que la ciguë, préconisée par J. Hunter, l'hydrochlorate d'ammoniaque mis quelque temps à la mode par le docteur Fischer, de Dresde, les préparations mercurielles, les combinaisons iodées dont Stafford aurait obtenu d'excellents résultats, etc. Tous ces agents et beaucoup d'autres, après une vogue éphémère, sont tombés dans un juste oubli. Les essais les plus variés sont restés invariablement stériles toutes les fois qu'il s'agissait bien d'une hypertrophie prostatique sans complication, et il est à craindre qu'il en soit de même dans l'avenir.

Malgré ces réserves, je ne saurais vous dissuader d'employer certains médicaments qui, sans produire de résultats merveilleux, pourront vous rendre de véritables services, je veux parler des iodures. On s'accorde aujourd'hui à considérer les iodures de potassium et de sodium comme des agents précieux contre l'artériosclérose. Vous pourrez, sans inconvénients et peut-être avec profit, les administrer à la dose de 50 centigr. à 1 gr. par jour, pendant quinze jours ou trois semaines tous les mois. L'usage doit en être continué pendant des mois ou même des années. Il est inutile de vous faire remarquer que la persévérance est la condition nécessaire aussi bien pour l'utilisation des médicaments que pour les résultats à attendre des conseils relatifs à la diète, aux habitudes et à l'hygiène.

Vous le voyez, Messieurs, si les conseils d'hygiène appliqués à l'affection prostatique ont une importance majeure, il n'en est pas de même de la thérapeutique médicale dont les ressources sont limitées et souvent incertaines. Cela ne veut pas dire qu'elle soit complètement désarmée. Nous allons bientôt voir qu'elle peut, au contraire, exercer par divers agents et notamment par les calmants de toute sorte, une action très utile. Mais ce sera seulement contre les symptômes ou les complications, et non contre la maladie elle-même. Les indications de ces moyens thérapeutiques trouveront leur place dans l'étude que nous allons maintenant aborder du traitement dans chacune des périodes de la maladie.

B. Traitement de la première période.

A la première période, s'appliquent parfaitement toutes les *prescriptions hygiéniques et médicales* sur lesquelles je viens de m'appesantir. Ce sont elles qui constituent vos plus précieuses, et je pourrais presque dire, vos seules ressources, tant qu'il n'existe aucune complication. Si toutefois elles étaient impuissantes à diminuer cette fréquence de la miction qui devient pour la plupart des malades un tourment d'autant plus pénible qu'elle est plus prononcée la nuit et entraîne la privation de sommeil, vous pourriez recourir aux agents de la *médication calmante*. Je ne vous conseille pourtant pas d'employer d'emblée l'opium ou ses dérivés, notamment la morphine. Vous vous exposeriez à diminuer l'appétit, à rendre les digestions languissantes, à provoquer de la constipation, toutes choses qu'il faut toujours s'appliquer à éviter, et vous n'obtiendrez même pas un bénéfice passager. Loin de diminuer les phénomènes congestifs, les opiacés en provoquent. Ils ne sauraient être indiqués que dans les cas où il existe des accidents douloureux; alors ils sont franchement utiles. En l'absence de complications douloureuses vous trouverez dans les solanées vireuses, particulièrement dans la belladone et la jusquiame, et dans les préparations de valériane, des médicaments plus inoffensifs que les opiacés, et cependant assez actifs. Quant aux bromures, il n'ont, sur les troubles vésicaux, qu'une action très insignifiante, mais que l'on peut cependant mettre à profit sur certains sujets.

Il est un autre ordre de médicaments qui, au lieu de combattre directement l'excitation vésicale, se proposent de l'atteindre dans sa cause immédiate, la congestion, en *agissant sur l'élément vasculaire;* je veux parler du seigle, de l'ergotine, de la noix vomique, et de toutes les préparations à base de strychnine. Vous pourrez quelquefois en retirer de très bons effets, mais ils devront, dans tous les cas, être administrés avec beaucoup de prudence, leur action sur les voies urinaires n'étant pas toujours inoffensive. Ils ont néanmoins cet avantage de favoriser les digestions, et vous ne sauriez trop vous appliquer par les moyens les mieux appropriés à les rendre aussi faciles que possible chez les prostatiques. C'est surtout dans cette période que vous devrez recourir avec persévérance aux iodures.

Telles sont les principales ressources qui sont à votre disposition dans cette première période. Si elles ne permettent pas toujours de supprimer complètement les troubles fonctionnels, elles procurent un soulagement incontestable et surtout elles représentent le moyen le plus sûr de prévenir les complications. Vous iriez au contraire au devant d'elles, et vous savez combien les phénomènes congestifs rendent imminents les accidents inflammatoires, si, rendus prématurément impatients par une réussite incomplète, vous demandiez au *cathétérisme* de vous donner ce que vous n'avez pu obtenir par la thérapeutique médicale.

Le cathétérisme n'a sa raison d'être ni pour triompher de la rétention qui n'existe pas, ni pour vaincre un obstacle qui, s'il existe déjà, n'est pas la cause des troubles observés. Gardez-vous donc d'imiter les praticiens qui veulent traiter par la dilatation du canal ou l'évacuation de la vessie toutes les affections urinaires, et sachez toujours demander à une observation méthodiquement conduite les règles de votre intervention, alors surtout qu'il s'agit du cathétérisme.

C. *Traitement de la seconde période.*

Mais dès que vous trouverez soit dans les symptômes fonctionnels, soit dans l'examen direct des signes de rétention, vous ne pourrez plus vous borner à prescrire des règles d'hygiène ou à conseiller un traitement médical, vous serez dans l'absolue nécessité de recourir au cathétérisme. Il faut évacuer par la sonde toute vessie qui ne parvient pas à se débarrasser complètement par elle-même de son contenu. Dans ces conditions, l'évacuation artificielle devient le meilleur moyen d'atténuer les phénomènes congestifs et de les empêcher d'aboutir à l'inflammation.

Vous pourrez toutefois être arrêtés par les conseils d'un certain nombre de médecins instruits, et même de quelques-uns de vos maîtres. Il en est qui attribuent au cathétérisme une multitude de méfaits, pensent qu'il est toujours dangereux, et conseillent volontiers à tous leurs malades de ne jamais se laisser sonder. Et je dois dire que certains faits semblent leur donner raison. Mais lorsqu'on veut prendre à la lettre le conseil qu'ils donnent, on arrive aux résultats les plus déplorables. Pour préciser, je puis vous citer une observation que j'ai recueillie à ma consultation d'hier.

Il s'agit d'un septuagénaire, prostatique depuis une dizaine d'années. Au début de ses misères, il alla consulter un médecin très distingué qui, après l'avoir complètement examiné, lui recommanda formellement de ne jamais consentir à se laisser sonder. Mais ce malade connaissait particulièrement l'ami d'un spécialiste honorable et instruit avec lequel il fut mis en relation. Le spécialiste conclut à la nécessité du cathétérisme. Résistance du malade qui ne pouvait oublier les recommandations expresses qu'il avait reçues à l'égard de ce mode de traitement. Cependant il finit par céder et se soumit une première fois au cathétérisme. Il aurait voulu s'en tenir là; ses amis insistèrent; il se fit sonder une seconde fois; une cystite intense en fut la conséquence et cette cystite persista pendant plusieurs mois en créant une situation des plus pénibles. La guérison survint pourtant à la longue, mais le malade était plus que jamais prévenu contre le cathétérisme. Aussi ne voulut-il à aucun moment y recourir de nouveau. Il put cependant rester plusieurs années sans avoir de grands accidents. Mais, il y a environ dix-huit mois, il vit apparaître de l'incontinence, d'abord nocturne seulement, puis nocturne et diurne à la fois, c'est-à-dire continue.

A l'heure actuelle, cet homme est pâle, faible, amaigri. L'inappétence est très marquée, la langue sèche, la soif habituelle. L'état général est, en un mot, profondément atteint. Quant à la vessie, elle est distendue et forme, au-dessus du pubis, une saillie très facilement appréciable. Dans ces conditions, si on voulait le soumettre au cathétérisme, on justifierait encore, sans aucun doute, le conseil donné par le médecin. On ne tarderait pas, en raison du mauvais état général, à voir éclater de graves accidents qui amèneraient, probablement en très peu de temps, la terminaison fatale.

Vous voyez donc, Messieurs, que, faute d'avoir été sondé convenablement, en temps opportun, cet homme se trouve aujourd'hui réduit à cette triste extrémité d'être, en quelque sorte, abandonné à lui-même, quand il pourrait, si l'on eût agi autrement, jouir encore d'une bonne santé.

Les prostatiques peuvent, en effet, ainsi que je vous l'ai déjà dit tant de fois, vivre longtemps et conserver même les apparences de la santé complète, bien que leur vessie et leurs reins soient déjà plus ou moins profondément altérés. Mais, cela n'est possible qu'à la condition de ne pas ajouter aux lésions primitives des lésions secondaires. Celles-ci sont imminentes. C'est à vous qu'il appartient tantôt de prévenir leur apparition spontanée, en sachant agir à temps et de propos délibéré, tantôt, de ne pas les provoquer vous-mêmes par une intervention chirurgicale devenue intempestive.

Il n'est pas toujours facile, je dois l'avouer, de se mouvoir au milieu de ces difficultés de pratique. J'essaierai cependant de préciser les règles auxquelles vous devrez obéir. Mais j'ai tenu tout d'abord à faire justice de ces préventions que vous entendrez parfois émettre contre le cathétérisme, aussi bien par des médecins que par des malades. Si le cathétérisme est dangereux ou même absolument contre-indiqué, je le répète, dans certains cas, il en est d'autres, et en très grand nombre, où il est indispensable et où ce serait commettre une lourde faute que de ne pas y recourir.

Il est *formellement indiqué* toutes les fois que la maladie franchit les limites de la première période pour entrer dans la seconde, *toutes les fois que l'évacuation commence à être incomplète*. Les malades de la première période, à troubles fonctionnels sans rétention, doivent donc être l'objet d'une surveillance attentive, puisqu'ils peuvent, d'un moment à l'autre, se trouver dans des conditions absolument différentes au point de vue du traitement. Ces mêmes malades peuvent, d'ailleurs, être en mesure de bénéficier du cathétérisme alors même qu'ils n'ont pas de rétention, c'est lorsque l'évacuation exige des efforts considérables qui congestionnent la vessie, l'enflamment ou entretiennent ses inflammations. Et, d'autre part, lorsque, sans les avoir suivis, vous serez d'emblée mis en présence de malades qui, depuis plus ou moins longtemps ne vident pas leur vessie, vous aurez à vous demander s'ils en sont encore à la seconde période ou si déjà la troisième n'est pas constituée, en d'autres termes, s'il n'y a pas distension. Le cathétérisme, qui est le plus précieux agent du traitement dans la seconde période, peut être dangereux dans la troisième, comme il est inutile et nuisible dans la première.

Les principales indications se réduisent donc en somme à une question de diagnostic et, à cet égard, je n'ai plus désormais qu'à vous renvoyer aux développements exposés dans la leçon précédente.

Cependant, tous les cas qui appartiennent à la seconde période ne relèvent pas aussi impérieusement du cathétérisme. C'est ainsi par exemple que, dans la rétention *incomplète aiguë* sans distension, l'usage immédiat de la sonde ne donne pas en général d'excellents résultats. On obtient mieux d'un traitraitement antiphlogistique et calmant. Les bains, les cataplasmes, les boissons délayantes, les opiacés, particulièrement les lavements laudanisés, au besoin l'application de sangsues au périnée, le repos au lit permettent le plus souvent de faire disparaître en peu de jours des phénomènes d'excitation très pénibles. Mais, si malgré ce traitement, la situation se prolongeait et surtout s'aggravait, vous ne devriez plus hésiter à recourir à l'usage de la sonde.

D'ailleurs, lorsque, à la suite d'un examen méthodique, vous aurez conclu primitivement ou secondairement à la nécessité du cathétérisme, les résultats obtenus ne tarderont pas à vous apprendre si vous n'avez commis aucune erreur d'interprétation. Pour que l'emploi de la sonde soit réellement indiqué, il faut qu'il éloigne les besoins; sans cela il est à la fois inutile et dangereux. C'est le critérium nécessaire à sa continuation. Et j'ajouterai par contre que toutes les fois que le cathétérisme soulage, vous devez l'employer malgré tout et sans craindre d'irriter le canal, le cathétérisme qui soulage, est, en effet, le meilleur moyen de combattre la congestion puisqu'il s'adresse à ses deux principaux facteurs : la douleur et la distension. Par conséquent, ne soulagerait-il que pendant une heure, il serait encore indispensable, et, comme il vous serait impossible d'être à la disposition de vos malades aussi souvent qu'il le faudrait, vous pourrez vous trouver dans la nécessité de mettre une sonde à demeure.

Mais il ne suffit pas d'avoir posé les indications du cathétérisme, il faut, de plus, savoir comment on peut les remplir; il faut déterminer d'une façon très précise à quel instrument il convient de recourir et par quelles manœuvres on pourra sans danger le conduire jusque dans la vessie.

Je ne veux pas à ce propos vous refaire toute l'histoire du cathétérisme[1]. L'étude complète de tous les détails afférents à cette question, nous entraînerait beaucoup trop loin. J'insisterai donc seulement sur les points les plus importants au point de vue pratique.

Les données anatomo-pathologiques vous ont appris que la région prostatique était parfois le siège de déviations plus ou moins prononcées, et que d'autres fois il s'agissait d'un

1. Voir mes *Leçons cliniques sur les maladies des voies urinaires* (2e édition, Paris, 1885), où la question du cathétérisme est étudiée dans tous ses détails.

simple épaississement des parois, sans obstacle proprement dit. D'autre part, l'exploration à l'aide de l'instrument à boule olivaire vous a permis de reconnaître, dans tel ou tel cas donné, à quelle variété anatomique vous avez affaire. C'est de ce diagnostic que dépend le choix de votre instrument.

Lorsque l'olive aura pénétré facilement sans subir de déviation appréciable et surtout sans rencontrer d'obstacle, lorsque, par conséquent, le seul empêchement à l'issue de l'urine consiste dans un simple rapprochement des lobes latéraux hypertrophiés, ou dans un affaiblissement de la contractilité vésicale, ou dans ces deux causes réunies, vous pourrez pénétrer aisément dans la vessie avec toute espèce d'instrument.

C'est alors que vous choisirez la *sonde en caoutchouc vulcanisé*. Admirablement flexible, d'un contact absolument inoffensif, cet instrument que le génie pratique de Nélaton a mis à la disposition des chirurgiens, pourrait être confié sans danger, même à des mains inhabiles. Son emploi pourra donc ultérieurement être abandonné au malade, ce qui est loin d'être indifférent.

Il peut se faire, toutefois, même dans cette première série, de cas particulièrement heureux, où la sonde en caoutchouc peut aisément pénétrer, qu'il survienne au bout quelques jours un peu d'irritation ou d'inflammation du canal. Cela suffit pour diminuer sa souplesse et rendre impossible ou très laborieuse l'introduction de la sonde. Un instrument plus résistant devient nécessaire; vous pourrez employer les sondes en gomme droites et cylindriques.

Mais il arrive trop souvent que l'exploration préalable du canal montre qu'il existe un obstacle plus ou moins difficile, quelquefois impossible à contourner ou à franchir. Alors l'espèce d'instrument n'est plus indifférente; votre choix n'est plus libre. Vous ne pouvez plus compter sur la sonde en caoutchouc, bien que, dans certains cas encore, elle puisse facilement suivre les sinuosités qui vous permettent de contourner l'obstacle. Cet obstacle, vous vous en souvenez, siège toujours sur la paroi inférieure ou sur les parois latérales, jamais sur la paroi supérieure. C'est donc cette paroi, à laquelle j'ai donné le nom de paroi chirurgicale de l'urèthre que vous devrez toujours vous appliquer à suivre. Vous n'y parviendrez qu'en vous servant d'instruments dont le bec soit relevé : instruments en gomme coudés et bicoudés, avec ou sans mandrin, et quelquefois instruments métalliques courbes.

Parmi les instruments en gomme, il en est qui pourraient vous tenter, mais dont vous ne devez jamais faire usage pour peu qu'il y ait un obstacle. Ce sont les *sondes-bougies à extrémité conique* plus ou moins effilée. Si, dans certains cas, cette extrémité, en vertu de sa souplesse, est capable de s'insinuer et de frayer le passage au reste de la sonde, il en est d'autres beaucoup plus nombreux où, non seulement vous seriez tenus en échec, parce qu'il ne s'agit pas en définitive d'un canal rétréci à dilater, mais encore où vous courriez le risque, en raison de la friabilité de la prostate et de la forme de l'instrument, de faire une fausse route.

C'est aux *instruments coudés simples* que vous commencerez par avoir recours. Mercier, en les imaginant, a rendu à la pratique un service des plus importants et c'est assurément l'un de ses meilleurs titres scientifiques. La sonde en gomme coudée ne se présente pas directement à l'obstacle par son extrémité, mais par son talon et comme celui-ci est obtus, adouci, émoussé, comme, d'un autre côté, l'instrument sans avoir la flexibilité des sondes en caoutchouc est encore doué d'une certaine souplesse, comme enfin le bec relevé est toujours tangent à la paroi supérieure, il peut, sous l'influence d'une pression légère, glisser sur l'obstacle qu'il contourne et franchit sans le contusionner.

Il arrive parfois qu'une seule coudure ne relève pas suffisamment le bec de la sonde. Il faut alors recourir aux *sondes bicoudées*, que nous devons également à Mercier. Ces sondes peuvent être préparées par les fabricants ou extemporanément construites par le chirurgien à l'aide d'un mandrin. Vous me voyez assez souvent faire l'usage de ces dernières pour savoir que ce sont celles que je préfère. C'est un sujet que j'ai trop souvent étudié soit dans mon premier volume de *Leçons cliniques*[1], soit dans les leçons précédentes, pour qu'il soit utile d'en reproduire ici la description.

Si les diverses manœuvres tentées avec les sondes coudées et bicoudées, en facilitant la pénétration à l'aide du doigt introduit dans le rectum, si même la manœuvre du mandrin exécutée suivant les règles que je vous ai recommandées ne réussissaient pas, vous auriez encore la ressource des *instruments métalliques courbes*. Pour être convenables et ne pas donner une fausse sécurité, ces instruments doivent offrir des conditions particulières. Le degré de la courbure et la longueur de la partie recourbée ont surtout une grande importance. Le degré de la courbure, ainsi que Gély l'a bien démontré, doit être assez prononcé. Elle doit appartenir à un cercle de 10 à 11 centimètres de diamètre. De plus la longueur doit mesurer au moins le tiers de la circonférence. C'est pour ne remplir ni l'une ni l'autre de ces conditions que la sonde de trousse est un instrument si défectueux; son extrémité n'est pas encore dégagée au moment où il faudrait abaisser le pavillon de l'instrument, ce qui expose à des fausses routes.

Cependant la *sonde métallique souple* que M. Cusco a récemment imaginée pourrait être employée avec avantage bien que son inventeur se soit peu préoccupé des deux conditions que je viens de vous signaler. Le tube spiroïde qui réunit la portion courbe à la portion rectiligne et qui mesure environ un cinquième de la longueur totale de l'instrument, le rend souple et élastique, et ajoute ainsi aux qualités de l'instrument rigide celles de l'instrument souple. Il peut être facilement dirigé au gré du chirurgien, et, en même temps, il s'adapte aux sinuosités du canal qu'il évite de redresser, ce qui n'est pas sans importance chez les prostatiques. C'est,

1. Voy. 2e édition, pages 929 et 940.

en un mot, un instrument qui commande en même temps qu'il obéit. Il est surtout destiné à remplacer les sondes bicoudées lorsqu'un obstacle prostatique rend la pénétration difficile. Quand on l'emploie dans ce but, on doit abaisser un peu le pavillon de la sonde pendant qu'on exerce une légère pression soutenue. Sous l'influence de cette dernière, l'instrument se coude au niveau du ressort et la portion terminale recourbée se relève pour suivre la paroi supérieure du canal. Plus la pression est forte et plus la bicoudure se prononce avec tous les avantages qu'elle comporte.

Si, enfin, malgré les tentatives les plus variées et les plus méthodiques, si malgré le choix le plus rationnel des instruments, il vous était impossible de mener à bonne fin le cathétérisme, soit parce que l'obstacle offre une disposition spéciale, soit parce qu'il existe une fausse route antérieure, vous avez, comme dernière ressource, la *ponction capillaire sus-pubienne*. Non-seulement elle permet de parer aux accidents graves de la rétention complète, mais encore elle prépare la prochaine pénétration des instruments par le canal. La diminution des phénomènes congestifs qu'amène l'évacuation, porte à la fois sur la vessie et sur la partie profonde du canal, si bien qu'après un petit nombre de ponctions aspiratrices, il devient en général assez facile de pratiquer le cathétérisme. C'est ce dont vous avez pu récemment voir un remarquable exemple au n° 20 de notre salle Saint-Vincent.

Il s'agissait d'un homme qui, depuis quelque temps, était soumis au cathétérisme sans grandes difficultés. Un jour, il devint impossible de le sonder. Tous les artifices qui devaient être employés en pareil cas ayant été mis en œuvre sans succès, l'interne du service fit la ponction aspiratrice. Dès le lendemain, le cathétérisme était redevenu possible, et de nouvelles ponctions purent être évitées.

Mais, à part certains cas assez rares, vous pourrez généralement franchir, avec une sonde molle en caoutchouc vulcanisé ou bien avec un instrument en gomme coudé ou bicoudé.

On a préconisé l'usage de *sondes volumineuses*. Il faut reconnaître, en effet, que le canal n'est pas rétréci, bien qu'il y ait rétention, et qu'il reste perméable à de gros instruments. Ces derniers ont même l'avantage de pouvoir être introduits plus facilement ; en outre, ils procurent une évacuation rapide. Mais il s'en faut de beaucoup que cette rapidité de l'évacuation soit une bonne chose et doive être recherchée. Elle expose au contraire à des accidents sur lesquels j'aurai à insister surtout à l'occasion du traitement de la troisième période. Aussi ferez-vous bien de n'employer habituellement que des sondes n° 16 ou 17 tout au plus. Souvent même il est préférable de s'en tenir aux n°s 14 ou 15 qui, entrant en contact moins intime avec le canal, risquent beaucoup moins de l'irriter.

Vous choisirez une sonde n'ayant qu'un œil ; une seule ouverture suffit à l'évacuation, mais une double assurerait mieux le lavage. L'œil, s'il est unique, sera situé près de l'extrémité et ses bords seront émoussés et légèrement déprimés pour ne point blesser la muqueuse.

Vous procéderez à l'évacuation *lentement et graduellement*, et vous la laisserez s'accomplir spontanément sous la seule influence de l'impulsion vésicale, sans chercher à la favoriser par des pressions abdominales, ou par les efforts du malade.

Dans ce même but, vous éviterez de pratiquer le cathétérisme dans la position debout qui précipite l'évacuation. Vous ferez donc coucher vos malades pour les sonder, au moins dans les premiers temps. Plus tard, en effet, quand ils savent eux-mêmes se sonder, le même danger n'existe plus et il leur est plus commode d'être debout, aussi bien pour introduire l'instrument, que pour recueillir sans se souiller l'urine qui s'échappe.

Mais la première évacuation est à peine terminée, que déjà se pose la question de savoir au bout de combien de temps il faudra recommencer. Très souvent, en effet, la rétention persiste quelques jours au moins, quand elle n'est pas définitive, de sorte que le cathétérisme doit être répété ou permanent.

En règle, c'est le *cathétérisme répété* qui doit être préféré, et il faut y recourir aussi souvent que le demande la vessie. Il faut avoir pour but de ne pas la laisser se distendre et de ne pas résister à ses besoins réels. Certains malades ont une tolérance remarquable et pourraient facilement rester douze, quinze et même vingt-quatre heures sans évacuation. Ce serait une faute que de profiter de cette circonstance, puisque nécessairement cela mettrait en jeu la distension de la vessie. Mais vous aurez bien rarement à prendre des mesures contre une attente aussi longue et inconsciente. Beaucoup plus souvent vous serez en présence de difficultés qui résultent de la réapparition trop fréquente du besoin d'uriner. Il est de ces besoins qui sont fugaces et auxquels il faut savoir commander. Mais dès qu'ils deviennent réels, gênants, pénibles, il est de toute nécessité de leur obéir. Trois ou quatre évacuations dans les vingt-quatre heures sont un minimum. Souvent il faut arriver à six, huit ou même davantage.

Malgré cette fréquente répétition, le cathétérisme renouvelé reste encore indiqué et doit être préféré, à la condition toutefois, qu'il puisse être facilement et régulièrement exécuté.

Mais s'il exige chaque fois des manœuvres longues et pénibles, s'il provoque un saignement facile, s'il est de plus en plus douloureux, il devient utile et même nécessaire de recourir au cathétérisme permanent, c'est-à-dire à la *sonde à demeure*. Il en est de même si pour une raison ou pour une autre vous n'êtes pas certains que le cathétérisme pourra être régulièrement pratiqué dès que les besoins de la vessie l'exigent. C'est pour ce motif qu'il est souvent indiqué de mettre la sonde à demeure pour la nuit, tandis que le jour le chirurgien peut pourvoir à la nécessité du cathétérisme.

A plus forte raison, sera-t-il indispensable de recourir à ce moyen si vous n'avez pu pénétrer dans la vessie qu'au prix de manœuvres particulièrement difficiles et laborieuses et surtout si vous vous trouvez en présence de fausses routes produites dans des tentatives antérieures.

Sachez bien que la sonde à demeure appliquée à propos n'offre aucun inconvénient, si, du reste, on a soin de prendre toutes les précautions nécessaires. Pour être inoffensive, il est indispensable que la sonde à demeure n'exerce de pression en aucun point. — Il ne faut donc pas qu'elle soit enfoncée trop profondément, mais seulement de la quantité nécessaire pour que l'œil placé assez près de l'extrémité affleure au méat interne et permette l'issue facile de l'urine. — Il ne faut pas non plus qu'elle soit trop volumineuse. Elle ne doit pas remplir le canal et presser sur lui. Sinon elle devient difficile ou même impossible à supporter. — Enfin, il faut éviter de couder la verge pour la mettre dans l'urinoir. La pression qui en résulterait au niveau du coude, suffirait pour produire des ulcérations ou même des fistules. — Si malgré toutes ces précautions la sonde à demeure n'était pas facilement tolérée, vous auriez très utilement recours pour la faire supporter aux injections sous-cutanées de chlorhydrate de morphine.

Au bout de quelques jours, vous enleverez la sonde à demeure, pour essayer de lui substituer le cathétérisme répété. Cela devient, en général, assez facile, le séjour de la sonde ayant eu, entre autres résultats, celui de frayer un chemin plus régulier. Si, toutefois, vous vous trouviez de nouveau en présence de difficultés notables du cathétérisme, vous devriez, sans hésiter, remettre immédiatement pour quelques jours la sonde à demeure.

S'il y a lieu d'hésiter lorsqu'il s'agit de la laisser longtemps en place et s'il convient de chercher à l'enlever aussitôt qu'il est possible de le faire sans inconvénient, il n'en est pas de même du cathétérisme répété que la plupart des malades et beaucoup de médecins sont désireux d'abandonner prématurément ou de réduire à de plus faibles proportions. C'est surtout lorsqu'on voit reparaître l'issue spontanée d'une certaine quantité d'urine qu'on croit pouvoir en diminuer l'emploi où y renoncer. Il y a là un écueil que je dois tout particulièrement vous signaler. Ce résultat qui, d'ailleurs, est le plus souvent très incomplet n'est généralement obtenu qu'au prix d'efforts plus ou moins considérables. Vous êtes donc en présence d'un double danger, évacuation incomplète d'une part, et d'autre part, efforts d'expulsion qui congestionnent non seulement la vessie, mais encore tout l'appareil urinaire. Il faut recourir à la sonde tant que la vessie ne se vide pas complètement et sans efforts. Et, si le malade peut, sans pousser, rejeter une certaine quantité d'urine mais n'arrive pas à l'évacuation complète, vous ferez bien de lui recommander encore l'usage de la sonde une ou deux fois dans les vingt-quatre heures. Il vaut mieux trop prolonger l'emploi du cathétérisme évacuateur qu'y renoncer prématurément. La sonde employée à propos, bien conduite et rendue aseptique, ne peut avoir que des avantages.

Telles sont, Messieurs, les principales règles de l'intervention chirurgicale dans la seconde période lorsqu'elle est encore exempte de complications. L'indication du cathétérisme qui domine le traitement, sans affranchir des mesures hygiéniques et médicales nécessaires dans la première période, persiste et devient même plus impérieuse lorsque des complications sont survenues. Le moyen le meilleur et le plus rapide qu'on puisse leur opposer consiste dans l'évacuation régulière de la vessie. Sans elle, il est très difficile, sinon impossible, d'en venir à bout et, d'ailleurs, lorsqu'il faut les traiter directement, c'est encore, comme nous le verrons plus loin, par l'intermédiaire du cathétérisme qu'on peut le plus sûrement agir, soit en effectuant des lavages simples de la vessie, soit en modifiant ses parois par les injections ou les instillations médicamenteuses.

Vous voyez donc, Messieurs, combien le cathétérisme est utile et combien il est indispensable dans le traitement des prostatiques arrivés à la seconde période. J'ai cru devoir insister principalement dans cette leçon, sur les conditions mécaniques de son application et vous rappeler comment il doit être pratiqué pour ne pas offenser directement les organes. Cependant je vous ai déjà fait pressentir que le cathétérisme le mieux fait pouvait devenir la cause déterminante d'accidents sérieux ou graves et cela à toutes les périodes de la maladie. Mais, lorsqu'il en est ainsi, les accidents consécutifs au cathétérisme sont préparés de longue date par des lésions plus ou moins latentes. Or, c'est surtout pendant la troisième période que ces lésions se trouvent constituées. C'est donc à l'occasion du traitement de cette troisième période que nous allons avoir à étudier en même temps et ces dangers du cathétérisme chez les prostatiques et les moyens de les prévenir.

Quoi qu'il en soit, le cathétérisme est le principal agent du traitement lorsque la vessie a cessé de pouvoir se vider par elle-même chez un prostatique. Vous venez de voir qu'il est le plus souvent inévitable que l'emploi en soit définitivement continué. C'est ce qui fait craindre à beaucoup de malades d'en commencer l'usage. Ils s'imaginent que s'ils résistent ils éviteront ou reculeront cette nécessité. Elle est en réalité inéluctable à partir de la seconde période. Et il est si peu à espérer que les conditions morbides qui ont déterminé cette nécessité puissent être suffisamment modifiées pour s'en affranchir, que l'on arrive, quand on a beaucoup pratiqué, à ne plus attacher d'importance à tous les agents destinés à réveiller la contractilité de vessies dont le moindre défaut est d'avoir en grande partie perdu leurs éléments musculaires. Aussi ne saurai-je vous conseiller d'avoir confiance dans l'électricité, dans les injections froides, dans les strychnées, dans les préparations de seigle. Je vous y engagerai d'autant moins que ces incitations impuissantes ne sont pas toujours, tant s'en faut, sans graves inconvénients, tandis que le cathétérisme, lorsqu'il est bien indiqué et bien fait, n'a que des avantages. L'évacuation, lorsqu'elle est faite de bonne heure et continuée aussi souvent et aussi longtemps qu'il est nécessaire, de façon à donner à la vessie tout le repos qu'elle réclame, est d'ailleurs le moyen le plus sûr de ramener la contractilité, lorsque cela est encore possible.

D. *Traitement de la troisième période.*

L'indication du cathétérisme n'est pas moins impérieuse dans cette période que dans la seconde; c'est l'unique moyen d'obtenir une guérison relative, seule possible, c'est-à-dire un retour de la troisième à la seconde période. Mais l'évacuation de la vessie est entourée de beaucoup plus de dangers que dans les périodes précédentes. C'est à ce point qu'il vaut quelquefois mieux y renoncer, ou du moins attendre que l'état général permette de tenter, avec quelques chances de succès, cette difficile intervention.

En présence de ces malades, atteints de *rétention chronique incomplète avec distension*, la situation du chirurgien est particulièrement délicate et embarrassante. Cela ne tient pas seulement aux *dangers propres à l'intervention*, mais à l'*apparente bénignité des symptômes*. La responsabilité qu'il assume est d'autant plus grande que le contraste est plus complet entre l'état du malade avant l'intervention et celui qui peut rapidement lui succéder. Aussi faut-il agir avec beaucoup de prudence et de circonspection.

Les malades qui arrivent à la troisième période, et surtout ceux qui en sont les types les plus accusés sont assurément, de tous les prostatiques, ceux qui présentent les symptômes les plus silencieux. Il arrive souvent qu'au moment où ils viennent consulter, ils ne se plaignent que d'envies fréquentes d'uriner ou de mictions involontaires. Ils estiment qu'il s'agit là d'une petite infirmité bien plutôt que d'une maladie sérieuse. Ils insistent même avec complaisance sur la limpidité de leurs urines, limpidité très réelle, qui ne contribue pas médiocrement à les entretenir dans une imprudente sécurité. En y regardant de plus près cependant, on voit que ces urines sont par trop claires et sont extrêmement pauvres en principes excrémentitiels, notamment en urée. D'autre part, elles sont trop abondantes; il y a de la polyurie et vous connaissez toute l'importance de ce grand symptôme. Enfin, les fonctions digestives sont plus ou moins gravement atteintes.

Dans les cas les plus légers, la langue est pâteuse ou lisse et sèche, un peu rouge à la pointe, la soif habituelle, l'appétit médiocre ou presque nul, surtout pour les aliments qu'il faut mâcher et insaliver. Ils ont quelque peu maigri, pâli et jauni, mais, en somme, les apparences sont encore assez bonnes pour que, la plupart du temps, le danger ne soit soupçonné ni par le malade ni par son entourage. Il n'existe pas même de ces symptômes très pénibles comme on en observe parfois dans la seconde période et qui, sans révéler un état grave, commandent au moins l'attention. Cela tient précisément à l'état de faiblesse, d'atonie de la vessie, sans lequel la distension serait difficile ou impossible. C'est parce qu'elle n'a presque plus la puissance de réagir que cette vessie se laisse forcer sans se plaindre. Aussi l'obstacle ne joue qu'un rôle tout à fait secondaire, et il est remarquable de voir avec quelle facilité on pénètre dans la vessie de tous les vieillards qui sont atteints de distension et d'incontinence. Ce sont des cas où l'inertie primitive du muscle vésical caractérise la situation. L'action mécanique de l'hypertrophie de la prostate est accessoire.

Malgré tout, ces malades n'échappent pas aux conséquences les plus importantes de la distension, à celles qui tiennent à la congestion de la vessie et des reins. Si cette congestion ne se traduit plus, comme dans la seconde période, par des besoins fréquents et impérieux, par des poussées pénibles, ne croyez pas qu'elle soit moins réelle. Elle est, au contraire, plus accusée et surtout plus dangereuse. Seulement, elle reste latente jusqu'à ce qu'elle se transforme en inflammation ; elle reste latente parce que la couche musculaire en quelque sorte réduite à l'impuissance par les profondes lésions dont elle est devenue le siège, ne réagit pas sous la seule influence de la congestion. Elle ne pourra plus recouvrer que sous l'incitation de complications inflammatoires, une contractilité incomplète et pathologique.

Or, il suffit d'une cause très légère pour déterminer ce passage de la congestion à l'inflammation. Cela peut se produire spontanément après une infraction simple aux règles d'hygiène dont je vous ai longuement parlé ou par les seuls progrès de la maladie, mais rien n'est plus apte à faire éclater cette transformation que le cathétérisme. Ici, ce ne sont plus les manœuvres d'introduction de la sonde qui doivent être le principal objectif du chirurgien. Alors même que le cathétérisme est très habilement conduit et très heureusement exécuté, il expose grandement aux complications dont je parle. Ce n'est plus directement, mais indirectement qu'il est dangereux. Le danger vient en particulier de ce qu'il est fait en vue de l'évacuation totale et que celle-ci amène une trop brusque diminution dans la tension intravésicale. Cela peut suffire pour provoquer *ex vacuo* un nouvel appel sanguin dans la paroi vésicale et il n'en faut souvent pas davantage pour transformer la congestion en inflammation. Il vient aussi de ce que, chez ces malades, le terrain est préparé de telle sorte, que l'introduction de germes morbides est bientôt suivie de graves accidents.

Ces conséquences sont d'autant plus graves que la distension porte, non seulement sur la vessie, mais aussi sur les uretères et sur les reins, et que, par conséquent, l'inflammation, lorsqu'elle éclate, doit presque inévitablement se généraliser à toute l'étendue de l'arbre urinaire. Elle frappe alors, ainsi que nous l'a montré l'anatomie pathologique, des organes profondément altérés dont la fonction court grand risque d'être brusquement suspendue par ce surcroît de lésions.

Une terminaison aussi rapide est surtout à craindre lorsque certains indices révèlent déjà, malgré la conservation des apparences, un retentissement marqué du côté de l'état général, lorsque, par exemple, le trouble des fonctions digestives, la diminution des forces, la coloration pâle, jaunâtre des téguments, avec ou sans, le plus souvent sans mouvement fébrile, annoncent une déchéance profonde de l'organisme tout entier.

Dans ces conditions, il faut bien savoir que les malades, abandonnés à eux-mêmes sont inévitablement voués, à brève échéance, au bout de quelques semaines ou de quelques mois, à de très graves complications. Vous pouvez être certains que, tôt ou tard, elles éclateront spontanément. Le cathétérisme évacuateur est le seul moyen de salut qu'il soit possible de leur offrir. Mais il est souvent la cause déterminante d'accidents qui conduisent à une mort rapide, ou n'aboutissent à la guérison qu'après beaucoup de souffrances et d'incertitudes.

Il y a bien là de quoi justifier les plus grandes appréhensions. De quelque côté qu'on se tourne, on se trouve en présence de redoutables écueils. Rester inactif, c'est abandonner le malade à la marche inexorable des accidents. Agir, c'est souvent courir au devant d'eux. Quel parti prendre? Comment se mouvoir au milieu de ces difficultés qui ne semblent permettre ni d'avancer, ni de reculer? Comment apprécier et prévenir les dangers qui menacent, suivant qu'on prend telle ou telle détermination?

J'ai longtemps cherché la formule du traitement qu'il convenait d'appliquer aux cas dont je parle, et j'ai fini par adopter des règles de pratique auxquelles je suis redevable de nombreux succès. Ce sont ces règles que je vais vous exposer, sans craindre, en raison de l'importance du sujet, d'entrer dans trop de développements.

J'aurai deux questions à résoudre: *Faut-il intervenir? Comment faut-il intervenir?*

Il n'est pas douteux que, dans certains cas heureusement fort rares, il ne soit préférable de résoudre par la négative la première de ces questions.

Il y a des malades qui, traités avec les plus minutieuses précautions, sont cependant rapidement enlevés par des complications dès que le cathétérisme vient à être pratiqué. Abandonnés à eux-mêmes, ils auraient certainement vécu quelques mois, en conservant presque, je le répète, toutes les apparences de la santé. Ces malades auraient donc trouvé un bénéfice incontestable à n'être pas soumis au cathétérisme.

Il est vrai qu'il en est d'autres, se présentant à peu près

dans les mêmes conditions, qui bénéficient du traitement au point de repasser à la seconde période et de changer une santé manifestement très précaire contre un état de véritable guérison, à cela près que la nécessité du cathétérisme est définitive.

On comprend qu'il soit difficile de reconnaître d'avance comment les choses ont chance de se passer, et de déterminer quels sont les cas où l'on doit s'abstenir et quels sont, au contraire, ceux où il faut agir.

Pour ma part, j'ai adopté le parti de rester dans une expectation prudente toutes les fois qu'une alimentation réparatrice et appropriée, telle que le régime lacté, qui d'ailleurs dans ces cas ne doit pas être exclusif, ne peut être supportée et que l'emploi méthodique des toniques et des eupeptiques, des frictions sèches ou stimulantes, des massages, d'un exercice pris dans de bonnes conditions, n'amène pas promptement une amélioration relative. C'est, en effet, du côté des voies digestives que l'on peut trouver le critérium nécessaire.

Elles sont dans ces cas le théâtre presque exclusif des principaux symptômes de l'empoisonnement urineux; le trouble apporté dans leur fonctionnement est en raison directe de l'intensité de cet empoisonnement et leur résistance absolue à toute médication est un témoignage particulier de sa haute gravité. L'amélioration que vous pouvez espérer, en dehors du traitement de la rétention, ne sera jamais que relative. Je tiens à le répéter pour que vous ne vous attardiez pas dans l'emploi d'une médication qui est, à elle seule, incapable d'un effet décisif, mais qui vous fournit des éléments d'appréciation des plus utiles.

Avant de prendre une détermination à l'égard du cathétérisme, je mets donc les malades en observation, et je les prépare, tout en les étudiant, au traitement chirurgical. Celui-ci devra, du reste, être aidé dans sa tâche par le traitement médical; il doit être soigneusement continué ainsi que le régime pendant tout le temps nécessaire.

Si la préparation est complètement stérile, si le malade,

loin de réagir, va toujours s'affaiblissant, s'il ne tolère ni l'alimentation ni la médication, il est au moins inutile d'engager une partie perdue d'avance.

Si, au contraire, la préparation est satisfaisante, s'il y a tant soit peu de reprise de l'appétit et des forces ou même tolérance facile du traitement, il y a des chances sérieuses pour que l'évacuation puisse être supportée et l'on doit y recourir.

Mais pour prévenir les accidents ou plutôt pour les atténuer, car il est difficile de les empêcher complètement, *il est indispensable que cette évacuation soit conduite avec des précautions et suivant des règles toutes particulières.*

Tout d'abord, avant même de l'entreprendre et de commencer à soumettre la vessie à des variations de volume, il est bon, si le malade est impressionnable et sensible, d'*habituer l'urèthre à subir le contact des instruments*, pourvu qu'il n'y ait pas d'urgence à procéder immédiatement à l'évacuation et cette urgence est bien rare. Dans ce but, vous consacrerez quelques séances, à deux ou trois jours d'intervalle, à introduire des bougies rendues aseptiques que vous retirerez aussitôt, absolument comme s'il s'agissait d'un rétrécissement à dilater. Je dois cependant déclarer que je renonce de plus en plus à ces introductions préliminaires. Mais si je néglige le plus souvent la préparation locale, je ne m'abstiens jamais de la préparation générale.

Bientôt le moment arrive de commencer l'évacuation. Pour qu'elle soit prudemment conduite, pour qu'elle utilise toutes les données acquises par l'anatomie et la physiologie pathologiques et offre au malade des chances sérieuses de guérison, il est, à mon avis, de toute nécessité qu'elle soit *lente, graduellement successive et rigoureusement aseptique.*

Chacun de ces termes a besoin d'être commenté.

L'évacuation doit être *lente* et en même temps successive, c'est-à-dire quelle ne doit arriver que progressivement à mettre la vessie complètement à sec. Passer outre et donner rapidement issue à la totalité de l'urine, c'est s'exposer à provoquer une décompression trop brusque et partant un afflux sanguin du côté de la muqueuse vésicale. Cette nouvelle poussée congestive, jointe à celle qui était déjà depuis longtemps le fait de la distension, ne manquerait pas de faire éclater bientôt des accidents inflammatoires ou de déterminer un trouble nouveau dans les fonctions des reins; vous devez vous efforcer de la prévenir. Vous pourriez en avoir la preuve, séance tenante. L'hématurie lorsque l'évacuation est trop rapide ou trop complète n'est pas rare. A mesure que le liquide s'écoule, on le voit se teinter en rose de plus en plus foncé et finir, au moment de l'émission des dernières gouttes, par être du sang complètement pur. J'ai déjà insisté sur cet accident dans une des premières leçons de ce volume et je n'y ramène votre attention, que pour vous mettre en garde contre sa production par votre fait.

Pour conduire l'évacuation avec une lenteur suffisante, vous aurez donc soin de ne pas choisir une sonde trop volumineuse. Un n° 15 ou 16 convient parfaitement en général, et mieux vaudrait rester au-dessous de ce calibre que d'aller au-dessus. C'est le moyen de rendre moins rapide l'écoulement de l'urine et d'épargner en même temps au canal un contact d'autant plus pénible qu'il est plus intime. Si, malgré l'emploi d'une sonde à petit calibre, vous pouviez croire que l'issue de l'urine est encore trop rapide, vous la ralentiriez en l'interrompant de temps en temps avec le doigt.

Mais il ne suffit pas de vider lentement une vessie anciennement distendue, il faut encore avoir soin de *ne pas procéder d'emblée, en une seule séance, à son évacuation complète.* Par conséquent, il convient, lors des premiers cathétérismes, de ne retirer qu'une assez faible quantité d'urine. Au premier abord, il semble difficile de fixer avec précision quelle sera cette quantité. Vous prendrez l'habitude d'arrêter l'écoulement de l'urine dès que la tension de la vessie cesse de donner lieu à un véritable jet. Même lorsque vous sondez les malades dans la position horizontale et que, par conséquent, la paroi abdominale se trouve dans le relâchement complet et ne peut peut plus ajouter son influence à celle de la tension ou de la contraction de la vessie, vous voyez un jet souvent assez puissant se produire, aussitôt que la sonde est introduite. Mais bientôt ce jet s'affaiblit et l'urine s'écoule sans aucune projection. C'est alors qu'il faut, au début du traitement, arrêter l'évacuation. Imitant ensuite la marche de la maladie qui est lentement progressive, vous habituerez peu à peu la vessie, qui s'est insensiblement distendue, à revenir graduellement à ses dimensions normales. Les jours suivants, vous retirerez chaque fois un peu plus de liquide, et vous n'arriverez à vider complètement la vessie qu'au bout d'un certain temps, souvent de plusieurs jours.

Je ne doute pas, pour ma part, que cette évacuation *lente et graduellement successive* ne soit l'un des meilleurs moyens de prévenir ou du moins d'atténuer les accidents. L'expérience pratique de tous les jours est ici pleinement d'accord avec le raisonnement de la théorie, mais il est indispensable de joindre à ces conditions nécessaires le plus scrupuleux usage des précautions antiseptiques.

Je suis convaincu de leur utilité dans toutes les opérations qui se rattachent au cathétérisme et quel que soit l'état du sujet qui les subit. Mais je considère que, dans les cas dont nous nous occupons, toute infraction à leur emploi est une faute grave. J'établis cette distinction parce qu'il ne faudrait pas inférer de l'innocuité évidente de cathétérismes qui n'ont aucune prétention aseptique, à l'inutilité ou au peu d'utilité de l'asepticité, chez les prostatiques arrivés au troisième degré. Ajoutée aux indispensables conditions fournies par le traitement préparatoire, par l'évacuation lente et successive, l'introduction aseptique des instruments m'a, je crois, définitivement fourni la formule complète d'un traitement vraiment efficace et dont j'avais longtemps cherché à préciser les règles.

Après avoir essayé d'obtenir, dans ces cas, l'asepsie par

le rein et administré dans ce but, l'acide benzoïque, le salicylate de soude et l'acide borique, j'ai dû y renoncer et parce que je n'obtenais rien et parce que l'état des voies digestives s'opposait à l'administration suffisamment prolongée de ces médicaments. Je me suis dès lors contenté de l'asepsie directe uréthro-vésicale et comme elle m'a pleinement suffi, dans ces cas, qui sont, de tous, ceux qui exposent le plus le malade aux effets d'une contamination, j'ai le droit de penser, et beaucoup d'autres faits me le permettent, que l'asepsie dans la pratique des voies urinaires doit avoir pour agents des moyens directs analogues à ceux dont fait usage la chirurgie générale.

Ces moyens sont d'ailleurs simples.

En premier lieu, vous attacherez une grande importance à ce que les instruments dont vous vous servirez soient entretenus dans un état rigoureux de propreté. Dans ce but, vous exigerez qu'ils soient, avant et après chaque cathétérisme, l'objet d'un lavage convenable. Ce lavage doit porter, non seulement sur la surface extérieure de la sonde, mais aussi sur la surface interne, ce qu'il est facile de réaliser à l'aide d'une seringue. Il doit être effectué avec une solution antiseptique, il pourrait l'être avec de l'eau bouillie. Vous devrez donner la préférence aux solutions médicamenteuses. Je fais usage soit de sublimé à 2 pour 1000, soit d'acide borique à 4 pour 100; les solutions phéniquées fortes altèrent les instruments en gomme. Je dois dire que cette dernière solution (l'acide borique) m'a paru suffisante dans la majorité des cas. Il m'a semblé également peu nécessaire de laisser les sondes au trempage. Cependant cette pratique est bonne à la condition que la sonde soit, malgré le trempage, soigneusement injectée avant de s'en servir. Le flambage pourrait être utilisé mais ne donnerait pas pour l'intérieur de l'instrument autant de garantie que l'injection bien faite. Les précautions minutieuses que je viens de vous conseiller au vis-à-vis de vos instruments de cathétérisme vous feront comprendre que je rejette absolument pour ces cas, la sonde à demeure. Il est alors impossible d'arriver à une asepticité réelle, car bientôt le canal suppure et la sonde, quelles que soient les précautions, deviendra séptique. Je ne vous engagerais à vous résoudre à son emploi, que si des difficultés sérieuses de cathétérisme vous y obligeaient. Elles n'existent heureusement pas chez les malades dont nous étudions le traitement. Si le hasard vous les faisait rencontrer vous auriez à exercer sur la sonde une surveillance toute spéciale, à recueillir l'urine dans un milieu antiseptique, à laver par injection l'instrument à demeure, à le changer fréquemment. Vous devriez aussi ne le laisser ouvrir qu'à des intervalles bien calculés et veiller à ne pas laisser la vessie prématurément se vider.

Au moment de pratiquer le cathétérisme, il est nécessaire d'enduire l'instrument d'un corps gras pour en faciliter l'introduction. Vous vous servirez de substances auxquelles auront été incorporés des agents antiseptiques. Les préparations dont je me sers le plus habituellement sont l'huile phéniquée au 1/10e ou au 1/15e, et la vaseline à laquelle est incorporée, dans les mêmes proportions, de l'acide borique très finement pulvérisé.

Quand une fois l'instrument a pénétré dans la vessie et a donné issue à la quantité d'urine jugée convenable, j'ai pris depuis longtemps l'habitude d'injecter 100 ou 150 grammes de la solution d'acide borique. Cette injection est abandonnée dans la vessie. Mélangée à l'urine qu'on y laisse, elle contribue puissamment à en empêcher la fermentation. Plus tard, lorsqu'on ne se borne plus à retirer une faible quantité d'urine, mais qu'on cherche à obtenir peu à peu l'évacuation totale, il peut arriver que la vessie s'enflamme et suppure, alors une simple injection n'est plus suffisante, il faut pratiquer de véritables lavages. Il est nécessaire, en effet, de soustraire aussi complètement que possible la muqueuse au contact de ses produits de sécrétion et de l'urine altérée que ces produits ne tardent pas à rendre ammoniacale. Il ne faut cependant pas, sous prétexte d'effectuer un bon lavage, laisser entièrement ressortir et l'urine et le liquide injecté. La vessie, ne l'oubliez pas, ne doit jamais être que très progressivement mise à sec. Par conséquent, aussitôt que la quantité de liquide équivalente à celle qu'on a injectée est ressortie, il convient de suspendre l'écoulement et de pousser une nouvelle injection; c'est ainsi qu'on arrive à substituer complètement la solution antiseptique à l'urine. En opérant ainsi le mélange de la solution antiseptique et de l'urine on arrive à évacuer et à nettoyer la vessie sans l'avoir un seul instant vidée. On recommence, en effet, jusqu'à ce que l'injection ressorte aussi claire qu'elle est entrée. En terminant chaque lavage, alors même que l'évacuation complète est peu à peu devenue possible, il est nécessaire de ne pas laisser la vessie à sec et d'y abandonner une dernière injection qui représente pour elle une sorte de pansement. Ce n'est qu'à une époque beaucoup plus avancée du traitement et quand les urines ont recouvré leur transparence normale, que vous pouvez chercher à diminuer progressivement la quantité du liquide abandonné dans la vessie et à le laisser enfin complètement ressortir.

Il est encore une dernière précaution que je tiens à vous recommander. En retirant l'instrument, vous aurez soin de laver le canal, de l'irriguer doucement avec la solution dont vous aurez intentionnellement conservé pour cela quelques grammes dans la seringue. Le canal est donc lavé avec la solution antiseptique et comme vous aviez pris au préalable soin de laver le méat et le gland vous avez opéré d'une manière vraiment aseptique.

Vous n'avez eu cependant à observer que des précautions simples, faciles à rigoureusement suivre et cependant très efficaces. Si j'insiste, c'est que je considère que la démonstration est faite par les cas particulièrement accessibles aux effets des contaminations microbiennes et que la méthode antiseptique a, dans toutes ses applications, une trop haute valeur pour que l'on ne considère pas comme un devoir, quand on peut s'appuyer sur l'expérience clinique, de la régu-

ger de toutes les superfluités qui pourraient éloigner de ses applications, les esprits les mieux préparés à se soumettre à ses légitimes exigences.

Toutes les précautions sur lesquelles je viens de m'étendre et qui représentent ce que j'appelle l'évacuation lente, graduelle et antiseptique, ne sont pas exclusivement applicables à la troisième période de l'affection prostatique. Elles sont aussi très utiles dans la seconde période, quand la vessie n'est pas distendue, et qu'il n'existe pas d'incontinence, et si toutes ne sont pas, j'en conviens, aussi rigoureusement nécessaires, il est bon, cependant, de les suivre et je vous engage à en faire la règle de votre pratique.

Dans les cas où il ne survient, du côté de la vessie, aucune réaction inflammatoire, les malades peuvent s'en tenir à 2, 3, 4 ou 5 sondages par 24 heures. Mais si les urines se troublent et si les besoins sont en même temps plus fréquents et plus impérieux, il devient indispensable de rapprocher les cathétérismes afin d'éviter à la vessie toute poussée violente et douloureuse. Dans tous les cas le nombre de sondages doit être graduellement augmenté et l'on doit en moyenne arriver au chiffre de quatre dans les 24 heures, à la condition expresse que cela suffira aux besoins de la vessie.

Aussi faut-il songer de bonne heure à apprendre au malade à se sonder lui-même. C'est le seul moyen de lui permettre d'obéir à toute heure du jour et de la nuit aux exigences de sa vessie : et il est d'autant plus nécessaire qu'il en prenne l'habitude que, désormais, la rétention est définitivement constituée. Il sera donc obligé toute sa vie de faire usage de la sonde et il est indispensable de le mettre en mesure de se suffire à lui-même.

Si l'évacuation n'a pas été très méthodiquement conduite, si toutes les règles de l'antisepsie n'ont pas été très rigoureusement observées, le traitement amène presque toujours, ainsi que je vous en déjà fait la remarque, une transformation des urines qui se troublent et déposent une couche de pus plus ou moins abondante. Cette purulence dénote évidemment une complication inflammatoire portant soit sur la vessie, soit sur les reins, soit simultanément sur toute l'étendue de l'appareil urinaire. En même temps, le malade qui, jusque-là, avait été indemne de douleurs, commence à souffrir et, par le fait de la cystite qui peut revêtir une certaine acuité et par le fait d'une aggravation presque constante de l'état général.

Ces complications peuvent être modérées et permettre la guérison. On voit alors les troubles digestifs s'atténuer peu à peu, la langue redevenir humide, la fièvre tomber quand elle s'était produite, et enfin les urines recouvrer plus ou moins complètement leur transparence. Mais quelle que soit l'amélioration obtenue, jamais il n'arrive que le malade puisse uriner spontanément, ou du moins, s'il réussit à rejeter quelques grammes d'urine, il ne peut assez complètement vider sa vessie pour s'affranchir désormais de l'usage de la sonde. Les efforts qu'il pourrait tenter dans ce sens aboutiraient promptement au retour des accidents.

Mais la réaction inflammatoire, au lieu d'être modérée, se produit quelquefois avec une telle intensité que les malades déjà plus ou moins profondément atteints dans leur constitution, ne peuvent y résister. Ils sont emportés tantôt par une cystite suraiguë, tantôt par une cysto-néphrite, tantôt enfin par la continuation de l'empoisonnement urineux, malgré l'absence complète de symptômes vésicaux. Sous l'influence de ces complications, les troubles digestifs s'aggravent avec une effrayante rapidité, la langue devient rouge et luisante; elle finit par être cornée, et ne permet plus aucune alimentation. L'affaiblissement est extrême. La fièvre, enfin, se maintient, le plus souvent assez mal définie, quelquefois avec des accès francs. Cependant, la plupart des malades succombent en hypothermie. Leur rein atteint de lésions trop profondes qu'il était impossible de mesurer exactement pendant la vie, mais que l'autopsie démontre, ne leur permet pas de supporter même une faible secousse et ils s'éteignent par l'aggravation des symptômes généraux que détermine brusquement le moindre surcroît de l'insuffisance rénale.

Telle est, en effet, la conséquence habituelle des lésions inflammatoires ou des congestions qui surviennent par le fait de l'évacuation chez cette catégorie de malades. Il était donc indispensable d'insister sur les moyens de les prévenir. J'ai pu, en m'y conformant à la lettre éviter les accidents inflammatoires et ne jamais constater le moindre trouble de l'urine, à aucune des périodes du traitement; dernièrement encore, j'avais la satisfaction de guérir sans accident un vieillard de 90 ans. Il m'a même été donné de faire rétrograder les accidents et de rendre limpides, ou très peu troubles, des urines devenues purulentes. Vous êtes donc en mesure d'éviter en partie les complications redoutables auxquelles succombent en général ces malades; je dois cependant ajouter qu'il en est qui sont dans un tel état d'insuffisance rénale, qu'ils succomberont néanmoins, et leur mort pourra ne pas avoir été prévue, car, l'insuffisance rénale, ainsi que je le répète souvent, peut être constatée mais ne saurait être mesurée. Les espérances que vous avait fait concevoir un heureux début du traitement peuvent donc être inopinément déçues alors même que vous n'auriez commis aucune faute, et que vous auriez apporté un soin égal à la direction du traitement médical et du traitement chirurgical.

E. *Traitement des complications.*

J'ai maintenant à vous dire quelques mots du traitement des complications. Mais je serai bref et me bornerai, ainsi du reste que je l'ai fait déjà pour l'étude symptomatique, à vous fournir quelques indications générales plutôt qu'un exposé minutieux et complet de la question. Ce serait, en effet, sortir du sujet que nous étudions que d'entrer à cet égard dans trop de détails. Je le ferai d'autant moins que nous devons prochainement aborder l'étude des diverses formes de la cystite, l'une des principales complications qu'on observe chez les prostatiques, et celle contre laquelle nous avons incontestablement le plus de prise par nos moyens thérapeutiques.

Les complications qui menacent les prostatiques peuvent se produire à toutes les périodes de la maladie, et il en résulte des différences dans le traitement. Il va sans dire, néanmoins, que leur apparition ne saurait, en rien, modifier les règles que je vous ai prescrites à l'égard du cathétérisme. L'évacuation artificielle de la vessie, toutes les fois qu'elle est rendue nécessaire par la rétention, devient aussi le moyen le plus utile, le plus indispensable à diriger contre les complications. Sans elle, toutes les autres ressources thérapeutiques seraient évidemment condamnées d'avance à l'impuissance. Vous chercherez donc à vider la vessie dans la seconde et la troisième période avec autant de soin que vous éviterez de le faire dans la première. Vous insisterez d'ailleurs, sur les précautions d'hygiène dont l'observation scrupuleuse n'est pas moins rigoureusement imposée par les complications que par la maladie principale.

Quant aux mesures nouvelles commandées par chacune des complications, elles consisteront essentiellement dans les prescriptions suivantes.

Pour la *cystite*, au cours de la première période, la médication calmante et les balsamiques en feront à peu près exclusivement tous les frais. Des lavements laudanisés, des cataplasmes laudanisés sur le ventre, des suppositoires opiacés, belladonés ou morphinés, les mêmes préparations administrées par la voie stomacale, de grands bains, enfin, le santal ou la térébenthine aidés de tisanes de bourgeons de sapins ou de buchu, tels seront vos principaux moyens d'action. Si, malgré leur judicieux emploi, la guérison se fait attendre, vous pourriez, en dernier ressort, avoir recours, comme dans les périodes suivantes, à un traitement local plus direct. Vous utiliseriez tout d'abord les lavages de la vessie à l'acide borique, puis, au besoin, les injections de nitrate d'argent ou, si la vessie était particulièrement douloureuse et intolérante, les instillations. Mais je tiens surtout à appeler votre attention sur l'utilité de la médication calmante sans intervention directe. Elle n'agit pas seulement, en effet, sur l'un des symptômes les plus pénibles de la maladie, sur la douleur, mais, de plus, elle exerce une influence très utile sur la maladie elle-même; elle diminue la fréquence de la miction, et permet à l'organe malade un repos salutaire.

Dans le cours de la deuxième et de la troisième période, elle perd de son importance prépondérante, sans toutefois cesser d'être indiquée par les manifestations douloureuses qui peuvent exister. Elle cède le pas à l'évacuation méthodique. Mais celle-ci peut être insuffisante. Alors, les mesures les plus capables de donner de prompts résultats consisteront d'abord dans les lavages boriqués qui devront être pratiqués suivant toutes les règles que je ne cesse de vous recommander. Si la guérison n'arrive pas, vous aurez recours au nitrate d'argent soit en injections, soit en instillations [1]. Enfin, dans certains cas très exceptionnels, vous serez autorisés, sous la pression de symptômes particulièrement pénibles, tels que la douleur, à supprimer pour quelque temps la vessie au point de vue fonctionnel en l'incisant soit par la voie périnéale, soit par la voie hypogastrique.

Les périodes de la maladie n'auront pas sur la direction du traitement des *néphrites* la même influence. Mais comme condition première de sa réussite ce traitement exige que celui qui convient à chacune de ces périodes soit régulièrement institué et poursuivi. C'est ainsi que le cathétérisme sera résolument continué s'il est *formellement* indiqué. Il devrait au contraire être immédiatement abandonné s'il avait été mal à propos employé. Autant il vous

1. Voyez les *Leçons sur les injections et les instillations intravésicales*, p. 34 et 59.

aidera à lutter contre les accidents graves des néphrites s'il satisfait à une indication précise, autant il contribuerait à les faire naître, à les entretenir où à les aggraver, s'il n'avait pas sa raison d'être.

Selon qu'ils se manifestent à l'état aigu ou sous une forme lente, ces accidents réclament une médication différente. Il faut cependant obéir à un même principe dans les diverses applications des moyens thérapeutiques. Quelle que soit l'évolution des symptômes, vous avez toujours affaire à une insuffisance de la fonction rénale. Vous aurez donc à lutter contre les effets de cette insuffisance et à tout mettre en œuvre pour rendre au rein la possibilité de reprendre son rôle préservateur en lui permettant à nouveau d'éliminer les substances pathogènes auxquelles il a cessé de livrer une voie suffisante d'excrétion.

C'est en activant les sécrétions cutanées et intestinales, c'est en venant en aide au système nerveux par un entretien ou une stimulation suffisante des forces du malade que vous établirez la lutte. Sans doute les sécrétions que vous provoquerez du côté de la peau et de la muqueuse digestive n'assureront qu'en petite quantité l'élimination des matériaux toxiques auxquels le rein sert d'émonctoire, mais quelles que soient les démonstrations expérimentales fournies par l'analyse chimique, il n'en est pas moins acquis par l'observation que les sudations et les purgatifs ont une heureuse et incontestable action. Ils conviennent surtout aux formes aigües et à ces formes conviennent aussi les révulsions rapides et profondes que l'on obtient avec les applications larges et répétées de ventouses sèches, voire même chez certains sujets avec les ventouses scarifiées, les sinapisations étendues et multipliées. Dans ces cas l'usage des boissons chaudes et stimulantes, telles que les infusions aromatiques additionnées d'eau-de-vie ou de rhum ont le double avantage de hâter la réaction et de fournir à la sudation ses éléments les plus actifs. Le jaborandi et même la pilocarpine m'ont toujours moins bien réussi, et si dans un bien petit nombre de cas, les effets de cette dernière substance ont paru amener des résultats heureux, il en est un bien plus grand nombre, où son action a été et moins certaine et moins rapide que celle des boissons chaudes et des stimulants diffusibles. La stimulation m'a toujours parue aussi nécessaire que la sudation. Vous ne sauriez cependant négliger de les appeler à votre aide si vous ne réussissez rapidement à obtenir une sudation, lorsque des accès fébriles se succèdent ou s'établissent avec une intensité inquiétante.

Dans les cas où la forme est lente vous n'aurez à rechercher ni les grandes sudations ni les évacuations abondantes mais vous devrez et stimuler la peau, et révulser les régions rénales et entretenir les fonctions de l'intestin. Les frictions sèches, ou aromatiques, les massages, les applications plus discrètes de ventouses ou de sinapismes, les minoratifs, vous viendront très utilement en aide.

Devrez-vous dans ces diverses conditions favoriser ou forcer pour ainsi dire l'action du filtre rénal. Les boissons diurétiques sont, sans aucun doute, indiquées et vous devrez exiger de vos malades qu'ils boivent fréquemment et consomment de deux à trois litres de tisanes ou de boissons par 24 heures; ces prescriptions quelque simples qu'elles soient, ont une très grande importance. Mais vous ne vous laisserez pas aller à croire que l'abondance des urines témoigne de la cessation de l'insuffisance rénale. Vous savez que tous nos rénaux sont plus ou moins polyuriques; ils sont cependant sous l'influence de l'empoisonnement urineux et souvent y succombent malgré la persistance de leur polyurie; vous n'accorderez à la diurèse que l'importance relative qu'elle mérite, vous chercherez à la provoquer ou à la ranimer à l'aide des boissons, mais n'aurez pas recours aux médicaments prétendus diurétiques. Toutefois, dans les formes chroniques, l'alimentation lactée vous rendra des services analogues à ceux si remarquables que lui doivent les Brightiques. Mais ces avantages, quelle que soit leur réalité, ne sont ici que relatifs et vous ne sauriez sans inconvénient, surtout chez les cachectiques urinaires limiter à l'usage du lait toute l'alimentation. Cette catégorie de rénaux supporte non seulement les aliments azotés tels que les jus de viande, les œufs, les purées de viande,. les alcooliques, mais ce régime leur est indispensable. Ils ont également besoin de toniques et se trouvent en particulier bien des préparations de quinquina. Aussi, si dans les formes aiguës et hautement fébriles le sulfate de quinine est utile et, à mon avis, toujours indiqué, les préparations de quinquina ne doivent être abandonnées que lorsque la maladie a été, depuis longtemps déjà, enrayée et vaincue.

Je ne vous ai rien dit de l'administration de médicaments tels que le salicylate de soude et le borate de soude, qui auraient une action en quelque sorte antidotique par le fait de leurs propriétés antiseptiques. Je ne suis pas assez édifié sur leur valeur pour vous les recommander et, dans cette esquisse de traitement que je viens de tracer rapidement, j'ai voulu surtout vous montrer que c'était bien plutôt à une médication, c'est-à-dire à un ensemble de moyens convergeant vers le même but, mettant en jeu toutes les ressources de l'organisme, qu'à un médicament, quelque spécifique qu'il puisse être, qu'il convenait de recourir.

Le traitement de l'*hématurie* diffère du tout au tout, suivant la cause qui préside à son apparition.

Lorsqu'elle relève d'une fausse route ou même simplement d'un cathétérisme maladroitement exécuté, elle impose l'application de la sonde à demeure. C'est le meilleur moyen de permettre aux lésions du canal de se réparer promptement et pendant ce temps elle prévient l'infiltration d'urine et les accès urineux.

Mais si elle résulte de cette exhalation *ex-vacuo* que je vous ai plus d'une fois signalée en vous parlant de l'évacuation, il suffit, en général, pour la faire disparaître, de vider la vessie moins rapidement et moins complètement et d'y introduire immédiatement une certaine quantité de liquide antiseptique. Le plus souvent, elle n'exige pas de traitement plus direct et s'arrête d'elle-même sans donner lieu à des craintes sérieuses. Si, toutefois, elle était plus abondante et si elle se prolongeait, vous pourriez la combattre avec des injections astringentes, en particulier avec une solution de tannin dosée à 1 ou 2 pour 100. Mais je dois vous prévenir que vous ne trouverez dans toutes les préparations d'ergotine, même lorsqu'on les emploie par la voie sous-cutanée, qu'une ressource des plus infidèles.

Vous pourrez enfin rencontrer certains cas exceptionnels où l'hématurie se produit avec une excessive abondance, alors même que le malade a depuis longtemps l'habitude du cathétérisme. Quelquefois la vessie se remplit littéralement de caillots qui s'opposent à l'écoulement de l'urine. Cet accident très grave est parfois lié, ainsi que vous pouvez en voir un bel exemple sur la pièce que je fais passer sous vos yeux, à l'existence d'une cystite pseudo-membraneuse et d'autrefois à des lésions fongo-vasculaires. Lorsqu'elle prend de telles proportions, l'hématurie vous impose la nécessité de débarrasser la vessie des caillots qu'elle contient par l'aspiration et celle-ci peut être des plus laborieuses. Dans une situation aussi embarrassante et aussi urgente, si le malade était encore assez vigoureux, peut-être serait-il permis de se demander si une intervention plus radicale, l'incision hypogastrique, ne rendrait pas un grand service en permettant l'enlèvement facile des caillots et surtout en offrant la possibilité d'agir directement sur les fausses membranes. Malheureusement cet accident s'observe sur des malades atteints de lésions si profondes et si irréparables, et, de plus, leur affaiblissement est tellement prononcé, qu'une intervention de cette nature ne pourrait, dans l'immense majorité des cas, que précipiter le dénouement fatal. D'autre part, je dois dire que dans les cas que j'ai pu guérir, il m'a suffi de faire l'évacuation des caillots par la sonde en m'aidant de l'aspiration avec la seringue, il serait au besoin indiqué d'opérer la fragmentation des caillots à l'aide du lithotriteur.

F. *Traitement radical.*

Et maintenant, Messieurs, pour en finir avec cette étude déjà longue du traitement des prostatiques, un mot des opérations dites radicales qu'on a voulu diriger contre la maladie.

On s'est borné en premier lieu à exécuter ces opérations par la voie uréthrale et, parmi les méthodes employées, l'incision et l'excision ont été surtout vantées (Mercier, Maisonneuve). Les résultats obtenus, d'après les faits publiés, ne me paraissent pas très probants. J'ai eu, pour ma part, l'occasion d'observer et de suivre, longtemps après l'intervention, trois malades opérés par Mercier. Ils m'offraient une occasion précieuse d'étudier directement la véritable valeur du mode de traitement qu'ils avaient suivi. De ces trois malades, l'un a pu continuer à uriner, dans de très bonnes conditions, pendant dix ans. Mais il n'avait alors que 60 ans. Il avait donc subi l'opération à l'âge de 50 ans. Or, vous savez que, dans les périodes initiales de l'affection prostatique, il est possible de voir la miction se rétablir spontanément et sans aucune intervention opératoire, après des crises passagères de rétention. Par conséquent, je pense que ce fait, quoique favorable, ne prouve absolument rien. — Le second malade était un médecin. Avant d'être opéré, il pouvait uriner, bien que difficilement, sans recourir à l'usage de la sonde. Après l'opération, cela lui est devenu définitivement impossible. — Enfin, le troisième, atteint de catarrhe vésical, n'a également retiré aucun bénéfice de l'intervention. Elle s'est accompagnée, séance tenante, d'une hémorrhagie des plus graves et ensuite la rétention complète s'est maintenue.

Le bilan des malades que j'ai pu suivre est donc loin d'être, vous le voyez, très encourageant. Mais, je m'empresse de reconnaître que ces malades sont en trop petit nombre pour permettre, à eux seuls, de porter un jugement définitif..

C'est à l'anatomie pathologique qu'il faut demander les principaux éléments nécessaires à la solution du problème. Voyez ces diverses pièces, choisies parmi celles qui pourraient le plus tenter les chirurgiens à cause de la saillie remarquable du lobe moyen qu'elles présentent. Il est facile de comprendre que l'incision hypogastrique permettrait d'en pratiquer la résection. En voici d'autres où vous pouvez voir les valvules prostatiques de Mercier, contre lesquelles ce chirurgien de valeur proposait l'incision ou l'excision. L'opération ne présente pas non plus de difficultés insurmontables, même par la voie uréthrale. — Mais, est-il permis de croire que l'ablation du lobe moyen, ou la section des valvules, suivant les cas, soient de nature à donner une cure vraiment radicale? Assurément non, Messieurs. Il vous suffit, en effet, de jeter un simple coup d'œil, soit en avant, soit en arrière du point sur lequel porterait votre intervention, pour être édifiés à cet égard.

Voyez, en avant, ces lourdes masses qui représentent les lobes latéraux, fortement appliqués l'un contre l'autre et qui opposent un obstacle certainement plus considérable que le lobe moyen à l'écoulement de l'urine. Croyez-vous qu'il soit jamais possible d'en pratiquer aussi l'ablation?

Et quand un tel prodige opératoire deviendrait réalisable, croyez-vous que la vessie, après avoir été plus ou moins longtemps soumise à la distension, pourrait recouvrer son intégrité anatomique et fonctionnelle? Croyez-vous que les lésions histologiques dont sa couche musculaire et sa muqueuse sont atteintes, et celles qui portent sur la substance rénale, seraient aussi susceptibles de rétrograder? Il est évident que toutes ces lésions, et vous savez qu'elles sont à peu près constantes, même dès le début de la maladie, ne peuvent relever d'aucune intervention opératoire, et je puis ainsi conclure que le traitement radical de l'hypertrophie de la prostate n'existe pas et ne saurait exister.

Cependant je me déclare prêt à intervenir chirurgicalement et de préférence par la voie hypogastrique, dès qu'une occasion favorable se présentera. Mais ce ne sera certaine- pas dans l'intention de procurer au malade une guérison radicale qui n'est pas possible. Ce sera dans un but infiniment plus modeste.

Toutes les fois que le cathétérisme est possible et peut être facilement pratiqué par le malade lui-même, il n'y a lieu, je crois, de songer à aucune opération. Ce moyen si commode et qui nous donne journellement de si bons résultats, suffit pleinement à maintenir une santé excellente et à rendre la vie très supportable. Il suffit d'autant plus qu'il n'est raisonnablement possible, vous venez de le voir, d'espérer par aucune intervention opératoire le rétablissement de la miction spontanée.

Mais on rencontre des malades qui, malgré tous les artifices en usage, malgré même l'emploi prolongé de la sonde à demeure, n'arrivent pas à pouvoir se sonder ou se sondent si difficilement qu'ils sont à chaque instant menacés de ne point y réussir ou de faire des fausses routes. Ceux-là sont dans des conditions toutes spéciales, dont il faut absolument tenir compte, et c'est pour des cas semblables que je suis tout disposé à entreprendre une opération sérieuse. Les difficultés du cathétérisme qui tiennent tantôt à la saillie du lobe moyen, tantôt à l'existence d'un repli valvulaire, tantôt aux déviations brusques produites par l'hypertrophie des lobes latéraux, pourront être levées par une opération appropriée. Suivant les cas, cette opération sera plus ou moins grave, plus ou moins facile à pratiquer, même par la voie hypogastrique. Mais on aura au moins la satisfaction de penser qu'elle est rendue parfaitement légitime par les difficultés du cathétérisme et qu'en somme, le résultat poursuivi ne dépasse pas les espérances permises.

Les opérations entreprises dans de semblables conditions sont loin d'être exceptionnelles en chirurgie. Il me serait facile de vous citer à l'appui de nombreux exemples. Je me bornerai à vous rappeler ce qu'on admet généralement aujourd'hui pour la cure radicale des hernies. L'opération ne guérit pas complètement la hernie, mais elle permet de porter un bandage qui la maintient réduite.

Vous le voyez, Messieurs, cette grosse question du traitement dit radical, appliqué à l'hypertrophie de la prostate, prend ainsi des proportions extrêmement modestes. Elle se transforme en une opération exceptionnelle à opposer à des situations exceptionnelles et elle ne doit avoir d'autre but que de permettre au malade de se sonder plus facilement. Si elle donnait davantage, si elle ramenait la possibilité d'uriner spontanément, j'y verrais presque, pour ma part, une menace pour l'avenir, sachant bien que l'évacuation complète de la vessie ne pourrait pas être récupérée. On voit tous les jours des malades qui retrouvent partiellement la faculté d'uriner et qui en profitent pour vouloir échapper à la nécessité du cathétérisme. Ils se portaient bien jusqu'alors. Ils ne tardent pas à voir leur santé décliner, leur appétit disparaître, et, quand ils s'obstinent, leur existence même être bientôt gravement compromise.

Ne vous laissez donc pas séduire, Messieurs, par les promesses exagérées d'une chirurgie qui ne tient pas un compte exact des réalités cliniques. Sachez vous en tenir aux prescriptions faciles du traitement hygiénique et médical dont une longue expérience a démontré l'incontestable utilité. Ajoutez-y, dès que cela devient nécessaire, l'évacuation méthodique de la vessie, suivant les règles particulières, avec toutes les précautions que je vous ai indiquées, et, sans faire courir de risques sérieux et immédiats à vos malades, vous aurez le bonheur d'en voir un très grand nombre revenir à un état de santé des plus satisfaisants.

VINGTIÈME LEÇON

DES CYSTITES

Généralités. — Intérêt qui s'attache à l'étude des cystites. Difficultés d'une description d'ensemble. Nécessité de commencer par l'étude des grands types cliniques. Comment la distinction de ces types doit reposer non sur un seul caractère tiré de l'étiologie, de l'anatomie pathologique ou de la symptomatologie, mais sur la nature même de la maladie.

Cystite blennorrhagique. — *Etiologie.* — Sa fréquence. Son apparition ordinairement au déclin de la blennorrhagie aiguë, exceptionnellement au-début, souvent au cours d'uréthrites chroniques même latentes.

Ses causes déterminantes : injections mal faites ; cathétérisme ; infractions à l'hygiène, écarts de régime.

Influence des diathèses : rhumatisme et tuberculose.

Anatomie pathologique. — Nature des accidents. Sont-ils nerveux ou inflammatoires ?

Localisation habituelle de la maladie au voisinage du col. Son extension possible au corps de la vessie, aux uretères et aux reins.

La cystite blennorrhagique n'est pas seulement une uréthrite postérieure aiguë.

Symptomatologie. — Intensité variable. Cas extrêmes relativement rares. Cas de moyenne intensité les plus ordinaires. Fréquence des mictions. Douleurs à la fin et après ; ténesme vésical. Hématurie : presque constante ; plus prononcée à la fin de la miction ; rarement accompagnée de caillots. Présence du pus dans l'urine dès le début de la maladie, très souvent dans le premier verre exclusivement, quelquefois dans le premier et le troisième, plus rarement dans les trois.

La présence du gonococcus de Neisser doit être utilisée pour le diagnostic. L'écoulement uréthral qui semble diminuer pendant la cystite, est surtout dissimulé par la fréquence des mictions. Accidents de rétention et d'incontinence. Absence ordinaire de phénomènes généraux.

Marche de la maladie. Durée parfois éphémère ; en moyenne de quinze jours à trois semaines ; passage fréquent à l'état chronique. Réapparitions à longues échéances.

Traitement. — Remarquable influence du traitement sur la durée de la maladie. Les instillations argentiques agissent souvent avec une très grande rapidité. On rencontre pourtant des cas rebelles pour lesquels il faut recourir à l'incision et au drainage de la vessie.

Messieurs,

Depuis longtemps je vous ai promis de consacrer une série de conférences à l'étude clinique des cystites. Je vais aborder aujourd'hui cet important sujet que je me propose de traiter avec tous les développements qu'il mérite, en évitant toutefois les discussions purement théoriques ou dépourvues d'applications pratiques immédiates.

L'inflammation de la vessie s'observe sous des aspects cliniques très nombreux et très différents. On la rencontre à chaque instant en pathologie urinaire, soit à titre d'affection principale, soit à titre d'affection secondaire. Aussi son étude, en raison de cette fréquence, offre-t-elle un intérêt pratique de premier ordre. Mais comme la cystite est essentiellement différente d'elle-même, dans ses diverses variétés, au multiple point de vue de ses causes, de ses lésions, de ses symptômes, de son évolution, de sa durée, de son traitement, cette étude est fort complexe et présente, par cela même les plus réelles difficultés.

Le seul moyen de me faire aisément comprendre et en même temps de rester le fidèle interprète de la vérité clinique, c'est, je crois de séparer d'abord, sans aucune hésitation, ce que l'observation ne permet pas de confondre, c'est de commencer l'étude des cystites par les descriptions partielles de chacune de leurs principales espèces. Nous ne pouvons mieux nous préparer à l'étude d'ensemble que nous devons faire. Débutant par l'analyse, pour terminer par la synthèse, nous procéderons du simple au composé, ce qui toujours facilite l'intelligence des sujets les plus complexes.

Mais ce programme n'est point aussi facile à suivre qu'on pourrait le croire. La distinction des types cliniques suppose en effet, comme point de départ nécessaire, une classification et, jusqu'à ce jour, je dois dire que nous n'en possédons aucune qui soit réellement satisfaisante. Ce ne sont cependant pas les variétés qui manquent. Pour peu que vous parcouriez les traités spéciaux, vous en trouverez mentionnées un très grand nombre. L'épithète qui sert à les désigner répond à des caractères empruntés, tantôt à l'étiologie, tantôt à l'anatomie pathologique, tantôt enfin à l'évolution des accidents. C'est ainsi que l'on a cru devoir distinguer les variétés suivantes :

Étiologie	C. cantharidienne blennorrhagique traumatique calculeuse par congestion par rétention goutteuse rhumatismale a frigore infectieuse.
Anatomie pathologique	muqueuse parenchymateuse du col du corps pseudo-membraneuse exfoliante ou gangréneuse tuberculeuse cancéreuse.
Symptomatologie	muco-purulente purulente ammoniacale hémorrhagique douloureuse.
Évolution	aiguë subaiguë chronique.

Quelque longue que soit cette énumération, il serait facile assurément de la grossir encore, car l'on pourrait tout aussi bien tenir compte du pronostic léger ou grave et de l'influence efficace, stérile ou nuisible du traitement.

Mais déjà, Messieurs, vous avez compris, par le seul fait du rapprochement de toutes ces dénominations, combien leur abondance même peut engendrer de confusion. Il vous est facile de voir qu'une même espèce de cystite peut recevoir plusieurs désignations différentes, suivant qu'on la considère au point de vue de l'étiologie, de l'anatomie pathologique ou de la symptomatologie. Ainsi, par exemple, la cystite blennorrhagique peut être successivement une cystite aiguë, subaiguë, chronique, hémorrhagique, muco-purulente, purulente, douloureuse, du col, du corps, muqueuse, parenchymateuse. On ne saurait admettre, vous le voyez, toutes ces manières d'être comme des entités morbides, comme des types cliniques; tout au plus peuvent-elles servir à qualifier certaines formes d'une même espèce de cystite et à faciliter les descriptions.

Aussi ne m'attarderai-je pas à prendre, pour les discuter l'une après l'autre, chacune des variétés ou sous-variétés dont nous venons de relever la liste. Il en est cependant quelques-unes qui reviennent à chaque instant dans le langage usuel, que vous retrouvez même dans la bouche de certains de vos maîtres et que je voudrais faire disparaître, car elles ne sont bonnes, à mon avis, qu'à entretenir des idées erronées. Il en est ainsi en particulier des expressions : cystite hémorrhagique, cystite purulente, dont le moindre tort est d'offrir l'apparence d'un diagnostic précis, lorsqu'on n'en a fait aucun, lorsqu'on se borne à relever un caractère clinique plus ou moins important mais nullement pathognomonique.

Il n'est, en effet, pas une seule variété de cystite qui ne soit purulente. Pour qu'il y ait cystite, la présence du pus dans l'urine est absolument indispensable. Il faut qu'on puisse le découvrir, soit sans aucune difficulté, lorsqu'il est abondant, soit à l'aide de certains artifices, tels que l'expérience des deux verres, l'action de l'ammoniaque ou l'examen microscopique, lorsqu'il n'existe qu'en très petite quantité. L'expression de cystite purulente est donc loin de correspondre à celle de pleurésie ou de péricardite purulente. Elle n'a pas même sa raison d'être dans le cas où l'abondance du pus est excessive. Je vous ai bien souvent fait observer que les malades dont le bocal en contient une épaisse couche ne sont pas seulement atteints de cystite, mais presque toujours en même temps de pyélite ou de pyélonéphrite. L'excès du pus dans l'urine a, en effet, par lui-même, ainsi que j'en ai fait depuis longtemps la remarque[1], une valeur séméiologique particulière : chez les grands pisseurs de pus, ce n'est pas la vessie mais les bassinets et le rein que l'on doit surtout soupçonner. Cela vous montre combien est peu légitime l'expression de cystite purulente, puisqu'elle expose à commettre une erreur de diagnostic dans les cas même où elle paraît le mieux convenir.

La distinction d'un type de cystite qui mériterait le nom d'hémorrhagique ne serait pas mieux fondée. Les hématuries abondantes peuvent, en effet, se rencontrer dans les espèces de cystite les plus différentes. Elles appartiennent aussi bien à la cystite tuberculeuse qu'à la cystite blennorrhagique, à celle des cancéreux qu'à celle des prostatiques ou des calculeux.

La cystite membraneuse elle-même, malgré ses caractères anatomo-pathologiques si remarquables et sa physionomie clinique si particulière. ne représente pas non plus une entité morbide, mais seulement un accident commun à des cystites de nature différente. La production des membranes dans la vessie, comme nous le verrons plus tard, paraît tenir bien plus à une extrême intensité du processus inflammatoire qu'à toute autre circonstance. Il en est encore ainsi pour la cystite douloureuse, toute cystite pouvant subir l'évolution sous l'influence de laquelle l'élément douleur exagéré d'une façon permanente, réclame un traitement spécial.

Quelle que soit donc leur importance, les caractères empruntés à l'étiologie, à l'anatomie pathologique, ou même à la symptomatologie, ne peuvent, lorsqu'ils sont isolés, servir de base à la distinction des grands types cliniques. Pour être complètement satisfaisante, cette distinction doit, avant tout, reposer sur la nature même de la maladie. C'est cette nature, en effet, qui commande à l'évolution et au traitement, de même qu'elle explique l'influence des causes, les particularités des lésions, les différences de l'allure symptomatique.

Quant aux traits qui permettent de distinguer les unes des

1. Voyez *Leçons cliniques*, 2e édition, page 397.

autres les grandes espèces de cystite, d'après leur nature, nous les trouvons généralement dans l'étude simultanée de l'étiologie, de l'anatomie pathologique et de la symptomatologie. Quelquefois la note caractéristique revient à l'étiologie; il en est ainsi, par exemple des cystites cantharidienne, blennorrhagique, traumatique, *a frigore*. D'autres fois, c'est avant tout l'étude des lésions qui permet d'établir la distinction. Ce n'est pas que les lésions inflammatoires, considérées en elles-mêmes, offrent une manière d'être histologique ou macroscopique différente, suivant les diverses espèces de cystites; je veux dire seulement qu'une lésion autre que la cystite peut tenir celle-ci sous sa dépendance et lui servir en quelque sorte de substratum. C'est à ce point de vue que les cystites tuberculeuse et néoplasique, de même que celles des prostatiques ou des calculeux, méritent leur individualité nosologique. Dans tous ces cas, en effet, il existe une lésion : tubercule, tumeur, athérome artériel ou calcul, qui n'est pas la cystite, mais qui l'appelle, la retient et préside à ses destinées. La symptomatologie, contrairement à ce qui a lieu pour l'étiologie et l'anatomie pathologique, nous offre rarement la note fondamentale qui caractérise la nature de la cystite. Mais patiemment et méthodiquement interrogée, elle permet presque toujours d'arriver plus ou moins directement à établir avec précision le diagnostic de variété et de forme de la maladie. Elle vous conduira même à la notion de sa nature, à la condition de ne plus se limiter à l'étude symptomatique de la cystite mais de comprendre également celle du malade.

C'est, en effet, le terrain morbide offert à la cystite qui modifie son évolution et lui imprime les caractères particuliers que la clinique nous apprend à reconnaître. C'est là qu'il faut chercher la notion de l'espèce et même celle de certaines variétés.

Aussi, dans l'étude particulière par laquelle je vais commencer, chercherai-je comment se comporte la cystite chez les blennorrhagiques, les tuberculeux, les calculeux, les rétrécis, les prostatiques, les cancéreux, les rénaux. Je consacrerai également une leçon à la cystite que l'on observe chez la femme et je vous montrerai quelle influence exercent sur la vessie les divers états de l'utérus pendant ou en dehors de la grossesse. J'aurai aussi, pour demeurer l'interprète de l'observation, à décrire des formes particulières qui se caractérisent soit par la prédominance d'un symptôme comme la cystite douloureuse par exemple, soit par celle d'une lésion comme la cystite membraneuse. Dans ces formes auxquelles il est légitime, comme je viens de le dire, de contester la qualité d'entités morbides, l'apparition et les conséquences d'une lésion particulière, la création et la persistance d'une manière d'être spéciale, dominent à ce point la symptomatologie et la thérapeutique, que nous laisserions une lacune des plus importantes dans notre tableau clinique, si nous ne leur accordions une place et une description particulière. Ce seront, si vous le voulez, des variétés de cystite, variétés que le clinicien doit connaître dans toutes leurs particularités, pour les bien diagnostiquer et les convenablement traiter.

C'est seulement après avoir défini aussi exactement que possible la physionomie morbide de l'inflammation vésicale chez ces différentes catégories de malades que j'aborderai son étude générale. Je pourrai alors compléter la description, donner à l'étude des variétés la place qu'elles méritent et montrer sous quelles influences se dessinent les traits accessoires mais souvent importants du tableau morbide.

Au point de vue des espèces et pour être complet, j'aurais dû poursuivre cette étude chez les goutteux, les rhumatisants, les arthritiques, et chez les malades soumis à des influences toxiques ou infectieuses. Je ne doute pas de l'influence de la goutte et du rhumatisme sur la vessie, mais rien jusqu'à présent ne m'a permis de reconnaître celle de l'arthritisme. Je sais aussi l'intérêt qui s'attache aux manifestations des états infectieux sur l'appareil urinaire, mais la cystite n'y tient qu'une place restreinte. Je n'aurais rien à ajouter à l'histoire de la cystite cantharidienne. Désireux d'ailleurs, de ne vous parler que des faits dont je puis vous montrer chaque jour des exemples, je m'en tiendrai à la description clinique des grandes espèces que je viens de vous énumérer. C'est à propos de l'étude d'ensemble que j'aurai à vous dire ce que l'observation nous a appris au sujet de l'influence de la goutte et du rhumatisme. C'est aussi dans cette étude générale que j'aurai à vous parler des cas qui semblent n'avoir d'autre générateur qu'une cause purement occasionnelle comme le traumatisme, le froid, la retenue prolongée de l'urine. C'est alors enfin que je vous montrerai l'influence du degré de l'inflammation et de sa marche, de sa résistance au traitement sur la physionomie clinique de l'affection et sur les indications qui en résultent. Vous ayant éclairés par l'étude faite sur les divers terrains morbides où la cystite a coutume d'évoluer chez nos malades, j'arriverai, je l'espère, à vous indiquer sans confusion et sans redites inutiles les traits si variés de l'affection dont j'entreprends l'étude.

I. — CYSTITE BLENNORRHAGIQUE.

Ici s'accuse de la façon la plus positive, l'influence due à la nature de la cause morbide et celle qui revient au malade. Aussi verrons-nous souvent la marche, la durée et la terminaison de la cystite blennorrhagique singulièrement influencées par l'état de santé du sujet qu'elle atteint. Mais nous verrons aussi avec quelle ténacité elle se cantonne sur la muqueuse vésicale. Il me sera facile de vous démontrer que ce n'est pas seulement à l'urèthre que revient le privilège des inflammations blennorrhagiques chroniques et récidivantes. La vessie partage à un degré qui me semble égal cette fâcheuse tendance. La blennorrhagie vésicale n'a pas une fréquence et une importance moindres que la blennorrhagie uréthrale.

J'ai déjà eu maintes fois l'occasion de vous signaler toute l'importance de la blennorrhagie dans la genèse des affections des voies urinaires. Nous retrouvons, en particulier, cette influence dans l'histoire des inflammations de la vessie. Les cystites d'origine blennorrhagique sont, on le sait, très fréquentes. Elles le sont encore plus qu'on ne l'admet en général. A côté de celles qui ont manifestement cette origine et dont le nombre est très considérable, il en est d'autres qui en paraissent indépendantes et qui cependant s'y rattachent de la façon la plus incontestable.

C'est là un point de *pathogénie* sur lequel je crois utile d'attirer particulièrement votre attention. C'est l'un de ceux, en effet, que l'observation réitérée des faits m'a amené à définir et dont l'importance me semble de premier ordre pour l'interprétation exacte d'un grand nombre de cystites. Lorsqu'on est en présence d'une cystite survenue au cours ou même au déclin d'une uréthrite, rien n'est plus naturel que d'expliquer l'une par l'autre et d'affirmer la nature blennorrhagique de l'inflammation vésicale. Mais lorsque cette dernière survient longtemps après une blennorrhagie, on s'explique moins bien qu'elle puisse directement se rattacher à elle. On est alors porté à incriminer des influences telles que le froid, la retenue de l'urine ou d'autres plus problématiques comme les diathèses arthritique, rhumatismale, scrofuleuse, et, partant de ces données qui sont le plus souvent fausses, à instituer un traitement peu rationnel.

Depuis longtemps, l'observation clinique m'a démontré la fréquence de cette *apparition tardive des cystites blennorrhagiques* ou de leurs *récidives à une époque éloignée du début*, même sans nouvelle poussée d'uréthrite et je n'ai cessé d'en signaler les exemples. Quelques-uns de ces cas ont été étudiés par M. le docteur Geffrier[1], l'un de mes anciens internes, dans un intéressant mémoire. Leur interprétation n'est pas, sans offrir, au premier abord, certaines difficultés. On a quelque peine à comprendre qu'une première atteinte de cystite, et, à plus forte raison, une simple uréthrite puissent, après guérison complète, laisser persister une tendance aussi marquée à l'apparition ou à la récidive de la cystite. A tout prendre, cependant, ces faits ne sont pas plus extraordinaires

1. P. Geffrier, *Contribution à l'étude de la cystite blennorrhagique.* (*Revue de chirurgie*, t. II, juin 1882).

que les récidives de bronchite ou d'amygdalite qui se montrent avec tant de facilité sur quelques sujets. Ils ont reçu de la part d'un autre de mes anciens internes, M. le docteur Guiard[1], une explication rationnelle à laquelle se rattachent quelques applications pratiques. Ayant constaté l'existence fréquente d'uréthrites postérieures latentes à la suite de la blennorrhagie, ayant recueilli quelques observations d'orchite et de cystite survenues dans ces conditions, il a pensé que les apparitions tardives ou les récidives à longue échéance des cystites se rattachaient à la blennorrhagie par l'intermédiaire de ces uréthrites postérieures latentes. Vous savez, d'ailleurs, que la fréquence de la localisation de l'uréthrite chronique dans l'urèthre postérieur est admise et professée par tous ; et je l'admets avec les auteurs, bien que je me sois attaché à démontrer sa fréquence au moins égale dans l'urèthre antérieur.

Il résulte de là que tous les malades ayant eu autrefois des blennorrhagies compliquées ou non de cystite ne sont pas également exposés au développement ou au retour de la cystite. Ceux qui n'offrent plus trace d'uréthrite postérieure, ceux qui ne conservent aucun filament, aucun grumeau dans l'urine du premier jet, cessent d'être sous le coup de ces complications tardives ; ils n'ont plus à prendre de précautions particulières. Mais au contraire, toutes les fois qu'il existe de l'uréthrite postérieure, alors même qu'elle ne se révèlerait spontanément par aucun signe, et en particulier par aucun écoulement, le malade reste indéfiniment prédisposé. Il porte en lui le germe de poussées nouvelles de cystites qui pourront tôt ou tard se développer à la faveur de causes occasionnelles diverses et parfois insignifiantes. Cela est d'autant plus compréhensible que nous avons aujourd'hui la preuve de la nature infectieuse de la blennorrhagie.

Quoi qu'il en soit, c'est en général pendant qu'il existe encore un écoulement uréthral que surviennent les cystites

1. F. P. Guiard, *Des uréthrites latentes et des uréthrites glandulaires* (*Annales des maladies des organes génito-urinaires*, t, II, février 1884).

blennorrhagiques. Le plus souvent c'est vers la troisième ou la quatrième semaine de l'uréthrite qu'on les observe. Elles se montrent donc au moment où déjà l'écoulement diminue et devient moins épais. Il est facile de se rendre compte de ces particularités lorsqu'on réfléchit à la marche habituelle de la blennorrhagie. On sait que cette inflammation s'étend successivement de la fosse naviculaire au cul-de-sac du bulbe où elle n'arrive que progressivement. Elle rencontre alors dans le sphincter de la région membraneuse un obstacle qui l'arrête et l'empêche souvent de gagner l'urèthre postérieur et la vessie. Mais cet obstacle n'est pas toujours respecté. Sous diverses influences il peut être franchi et alors, comme la région prostatique est très courte et en communication directe avec la vessie, cette dernière est facilement atteinte. C'est, je viens de le dire, à partir de la troisième ou de la quatrième semaine, que la blennorrhagie a le plus de tendance à se compliquer de cystite. Mais ce serait une erreur de croire que, passé une certaine période, le danger disparaisse. Il persiste au contraire tant que dure l'écoulement et il peut se manifester très tardivement alors même qu'il ne s'agit plus que d'une simple goutte militaire datant de plusieurs mois ou même de plusieurs années.

En revanche, à côté de ces cystites tardives, il en est qui sont précoces et qui surviennent dès le second ou le troisième jour de la blennorrhagie. Ces cas sont les plus rares, je dois le dire, et presque toujours ils sont produits par des manœuvres directes sur le canal, cathétérismes, et surtout injections.

Ainsi, Messieurs, l'*époque d'apparition* de la cystite au cours de la blennorrhagie est assez variable. Elle peut avoir lieu :

1° Exceptionnellement dès les premiers jours;

2° Généralement, vers la troisième ou la quatrième semaine;

3° Plus rarement à une période quelconque et parfois très tardive de l'uréthrite chronique;

4° Enfin, après guérison apparente de l'inflammation uréthrale, comme complication d'une uréthrite latente postérieure.

Mais il ne suffit pas qu'un individu soit atteint d'une blennorrhagie aiguë ou chronique, évidente ou latente, négligée ou traitée, pour être frappé de cystite. Sans doute, la blennorrhagie est la cause première et nécessaire. Elle n'est cependant pas toujours suffisante et demande souvent l'influence adjuvante de causes secondaires, prédisposantes ou déterminantes.

Parmi celles-ci se placent au premier rang les *injections mal faites*. Bien souvent je vous ai signalé les accidents sérieux, parfois même très graves, qui peuvent en être la conséquence. Je vous ai fait connaître également le mécanisme qui préside à leur apparition. Aussi me dispenserai-je d'y revenir longuement aujourd'hui. Bien faites, c'est-à-dire poussées doucement et en petite quantité à la fois, de manière à ne point forcer l'urèthre antérieur, dont la capacité ne dépasse guère 4 ou 5 centimètres cubes[1], les injections peuvent avoir la plus heureuse influence sur l'uréthrite antérieure et elles sont exemptes d'inconvénients. Mais poussées avec énergie et à pleine seringue elles peuvent franchir le sphincter membraneux et porter le pus du cul de sac bulbaire dans la région prostatique du canal et à l'entrée de la vessie. Ce pus étant contagieux devient ainsi, par un mécanisme très simple, l'agent de la propagation du mal.

De même que les injections, *le cathétérisme*, dans le cours des écoulements uréthraux, a été considéré comme une cause très active de cystite. Il arrive quelquefois qu'il est rendu nécessaire par une rétention d'urine; d'autres fois les malades s'imaginent avoir un rétrécissement commençant et se croient obligés de recourir, à titre préventif, au passage des bougies. On suppose naturellement qu'un instrument en traversant toute l'étendue de l'urèthre peut aisément trans-

1. R. Jamin, *Étude sur l'uréthrite chronique blennorrhagique*, thèse de doctorat, 1883, page 11.

porter le pus de l'avant-canal dans les régions profondes et dans la vessie. Il n'en est rien cependant, ainsi que je vous l'ai déjà fait remarquer. Plusieurs observations recueillies à l'hôpital du Midi dans le service de M. Horteloup, par l'un de ses internes, M. Wickham, démontrent que l'on peut, en pleine période virulente de la blennorrhagie, pratiquer le cathétérisme sans provoquer ni cystite ni aucune autre complication. D'autre part, les expériences très bien conduites de M. Leprévost, ont établi que, pendant le cathétérisme, les sondes passant à frottement dans la région membraneuse, sont en quelque sorte essuyées par la contraction du sphincter, de manière à ne pouvoir servir d'agents de propagation.

Parmi les manœuvres directes dont le canal peut être le siège, le cathétérisme est donc beaucoup moins apte que les injections à provoquer la cystite.

Mais en dehors de toute manœuvre directe sur le canal, la cystite peut encore survenir sous la seule influence d'*excitations diverses de l'urèthre ou de fatigues générales*. C'est ainsi que la reprise prématurée des rapports sexuels, la masturbation, les diverses infractions au régime, les excès alcooliques, l'emploi des asperges dans l'alimentation, les marches forcées, l'équitation, la danse, les exercices violents, les efforts de toute sorte, peuvent, sur certains sujets, faire éclater la complication vésicale. On a pu accuser encore la mauvaise direction dans le traitement des premières périodes de la blennorrhagie. C'est ainsi que la prolongation excessive du traitement antiphlogistique, l'abus ou l'usage intempestif des diurétiques et des balsamiques ont paru quelquefois déterminer la cystite.

L'influence de toutes les causes que je viens d'énumérer ne saurait être contestée. Elle reçoit chaque jour dans la pratique des démonstrations trop positives. Cependant elle a très souvent besoin d'être favorisée par une *prédisposition spéciale* qui tient à la constitution même des sujets, à leur état diathésique. Je dirai plus, cette prédisposition est si importante qu'elle peut souvent à elle seule, et sans l'aide d'aucune autre circonstance, rendre un compte suffisant des propagations profondes de la blennorrhagie.

Les *diathèses* qui peuvent ainsi modifier l'évolution de la maladie sont essentiellement représentées par le rhumatisme et la tuberculose. Mais je dois ajouter que les tempéraments scrofuleux et lymphatiques sont également, pour les complications blennorrhagiques, un terrain de prédilection. Sous l'influence de ces divers états généraux, les uréthrites affectent la plus grande tendance, non seulement à s'éterniser mais aussi à gagner en profondeur, à se propager à l'épididyme, à la prostate et aux vésicules séminales, enfin à la vessie. Cette remarquable influence est d'ailleurs réciproque. J'ai rencontré beaucoup de malades pour la constitution desquels la première blennorrhagie avait pour ainsi dire servi de pierre de touche. Indemnes jusque-là de toute manifestation diathésique, ils présentaient ensuite, celui-ci des attaques rhumatismales, celui-là des accidents tuberculeux, localisés ou non dans la sphère génito-urinaire: ils se voyaient, en un mot, en puissance de diathèses restées latentes auparavant.

Cela vous montre, Messieurs, que, dans l'appréciation des causes de la cystite blennorrhagique, vous devez tenir compte non seulement des diathèses dont vous retrouvez, dans les antécédents personnels ou héréditaires, les traces évidentes. mais aussi de celles qui ne se sont pas encore manifestées et qui n'ont, à proprement parler, qu'une existence virtuelle.

En voyant avec quelle fréquence et quelle facilité la cystite blennorrhagique se déclare sur certains sujets, sans provocations d'aucune sorte, quelques auteurs ont pu croire qu'elle était, pour ainsi dire, fatale, qu'elle constituait une période, une phase de la blennorrhagie, qu'elle était simplement le résultat de son extension normale aux régions profondes du canal.

Ils étaient dans l'erreur; la vessie est bien efficacement

protégée par le sphincter membraneux contre la propagation blennorrhagique, mais cette barrière anatomique dont le rôle est si réel et si remarquable ne saurait s'opposer à la propagation spontanée dans tous les cas et plus particulièrement lorsque le blennorrhagique est sous l'influence des diathèses que je vous ai signalées. Telle est cette influence, qu'en dépit de l'hygiène la mieux entendue, du traitement le plus rationnel, et même du repos complet, les sujets prédisposés, lorsqu'ils viennent à contracter une blennorrhagie, ne réussissent pas toujours à prévenir l'apparition de la cystite.

C'est aussi parce qu'il ne faisait pas une assez large place à l'influence des diathèses que M. Diday[1], dont vous connaissez la haute compétence, a pu incriminer l'usage de plus en plus répandu de la flanelle. D'après lui, elle donnerait aux jeunes gens qui en portent « un degré jadis inconnu d'impressionnabilité aux causes extérieures. » Je crois, pour ma part, que si les porteurs de flanelle sont fréquemment atteints de cystite à l'occasion d'une blennorrhagie, ce n'est pas à la flanelle qu'ils le doivent, mais plus probablement à l'influence des conditions qui les ont conduits à faire usage de ce vêtement.

C'est aussi très vraisemblablement par l'action qu'ils exercent sur les diathèses que l'humidité et le froid peuvent favoriser l'apparition de la cystite blennorrhagique ; toujours est-il que le froid et l'humidité ont sur la vessie une influence incontestable.

Telles sont, Messieurs, les particularités étiologiques propres à la cystite blennorrhagique et qui concourent à en faire un type absolument distinct. Essayons maintenant d'élucider quelques-unes des questions qu'on a soulevées, relativement à la *nature et au siège des lésions*.

Nous avons tout d'abord à nous demander si réellement les accidents désignés sous le nom de cystite blennorrhagique

1. Diday et Doyon. *Thérapeutique des maladies vénériennes.*

sont bien de nature inflammatoire, ou s'ils représentent simplement un ensemble de troubles nerveux.

C'est vers cette opinion que paraît incliner M. Diday l'éminent syphiliographe de Lyon. Considérant la rapidité habituelle du début, la disparition souvent brusque de la maladie, l'absence fréquente de sécrétion purulente, l'apyrexie qui est constante, il se demande s'il ne s'agit pas d'un spasme ou d'une contracture du col ou d'une cystalgie, c'est-à-dire d'une affection essentiellement nerveuse et non de nature inflammatoire.

Parmi toutes ces raisons je n'en vois qu'une, l'absence de secrétion purulente, qui ait une incontestable valeur. Si elle était bien démontrée, elle constituerait, en faveur de la nature non inflammatoire de la maladie, un très puissant argument.

Mais en réalité cet argument fait défaut. Sans doute si l'on examine dans le vase où on l'a recueillie une grande quantité d'urine, le liquide paraît clair et transparent, il semble qu'il ne contienne aucun produit de secrétion. Si au contraire on procède avec plus de méthode à cette recherche, si on a soin de recueillir dans deux ou trois verres à expérience l'urine d'une seule miction, on constate dans tous les cas, sans aucune exception, que les premiers jets au moins sont chargés de pus. Ce fait, qu'il est si facile de vérifier, suffit amplement pour trancher la question et ne permet de conserver aucun doute sur la nature inflammatoire de la maladie.

Je pourrais d'ailleurs invoquer encore à l'appui de cette opinion, l'origine des accidents qui relèvent très manifestement de la propagation d'une phlegmasie évidente.

Je pourrais aussi ajouter que la présence très habituelle du sang à la fin des mictions, témoigne avec force dans le même sens en donnant la preuve qu'il existe au niveau du col vésical une congestion intense.

On ne manquera pas toutefois d'objecter que c'est le pus recueilli par le lavage du canal tout entier que le premier jet apporte dans le premier verre. D'autre part, il est des cystites si passagères que l'on peut se demander comment la sécrétion du pus aurait le temps de s'élaborer.

Il ne faut donc pas repousser trop précipitamment les faits invoqués par M. Diday. Ils existent et méritent d'être examinés très attentivement. Mais ils sont, à mon avis, beaucoup plus explicables par la congestion que par l'état nerveux.

Habituels sont néanmoins les cas où une quantité très notable de pus fournit la démonstration très nette de l'inflammation, pourvu, je le répète, qu'on apporte à sa recherche la méthode nécessaire et qu'on examine à part l'urine du premier jet. Cette constatation a d'autant plus d'importance que le plus habituellement l'écoulement est devenu peu intense et que, malgré la fréquence des mictions, le pus se retrouve dans chacune.

Peut-être avez-vous remarqué, Messieurs, que je n'avais pas encore invoqué dans cette discussion les résultats des examens nécropsiques. Il semble cependant qu'il n'y ait rien de plus simple pour s'édifier complètement au sujet de la nature de la maladie, que de jeter un coup d'œil sur les pièces anatomo-pathologiques. Mais il n'est pas aussi facile que vous pourriez le croire d'utiliser les renseignements de cet ordre. D'abord les occasions en sont très rares, la maladie étant heureusement sans gravité et n'entraînant jamais la mort par elle-même. D'autre part, on sait que les inflammations catarrhales des muqueuses n'altèrent pas toujours sensiblement leur texture et laissent parfois peu de traces après la mort. On pourrait donc trouver dans certains cas peu de lésions alors même qu'il y aurait eu pendant la vie une inflammation assez intense.

Cela ne veut pas dire qu'on ne puisse et qu'on ne doive mettre à profit les observations qui ont été conduites jusqu'à l'autopsie. Nous aurons même, dans quelques instants, à revenir sur la description des lésions qui sont encore, à l'heure actuelle, beaucoup trop mal connues et réclament de nouvelles recherches. Tels qu'ils sont cependant, les faits recueillis nous donneront facilement la preuve que la cystite blennorrhagique est bien réellement de nature inflammatoire.

Mais je le répète, ce ne sont pas les lésions constatées directement sur le cadavre que nous aurons le plus souvent à étudier. Nous pourrons au contraire utiliser à chaque instant les recherches anatomo-pathologiques faites sur le vivant, recherches dont je vous ai tant de fois montré l'extrême importance en pathologie urinaire. C'est ainsi que déjà nous avons pu nous convaincre, par l'étude des produits de sécrétion, que les accidents désignés sous le nom de *cystite blennorrhagique* étaient réellement de nature inflammatoire et méritaient cette dénomination.

Il nous reste maintenant à résoudre une autre question dont l'importance est capitale et ne peut échapper à personne, c'est celle de la *localisation exacte de la maladie.* Nous en demanderons également la solution à l'investigation clinique plutôt qu'aux recherches anatomo-pathologiques proprement dites.

On a beaucoup discuté, en effet, pour savoir si la cystite blennorrhagique pouvait s'étendre à la muqueuse du corps de la vessie, ou si elle était toujours limitée à la zône cervicale. En outre, un de mes anciens internes, M. Leprévost, a soutenu dans un très bon travail[1] que la cystite blennorrhagique classique n'était autre chose qu'une uréthrite postérieure. Qu'y a-t-il de vrai dans ces différentes assertions?

Tout d'abord il est incontestable que l'inflammation blennorrhagique du corps de la vessie est beaucoup moins commune que celle qui se localise au voisinage du col. Mais on n'est pas autorisé pour cela à déclarer qu'elle n'existe pas, C'est cependant l'opinion qui a été soutenue par divers auteurs, en particulier par MM. Van Roosbroeck et Bonnière.

Le premier prétend qne le pus blennorrhagique ne peut être élaboré que dans les cryptes des muqueuses. La conjonctive et la muqueuse uréthrale en sont abondamment pour-

1. Leprévost, *Étude sur les cystites blennorrhagiques.* (*Thèse inaugurale,* 1884.)

vues ; c'est pour cela qu'elles offriraient un terrain si favorable aux inflammations blennorrhagiques. Il en serait tout autrement pour la muqueuse de la vessie qui est privée de ces cryptes.

Quant à M. Bonnière il affirme que la blennorrhagie est une lymphite spécifique contagieuse. Elle ne peut donc atteindre que les muqueuses qui possèdent un réseau superficiel sous-épithélial de canalicules lymphatiques. Ces muqueuses sont toujours tapissées par un épithélium pavimenteux ou pourvues de papilles. Ce n'est pas le cas pour la vessie ; donc elle serait réfractaire à l'inoculation blennorrhagique.

Eh bien, Messieurs, un seul fait clinique suffit pour faire justice de toutes ces vues théoriques et démontrer que l'inflammation blennorrhagique du corps de la vessie existe incontestablement.

C'est la présence dans l'urine d'une grande quantité de pus aussi bien dans le dernier verre que dans le premier. Lorsque, par suite de l'extension de la blennorrhagie, la totalité de l'urine, du commencement à la fin de la miction, offre un trouble très marqué, et cela n'a rien d'exceptionnel, il est bien évident que ce n'est plus seulement la zone voisine du col qui est en cause, mais que le corps de la vessie lui-même est intéressé. Il y a plus, l'inflammation blennorrhagique peut s'étendre plus haut encore et gagner les uretères, les bassinets et le parenchyme rénal. J'ai eu plusieurs fois l'occasion de constater cette propagation de la blennorrhagie à toute l'étendue de l'arbre urinaire.

Il n'en est pas moins vrai que, dans la grande majorité des cas, elle se cantonne au voisinage du col. Aussi peut-on admettre comme règle très générale que la cystite blennorrhagique est une cystite du col. Mais que faut-il entendre par cette expression de col de la vessie? S'agit-il de l'orifice profond du canal uréthral et de la partie voisine de la muqueuse vésicale, ou n'est-ce que cette partie du canal qui s'étend du sphincter membraneux à l'orifice vésical, et qui représente physiologiquement le véritable col de la vessie? C'est la première de ces acceptions qui est généralement admise, tandis que M. Leprévost voudrait lui substituer la seconde. Suivant lui, la cystite blennorrhagique mériterait toujours la désignation de cystite du col, mais ne serait autre chose qu'une uréthrite postérieure aiguë.

Il s'appuie sur un certain nombre d'arguments :

Le premier repose sur la recherche de la sensibilité dans les divers points de la vessie. Chez la femme atteinte de cystite blennorrhagique on pourrait introduire une sonde courbe dans le réservoir urinaire et en promener le bec au niveau du trigone sans provoquer aucune douleur. On n'en provoquerait pas davantage en comprimant la paroi vésico-vaginale entre la sonde et le doigt introduit dans le vagin.

En second lieu, M. Leprévost fait observer que l'examen méthodique du canal avec un explorateur à boule olivaire révèle constamment la présence d'un produit de secrétion muco-purulent dans l'urèthre postérieur en même temps qu'elle éveille dans tout le parcours de cette courte région une très vive sensibilité.

En troisième lieu enfin, si l'on fait uriner dans plusieurs verres des malades atteints de cystite blennorrhagique on constate le plus souvent que les premiers jets d'urine seuls sont troubles et contiennent des filaments et du pus délayé tandis que ni l'œil ni même le microscope ne parviennent à reconnaître aucun produit de sécrétion dans l'urine du milieu ou de la fin de la miction.

Les constatations faites par M. Leprévost sont nettement demonstratives au point de vue du rôle important des lésions de l'urèthre postérieur, alors même que la cystite est en pleine évolution. Mais là semble, à mon avis, s'arrêter leur signification.

L'uréthrite postérieure et la cystite sont, en effet, toujours associées et cela dans toute espèce de cystite. Je l'ai depuis longtemps démontré et je ne cesse d'en donner la preuve, car la connaissance de ce fait a la plus grande influence sur la direction de la thérapeutique. Vous ne guérissez bien la cystite que lorsque vous traitez concurremment l'uréthrite. Il est donc difficile de conclure de la constatation de l'uréthrite postérieure chez les malades qui sont atteints de cystite blennorrhagique, que les lésions qui la déterminent sont seulement uréthrales.

Les révélations de la bougie à boule qui, chaque jour, me servent à fournir la démonstration des localisations de l'uréthrite, pas plus que la présence souvent exclusive du pus dans le premier jet, ne peuvent permettre d'affirmer que la sécrétion qu'il entraîne soit purement uréthrale. L'expérience des trois verres montre que, dans les cas de cystite totale, le pus est surtout abondant dans le premier et le dernier. Il n'y a donc pas dilution, mélange intime du pus sécrété dans la vessie avec la totalité de l'urine qu'elle contient.

La recherche des localisations de la sensibilité serait beaucoup plus probante. J'aurai l'occasion d'insister plus longuement sur l'étude de la sensibilité pathologique de la vessie lorsque nous ferons la description générale des cystites. Je dois, pour le moment, me borner à vous dire, que je n'ai pas constaté cette opposition de la sensibilité vive de l'urèthre postérieur et de la quasi-insensibilité de la vessie que signale l'auteur distingué dont je discute les opinions.

Mais en dehors même de cette étude si intéressante de la provocation directe de la sensibilité vésicale, l'observation nous a depuis longtemps appris que l'uréthrite postérieure avait une physionomie clinique très distincte de celle qui caractérise la cystite. Il me paraît donc difficile d'attribuer à l'uréthrite postérieure les symptômes de l'inflammation de la vessie.

L'uréthrite postérieure, alors même qu'elle est franchement aiguë, ne donne pas lieu aux symptômes si particuliers qui caractérisent la cystite blennorrhagique. Toutes les fois que nous voyons une orchite ou une prostatite compliquer la blennorrhagie, nous avons cliniquement la preuve qu'il existe une uréthrite postérieure plus ou moins aiguë. Cependant nous savons bien que ces complications ne s'accompagnent pas des troubles fonctionnels habituels à ce que nous désignons sous le nom de cystite blennorrhagique. C'est à peine si on note passagèrement des envies d'uriner un peu plus fréquentes; et encore ce signe fait-il défaut dans un très grand nombre de cas. La propagation de la blennorrhagie à l'urèthre postérieur peut même être à ce point silencieuse que souvent elle passe inaperçue jusqu'à ce qu'elle soit mise en évidence ou par l'exploration spéciale que vous me voyez si souvent employer, ou par l'épreuve du traitement. Dans certains écoulements, en effet, le traitement ne devient efficace que le jour où on ne se borne plus à modifier l'urèthre antérieur, mais où on porte les médicaments dans l'urèthre postérieur. L'uréthrite postérieure existe donc sans s'accompagner des symptômes de la cystite du col, ce qui déjà suffirait pour démontrer que les deux affections ont une existence indépendante et ne se confondent pas.

L'histoire du traitement de la cystite blennorrhagique nous fournit encore d'autres arguments de très haute valeur à l'appui de la même opinion. Si la cystite blennorrhagique n'était qu'une uréthrite postérieure, elle pourrait guérir sous la seule influence des instillations argentiques faites exclusivement dans l'urèthre postérieur et sans évacuation préalable de la vessie. Il n'en est rien. Lorsqu'on les pratique de la sorte, on n'obtient que peu ou point d'amélioration. Mais si on a soin de faire uriner le malade auparavant, on assiste souvent à une modification très rapide. Cela s'explique par ce fait dont je vous ai bien souvent parlé, que tout liquide déposé dans l'urèthre postérieur reflue facilement à l'entrée de la vessie. Lorsque celle-ci contient de l'urine, le médiment est aussitôt neutralisé et n'entre même pas en contact avec la paroi. Au contraire, lorsque la vessie est vide, la région voisine du col, surtout à la partie inférieure, est facilement atteinte et modifiée. Or, si la cystite blennorrhagique résiste aux instillations faites dans l'urèthre postérieur, la vessie étant pleine, tandis qu'elle cède aussitôt qu'elles sont faites en vessie vide, n'est-ce pas la preuve absolue que l'inflammation n'est pas exclusivement limitée à l'urèthre postérieur et qu'elle s'avance plus ou moins dans la cavité vésicale.

D'autre part, les autopsies quoique rares, peuvent nous permettre de constater quelquefois *de visu*, le siège en même temps que la nature des lésions ; elles méritent donc d'être utilisées pour cette recherche importante de la localisation de la maladie.

Je vous rappellerai surtout quatre ou cinq faits que nous avons eu récemment l'occasion d'observer.

Le premier nous a été fourni par un malade dont je vous parlerai prochainement à l'occasion des suppurations de la prostate compliquées de pyohémie. La région du col, le trigone vésical ainsi que le bas-fond, étaient tapissés de petites végétations fongueuses et rougeâtres. Très nombreuses et pressées les unes contre les autres, elles formaient une sorte de gazon touffu qui masquait l'orifice des uretères sans cependant les obstruer. A l'examen microscopique, on constatait des lésions si prononcées de la muqueuse qu'on ne pouvait plus distinguer sa couche profonde de la tunique celluleuse sous-jacente. Celle-ci était elle-même le siège d'une inflammation très intense, ayant abouti à la formation de petits abcès sur quelques points superficiels. Enfin, il existait une infiltration de leucocytes entre les faisceaux de la tunique musculaire et cette infiltration s'étendait jusque dans les couches les plus externes pour atteindre en quelques points la couche sous-séreuse.

Le second malade a succombé, le 18 janvier 1885, dans mon service, après avoir été successivement opéré par la boutonnière périnéale et par l'incision hypogastrique pour des hématuries et des douleurs si intenses qu'elles avaient fait croire à un néoplasme. L'origine des accidents datait de près de 20 ans. A l'autopsie, nous avons trouvé les lésions d'une cysto-pyélo-néphrite pseudo-membraneuse de nature blennorrhagique. Comme vous pouvez le voir en jetant un coup d'œil sur les pièces que je vous présente, la vessie est petite et la presque totalité de sa surface interne est recouverte de mamelons de dimensions variables allant jusqu'à un pois et même davantage. Dans l'intervalle de ces mamelons, et à leur surface, existe un grand nombre de saillies plus petites de sorte que toute la surface interne de la vessie est très inégale et offre une apparence presque fongueuse. Elle est d'une coloration ardoisée. Par places, et dans une assez grande étendue, elle est recouverte d'exsudats gris jaunâtres qui tranchent sur la coloration générale sombre de la vessie. Ces exsudats sont très adhérents à la muqueuse vésicale. On peut cependant les en détacher et l'on trouve au-dessous la muqueuse non ulcérée. En prenant la paroi vésicale entre les doigts, on constate, qu'en plusieurs endroits, elle contient des nodules qui en augmentent l'épaisseur et la consistance. A la coupe, ces noyaux crient sous le scalpel et offrent une couleur grisâtre ou jaunâtre. Examinés au microscope par M. le docteur de Gennes, ils ne contiennent ni tubercule ni cancer. Il y a simplement inflammation interstitielle de la vessie avec néoformation de faisceaux musculaires. Mais le travail inflammatoire s'est étendu jusqu'à la couche péritonéale, car le grand épiploon a contracté des adhérences avec le sommet du réservoir. On constate, d'ailleurs, des lésions plus ou moins analogues à celles de la vessie dans toute l'étendue de l'arbre urinaire, c'est-à-dire dans les uretères, dans les bassinets et les calices.

Le troisième des faits que je voulais vous rappeler est celui du malade qui occupait le n° 16 de la salle Saint-Vincent et sur lequel vous m'avez vu pratiquer, en juillet dernier, la taille hypogastrique pour une cystite blennorrhagique ancienne et rebelle à tous les traitements usités. Je vous ai signalé, au cours de l'opération, la localisation des lésions qui occupaient le col et le trigone. Elles consistaient en un épaississement très marqué de la muqueuse dont la surface était hérissée de petites saillies ou végétations. Grâce à la suspension de la vessie, à l'écartement convenable des lèvres de la plaie et à l'éclairage artificiel, j'ai pu très bien voir et montrer à plusieurs d'entre vous, avec autant de netteté que sur une table d'amphithéâtre, l'aspect remarquable de cette muqueuse chroniquement enflammée. J'ai même excisé plusieurs de ces végétations qui, étudiées au microscope, présentaient la structure des bourgeons charnus.

Vous avez pu récemment (6 janvier 1886) recueillir un nouveau fait absolument comparable auquel j'ai déjà fait allusion tout à l'heure. Il s'agissait encore d'un cas de cystite blennorrhagique invétérée s'accompagnant de douleurs excessives. J'ai cru devoir pratiquer l'incision sus-pubienne. Après ouverture de la vessie, j'ai fait constater à ceux qui m'entouraient que toute la surface interne de l'organe était le siège d'une vive rougeur, mais qu'au niveau du trigone et du col il existait en outre des granulations qui donnaient à la muqueuse l'aspect d'une peau de chagrin.

Enfin, chez un jeune homme que je viens d'opérer par la voie périnéale (25 janvier), le doigt promené dans la vessie, percevait très nettement la présence de granulations très accusée, sur toute l'étendue de sa surface interne.

Dans ces cinq cas il nous a donc été possible de constater directement le siège des lésions sur le col et leur extension au trigon vésical et même à toute l'étendue de l'arbre urinaire; de plus, nous avons noté en passant l'aspect végétant particulier que présentait la muqueuse au niveau des points les plus malades.

J'ai pensé qu'il était intéressant de vous signaler cette tendance aux végétations que j'ai rencontrée dans ces cas. Mais je m'empresse d'ajouter qu'on n'est pas autorisé à baser sur ces faits une description générale. Les cas où l'on peut ainsi étudier directement, soit à l'autopsie, soit pendant une opération, les lésions de la cystite blennorrhagique se présentent dans des conditions d'ancienneté et de gravité qui ne permettent pas de les assimiler à ceux que nous rencontrons et que nous guérissons tous les jours dans la pratique.

Pour ces derniers, c'est-à-dire pour la cystite blennorrhagique aiguë, nous sommes obligés de reconnaître que l'amtomie pathologique n'est pas encore faite. Nous pouvons même ajouter qu'il est très difficile de la faire directement, puisque la maladie n'est pas une cause de mort et que les cas invétérés seuls relèvent d'une opération telle que l'incision hypogastrique. Aussi est-ce à l'investigation clinique et à l'analogie que nous devons les plus positives des notions que nous possédons sur les altérations de la forme aiguë.

C'est une raison de plus pour que nous tenions le plus grand compte des constatations directes, quelque rares qu'elles soient, même lorsqu'il s'agit de cas anciens. Elles témoignent, en effet, de la réalité d'une lésion et elles montrent une localisation spéciale qui n'est pas limitée à l'urèthre postérieur. Pour le moment et au point de vue spécial qui nous occupe et qui se rapporte à l'existence et au siège des lésions plutôt qu'à leur description complète, cette double donnée me paraît très précieuse. Recueillie sur des cas anciens, elle est sans doute également applicable aux cas récents. Il est, en effet, très raisonnable de penser que les localisations inflammatoires se font dès le début dans la vessie, puisque, le temps aidant, on les y constate à un si haut degré.

Si toutefois ces constatations directes par les autopsies ou les opérations, tout en établissant l'extension des lésions de la cystite blennorrhagique au delà des limites de l'urèthre postérieur, paraissaient trop rares pour entraîner à elles seules la conviction, nous pourrions encore invoquer la localisation des lésions dans une autre forme de cystite où l'on a plus souvent à pratiquer l'autopsie : la cystite tuberculeuse. Nous verrons bientôt que les granulations ou les ulcérations qui caractérisent cette dernière ont leur siège de prédilection sur le col proprement dit ou dans la partie voisine de la vessie, beaucoup plus rarement dans l'urèthre postérieur. Or, comme la cystite blennorrhagique affecte souvent, à s'y méprendre, les allures symptomatiques de la cystite tuberculeuse, il n'est pas vraisemblable que ses lésions aient une localisation différente.

Ainsi, Messieurs, des longues discussions qui précèdent,

nous avons surtout à retenir que la cystite blennorrhagique est autre chose qu'une uréthrite postérieure aiguë. Elle est essentiellement une cystite du col. Elle s'accompagne toujours d'uréthrite postérieure de sorte que, dans le traitement, il est indispensable de modifier à la fois l'urèthre postérieur et le col, et cela lui est commun avec toutes les espèces et variétés de cystite. Elle s'étend fréquemment au trigone et au bas-fond de la vessie. Enfin, elle peut se généraliser à l'organe tout entier et même se propager par les uretères jusqu'à la substance rénale.

J'arrive maintenant à l'étude des *symptômes* de la cystite blennorrhagique. Elle offre les plus grandes différences d'intensité de telle sorte que les cas les plus bénins peuvent, pour ainsi dire, passer inaperçus, tandis que les plus graves se présentent avec des apparences très menaçantes.

Certains malades sont, en effet, dans une situation des plus lamentables. Chaque miction est pour eux une torture; elle est suivie des épreintes les plus pénibles avec irradiations douloureuses dans le périnée, la verge, le bas-ventre, les testicules. Les plus grands efforts n'aboutissent, d'ailleurs, qu'au rejet d'une très petite quantité d'urine dont les dernières gouttes sont constituées par du sang pur. L'angoisse vraiment cruelle qui succède à chaque miction se prolonge après elle et s'atténue très lentement Aussi n'a-t-elle pas eu le temps de se calmer que déjà de nouveaux besoins reparaissent absolument impérieux et irrésistibles. On rencontre des malades qui urinent ainsi tous les quarts d'heure et même toutes les cinq minutes. Il en résulte qu'ils sont complètement privés de sommeil et d'appétit, et qu'ils dépérissent à vue d'œil. On les trouve sans cesse dans la posture de la miction, poussant des plaintes, le visage anxieux, congestionné, inondé de sueur. Et cependant, au milieu de ces manifestations si effrayantes, la fièvre fait complètement défaut, ce qui suffirait à dissiper toutes les craintes qu'on aurait pu concevoir.

A ces cas graves, il convient d'opposer ceux qui s'installent au contraire avec des allures si modestes que beaucoup de malades eux-mêmes ne soupçonnent pas leur affection. Ils n'ont pas d'envies sensiblement plus fréquentes et ne sont pas obligés de se lever la nuit ; ils éprouvent à peine une sensation tant soit peu désagréable en finissant d'uriner ; les dernières gouttes ne sont jamais teintées de sang. On ne trouve qu'un seul symptôme, la présence d'une faible quantité de pus dans l'urine, et ce caractère ne devient évident que si on procède méthodiquement à l'examen en recueillant l'urine dans un ou plusieurs verres à expériences.

Entre ces deux extrêmes se placent une multitude d'intermédiaires. Je dois dire cependant que le plus ordinairement ce sont les cas de moyenne intensité qu'on rencontre. Chacun des symptômes, sans acquérir une excessive gravité, s'accuse très nettement et cela presque d'emblée, c'est-à-dire dans l'espace de quelques heures à partir du début. Les envies d'uriner sont fréquentes et impérieuses. Elles reparaissent toutes les deux heures ou toutes les heures. Elles sont suivies d'une sensation de ténesme et de gêne périnéale qui ne se prolonge pas plus de quelques minutes. Les dernières gouttes sont plus ou moins teintées de sang. Enfin, l'urine est trouble et contient une quantité variable de pus.

L'hémorrhagie terminale est très fréquente. Il est assez rare qu'elle fasse défaut. Aussi a-t-on pu dire que la cystite blennorrhagique était essentiellement hémorrhagique. Dans certains cas, le sang est rejeté en grande abondance. Il paraît mélangé à la presque totalité de l'urine. Mais ce sont toujours les dernières gouttes qui en sont le plus chargées Cela tient à ce que la muqueuse du col est toujours fortement exprimée par la contraction qui accompagne les derniers coups de piston.

On apprécie facilement l'inégal mélange du sang à l'urine aux divers moments de la miction en recueillant successivement dans trois verres le produit d'une seule émission. C'est en même temps le meilleur moyen de constater la présence du pus que masquerait facilement la coloration sanguinolente, si l'on examinait dans un seul vase la totalité de l'urine. En général, c'est celle du premier jet, celle qu'on recueille dans le premier verre qui contient le pus; il y en a peu ou pas dans le second verre qui déjà peut commencer à prendre une teinte rougeâtre; le dernier verre enfin est franchement mélangé de sang. Lorsque le sang est abondant il peut arriver que le premier jet contienne un caillot allongé qui représente le sang resté dans le canal après la dernière miction.

Mais je n'ai jamais vu la vessie se remplir de caillots, comme cela peut s'observer quelquefois dans certaines autres formes de cystite, par exemple dans celle des tuberculeux et des prostatiques et surtout dans les affections néoplasiques.

La présence du pus, je vous le répète, peut être constatée ordinairement dès le début et parfois en grande abondance, tandis que, dans certaines autres formes de cystite, la tuberculeuse en particulier, ce phénomène n'apparaît qu'en second lieu ou même tardivement.

Le plus souvent, vous disais-je tout à l'heure, c'est exclusivement dans l'urine du premier verre qu'on trouve le pus. Mais cette règle est loin d'être sans exception. Vous rencontrerez d'autres cas nombreux où le pus existe à la fois dans le premier et dans le troisième verre, tandis que le second, celui qui contient l'urine du milieu de la miction en est plus ou moins dépourvu. Vous en rencontrerez d'autres enfin où la totalité de l'urine est chargée de pus en proportions plus ou moins fortes. Il est assez ordinaire dans ces derniers cas que l'hématurie terminale disparaisse.

Lorsqu'il n'existe du pus que dans l'urine du premier verre, on peut, à l'exemple de M. Leprévost, se demander s'il ne provient pas exclusivement de l'urèthre postérieur. Vous le savez, ce n'est pas mon avis. Je pense qu'il est aussi et principalement fourni par la muqueuse du col. Ce qui le prouve, c'est la comparaison de la quantité et de l'aspect du pus contenu dans l'urine du premier jet, d'une part sur un malade affecté d'uréthrite postérieure, d'autre part sur un malade atteint de cystite blennorrhagique. Dans l'un et l'autre de ces verres on retrouve des grumeaux et des filaments de volume et de longueur variables; ils sont le fait de l'uréthrite postérieure qui accompagne, je vous l'ai dit, toutes les variétés de cystite; ils sont constitués par du pus que le mucus uréthral agglutine en masses plus ou moins cohérentes, plus ou moins allongées. Les deux verres contiennent en outre du pus très ténu, très délié qui, par le repos, se dépose en une couche régulière au fond du verre, mais qui, par l'agitation, se mélange très facilement à l'urine, en lui communiquant une légère teinte trouble. Ce pus non agglutiné par le mucus, n'existe jamais qu'en très petite quantité dans les cas d'uréthrite. Il est toujours beaucoup plus abondant dès que l'inflammation gagne le col de la vessie.

S'il est vrai que la présence du gonococcus de Neisser dans les produits de sécrétion, caractérise toute inflammation d'origine blennorrhagique, et cela paraît se confirmer de plus en plus, on doit pouvoir le retrouver dans le dépôt de l'urine en l'examinant avec toutes les précautions voulues. Cette constatation pourrait, dans les cas douteux, acquérir une grande importance diagnostique. Elle serait à la cystite blennorrhagique ce que le bacille de Koch est à la cystite tuberculeuse. Mais, jusqu'à ce jour, les recherches de cette nature ne sont pas entrées dans la pratique journalière, et pour ma part je ne les ai pas encore suffisamment utilisées pour en connaître la valeur exacte.

Il est intéressant de se demander ce que devient, au milieu de toutes les manifestations de la cystite, l'écoulement uréthral, qui en a été le point de départ. J'ai déjà eu l'occasion de vous dire que, le plus ordinairement, la complication vésicale survenait au moment où la blennorrhagie arrive naturellement au cul-de-sac du bulbe, c'est-à-dire aux portes de l'urèthre postérieur et de la vessie et où elle tend spontanément à guérir.

Aussi la diminution signalée par les auteurs n'a-t-elle rien qui doive nous surprendre. Elle paraît encore plus prononcée qu'elle n'est en réalité et donne même quelquefois l'illusion d'une guérison complète. Cela tient à ce que la fréquence des mictions ne permet plus à la sécrétion uréthrale d'être assez abondante pour se manifester d'elle-même. Il est donc bien superflu d'invoquer des phénomènes de métastase ou de compensation pour expliquer cette apparente disparition de l'uréthrite qui marque le début des accidents vésicaux. Cette disparition n'est ordinairement qu'apparente; on en a la preuve lorsque la cystite cesse ou diminue : alors en général on voit reparaître la blennorrhée.

C'est si bien ainsi que les choses se passent, qu'on voit l'écoulement persister même avec abondance, lorsque la cystite survient à une époque où la blennorrhagie est encore très aiguë et où la sécrétion est trop prononcée pour pouvoir être masquée par la fréquence des mictions.

En terminant cette étude des symptômes de la cystite blennorrhagique, je dois vous signaler *deux ordres d'accidents*, les uns de rétention, les autres d'incontinence sur lesquels M. Leprévost a cru devoir insister.

Les premiers s'expliquent par la contracture du sphincter uréthral que provoquent si facilement par acte réflexe toutes les irritations du col de la vessie. Cette contracture peut être portée au point de constituer une sorte de tétanie uréthrale, suivant l'expression de M. Mauriac, et de provoquer la rétention complète. Elle peut opposer un obstacle invincible au cathétérisme, mais elle ne fait que temporairement obstacle à l'émission des urines.

Plus souvent la rétention serait incomplète. On pourrait s'en assurer en pratiquant le cathétérisme aussitôt après une miction. Elle entretiendrait alors du côté de la vessie et de la partie supérieure de l'arbre urinaire des phénomènes congestifs favorisant l'extension du processus inflammatoire. En ce qui me concerne, je dois avouer que je n'ai eu que rarement l'occasion de constater cette forme de rétention; je ne la crois pas habituelle, mais les cas qu'il m'a été permis d'observer montrent toute la valeur du fait signalé par mon ancien et très distingué interne.

Les accidents d'incontinence, consistent à proprement parler dans une fausse incontinence. Ce n'est pas à l'insu des malades que l'urine s'échappe, mais malgré les efforts qu'ils font pour la retenir. Les besoins sont tellement impérieux qu'ils sont obligés de les satisfaire sur-le-champ et ne peuvent prendre le temps ni de se rendre au water-closet ni même quelquefois de faire usage du vase qu'ils ont cependant à portée de leur main. Leurs vêtements sont alors continuellement mouillés, ce qui devient pour eux un grand sujet de tourment. Il est toutefois exceptionnel que l'intolérance de la vessie soit portée à ce point. Ordinairement, tout en étant très impérieux, les besoins d'uriner permettent au malade de résister quelques instants et d'éviter des surprises aussi désagréables.

Pourquoi observe-t-on tantôt la rétention et tantôt l'incontinence, c'est-à-dire tantôt le spasme ou la contracture et tantôt la parésie ? Il est assez difficile de le dire avec précision, mais depuis longtemps le fait nous était connu. Si la loi de Stokes nous a appris que les muscles sous-jacents aux muqueuses enflammées sont le plus souvent paralysés, nous savons aussi qu'ils peuvent, dans certains cas, être surexcités et contracturés.

Les *phénomènes généraux* qu'on observe dans la cystite blennorrhagique sont exclusivement liés à la douleur, à l'excitation nerveuse, à l'insomnie dont elle est la cause. Mais quelle que soit l'apparente gravité de la maladie, jamais elle ne s'accompagne de fièvre, à moins qu'elle ne soit compliquée de prostatite ou de néphrite. L'apparition de la fièvre est toujours le signal d'une complication dont la recherche est nécessaire.

La *marche* de la maladie est des plus variables.

Dans certains cas, elle n'a qu'une durée très éphémère, elle constitue seulement un orage très passager qui se dissipe au bout de quelques jours ou même de quelques heures. La douleur et le sang n'apparaissent jamais qu'à un très petit nombre de mictions. A peine le malade a-t-il eu le temps de s'effrayer que déjà tout est rentré dans l'ordre.

Le plus souvent la maladie se prolonge davantage et dure une quinzaine de jours. Puis, progressivement, chacun des symptômes diminue d'intensité et finit par disparaître complètement. Mais bien que cette heureuse terminaison soit la plus fréquente, on rencontre encore un trop grand nombre d'exceptions à cette règle et on observe le passage à l'état chronique.

Le *pronostic* de la cystite blennorrhagique est donc sérieux et d'autant plus que la santé antérieure du malade aura été moins bonne. Il n'est sérieux d'ailleurs dans la très grande majorité des cas, qu'en raison de la facilité des récidives, du passage à l'état chronique, et de la difficulté d'obtenir dans ces cas une guérison bien radicale.

L'évolution de la cystite blennorrhagique est remarquablement influencée par le *traitement*. Il n'est peut-être aucune autre forme de cystite sur laquelle nous puissions exercer une action aussi décisive.

Mais cette action est bien différente suivant les moyens employés. Il n'est pas rare, en effet, que les ressources de l'hygiène la mieux entendue et du traitement médical le plus approprié restent sans résultats ; il n'est pas rare que la maladie résiste aux tisanes, bains, cataplasmes et autres agents de la médication émolliente, aux balsamiques à haute dose, aux calmants et en particulier aux préparations belladonées qui cependant peuvent rendre de très grands services. Au contraire, il est un moyen qui, même dans les cas chroniques les plus rebelles, fournit d'excellents résultats, mais qui donne ses effets les plus remarquables dans la période aiguë ; je veux parler des instillations argentiques vésicales. Déjà plus d'une fois j'ai eu l'occasion de vous signaler des cas de guérisons remarquables dues à l'emploi de ce moyen et d'étudier avec vous les principes et les règles de son application. J'y reviendrai encore à l'occasion du traitement des cystites en général, et je vous montrerai que ce n'est pas seulement dans la forme de cystite qui nous occupe en ce moment, que ces instillations peuvent être utilisées, mais qu'elles ont une action très heureuse dans presque toutes les affections inflammatoires de la vessie.

Dans la cystite blennorrhagique, leur influence est si remarquable qu'elle peut servir de critérium pour le diagnostic dans certains cas douteux, dans les *cas limites* où il est difficile de savoir au premier abord si on est en présence d'une cystite tuberculeuse ou d'une cystite blennorrhagique. Dans le premier cas, elles sont inutiles ou même nuisibles, tandis que, dans le second, elles sont, le plus ordinairement, d'une efficacité incontestable et rapide.

Cependant, comme le traitement médical peut amener la guérison, il est loisible de l'employer tout d'abord. Mais il faut bien savoir qu'il est de beaucoup inférieur aux instillations, et que ces dernières guérissent d'autant plus vite qu'elles sont utilisées plus près du début. Dans les formes subaiguës ou chroniques elles peuvent encore donner les résultats les plus satisfaisants, mais elles n'ont plus la même rapidité d'action que dans les cas les plus aigus et il est nécessaire de les combiner avec les lavages.

Je dois même ajouter que vous pourrez rencontrer des cas très anciens de cystite blennorrhagique dans lesquels les instillations elles-mêmes sont impuissantes. Ce sont probablement des cas où l'ancienneté de la maladie a déterminé des lésions si étendues en profondeur que le nitrate ne peut plus les atteindre et les modifier. Alors, il devient quelquefois nécessaire d'utiliser des moyens plus énergiques, tels que l'incision de la vessie. Cette dernière permet d'exercer une action directe, grattage ou cautérisation sur les points malades et assure en même temps le repos absolu de l'organe malade, repos si précieux pour la guérison de tant d'affections chirurgicales.

Mais je me borne, pour le moment, à ces indications générales, ne voulant pas empiéter davantage sur la question du traitement des cystites qui sera plus tard étudiée dans tous ses détails.

Je tiens cependant à ne pas terminer ces notions générales sur le traitement sans insister sur les conditions créées par les récidives si nombreuses de la cystite blennorrhagique et par son fréquent passage à l'état chronique, à un état réfractaire, dans certains cas, à tout traitement médical. Il est donc important de ne pas négliger la poursuite complète, l'extinction absolue dans les cas aigus et de ne pas hésiter, pour arriver à ce but si nécessaire, à recourir avec toute la méthode et la persévérance voulues au traitement local; il est nécessaire, si l'on veut sauvegarder l'avenir, de ne pas trop compter sur le seul traitement médical. Vous serez d'autant plus autorisés à vous inspirer de ces principes que le traitement local est facile à appliquer et n'entraîne aucun inconvénient qui puisse faire hésiter à y recourir.

VINGT ET UNIÈME LEÇON

DES CYSTITES

(suite.)

II. — CYSTITE TUBERCULEUSE.

Aperçu historique. — Rareté de la forme secondaire à la tuberculose pulmonaire et fréquence de la forme primitive. Existence habituelle de manifestations de même nature, éteintes ou en voie d'évolution, latentes ou faciles à constater en d'autres points de l'économie : os, articulations et surtout appareil génital. Absence de généralisation. Développement initial des tubercules, apparition consécutive de la cystite.

Étiologie. — Absence de toute cause appréciable. Influence de l'âge, du sexe. Prédisposition souvent révélée par les antécédents personnels ou héréditaires, par divers troubles urinaires. Causes occasionnelles : excès, refroidissement, blennorrhagie. Discussion de l'hypothèse de l'infection tuberculeuse par les rapports sexuels. La contagion génitale n'est pas prouvée.

Anatomie pathologique. — Début par des granulations grises qui plus tard se ramollissent et s'ulcèrent. Lésions inflammatoires secondaires de la muqueuse, de la couche musculeuse, et quelquefois de la couche celluleuse périvésicale. D'où la production de phlegmons, abcès et fistules s'ouvrant à distance. Accumulation des lésions au voisinage du trigone et du col. Coïncidence fréquente de lésions uréthrales de même nature, surtout dans la traversée prostatique. Quelquefois fonte tuberculeuse de la prostate. Tuberculose secondaire des uretères, des bassinets, des calices, des reins.

Symptomatologie. — Période initiale. Envies d'uriner fréquentes et impérieuses poussées parfois jusqu'à l'incontinence. Hématuries précoces et spontanées d'origine congestive.

Période d'état. Diminution et disparition des hématuries. Mictions de plus en plus fréquentes et impérieuses. Phénomènes douloureux. Spasme uréthral. Difficultés de la miction; rétention et incontinence. Présence du pus dans l'urine; ses caractères, son abondance. Rareté de la transformation ammoniacale en rapport avec la diminution de l'azoturie, avec ou sans lésions rénales. Polyurie limpide et polyurie trouble. Présence et valeur séméiologique du bacille de Koch dans le dépot de l'urine : précautions nécessaires pour sa recherche. — Des signes physiques : blennorrhagie tuberculeuse, excroissances polypiformes du méat chez la femme. Renseignements fournis par le toucher rectal ou vaginal et la palpation hypogastrique, ainsi que par le cathétérisme, sur la sensibilité, l'épaississement des parois, l'évacuation incomplète de la vessie.

Diagnostic. Diagnostic de la maladie elle-même par la marche et la combinaison de ses divers symptômes, par l'étude complète du malade, ses antécédents héréditaires ou personnels et surtout ses manifestations actuelles du côté de la sphère génitale, par la recherche des bacilles, par l'absence de causes et la prolongation non motivée des accidents.

Diagnostic différentiel avec les rétrécissements, le spasme et la contracture du col, les calculs de la vessie, l'hypertrophie de la prostate, les néoplasmes vésicaux.

Diagnostic du siège et du degré des lésions, de leur extension à la prostate, au rein.

Traitement. — Médical : son importance, ses indications. — Médications de la diathèse et des principaux symptômes.

Chirurgical : cathétérismes, instillations, lavages presque toujours contre-indiqués. — Opératoire ; rareté de ses indications. Son double but : 1° supprimer les fonctions de la vessie ; 2° traiter directement ses lésions.

Messieurs,

Sans être aussi commune que la cystite blennorrhagique à laquelle j'ai consacré la dernière leçon, la cystite tuberculeuse s'observe aussi très souvent dans la pratique. Dans l'immense majorité des cas, les inflammations vésicales des adolescents et des adultes reconnaissent l'une ou l'autre de ces deux origines; il est bon de ne pas l'oublier. La tuberculose urinaire doit être considérée comme une des localisations les plus fréquentes en même temps que les plus sérieuses et les plus intéressantes de l'affection tuberculeuse. L'étude des tuberculoses locales a pris aujourd'hui une très grande importance. Il n'est pas sans intérêt de rappeler que la tuberculose vésicale est parmi elles une des premières en date.

Au point de vue anatomo-pathologique, elle a été depuis longtemps mentionnée d'abord, puis très bien étudiée. Les travaux de Bayle (an XI), Laënnec (1819), John Howship (1823), Larchier (1827), Ammond de Dresde (1834), Bermond de Montpellier (1837); les traités de Boyer, Cruveilhier, Rayer, Barthez et Rilliet, Andral, Louis, Dufour, Lancereaux, enfin, de nombreuses présentations à la société anatomique, dont les plus importantes datent, il est vrai, de ces quinze dernières années, ont largement contribué à nous bien faire connaître les lésions de la cystite tuberculeuse.

J'ajouterai que vous pourrez examiner avec fruit, dans ma collection, au musée de Necker, un grand nombre de pièces remarquables qui ont été recueillies et préparées, sous ma direction, depuis bientôt vingt ans, par les soins de mes internes. Les observations des malades sont consignées dans un registre spécial et vous faciliteront l'intelligence des pièces.

Mais si l'étude des lésions a été poursuivie sur le cadavre avec le plus grand zèle, on ne peut se défendre d'une vive surprise lorsqu'on s'aperçoit que l'étude clinique, loin de suivre pas à pas les progrès de l'anatomie pathologique, était encore à peine ébauchée, il y a une quinzaine d'années. C'est pour ce motif que je me suis particulièrement attaché, depuis que je dirige la salle des voies urinaires de cet hôpital, à vulgariser, soit par mes propres travaux, soit par ceux de mes élèves (Tapret, Guébhard, Monod, Hache, Boursier[1]), tout ce qu'une observation déjà longue m'a appris au sujet de la symptomatologie, de l'évolution clinique et du diagnostic de la tuberculose urinaire. Ces efforts ont été couronnés de succès et j'ai aujourd'hui la précieuse satisfaction de constater que l'impulsion partie de notre service n'a pas médio-

1. Vous trouverez dans la thèse de M. le Dr Boursier, l'un de mes anciens internes (*De la tuberculose de la vessie*, 15 février 1886), un résumé très consciencieux et très complet de tous les travaux publiés sur cette question.

crement contribué à fixer les idées sur ce point important de la pathologie urinaire et à répandre les connaissances que nous avons acquises.

On a dit que le développement des tubercules dans la vessie pouvait survenir dans deux conditions absolument différentes, d'une part, comme complication plus ou moins tardive, comme épiphénomène en quelque sorte, chez un tuberculeux avéré, d'autre part, comme unique, première ou principale manifestation de la diathèse. De là, deux grandes formes de tuberculose urinaire, l'une secondaire, l'autre primitive. Dans le premier cas, on admet que la détermination rénale ou vésicale est reléguée à un plan tout à fait secondaire, qu'elle cède le pas aux accidents pulmonaires ou autres qui la masquent ou tout au moins diminuent son intérêt; en un mot, qu'elle appartient plutôt à la pathologie commune qu'à la pathologie spéciale. Dans le second, elle représente non plus un épiphénomène pathologique, mais une véritable entité morbide, et mérite, par l'importance de ses lésions, aussi bien que par l'intensité de ses symptômes, d'attirer tout particulièrement l'attention.

Il est vrai que ces deux formes peuvent se rencontrer, mais avec une fréquence très inégale. Consultez vos souvenirs, et vous reconnaîtrez qu'il est exceptionnel de voir les vrais phthisiques présenter, à un moment quelconque, des manifestations tuberculeuses du côté de la vessie. Il est de règle, au contraire, que les sujets atteints de tuberculisation urinaire n'offrent absolument aucune lésion pulmonaire ou seulement des lésions très insignifiantes et qui ne méritent en aucune façon d'entrer en parallèle avec celles de la vessie. Les exceptions sont rares. J'ajouterai même que la maladie évolue complètement d'habitude, sans offrir aucune tendance à la généralisation, sans cesser d'être une tuberculose locale. C'est là, précisément, l'un des caractères auxquels la cystite tuberculeuse doit la plus grande partie de son intérêt clinique. Il n'en serait plus de même si elle était ordinairement précédée ou accompagnée du cortège symptomatique de la phthisie pulmonaire.

La grande loi qu'avait énoncée Louis, à savoir : qu'il n'y a jamais de tubercules dans un organe après l'âge de quinze ans, sans qu'il y en ait aussi dans le poumon, se trouve donc ainsi nettement infirmée. Elle a contre elle un très grand nombre d'observations que l'on n'a peut-être pas toujours conduites jusqu'à l'autopsie, mais où l'on a cliniquement noté l'intégrité absolue des poumons, malgré les recherches stéthoscopiques les plus minutieuses et les plus patientes. L'anatomie pathologique elle-même ne lui fournit pas un bien meilleur appui, quoiqu'elle ait permis, dans un certain nombre de cas, de constater la présence de quelques tubercules pulmonaires dont les recherches cliniques n'avaient pas révélé l'apparition.

Mais bien que la tuberculose vésicale soit incontestablement rare chez les phthisiques et qu'elle parcoure même le plus souvent toute son évolution sans s'accompagner d'aucune lésion pulmonaire, on aurait tort de conclure qu'elle est ordinairement primitive dans le sens absolu de cette expression. Elle n'est pas primitive parce que, bien souvent, les sujets qui en sont atteints présentent comme manifestation antérieure ou concomitante, guérie ou non, quelque affection osseuse, articulaire ou autre, de nature scrofuleuse ou tuberculeuse; elle n'est pas primitive parce que, dans la très grande majorité des cas, il est déjà possible de rencontrer dans l'épididyme, le cordon et surtout les vésicules séminales ou la prostate, des noyaux indurés caractéristiques, lorsque se produisent les premiers symptômes du côté de la vessie. Ces coïncidences de lésions tuberculeuses en d'autres points de l'économie et particulièrement dans l'appareil génital sont même bien plus souvent antérieures que consécutives. Elles n'en ont que plus d'intérêt au point de vue clinique. Aussi, les retrouverons-nous très utilement à l'occasion du diagnostic, lorsque nous serons en présence de difficultés plus ou moins sérieuses. L'existence ou l'absence de toute manifestation extravésicale et surtout, je le répète, dans la sphère génitale, sera de nature à exercer une très légitime influence sur notre jugement.

D'un autre côté, avant d'en finir avec ces remarques préliminaires et d'aborder l'histoire de la maladie que nous avons à étudier aujourd'hui, je tiens encore à vous faire observer que les expressions : tuberculose vésicale et cystite tuberculeuse, souvent employées l'une pour l'autre dans le langage médical, ne sont pas véritablement synonymes. La tuberculose vésicale est ordinairement la première en date. C'est à elle qu'il faut attribuer certaines contractures du col que beaucoup d'auteurs considèrent comme idiopathiques, c'est à elle aussi que se rattachent ces hématuries prémonitoires, isolées de tout autre symptôme, qui ouvrent souvent la marche des accidents et offrent tant d'analogie avec les hémoptysies précoces de la phthisie pulmonaire. Dans la vessie comme dans le poumon, en effet, le développement du tubercule est très habituellement le fait initial, et c'est plus tard seulement que ce tubercule, se comportant à la façon d'un corps étranger, provoque autour de lui des phénomènes inflammatoires.

Cependant, à cette règle il y a des exceptions. De même qu'on voit des bronchites simples, des rhumes négligés précéder la tuberculose pulmonaire et lui préparer en quelque sorte le terrain favorable, de même aussi certaines cystites, non tuberculeuses au début, le deviennent secondairement. Cela montre que le tubercule, ou si l'on veut le bacille qui en est la caractéristique, n'évolue pas avec une égale facilité dans tous les milieux et que les lésions inflammatoires semblent quelquefois favoriser son développement.

L'*étiologie* de la cystite tuberculeuse se compose à peu près exclusivement de négations, mais ces négations ont elles-mêmes la plus grande importance et méritent toujours d'être prises en très sérieuse considération pour le diagnostic.

C'est surtout dans l'adolescence et l'âge adulte, c'est-à-dire de quinze à quarante ans, qu'on l'observe. Mais la vieillesse n'en est pas toujours exempte, et l'enfance elle-même peut en être atteinte. C'est ainsi qu'on a cité des exemples de cystite tuberculeuse survenue à l'âge de trois ans et demi (Ammond), de quatre ans (West), de cinq ans (Foucault). J'en ai moi-même observé à plusieurs reprises chez de très jeunes enfants et quelquefois aussi, mais bien plus rarement, chez des sujets âgés. Cependant, malgré quelques exceptions, on peut dire que l'influence de l'âge est très réelle. On devra donc hésiter d'autant plus à considérer une cystite comme tuberculeuse que le sujet dépasse davantage la quarantaine.

Le sexe paraît exercer aussi une influence très positive. L'homme est atteint plus souvent que la femme, dans la proportion de 3/2; la tuberculose pulmonaire est aussi infiniment plus rare chez la femme que chez l'homme.

Le principal des caractères étiologiques de la cystite tuberculeuse est de survenir spontanément, en l'absence de toutes les causes habituelles de cystite ou, lorsqu'elle survient sous l'influence de quelque cause particulière, d'avoir une durée beaucoup plus longue que ne le comporte cette cause. C'est ainsi que j'ai vu des cystites tuberculeuses avoir pour point de départ une cystite cantharidienne. Au point de vue du diagnostic, il est donc de la plus haute importance de ne pas oublier que toute cystite survenue, sans cause appréciable ou suffisante doit être suspecte. De même, toute cystite qui se prolonge sans motif ou plutôt sans lésion qu'on puisse reconnaître et déterminer, et qui se montre réfractaire à l'action des traitements est, elle aussi, presque sûrement tuberculeuse.

Ce n'est pas seulement de la recherche minutieuse de toutes les causes immédiates de cystite qu'il faut se préoccuper, il est encore indispensable d'étendre l'enquête étiologique jusqu'aux antécédents personnels ou héréditaires. Tout ce qui peut être considéré comme une prédisposition à la tuberculose en général, doit être noté avec une scrupuleuse attention. Des accidents strumeux dans l'enfance, conjonctivites, abcès froids, adénopathies, ou des bronchites faciles, fréquentes et prolongées, et à plus forte raison, certaines lésions osseuses ou articulaires dénotent un terrain général évidemment favorable au développement de toutes les formes de la tuberculose.

Mais la notion de quelques troubles urinaires plus ou moins fugitifs, plus ou moins inexpliqués (fréquence sans douleur, besoins impérieux, incontinence), survenus longtemps auparavant, dans l'enfance, a tout autant d'importance, si ce n'est davantage. Ils indiquent non plus une prédisposition générale, mais une prédisposition locale. Ils sont la preuve que la vessie est le « *locus minoris résistentiæ* » l'organe prédestiné à la localisation de la diathèse.

Au milieu de semblables conditions prédisposantes, les fatigues exagérées, les excès de toute sorte, le surmenage, le refroidissement, peuvent devenir des causes déterminantes. Mais ce sont là des influences banales et qu'on retrouve dans toutes les variétés de tuberculose locale ou générale.

La blennorrhagie est une cause plus précise et qui, souvent, paraît agir d'une façon très positive. Bien nombreux sont les cas où l'origine des accidents date de la première blennorrhagie, où le malade, jusqu'alors assez bien portant, voit se dérouler une foule d'accidents, soit du côté du canal et de la vessie, soit du côté de l'appareil génital (prostate, vésicules séminales ou épididymes), et finit par aboutir à la tuberculose urinaire avec le triste cortège de tous ses accidents. Ces cas, malheureusement assez nombreux, m'ont fait dire, depuis de longues années déjà, que la blennorrhagie pouvait être considérée comme une *pierre de touche* pour beaucoup d'organismes. Elle donne l'occasion à une diathèse, latente jusqu'alors, de se manifester; elle prépare un terrain morbide qui appelle ses localisations. Mais lorsqu'elle ouvre la porte à la tuberculose, il est quelquefois bien difficile de reconnaître la véritable nature de la maladie. Survenue à l'occasion d'une blennorrhagie, la cystite paraît d'abord être blennorrhagique et ne peut être considérée comme tuberculeuse que par le fait de son évolution. On conçoit donc qu'il y ait une période où l'incertitude soit très grande et parfois difficile à dissiper. Je reviendrai plus tard, en étudiant le diagnostic, sur ces *cas limites* qui jettent le clinicien dans un véritable embarras.

La découverte récente du bacille de Koch, les nombreux travaux qui se sont rapidement accumulés sur ce sujet et qui tendent de plus en plus à confirmer les démonstrations expérimentales de Villemin et à faire de la tuberculose une maladie infectieuse, ne pouvaient manquer d'avoir quelque influence en pathologie urinaire. Au nombre des portes d'entrée de la tuberculose générale on s'est demandé s'il ne fallait pas compter, après les voies respiratoires ou digestives, la muqueuse uro-génitale. Conheim, le premier, a prétendu qu'un homme ayant des rapports avec une femme atteinte de tuberculose utérine pouvait contracter une tuberculose uréthrale. Puis, M. Verneuil a soutenu les mêmes idées, mais il n'a malheureusement cité qu'un seul fait à l'appui de sa doctrine. Ce sont à peu près ses opinions que l'un de ses anciens internes, M. le Dr Verchère, a reproduites[1]. Enfin M, Fernet[2] en interrogeant minutieusement, pendant une année, les tuberculeux de son service sur l'origine de leur affection, a pu constater quelques faits dans lesquels la transmission directe de la tuberculose avait paru s'effectuer par les rapports sexuels avec des sujets tuberculeux. Les premières lésions avaient eu pour siège, en effet, la muqueuse de l'appareil génito-urinaire. Cependant, je dois l'avouer, les faits invoqués par M. Fernet ne me paraissent pas assez concluants pour entraîner la conviction. C'est à peine si, en présence d'un cas de cystite tuberculeuse, ils permettent, non de résoudre, mais de poser la question.

Pour savoir si la maladie n'a pas vraiment pour origine une contagion sexuelle, il faudrait non seulement que le malade ait eu des rapports avec un sujet tuberculeux, mais

1. Thèse *sur les « Portes d'entrée de la tuberculose,* » 1884.
2. Fernet, *Société médicale des hôpitaux.* Séance du 26 décembre 1884.

que ce tuberculeux offrît du côté de l'appareil génito-urinaire un produit de sécrétion où pût être constatée la présence du bacille de Koch. C'est la condition nécessaire pour que la contamination puisse avoir lieu par l'acte vénérien. Or, parmi les divers auteurs qui se sont occupés de la question, aucun ne nous dit s'il a recherché les sujets soupçonnés d'avoir servi de point de départ à la contagion, s'il les a complètement examinés et s'ils se trouvaient dans les conditions voulues pour propager la maladie par la voie génitale.

En l'absence de semblables constatations qui, malgré leur importance, ne suffiraient peut-être pas encore pour trancher la question, je ne puis m'empêcher de tenir le plus grand compte des faits très démonstratifs qui sont absolument défavorables à la nouvelle théorie.

Tout d'abord je vous signalerai les cas assez nombreux où des sujets atteints de tuberculose urinaire, enfants en très bas âge, adolescents ou même adultes, ne se sont jamais livrés au coït[1]. On ne saurait, pour eux, invoquer la contagion directe.

D'autre part, si on a publié des cas de contagion matrimoniale de la tuberculose pulmonaire, je n'ai, pour ma part, connaissance d'aucun cas positif de tuberculose génito-urinaire communiquée par un époux à l'autre. J'ai cependant suivi pendant de longues années, des hommes atteints de tuberculose urinaire et qui n'ont, à aucun moment, communiqué leur affection à leur femme.

Enfin, je suis frappé de la rareté des lésions tuberculeuses dans l'urèthre antérieur. Et cependant, si la cystite tuberculeuse avait fréquemment une origine vénérienne, on verrait, sans aucun doute, le mal s'installer d'abord dans les régions antérieures de l'urèthre, gagner ensuite progressivement le cul-de-sac du bulbe et la région prostatique, pour s'étendre

1. M. le Dr Boursier rapporte, dans sa thèse, huit observations, que je lui ai communiquées, de tuberculose vésicale chez de très jeunes filles.

de là, comme les affections blennorrhagiques, tantôt à la vessie et au rein, tantôt aux vésicules séminales et aux épididymes. On pourrait suivre pas à pas le bacille de Koch, comme le gonococcus de Neisser, dans toute l'étendue de l'appareil uro-génital en commençant par l'urèthre antérieur. Or, l'anatomie pathologique nous apprendra bientôt que, dans la tuberculose urinaire, cette partie du canal est presque toujours indemne et, dans tous les cas, beaucoup moins sérieusement atteinte que la région prostatique ou le col de la vessie. La tuberculose génitale elle-même ne débute pas par des lésions uréthrales, mais par des lésions de l'épididyme et surtout des vésicules séminales. Cela résulte d'une multitude d'observations recueillies par un grand nombre d'auteurs différents qui n'avaient à défendre aucune idée préconçue. On ne saurait donc admettre une uréthrite tuberculeuse plus ou moins analogue à l'uréthrite blennorrhagique avec toutes les extensions dont cette dernière est capable.

Dans une savante revue critique[1], M. le Dr Reclus n'hésite pas non plus à rejeter comme absolument invraisemblable l'hypothèse de l'infection tuberculeuse directe par la voie génitale. J'avais moi-même quelque temps auparavant insisté dans une de mes leçons sur les invraisemblances de la contagion génitale[2].

1. *Gazette hebdomadaire*, du 28 février 1884, p. 34.

2. Une note publiée par M. Clado dans les annales génito-urinaires (*note pour servir a l'étude des lésions anatomo-pathologiques de la tuberculose vésicale*, janvier 87, p. 46) démontre ce fait intéressant : le siège du tubercule est dans la muqueuse elle-même et non le tissu sous-muqueux. Son origine est donc *superficielle* et reste superficielle pendant toutes les premières périodes de son évolution. C'est donc dans la région la plus vasculaire des parois de la vessie que se montre primitivement le tubercule et sa localisation si habituelle au niveau du trigone et du col, accentue encore la signification de ce point de départ. L'auteur inclinait donc à penser que, *c'est par la circulation que le tubercule envahit la vessie.* La thèse de M. Cayla (1887) contient des expériences qui peuvent appuyer cette manière de voir, car les essais tentés par cet auteur pour inoculer la vessie, par injection directe de culture de bacilles, sont restées infructueuses. Des expé-

Les *lésions* tuberculeuses de la vessie sont absolument analogues à celles qu'on a coutume de rencontrer dans la plupart des autres organes, et en particulier sur les muqueuses bronchique et intestinale. Leur évolution est tout à fait comparable. Elles consistent d'abord en granulations grises qui, peu à peu, deviennent jaunâtres, se ramollissent à leur centre, finissent par s'ouvrir et donnent lieu, en fin de compte, à des ulcérations.

Les granulations grises ou demi-transparentes constituent, dans l'appareil urinaire comme dans toutes les autres parties de l'économie, la lésion initiale de la tuberculose. Les plus petites sont à peine visibles à l'œil nu, les plus grosses ont le volume de grains de chènevis. Elles sont plus ou moins nombreuses, parfois nettement séparées les unes des autres, d'autre fois confluentes, réunies en masses plus ou moins compactes et saillantes, assez comparables aux follicules agminés de la fièvre typhoïde. De consistance ferme, elles donnent au doigt promené à leur niveau la sensation d'une surface grenue. Elles ont, en effet, pour origine, ainsi que le démontrent les recherches de M. Clado, la muqueuse elle-même et particulièrement la partie du tissu muqueux qui est en contact avec l'épithélium de la vessie, en d'autres termes les couches les plus superficielles.

Histologiquement constituée par des éléments anatomiques embryonnaires, la granulation se distingue, vous le savez, des tissus inflammatoires par un arrangement particulier : une zone centrale granuleuse, une zone périphérique de

riences semblables faites par M. Clado ont amené aux mêmes échecs; tandis qu'une autre expérience de ce même micro-biologiste, a déterminé l'infection de la vessie. Dans ce cas, après avoir blessé la vessie d'un lapin avec une sonde, M. Clado avait injecté sous la peau de la culture de bacilles. Il est vrai que deux autres expériences semblables sont restées sans résultat. La question expérimentale n'est donc pas encore résolue. Mais si nous rappelons que M. Durand-Fardel a péremptoirement démontré que : dans le rein ; le glomérule est infecté par le vaisseau afférent, et si nous faisons entrer en ligne les faits cliniques, nous avons le droit de ne pas admettre la contagion directe par les contacts génitaux.

petites cellules à gros noyaux qui se continue sans ligne de démarcation tranchée avec les tissus environnants. Bientôt le point central de chacune des granulations devient blanchâtre et opaque, puis ce point grossit peu à peu et finit par envahir la totalité du tubercule. La granulation grise du début devient la granulation jaune, à contenu caséeux. Souvent alors les granulations se présentent sous forme d'élevures à sommet blanchâtre, à base indurée et entourée d'une auréole rougeâtre. Ce sont des saillies comparables aux pustules varioliques ou aux follicules hypertrophiés de l'intestin. Tantôt acuminées, tantôt ombiliquées, elles peuvent être entourées d'une sorte de bourrelet induré.

Enfin, le tubercule se ramollit de plus en plus et finit par s'ouvrir et s'évacuer en laissant à sa place une ulcération. Alors, si les granulations sont isolées, on trouve une muqueuse criblée de petits pertuis plus ou moins profonds. Mais, bien qu'une semblable disposition ait été signalée[1], je dois dire qu'elle est exceptionnelle. Il est de règle que les granulations soient confluentes et donnent lieu, après leur fonte caséeuse, à des ulcérations multiples, réunies par leurs bords et offrant en général des dimensions qui varient de celles d'une pièce de 20 centimes à celles d'une pièce de 5 francs en argent. Quelquefois même elles se réunissent les unes aux autres de manière à constituer de larges plaques ulcérées, occupant jusqu'à la moitié de la surface interne de la vessie. Leurs bords sont presque toujours taillés à pic, comme à l'emporte-pièce, le plus souvent ils ne font aucune saillie, quelquefois cependant ils sont légèrement élevés au-dessus de la muqueuse environnante. Leur contour est souvent arrondi, d'autrefois irrégulier, ce qui tient à leur mode de formation par réunion de plusieurs petites ulcérations voisines. Le fond est parfois de couleur rosée et tranche alors assez nettement avec la muqueuse qui est grisâtre, ou ardoisée; plus ordinairement il est jaunâtre et fait penser aux plaques

1. Rosapelly, *Société anatomique*. 1871.

de favus. La profondeur de ces ulcérations est très variable; souvent elles sont très superficielles et offrent absolument l'apparence des ulcérations de l'herpès génital. D'autrefois elles sont plus profondes. Il est rare toutefois qu'elles dépassent l'épaisseur de la muqueuse. Cela se voit pourtant, mais à titre exceptionnel. On en a vu même gagner en profondeur toute l'épaisseur de la paroi vésicale et communiquer avec des abcès développés autour de la vessie.

En effet, longtemps avant que les tubercules ne soient arrivés à cette phase ultime de leur évolution, ils ont provoqué autour d'eux des lésions inflammatoires secondaires du côté de la muqueuse ou même de la tunique musculaire et quelquefois de la couche celluleuse périvésicale. A la tuberculose, qui est primitive, s'ajoute la cystite. N'est-ce pas ainsi, d'ailleurs que procèdent les tubercules du poumon, de la plèvre, du péritoine qui ne tardent jamais vous le savez, à s'accompagner de pneumonie, de pleurésie, de péritonite?

La muqueuse enflammée offre l'aspect ordinaire de la cystite. Sa teinte est grisâtre, ardoisée, parfois rouge en de certains endroits, vascularisée ou même d'apparence ecchymotique. La tunique musculaire épaissie est ordinairement rétractée, de sorte qu'on trouve en général une vessie petite, ratatinée derrière le pubis et quelquefois réduite au volume d'un œuf. Enfin lorsque la couche celluleuse périvésicale s'enflamme, ce qui n'arrive guère que dans les cas ou l'infiltration tuberculeuse s'est étendue en profondeur, toute la paroi vésicale est dure, lardacée, presque cartilagineuse. Il peut même se former autour de la vessie de véritables phlegmons qui, suivant leur siège, peuvent fuser en différents sens, tantôt vers l'ombilic en suivant la cavité de Retzius, tantôt vers le rectum ou le vagin, tantôt vers le périnée. Ces complications phlegmoneuses peuvent laisser après elle des trajets fistuleux qui donnent passage à l'urine. Mais je ne vous cite que pour mémoire ces éventualités qui sont absolument rares.

Les différentes lésions, que je viens de vous décrire: granulations grises, granulations jaunes, ulcérations et altérations inflammatoires secondaires, se rencontrent d'habitude simultanément lorsqu'on a l'occasion de procéder à l'autopsie. Cependant, on a pu, dans certains cas peu fréquents, ne trouver que des granulations grises, la mort étant survenue avant l'évolution complète de la lésion tuberculeuse et par le fait d'une maladie intercurrente.

Mais lorsqu'on rencontre des ulcérations, il est bien exceptionnel qu'on ne trouve pas en même temps dans leur voisinage des lésions moins avancées, granulations jaunes ou même grises qui rappellent ce qu'on observe si fréquemment dans les ulcérations tuberculeuses de la langue. C'est ainsi par exemple qu'on trouve souvent à l'autopsie une ou plusieurs ulcérations offrant l'aspect des plaques de favus et, dans la zone qui les entoure, des granulations multiples, comme des graines de semoule entourées d'un lacis vasculaire, le tout supporté par un fond épaissi et lardacé.

Ces diverses lésions ne sont pas dispersées au hasard dans toute la cavité vésicale. Elles ont une localisation particulière qui offre une grande importance pour l'interprétation des phénomènes cliniques. Presque toujours on les rencontre au niveau du trigone, au voisinage de l'embouchure des uretères, au pourtour du col vésical. Elles affectent donc, chose remarquable, la même localisation qu'une multitude d'autres lésions et en particulier les tumeurs de la vessie. Lorsqu'elles sont étendues à toute la surface de l'organe, c'est dans ces points qu'elles sont à la fois plus nombreuses, plus anciennes et plus avancées dans leur évolution. Ainsi, une même vessie peut offrir à la fois toutes les lésions de la tuberculose à ses diverses périodes : granulations grises, granulations jaunes, petites ulcérations isolées, superficielles, ulcérations confluentes polycycliques, plus ou moins profondes. Mais les granulations grises se verront surtout au sommet et sur la surface antérieure. Plus bas et près de la face postérieure on trouvera les granulations jaunes. Enfin au voisinage du col, les ulcérations d'autant plus étendues et plus profondes qu'elles en sont plus rapprochées.

Toutefois, bien que la tuberculose urinaire ait pour siège de prédilection la vessie et, dans la vessie, le voisinage du col, elle ne se cantonne pas exclusivement dans cet organe. Presque toujours elle exerce en même temps son action sur les organes contigus, l'urèthre d'une part, le rein et l'uretère d'autre part.

Dans la traversée uréthrale, ce sont surtout les régions profondes qui sont atteintes et particulièrement la région prostatique, tandis que la portion pénienne et, à plus forte raison la fosse naviculaire et le méat, sont généralement épargnés. Cependant ces dernières localisations ont été rencontrées et signalées notamment par Ricord et Poloweitschik. J'en conserve, pour ma part, quelques exemples intéressants dans ma collection. Les lésions prostatiques étant beaucoup plus fréquentes nous intéressent davantage. Au début, ce sont des noyaux tuberculeux qui se développent soit au sein du parenchyme glandulaire, soit au voisinage de la muqueuse uréthrale, soit aussi vers la périphérie de l'organe. Je tiens même à vous signaler, à ce propos, le développement fréquent des premières granulations tuberculeuses dans les couches latérales et postérieures de la prostate. C'est en ces points que souvent le doigt peut surprendre leur apparition, avant même qu'il se soit produit aucune manifestation symptomatique.

Quel qu'ait été du reste leur point de départ, les noyaux tuberculeux qui se sont avancés jusqu'au milieu de la glande finissent par se ramollir et subir la fonte purulente. L'évacuation des foyers qui en résulte laisse des cavernes plus ou moins étendues et plus ou moins anfractueuses, traversées encore par des tractus celluleux et incomplètement remplies par une bouillie purulente. Quelquefois toute la glande est entièrement détruite, il ne reste que la coque fibreuse, ainsi qu'il est facile de le constater sur le vivant par le toucher rectal.

Du côté du rein, des calices, des bassinets et de l'uretère on rencontre aussi des lésions tuberculeuses. Je dois toutefois vous faire observer que la maladie affecte beaucoup plus souvent la vessie que le rein et que celui-ci est rarement le siège initial des lésions. Quoi qu'il en soit, il vous est facile de prévoir d'après ce qui précède, ce qu'elles doivent être. Sur le rein on trouve les altérations tuberculeuses des parenchymes en général, c'est-à-dire des granulations d'abord isolées puis confluentes, se réunissant en masses tuberculeuses plus ou moins considérables qui, se ramollissent plus tard, se vident et laissent à leur place des cavernes comme dans le poumon. Les tissus qui entourent ces cavernes sont enflammés et infiltrés de granulations plus jeunes. Ces diverses lésions sont très accusées sur la substance médullaire, c'est-à-dire sur les pyramides de Malpighi essentiellement composées de tubes excréteurs. Elles le sont beaucoup moins sur la substance corticale où se trouvent les glomérules, c'est-à-dire la partie la plus active et la plus indispensable du rein.

L'organe ainsi lésé peut, d'ailleurs, avoir conservé ses dimensions normales, ou bien on le trouve augmenté de volume quelquefois dans des proportions considérables. Cela s'observe surtout quand il y a un obstacle au cours de l'urine par le fait des lésions qui atteignent les uretères. Quand un seul rein est dégénéré (c'est le gauche ordinairement) l'autre s'hypertrophie en général, probablement en raison de la suractivité fonctionnelle qui lui est imposée.

Enfin, les calices, les bassinets et les uretères présentent des lésions en tout point comparables à celles de la vessie : granulations grises, granulations jaunes, ulcérations. On les trouve surtout accumulées au niveau des calices et des bassinets. Souvent les uretères se rétrécissent ou s'oblitèrent ; il se forme alors au-dessus de l'obstacle des dilatations plus ou moins prononcées.

Je n'ai pas à m'étendre plus longuement aujourd'hui sur ces lésions extravésicales. Mais, bien que j'aie surtout en vue la cystite tuberculeuse, je devais vous les signaler, car il est très rare qu'elles fassent complètement défaut dans les cas où les symptômes observés pendant la vie ont permis le plus nettement de porter ce diagnostic.

La plupart des auteurs qui ont écrit dans ces derniers temps sur la cystite tuberculeuse, s'efforcent de distinguer, au point de vue de leur *évolution clinique*, les formes primitive et secondaire de cette affection. Cette distinction, ainsi que je vous l'ai déjà fait pressentir, ne me paraît avoir aucune raison d'être, d'abord parce que la forme secondaire, c'est-à-dire celle qu'on observe au cours ou au déclin de la phthisie pulmonaire est d'une excessive rareté et ne mérite pas une description spéciale, ensuite parce que sa symptomatologie est absolument la même que celle de la tuberculose primitive de la vessie. Un seul point diffère, c'est le mode de terminaison. Tandis que, dans la forme secondaire, le malade meurt de consomption tuberculeuse et par le poumon, dans la forme primitive, il peut guérir ou bien il succombe, sans lésion pulmonaire, sans aucune généralisation, à la cachexie urinaire que déterminent à la fois la suppuration, la douleur, les besoins excessivement fréquents et la privation de sommeil.

Je n'ai donc à vous décrire ici qu'une seule forme, et j'aurai seulement en vue la *cystite tuberculeuse primitive* ou celle qui, si fréquemment, accompagne les lésions de l'appareil génital de l'homme. Mais je distinguerai dans son histoire symptomatique deux périodes principales : 1° celle du début où il n'y a, suivant toute probabilité, que des granulations grises ou jaunes plus ou moins confluentes mais encore sans cystite ; 2° la période d'état ou confirmée, où les premiers troubles, de nature congestive, ont fait place à des accidents inflammatoires.

La *période initiale* est le plus souvent inaugurée par des phénomènes d'excitation du côté de la vessie. Les besoins d'uriner deviennent fréquents sans qu'il y ait encore aucune douleur de la miction ni aucun trouble des urines. Cette *fréquence* est tout aussi prononcée la nuit que le jour et souvent même davantage, comme cela s'observe au début chez les prostatiques et d'une façon générale chez tous les congestifs. Elle paraît augmenter par le décubitus horizontal, par la chaleur du lit et le sommeil. Les besoins d'uriner se font sentir à intervalles plus ou moins rapprochés, parfois toutes les deux heures, parfois beaucoup plus souvent, toutes les heures toutes les demi-heures et quelquefois toutes les dix minutes. On rencontre même des malades chez lesquels ce symptôme, encore isolé cependant de toute autre manifestation, acquiert une intensité tout à fait invraisemblable.

Comme ces besoins fréquents sont en même temps très impérieux, il n'est pas rare que le malade n'ait pas le temps de prendre le vase et souille ses vêtements. Il y a incontinence, mais c'est là une incontinence fausse, tout à fait relative puisque, loin d'uriner à son insu, le malade a parfaitement conscience des besoins.

Il peut cependant arriver, particulièrement chez les enfants et alors même que les intervalles des mictions se comptent par plusieurs heures, que l'incontinence se produise exclusivement la nuit, pendant le sommeil, qu'elle soit inconsciente et puisse être prise pour la véritable incontinence infantile. C'est l'insuccès du traitement par l'électrisation localisée, c'est l'analyse de tous les symptômes que le malade peut présenter, même et surtout en dehors des voies urinaires, qui permettra d'éviter l'erreur.

En même temps que la fréquence des mictions, on observe assez souvent, dès le début de la cystite tuberculeuse, l'apparition d'un symptôme qui occupe une très large place dans la séméiologie urinaire, puisque nous le retrouvons à chaque instant dans une multitude d'affections vésicales ou rénales. Je veux parler de l'*hématurie*. Dans la tuberculose vésicale elle est souvent précoce, prémonitoire, spontanée. Elle constitue, comme l'hémoptysie dans la tuberculose pulmonaire, un signe avant-coureur qui peut devancer de longtemps, quelquefois de plusieurs mois, la plupart des autres manifestations. On ne peut pas dire cependant qu'elle soit isolée de tout autre symptôme, car elle est toujours précédée, ou tout au moins accompagnée des envies fréquentes d'uriner. L'association de ces deux symptômes augmente notablement leur valeur séméiologique. La fréquence des besoins est par elle-même indicative de la nature de l'hématurie.

Celle-ci est généralement peu abondante. Parfois elle se borne à l'expulsion de quelques gouttes de sang à la fin des mictions. D'autrefois, la quantité de sang est un peu plus abondante, elle donne à toute l'urine, du commencement à la fin de la miction, une teinte rosée ou rougeâtre. Mais il est exceptionnel qu'il y ait formation dans la vessie de caillots assez abondants pour apporter obstacle à l'émission des urines. En général elles ne sont pas abondantes ni très durables. Ces hématuries ne relèvent d'aucune cause appréciable; quelquefois elles surviennent après des fatigues physiques, une marche, une course en voiture, mais elles s'observent tout aussi bien la nuit, pendant le décubitus horizontal. Elles sont donc loin de reconnaître, comme celles des calculeux, une cause précise et constante. Si leur apparition n'est pas influencée par le mouvement, leur suspension n'est pas non plus nettement favorisée par le repos même absolu. Souvent elles se prolongent, quoi qu'on fasse, plusieurs jours ou plusieurs semaines. Elles offrent donc, à ce point de vue, comme il vous est facile de le constater, une grande analogie avec les hématuries des néoplasmes. Mais tandis que ces dernières vont toujours en augmentant et en se rapprochant à mesure que la maladie progresse, les hématuries prémonitoires de la tuberculose vésicale qui jamais ne sont abondantes, diminuent au contraire et dans leur fréquence, et dans leur durée, de telle sorte qu'il n'est pas rare de les voir disparaître complètement lorsque l'affection se trouve définitivement constituée. Vous voyez donc qu'elles sont encore, à ce point de vue, assez comparables aux hémoptysies de la tuberculose pulmonaire.

En même temps que les hématuries deviennent ainsi plus courtes et plus rares, d'autres symptômes apparaissent et arrivent plus ou moins vite à constituer la maladie à sa période confirmée.

Parmi eux se présente la *douleur*. Elle ne s'installe guère en général qu'avec la cystite dont elle annonce très ordinairement l'apparition. Cependant, elle peut aussi apparaître de bonne heure, dans la période prémonitoire. Mais alors elle consiste seulement en quelques sensations plus ou moins fugitives, plus prononcées peut-être à la fin des mictions et encore de médiocre importance.

Jusque-là, le pus fait complètement défaut dans les urines, comme fait défaut l'expectoration dans les premières périodes de la tuberculose pulmonaire.

C'est qu'en effet, le début de la tuberculose vésicale est essentiellement caractérisé par l'apparition des granulations tuberculeuses, et par les phénomènes congestifs qui en sont la conséquence nécessaire. Bientôt la congestion fera place à l'inflammation qu'elle prépare et qu'elle appelle. Mais, pour le moment, cette inflammation n'existe pas encore. Aussi n'y a-t-il pas de véritable douleur, mais seulement des phénomènes tels que : l'hématurie et les besoins fréquents dont la seule congestion rend aisément compte. Or, ces phénomènes congestifs sont, par leur nature même, assez instables, bien qu'ils aient pour cause une lésion qui persiste et qui les entretient. Ils peuvent offrir des variations qu'il n'est pas toujours facile d'expliquer; leurs alternatives surprennent parfois beaucoup les malades. Quelques-uns éprouvent même des *accalmies* assez marquées pour en concevoir l'illusion d'une guérison complète ou prochaine. Mais ces accalmies, lorsqu'elles se produisent, car elles sont loin d'être constantes, sont rarement de longue durée.

Cette période initiale, variable dans ses manifestations, ne l'est pas moins dans sa *durée* à laquelle il est impossible d'assigner une limite. Souvent très courte, elle se prolonge parfois plusieurs mois. Elle manque nécessairement dans les cas où la cystite est secondairement tuberculeuse, c'est-à-dire quand une cystite primitivement blennorrhagique ou de toute autre nature, se transforme plus tard en cystite tuberculeuse. Alors, il n'y a plus de période prémonitoire, et il est cliniquement très difficile de surprendre le moment où s'accomplit la transformation. Ce sont de ces cas limites dans lesquels il est généralement difficile d'arriver au diagnostic sans tenir compte de l'évolution insolite de la maladie et de la fâcheuse impulsion que lui impriment les traitements modificateurs les plus efficaces.

Lorsque la *période d'état* se trouve constituée, les hématuries ont moins de tendance à se produire, mais les besoins fréquents persistent et vont même en augmentant; ils se compliquent souvent de difficultés de la miction qui tiennent au spasme uréthral et qui peuvent aller jusqu'à la rétention incomplète ou complète. Mais surtout la douleur apparaît, s'accuse bientôt de plus en plus et acquiert parfois la plus redoutable intensité. Les urines se troublent et arrivent peu à peu à contenir d'assez grandes quantités de pus. Enfin, l'examen microscopique permet d'y reconnaître la présence des bacilles caractéristiques de la tuberculose.

Essentiellement caractérisée dans cette période par ces trois symptômes : envies fréquentes d'uriner, douleurs des mictions, purulence des urines, la maladie peut rester longtemps stationnaire. Cependant à la longue elle guérit quelquefois. Mais, bien plus souvent elle finit par exercer un retentissement fâcheux sur l'état général qui s'altère graduellement; la consomption urinaire s'établit et conduit à la terminaison fatale.

Revenons un instant sur chacune de ces manifestations.

Les *hématuries*, qui souvent avaient été l'un des premiers signaux de la maladie, deviennent à la fois plus rares et moins abondantes. Le plus ordinairement, c'est à peine si on rencontre de temps en temps quelques caillots dans le dépôt purulent de l'urine; d'autres fois on n'y trouve qu'un léger nuage muqueux rougi par le sang qu'il tient en suspension, ou bien encore on distingue au milieu du dépôt qui se forme dans le verre à expérience, des stries sanguinolentes plus ou moins comparables aux filons géologiques des terrains stratifiés. Quant aux hématuries abondantes et prolongées, on ne les observe plus que très exceptionnellement. On peut même dire que, dans les périodes avancées de la maladie, elles tendent à disparaître complètement. Et cependant, c'est alors que se sont formées les ulcérations les plus larges et les plus profondes, ce qui démontre une fois de plus que, dans l'immense majorité des cas, les hématuries de toute sorte relèvent non d'une rupture vasculaire ou d'un travail ulcératif, mais de phénomènes congestifs. Vous en avez eu tout récemment la démonstration expérimentale sur un malade auquel j'ai dû pratiquer la boutonnière périnéale et la dilatation du col pour des hématuries persistantes accompagnées de douleurs excessives. L'opération, sans modifier les lésions, a immédiatement suspendu ces accidents parce qu'elle a supprimé du même coup les contractions incessantes de la vessie et la congestion qui en résultait.

La miction, déjà fréquente avant la période d'état, le devient de plus en plus lorsqu'elle est définitivement constituée, c'est-à-dire lorsque les douleurs apparaissent et que l'urine contient du pus. Cette *fréquence* plus ou moins considérable suivant les sujets et suivant les moments, souvent exaspérée après les repas, atteint quelquefois des proportions extrêmes, invraisemblables, arrive jusqu'à reparaître toutes les cinq minutes et même à intervalles plus rapprochés et entraîne alors la privation complète de tout sommeil. Un malade qui, pour favoriser les efforts nécessaires à la miction, s'arcboutait sur les mains pendant la nuit, les avait couvertes de durillons dus aux pressions répétées qu'elles avaient à subir. La fréquence devient ainsi pour le malade un supplice d'autant plus cruel que chaque miction s'accompagne bientôt de vives douleurs avant, pendant et après le passage de l'urine.

La *douleur*, en effet, survient avant d'uriner, parce que la sensibilité de la vessie exaltée par les lésions qui occupent le voisinage du col, est mise en jeu par la moindre distension. Cependant le malade cherche à éloigner le plus possible les mictions, car il sait, par expérience, qu'elles vont encore exaspérer ses souffrances. Mais à mesure qu'il résiste, le besoin devient à la fois plus impérieux et plus douloureux. Lorsqu'enfin il y cède, l'urine cause, dès le premier jet, une sorte de déchirement auquel succède pendant tout le reste de l'évacuation, une sensation de brûlure dans la traversée uréthrale, plus accentuée parfois au niveau du gland. C'est cependant au moment où la miction se termine que la douleur arrive au paroxysme. Que la vessie soit ou non complètement évacuée, elle devient le siège de contractions violentes et involontaires excessivement pénibles, et ce ténesme s'étend souvent au rectum. Pendant ce temps, la verge devient turgescente, elle entre en demi-érection. Quant au patient, il ne peut dissimuler ses angoisses; il a la face rouge, gonflée, ses traits se crispent, souvent même il pousse malgré lui des gémissements. La douleur s'élève quelquefois à une telle intensité que beaucoup de malades ne craignent pas d'aller au devant d'une opération sanglante pour obtenir quelque soulagement. Ils préfèrent mourir que de continuer à mener une aussi misérable existence. Je ne veux pas, toutefois, vous laisser croire qu'il soit habituel d'observer des phénomènes douloureux portés à un si haut degré; je m'empresse d'ajouter qu'ils sont généralement beaucoup moins accusés et qu'ils peuvent être beaucoup plus facilement supportés; les grands états douloureux sont donc exceptionnels.

Dans l'intervalle des mictions, la souffrance qu'elles ont exaspérée se calme peu à peu. Mais il est rare qu'elle disparaisse complètement. Il reste presque toujours dans le petit bassin, derrière le pubis, une sensation de gêne, de pesanteur ou de brûlure qui souvent rayonne vers le périnée, l'anus, l'ombilic. Cette sensation s'accentue facilement sous l'influence des mouvements brusques, d'une course en voiture par exemple, et quelquefois simplement par la marche ou même la station verticale. Aussi ces malades qui, vous venez de l'entendre, souffrent surtout à la fin de la miction, sont-ils souvent pris pour des calculeux, explorés à outrance et même opérés. Ils sont aussi et plus souvent encore considérés comme rétrécis.

A la douleur des mictions se trouve, en effet, très fréquemment lié un autre symptôme, *le spasme uréthal*, qui ajoute quelques traits importants à la physionomie clinique de la maladie, mais qui, bien souvent, je dois le dire, devient la cause d'erreurs de diagnostic. Ce spasme, dans la tuberculose urinaire comme dans un très grand nombre des autres affections où on l'observe, relève, par action réflexe, des lésions localisées au voisinage du col. Il se traduit au moment même de la miction, par l'issue plus ou moins difficile de l'urine qui exige parfois de violents efforts. Dans certains cas même, il survient des *rétentions complètes ou incomplètes*. Quel que soit le degré de l'obstacle apporté à l'écoulement de l'urine, le surcroît de travail qui en résulte pour la vessie ne peut qu'augmenter les phénomènes congestifs ou inflammatoires dont elle est déjà le siège. Lorsqu'il s'agit de la rétention incomplète, on observe quelquefois, ainsi que j'ai eu l'occasion d'en voir quelques rares exemples, de la distension vésicale tout à fait comparable à celle qui se montre si fréquemment chez les prostatiques. Ce même spasme du sphincter uréthral est capable de s'opposer absolument au passage des instruments et de faire croire d'autant plus aisément à un rétrécissement du canal que l'obstacle est situé immédiatement en arrière du siège de prédilection des rétrécissements blennorrhagiques. J'y reviendrai tout à l'heure à l'occasion du diagnostic.

Quelquefois au lieu de rétention, on observe de l'*incontinence*, non plus cette incontinence fausse que je vous ai déjà signalée en vous parlant des besoins fréquents, mais une incontinence vraie, qui se produit sans être annoncée par aucune sensation, et par conséquent sans pouvoir être prévenue. Cette incontinence, bien différente de la première, reconnaît deux ordres de causes. Parfois elle est, mais très rarement, un corollaire obligé de la rétention. La miction se fait par regorgement, comme dans certains cas d'hypertrophie prostatique. Le plus souvent elle tient à la destruction par fonte tuberculeuse de la région prostatique. L'urine vient séjourner dans cet espace anfractueux, dans cette sorte de caverne comme dans une vessie antérieure. Elle glisse alors comme d'un entonnoir à travers la région membraneuse fatiguée ou parfois détruite. Chose remarquable, l'incontinence qui résulte de semblables lésions n'est pas toujours incurable comme on pourrait le croire au premier abord. J'ai vu, dans plusieurs de ces cas, non seulement l'incontinence disparaître et le sphincter uréthral recouvrer la faculté de résister normalement au besoin d'uriner, mais j'ai vu même survenir la guérison complète, au moins en apparence, de l'affection vésicale. Il n'y a donc pas, dans les cas semblables, destruction de la région membraneuse, mais simple paresse du sphincter par propagation de l'inflammation et, la cicatrisation des cavernes prostatiques obtenue, l'incontinence cesse.

Pendant qu'on assiste aux différents troubles fonctionnels dont je viens de vous entretenir, les urines deviennent purulentes et abandonnent au fond du verre où on les recueille un dépôt sur la nature duquel il est facile d'être fixé. Généralement l'inspection seule suffit. Si toutefois le moindre doute subsistait, on le dissiperait bientôt par la réaction classique de l'ammoniaque. Mais je le répète, la *purulence de l'urine*, qui caractérise l'inflammation, ne s'observe pas en général au début même de la tuberculose vésicale. Elle est l'analogue de l'expectoration dans la phthisie pulmonaire et ne survient qu'au moment où les granulations ramollies se sont ouvertes et ont provoqué des accidents secondaires de nature inflammatoire. Mais elle survient fatalement; le plus souvent même elle est précoce. De toutes les lésions néoplasiques de la vessie, c'est incontestablement la tuberculose à laquelle la cystite se trouve le plus inévitablement liée.

L'abondance du pus est variable, parfois elle est si faible surtout dans les premières périodes, que la constatation en est délicate. Il se mélange d'ailleurs si intimement à l'urine, qu'il est difficile de reconnaître sa présence si on se borne à examiner le liquide au moment même où il est rendu, Il faut alors le laisser reposer, et le dépôt n'apparaît quelquefois sous forme d'une couche très nette qu'au bout de plusieurs heures. Souvent c'est sur les parois du vase et dans ses parties inférieures que le pus se dépose en formant des lignes ondulées.

D'autrefois l'urine est manifestement trouble et, au premier aspect, on reconnaît qu'elle est purulente. Mais elle l'est inégalement au début, au milieu et à la fin de la miction, comme cela se voit d'ailleurs dans presque toutes les variétés de cystite. Suivant la localisation exclusive des lésions au voisinage immédiat du col, ou leur extension au trigone et à plus forte raison à toute l'étendue de la vessie, ce sont les premiers jets seulement, ou la totalité de l'urine qui sont chargés de pus. Dans ces derniers cas, les gouttes rejetées à la fin de la miction en contiennent généralement une plus grande quantité. Souvent même les derniers jets sont purulents alors que le milieu de la miction ne l'est pas. Mais toujours les premiers jets le sont, pour peu qu'il y ait de cystite, car, ainsi que je vous l'ai dit bien souvent, il n'y a pas de cystite sans uréthrite postérieure.

Bien que l'abondance du pus soit variable, on peut dire d'une façon générale qu'elle est plus grande que dans la cystite blennorrhagique où, vous le savez, les lésions sont presque toujours limitées au col et moindres que dans le catarrhe chronique de la vessie, où toute la surface de l'organe est intéressée, et où les lésions sont souvent très étendues en profondeur.

La très grande quantité de pus, lorsqu'on l'observe, dépend dans ces cas, comme dans tout autre, de la suppuration des calices et des bassinets dont elle est un des indices les plus certains. Quelle que soit sa quantité, le pus ne devient presque jamais visqueux, ce qui revient à dire qu'il ne subit pas la transformation ammoniacale.

Cela tient sans doute à ce que cette catégorie de malades n'élimine, comme tous les affaiblis chez lesquels la nutrition est languissante, qu'une faible quantité d'urée, condition qui s'oppose à la fermentation, ainsi qu'il résulte des observations consignées par M. Guiard dans sa thèse inaugurale.

La proportion d'urée est d'autant plus faible d'ailleurs, que, chez la plupart de ces malades, la polyurie est habituelle.

Il ne faudrait donc pas conclure de l'azoturie faible à l'existence de lésions rénales. Ce phénomène est à lui seul incapable de permettre semblable interprétation. Mais il est intéressant de mettre en regard la conservation de l'acidité de l'urine, ou son état neutre, chez des malades qui, par le fait de l'intensité de la cystite, devraient souvent fournir des cas d'ammoniurie. Il ne faut pas davantage chez les tuberculeux vésicaux, faire de la polyurie un signe univoque de l'altération du rein.

La polyurie se montre soit au début, avec des urines claires, pâles, limpides, soit à une période avancée avec des urines troubles, jaunâtres, que j'ai depuis longtemps désignées sous le nom *d'urines rénales*, parce que le rein est alors lésé. Dans le premier cas, la quantité d'urine est variable, elle se modifie d'un moment à l'autre et peut atteindre trois et trois litres et demi. Elle se présente ordinairement par crises plus ou moins durables. Elle peut, comme je l'observe en ce moment chez une jeune fille nerveuse, durer plusieurs mois de suite. On peut la rencontrer à toutes les périodes de la maladie. Elle s'explique par l'irritation réflexe que provoquent, du côté du rein, non seulement les lésions variées de la muqueuse vésicale, mais encore la fréquence des mictions. Les recherches de M. Féré, l'un de mes anciens internes, ont, en effet, démontré que cette fréquence, à elle seule, peut augmenter dans des proportions très considérables la quantité de l'urine excrétée en un temps donné. A la suite de violentes crises de douleurs vésicales, on observe fréquemment des recrudescences de cette polyurie limpide. Dans le second cas, la polyurie est trouble, au contraire, et devient l'indice absolument certain de l'extension des lésions inflammatoires ou tuberculeuses au parenchyme du rein. Mais cette polyurie trouble est rare, tandis que la polyurie claire est fréquente, mais plus ou moins passagère, contrairement à ce qui s'observe chez les rénaux. C'est une preuve nouvelle de la localisation habituelle des lésions à la vessie.

Quelle que soit l'importance des caractères de l'urine sur lesquels je viens d'attirer votre attention, et que l'on peut aisément constater à l'œil nu, ceux qui résultent de l'examen microscopique en offrent plus encore. Le microscope, en effet, permet de reconnaître non seulement les globules du sang ou du pus, non seulement les cellules épithéliales des reins, des uretères ou de la vessie, ou même des tubes rénaux, ce qui est loin d'être sans intérêt, mais il peut en outre faire constater la présence de *l'organisme décrit par Koch* comme absolument caractéristique de la tuberculose.

Découvert par Lichtein dans les produits tuberculeux du bassinet, et par Friedlander dans l'urine du cadavre, ce bacille a été pour la première fois constaté dans l'urine du vivant par M. Babès. Les résultats de cet auteur ont été confirmés par MM. Rosenstein et Cornil et depuis par un grand nombre d'autres histologistes.

Il en résulte qu'aujourd'hui la présence du bacille dans les urines est devenue le signe pathognomonique de la tuberculose urinaire. Dans les cas douteux, sa constatation offre donc une importance capitale. Malheureusement sa recherche est souvent rendue fort longue et fort difficile par le petit nombre des bacilles contenus dans une grande quantité de liquide. On n'en trouve plus dans les urines devenues ammoniacales. Le bacille peut, d'ailleurs, faire complètement défaut, alors même qu'il s'agit bien de lésions tuberculeuses. Dans le poumon, comme dans les voies urinaires, on ne peut s'attendre à le rencontrer qu'à partir du moment où les granulations se sont ramollies et ont déversé leur contenu dans l'urine. Le bacille signifie donc non seulement que l'affection est de nature tuberculeuse, mais, de plus, qu'elle est arrivée à la phase des ulcérations. A une période moins avancée, alors qu'il n'existe encore aucune ouverture du foyer tuberculeux, l'examen le plus patient et le plus attentif ne saurait permettre la rencontre du bacille.

La présence de cet organisme a donc une valeur positive absolue, tandis que son absence ne peut avoir aucune valeur négative. Mais cette absence ne peut infirmer la valeur des résultats de l'observation, car une étude clinique faite avec méthode et portant à la fois sur le malade et sur la maladie, permet le plus souvent d'arriver au diagnostic.

Quoi qu'il en soit, puisqu'il suffit de trouver quelques bacilles dans une urine pour lever tous les doutes, vous comprenez sans peine l'importance qui doit s'attacher désormais au perfectionnement de la technique à employer pour cette recherche. Elle a été fort bien exposée dans un récent travail[1] par M. le docteur de Gennes, chef du laboratoire de la faculté à l'hôpital Necker.

Il conseille très judicieusement de recueillir surtout, pour l'examen, le dépôt qu'abandonnent les derniers jets d'urine, et il attache une grande importance aux procédés de coloration. Enfin, il insiste sur la nécessité de faire un grand nombre de préparations et de les examiner successivement avec le plus grand soin, sans se laisser décourager par l'insuccès des premières inspections. Il arrive souvent, en effet, qu'on ne trouve un ou deux bacilles dans une lamelle qu'après en avoir examiné un très grand nombre.

Lorsqu'on a recueilli tous les renseignements qui résultent des notions précédentes, on est déjà en possession d'un grand nombre des éléments nécessaires pour le diagnostic. Cependant, il est encore possible d'en acquérir d'autres par la recherche des *signes physiques*. Je dois dire, toutefois, que, dans l'affection qui nous occupe, ces derniers sont relégués à un plan tout à faire secondaire, si l'on veut exclusivement considérer ceux qui sont fournis par les seuls organes urinaires. Nous ne tarderons pas à voir que la recherche des signes physiques extravésicaux, que l'explo-

1. De Gennes, *Bacilles de la tuberculose* (*Annales des mal. des org. gén. urin.* Septembre 1885).

ration méticuleuse de l'appareil génital, par exemple, est, au contraire, de la plus haute importance pour le diagnostic. Mais il faut reconnaître que ce sont là seulement des signes concomitants ; quelle que soit leur fréquence et leur importance on ne peut pas dire qu'ils appartiennent en propre à la tuberculose urinaire. Je n'ai donc pas à vous en parler pour le moment, devant bientôt y revenir à propos du diagnostic.

L'examen du méat ne permet que bien exceptionnellement de constater cette *blennorrhagie tuberculeuse* à laquelle Ricord attribuait une importance que je ne crois pas justifiée. Je ne l'ai, pour ma part, jamais constatée, de telle sorte que j'aurais assez de tendance à soupçonner une origine blennorrhagique au plus grand nombre des écoulements de l'urèthre qui surviennent pendant le cours de la tuberculose urinaire.

Chez la femme, l'inspection du méat fait quelquefois découvrir des *excroissances polypiformes* sur lesquelles M. Terrillon[1] a appelé l'attention. Ces végétations, souvent multiples, peuvent constituer une sorte de collerette au méat. Quelquefois elles en masquent complètement l'ouverture. D'autrefois elles se développent dans la traversée de l'urèthre qu'elles oblitèrent en partie. Elles peuvent alors former une saillie appréciable à travers la paroi antérieure du vagin. Elles sont, en général, très douloureuses au moindre contact. M. Terrillon les considère comme des lésions secondaires et les assimile aux excroissances que MM. Krisbaber et Peter ont signalées dans la laryngite tuberculeuse. Il leur accorde une grande importance pour le diagnostic de la tuberculose urinaire chez la femme. En ce qui me concerne, je ne saurais leur accorder cette valeur séméiologique. L'opinion soutenue par M. Terrillon ne me paraît pas devoir être confirmée. J'ai, pour ma part, rencontré bien des fois de semblables excroissances, non seulement dans les affections de la vessie d'une tout

1. Terrillon, *Progrès médical*, 7, 14, 21 février 1880.

autre nature, mais encore dans les cas où il n'existe aucune affection vésicale.

Les autres informations qui peuvent être fournies par l'examen direct sont recueillies soit par le toucher rectal combiné avec la palpation hypogastrique, soit par le cathétérisme. Elles ne visent guère, en général, que l'étude de la sensibilité ou celle de l'état de vacuité ou de réplétion du réservoir urinaire. Mais ces moyens d'exploration peuvent aussi permettre d'apprécier l'épaisseur et la consistance des parois vésicales. Enfin, ils renseignent sur l'état des vésicules séminales et de la prostate, ce qui peut être, comme nous le verrons bientôt, d'une grande utilité pour le diagnostic.

La *sensibilité* est très facilement exaltée jusqu'à la douleur par la pression directe, soit à travers l'hypogastre, soit par le rectum ou le vagin; elle est surtout mise en éveil par ces deux pressions combinées. Quelquefois, cependant, le malade souffre peu lorsqu'on déprime lentement la région hypogastrique avec une seule main et se plaint davantage lorsque cette main est brusquement retirée.

Le *toucher rectal* ou *vaginal*, combiné avec la palpation hypogastrique, ne permet pas seulement d'explorer directement la sensibilité de l'organe malade, il offre en même temps l'occasion de reconnaître si la vessie se vide incomplètement et si la paroi est épaissie. Je vous ai déjà fait prévoir en étudiant l'anatomie pathologique, la possibilité d'épaississements ou d'indurations partiels qui, dans certains cas, sont de nature à obscurcir plutôt qu'à faciliter le diagnostic.

Le *cathétérisme* doit être pratiqué le plus rarement possible dans la tuberculose urinaire, car il n'est pas toujours sans inconvénient. Cependant, il est des cas où les symptômes du début consistent surtout en difficultés de la miction, et où les antécédents rendent vraisemblable l'hypothèse d'un rétrécissement. On peut alors être logiquement appelé à explorer l'urèthre. Souvent cette exploration permet de constater l'existence d'une contraction spasmodique au niveau du sphincter uréthral. De plus, elle provoque ordinairement une vive douleur dans la traversée prostatique et au col vésical. Le contact de la paroi postérieure de la vessie est, au contraire, beaucoup moins sensible en général que le voisinage du col.

Tels sont, Messieurs, les principaux signes de la cystite tuberculeuse. Nous avons maintenant à rechercher comment il est possible de résoudre le problème du diagnostic. Ce problème, parfois très difficile, comprend deux parties principales. Nous devons envisager, en effet :

1° le *diagnostic de la maladie elle-même*, qui peut se révéler à nous par la marche des accidents, par l'étude du malade, par l'exploration de la sphère génitale, par l'examen des urines, par l'absence de toute cause appréciable, par la persistance non motivée des symptômes.

2° le *diagnostic différentiel*, c'est-à-dire l'étude comparative des affections avec lesquelles la cystite tuberculeuse peut être confondue. Il y a, en effet, dans l'histoire clinique de la tuberculose vésicale, deux sortes d'erreurs de diagnostic à relever. Tantôt, on méconnaît absolument la nature de la maladie que l'on désigne d'une façon banale sous le nom de catarrhe vésical. Tantôt on diagnostique une entité morbide plus précise, un rétrécissement du canal, un spasme, une contracture du col, un calcul de la vessie, une hypertrophie de la prostate. J'aurai donc à vous apprendre comment vous pourrez distinguer la cystite tuberculeuse de toutes ces affections.

Pour faire le diagnostic de la maladie elle-même, nous avons à tenir compte, vous ai-je dit, de sa *marche*, c'est-à-dire de la combinaison des symptômes et de leur évolution.

Déjà vous savez qu'on observe deux périodes successives. La première caractérisée par l'absence de cystite est en général beaucoup plus courte que la seconde. Elle consiste essentiellement en besoins fréquents auxquels peuvent se surajouter tantôt des hématuries, tantôt des difficultés de la miction et quelques autres symptômes causés par le spasme uréthral.

Mais ces dernières manifestations peuvent ou faire complètement défaut, ou se trouver toutes réunies sur le même sujet. Au contraire, les mictions fréquentes se retrouvent toujours et marquent ordinairement le début même de la maladie. Plus tard et au bout d'un temps variable, la douleur apparaît. En même temps les urines se troublent et abandonnent un dépôt purulent, tandis que les mictions, déjà très fréquentes, le deviennent encore davantage. Tous ces troubles sont généralement peu influencés par la marche et le mouvement ou par le repos. Ils sont aussi accusés, sinon davantage, la nuit que le jour. Mais ils augmentent souvent par l'humidité, le froid, les écarts de régime. Ainsi constituée la maladie reste longtemps stationnaire; elle peut se prolonger pendant un certain nombre d'années sans exercer un retentissement très fâcheux sur l'état général. J'ai eu l'occasion d'observer plusieurs cas où la durée totale n'avait pas été moindre de 5, 10, 15 et même 20 années. Pendant ce temps, on peut observer, sous l'influence d'un traitement approprié, des rémissions, des périodes d'accalmie qui donnent au malade les apparences de la guérison. Mais le plus souvent ces suspensions dans les accidents ne sont pas une paix définitive; elles ne représentent qu'une trêve momentanée de durée variable. Cependant la guérison complète peut aussi être observée dans cette affection comme dans la plupart des autres localisations de la tuberculose. J'en ai recueilli, pour ma part, un certain nombre d'exemples et j'ai déjà eu l'occasion de vous en signaler quelques-uns survenus même après des accidents particulièrement graves tels que la fonte tuberculeuse de la prostate avec incontinence d'urine. Ces améliorations et même ces guérisons ne sont donc pas de nature à faire écarter le diagnostic de : Tuberculose.

Si toutefois on fait exception pour quelques cas très rares, on peut dire que la maladie finit en général par déterminer plus ou moins rapidement la cachexie urinaire. Lentement et progressivement, les forces diminuent, l'amaigrissement augmente, les urines deviennent de plus en plus purulentes, et la mort survient le plus souvent par épuisement, quelquefois par empoisonnement urineux ou par l'une des formes de l'urémie. Il est, au contraire, exceptionnel que le malade succombe par le fait de l'extension du mal à un autre organe, en particulier au poumon. Du commencement à la fin, la cystite tuberculeuse évolue comme une affection très nettement localisée, et offre fort peu de tendance à envahir les autres organes et à se généraliser.

L'étude du malade doit toujours compléter celle de la maladie. C'est cette dernière exclusivement considérée en elle-même que je me suis surtout attaché jusqu'à présent à vous décrire, et j'ai pour ainsi dire cherché à faire abstraction du malade, c'est-à-dire de toutes les autres manifestations qu'il a pu ou qu'il peut encore offrir à distance, soit dans l'appareil génital, soit dans le poumon, soit dans tout autre organe. Ces manifestations, en effet, ne sont pas, tant sans faut, le cortège obligé de la cystite tuberculeuse. Les unes sont très rares, comme celle du poumon par exemple, les autres sont au contraire extrêmement fréquentes comme celles de l'appareil génital. Mais les unes et les autres sont étrangères à la maladie que nous étudions. Leur étude ne rentre pas dans sa description. Elles appartiennent au malade et non à la maladie, et doivent surtout être recherchées pour le pronostic et le diagnostic différentiel.

Dans cette étude du malade vous aurez tout d'abord à faire une minutieuse enquête sur ses *antécédents pathologiques* et à discerner ce qui peut mettre sur la trace de la moindre prédisposition à la tuberculose ou de quelque manifestation locale antérieure ou actuelle de cette diathèse. Vous tiendrez donc le plus grand compte de l'hérédité, des accidents strumeux de l'enfance, de certaines manifestations osseuses ou articulaires, guéries ou non, des rhumes fréquents ou prolongés, des hémoptysies, etc. Vous passerez soigneusement en revue par la percussion et l'auscultation, les sommets des poumons.

Je m'empresse pourtant d'ajouter que ce n'est pas en auscultant que vous ferez le diagnostic de la cystite tuberculeuse La présence ou l'absence de *tubercules dans le poumon* ne prouve que peu de chose, et sert uniquement à renseigner sur la constitution du sujet, sur le terrain plus ou moins favorable qu'il offre à la diathèse. C'est ce que j'ai pu vous démontrer en commentant [1], avec un soin très minutieux, un cas remarquable de cystite blennorrhagique survenue chez un tuberculeux.

Mais si l'examen de la poitrine est relativement peu apte à révéler la véritable nature d'une cystite, il en est tout autrement de l'exploration des différents organes qui constituent l'*appareil génital*, et qui sont directement accessibles au doigt. Cette exploration offre pour le diagnostic un intérêt de premier ordre puisque la tuberculose génitale accompagne ou même précède presque toujours la tuberculose urinaire. Par conséquent, pour peu que vous constatiez soit dans les vésicules séminales qui représentent le siège initial de prédilection de la tuberculose génitale, soit dans la prostate, soit dans les cordons et les épididymes, quelques-uns de ces noyaux durs multiples, isolés des uns des autres et bien nettement détachés des tissus environnants, vous aurez la preuve que votre malade est déjà sous le coup de l'affection tuberculeuse et il y aura beaucoup de chances pour que les accidents vésicaux relèvent aussi de la même diathèse.

Mais il est possible, ainsi que je vous l'ai déjà dit, que la tuberculose urinaire évolue complètement sans s'accompagner à aucun moment d'autres manifestations de la diathèse, même dans la sphère génitale. Il est possible d'un autre côté, comme je vous le rappelais tout à l'heure, qu'un individu atteint de lésions génitales, et à plus forte raison pulmonaires, de nature tuberculeuse, présente des troubles urinaires d'une tout autre origine.

Dans ces cas, l'*examen des urines* est devenu aujourd'hui d'un très grand secours. Il suffit, en effet, d'y rencontrer

1. Voyez p. 77.

quelques *bacilles* pour dissiper toutes les incertitudes que le diagnostic pouvait présenter. Malheureusement, je le répète cette recherche est très délicate, et ses résultats négatifs n'ont aucune valeur, soit parce que les bacilles font réellement défaut dans l'urine lorsque les granulations n'ont pas encore subi la fonte caséeuse, soit parce que, à une époque plus avancée, ils sont encore trop clairsemés dans le liquide.

Il faut donc savoir établir le diagnostic, alors même qu'on ne pourrait utiliser la rencontre du bacille ce qui est presque toujours impossible dans les premiers temps. Alors, il y a lieu de tenir le plus grand compte de *l'absence de cause* et de la *durée non motivée* de la maladie. A toutes les périodes, ces deux éléments ont une importance capitale pour le diagnostic. Souvent, ils suffisent à eux seuls pour révéler sûrement la nature de l'affection, alors même qu'on ne trouverait aucun autre indice positif dans l'étude attentive de chacun des symptômes. Il ne faut donc jamais les perdre de vue, puisque, malgré leurs apparences négatives, ils ont toute l'importance des signes les plus positifs. Vous vous souviendrez que toute cystite, née sans cause bien nette, sans blennorrhagie, sans rétrécissement, sans corps étranger, sans traumatisme, sans refroidissement, sans affection des reins, doit être tenue pour suspecte. Les cystites spontanées ne valent guère mieux que les bronchites spontanées. Les unes et les autres doivent éveiller l'idée de la tuberculose. Il en est de même du passage à l'état chronique et de la résistance aux traitements les plus méthodiques, en particulier, aux instillations ou injections argentiques. L'une ou l'autre de ces deux circonstances, absence de cause et durée non motivée, suffit, la plupart du temps, pour donner une signification toute spéciale à un symptôme ou un ensemble de symptômes qui, par eux-mêmes, en eussent été privés.

Si vous savez mettre à profit, dans la recherche du diagnostic, toutes les ressources que je viens de vous rappeler, je ne doute pas que vous n'arriviez le plus souvent avec une très grande facilité à reconnaître l'origine tuberculeuse des accidents pour lesquels vous serez consultés, et vous ne les attribuerez pas, comme cela se fait si fréquemment, à d'autres affections.

Je crois néanmoins utile, en terminant, de vous rappeler quels sont les caractères qui appartiennent en propre à ces affections et qui les distinguent de la cystite tuberculeuse. Déjà je vous ai signalé parmi celles qui donnent le plus souvent lieu à la confusion, les rétrécissements, le spasme et la prétendue contracture du col, les calculs de la vessie, l'hypertrophie de la prostate.

Les *rétrécissements du canal* peuvent tôt, ou tard, mais presque toujours très tard, déterminer de la fréquence, des difficultés et divers autres troubles de la miction plus ou moins comparables à ceux qu'on observe dans la première période de la tuberculose urinaire. Je ne parle pas des modifications du jet qui ne possèdent absolument aucune valeur séméiologique. A une période avancée, les rétrécissements peuvent aussi, avec ou sans l'aide de circonstances occasionnelles, se compliquer de cystite. Mais vous n'oublierez pas que, chez les tuberculeux, la fréquence est le fait initial, qu'à la fréquence ne tarde pas à se surajouter la douleur, que l'un et l'autre de ces symptômes une foisétablis demeurent permanents et le plus souvent s'exagèrent. Il y a donc des différences essentielles dans l'évolution de ces symptômes ; ils ne se ressemblent que si on fait abstraction de leur filiation de leur marche et de leur durée. Vous serez d'ailleurs toujours facilement éclairés : 1° par l'étude des causes ; 2° par l'exploration directe du canal.

Il ne peut y avoir, en effet, de rétrécissement sans cause précise : traumatisme ou blennorrhagie ; tandis que le point de départ est toujours insaisissable dans la cystite tuberculeuse. Le traumatisme a pu se produire de diverses manières, tantôt par une chute à califourchon, ou un coup direct sur le périnée, tantôt par la rupture de la corde et surtout par une fausse manœuvre du coït qui peut facilement passer inaperçue. Quant à la blennorrhagie, elle exige toujours un temps assez long pour déterminer la stricture de l'urèthre ; il faut au moins 2 ou 3 ans, souvent 6 ou 7 et même beaucoup plus.

Déjà la notion de causes aussi précises dans les antécédents du malade est assez peu favorable à l'idée d'une cystite tuberculeuse. L'exploration directe ne va pas tarder à vous fixer complètement.

Si vous prenez un explorateur à boule olivaire d'un n° 18 à 20 et si vous cherchez à parcourir d'un bout à l'autre toute l'étendue de l'urèthre, vous pourrez tantôt y réussir avec la plus grande facilité et sans éprouver aucune sensation de ressaut, tantôt, au contraire, être arrêtés par un obstacle. Dans le premier cas, il est bien évident qu'il n'y a pas de rétrécissement. Dans le second, on se trouve encore en présence de causes d'erreur importantes. Sans doute l'arrêt de l'instrument peut tenir à un rétrécissement du canal, mais il peut également être causé par un simple spasme du sphincter uréthral, spasme si fréquemment observé chez les tuberculeux urinaires.

Avant même de franchir l'obstacle, vous pourrez le plus souvent recueillir d'utiles indices : si vous êtes arrêtés dans la région pénienne, il ne saurait être question de spasme. Évidemment, le canal est rétréci. Le doute n'est permis que dans les cas où l'obstacle siège dans la région périnéo-bulbaire. Lorsqu'il est constitué par un rétrécissement blennorrhagique, presque toujours vous rencontrez, avant d'arriver à lui, une ou plusieurs brides qui donnent lieu à une sensation plus ou moins nette et qui caractérisent cette espèce de rétrécissement. En cas de spasme, vous arrivez jusqu'à la région membraneuse sans éprouver le moindre ressaut.

Mais pour que le diagnostic soit établi aussi rigoureusement que possible, il est absolument nécessaire de franchir l'obstacle. S'agit-il d'un rétrécissement, vous éprouverez alors la sensation d'un ressaut dur, sec, multiple que vous sentirez encore avec les mêmes caractères en retirant l'instrument. Vous la retrouverez même invariable et constante, si vous voulez coup sur coup passer et repasser plusieurs fois de suite. S'agit-il d'un spasme, au contraire, la sensation est bien différente. La boule peut être plus ou moins serrée, plus ou moins retenue, mais elle ne fournit jamais, à aucun degré, le ressaut particulier que peut seul donner un anneau fibreux. En outre le spasme une fois vaincu ne se reproduit pas sur-le-champ et laisse aisément l'explorateur aller et venir en avant et en arrière sans donner lieu de nouveau à un arrêt ou à un ressaut particulier.

Si tous les explorateurs étaient tenus en échec, avant d'admettre un rétrécissement infranchissable, vous essaieriez le cathétérisme simple ou à la suite avec les Béniqué. La bougie conductrice une fois introduite, il vous serait facile, en cas de spasme, de passer les numéros les plus élevés, tandis qu'un rétrécissement opposerait à cet artifice une barrière absolue.

Enfin, j'ajouterai que la sensation éprouvée par le malade au moment où la boule franchit l'obstacle, presque nulle dans les rétrécissements, est, au contraire, très pénible en cas de spasme, surtout chez les tuberculeux urinaires. Cette douleur est assez vive pour offrir une certaine valeur séméiologique. Dans tous les cas, le seul obstacle rencontré sera toujours au niveau de la région membraneuse. Jamais votre explorateur, après l'avoir franchie, ne sera arrêté au passage du col. Admettre sa contracture serait donc substituer aux résultats de l'observation directe un être de raison dont l'existence est encore à démontrer. J'aurai plus tard l'occasion, en faisant l'histoire de la cystite douloureuse, de vous montrer que lorsqu'il y a contracture, on la constate dans le corps de la vessie et non au niveau de son col. Et je reste convaincu que la majeure partie des cas décrits sous le nom de contracture du col n'étaient autre chose que des spasmes de l'urèthre et qu'ils étaient bien souvent symptomatiques de ces inflammations tuberculeuses de la vessie dont la fréquence est si grande, et dont le diagnostic ne pouvait être fait, puisque la description de la maladie n'avait jamais été donnée.

Le spasme une fois reconnu, vous ne vous bornerez pas à émettre le diagnostic vague de *spasme uréthral*. Vous aurez encore à déterminer avec précision sa cause et sa nature. Le spasme est toujours symptomatique, et il est très souvent lié au développement de lésions tuberculeuses sur la région cervicale de la vessie. Vous n'admettrez, toutefois, cette dernière opinion, qu'après avoir recherché toutes les autres causes de spasme, en particulier le nervosisme, les maladies de la moelle et toutes les affections de la vessie, du canal et des reins qui peuvent lui donner naissance. Ces affections sont assez nombreuses. Aussi, m'abstiendrai-je de les passer toutes en revue. Il me suffira de vous signaler le rôle prépondérant des lésions tuberculeuses du col de la vessie sur la production du spasme uréthral. Ainsi prévenus, vous n'oublierez pas, en cherchant à préciser le diagnostic étiologique du spasme, de penser à la tuberculose urinaire.

Les *calculs de la vessie* se traduisent assez souvent, au début, par des envies fréquentes d'uriner ou par des hématuries. Ils peuvent provoquer aussi le spasme uréthral. Enfin la station debout est souvent très pénible et même impossible aux tuberculeux vésicaux. On conçoit donc la méprise et elle est fréquente. Elle ne peut cependant avoir lieu si l'on tient le moindre compte de l'enchaînement et de la succession des symptômes. L'hématurie est souvent prémonitoire chez les calculeux, mais toujours elle a succédé à des secousses violentes, ou à des mouvements répétés, pour cesser sous la seule influence du repos ; jamais elle n'apparaît la nuit. La fréquence et la douleur se produisent et disparaissent sous les mêmes influences. La cystite est rare et survient par crises, elle n'est qu'exceptionnellement permanente. Et dans ces cas où la physionomie habituelle de l'affection calculeuse est modifiée, n'avez-vous pas toute l'histoire antérieure de la maladie et du malade pour vous éclairer ? Vous me direz que le cathétérisme jugerait la question. Je vous répondrai que, même après cathétérisme, on s'est souvent trompé et que cette manœuvre ne sert pas à découvrir, mais à constater.

Le diagnostic ne doit se faire à l'aide d'explorations ou d'opérations que lorsque l'étude raisonnée des symptômes ne permet pas de l'établir. Ici, comme dans bien d'autres cas, leur connaissance exacte rend inutile les recherches faites à l'aide des instruments. Aussi ai-je tenu à vous faire l'histoire de la cystite tuberculeuse, car il n'est peut-être pas d'affection de la vessie qui ait donné et donne encore lieu à plus d'erreurs de diagnostic.

L'*hypertrophie de la prostate* qui, chez un grand nombre de sujets, se traduit exclusivement, dans les premières périodes, par une fréquence exagérée de la miction, se distingue très facilement de la tuberculose urinaire. Vous remarquerez, en effet, que les conditions d'âge sont tout à fait différentes, la cystite tuberculeuse étant de plus en plus exceptionnelle à l'époque de la vie où s'observe le prostatisme. Rien d'ailleurs ne ressemble moins à une prostate tuberculeuse que l'hypertrophie sénile, et les symptômes sont tellement différents qu'il est inutile d'insister.

Il n'en est pas de même pour la prostatite chronique dont je vous donnerai bientôt la description. Alors il me sera loisible de vous dire les différences qui permettent de distinguer ces deux affections.

Les *néoplasmes de la vessie* sont rarement confondus avec la cystite tuberculeuse. Ils débutent généralement par des hématuries qui deviennent de plus en plus longues et rapprochées à mesure que la maladie progresse et qui sont d'abord isolées de tout autre symptôme, même de la fréquence. D'autre part, le résultat de l'exploration directe soit par le toucher rectal combiné avec la palpation hypogastrique, soit par le cathétérisme intravésical, sont le plus souvent très significatifs dans le premier cas, tandis qu'ils restent négatifs dans le second. Je ne parle pas de l'examen microscopique de l'urine, qui doit toujours être pratiqué dès qu'il y a place au doute, et qui peut rendre au diagnostic les plus grands services par la découverte du bacille de la tuberculose ou des éléments spécifiques des lésions organiques.

Vous le voyez, Messieurs, il est généralement facile d'établir le diagnostic de la tuberculose urinaire à la condition d'étudier méthodiquement à la fois le malade et la maladie. Mais il ne suffit pas de reconnaître la nature du mal, il faut encore préciser l'extension et le degré des lésions, ce qui offre pour le pronostic une très grande importance.

Déjà vous savez qu'en l'absence de douleur et de purulence des urines la maladie en est encore à sa période initiale, ce qui veut dire que les lésions consistent exclusivement en granulations grises ou jaunes. Il n'y a encore ni cystite, ni ulcérations. L'apparition du pus dans l'urine et de la douleur des mictions indique le passage de la première à la seconde période et signifie que la cystite est survenue. La présence des bacilles témoigne de la transformation des granulations en ulcérations.

Quant à l'évacuation incomplète de la vessie, elle est loin d'être constante. Quand elle se produit, on la reconnaît aisément par le toucher rectal combiné avec la palpation hypogastrique, sans qu'il soit nécessaire de recourir à l'épreuve du cathétérisme évacuateur aussitôt après une miction.

C'est aussi par le toucher rectal que vous pourrez constater l'extension assez fréquente des lésions à la portion prostatique du canal et au parenchyme même de la glande. J'ai déjà eu, en effet, l'occasion de vous dire que la prostate était très souvent envahie. Non seulement on y trouve très ordinairement, dès le début, ces nodosités caractéristiques dont je vous ai montré toute l'importance pour le diagnostic; mais plus tard elle peut subir une véritable fonte tuberculeuse et se transformer en une sorte de caverne plus ou moins spacieuse qui représente en quelque sorte une petite vessie en avant de la grande. C'est alors que l'urine contenue dans cette cavité accidentelle peut s'écouler goutte à goutte en donnant lieu à une espèce particulière d'incontinence. Le toucher rectal renseigne avec exactitude sur le degré de ces lésions prostatiques, surtout quand il est combiné avec l'exploration du canal à l'aide de la bougie à boule olivaire. On sent aisément qu'au niveau de la prostate la boule n'est plus séparée du doigt rectal que par une faible couche de tissus. Parfois il ne reste plus qu'une coque fibreuse amincie et mobile à travers laquelle on reconnaît çà et là des points indurés et, dans leurs intervalles, des espaces vides. Souvent la boule de l'explorateur pénètre dans la caverne prostatique où elle ne tarde pas à être arrêtée. C'est alors surtout qu'on peut facilement la sentir avec le doigt rectal.

Enfin, il importe de savoir si les lésions tuberculeuses sont limitées à la vessie ou étendues au rein. L'excès du pus dans l'urine, la polyurie trouble, la douleur spontanée ou provoquée par une pression méthodique au niveau des régions rénales sont des indices de grande valeur. Ce sont ordinairement, avec les troubles digestifs, les vomissements en particulier, les meilleurs signes de la tuberculisation des reins que je puisse vous indiquer. La douleur, même à la pression, peut faire défaut, mais il est rare qu'elle ne se retrouve pas lorsqu'on la recherche dans des examens successifs. Dans quelques cas rares, vous pourrez constater une augmentation plus ou moins considérable du volume de l'un des reins. Le ballottement rénal vous permettra d'en juger avec précision. Ce signe, que j'ai fait connaître, a été de la part de M. Clado l'objet d'un travail très complet[1]. Il sert surtout à l'étude des tumeurs, mais il peut s'appliquer aussi à toutes les augmentations de volume du même organe et en particulier à celle qui accompagne la tuberculisation. Vous pouvez encore voir au nº 5 de la salle Saint-Vincent, un malade qui présente en même temps, au cours d'une cystite tuberculeuse, de la polyurie trouble (4 litres en 24 heures), et, aussi parfaitement caractérisé que possible, au moins du côté gauche, le signe dont je viens de vous parler. Il est bien évident que, dans ce

1. *Bulletin médical*, 1887.

cas, le rein gauche est tuberculisé et même que ses lésions sont très accentuées.

J'arrive au *traitement de la cystite tuberculeuse*, car j'ai à peine besoin d'insister sur son pronostic. C'est celui de toutes les tuberculoses locales, avec cette différence, que, bien que l'organisme reste généralement indemne d'infection, les fonctions de l'appareil urinaire sont plus ou moins troublées et compromises dans un temps plus ou moins long, mais le sont inévitablement. Les accalmies sont possibles, mais on ne peut guère compter sur des guérisons définitives.

L'une des conséquences les plus nettes de mes observations c'est que ces accalmies, que nous pouvons appeler demi-guérisons, s'obtiennent surtout lorsque l'on renonce franchement à tout traitement local. Rien n'aggrave la fréquence et les douleurs comme la mise en œuvre banale des introductions de bougies et de cathéters ou des lavages. La sensibilité particulièrement vive de la vessie tuberculeuse rend bientôt l'introduction des liquides impossible et devient l'occasion de l'aggravation de la cystite et de l'apparition des néphrites. Les instillations elles-mêmes ne donnent aucun succès. J'ai utilisé bien des agents médicamenteux par cette méthode, tous ont échoué, aussi bien les substances calmantes, que le nitrate d'argent, le borate de soude, l'iodoforme pour ne citer que les principales. J'ai particulièrement insisté dans mes essais sur l'emploi de ces deux substances. L'iodoforme qui se dissout mal dans tous les autres véhicules a été instillé en solution concentrée dans l'éther; ce mélange est facilement supporté à la dose d'une quarantaine de gouttes faites en vessie vide, je n'ai pas été plus heureux qu'avec le nitrate d'argent. Il en a été de même du biiodure de mercure et du sublimé auxquels j'ai très promptement renoncé.

J'ai au contraire presque toujours eu à me louer du traitement médical. J'ai pu en particulier apprécier son utilité chez des malades, nécessairement nombreux, qui ne sont venus me consulter qu'après avoir été soumis à un traitement local. Sous l'influence d'une médication appropriée, les douleurs ont bientôt diminué, l'état général s'est modifié, l'appétit a reparu et, sauf la fréquence et la présence du pus dans l'urine, la situation s'est souvent transformée.

Je repousse donc formellement le traitement chirurgical, en tant du moins qu'il consiste dans l'emploi des moyens dont je viens de faire mention. Je vous parlerai tout à l'heure du traitement opératoire, mais avant de l'aborder j'ai à vous renseigner sur les modifications auxquelles doit satisfaire le traitement médical et sur les agents dont il convient de faire usage.

Le traitement doit, autant que possible, s'adresser à la diathèse. Je dis, autant que possible, car les médicaments sur lesquels on croit pouvoir compter m'ont paru sans action. Il en a été particulièrement ainsi de l'iodoforme pris à l'intérieur. Rien de plus simple que de s'assurer de son élimination par les urines. J'ai pu en portant les doses jusqu'à 0,40 centigrammes par jour conduire certains malades à une véritable saturation. Aucun symptôme ne s'est modifié et leurs urines examinées par M. de Gennes, qui m'a prêté le concours le plus utile, n'ont cessé de contenir des bacilles en aussi grande quantité.

Je continue donc à donner la préférence aux médicaments qui agissent indirectement sur la diathèse en augmentant les forces de résistance de l'économie et en particulier en activant la nutrition, je prescris les frictions, les bains sulfureux, les bains salés, le séjour à la campagne, au bord de la mer, les eaux salines telles que Salies de Béarn ou ses similaires, les eaux de Luchon qui, dans bien des cas, m'ont fourni de très appréciables effets, la Bourboule. Quand il est possible, je conseille le séjour dans le midi, de préférence sur les côtes méditerranéennes. L'alimentation doit être aussi réparatrice que possible et par conséquent substantielle. Mais ce serait une faute que de la rendre uniforme, l'appétit ne tarderait pas à en souffrir. Tout en défendant les excitants il faut se garder d'interdire le vin qui peut, avec avantage, être mélangé aux eaux de Bussang, d'Orezza, de Pougues ou à leurs analogues. Les médicaments que j'utilise le plus sont les préparations arsenicales, l'huile de foie de morue, la créosote. Ce médicament a une utilité particulière. Le goudron, la térébenthine sont également utilisables. Il est en général nécessaire de varier les médications et de prescrire tout au moins un traitement d'hiver et un traitement d'été. Il faut une persistance très grande et plusieurs années doivent être employées au traitement de cette tuberculose comme à celui de toutes les autres. Aussi la nécessité de différents types de prescriptions s'impose-t-elle.

C'est encore pour cette raison de la très longue prolongation du traitement qu'un régime exclusif n'est pas de mise. Le lait est cependant utile et j'ai l'habitude de le faire figurer le plus largement et le plus habituellement qu'il est possible dans le régime; mais son emploi est subordonné et au goût du malade et aux convenances de son estomac.

Mais il est une série de médicaments dont vous serez presque continuellement obligés de faire usage; ce sont d'une part les préparations de quinquina et d'autre part les calmants. Le quinquina pourra s'ajouter à toutes vos médications. Je lui associe souvent le tannin et la plupart des malades peuvent supporter ces préparations pendant de longs mois sans que leurs fonctions digestives soient troublées. Il n'en est plus de même des calmants qui sont cependant indispensables. Aussi ai-je coutume de les employer exclusivement par la voie rectale, sous forme de suppositoires. J'ai surtout recours à l'opium uni à la belladone, à la jusquiame et à la morphine, mais toujours à petites doses. Souvent j'unis à ces médicaments l'iodoforme à la dose de 5 à 10 centigrammes par suppositoire. Je donne autant qu'il est possible la préférence à l'opium sur la morphine et je n'ai recours aux injections sous-cutanées que dans les cas particulièrement douloureux. Enfin les révulsions répétées telles que les permettent l'application réitérée des pointes de feu, ou les révulsions profondes que l'on obtient avec les cautères sont des adjuvants d'une grande utilité. L'hypogastre est la région indiquée pour leur application.

J'ai cru devoir entrer dans quelques détails parce que, je le répète, les tuberculeux de la vessie se trouveront toujours bien de fuir les chirurgiens et de se confier aux médecins, ou tout au moins aux médications. Ils feront d'autant mieux que, bien que la chirurgie ne soit pas pour eux impuissante, elle ne peut encore leur assurer la guérison. Elle aussi, lorsqu'elle doit intervenir, vise surtout le soulagement.

Il ne me paraît cependant pas impossible de prétendre à une action plus complète et deux fois déjà j'ai tenté la cure radicale de la tuberculisation vésicale. Il est peu probable que je multiplie beaucoup ces tentatives; non qu'elles ne soient rationnelles, mais parce qu'il est fort difficile d'en trouver l'indication précise. Pour espérer détruire sur place les éléments tuberculeux qui ont pris domicile dans la vessie et qui d'ailleurs ne pénètrent pas profondément ses parois, au moins dans une longue période de leur évolution, il faudrait qu'à côté de ces conditions favorables se rencontrât la localisation parfaite à la vessie elle-même. Or presque toujours chez l'homme, l'appareil génital est atteint, les épididymes, la prostate et les vésicules sont envahis. Nous sommes donc réduits, dans l'immense majorité des cas, à n'agir par l'opération que d'une façon palliative. Il faut alors que l'aggravation d'un symptôme et sa résistance aux médications nous y conduisent. Il peut en être ainsi de la douleur et six fois j'ai opéré pour combattre la souffrance.

Dans ces six cas est compris l'un des malades à cure radicale. C'est, en effet, la douleur qui m'a déterminé à agir et ce sont les excellents résultats de l'opération au point de vue de la lésion elle-même, qui ont fait que mon intervention seulement dirigée contre un symptôme, paraît avoir enrayé la maladie. Ce cas, qui est celui d'un jeune homme nommé Terrasse, est consigné dans l'excellente thèse de mon élève le

Dr Hartmann[1]. J'ai, cette année au mois d'avril, opéré, de propos délibéré, un malade qui n'avait d'autre localisation tuberculeuse que sa cystite. Le résultat opératoire a été excellent. Le résultat thérapeutique le deviendra peut-être, mais il est encore difficile, cinq mois après, de se prononcer. Toutefois, l'examen réitéré des urines fait par M. de Gennes démontre que les bacilles, après avoir notablement diminués à la suite de l'opération, ont fini par disparaître. Ce malade est un de ceux que j'avais inutilement soumis à l'emploi prolongé de l'iodoforme; il avait même subi plusieurs introductions d'éther iodoformé dans la vessie.

Chez ces deux malades, j'ai eu recours à la taille hypogastrique. C'est la seule méthode qui peut permettre de tenter la cure radicale. Celle-ci repose, en effet, essentiellement sur la destruction minutieuse de la muqueuse de la vessie. Il faut la râcler soigneusement avec la curette, puis promener le fer rouge à sa surface.

Chez les cinq autres, j'ai fait la dilatation périnéale et j'ai plus ou moins complètement réussi à faire cesser la douleur. Elle a eu, en effet, tendance à reparaître et a reparu à mesure que s'opérait la fermeture de la plaie et la crainte de la persistance d'une fistule périnéale m'a conduit à la laisser s'obturer après quelques semaines. Alors même que l'on ne poursuivrait qu'une atténuation dans les symptômes, mieux vaudrait utiliser la taille hypogastrique. La seule contre-indication naîtrait de l'excès de la douleur qui, ainsi que je l'ai démontré, peut déterminer la rupture de la vessie par excès de contractions, sous et malgré le chloroforme. Je dois cependant dire que, chez l'opéré Terrasse, la douleur était excessive et que j'ai pu, en ne mettant que modérément la vessie en tension, faire l'ouverture au-dessus du pubis avec sécurité et facilité.

L'occasion de faire la cure radicale se présenterait peut-être plus fréquemment chez la femme que chez l'homme.

1. Hartmann, *Des cystites douloureuses*. Thèse de Paris, 1887.

Mais il faudrait, pour l'entreprendre avec chance de succès, être certain que l'appareil génital interne ne participe pas aux lésions de la vessie. C'est un point de la question que, faute d'autopsies, je n'ai pu encore résoudre. On sait que rien n'est plus difficile dans les hôpitaux que d'avoir un nombre suffisant d'autopsies dans les maladies à très longue évolution, qui ne viennent que très accidentellement se terminer dans nos salles.

VINGT-DEUXIÈME LEÇON

DES CYSTITES

(*Suite.*)

III. — CYSTITE CALCULEUSE

Nécessité absolue de distinguer et d'étudier parallèlement deux grandes formes : celle qui est secondaire au calcul et celle qui est primitive.

Étiologie. — Degré de fréquence.

Cause prédisposante : présence du calcul. Causes occasionnelles : mouvements, cathétérisme explorateur, préparation du canal, de la vessie, rétention, refroidissement, manœuvres de la lithotritie à séances multiples et à séances prolongées. Importance des altérations séniles qui portent sur les parois de l'arbre urinaire.

Conséquences de la rareté de la cystite chez les calculeux.

Mode de formation des calculs phosphatiques dans la cystite calculeuse primitive.

Symptomatologie. — Fréquence et douleur des mictions qui sont des signes de calcul et précèdent par conséquent la cystite, et de plus purulence des urines qui est indispensable pour caractériser la cystite. Violentes poussées du côté du rectum quand le calcul est volumineux. La cystite des calculeux est surtout caractérisée par une succession d'accès, séparés par des accalmies souvent très complètes et prolongées. Elle est susceptible d'acquérir la plus grande intensité. De la transformation ammoniacale des urines chez les calculeux.

La succession des symptômes est renversée quand la cystite calculeuse est primitive. Les signes du calcul ne sont plus les premiers en date ; ils surviennent longtemps après l'établissement de la cystite.

Diagnostic. — Généralement facile par la seule étude des troubles fonctionnels et de leur ordre d'apparition ; possibilité de distinguer ainsi l'une de l'autre les deux formes de la cystite calculeuse. L'exploration de la vessie ne doit pas conduire à des révélations imprévues, mais confirmer des soupçons déjà fondés.

Pronostic. — Beaucoup plus bénin dans la cystite calculeuse secondaire que dans la primitive. La guérison définitive de cette dernière est beaucoup plus difficile. La vie n'est cependant menacée que par les complications rénales.

Traitement. — Il réclame avant tout la destruction du calcul. Cependant la cystite calculeuse secondaire peut guérir par le repos seul ou avec l'aide des agents calmants ou modificateurs. La guérison, ou la très grande atténuation des symptômes, s'obtient le plus souvent.

La guérison définitive exige une opération : lithotritie ou taille.

La lithotritie peut être faite en pleine cystite. Préparation quelquefois nécessaire : calmants, repos absolu, opiacés en suppositoires et en lavements, injections de morphine ou même instillations argentiques. Dangers des injections dilatatrices.

Avantages de la taille sur la lithotritie dans les cas très rares ou la vessie est excessivement intolérante et réfractaire à tout traitement.

Si la lithotritie est possible, il vaut mieux la faire en une seule séance. La vessie une fois débarrassée, prompte guérison de la forme secondaire, amélioration, mais persistance de la forme primitive et danger de récidive de l'affection calculeuse. Utilité, en pareil cas, d'un traitement souvent fort long par des lavages simples ou modificateurs.

Messieurs,

La cystite chez les calculeux s'observe dans deux conditions absolument différentes à de nombreux points de vue, suivant qu'elle est secondaire ou primitive. Dans le premier cas, le calcul est d'origine rénale, de consistance dure, et le plus ordinairement il est formé d'acide urique, d'urates ou d'oxalates. Son apparition précède la cystite pendant un temps variable, souvent très long; c'est lui qui constitue, à proprement parler, toute la maladie. La cystite n'en est qu'une complication passagère, tardive et inconstante, beaucoup moins fréquente qu'on ne le croit en général. Elle offre presque toujours la plus grande tendance à disparaître spontanément ou sous l'influence du repos et des médicaments; à plus forte raison, dès que par la lithotritie ou la taille, la vessie se trouve débarrassée. Dans le second cas, c'est la cystite qui est la première en date, c'est elle qui représente la maladie principale, souvent rebelle et invétérée. La formation du calcul n'est que l'une de ses conséquences ; d'assez faible consistance, il est de nature phosphatique ; après sa destruction, la cystite, loin de disparaître d'elle-même, exige un traitement spécial qui n'est pas toujours suivi de succès ; elle place le malade sous l'imminence constante d'une récidive de l'affection calculeuse. Par leur origine, par leurs conséquences, par leur durée, par leur traitement, ces deux formes de cystite sont donc essentiellement différentes Elles méritent par conséquent d'être l'objet d'une distinction bien nette que je ne manquerai pas de poursuivre dans chacune des parties de cette étude.

Voyons d'abord quelles sont leurs *conditions étiologiques.*

La première forme, c'est-à-dire celle qui reconnaît pour cause l'affection calculeuse, en est généralement considérée comme une conséquence nécessaire. Un simple coup d'œil, jeté sur la plupart des traités classiques, vous donnera facilement la preuve que cette opinion est, pour ainsi dire, universellement adoptée. C'est ce que l'un de mes anciens internes, M. le docteur Hache[1], s'est efforcé, d'après mes conseils, de mettre en évidence: Pour M. Chauvel[2] « les calculs s'accompagnent presque constamment d'une inflammation des tuniques vésicales; ils conduisent naturellement au développement d'une inflammation sourde et lente. » Sir H. Thompson indique la présence neuf fois sur dix, d'un dépôt purulent dans l'urine des calculeux. « L'urine d'un calculeux, dit-il, est presque toujours, à de rares exceptions près, plus ou moins nuageuse, plus ou moins muco-purulente. » Ledentu et Voillemier disent que la cystite chronique est, dans une mesure variable, la conséquence inévitable du développement des pierres. Enfin, Follin et Duplay signalent la cystite comme faisant partie intégrante de l'affection calculeuse de la vessie.

De telles assertions émises par des hommes aussi autorisés, ne pouvaient manquer d'avoir sur les idées médicales une très grande influence. Aussi, à l'heure actuelle, bien que la plupart de ces auteurs, à l'exemple de leurs devanciers, Deschamps, Samuel Cooper, Civiale, aient pris soin de signaler la bénignité remarquable qu'affectent dans certains cas les symptômes fonctionnels, on est généralement tenté

1. M. Hache, *Étude clinique sur les cystites.* Th. doctorat, 1884.
2. *Dictionnaire encyclopédique.*

de considérer comme exceptionnelles les observations où la cystite fait défaut. Il résulte de cette croyance erronée qu'on s'abstient trop souvent d'explorer la vessie des calculeux qui n'ont pas de cystite et qu'en revanche on explore à outrance et même qu'on opère des malades non calculeux, mais atteints de cystite.

Il est donc important de réagir contre cette opinion et de montrer que, si la cystite peut survenir chez les calculeux, elle est loin d'être constante ou même habituelle. Depuis longtemps j'avais eu l'occasion de constater ce fait clinique dont il est facile de comprendre tout l'intérêt. Mais il était nécessaire de donner une idée approximative du peu de fréquence de cette complication. Dans ce but, j'ai fait recueillir pendant deux mois et demi, par M. le docteur Hache, les observations de tous les calculeux que j'ai soignés à la maison des frères Saint-Jean-de-Dieu, rue Oudinot. Mettant à part ceux dont les pierres étaient phosphatiques, et par conséquent secondaires, M. Hache a suivi, avec le plus grand soin, vingt-huit malades dont neuf seulement avaient de la cystite ; sept fois cette cystite a été fort bénigne et s'est bornée à un léger trouble de l'urine et à quelques douleurs de la miction; deux fois seulement elle a revêtu une assez grande intensité; il s'agissait d'hommes âgés dont l'un avait une prostate extrêmement volumineuse. Cette série, prise au hasard, représente exactement ce que vous montrera la pratique.

J'ai fait faire au même point de vue le relevé des observations prises dans mon service des voies urinaires de l'hôpital Necker pendant douze ans, de 1869 à 1881. Ce relevé, je dois le reconnaître, n'a pas une très grande valeur statistique, car, sur cent vingt-trois observations, soixante-neuf contiennent trop peu de renseignements sur l'état des urines, pour pouvoir être utilisées. Cela tient sans doute à ce que leur altération n'était pas assez prononcée, pour mériter une mention particulière, mais je ne saurais l'affirmer. Sur les cinquante-quatre observations suffisamment détaillées, treize cas de calculs phosphatiques secondaires doivent être éliminés. Il reste ainsi vingt cas sans cystite et vingt-et-un avec cystite légère.

Si je ne m'en tiens pas seulement à ces statistiques partielles et si j'interroge mes souvenirs, si je tiens compte de l'observation de chaque jour, j'ai la notion très nette que, dans la majorité des cas, les calculs de la vessie ne déterminent que des poussées de cystite tardives, légères et d'abord de courte durée.

Comment se fait-il donc que l'opinion généralement accréditée soit aussi formellement en contradiction avec les résultats de l'observation clinique ? Au premier abord cela paraît surprenant, puisqu'il s'agit de faits qui semblent très faciles à constater.

L'erreur provient sans doute de causes multiples. D'abord il est probable qu'on a négligé de faire la distinction indispensable des deux grandes catégories de calculs vésicaux, les calculs uriques et les calculs phosphatiques. Il est bien évident que ces derniers s'accompagnent toujours de cystite, puisqu'ils en sont la conséquence directe, et que, sans elle, ils n'auraient aucune raison d'être. En second lieu, l'interprétation des symptômes a dû bien souvent être inexacte, soit qu'on ait méconnu l'existence de la pierre avant l'apparition de la cystite, soit qu'on ait considéré comme atteints de cystite des calculeux qui n'avaient que des mictions fréquentes et des hématuries, sans purulence des urines. Mais pour tout observateur qui sait reconnaître, dès le début, la présence d'un calcul dans la vessie par la seule étude des premiers troubles fonctionnels, pour tout observateur qui n'admet de cystite que si les urines sont purulentes, cette complication est loin, je le répète, d'être la règle chez les calculeux. Tous ceux de la première catégorie en sont exempts pendant les périodes initiales de leur affection et souvent même cette immunité persiste jusqu'aux périodes les plus avancées.

Je ne veux pas cependant aller trop loin et risquer, pour combattre une erreur, de tomber dans l'erreur opposée. Aussi ne nierai-je pas que la *présence d'un calcul dans la vessie* ne soit toujours une *cause prédisposante très active de cystite.* Il est bien certain que toutes les circonstances qui provoquent sa locomotion déterminent un véritable traumatisme de la paroi vésicale. Il en résulte de l'irritation, de la douleur, de la congestion, ce dont témoignent bien vite des phénomènes très significatifs tels que mictions fréquentes, douleurs, hématuries survenant par crises. Quelque peu sensible que soit la vessie saine à l'égard des contacts, elle est soumise, pour peu qu'ils se renouvellent avec une certaine fréquence, à une congestion habituelle qui rend imminente son inflammation. La seule présence du calcul prédispose donc puissamment à la cystite et il suffit, souvent pour la faire éclater, d'une circonstance occasionnelle, par elle-même assez insignifiante. Cependant presque toujours cette dernière est nécessaire et peut être facilement constatée. C'est ainsi que se manifeste l'influence d'une marche forcée ou d'une course prolongée en voiture, d'un cathétérisme explorateur, de l'engagement d'un gravier dans l'urèthre, d'une rétention d'urine ou de certaines tentatives de préparation de la vessie, du refroidissement, enfin des manœuvres de la lithotritie.

Le mode d'action de ces diverses causes est aisé à comprendre. Une *trop longue marche* ou le *cahot de la voiture* pousse à l'excès l'irritation due aux contacts et fait franchir la courte distance qui sépare la congestion habituelle de l'inflammation.

Il est vrai de dire que la suppression de ces influences, c'est-à-dire le repos complet, ne tarde pas à ramener l'état de choses antérieur. C'est ainsi que nombre de calculeux présentent à l'occasion d'une locomotion exagérée, de véritables poussées de cystite qui se dissipent d'abord très rapidement, mais tendent néanmoins à s'acclimater à mesure qu'elles se renouvellent.

Le *cathétérisme explorateur* agit aussi par l'exagération du contact. On a prétendu en outre qu'il était apte à porter dans la vessie divers microbes, à provoquer par leur intermédiaire la transformation ammoniacale et par suite la cystite.

Malgré leur très évidente influence, l'*introduction des microbes* ne suffit pas pour déterminer la transformation ammoniacale. Il faut d'autres conditions que j'ai bien des fois signalées. Cependant je me suis depuis longtemps fait une règle de ne pratiquer l'exploration de la vessie, qu'en m'entourant de précautions antiseptiques toutes particulières. Je la fais de plus au domicile même des malades en leur prescrivant un repos d'au moins quelques heures avant et après la séance, et en leur faisant prendre le sulfate de quinine.

La pierre étant reconnue, on peut encore provoquer la cystite en procédant à la *préparation du canal*. Vous n'êtes pas sans savoir qu'il est de règle, depuis Civiale, de préparer le canal au passage des instruments. Peu de temps avant l'opération on fait quelques séances de cathétérisme à intervalles de 48 heures, avec des bougies coniques à bout olivaire. Il n'est pas très rare, surtout lorsque la vessie est depuis longtemps calculeuse, de voir la cystite survenir sous la seule influence de cette légère cause occasionnelle. Aussi la préparation du canal doit elle être faite avec de très grandes précautions et pour peu que le canal soit perméable, j'ai, depuis quelques années, pris l'habitude d'y renoncer.

Mais ce sont les *tentatives de préparation de la vessie* qui sont le mieux faites pour aller au devant de cette complication. Certains chirurgiens, en effet, trouvant la vessie trop revenue sur elle-même, ont voulu la dilater progressivement par des injections, dans le but de rendre plus faciles, au moment de l'opération, les manœuvres intravésicales. Je ne sais si l'on a pu souvent se livrer impunément à de semblables tentatives. Ce qu'il y a de certain, c'est que j'ai eu de sérieux échecs et que j'ai rencontré, pour ma part, plusieurs malades sur lesquels ces injections faites par d'autres chirurgiens avaient déterminé des accidents graves et de longue durée, et entraîné par suite un ajournement très regrettable de l'opération. Si vous n'avez pas oublié tout ce que nous avons appris au sujet de la sensibilité de la vessie à la distension, vous n'aurez aucune peine à comprendre en vertu de quel mécanisme ces injections préparatoires de la vessie provoquent la cystite. La vessie, lorsqu'elle a besoin d'être préparée, ne peut l'être que par les repos et les calmants, à moins que l'on n'ait affaire à des malades qui depuis longtemps n'évacuent pas bien leur réservoir urinaire.

C'est de la même manière qu'agit la *rétention d'urine* lorsqu'elle survient chez les calculeux. Or, elle peut se produire sous diverses influences : longue course en voiture, refroidissement, engagement d'un gravier dans le canal. De même que les injections forcées, elle amène un surcroît de congestion qui suffit, dans ces vessies prédisposées, pour faire éclater une poussée plus ou moins intense de cystite.

C'est probablement aussi en provoquant l'afflux exagéré du sang vers les organes viscéraux que se fait sentir l'action très réelle des *refroidissements généraux ou partiels*.

J'arrive maintenant à l'influence des *manœuvres opératoires de la lithotritie*. Comme elles mettent simultanément en jeu l'action du contact pendant le broiement, action parfois poussée à l'excès, et celle de la distension pendant les lavages ou l'aspiration, elles paraissent au premier abord de nature à faciliter singulièrement l'explosion de la cystite.

Il faut reconnaître, en effet, que cette complication était d'observation fréquente il y a quelques années encore, tandis que de nos jours les modifications apportées à la lithotritie par l'emploi du chloroforme, la prolongation des séances et les manœuvres évacuatrices, l'ont rendue exceptionnelle. C'est ce dont il est facile de se rendre compte lorsqu'on réfléchit aux conditions très différentes créées par l'ancienne méthode comparée à la nouvelle.

Autrefois, lorsqu'on avait recours aux séances courtes et multiples sans chloroforme, telles que les pratiquait Civiale et que je les ai pratiquées moi-même pendant de longues années, on abandonnait dans la vessie les débris de la pierre qu'on avait broyée. Ces débris plus ou moins anguleux étaient parfois d'un volume assez considérable. Aussi, à l'irritation que provoquaient directement les manœuvres et que n'atténuait aucune tentative d'anesthésie, s'ajoutait bientôt celle du contact de ces fragments, contact beaucoup plus offensif on le conçoit, que ne l'était auparavant celui du calcul tout entier. Ainsi se produisaient des poussées de cystite d'autant plus difficiles à prévenir et à combattre qu'elles étaient précisément provoquées par le véritable traitement curateur, et que ce traitement exigeait toujours un nombre plus ou moins considérable de séances. On était donc inévitablement condamné à tourner dans un cercle vicieux. Vous remarquerez, Messieurs, que je ne vous ai rien dit encore de l'engagement et de l'arrêt de fragments plus ou moins volumineux dans la traversée uréthrale. Il n'était pas rare d'observer cet accident malgré tous les soins qu'on apportait à le prévenir. Par la douleur très vive qu'il déterminait, par les difficultés ou même l'impossibilité qu'il apportait souvent à l'évacuation de la vessie, vous comprenez sans peine qu'il était encore une très puissante cause de cystite.

Aujourd'hui, grâce aux perfectionnements modernes de la lithotritie, dont il faut rapporter le principe et l'honneur à Bigelow, les suites de l'opération sont absolument différentes. L'emploi du chloroforme permet non seulement de prolonger les séances, mais encore d'éviter la douleur et l'irritation qui résulteraient nécessairement de la répétition des contacts, et par suite le surcroît de congestion qui en serait la conséquence. La prolongation des séances permet de pousser le broiement jusqu'à la pulvérisation du calcul et prépare par cela même une évacuation facile. Cette évacuation est souvent obtenue en très grande partie et quelquefois même en totalité par les seuls lavages. Mais s'il reste quelques débris, l'aspiration permet d'abord de reconnaître leur présence et presque toujours en même temps d'en provoquer l'expulsion. Il est rare qu'une réintroduction du lithotriteur soit nécessaire, et dans tous les cas l'anesthésie la rend à peu près inoffensive.

Ainsi, les longues séances modernes provoquent moins d'irritation que les courtes séances d'autrefois, parce que l'anesthésie permet d'éviter la douleur et parce qu'on obtient immédiatement l'évacuation complète ou presque complète de la vessie, évacuation qui met à l'abri et du contact irritant des fragments et de leur engagement dans l'urèthre.

Vous le voyez, Messieurs, les conditions créées par les deux méthodes sont absolument différentes, de sorte que, loin d'observer fréquemment aujourd'hui la cystite opératoire, c'est le contraire qui arrive. Nous voyons, en effet, les malades qui ont de la cystite au moment de l'opération, guérir avec une rapidité des plus remarquables, quelquefois du jour au lendemain, dès que leur vessie est complètement débarrassée.

Cela ne veut pas dire qu'on ne rencontre pas quelquefois des malades chez lesquels la cystite reconnaît exclusivement pour cause les manœuvres opératoires. Mais alors ces manœuvres ont été, la plupart du temps, particulièrement difficiles et laborieuses, ou bien la vessie était éminemment prédisposée à s'enflammer, en raison de l'âge des sujets, par le fait des *modifications séniles survenues dans la structure des parois vésicales.*

Vous ne devrez, en effet, jamais perdre de vue ces altérations séniles de l'appareil urinaire, chez les athéromateux. Nous avons déjà vu, à l'occasion des prostatiques, combien elles étaient cause de congestion et rendaient imminentes les complications inflammatoires.

Lorsque ces altérations existent chez un calculeux, il est bien évident qu'elles représentent un élément défavorable de plus. Elles sont d'abord une nouvelle cause prédisposante de cystite et ensuite elles s'opposent à sa guérison et constituent l'une des plus puissantes raisons du passage à l'état chronique.

Quel que soit le rôle de chacune des diverses causes que nous venons de passer en revue, il n'est pas douteux que la cystite chez les calculeux soit plutôt l'exception que la règle, et que la vessie présente souvent une tolérance très remarquable et de très longue durée à l'égard de ces corps étrangers. Mais cela n'est pas toujours aussi heureux pour les malades qu'on serait tenté de le croire, au premier abord. Toute pierre qui séjourne dans la vessie est destinée fatalement à augmenter de volume. Lorsque la cystite fait complètement défaut et que les urines sont parfaitement claires, l'augmentation se fait, il est vrai, très lentement. Mais, en revanche, le calcul est infiniment plus dur et plus résistant, de sorte qu'il peut cesser d'être justiciable de la lithotritie, au grand détriment des malades, qui peuvent n'avoir plus alors d'autre ressource que la taille.

Il ne faut pas croire, d'ailleurs, que les gros calculs amènent la cystite plus facilement que les petits. C'est plutôt le contraire qui a lieu et cela se conçoit : Les gros calculs, en vertu même de leur volume et de leur poids, jouissent d'une mobilité beaucoup moindre sous l'influence de la locomotion du malade, soit qu'ils s'arcboutent par leurs extrémités sur deux parois opposées, soit qu'ils se constituent, au niveau du bas-fond, une sorte de loge dont ils ont grand'peine à sortir. Au contraire, les petits et les moyens calculs se meuvent avec plus de facilité et peuvent devenir beaucoup plus offensants.

Jusqu'à présent, j'ai eu à peu près exclusivement en vue la cystite calculeuse secondaire. Je me suis appliqué à déterminer comment un calcul peut amener la cystite. Il nous reste maintenant à envisager la *cystite calculeuse primitive* et à rechercher comment la cystite peut engendrer un calcul.

L'urine contient normalement, vous le savez, du phosphate de chaux qui est maintenu à l'état de dissolution par l'acidité physiologique du liquide. Ce phosphate a la plus grande tendance à se précipiter dès que l'urine, pour une cause ou pour une autre, devient alcaline. Or, certaines formes de cystite s'accompagnent très habituellement de la transformation ammoniacale des urines. Alors, se précipitent divers phosphates et en particulier du phosphate ammoniaco-magnésien. Mais l'ammoniaque formée dans ces conditions, exerce en même temps une action sur les éléments du pus que produisent toujours en grande abondance les cystites dont il est ici question. Ce pus devient visqueux et se transforme en une gelée plus ou moins épaisse et adhérente, qui n'est que trop capable d'agglutiner en masses les phosphates précipités. Ainsi se rattache à la cystite, par l'intermédiaire de la transformation ammoniacale, par la double influence qu'elle exerce sur la précipitation des phosphates et leur agglutination, le développement de concrétions vésicales qui sont toujours de consistance assez molle et friable. L'augmentation de volume de ces calculs se fait souvent avec une rapidité surprenante, ce que permet aisément de comprendre leur mode de formation. Cette rapidité contraste avec la lenteur habituelle de l'accroissement des calculs uriques. Cependant, lorsque ces derniers ont provoqué des phénomènes de cystite assez intenses pour rendre les urines ammoniacales, ils peuvent aussi grossir avec rapidité par l'addition de couches phosphatiques autour du calcul primitif. C'est par ce mécanisme que peuvent se former, à la suite de poussées successives de cystite, ces calculs dont la section offre des couches concentriques alternatives, plus ou moins nombreuses de phosphates et d'urates ayant pour centre un noyau urique.

Je viens de vous dire que, le plus ordinairement, les calculs phosphatiques se formaient sous l'influence de la cystite et avaient pour lieu d'origine la vessie elle-même, tandis que les calculs uriques descendent généralement tout formés du rein chez les individus atteints de gravelle urique avec ou sans coliques néphrétiques. Il ne faudrait pas croire cependant que les calculs phosphatiques soient exclusivement d'origine vésicale. Leur noyau peut descendre aussi tout formé des régions supérieures de l'arbre urinaire. En effet, dans les cystites ammoniacales, les lésions inflammatoires ne se limitent pas toujours, tant s'en faut, à la vessie, elles envahissent les uretères, les calices et peuvent y donner lieu, comme dans la vessie, à des concrétions phosphatiques. Nous en avons pour preuve et les coliques néphrétiques assez fréquemment observées dans ces conditions et la récidive si fréquente des calculs phosphatiques, malgré des lavages vésicaux très méthodiquement pratiqués et enfin les autopsies qui nous permettent de constater l'occupation du hile rénal par des concrétions phosphatiques plus ou moins volumineuses.

Vous voyez donc, Messieurs, que, dans toute l'étendue de l'arbre urinaire, ce sont les lésions inflammatoires qui président à l'apparition des calculs phosphatiques. Ces calculs ont d'autant plus de chances de se former que les phénomènes inflammatoires sont plus intenses ; ils reconnaissent ainsi pour cause prédisposante toutes les circonstances qui peuvent momentanément augmenter la cystite : le refroidissement, la stagnation de l'urine, les écarts de régime, etc. A peine formés, du reste, ils exercent eux-mêmes sur la cystite une influence très remarquable et lui impriment une recrudescence d'autant plus fâcheuse que, je le répète, plus la cystite est intense, plus le calcul s'accroît avec rapidité.

Pour en finir avec ces notions étiologiques, il me reste encore à préciser quelles sont les formes de cystite qui favorisent le plus la production des calculs phosphatiques.

Ce sont principalement les cystites invétérées auxquelles s'applique la désignation de catarrhe de la vessie et qui s'accompagnent très habituellement de la transformation des urines. Parmi elles, vient en première ligne le catarrhe des prostatiques ; on l'observe particulièrement sur les sujets d'un certain âge qui ne vident pas leur vessie. L'âge et l'incomplète évacuation du réservoir urinaire sont, en effet, les générateurs les plus importants de la transformation ammoniacale. L'âge intervient surtout par les lésions histologiques des parois vésicales, par la dégénérescence athéromateuse des tuniques vasculaires qui diminuent la vitalité des tissus et rendent difficile ou impossible leur retour à l'état normal. La stagnation d'urine qui va si fréquemment avec les lésions précédentes, agit de son côté en entretenant et en augmentant les phénomènes inflammatoires et aussi en favorisant la pullulation des microbes qui sont les agents immédiats de la transformation ammoniacale. De toutes les formes de la cystite, c'est incontestablement celle qui prédispose le plus à la formation ou à la récidive des calculs phosphatiques, surtout lorsqu'elle vient, sous une influence quelconque, à passer momentanément à un état plus aigu.

Cela ne veut pas dire que les autres formes de cystite ne puissent conduire au même résultat, mais elles y conduisent beaucoup plus rarement, parce qu'elles sont loin de présenter au même degré les conditions qui favorisent la transformation ammoniacale des urines : présence en quantité suffisante de l'urée, matière fermentescible, des microbes qui servent de ferment à l'urée, du pus qui représente l'aliment nécessaire aux microbes, stagnation urinaire qui s'oppose à leur expulsion et surtout nature, profondeur, et par suite persistance indéfinie des lésions.

Tels sont, Messieurs, relativement à l'étiologie de la cystite calculeuse primitive ou secondaire, les principaux points que je crois utile de vous signaler. J'arrive maintenant à l'étude de ses *manifestations symptomatiques* sur lesquelles j'aurai d'autant moins à insister qu'elles ne diffèrent pas notablement en elles-mêmes de ce qu'elles sont dans la plupart des autres espèces de cystite et que j'aurai plus tard à y revenir à l'occasion des généralités. Je n'étudierai donc pas ici en détail chacun des symptômes qui constituent cliniquement la cystite calculeuse. Comme toujours ils consistent surtout en *fréquence des besoins d'uriner*, *douleurs au cours et surtout à la fin des mictions*, *purulence des urines*. Ce dernier signe est indispensable pour caractériser la cystite; les deux premiers, fréquence et douleurs, s'observent très souvent en l'absence de toute inflammation de la vessie et comme symptômes très ordinaires de l'affection calculeuse. Lorsque survient la cystite, ils persistent sans offrir dans leurs caractères de modifications très importantes. C'est à peine si la douleur des mictions qui auparavant était à peu près exclusivement terminale se produit à la fois pendant et après la miction.

Mais ce n'est là qu'une nuance de peu de valeur. Ce qu'ils offrent de plus caractéristique, lorsque la cystite fait son apparition, c'est une durée beaucoup plus longue. Jusqu'alors ils étaient fugitifs : survenant par crises, à l'occasion des mouvements, ils ne tardaient pas à s'évanouir sous la seule influence d'un repos de courte durée : on peut dire, en effet, du plus grand nombre des calculeux qu'ils sont malades le jour et guéris la nuit. Dès que se montre la cystite, à la fréquence et à la douleur s'ajoute la purulence et de plus chacun de ces symptômes persiste davantage. Le repos de la nuit ne suffit plus pour les faire disparaître. Ce n'est plus par heures, mais par jours et par semaines qu'il faut compter le temps nécessaire pour amener la suspension des accidents.

A part cette question de durée, il est rare, je le répète, que l'un ou l'autre des symptômes présente des particularités importantes propres à la cystite calculeuse. Je dois cependant faire une mention spéciale pour les *poussées du côté du rectum* qui accompagnent la miction chez un certain nombre de malades. Ces efforts sont parfois si violents et si douloureux qu'ils font souvent croire à une affection de l'anus ou du rectum. De semblables poussées peuvent sans doute se rencontrer quelquefois chez les prostatiques et chez les rétrécis, mais ils s'observent surtout et à un bien plus haut degré chez les calculeux atteints de cystite.

Au point de vue symptomatique, si la cystite calculeuse offre encore certaines particularités importantes à noter, c'est assurément l'*excessive intensité* qu'elle est susceptible d'acquérir. Si, en effet, la plupart des calculs vésicaux sont faciles à supporter avant l'apparition de la cystite, il n'en est plus de même dès que cette dernière s'est installée. Ils deviennent alors très irritants pour la vessie dont ils augmentent singulièrement l'inflammation après l'avoir provoquée.

C'est alors surtout qu'on voit facilement apparaître la *transformation ammoniacale des urines*. Cette transformation qui est la règle dans la cystite calculeuse primitive, qui sert même alors de trait d'union entre l'inflammation de la vessie et la formation des calculs, est fort rare dans la forme secondaire de la cystite calculeuse. Elle n'en est que plus intéressante à étudier. C'est, en effet, dans ces conditions qu'il est le plus facile de mettre en évidence les liens étroits qui rattachent l'état ammoniacal à la cystite. Je me suis depuis longtemps efforcé de les bien définir et, pour les mettre en relief, j'ai été jusqu'à dire que « la cystite jouait le rôle que la théorie nouvelle (celle de MM. Pasteur et Van Tieghem) réserve au petit ferment ammoniacal de l'urée. » J'ai rapporté[1] de nombreux exemples empruntés pour la plupart à la cystite calculeuse pour appuyer et démontrer cette proposition si importante.

J'avais cependant eu soin de déclarer tout d'abord[2] que « les conditions qui modifient et régissent les divers aspects de l'urine purulente, la véritable théorie de la putréfaction intravésicale en particulier, ne pourraient être rencontrées que dans l'étude réciproque du liquide excrété et du malade qui le fournit. »

J'ai depuis confié à l'un de mes internes, M. Guiard, le soin de poursuivre cette étude parallèle du malade et de l'urine, et j'ai eu la satisfaction de voir que les recherches très consciencieuses et très complètes de ce jeune chirurgien confirmaient à la fois les résultats des travaux du laboratoire et ceux des observations cliniques. Je dois même ajouter que l'importance capitale des conditions morbides nécessaires à la production de l'état ammoniacal ressort complètement de son étude, comme elle ressortait déjà de mes observations. Le rôle prépondérant des lésions vésicales sur lequel j'ai tant insisté dans mon enseignement, se dégage avec la plus grande netteté de l'ensemble des faits, et, comme je l'avais prévu, les enseignements fournis par la clinique n'ont en aucun point été infirmés par les recherches du laboratoire. Le degré de cystite, c'est-à-dire le plus ou moins de gravité des lésions

1. *Leçons cliniques*, 2e édition, p. 371 et suiv.
2. Page 354.

inflammatoires de la vessie, étant en rapport direct avec les degrés de la transformation ammoniacale, les calculeux doivent nous offrir, dans la majorité des cas, des urines acides ou ne nous montrer que des transformations passagères facilement modifiables. C'est, en effet, ce que démontre l'observation.

Sur vingt calculeux soignés à la salle Saint-Vincent, pendant les premiers mois de l'année 1882, et dont les observations sont rapportées par M. Guiard[1], trois étaient atteints de cystite invétérée et de calculs phosphatiques secondaires. Parmi les dix-sept autres, dix ont traversé toutes les phases de la préparation et du traitement sans présenter une seule fois l'état alcalin des urines. Sur les sept qui restent, il en est un qui n'a eu les urines alcalines qu'un seul jour, le lendemain de l'exploration ; un autre, arrivé avec des urines franchement ammoniacales, a vu reparaître leur acidité, dès le second jour après son entrée, sous la seule influence du repos. Cinq fois seulement l'ammoniurie a duré assez longtemps pour constituer un véritable phénomène pathologique. Je dois ajouter que, sur ces cinq cas, trois fois j'ai eu affaire à de volumineux calculs depuis longtemps dans la vessie et que j'ai dû pratiquer la taille hypogastrique. Ces chiffres s'ajoutent donc à ceux que je vous ai déjà présentés au commencement de cette leçon, pour établir la rareté de la cystite chez les calculeux.

Mais, en revanche, l'observation démontre que, si la transformation ammoniacale est rare chez cette catégorie de malades, elle est susceptible d'acquérir chez eux une intensité toute particulière, intensité qui est elle-même en rapport avec celle de la cystite puisqu'elle naît, grandit, persiste, s'atténue et disparaît en même temps qu'elle et sous les mêmes influences. Par le fait d'une simple course en voiture, on voit certains calculeux présenter des poussées aiguës de

1. F. P. Guiard, *Étude clinique et expérimentale sur la transformation ammoniacale des urines*. Thèse 1883.

cystite avec ammoniurie tellement accusée que les urines abandonnent au fond du vase un dépôt glaireux, filant, très adhérent et souvent très considérable. Et, malgré ce violent orage, il suffit parfois de quelques jours de repos et d'un traitement calmant, sans destruction du calcul, pour éteindre la cystite et ramener les urines à l'acidité. De tels faits ne sont-ils pas un éloquent témoignage du rôle prépondérant que joue la cystite dans la genèse de la transformation ammoniacale? Ils n'infirment pas la théorie microbienne, mais démontrent que l'influence des germes-ferment est subordonnée à celle du terrain que fournit la cystite.

Ce qui constitue vraiment, au point de vue clinique, la caractéristique de la cystite calculeuse, c'est la *marche* qu'elle présente. Elle procède *par crises, par accès*, comme d'ailleurs les symptômes propres aux calculs et ces accès se montrent sous l'influence de tout ce qui peut être cause de locomotion rapide et répétée du corps étranger : longues marches, courses, sauts et surtout trajets en voiture sur de mauvais pavés. Je vous rappelais tout à l'heure que les symptômes de la pierre, avant la cystite, exaspérés après le mouvement, s'atténuent au point de disparaître dans l'espace de quelques heures sous l'influence du repos; lorsque la cystite est survenue, elle est plus lentement, mais encore très nettement modifiée, du moins au début, par les mêmes alternatives : sous l'influence du repos et du mouvement, elle a une remarquable tendance à s'améliorer ou à s'aggraver. Ce n'est qu'à une période avancée et lorsque déjà le calcul a pris un volume considérable que la cystite, non seulement persiste, mais augmente chaque jour d'intensité, alors même que le malade observe un repos complet. Mais, je vous le répète, la cystite des calculeux n'est pas l'accompagnement habituel de la présence du corps étranger qu'ils portent dans la vessie. Elle procède par accès, par crises plus ou moins aiguës, plus ou moins durables. Il est même des calculeux qui en sont presque constamment indemnes.

Dans ce qui précède, je n'ai guère eu pour objectif que la

cystite secondaire au calcul. Aussi avons-nous vu aux symptômes du calcul, les premiers en date, s'ajouter ceux de la cystite. Lorsqu'il s'agit au contraire de la *cystite génératrice des calculs phosphatiques*, nous voyons aux symptômes plus ou moins anciens de la cystite s'ajouter ceux du calcul. Les grands mouvements qui n'étaient cause auparavant que d'une gêne médiocre deviennent de plus en plus pénibles. La fin de la miction s'accompagne de poussées violentes du côté du rectum. Par le fait des mouvements, il survient des hématuries. Enfin, si le malade, ce qui arrive très souvent, est obligé de se sonder, soit pour évacuer régulièrement sa vessie, soit pour pratiquer des lavages modificateurs, il est obligé de le faire beaucoup plus fréquemment, et, s'il emploie une sonde en gomme, il ressent une douleur de plus en plus vive au moment où il retire l'instrument, parfois même il éprouve alors une sensation de frottement rugueux qui prend une valeur pathognomonique lorsque le médecin peut la constater à son tour.

On arrivera facilement au *diagnostic*, dans chacune des deux formes primitive ou secondaire de la cystite calculeuse, si l'on étudie avec attention, non point les différents symptômes considérés en eux-mêmes, mais l'ordre dans lequel ils se sont succédé. Cette recherche permettra même, le plus souvent, de distinguer les deux formes l'une de l'autre.

Dans la première, si l'on sait interroger le malade, on apprendra sans peine qu'avant l'apparition des urines troubles et des autres signes de la cystite, le malade n'était pas indemne de tout accident, qu'il avait à l'occasion des mouvements et surtout de la voiture, des crises d'envies fréquentes, des hématuries ou même de la douleur, et que tous ces phénomènes disparaissaient promptement sous l'influence du repos. Dans la seconde, il s'agira d'un malade qui, le plus souvent, est déjà d'un certain âge, prostatique et atteint primitivement de cystite chronique avec urines particulièrement sales et troubles. Si, dans ces conditions, on voit apparaître, à un moment donné, des souffrances beaucoup plus vives, exaspérées par les mouvements, du ténesme et des efforts violents du côté du rectum, une douleur spéciale ou un frottement au moment où le malade retire la sonde qu'il emploie pour laver ou vider sa vessie, des besoins plus fréquents et plus douloureux, on est en droit de penser au développement secondaire de concrétions phosphatiques vésicales.

Le *pronostic* de la cystite calculeuse n'offre généralement pas beaucoup de gravité. Il varie cependant suivant que la cystite est secondaire au calcul ou primitive. La première, déterminée par la présence et les mouvements du corps étranger, n'a pas de racines profondes. Elle tend à guérir spontanément et en peu de temps, dès que la vessie se trouve débarrassée. Cependant elle disparaît d'autant plus lentement qu'elle est plus ancienne. Mais il est exceptionnel qu'elle persiste sans amélioration après l'opération et qu'elle réclame pour elle-même un traitement spécial. — La seconde, au contraire, antérieure aux calculs phosphatiques dont elle est la cause, persiste bien souvent après leur destruction. Elle réclame donc absolument des soins particuliers qui, malheureusement, n'amènent pas toujours la guérison et ne mettent pas sûrement à l'abri des récidives. Celles-ci se produisent d'autant plus facilement que les lésions inflammatoires productrices des concrétions phosphatiques sont entretenues par des altérations séniles irréparables de la prostate et de la vessie, qu'elles s'étendent trop souvent aux régions supérieures de l'appareil urinaire, et qu'elles échappent alors, en raison de leur siège, à tous les lavages modificateurs.

Cependant, la vie n'est jamais sérieusement menacée par le seul fait de la cystite. Mais il ne faut pas oublier que plus celle-ci est ancienne et rebelle, plus y a de chances pour qu'elle soit entretenue par les lésions séniles auxquelles je viens de faire allusion, notamment par l'athérome artériel. Or, ces lésions portent sur le rein en même temps que sur la vessie, et, bien que latentes, elles constituent une prédisposition d'autant plus fâcheuse aux graves poussées de néphrite qu'elles sont puissamment aidées par la tendance bien connue des inflammations nées de la vessie à suivre vers le rein une marche ascendante. Ce n'est donc pas de la vessie mais du rein que peut provenir le danger dans le cours de la cystite calculeuse, soit avant soit après l'opération.

Le *traitement* de la cystite calculeuse, quelle que soit sa variété, réclame avant tout la suppression de la cause, c'est-à-dire la destruction du calcul. Or, celle-ci ne peut être obtenue qu'à l'aide d'une opération : la lithotritie ou la taille.

Cela ne veut pas dire que la cystite chez les calculeux ne soit jamais susceptible de guérison par les seuls moyens médicaux ou même spontanément. Bien au contraire; nous venons de voir que l'un des traits les plus caractéristiques de la première forme était précisément sa marche par accès, par poussées successives. Provoqués par le mouvement, ces accès guérissent par le repos, aidé ou non des diverses médications calmantes ou modificatrices qui s'appliquent aux cystites en général. Mais tant que la vessie reste occupée par le corps étranger, elle est encore sous le coup de poussées nouvelles qui peuvent renaître sous la moindre influence. Il s'en faut que ce soit une guérison radicale. C'est une trêve, une trêve souvent très prolongée; ce n'est pas la paix.

La guérison complète et définitive ne peut être acquise qu'au prix d'une *opération*. Dans l'immense majorité des cas, c'est à la lithotritie qu'il convient de recourir malgré la cystite.

Si toutefois la cystite offrait une trop grande intensité, vous devriez vous abstenir de pratiquer la lithotritie d'emblée, sans aucune *préparation*. Vous vous efforceriez au contraire de modérer l'inflammation par le repos au lit absolu et par les divers agents de la médication calmante, lavements et suppositoires opiacés et belladonés, et surtout injections hypodermiques de morphine, qui ont dans ce cas une efficacité toute spéciale. Quelques jours d'une semblable préparation suffisent en général pour rendre la vessie beaucoup plus tolérante et singulièrement faciliter les manœuvres opératoires. Quelquefois aussi j'ai obtenu le même résultat au moyen d'un petit nombre d'instillations au nitrate d'argent. C'est à l'aide des différents moyens précédents que vous pourrez utilement préparer la vessie à l'opération. Au contraire, la préparation par des injections, dans le but d'obtenir progressivement la dilatation de la vessie, vous donnerait, comme je vous l'ai déjà dit, les plus mauvais résultats. Rien ne saurait être, en effet, plus détestable, pour une vessie enflammée, que d'être soumise à la distension, même la plus modérée.

Mais lorsque tous les moyens rationnels auront été employés sans succès, lorsque la vessie continuera malgré tout de se contracter violemment et à chaque instant, vous aurez à vous demander si cet état d'intolérance ne doit pas l'emporter, au point de vue des indications et des contre-indications, sur les considérations relatives au volume et à la consistance du calcul, et si la section hypogastrique n'est pas indiquée. L'état douloureux de la vessie peut, en effet, devenir une indication qui vous conduise à la taille. Mais cette indication ne s'affirme que dans les cas où le traitement de la cystite a échoué. Dans ces cas, pour peu que la pierre soit volumineuse, l'état douloureux de la vessie devient l'indication dominante à laquelle il serait dangereux de ne pas se soumettre.

Ces cas sont rares. Presque toujours vous obtiendrez par le repos et la médication narcotique une assez grande atténuation des symptômes pour pouvoir pratiquer la lithotritie. Cette opération devra, autant que possible, être faite en une seule séance, car la durée un peu longue des manœuvres expose beaucoup moins à un redoublement de la cystite que l'abandon de débris volumineux dans la vessie.

Le débarras complet de la vessie une fois obtenu, la cystite s'améliore presque toujours très rapidement. Je vous citerai comme exemple l'un des derniers malades que j'ai opérés, à la date du 22 mai; je le cite d'autant plus volontiers que le cas était, à tous les points de vue, défavorable. C'est un homme que j'avais déjà lithotritié deux fois depuis 15 mois; il avait de nouveau des calculs phosphatiques, et offrait, par cela même, peu de chances de guérison ou seulement d'amélioration rapide. Depuis plusieurs jours il souffrait cruellement d'une poussée de cystite des plus violentes. Ses urines, d'une fétidité repoussante, étaient aussi franchement ammoniacales que possible. Elles abandonnaient un dépôt glaireux, très épais et très abondant. La lithotritie fut pratiquée malgré ces conditions défavorables. Dès le 26 mai, c'est-à-dire quatre jours après l'opération, il ne souffrait plus, la fréquence des mictions avait notablement diminué, les urines étaient sans odeur, acides, claires et presque sans dépôt.

Dans la première forme que nous avons étudiée (cystite calculeuse secondaire, calcul urique), elle arrive, dans la grande majorité des cas, en quelques jours, en quelques semaines au plus, à la guérison complète. Dans la seconde forme, au contraire (cystite calculeuse primitive, concrétions phosphatiques), elle persiste indéfiniment. Sans doute, il est de règle d'observer pendant quelque temps une amélioration, mais une amélioration passagère toujours prête à s'évanouir sous de nombreuses influences; il en résulte pour le malade une menace permanente puisque cette cystite peut, d'un moment à l'autre, produire de nouvelles concrétions phosphatiques.

Aussi, tandis que la première forme n'exige que très rarement un traitement consécutif, la seconde en impose au malade l'absolue nécessité, alors même que l'on a obtenu, comme dans le cas que je viens de vous citer, une amélioration primitive qui paraît pleine de promesses. Au bout d'une huitaine de jours après l'opération, il devient possible de commencer des lavages ou des instillations au nitrate d'argent dans le but d'obtenir la guérison complète, si toutefois elle est possible. On continuera ce traitement avec persévérance tant qu'on en obtiendra quelque amélioration. Mais si l'état reste stationnaire, et à plus forte raison s'il s'aggrave, on se bornera à pratiquer régulièrement de grands lavages de la vessie avec des sondes aussi volumineuses que possible. Peut-être même serait-il utile d'employer de temps en temps la sonde métallique et l'aspiration. Ainsi on aurait des chances sérieuses de prévenir la récidive de l'affection calculeuse ou de provoquer l'expulsion précoce des petites concrétions qui peuvent, chez de tels malades, descendre de temps à autre toutes formées des bassinets et des reins.

VINGT-TROISIÈME LEÇON

DES CYSTITES

(*Suite*).

V. — CYSTITE DES RÉTRÉCIS

La cystite des rétrécis, comme celle des calculeux, est incomplètement décrite par les auteurs.

Étiologie.— Degré de fréquence. Exceptionnelle chez la grande majorité des malades, peut ne pas se montrer même dans les cas anciens. Succède souvent aux complications, ou naît des influences individuelles.

Elle peut survenir spontanément par le seul fait de l'obstacle au cours des urines et de l'insuffisance fonctionnelle de la vessie, insuffisance favorisée par l'âge avancé.

Avant même que la vessie soit devenue insuffisante, elle peut s'enflammer par le fait de causes déterminantes telles que les refroidissements, les excès, le contact des instruments, la blennorrhagie. Mode d'action de ces diverses causes.

Symptomatologie. — Fréquence et douleur des mictions; purulence des urines; transformation ammoniacale, sa fréquence, ses causes. Elle ne s'observe que chez les malades atteints de cystite, mais non chez tous. Il faut que la cystite passe momentanément à un état plus aigu. Rôle particulier de la sonde à demeure.

Marche. — L'évolution de la cystite des rétrécis est plus régulière que celle des calculeux; elle est lente, chronique et ne procède pas par accès. Elle est d'une remarquable bénignité. Elle disparaît presque toujours spontanément dès que la dilatation ou l'uréthrotomie ont supprimé l'obstacle, lentement et progressivement, dans le premier cas, rapidement dans le second. Il est exceptionnel qu'elle exige un traitement particulier. Il en est de même de l'ammoniurie. On rencontre cependant des cas, surtout lorsque la vessie a été distendue, où

l'ancienneté et la profondeur des lésions rendent impossible la guérison complète de la cystite, et dangereuse l'application du traitement chirurgical.
Diagnostic. — Généralement facile, si l'on tient compte de l'ordre dans lequel ont apparu les symptômes. On peut néanmoins commettre deux sortes d'erreurs 1° croire qu'il y a cystite quand il y a seulement uréthrite profonde ou pyélo-néphrite suppurative. 2° en présence d'une cystite, méconnaître le rétrécissement et son importance étiologique. Comment on peut éviter ces erreurs.
Traitement. — Il exige avant tout la suppression de l'obstacle et par conséquent une action chirurgicale. Il est exceptionnel qu'il y ait des contre-indications à ce traitement. Lorsque la dilatation provoque des accidents il faut recourir à l'uréthrotomie. Lorsque la cystite survit au rétrécissement, elle réclame un traitement spécial et en particulier les injections ou instillations au nitrate d'argent.

Messieurs,

En étudiant, dans notre dernière leçon, la cystite des calculeux, je me suis attaché à vous démontrer qu'elle est beaucoup moins fréquente qu'on ne serait tenté de le croire d'après les assertions des auteurs. Ils la donnent pour ainsi dire comme constante et pourtant ils ne nous en fournissent qu'une description clinique bien incomplète, ainsi qu'il m'a été facile de vous en donner la preuve. Civiale lui-même, dont on ne saurait contester le grand sens clinique et qui connaissait bien l'histoire des calculeux, ne nous en a laissé qu'une vue d'ensemble tout à fait insuffisante[1].

Les mêmes remarques s'appliquent à la cystite des rétrécis. Tous les auteurs la signalent à propos des rétrécissements comme une complication commune et, à propos de la cystite, ils citent les rétrécissements comme une cause très importante. Mais personne ne s'est appliqué à en donner une étude méthodique; personne n'a cherché à nous montrer le degré de fréquence, l'époque d'apparition et surtout les causes prédisposantes et déterminantes de cette forme de cystite, pas plus qu'à nous décrire son évolution suivant qu'elle est abandonnée à elle-même ou traitée soit directement par les moyens applicables à l'inflammation de la vessie soit indirectement par ceux qui atteignent le rétrécissement lui-même.

1. Civiale, *Maladies des organes génito-urinaires*, 3e édition. T. III, page 467.

A l'occasion du catarrhe vésical, Civiale consacre bien un paragraphe spécial à celui que produisent les rétrécissements organiques de l'urèthre[1]; il rapporte même un certain nombre de faits très intéressants. Mais il y a loin de là à une étude méthodique et complète. Quant aux autres auteurs qui ont traité des rétrécissements, ils sont encore moins explicites, et, pour n'en citer qu'un seul, si vous vouliez consulter l'ouvrage, d'ailleurs excellent à beaucoup d'autres points de vue, de Voillemier, l'un des chirurgiens qui nous ont donné depuis vingt ans, l'étude la plus patiente et la plus étendue sur les rétrécissements, vous y chercheriez en vain la cystite qui n'y est même pas indiquée. C'est donc une étude presque neuve que nous avons à entreprendre aujourd'hui, bien que cette assertion puisse, au premier abord, paraître singulière.

Nous avons, en premier lieu, à nous demander si la cystite est une complication fréquente chez les rétrécis. Vous risqueriez fort de vous laisser induire en erreur si vous vous borniez à recueillir les observations des malades qui sont admis et traités à l'hôpital. Nous n'admettons, en effet, que les rétrécissements complexes ou graves. Tous ceux qui ne sont ni compliqués ni trop étroits et difficiles à franchir, ni réfractaires à la dilatation, sont traités à la consultation externe, et cette catégorie, qu'il importe au plus haut point de ne pas confondre avec la première, est de beaucoup la plus nombreuse.

Or, les malades internes ont très souvent des symptômes de cystite. C'est ce que démontrent les recherches entreprises par M. Maurice Hache dans mon service, recherches destinées à l'étude de l'étiologie des cystites. Sur 24 rétrécis graves admis à la salle Saint-Vincent, trois seulement avaient des urines normales, les autres offraient des symptômes plus ou moins prononcés d'inflammation de la vessie. En ce moment, sur les 8 rétrécis qui occupent un lit dans notre ser-

1. Civiale, loc. cit., page 440.

vice, 4 ont également la vessie plus ou moins malade. Le n° 3, qui est porteur d'un rétrécissement traumatique, a en même temps un abcès urineux; le n° 14 a vu survenir les symptômes de la cystite deux jours après une crise de rétention; le n° 23 est en même temps un prostatique; enfin, le n° 28 est affecté d'un rétrécissement infranchissable qui a déterminé depuis plusieurs mois la formation de fistules périnéales.

Quant aux malades externes, ils sont le plus souvent indemnes de tout symptôme d'inflammation de la vessie. C'est ainsi que, sur 12 rétrécis qui viennent actuellement se faire dilater à la consultation externe, un seul a des urines purulentes avec fréquence et douleur des mictions.

Des particularités analogues se retrouvent à peu près en tout temps, lorsqu'on prend la peine de rechercher dans quelles conditions se présentent les rétrécis qui ont de la cystite. On arrive bien vite à reconnaître que cette complication n'est pas, tant s'en faut, la conséquence nécessaire de la diminution du calibre de l'urèthre. On peut, au contraire affirmer, qu'à moins de causes particulières, elle ne se montre qu'à une période avancée de la maladie, alors que les obstacles se sont accrus par le fait d'une étroitesse ou d'une rigidité plus grandes du canal, ou par suite de l'insuffisance de la contractilité vésicale; mais il est vrai de dire que, dans ces conditions, elle devient une complication habituelle.

L'apparition de la cystite chez les rétrécis est donc, en règle très générale, un *phénomène tardif*. Elle peut avoir lieu sans aucune cause occasionnelle ou déterminante, et sous la seule influence des modifications survenues dans l'état physiologique de la vessie, dans la vascularisation de ses parois, par le fait de l'obstacle à l'écoulement des urines. Sans qu'il soit facile d'établir à cet égard, des règles absolues, il semble que l'étroitesse du rétrécissement soit loin d'être le seul facteur qui produise la cystite. Il faut, à un degré au moins égal, tenir compte de sa longueur et de sa dureté, comme aussi de sa nature. En effet, suivant que le tissu cicatriciel qui le constitue est d'origine blennorrhagique ou traumatique, son évolution rétractile est plus ou moins rapide, et ce fait a la plus grande importance au point de vue de l'hypertrophie défensive de la tunique musculaire de la vessie. Un rétrécissement qui se forme lentement, comme cela est habituel après la blennorrhagie, donne à cette hypertrophie, tout aussi nécessaire à la vessie que celle du cœur, dans les affections cardiaques, le temps de s'établir et de lutter victorieusement contre l'obstacle. Au contraire, les rétrécissements traumatiques, par la rapidité souvent extraordinaire de leur évolution, peuvent plus facilement surprendre la vessie, avant qu'elle se soit préparée à la résistance. Or, Messieurs, c'est là un fait capital au point de vue des accidents et notamment de la cystite, l'influence de la vessie est prédominante dans l'acte de la miction. C'est ce qui m'a fait dire que l'on urine avec sa vessie et non avec son canal. Aussi rencontrerez-vous des malades chez lesquels la miction s'accomplit dans des conditions en apparence normales et qui cependant ont le canal étroit. Il ont une bonne vessie et restent exempts d'accidents tant que sa force contractile suffit à l'effort que lui impose l'état du canal. Mais que la contractilité vienne à faiblir ou qu'elle ait été primitivement insuffisante, les accidents, et en particulier la cystite, ne tarderont pas à entrer en scène.

Aussi, à côté de cette influence propre à la nature du rétrécissement, dois-je vous signaler celle de l'âge et celle de la constitution. Les sujets qui sont parvenus à la vieillesse ou encore ceux qui sont sous le coup d'une débilité naturelle ou acquise, offrent, dans tous leurs organes, et en particulier dans leur vessie, des conditions beaucoup plus défectueuses pour la lutte et la résistance. Il y a de vieux rétrécis dont la vessie, plus ou moins atone, se comporte comme celle d'une catégorie assez nombreuse de prostatiques. Sa puissance de réaction n'est pas en rapport avec le travail à produire. Malgré certains efforts, elle devient vite incapable de suffire à sa tâche, se vide mal, se laisse progressivement distendre, et la cystite apparaît.

C'est, en effet, au moment où la vessie vaincue ne parvient plus à se vider complètement que l'apparition de la cystite est le plus imminente. Déjà le seul fait du surcroît de travail dont témoigne, à l'autopsie, une hypertrophie compensatrice marquée, entraînait facilement un développement exagéré des vaisseaux et par cela même un état congestif habituel dans les parois de l'organe. A plus forte raison cette congestion peut-elle avoir lieu lorsque survient l'évacuation incomplète de l'urine dont je vous ai tant de fois signalé et démontré l'influence congestive. Aussi l'apparition spontanée de la cystite, dans ces conditions, se conçoit-elle aisément. Loin d'être rare, elle est alors très fréquente et presque inévitable, tandis qu'elle ne s'était pas montrée malgré bien des conditions capables de la favoriser, tant que le muscle vésical avait suffi à ses fonctions. L'insuffisance fonctionnelle de la vessie, quelle qu'en soit la raison, est donc la cause prédisposante ou efficiente la plus ordinaire de la cystite chez les rétrécis. Cela vous amène à comprendre et la rareté de la cystite chez la plupart des rétrécis et sa guérison si rapide lorsqu'elle survient sous une influence occasionnelle et sa résistance aux traitements lorsqu'elle s'installe dans une vessie trop préparée à la recevoir.

La cystite, en effet, ne survient pas seulement à la période ultime des rétrécissements. Généralement tardive, elle peut cependant apparaître avant que la vessie devienne insuffisante, avant qu'il y ait rétention incomplète. Alors l'état congestif entretenu par les efforts de la miction est toujours la grande cause prédisposante. Mais, pour produire la poussée inflammatoire, l'addition d'une cause déterminante qu'il est ordinairement facile de surprendre, est presque toujours nécessaire. C'est ainsi qu'on peut très nettement constater l'influence d'un refroidissement, d'un excès de boisson ou de femme, d'un simple cathétérisme, d'une nouvelle blennorrhagie. Ces causes peuvent agir tantôt directement, tantôt par l'intermédiaire d'une crise passagère de rétention.

Parmi elles, je crois devoir signaler particulièrement à votre attention l'influence du contact des instruments avec la muqueuse uréthrale ou vésicale. Ce contact, alors même qu'il est effectué avec la plus grande modération, peut être cause de cystite, mais le nombre des mauvaises chances augmente à mesure que ce contact est prolongé ou forcé. C'est ainsi qu'on peut voir la sonde à demeure, après l'uréthrotomie, déterminer de la cystite chez ceux qui n'en avaient pas auparavant. Mais cette cystite est très passagère; elle cesse aussitôt après l'ablation de la sonde. Il en est de même pour la bougie à demeure employée comme moyen de dilatation Presque toujours, sous son influence, on voit augmenter la fréquence des mictions et le trouble des urines, mais ces symptômes s'amendent spontanément et rapidement dès que la bougie est enlevée.

Ce n'est pas seulement la dilatation permanente qui peut être cause de complication inflammatoire du côté de la vessie, c'est aussi la dilatation temporaire. Il suffit de vouloir introduire un numéro un peu trop serré pour provoquer divers accidents : un accès urineux, une crise de rétention ou une poussée de cystite. L'emploi des instruments, aussi bien pour le diagnostic que pour le traitement, exige donc un dosage très attentif sous peine de complications plus ou moins sérieuses.

Je m'abstiens, pour éviter d'inutiles répétitions, de m'appesantir sur le rôle des rétentions d'urine, qui peuvent être si facilement provoquées, chez les rétrécis, par les excès, les refroidissements, le cathétérisme, la blennorrhagie. Toute rétention étant, vous le savez, cause de congestion, est merveilleusement apte à transformer en inflammation un état congestif préexistant.

Je ne saurais terminer ce qui est relatif à l'étiologie de la cystite chez les rétrécis sans ajouter qu'elle peut avoir. dans certains cas, une origine blennorrhagique et par suite une évolution toute particulière. Il faut cependant reconnaître qu'aussi bien dans sa forme aiguë que, dans sa forme chronique, la blennorrhagie n'influence pas d'une façon particulière la vessie des porteurs de rétrécissements. Je me suis attaché, en vous faisant l'histoire de la cystite blennorrhagique, à mettre en relief l'influence prépondérante du malade pour expliquer et l'extension de la blennorrhagie à la muqueuse vésicale et la difficulté de sa guérison complète et de ses récidives si fréquentes. Ce que nous observons chez les rétrécis est de nature à corroborer ces remarques puisque nous voyons, dans cette catégorie de malades, les lésions du canal avoir si peu d'influence sur l'extension de la blennorrhagie à la muqueuse de la vessie.

J'arrive à l'*histoire symptomatique de la cystite des rétrécis.* De même que chez les calculeux, ce n'est pas dans les manifestations de la cystite considérée en elle-même que nous en trouverons la caractéristique. C'est bien plutôt dans sa marche naturelle et dans la manière dont elle évolue suivant le mode de traitement qui est mis en œuvre. Je dois cependant vous rappeler que la présence d'un produit de sécrétion mélangé à l'urine est, chez les rétrécis plus que chez tous les autres malades, absolument nécessaire pour caractériser la cystite. Elle en est la condition essentielle et vous ne pourrez en juger que par l'examen du liquide. Il est impossible, en effet, de prendre pour guide la *fréquence de la miction* : elle existe sans doute quand il y a cystite, mais elle se rencontre également et parfois à un très haut degré chez nombre de rétrécis qui n'ont pas encore de cystite. Vous pourrez même voir persister, après la guérison du rétrécissement et de la cystite, une suractivité fonctionnelle dont témoigne la fréquence persistante des mictions. Cela tient à ce que les phénomènes congestifs s'établissent aisément sous l'influence des difficultés de la miction, et l'habitude fluxionnaire peut ensuite persister, alors même que la cause vient à disparaître. Le même fait peut tenir encore à la diminution de capacité du réservoir que j'ai parfois directement constatée.

La fréquence accompagnée de douleur pendant le passage de l'urine, à la fin de la miction et dans les moments qui la précèdent, acquiert il est vrai, beaucoup plus de valeur, mais encore faut-il établir un contrôle par l'*examen des urines*.

Cet examen est toujours beaucoup plus facile et plus démonstratif lorsque l'urine est recueillie, non dans un vase quelconque, mais dans un ou plusieurs verres à expériences. Ainsi, on peut aisément constater, non seulement s'il existe un dépôt, mais encore s'il est plus abondant au début, au milieu ou à la fin de la miction, particularités qui ont leur importance pour le diagnostic et quelquefois aussi pour le traitement. Tantôt, en effet, les premiers jets seuls sont purulents, tantôt la totalité de l'urine est plus ou moins trouble. Mais toujours les premiers jets sont plus chargés de pus que le reste de l'urine. Ce fait assez habituel dans beaucoup d'espèces de cystite, est surtout accusé dans celle des rétrécis. La raison en est aisée à comprendre : Le canal se dilate en arrière de l'obstacle et souvent il devient, en ce point, le siège d'une inflammation chronique dont les produits de sécrétion sont naturellement entraînés au début de la miction. Il peut même arriver que cette uréthrite, exclusivement localisée à la partie dilatée du canal, en arrière de l'obstacle, donne lieu à une abondante sécrétion de pus, sans s'étendre aucunement à la vessie. Il n'y a pas cystite, mais simplement uréthrite en arrière de l'obstacle. En pareil cas, pour établir un diagnostic rigoureux, il faut évidemment tenir compte de toutes les informations diverses qu'il est possible de recueillir. C'est ainsi que l'urine du milieu et de la fin de la miction doit être parfaitement limpide; en outre, si la miction est rendue fréquente par la suractivité fonctionnelle du muscle vésical, elle ne doit pas s'accompagner, surtout à la fin, de douleurs notables.

Lorsque la totalité de l'urine est trouble au moment de l'émission, on voit par le repos se former au fond du vase un dépôt de hauteur variable, dans lequel le microscope permet facilement de reconnaître des globules de pus mélangés avec un certain nombre de cellules épithéliales de la vessie ou de l'urèthre. Quelle que soit l'abondance de ce dépôt, elle ne saurait, ainsi que je vous l'ai déjà fait pressentir au début de ces leçons, autoriser la qualification de purulentes qui est parfois appliquée mal à propos à des cystites où le pus est sécrété en quelque abondance. Il est rare, d'ailleurs, que la cystite des rétrécis offre à signaler de fortes proportions de pus. Aussi, par cela même que vous constateriez une abondante sécrétion purulente, vous auriez à vous tenir sur vos gardes, afin de ne pas méconnaître l'extension des lésions aux bassinets et aux reins, alors que la vessie paraît seule être en cause.

C'est ainsi que vous m'avez vu attirer tout particulièrement votre attention sur un malade que vous avez longtemps observé au n° 4 de la salle Saint-Vincent. Nous trouvions chaque matin, dans le verre à expériences, une quantité de pus formant environ deux doigts de hauteur. Mais en examinant le bocal qui servait à recueillir la totalité de la sécrétion des vingt-quatre heures, nous constations qu'elle était généralement supérieure à trois litres. C'est pourquoi, loin de faire chez ce malade le diagnostic banal de cystite et surtout de cystite purulente, et bien que manifestement cet homme eût de la cystite, je vous avertis de l'existence non douteuse de lésions rénales et de la possibilité d'accidents graves. C'est, en effet, ce que l'événement ne tarda pas à démontrer. A la suite d'une tentative très mesurée de dilatation, la fièvre s'alluma, les urines diminuèrent des deux tiers, la langue devint sèche, les nausées apparurent et, pendant une huitaine de jours, le malade fut en danger. Il fut cependant possible de conjurer les accidents et, après une bonne préparation, de pratiquer une uréthrotomie interne dont les suites furent très simples et régulières. Bientôt après, vous avez vu le malade reprendre de l'appétit, des forces et de l'embonpoint. Mais vous n'avez pas vu disparaître le pus; c'est que les lésions des uretères, des bassinets et du rein persistent; elles sommeilleront jusqu'à ce qu'un refroidissement ou toute autre cause vienne les réveiller. Je dois dire toutefois que, sous l'influence du rétablissement de la miction, les phénomènes rénaux eux-mêmes se sont largement amendés.

Je n'ai pas à insister pour le moment sur l'enseignement que nous fournissent des faits semblables au point de vue du traitement. Mais je vous engage vivement à retenir que, si la présence du pus est indispensable, elle est loin d'être suffisante pour que le diagnostic cystite soit rigoureusement établi. Il faut à la fois procéder par exclusion en recherchant si le pus mélangé aux urines ne vient pas d'autres régions ou d'autres organes que la vessie et, par une analyse méthodique des troubles de la miction, établir qu'ils témoignent, comme la modification des urines, de l'inflammation de la muqueuse vésicale.

Le dépôt purulent qu'abandonnent les urines est tantôt blanchâtre, léger, constitué par de petits grumeaux très mobiles qui, à la moindre agitation, se mélangent au reste du liquide; tantôt, au contraire, il est épais, jaunâtre ou grisâtre, se mélange difficilement à l'urine et se convertit rapidement en une masse glaireuse, filante, fétide qui est l'indice de la *transformation ammoniacale*.

La cystite des rétrécis s'accompagne, en effet, assez souvent de cette modification des urines. Je vous ai rappelé, à propos de la cystite des calculeux, quels liens étroits existent d'une façon générale entre la cystite et l'état ammoniacal des urines. L'étude des caractères que présentent les urines chez les rétrécis, confirme sans aucune réserve les données précédemment acquises. Sur les vingt-six rétrécis dont M. Guiard rapporte les observations[1], huit seulement avaient des urines ammoniacales à leur entrée, dix en eurent au cours du traitement sous diverses influences, huit conservèrent des urines acides pendant tout leur séjour.

Peut-être, au premier abord, ces chiffres pourraient-ils vous

1. F. Guiard. *Étude clinique et expérimentale sur la transformation ammoniacale des urines*, 1883.

laisser croire que la transformation ammoniacale est fréquente chez les rétrécis et qu'elle offre une grande importance. Aussi je m'empresse de vous rappeler la distinction qu'il ne faut pas manquer de faire à ce point de vue, comme à celui de la cystite, et en général de la gravité des lésions, entre les malades de la consultation externe et ceux qui sont admis dans les salles. Toutes les observations rapportées par M. Guiard sont recueillies sur des sujets assez gravement atteints pour occuper un lit dans notre service. Parmi eux nous trouvons cependant huit cas sur vingt-six où l'influence du rétrécissement et celle du traitement sont restées sans action et n'ont aucunement déterminé le passage à l'état alcalin ou ammoniacal. Et dans les dix cas où nous avons noté la production de cet état pendant le traitement, nous le voyons trois fois seulement persister plusieurs jours. Dans les sept autres, c'est à peine s'il a duré 24 ou 48 heures.

Presque toujours on trouve aisément l'explication du passage à l'état ammoniacal dans le séjour à demeure d'une sonde ou d'une bougie, ou dans l'introduction difficile ou défectueuse d'un instrument quelconque. Mais la condition qui favorise le mieux et entretient le plus sûrement l'état ammoniacal chez les rétrécis, c'est la rétention d'urine complète et plus encore l'imparfaite évacuation de la vessie. Vous voyez que nous retrouvons ici toutes les causes que nous avons déjà rencontrées en recherchant sous quelles influences se produisait la cystite des rétrécis, tant il est vrai que l'état ammoniacal est inséparablement lié à la cystite. Il ne s'observe pas toutes les fois qu'il y a cystite, il a besoin pour être durable, pour s'élever à la hauteur d'un véritable phénomène pathologique, du passage momentané de la cystite à un état plus aigu. Mais il ne saurait exister sans cystite. C'est ce qui nous explique pourquoi les causes sont les mêmes.

Il en est une cependant qui exerce presque toujours sur l'inflammation de la vessie l'influence la plus favorable et qui, néanmoins, provoque très habituellement un passage momentané des urines à l'état ammoniacal. C'est la sonde à demeure qu'il est de règle, dans mon service, d'appliquer après l'uréthrotomie interne. Le plus souvent, les urines qu'on recueille pendant l'application de la sonde à demeure sont ammoniacales. Mais cet état est essentiellement transitoire. Il cesse ordinairement du jour au lendemain dès que la sonde est enlevée. Il ne saurait donc être considéré comme un symptôme important, d'autant plus que c'est par un mécanisme tout particulier, comme l'a démontré M. Guiard, que la sonde à demeure détermine l'ammoniurie. Très souvent, en effet, les urines ammoniacales au sortir de la sonde sont acides dans la vessie. On en a la preuve si, peu de temps après avoir enlevé une sonde à demeure restée en place plusieurs jours, on pratique le cathétérisme avec une sonde neuve. On trouve alors, dans un grand nombre de cas, des urines acides, ce qui prouve que la transformation ammoniacale n'avait pas lieu dans la vessie, mais se produisait pendant le passage de l'urine à travers la lumière de la sonde. Sur vingt et un rétrécis traités par l'uréthrotomie interne, M. Guiard en compte huit sur lesquels paraît nettement s'être exercée cette influence spéciale de la sonde à demeure. Il s'agit alors d'une fausse ammoniurie à laquelle ne saurait bien évidemment s'appliquer la valeur séméiologique de l'ammoniurie vraie intravésicale.

Ainsi l'urine peut être ammoniacale dans la sonde et acide dans la vessie. Ce fait intéressant montre bien que la transformation ammoniacale n'a pas pour seul générateur la pénétration et le contact d'un ferment. Sans doute le ferment en est l'agent nécessaire, mais il reste néanmoins stérile et parfaitement inoffensif tant qu'il ne trouve pas dans l'état pathologique de la vessie les conditions favorables et nécessaires à son développement. Le ferment ne crée donc pas les lésions. Loin de leur donner naissance il a besoin d'elles pour que son évolution soit assurée. Il ne les détermine pas, il est l'une de leurs conséquences.

Si nous cherchons maintenant à déterminer *comment se*

caractérise cliniquement la cystite des rétrécis, je vous ferai remarquer, comme pour celle des calculeux, que ce n'est pas par les symptômes considérés en eux-mêmes, qu'elle se distingue, mais par leur évolution particulière. Ici, nous ne retrouvons plus les crises, les accidents que faisaient naître si facilement toutes les causes de locomotion brusque et répétée du calcul, nous observons une marche plus régulière, une tendance moins accentuée à guérir sous la seule influence du repos, mais nous nous trouvons en présence d'*une égale facilité à disparaître aussitôt après la suppression de la cause principale.*

La cystite des rétrécis est, en effet, d'une remarquable bénignité, elle guérit très facilement, alors même qu'elle est de très ancienne date, pourvu que le libre cours des urines soit rétabli : Sur les vingt et un cas de cystite chez des rétrécis que M. le docteur Hache a suivis, dix-sept ont guéri sans traitement spécial, par le seul fait de la dilatation ou de l'uréthrotomie. L'un d'eux même, dont le rétrécissement était infranchissable, a vu sa cystite disparaître sous la seule influence du repos au lit, malgré les tentatives répétées faites pour passer des bougies. Sur les quatre malades dont la cystite a nécessité un traitement particulier, deux avaient une cystite blennorrhagique très nette qui a complètement guéri par l'emploi des instillations argentiques ; le troisième, qui a quitté l'hôpital avec des urines encore un peu sales, avait, depuis deux ans, un abcès fistuleux ; le quatrième enfin, âgé de soixante-quinze ans, était prostatique ; sa cystite améliorée par l'uréthrotomie interne a encore exigé pendant plusieurs mois, divers lavages modificateurs de la vessie.

Mais dans la grande majorité des cas, je le répète, la cystite des rétrécis guérit sans traitement spécial, et même on peut dire que l'amélioration est très précoce. Elle est plus ou moins rapide suivant le mode de traitement qui est mis en œuvre. L'uréthrotomie interne fait quelquefois disparaître du jour au lendemain le trouble des urines, malgré la sonde à demeure. L'amélioration de la cystite est aussi très promptement obtenue, lorsque la dilatation simple suffit pour guérir le rétrécissement. Mais elle se fait alors attendre un peu plus longtemps. Dans les cas de M. Hache, elle a disparu vers la quatrième ou la cinquième séance après le passage des numéros 10 ou 12 des bougies en gomme de la filière Charrière. Toutes les fois qu'une poussée de cystite plus ou moins sérieuse est survenue au cours de la dilatation, elle a disparu spontanément et en quelques jours par le seul fait de la suppression momentanée de ce traitement.

Nous pouvons donc très légitimement conclure que la cystite des rétrécis offre un caractère particulier de bénignité. C'est plutôt un incident qu'une véritable complication dans la marche de l'affection. Et ce que nous apprend l'étude de la cystite simple sans modification ammoniacale des urines est entièrement confirmé par ce que nous savons de l'ammoniurie chez les rétrécis.

L'*ammoniurie* est toujours l'expression d'une certaine intensité de la cystite. Or, sur les vingt-six cas de rétrécissements assez graves pour être admis à l'hôpital, dont M. Guiard rapporte les observations, huit fois elle fait complètement défaut. Dans les autres cas, elle n'est jamais que passagère et elle cède rapidement dès que le calibre du canal est à peu près rétabli. Le retour à l'acidité s'observe en général sous la seule influence du traitement exigé par la stricture et sans qu'il soit fait rien de spécial pour combattre directement la modification pathologique des urines. Ces résultats si favorables ont été obtenus même dans les cas où l'ammoniurie existait depuis le plus de temps. C'est ainsi que sur les huit malades qui avaient, à leur entrée, des urines ammoniacales depuis un temps indéterminé, six revinrent à l'état acide après l'uréthrotomie ou la dilatation. Chez les deux autres, il fallut recourir aux instillations argentiques, mais elles triomphèrent promptement de la persistance de l'état ammoniacal.

L'histoire d'un malade que vous avez pu suivre au n° 14 de la salle Saint-Vincent et dont l'observation est rapportée par M. Guiard [1], est particulièrement démonstrative. Il s'agit d'un malade de 42 ans porteur d'un rétrécissement traumatique datant d'une chute à califourchon sur le dossier d'une chaise survenue à l'âge de sept ans; le malade, il faut le noter en passant, car le fait est exceptionnel, n'eut ses premières difficultés à uriner qu'à l'âge de 11 ans.

Toujours est-il qu'après des péripéties que je n'ai pas intérêt à rappeler, après avoir, en particulier, subi deux uréthrotomies internes dont l'une fut pratiquée par moi en 1876, ce malade nous revint le 22 juin 1882 urinant goutte à goutte avec des efforts inouïs mais sans douleur et seulement toutes les deux heures. Les urines étaient claires, de coloration normale, acides, avec un dépôt purulent assez abondant, l'appétit normal, les digestions bonnes, la soif peu intense. Il était, vous le voyez, dans des conditions favorables et l'on peut dire qu'il était demeuré intact, malgré l'ancienneté et le degré de la stricture. Le 22 juin, j'introduisis une bougie n° 4 que je laissai à demeure, je la remplaçai le 30, par une bougie n° 6 qui ne fut pas supportée parce qu'elle était trop volumineuse. Les urines devinrent, dès le 4 juillet, franchement ammoniacales; le malade urinait beaucoup plus souvent, il souffrait en urinant et l'urine contenait beaucoup de pus. Je me hâtai de pratiquer l'uréthrotomie interne qui fut faite le 5 juillet en plein état ammoniacal. Les urines restèrent néanmoins alcalines et, malgré quelques oscillations favorables, elles n'eurent de tendance soutenue à rester acides qu'à partir du 4 juillet.

Je pratiquai néanmoins une uréthrotomie complémentaire le 26 juillet, parce que la dilatation se faisait péniblement et incomplètement et que la vessie se vidait avec peine. Dès ce moment, les urines, après une petite oscillation, due au séjour de la sonde à demeure, restèrent définitivement acides.

Les enseignements que vous apporte ce fait ne sont-ils pas

1. Thèse, p. 323.

évidents? Les urines étaient restées acides malgré l'excessive difficulté de la miction, malgré les interventions antérieures, malgré l'introduction et le séjour de la petite bougie n° 4. Tout se modifie après l'introduction mal supportée d'une bougie n° 6, trop grosse malgré sa faible dimension. La cystite passe à l'état aigu et l'état ammoniacal s'établit à sa suite. Il acquiert de suite une haute intensité parce que la vessie ne se vide pas et ce fait est rendu évident par l'introduction de la sonde au moment où le malade est uréthrotomisé; il persiste après l'enlèvement de la sonde à demeure, parce que la première uréthrotomie n'a pas suffisamment modifié le canal, que l'évacuation reste imparfaite et la dilatation pénible. Des accès de fièvre que l'uréthrotomie n'avait pas provoqués, malgré l'état ammoniacal, se montrent même pendant la dilatation. Une uréthrotomie complémentaire donne au canal la largeur désirable; la vessie reprend immédiatement ses fonctions dans toute leur intégrité et nous voyons définitivement disparaître l'état ammoniacal et avec lui la cystite provoquée par la bougie n° 6. Tout est réuni dans cette observation pour vous montrer quelles sont les conditions qui prédisposent à l'état ammoniacal, et quelles peuvent en être les causes déterminantes. Elle apprend aussi quel doit en être le traitement et j'ajouterai le résultat du traitement. Ce résultat, c'est la guérison que vous obtiendrez à coup sûr par la seule intervention chirurgicale, si vous opérez chez un sujet dont les lésions sont encore compensées par la résistance de la vessie.

Je ne veux pas multiplier les exemples, mais je désire cependant rapprocher du fait que je viens de vous citer celui que vous avez pu observer quelques mois auparavant dans ce même lit n° 11 [1]. Il s'agissait aussi d'un rétrécissement très ancien, dont les premiers symptômes remontaient à 33 années. Ce malade entra à l'hôpital avec une cystite aiguë et en plein état ammoniacal. Le rétrécissement fut franchi,

1. Th. Guiard, p. 311.

le 14 avril, avec une bougie n° 2, qu'on laissa à demeure jusqu'au 17, et qui dilata notablement le canal. Dès le 18, les urines étaient acides! qu'est-ce à dire? si ce n'est que le malade ayant conservé l'intégrité fonctionnelle de sa vessie, avait pu l'évacuer dans de bonnes conditions. L'appétit était bon, la soif non exagérée, il n'y avait pas de polyurie, pas de douleur à la pression au niveau des reins, tout témoignait donc de la continuation d'une résistance efficace malgré l'ancienneté de la stricture. Comme il fallait s'y attendre, l'uréthrotomie devint nécessaire, et les essais infructueux de dilatation ramenèrent les accidents qui venaient de se modifier si heureusement. Mais dès que la vessie put être évacuée par la sonde à demeure, l'état acide des urines réapparut de suite et persista malgré la dilatation consécutive. En un mot, chez ce malade comme chez le précédent, la cystite aiguë et l'ammoniurie cessèrent dès que la vessie put se vider régulièrement et complètement.

Vous pourrez cependant rencontrer certains cas où des rétrécissements trop longtemps négligés finissent par déterminer des cystites plus ou moins intenses mais chroniques, invétérées, persistantes et d'autant plus graves que le traitement de la cause est devenu plus difficile et plus dangereux à appliquer. Les mêmes résultats s'observent lorsque, par le fait de l'âge trop avancé, la vessie ne peut subir cette hypertrophie compensatrice, qui lui permet de lutter victorieusement contre l'obstacle, lorsqu'en un mot, elle se laisse distendre. C'est alors qu'on peut observer ces cystites profondes, dans lesquelles l'inflammation gagne toute l'épaisseur de la paroi vésicale et la modifie assez complètement pour rendre la guérison ou très difficile, ou impossible, même après la disparition du rétrécissement. C'est alors aussi que le rein se trouve par contre-coup en imminence morbide et que l'intervention chirurgicale, seule capable de sauver le malade, lui fait courir des risques immédiats.

Le *diagnostic* de la cystite, chez les rétrécis, est, en général, des plus faciles, malgré les écueils qui résultent, dans quelques cas, de la présence dans l'urine d'une sécrétion purulente venue de l'urèthre ou des reins. Je vous ai dit comment vous pouviez les éviter.

L'ordre dans lequel se sont succédé les phénomènes pathologiques est, dans l'immense majorité des cas, très significatif. Il s'agit d'un individu qui se trouve dans les conditions voulues, comme antécédents, pour avoir un rétrécissement traumatique ou inflammatoire. Il n'accuse d'abord que des difficultés de la miction qui exige beaucoup de temps et de grands efforts. Puis les mictions deviennent de plus en plus fréquentes. Enfin, elles arrivent à être douloureuses en même temps que les urines se troublent. En un mot, aux symptômes du rétrécissement, succèdent ceux de la cystite. Cette marche est, par elle-même, très significative. Du reste, le cathétérisme explorateur peut aisément démontrer l'existence du rétrécissement.

Néanmoins, les erreurs sont assez fréquentes. Elles consistent parfois à croire qu'un rétréci est atteint de cystite, quand il a seulement des envies fréquentes, sans purulence des urines, ou bien quand cette dernière est le fait d'une pyélonéphrite suppurative. D'autres fois, on méconnaît la véritable cause de la cystite et on cherche à la traiter directement, au lieu d'entreprendre d'emblée le traitement du rétrécissement.

On évitera le premier de ces écueils, en examinant dans plusieurs verres le produit d'une même miction. Si le premier jet seul est purulent, tout le reste de l'urine ayant conservé sa parfaite limpidité, la cystite fait certainement défaut, quelle que soit, du reste, la fréquence des mictions. Et lorsque la totalité de l'urine est trouble, s'il existe en même temps de la polyurie (3 à 4 litres en 24 heures), si les couches supérieures de l'urine ne s'éclaircissent pas par le repos (polyurie trouble), si on constate enfin des troubles digestifs, anorexie, nausées, vomissemenfs, avec la langue sèche, rouge, luisante, spéciale aux urinaires, on doit soupçonner le rein d'être sérieusement intéressé. Mais vous ne pourrez accorder qu'une assez médiocre valeur aux résultats de l'exploration directe des régions rénales. Cette exploration est habituellement négative et c'est seulement dans quelques cas exceptionnels qu'il est possible de reconnaître une augmentation de volume de l'organe, ou de réveiller une douleur significative.

Dans les cas où l'existence de la cystite ne saurait être mise en doute, il est encore possible de commettre de graves erreurs de diagnostic en méconnaissant sa véritable cause. Ce sont de graves erreurs puisqu'elles empêchent d'instituer d'emblée le seul traitement rationnel et font perdre un temps précieux à tenter l'inutile essai des divers moyens habituellement en usage contre les cystites. Civiale, dans l'article que je vous ai déjà cité, rapporte, non sans complaisance, deux curieux exemplaires d'erreurs semblables qui avaient été commises par Dupuytren et Velpeau. Il sut reconnaître l'existence de rétrécissements peu étroits, et il obtint par la dilatation une guérison assez rapide qu'une multitude d'autres moyens avaient été impuissants à procurer. Aujourd'hui, à un demi-siècle de distance, nous observons encore tous les jours les mêmes erreurs à l'abri desquelles ne savent pas toujours se mettre même des chirurgiens distingués. Aussi me voyez-vous pratiquer l'exploration uréthrale toutes les fois qu'elle est indiquée par les antécédents du malade, et même, lorsqu'il me reste un doute, chez ceux qui nient toute uréthrite antérieure. L'exploration du canal peut seule permettre le diagnostic des rétrécissements. Elle doit par conséquent être méthodiquement faite lorsque vous ne pouvez expliquer l'existence et la persistance d'une cystite par une autre cause que la diminution de calibre du canal.

Il ne s'agit pas, en effet, chez les rétrécis, de combattre directement la cystite : les bains, les cataplasmes, les tisanes, les émollients de toute sorte, les divers balsamiques, n'ont qu'une action adjuvante et souvent inutile. Ce qu'il faut avant tout et ce qui suffit la plupart du temps, ainsi que j'ai déjà eu l'occasion de vous le dire incidemment, à plusieurs reprises, c'est le *traitement de la stricture.* Loin d'être une contre-indication à l'intervention chirurgicale, l'existence de la cystite est au contraire une raison d'agir. Cette complication, en effet, ne comporte jamais l'abstention ni même la temporisation, à moins que des symptômes significatifs ne vous montrent que l'équilibre est menacé ou rompu, que la résistance de la vessie est devenue imparfaite. Alors vous ne serez pas impuissants, mais votre action n'aura plus la certitude d'obtenir d'aussi brillants résultats.

Vous ne serez réduits à l'inaction chirurgicale que lorsque les lésions sont tellement étendues que tout l'appareil est atteint. Et c'est alors que vous vous trouverez, aussi bien chez les rétrécis que chez les prostatiques, en face d'un état ammoniacal des urines que rien, ni dans l'ordre médical, ni dans l'ordre chirurgical, ne peut modifier. En acceptant comme une vérité démontrée que, lorsque les urines sont ammoniacales, l'introduction des instruments, loin de provoquer des accidents, les fait sûrement et souvent promptement disparaître, vous ne sauriez conclure que, par cela même que les urines sont ammoniacales, l'action des instruments doit toujours être bienfaisante. Il y a des cas où l'état ammoniacal devient l'expression de lésions étendues et extrêmes. Mais ce sont, en réalité, les lésions et non l'état ammoniacal qui établissent les contre-indications devant lesquelles doit cesser votre rôle de chirurgiens.

Je m'empresse toutefois d'ajouter que les cas où l'abstention complète s'impose sans réserve sont tout à fait exceptionnels. Presque toujours, vous pourrez légitimement tenter d'intervenir et de rendre au canal son calibre normal. Mais il vous arrivera souvent de voir les premières séances de dilatation redoubler la cystite ou provoquer des accès urineux. Alors, il convient de recourir sans tarder à l'uréthrotomie interne qui établit sur-le-champ et d'une façon complète l'écoulement des urines et facilite ainsi au plus haut point la guérison de la cystite. Cette opération peut encore être indiquée primitivement et avant toute tentative de dilatation par une excessive intensité des accidents inflammatoires.

Dans les cas exceptionnels où la cystite persiste après la dilatation complète, il convient de diriger contre elle un traitement spécial. Ce sont les balsamiques, les tisanes de buchu, d'uva ursi, le tolu, la térébenthine, le santal, que vous pourrez employer tout d'abord. Mais le plus souvent, vous n'obtiendrez de résultats durables et satisfaisants que par le traitement local, c'est-à-dire par les injections et les instillations au nitrate d'argent dont je vous ai tant de fois montré la remarquable efficacité.

VINGT-QUATRIÈME LEÇON

DES CYSTITES

(*Suite.*)

V. — CYSTITE DES PROSTATIQUES

Étiologie. — Fréquence et apparition précoce de la cystite chez les prostatiques opposées à sa rareté et son apparition tardive chez les rétrécis. Il y a, en effet, chez les premiers autre chose qu'un obstacle au cours des urines. Toute l'étendue de l'arbre urinaire est le siège de lésions athéromateuses qui s'accompagnent de congestion. Il en résulte que la cystite est facile, précoce, durable. Telle est la grande cause prédisposante.

Quant aux causes déterminantes, ce sont : la rétention complète ou incomplète, les retards de la miction, les refroidissements, les écarts de régime, les excès de toute sorte.

Le cathétérisme est une cause encore plus directe. Il provoque la cystite d'autant plus facilement que le malade est à une période plus avancée de l'état prostatique, et, s'il est pratiqué en vue de l'évacuation, que la vessie est plus brusquement et plus complètement vidée. L'évacuation doit être lente, successive et antiseptique. Influence des microbes.

Chez certains malades, la cystite se développe à l'occasion d'un calcul, d'un rétrécissement, etc., et persiste ensuite par le fait des lésions qui caractérisent l'état prostatique.

Rapports du rétrécissement et de l'hypertrophie de la prostate au point de vue de la cystite.

Symptômes. — Deux formes, l'une chronique d'emblée, l'autre aiguë. Des accès aigus peuvent survenir soit au début, soit au cours de la cystite des prostatiques.

Cystite chronique douloureuse. Catarrhe vésical. Tendance à l'aggravation progressive des accidents.

Diagnostic. — 1° Distinguer la cystite des prostatiques des autres espèces de cystite ; 2° déterminer à quelle période de l'état prostatique elle est survenue : 3° rechercher s'il n'existe aucune complication : lésions rénales, concrétions phosphatiques dans la vessie, etc.

Traitement. — Première période de l'état prostatique : Médication calmante et balsamique. Deuxième période : évacuation méthodique aidée des moyens précédents. Au besoin, injections à l'acide borique. au nitrate d'argent, et même instillations. A certains cas exceptionnels de cystite chronique douloureuse conviendrait l'incision hypogastrique. Troisième période : l'apparition spontanée ou provoquée de la cystite n'est pas une contre-indication à l'évacuation, au contraire. Mais celle-ci doit être lente, successive et rigoureusement antiseptique.

Messieurs,

L'espèce de cystite que je me propose d'étudier aujourd'hui est celle qu'on observe chez les prostatiques. C'est une de celles que vous aurez le plus souvent l'occasion de rencontrer et qui mérite par cela même de retenir particulièrement votre attention.

La catégorie de malades auxquels j'applique la désignation de Prostatiques, est, en effet, tout aussi nombreuse que celles dont nous nous sommes précédemment occupés ; peut-être même l'est-elle davantage. Mais tandis que chez les rétrécis, les calculeux, les blennorrhagiques, la cystite est l'exception, il en est tout autrement chez les prostatiques. Ils sont essentiellement prédisposés à la cystite et on peut dire que, tôt ou tard et à des degrés divers, ils arrivent presque tous à en être atteints. On peut même dire que chez le plus grand nombre d'entre eux, la cystite est une complication précoce.

Déjà ce premier fait d'observation, cette grande fréquence et cette apparition précoce de la cystite chez les prostatiques, doit être noté avec soin pour servir à la solution d'un important problème de pathogénie. On pourrait croire, en effet, que, chez les prostatiques de même que chez les rétrécis, la cystite reconnaît pour cause première l'obstacle au cours des urines. On pourrait d'autant plus facilement admettre cette opinion que la plupart des auteurs semblent rapporter à l'hypertrophie de la prostate, à l'augmentation de volume, à l'obstacle, en un mot, tout l'ensemble des phénomènes observés.

Nous ne tarderons pas à voir que, ni les symptômes, ni la marche des accidents, ni les résultats du traitement ne justifient cette manière de voir. Aussi, dès le début de notre étude étiologique, devons-nous signaler ce fait important : à la rareté de la cystite des rétrécis s'oppose avec le plus frappant contraste la remarquable fréquence de la cystite des prostatiques.

Donc, si la cystite des rétrécis est évidemment causée et entretenue avant tout par l'obstacle mécanique au cours des urines, on ne peut dire qu'il en soit de même chez les prostatiques. Sans doute eux aussi peuvent souffrir et souffrent de l'obstacle, mais pour que tous les caractères de la cystite qu'ils présentent, à commencer par la fréquence, offrent de si profondes différences, il faut qu'il y ait autre chose que l'obstacle et c'est cette autre chose qu'il importe au plus haut point de déterminer avec précision. Ainsi nous nous élevons à la notion de la nature même de la maladie qui seule nous permet d'expliquer pourquoi la fréquence, ainsi que l'évolution diffèrent.

J'ai depuis longtemps pensé que la solution de cette importante question, qui domine toute l'histoire des prostatiques, ne pourrait être définitivement fournie que par les recherches d'anatomie pathologique microscopique. Mais il était indispensable de les poursuivre avec persévérance et surtout de prendre pour fil conducteur les données cliniques.

Ainsi que j'ai déjà eu l'occasion de vous le dire en consacrant une série de leçons à l'étude des « Prostatiques, » j'ai confié ce difficile travail à l'un de mes anciens internes les plus distingués, M. le Dr Launois et je suis heureux de reconnaître qu'il s'est acquitté de sa tâche avec un rare bonheur [1]. Éclairé d'avance par les données cliniques dont près de vingt années d'observation m'avaient fourni la connaissance, il a pu démontrer anatomiquement qu'il y avait, en effet, chez les prostatiques, autre chose que l'obstacle et même que l'obstacle pouvait faire entièrement défaut et que ce n'est pas seulement à la prostate que s'établissaient des lésions que la clinique montrait réparties sur tout l'appareil urinaire. La lésion primordiale, chez ces malades, est une lésion vasculaire, une dégénérescence athéromateuse des artères, une sclérose non point localisée à la prostate, mais étendue à la vessie, à l'uretère, au rein, en un mot, comme je le pensais, à tout l'appareil urinaire. Ces altérations, qui traduisent une diminution dans la vitalité des tissus, s'accompagnent toujours de phénomènes congestifs.

Cela nous permet de comprendre sans peine toute la distance qui sépare, au point de vue de la cystite, les prostatiques des rétrécis. Ces derniers n'ont qu'une lésion locale de l'urèthre derrière laquelle se trouvent, du moins au début, une vessie et des reins en parfait état, pleins de vitalité, capables en un mot de lutter et de se défendre pendant longtemps avec avantage. Les prostatiques, au contraire, ne possèdent en arrière de l'obstacle, lorsqu'il existe, qu'une vessie dégénérée, dont les fibres musculaires, plus ou moins modifiées, se contractent imparfaitement et dont les vaisseaux artériels épaissis, indurés, dilatés, dépourvus d'élasticité, athéromateux, en un mot, ne suffisent plus qu'imparfaitement à la circulation locale.

Dans une semblable vessie tout est donc préparé pour appeler et retenir l'inflammation. La tunique musculaire frappée d'atonie rend imminente l'évacuation incomplète dont je n'ai plus aujourd'hui à vous démontrer le mécanisme dans la production des cystites. Quant aux vaisseaux, ils ont perdu

1. É. Launois. — *De l'appareil urinaire des vieillards. Étude anatomo-pathologique et clinique.* Thèse de doctorat, 1885, et *Annales* 1885, T. III, n° 3, p. 148 et suivantes.

la plus importante des propriétés qui leur sont nécessaires pour se défendre contre l'inflammation, l'élasticité. Incapables de revenir sur eux-mêmes, ils sont toujours prêts à se laisser obstruer sans pouvoir ensuite se dégorger comme le font les tissus à vascularisation normale qui viennent à s'enflammer. En d'autres termes, tout l'appareil urinaire des prostatiques est profondément modifié dans sa structure et devient, pour les inflammations, un terrain tout spécial que caractérise un double processus pathologique : la sclérose et la congestion. Et l'ensemble de ces lésions parallèlement développées sous l'influence de l'âge préexiste aux premiers symptômes, aux premiers accidents. Tout l'appareil urinaire simultanément modifié peut donc être atteint et la vessie est l'une des parties de cet appareil dont le fonctionnement est le plus sérieusement troublé.

Telles sont, les circonstances qui font aisément comprendre comment, chez les prostatiques, la cystite est infiniment plus fréquente et en même temps plus précoce que chez les rétrécis. Elles nous font prévoir en outre une évolution clinique absolument différente en rapport avec les lésions préexistantes qui servent en quelque sorte de substratum à la cystite. C'est assez vous dire combien leur notion est importante.

Elles ne représentent toutefois qu'une grande cause prédisposante et il est presque toujours nécessaire, pour que la cystite apparaisse, qu'il s'y ajoute quelque *cause déterminante*.

En première ligne nous trouvons ici l'influence de l'obstacle qui, plus que discutable lorsqu'il s'agissait de préciser l'origine première et la nature des accidents, cesse de l'être lorsqu'on n'a plus qu'à interpréter leur apparition. Préparée par les lésions histologiques de la paroi vésicale, la cystite peut survenir avec la plus grande facilité dès que la vessie n'est plus capable de se vider seule et se décharge péniblement d'une portion de son contenu. Or, la rétention complète ou incomplète, qui peut être observée sans doute en l'absence de tout obstacle et par le seul fait de l'atonie vésicale, de l'inertie, comme disait Civiale, survient à plus forte raison lorsque l'augmentation de volume de la prostate met obstacle au passage de l'urine.

Mais qu'il y ait ou non rétention, que le malade soit à la première ou à la seconde période de l'état prostatique, il peut voir éclater la cystite sous l'influence de toutes les causes de congestion de la vessie : le refroidissement général ou partiel qui provoque le reflux du sang de la périphérie vers les viscères; le retard prolongé dans la satisfaction du besoin d'uriner, les efforts nécessaires pour que la miction s'effectue, qui produisent presque les mêmes effets que la rétention ; les écarts de régime et les excès de boissons ou de femmes, qui s'accompagnent d'une excitation plus ou moins directe des organes urinaires.

L'influence de ces diverses causes ne saurait être contestée, et je dois même vous signaler, comme particulièrement active, celle des refroidissements et des excès de table. Ce n'est donc pas d'une façon banale que vous devez recommander à vos malades de les éviter.

Mais il en est d'autres qui sont peut-être plus directes, qui engagent surtout plus manifestement la responsabilité du médecin, et que, par conséquent, vous êtes obligés de connaître aussi parfaitement que possible, je veux parler du cathétérisme et de toutes les manœuvres qui agissent directement sur la vessie.

Déjà les diverses catégories de malades que nous avons passées en revue jusqu'ici nous ont offert l'occasion de constater très nettement l'influence de ces manœuvres. A des degrés divers et toujours assez accusés, les uns et les autres y sont très sensibles. Mais les prostatiques le sont encore infiniment plus que tous les autres.

L'influence du cathétérisme n'est pas toutefois également prononcée sur tous les prostatiques et à toutes les périodes de leur affection. Elle varie, en outre, suivant qu'il est employé pour l'exploration ou pour l'évacuation de la vessie et suivant qu'il est ou non pratiqué d'après les règles de l'antisepsie.

Tous les prostatiques ne sont pas égaux devant l'influence du cathétérisme. A ce point de vue comme à tant d'autres, ils méritent, comme je l'ai démontré, d'être répartis en trois grandes catégories, ceux qui n'ont pas de rétention, mais seulement des phénomènes congestifs, ceux qui ont de la rétention incomplète ou complète sans distension, ceux enfin qui ont de la distension.

Tous, ils offrent des conditions très favorables au développement de la cystite, mais ce sont surtout ces derniers qui présentent, avec une extrême facilité, cette complication, sous l'influence du cathétérisme et particulièrement lorsqu'il est pratiqué en vue de l'évacuation. La distension constitue, en effet, chez les prostatiques, un fait de la plus haute importance. Par un mécanisme que je vous ai bien souvent fait connaître, elle augmente singulièrement la vascularisation des organes distendus qui sont ainsi exposés à s'enflammer sous les moindres influences parfois même spontanément. Mais ce danger devient presque inévitable lorsque la vessie vient à être brusquement évacuée. Le passage sans transition de la distension à la vacuité permet à la vessie de revenir sur elle-même en se contractant et d'exprimer en quelque sorte, avec plus ou moins de violence, ses vaisseaux gorgés de sang. Il en résulte fréquemment que les dernières gouttes d'urine sont plus ou moins sanguinolentes, et ce traumatisme, dont l'importance a été souvent méconnue, devient l'étincelle qui met le feu aux poudres et inaugure la série des plus graves accidents.

Ce n'est donc pas le cathétérisme simple, c'est-à-dire le seul fait d'introduire un instrument dans la vessie qui doit être redouté, c'est l'évacuation rapide et complète d'une vessie depuis longtemps habituée à la distension, c'est le traumatisme qui résulte de cette évacuation mal dirigée. Ce qui le prouve c'est que l'exploration simple est loin d'exposer aux mêmes dangers. Bien plus, l'évacuation elle-même peut-être obtenue sans accidents, pourvu qu'elle soit lentement et progressivement conduite, qu'elle soit successive.

On a dit aussi que les accidents du cathétérisme devaient être imputés à l'introduction et à la pullulation des microbes dans l'appareil urinaire; je me garderai bien de prétendre qu'ils ne peuvent jouer aucun rôle, je dirai même que je crois de plus en plus à leur influence. Les conditions qu'ils rencontrent dans ce double fait de la vascularisation des parois et de la stagnation leur sont éminemment favorables et c'est certainement chez les prostatiques qu'ils sont le plus à redouter. Mais ce serait fermer les yeux à l'évidence que de leur attribuer tout le mal et de méconnaître l'influence des modifications physiques et physiologiques produites par l'évacuation. J'ai, pour ma part, la conviction, et cette conviction s'appuie sur un très grand nombre de faits, que le cathétérisme explorateur simple, sans précautions spéciales contre les microbes, mais régulièrement exécuté, est infiniment moins dangereux que l'évacuation la plus antiseptique si elle était d'emblée trop rapide et trop complète.

A côté des malades dont je vous ai parlé jusqu'ici et qui méritaient primitivement, par des symptômes particuliers, d'être rangés parmi les prostatiques, vous en trouverez d'autres qui commencent par être calculeux, rétrécis ou atteints de toute autre affection des voies urinaires. A partir du moment où la cystite aura fait chez eux son apparition, vous la verrez persister indéfiniment sans parvenir à trouver dans l'ancienneté ou la gravité de l'affection première, calcul ou rétrécissement, ou des manœuvres thérapeutiques, l'explication de cette persistance. Mais, par l'exploration directe, vous pourrez reconnaître une augmentation plus ou moins notable du volume de la prostate qui suffira pour vous révéler sur quel terrain particulier s'est développée la cystite. Et, alors même que la prostate ne serait pas hypertrophiée, vous pourriez recueillir tel ou tel autre caractère de l'athérome qui aurait pour vous la même signification. Vous serez alors en présence d'une catégorie spéciale de prostatiques et vous comprendrez sans peine la tendance à la chronicité de leur cystite. Comme ils auraient pu, malgré les lésions latentes du prostatisme, vivre longtemps encore et peut-être indéfiniment sans cystite et sans aucun autre accident, il faut bien reconnaître que le calcul, le rétrécissement, etc., ont servi, en pareil cas, de cause déterminante.

Puisque je viens de prononcer le mot de rétrécissement, je ne veux pas terminer cette étude étiologique sans vous rappeler quelle influence il peut avoir chez les prostatiques. Le rétrécissement, qui produit généralement ses effets dans l'âge adulte, entraîne forcément la suractivité fonctionnelle et par suite l'hypertrophie de la couche musculaire de la vessie. Cette vessie est donc mieux préparée à lutter énergiquement le jour où le prostatisme apparaîtra et les graves conséquences de la distension pourront être écartées. Cependant, si la cystite vient à se produire, elle évolue sur un terrain modifié de telle sorte qu'elle court grand risque de durer ou de s'éterniser. L'hypertrophie musculaire que le rétrécissement a provoquée peut bien, jusqu'à un certain point, mettre le malade à l'abri de la distension et de ses funestes effets; elle est impuissante à préserver la muqueuse des altérations spéciales qui relèvent de la constitution même de l'individu. Si, donc, le rétréci adulte se trouve, lorsqu'il devient prostatique, dans de meilleures conditions pour lutter mécaniquement contre l'obstacle et par cela même pour guérir d'une poussée aiguë de cystite, il offre, ne l'oubliez pas, des lésions séniles de la muqueuse et de tout l'appareil urinaire qui sont la caractéristique du prostatisme et qui favorisent très puissamment le passage à l'état chronique. Quant aux malades, qui ne deviennent rétrécis qu'à un âge où ils sont plus ou moins prostatiques, ils n'ont à attendre de leur rétrécissement aucun bénéfice. Au contraire, leur vessie se trouve alors en présence d'un double obstacle et sa tunique musculaire, plus ou moins dégénérée, n'est plus capable de la réaction nécessaire. Contre l'un ou l'autre de ces obstacles elle aurait peut-être lutté, contre les deux elle est inévitablement et rapidement vaincue. Ce n'est donc qu'à la condition d'être survenu dans l'âge adulte, ce qui est d'ailleurs la règle, que le rétrécissement peut vraiment rendre service aux prostatiques.

La cystite des prostatiques se présente cliniquement sous deux formes différentes, la forme aiguë et la forme chronique.

Dans la grande majorité des cas, elle débute par des symptômes peu accusés qui permettent de dire qu'elle est chronique d'emblée. Alors elle se traduit surtout par le trouble des urines, car la fréquence un peu plus grande des mictions était la règle, chez ces malades, avant qu'ils eussent la moindre trace de cystite. Quant à la douleur, elle est en général presque nulle, et c'est à peine si on peut noter, au début de la miction, une sensation un peu désagréable qui accompagne les difficultés habituelles. Les choses peuvent ainsi durer des semaines et des mois, sans modifications appréciables. Cependant, si la maladie est abandonnée à elle-même, les urines ont tendance à devenir de plus en plus troubles et à subir la transformation ammoniacale. C'est alors que l'odeur devient forte et fétide, le dépôt visqueux, adhérent, la miction plus douloureuse. C'est alors surtout qu'ont le plus de chance de se produire ces concrétions phosphatiques dont je vous ai dernièrement exposé l'histoire, et qui ne tardent pas à imprimer une recrudescence plus ou moins marquée à l'inflammation de la vessie et à tout l'ensemble de ses manifestations.

Cette forme chronique de la cystite, qu'on observe si souvent chez les prostatiques, est très habituellement désignée sous le nom de catarrhe de la vessie. C'est là toutefois une expression qui ne s'applique pas à une entité morbide nettement définie; elle traduit simplement une purulence marquée de l'urine, c'est-à-dire, l'exagération d'un symptôme qui peut être observée tout aussi bien chez les calculeux, les rétrécis, certains blennorrhagiques, etc., que chez les prostatiques.

Le mot de catarrhe éveille l'idée non seulement d'un trouble prononcé de l'urine, mais de ce dépôt filant, épais, visqueux qui rappelle l'expectoration des vieux catarrhes bronchiques et qui est le témoignage irrécusable de la transformation ammoniacale. Par conséquent, loin de représenter une entité morbide spéciale, il convient à des espèces de cystites très distinctes les unes des autres, et, en revanche, il ne convient pas toujours à celle que nous étudions en ce moment. Vous rencontrerez, en effet, un assez grand nombre de prostatiques dont les urines contiennent du pus et qui ont de la cystite, mais avec une quantité de pus assez faible et sans transformation ammoniacale. L'expression de catarrhe, prise dans cette acception, ne leur convient en aucune façon. Mais, je le répète, avec le temps, ils sont à peu près fatalement destinés à voir augmenter peu à peu le trouble des urines et la quantité du dépôt qu'elles abandonnent. La transformation ammoniacale tend également à s'installer d'une façon définitive; elle va ensuite en s'accusant de plus en plus. Il n'est, en effet, pas une seule variété de cystite qui présente au même degré les conditions les plus favorables à cette modification des urines. Non seulement les lésions qui fournissent le pus c'est-à-dire l'aliment nécessaire au ferment de l'urée, sont profondes et de nature à s'aggraver plutôt qu'à s'améliorer, mais il s'y ajoute, dans la majorité des cas, une rétention incomplète qui favorise au plus haut point la pullulation du ferment, comme l'a bien montré M. le professeur Bouchard[1]. C'est alors surtout que la maladie peut être appelée catarrhe vésical.

Quelquefois la cystite des prostatiques au lieu d'être chronique d'emblée, débute par des accidents plus ou moins aigus. Le malade est pris brusquement d'envies très fréquentes, les mictions ne sont plus seulement difficiles mais douloureuses, la quantité de pus est considérable. En somme, l'état du patient est fort pénible.

1. Voy. Thèse Guiard, 1883; p. 99 et suiv.

Ce début franchement aigu, peut être observé à toutes les périodes de l'état prostatique, soit spontanément, soit sous l'influence du cathétérisme. Mais vous le rencontrerez particulièrement chez les congestifs de la première période qui auront pris froid ou se seront livrés à des excès, chez ceux de la seconde période dont la rétention est méconnue et dont la vessie ne se vide partiellement qu'au prix de violents efforts, enfin chez les malades de la troisième période, à vessie longtemps distendue qu'on soumet d'emblée à l'évacuation rapide et complète.

C'est dans ce dernier cas que la poussée aiguë de cystite offre le plus grand danger. Elle se propage, en effet, très facilement par les uretères dilatés et béants jusqu'au rein qui lui-même est plus ou moins profondément altéré et se trouve incapable de supporter ce formidable surcroît de lésions aiguës.

Aux deux premières périodes, la cystite aiguë offre moins de danger; après une durée variable suivant les conditions offertes par le malade et suivant le traitement institué, on voit généralement la poussée inflammatoire se calmer, les douleurs s'atténuer, les envies s'éloigner, les urines s'éclaircir. Mais il est rare que la guérison complète soit obtenue. Presque toujours la maladie passe à l'état chronique et se perpétue quels que soient les moyens qu'on mette en œuvre. Elle s'éternise ainsi parce que, je le répète, elle s'installe sur des tissus dégénérés dont les lésions préexistantes affectent naturellement une marche non régressive mais progressive.

Quoi qu'il en soit, il y a dans l'évolution de la cystite chez les prostatiques, une particularité que je tiens à signaler à votre attention. C'est que les accès aigus ne s'observent pas seulement comme première manifestation de l'inflammation vésicale. Ils surviennent tout aussi bien dans le cours de la cystique chronique; ils sont, pour ainsi dire, interposés. Il est donc possible, après un début indolent, insidieux, d'assister à de violentes poussées aiguës, susceptibles de reparaître à intervalles variables, sous l'une des nombreuses influences que je vous ai signalées à propos de l'étiologie. Il n'est même pas très rare d'observer chez les prostatiques cette forme particulière de cystite à laquelle s'applique la désignation de cystite chronique douloureuse et qui n'est autre chose que la persistance indéfinie de l'état aigu. Presque toujours, au lieu d'apparaître d'emblée, elle succède à la forme indolente et chronique de la cystite. Par l'intensité des souffrances qu'elle détermine, elle crée une situation des plus lamentables et présente des indications particulières.

Le *diagnostic* de la cystite des prostatiques offre à résoudre plusieurs questions distinctes.

Nous avons d'abord à la reconnaître des autres espèces de cystite, puis à déterminer à quelle période de l'état prostatique elle est survenue, enfin, à rechercher s'il n'existe aucune complication, telle que l'extension des lésions à l'étage supérieur de l'appareil urinaire ou le développement de concrétions phosphatiques dans la vessie. Chacun de ces points est indispensable à connaître pour instituer un traitement méthodique et pour amener sinon la guérison, du moins une situation supportable et exempte de danger immédiat.

On reconnaîtra la cystite des prostatiques, non pas seulement d'après ses caractères particuliers, qui n'ont rien de pathognomonique, mais beaucoup plus d'après l'état du malade avant l'apparition de la cystite. Cette recherche des antécédents permettra de constater l'exagération nocturne de la fréquence et des difficultés de la miction. Vous ne pouvez, en effet, avoir oublié combien est importante la différence du jour et de la nuit pour caractériser l'état prostatique. Vous tiendrez aussi le plus grand compte de l'âge du malade qui est, vous le savez, la condition indispensable, sinon suffisante de ce que j'ai appelé le prostatisme. Si vous ajoutez à ces données l'absence de tout symptôme rationnel ou physique de calcul ou de rétrécissement et au contraire la notion acquise par l'exploration intra ou extra-uréthrale d'un développement anormal de la prostate, enfin, l'un des signes de l'athérome, vous aurez bien la certitude d'avoir affaire à un prostatique.

Mais vous n'aurez encore élucidé que la partie la plus facile de la question. Il vous reste à préciser à quelle période de l'état prostatique se trouve le malade. Je vous ai longuement exposé les moyens d'établir ce diagnostic. Aussi, me bornerai-je à vous en rappeler aujourd'hui les principaux éléments

La première période est caractérisée par des phénomènes congestifs, sans rétention. Les besoins d'uriner devraient donc être à la fois plus fréquents et plus difficiles à satisfaire la nuit, après le décubitus horizontal et le sommeil, que le jour à l'état de veille et après le mouvement. Mais sous l'influence de la cystite, les besoins se régularisent et l'exagération nocturne des phénomènes s'atténue. Ce n'est donc plus sur elle que vous pouvez compter. Le point capital est, d'ailleurs, de savoir si la vessie se vide ou non. Pour vous renseigner à cet égard, vous pourrez utiliser le toucher rectal combiné avec la palpation hypogastrique. Il vous permettra souvent de recueillir des informations très précises. C'est seulement dans le cas où l'épaisseur exagérée de la paroi abdominale rendrait douteux les résultats de cette exploration que vous pourriez utiliser l'épreuve du cathétérisme aussitôt après une miction.

Dans la seconde période, il y a rétention complète ou incomplète. Je ne parle pas de la rétention complète dont le diagnostic s'impose. La rétention incomplète que permet quelquefois de pressentir la répétition à intervalles rapprochés de violentes poussées vésicales et rectales, se reconnaît en définitive par les moyens d'exploration directe que je viens d'énumérer.

Enfin, la troisième période de rétention avec distension est la plus facile à reconnaître. Il suffit d'appliquer la main sur l'abdomen pour apprécier la saillie globuleuse formée par la vessie distendue. La distension est toutefois plus ou moins prononcée et a déterminé sur l'état général un retentissement plus ou moins profond. Au point de vue de l'intervention, l'excès de la distension doit certainement vous imposer des précautions toutes particulières, mais vous avez bien plus encore à vous préoccuper de l'état général, surtout des fonctions digestives. Une sécheresse marquée de la langue, une inappétence complète, une soif vive et continuelle avec polyurie, un amaigrissement notable, une teinte jaune terreuse des téguments, enfin des nausées ou vomissements doivent être pour vous autant d'indices de la plus haute importance. La réunion de plusieurs d'entre eux vous imposerait l'abstention provisoire ou définitive de tout traitement chirurgical. L'ensemble de ces symptômes traduit, en effet, un retentissement prononcé du côté du rein; il signifie que l'insuffisance de la fonction rénale a pour ainsi dire atteint ses limites extrêmes, et, en pareil cas, vous ne sauriez procéder avec trop de prudence.

Ne croyez pas cependant que l'absence de ces troubles significatifs vous donne le droit d'affirmer l'intégrité du rein. Les lésions rénales ne se révèlent aussi nettement qu'après avoir parcouru presque toutes les phases de leur évolution ; pendant fort longtemps, elles restent silencieuses et ne se manifestent que par des signes douteux ou difficiles à apprécier. J'ai trop souvent insisté sur les symptômes de l'insuffisance rénale pour y revenir en ce moment. Il est indispensable de ne pas les méconnaître puisque leur existence peut rendre dangereuse l'intervention directe la plus mesurée.

Mais alors même que la symptomatologie resterait absolument muette, l'anatomie pathologique a trop souvent démontré l'existence de lésions rénales, même prononcées, restées latentes pendant la vie, pour que nous puissions perdre de vue les enseignements qui en résultent. Il faut toujours la soupçonner et même virtuellement l'admettre chez les prostatiques. Vous savez même que, dès le début de l'affection prostatique, le rein participe aux lésions scléreuses qui caractérisent l'état de la prostate et de la vessie. C'est ce qu'il est toujours bon d'avoir présent à l'esprit avec de tels malades, afin de ne jamais se départir des règles d'une prudence méthodique. Vous éviterez ainsi d'être renseignés par des complications graves sur l'existence malheureusement trop réelle de lésions rénales, dont il n'est jamais possible de mesurer la portée exacte.

Enfin, lorsque vous assistez à des accès aigus qui peuvent facilement survenir sous de légères influences, au cours de la forme chronique et indolente, vous devez vous demander si vous êtes en présence d'une simple poussée inflammatoire ou de la formation secondaire d'un calcul phosphatique. Vous serez parfois éclairés, comme je vous le disais dans notre avant-dernière leçon, par la gêne plus marquée et même la douleur que déterminent les grands mouvements, surtout les cahots de la voiture, par l'apparition d'hématuries après la locomotion, ou de poussées violentes du côté du rectum, au moment de la miction, enfin, si le malade se sonde, par des besoins plus fréquents de se sonder, par une douleur plus vive et, si l'on fait usage d'une sonde en gomme par une sensation de frottement, perçue au moment où on retire l'instrument. Si l'incertitude persistait, l'exploration métallique de la vessie, et au besoin l'emploi du lithotriteur et de l'aspirateur, ne tarderaient pas à lever tous les doutes.

Le *traitement* de la cystite des prostatiques est nécessairement variable suivant les conditions que présente le malade en dehors de la cystite, c'est-à-dire suivant la période de l'état prostatique à laquelle il est arrivé.

Pendant la première période, lorsque la vessie se vide encore complètement, vous n'aurez guère à mettre en œuvre que les médications calmante et balsamique. Les cataplasmes et mieux encore les lavements laudanisés, les suppositoires à base d'opium, de belladone, de jusquiame, de morphine, de cocaïne, au besoin même des injections sous-cutanées de morphine pourront vous rendre de très grands services. Ces médications n'agissent pas seulement en diminuant ou en supprimant momentanément la douleur comme de simples agents palliatifs, elles contribuent encore à calmer l'inflammation elle-même. En éloignant les besoins d'uriner, en les rendant moins douloureux, ils procurent, à la vessie, un repos relatif. Or, vous concevez sans peine que les inflammations de cet organe réclament cette condition du repos tout aussi impérieusement que les inflammations de tous les autres organes ou des membres.

Les agents narcotiques seront, d'ailleurs, bientôt et efficacement aidés par les divers balsamiques, le santal, la térébenthine, le tolu, le bourgeon de sapins, le buchu, etc., pour citer seulement ceux dont l'action est la plus évidente. Chez quelques malades, les applications de sangsues au périnée peuvent être indiquées.

Quant au traitement chirurgical, il n'est généralement pas de mise à cette période, au contraire. Le cathétérisme évacuateur est inutile puisqu'il n'y a pas de rétention même incomplète. Il ne pourrait donc être que nuisible, en apportant une nouvelle cause d'irritation. Et pour ce qui est des lavages ou des instillations soit à l'acide borique, soit au nitrate d'argent, ils ne doivent être essayés qu'avec une certaine circonspection. Les lavages, en effet, même très doucement exécutés, peuvent mettre en jeu la distension de la vessie et redoubler la cystite. Quant aux instillations, elles sont elles-mêmes souvent mal supportées. On est sans doute en droit d'y recourir lorsque tous les autres moyens ont échoué et que la cystite persiste avec intensité. On leur doit parfois, dans ces conditions, de remarquables succès. Mais vous ne devrez pas oublier que, dans la première période, les accidents dus au prostatisme doivent, autant que possible, être traités sans le secours des instruments.

A la seconde période, la vessie ne se vide pas. L'indication de lui venir en aide par le cathétérisme aussi souvent que ses besoins l'exigent, est celle qui prime de beaucoup toutes les autres, et vous devez, dans ces conditions, y recourir avec autant de décision que vous aviez jusqu'alors mis de réserve à l'éviter. Vous profiterez de ce que l'emploi de la sonde est nécessaire pour pratiquer un lavage quotidien à l'acide borique, à la condition expresse de ne jamais employer le lavage si la vessie est douloureuse. Vous pourrez d'ailleurs utiliser en même temps tous les moyens indiqués dans la première période. Ils sont ici encore de nature à modifier très favorablement l'inflammation. Si cependant l'ensemble de ce traitement ne suffit pas à procurer promptement une amélioration notable, vous n'hésiterez pas à recourir de bonne heure au nitrate d'argent. Vous emploierez les injections avec des solutions faibles, au 1/500e par exemple, lorsque, malgré l'inflammation, la vessie sera restée relativement calme et tolérante. Mais lorsque les besoins d'uriner sont très fréquents et s'accompagnent de très vives douleurs, c'est aux instillations plutôt qu'aux injections que vous ferez bien de recourir d'emblée.

Dans certains cas exceptionnels vous pourrez n'obtenir de ces diverses interventions aucun bénéfice et voir la douleur persister ou même être exaspérée par les moyens les plus rationnels que vous puissiez diriger contre elle. Alors il reste encore une suprême ressource que je n'ai pas encore utilisée dans ces conditions, mais qui, le cas échéant, ne devrait pas être dédaignée, c'est l'ouverture de la vessie. Elle assurerait son repos aussi complet que possible et apporterait un grand soulagement aux souffrances du malade. Quant au choix à faire entre la voie périnéale et la voie hypogastrique, si l'on peut hésiter dans les cystites douloureuses d'origine tuberculeuse ou blennorrhagique, c'est-à-dire observées sur des hommes relativement jeunes, on ne doit éprouver aucun embarras lorsqu'il s'agit d'un prostatique. C'est la voie sus-pubienne qui devrait être de beaucoup préférée. L'hypertrophie de la prostate rend plus difficile, plus incertaine, non seulement la suppression fonctionnelle de la vessie, mais encore son exploration et les manœuvres opératoires telles que l'ablation du lobe moyen dont l'exploration pourrait fournir l'indication immédiate. Mais, je le répète, vous n'aurez que bien exceptionnellement l'occasion de discuter l'opportunité d'une semblable intervention chirurgicale, car je ne l'ai encore, pour ma part, jamais rencontrée.

Enfin, il me reste à examiner quelle est la meilleure conduite à tenir dans le cas de distension avec ou sans incontinence, soit lorsque la cystite est survenue spontanément, soit lorsqu'elle a été provoquée par l'évacuation pratiquée ou non suivant les règles que j'ai précisées. La situation faite au chirurgien est alors particulièrement difficile. Quoi qu'il fasse, il peut être impuissant à conjurer le danger, à modérer les accidents qui se déchainent. Si la cystite est survenue spontanément et avant tout cathétérisme et si la gravité des symptômes généraux est déjà très prononcée, on peut se demander s'il n'est pas plus sage de renoncer à une intervention directe désormais trop tardive et n'offrant plus au malade qu'un très petit nombre de chances favorables.

Il ne faut cependant pas se dissimuler qu'on n'a pas grand'-chose à perdre à intervenir car la phlegmasie, une fois née dans ces conditions, ne peut manquer de s'étendre et crée un immense danger. Abandonnée à elle-même, elle aboutit presque sûrement à la terminaison fatale. L'évacuation, à la condition expresse d'être méthodiquement successive et très rigoureusement antiseptique, est encore le moyen le plus sûr de la diminuer et peut-être d'en triompher. Il en est de même lorsque la cystite éclate à l'occasion des premiers cathétérismes. Il est alors fréquent, vous le savez, même dans les cas très favorables, de voir les urines les plus transparentes se troubler. L'évacuation n'en doit pas moins être régulièrement continuée; j'ajoute même qu'elle devrait l'être également si, au lieu de constater un simple trouble des urines, vous assistiez à une violente poussée inflammatoire. Ce n'est pas au moment où l'incendie s'élève avec violence que vous avez le droit de vous croiser les bras et d'attendre. Alors vous avez la main forcée, il faut agir. Si vous avez quelquefois le droit et le devoir de temporiser pour essayer de relever l'état général du malade, c'est lorsqu'il a lui-même du temps devant lui, c'est lorsque sa vessie, bien que très distendue, n'est encore que peu ou pas enflammée. Lors donc que la cystite s'installe franchement chez les prostatiques, à vessie distendue, c'est résolument au cathétérisme évacuateur antiseptique et progressif que vous aurez recours. C'est l'une de vos plus précieuses ressources. Il ne sauvera pas tous vos malades, mais il vous permettra d'en guérir un grand nombre qui auraient très certainement succombé si, par timidité ou par prudence, vous aviez persisté à vous abstenir. Votre intervention se bornera toutefois au cathétérisme, aidé ou non, suivant les cas, des calmants, des balsamiques et des injections ou instillations modificatrices, car l'indication de l'incision et du drainage de la vessie, qui peut surgir dans les deux premières périodes, ne saurait guère se présenter dans la troisième alors que les grandes dimensions et la faible contractilité du réservoir ne paraissent en rendre la section ni utile, ni indispensable, et que l'état du malade n'est guère compatible avec un traumatisme opératoire.

VINGT-CINQUIÈME LEÇON

DES CYSTITES

(*Suite.*)

VI. — CYSTITE DES NÉOPLASIQUES

Historique. — L'insuffisance de l'étude clinique des tumeurs de la vessie. rend aisément compte du peu de renseignements fourni par les auteurs sur la cystite des néoplasiques.

Étiologie. — Les néoplasiques sont prédisposés à la cystite. Rôle de la congestion dont témoignent les hématuries. Cette congestion ne porte pas seulement sur la tumeur mais sur toute l'étendue de la paroi vésicale, comme ont permis de le constater certaines opérations. La congestion préside à l'apparition de la cystite comme elle explique sa persistance. Rôle de la dysurie par implantation de la tumeur au voisinage du col. La tumeur considérée comme corps étranger ne pourrait être cause de cystite. La nature bénigne ou maligne du néoplasme, l'existence ou l'absence d'ulcérations sur la tumeur ne paraissent avoir aucune influence sur la production de la cystite.

A ces causes prédisposantes s'ajoutent comme principales causes déterminantes : le cathétérisme explorateur ou évacuateur qui peut être dangereux et ne doit pas être pratiqué sans indication précise, les crises de rétention passagères par caillots. Les refroidissements, les excès, sont des causes banales qui ne présentent rien de spécial chez les néoplasiques.

Symptomatologie. — Cette forme de cystite se distingue par l'intensité et la persistance des douleurs, les hématuries concomitantes, certaines altérations de l'urine.

Marche. — Quelquefois très rapide. Les complications inflammatoires peuvent, en effet, se terminer rapidement par la mort. Passage ordinaire à l'état chronique, avec persistance des symptômes aigus. Quelquefois, cependant, guérison.

Diagnostic. — Il s'agit de reconnaître : 1° l'existence de la cystite, ce qui est toujours facile ; 2° l'existence du néoplasme. Ce dernier point, de beaucoup le plus important, est quelquefois entouré de sérieuses difficultés, en particulier lorsque la cystite est si précoce qu'elle est ou paraît la première manifestation du néoplasme. Comment il est possible, même dans ces conditions, de ne pas la confondre avec certaines autres formes de cystite : C. blennorrhagique, C. tuberculeuse ou C des prostatiques.

Traitement. — Il est médical ou chirurgical. Le traitement médical consiste dans l'emploi des émollients, des narcotiques, des balsamiques. Il peut convenir dans tous les cas.

Le traitement chirurgical reconnaît une double indication : 1° Il peut être employé au début, le plus tôt possible, avant l'apparition des symptômes pressants, lorsqu'il est permis d'espérer que l'ablation pourra être radicale ; 2° il a encore sa raison d'être, mais à titre purement palliatif, lorsque l'ablation totale n'est plus possible et que la douleur devient intolérable. Il consiste alors non seulement dans l'extirpation partielle du néoplasme, mais surtout dans la suppression fonctionnelle de la vessie.

Messieurs,

L'histoire de la cystite chez les calculeux et les rétrécis m'a déjà fourni l'occasion de vous montrer à quel point cette étude avait été laissée dans l'ombre par la plupart des auteurs, même les plus compétents, qui se sont occupés de pathologie urinaire. Si nous éprouvons une légitime surprise en constatant les lacunes ou l'insuffisance des documents que renferment leurs ouvrages lorsqu'il s'agit de maladies aussi communes, aussi faciles à étudier que la pierre ou les rétrécissements, nous n'avons guère le droit de nous étonner de ce que la cystite des néoplasiques n'ait pas été, de leur part, l'objet de recherches plus méthodiques. L'étude clinique des tumeurs de la vessie a été, jusqu'à ces derniers temps, si complètement négligée par les chirurgiens aussi bien que par les spécialistes, qu'il n'y a pas lieu de s'attendre à trouver dans les livres anciens ou récents l'étude de la cystite qui peut les compliquer. Si vous voulez, en effet, les parcourir les uns après les autres, vous ne tarderez pas à être pleinement édifiés : c'est à peine s'ils en mentionnent la possibilité. Chose digne de remarque, ce sont les auteurs modernes qui gardent sur ce point le silence le plus absolu; Le Dentu et Sir H. Thompson, même dans les importantes leçons que ce dernier vient de publier[1], ne font aucune place à part à cette forme de cystite. M. Féré[2], le seul de ces auteurs qui la signale, n'en parle guère que pour insister sur une de ses conséquences possible mais exceptionnelle : la formation secondaire de calculs phosphatiques. Il n'en fournit pas la description. Il en est de même de M. Pousson qui en fait ressortir la rareté et l'apparition tardive. En définitive, c'est encore dans Civiale [3] que nous trouvons le plus de détails. Dans son étude du catarrhe vésical, il consacre un paragraphe, d'ailleurs incomplet, à celui que produisent les tumeurs fongueuses. Je ne puis donc utiliser les documents que nous fournissent l'observation et je serai obligé de puiser exclusivement dans les auteurs, des malades que j'ai eu à soigner soit dans cet hôpital, soit dans ma clientèle privée, les éléments de cette description.

L'étude de la cystite chez les prostatiques, à laquelle j'ai consacré la leçon précédente, nous a mis en présence d'une catégorie de malades particulièrement prédisposés à cette complication. Je vous ai démontré que la prédisposition était, chez eux, la conséquence des lésions qui s'installent progressivement avec l'âge dans la trame de la paroi vésicale comme dans tout le reste de l'appareil urinaire. La cystite, chez les néoplasiques, nous met encore en présence de malades prédisposés par le fait de la lésion qui représente la maladie principale. Il existe toutefois de notables différences entre

1. Sir H. Thompson. *Leçons sur les tumeurs de la vessie*, traduites et annotées par le Dr R. Jamin. Paris, 1885.

2. Ch. Féré. *Du cancer de la vessie*. Prix Civiale, 1880, p. 91 et 92.

3. Civiale. *Maladies des organes génito-urinaires*, 3e édition, 1860, t. III, p. 465 et suiv.

ces deux catégories de malades. Les premiers, offrent comme substratum à la cystite des altérations diffuses étendues à tout l'arbre urinaire. Mais ces altérations sont d'ordre sénile et bien qu'elles s'accompagnent toujours de phénomènes congestifs, on peut dire qu'elles traduisent un affaiblissement dans la vitalité des tissus. C'est, en d'autres termes, une dégénérescence passive plutôt qu'une lésion active. Les seconds se présentent dans des conditions tout à fait différentes. La lésion est ici bien plutôt caractérisée par une exagération que par un ralentissement de la vitalité dans l'organe intéressé. La prolifération plus ou moins rapide, dont le néoplasme est le siège, le développement remarquable de ses vaisseaux en sont des preuves anatomiques. Quant aux preuves physiologiques, nous les trouvons dans ces hématuries à répétition ou de longue durée qui sont le symptôme dominant de la maladie. Ce sont bien des hématuries par congestion, puisque, dans la très grande majorité des cas, on ne rencontre d'ulcérations ni sur la tumeur ni sur la muqueuse vésicale. Le processus congestif ne porte pas d'ailleurs exclusivement sur la tumeur. L'afflux sanguin dont elle est le siège, se produit également sur toute la paroi vésicale. En effet, si j'ai exceptionnellement trouvé, au moment de l'opération, la muqueuse de la vessie pâle et décolorée, c'est que, dans ces cas, où la cystite ne s'était pas produite, l'anémie provoquée par la persistance des hématuries était extrême. On n'est pas en droit, d'après de tels cas, d'admettre comme règle que la tumeur soit toujours le siège exclusif du raptus hémorrhagique. Les faits ne tarderaient pas à témoigner contre cette opinion. Lorsque le malade n'est pas encore profondément anémié, on trouve toute la vessie congestionnée, même en l'absence de cystite. J'ai pu récemment en avoir une nouvelle preuve sur un prêtre que j'opérais à la maison des frères Saint-Jean-de-Dieu. Ce n'était pas seulement la tumeur mais la muqueuse de la vessie dans toute son étendue qui était congestionnée, rouge, gorgée de sang, ainsi que j'ai pu le faire constater à mes aides, MM. les docteurs Bazy, Desnos, Guiard et l'un de mes internes, M. Clado. De même, sur le malade que j'ai opéré le 31 juillet dernier à l'hôpital Necker, j'ai pu faire des constatations analogues. Cet homme n'avait cependant jamais souffert et, dans l'intervalle des hématuries, ses urines étaient parfaitement transparentes et n'abandonnaient aucun dépôt.

De tels faits nous font bien comprendre la prédisposition à la cystite que présentent les néoplasiques. Leur vessie est le siège habituel d'un *état congestif* si prononcé que la cystite est sans cesse imminente. Il est d'ailleurs facile de prévoir que l'inflammation une fois née aura grande tendance à persister, car la tumeur qui a préparé son apparition n'est pas susceptible de disparaître spontanément. Au contraire, elle grossit peu à peu et tous les accidents qu'elle provoque vont sans cesse en s'aggravant, sauf peut-être à la période ultime où les hématuries s'arrêtent quelquefois. Cependant, on conçoit que la guérison ne soit pas impossible, car, en définitive, la vessie congestionnée n'est pas modifiée dans toute son étendue comme chez les prostatiques, elle peut donc, surtout après ablation du néoplasme, revenir à l'état normal.

Ainsi, les phénomènes congestifs dont la tumeur et la vessie sont le siège, représentent chez ces malades la principale cause prédisposante de la cystite. Ce n'est pas la seule. Lorsque le néoplasme s'implante au voisinage du col, ou lorsqu'il est assez mobile pour pouvoir s'y appliquer pendant que l'urine s'écoule, il se peut qu'il apporte un *obstacle* plus ou moins sérieux à la miction. Les conditions anatomiques qui permettent ces difficultés mécaniques sont rares et la rétention est une complication peu fréquente des néoplasmes. Quoi qu'il en soit, lorsque la miction est rendue difficile, il en résulte de la rétention ou des efforts qui sont, comme je vous l'ai dit tant de fois, une nouvelle cause très puissante et permanente de congestion et d'inflammation. Souvent l'apparition précoce de la cystite ne reconnaît pas d'autre cause. Je dois cependant, pour rester l'interprète fidèle de la vérité clinique, vous prévenir que l'obstacle à la miction malgré son incontestable influence n'aboutit pas toujours rapidement à la cystite. J'ai eu l'occasion de suivre un malade qui, depuis quatorze ans, souffrait d'un néoplasme de la vessie. Dans les derniers temps, il ne parvenait à expulser l'urine qu'au prix de violents efforts, et cependant la cystite faisait défaut, du moins à l'état aigu. Elle s'était, il est vrai, montrée auparavant à plusieurs reprises avec une certaine acuité notamment après un cathétérisme évacuateur, qu'une crise passagère de rétention complète avait rendu nécessaire. Dans ces conditions ce n'était pas seulement la rétention, c'était aussi et principalement le cathétérisme qu'on pouvait incriminer, ce qui permet de comprendre l'absence de récidives sérieuses de la cystite malgré la difficulté avec laquelle était obtenue l'expulsion de l'urine. La rétention incomplète et les efforts habituels de la miction ne conduisent donc pas dans tous les cas à la cystite, mais il n'en est pas moins vrai que ce sont des causes très actives qui la provoquent très facilement et qui méritent une mention toute spéciale.

Je ne parle pas du rôle que la tumeur pourrait jouer comme *corps étranger*. A ce titre, elle serait tout au plus comparable aux calculs vésicaux qui, vous le savez, ne s'accompagnent de cystite que rarement et tardivement. Elle aurait même une action beaucoup moins active, puisque son implantation la rend presque toujours immobile; d'ailleurs, son poids spécifique est moindre que celui des calculs et sa surface, ordinairement assez molle, ne saurait être d'un contact irritant.

La *nature du néoplasme* mérite-t-elle d'entrer sérieusement en ligne de compte comme cause prédisposante de la cystite? Je n'ai aucune raison de l'admettre. Cependant mon éminent confrère, Sir H. Thompson, a soutenu l'opinion contraire. Suivant lui, la nature de la tumeur aurait la plus grande importance au point de vue de l'ordre dans lequel apparaissent les symptômes. La douleur, compagne habituelle de la cystite, serait précoce et représenterait ordinairement le premier symptôme dans les tumeurs malignes, tandis que, dans les tumeurs bénignes, l'hématurie apparaîtrait la première et ne serait qu'ultérieurement suivie de douleur. L'histoire du cancer, en général, ne vient pas à l'appui de cette manière de voir. L'observation très attentive des cas assez nombreux de cancers de la vessie que j'ai rencontrés, ne confirme pas non plus les assertions du chirurgien anglais. Il m'a semblé que les néoplasmes bénins ou malins étaient sensiblement égaux, en présence de la cystite. Les uns et les autres y prédisposent puissamment mais plus ou moins, suivant que la congestion est plus ou moins intense et surtout, suivant que l'implantation se fait plus ou moins près du col, de manière à rendre l'évacuation difficile ou incomplète.

Je ne crois pas davantage que l'existence ou l'absence d'*ulcérations* ait par elle-même une influence incontestable sur le développement de la cystite. C'est cependant l'opinion que soutient M. le Dr Hache [1]. D'après lui, les cancers arrivés à la période d'ulcération s'accompagnent nécessairement d'une cystite dont la cause immédiate est le contact avec la muqueuse de l'ichor sanieux et fétide que l'on sait. Il est bien évident que c'est à la période où peuvent se produire les ulcérations, c'est-à-dire à une période toujours très avancée que la cystite préparée par tant de circonstances prédisposantes a le plus de chances d'avoir fait son apparition. Il est également bien certain *a priori*, que les produits de sécrétion d'une tumeur ulcérée peuvent être nuisibles par leur contact. Mais encore, faudrait-il, avant de rapporter la cystite à l'ulcération, avoir observé des faits nettement démonstratifs. Pour ma part, sur une trentaine de malades que j'ai opérés depuis trois ans, je n'en ai trouvé qu'un seul dont la tumeur fût ulcérée. Dans ce cas, il y avait cystite, mais cette cystite avait été la première manifestation de la maladie ; il est bien difficile d'admettre qu'elle ait été provoquée par l'ulcération d'une tumeur restée complètement latente auparavant. Du reste, dans six autres cas où la cystite s'était montrée soit dès

1. Thèse, p. 23.

le début même de l'affection (3 cas), soit à une période plus ou moins avancée (3 cas), j'ai pu très facilement m'assurer, avant de procéder à l'extirpation du néoplasme, que sa surface ne présentait aucune ulcération. Je crois donc pouvoir admettre qu'il n'existe pas de corrélation entre l'ulcération des tumeurs de la vessie et l'apparition de la cystite. Tout au plus le fait de l'ulcération peut-il être considéré comme une nouvelle cause prédisposante ajoutée à celles que je vous ai déjà fait connaître.

Mais quelle que soit l'importance des causes prédisposantes dont je viens de parler, il est presque toujours nécessaire, surtout pendant les premières périodes de la maladie, qu'il s'y joigne quelque cause efficiente pour faire éclater la cystite. En l'absence de toute provocation, il est très habituel de voir les néoplasmes parcourir de longues phases de leur existence sans offrir cette complication. Il est donc bien important de préciser quelles sont les causes déterminantes afin de chercher autant que possible à les écarter.

Parmi elles, la plus importante est incontestablement le *cathétérisme*. Chez les prostatiques, nous avons vu que l'influence nocive du cathétérisme évacuateur l'emportait de beaucoup sur celle du *cathétérisme explorateur*. Ici, nous avons à redouter également l'un et l'autre. On voit, en effet, de violentes poussées de cystite ou des hématuries abondantes succéder à l'exploration la plus simple et en apparence la plus inoffensive. Or, comme l'apparition de la cystite inaugure chez ces malades une phase nouvelle très douloureuse, qu'il nous est souvent difficile ou impossible de modifier, on ne saurait apporter trop de soins à la prévenir. J'ajoute qu'on doit, à mon avis, se presser d'autant moins de recourir à l'exploration intravésicale qu'elle ne fournit souvent que des renseignements négatifs ou incomplets et que nous avons dans l'étude attentive des symptômes rationnels et dans l'exploration directe par le toucher rectal combiné avec la palpation abdominale, des moyens d'information beaucoup plus précieux et plus fidèles en même temps que plus inoffensifs.

C'est pourquoi je suis arrivé à renoncer au cathétérisme toutes les fois que l'ensemble des autres symptômes recueillis ne fournit pas de motifs suffisants d'intervention opératoire ou surtout commande l'abstention. Je vais plus loin. Même dans les cas où le traitement chirurgical est indiqué, pour peu que l'hématurie soit prononcée ou les douleurs vives, j'ai une tendance de plus en plus marquée à rejeter tout cathétérisme explorateur, si ce n'est lorsque le malade est déjà endormi et l'opération pour ainsi dire commencée.

Le cathétérisme explorateur peut donc exposer au très grave danger d'une violente poussée de cystite, qui transforme du jour au lendemain, comme nous ne tarderons pas à le voir, la situation du malade, en substituant à des accidents pénibles, mais supportables, un état douloureux d'une intensité souvent excessive. Le *cathétérisme évacuateur* peut aussi être nuisible. Si les manœuvres sont plus simples et paraissent plus inoffensives, alors surtout qu'on a recours à la sonde en caoutchouc vulcanisée ou même à la sonde en gomme, il ne faut pas oublier que, dans les cas où il devient nécessaire, c'est-à-dire lorsqu'il y a rétention habituelle complète ou incomplète, la vessie se trouve par cela même plus fortement congestionnée que d'habitude et préparée pour la cystite. Aussi le cathétérisme évacuateur ne doit-il être pratiqué, dans les cas de néoplasme de la vessie, que lorsqu'il y a indication thérapeutique précise ou utilité pour le diagnostic, et doit-on s'entourer de toutes les précautions que je vous ai déjà recommandées chez les prostatiques, en vous conseillant l'évacuation lente, successive et antiseptique.

Les *crises passagères de rétention*, dont peuvent être cause les hématuries abondantes qui s'accompagnent de la formation de caillots dans la vessie sont aussi une des causes déterminantes de la cystite. Elle peut survenir par le seul fait des difficultés de la miction et des efforts extraordinaires qu'elle exige.

Il ne faut cependant pas attribuer à ces causes plus de portée qu'elles n'en ont. De même que je vous signalais, tout à l'heure, des malades qui échappent à la cystite, malgré des mictions habituellement très laborieuses, de même aussi vous en rencontrerez qui resteront indemnes, malgré des crises passagères, mais plus violentes et, par cela même, plus redoutables peut-être, de rétention par caillots.

Entre autres exemples, je puis vous citer ce malade qui est entré en juillet 1885 dans notre service avec une vessie littéralement remplie de sang coagulé. Je dus recourir, pour en provoquer l'évacuation, à la grosse sonde que j'ai l'habitude d'employer après la lithotritie, et je ne parvins à extraire tous les caillots qu'après des tentatives patientes et réitérées d'aspiration faites avec la seringue. Le soulagement fut alors immédiat; les jours suivants, l'hématurie ne se reproduisit pas et malgré la rétention, malgré les manœuvres qu'elle avait nécessitées, il n'y eut aucune poussée de cystite. J'avais, il est vrai, non seulement évacué l'urine mais extrait tous les caillots. Il est, en effet, nécessaire d'arriver selon les cas, soit à l'extraction immédiate, soit à l'extraction successive, ou même à la simple dilution des magmas cruoriques à l'aide de sondages et de lavages répétés. C'est vous dire, comme il est indispensable de le répéter à propos de toutes les lésions graves de l'appareil urinaire, que si vous ne devez faire le cathétérisme qu'à bon escient, c'est-à-dire savoir vous abstenir en toute connaissance de cause, il faut tout aussi résolument le pratiquer et user de toutes ses précieuses ressources lorsque l'indication est positive. Savoir s'abstenir à propos est certainement chose bien plus difficile que de s'abandonner à l'action; mais il ne faut pas que l'abstention devienne de l'inaction. J'ai à peine besoin d'ajouter que, dans ces cas, le cathétérisme doit, plus que jamais, être rigoureusement antiseptique.

Telles sont les principales causes déterminantes de la cystite chez les néoplasiques. Les autres ne méritent guère qu'une mention banale. Ce sont celles qu'on retrouve dans toutes les variétés de cystite. Il me suffira de vous rappeler que les refroidissements généraux ou partiels, les excès de table, de boissons, de femmes, peuvent exercer ici encore une fâcheuse influence. Mais cette influence n'atteint pas les néoplasiques plus spécialement que les autres catégories de malades dont nous avons eu précédemment à nous occuper.

Quelles que soient, du reste, les circonstances qui ont présidé à son apparition, la cystite peut se montrer à des périodes différentes de l'évolution des néoplasmes. Le plus souvent, c'est à une époque assez tardive. On rencontre même un grand nombre de cas où la cystite fait toujours défaut : d'autres fois, au contraire, elle est la première manifestation du mal et elle peut être absolument spontanée. J'ai assez souvent observé des phénomènes précoces de cystite pour ne plus être disposé à professer, comme je l'ai fait tout d'abord, que la cystite des néoplasiques est toujours tardive. L'observation réitérée des faits me confirme cependant que l'apparition *tardive ou provoquée* est bien la règle. Il ne faut pas oublier que la douleur, la fréquence ou la difficulté des mictions ne suffisent pas pour caractériser la cystite. Il faut qu'à ces symptômes se joigne la présence du pus dans les urines.

Au point de vue *symptomatique*, la cystite des néoplasiques se distingue surtout par l'intensité souvent excessive des douleurs qu'elle provoque et par sa tendance à persister indéfiniment sans aucune atténuation et même en s'aggravant. De plus, elle s'accompagne très habituellement d'hématuries fréquentes et abondantes. Enfin, elle donne lieu à des altérations particulières de l'urine.

Cette forme de cystite éclate le plus ordinairement avec une *très grande intensité*. C'est surtout ce dont on est vivement frappé lorsqu'on la voit succéder au cathétérisme.

Sans doute, même alors, elle peut s'installer modestement mais bien plus souvent elle s'annonce avec grand fracas. C'est ainsi que la miction peut devenir d'une fréquence invraisemblable et se répéter toutes les dix minutes, toutes les cinq minutes et même plus souvent. Cette excessive fréquence frappe d'autant plus, que chaque miction devient particulièrement douloureuse. Plusieurs fois vous avez eu l'occasion de voir dans notre service des malheureux qui venaient réclamer à tout prix un soulagement à leurs épouvantables souffrances, n'hésitant pas à préférer les opérations les plus graves et même la mort au maintien de l'état actuel. L'un de ceux que j'ai dû opérer avait même essayé de se donner la mort à coups de couteau et n'avait réussi qu'à se couvrir de blessures. Quelques-uns poussent des cris au moment de la miction ; tous donnent des signes non douteux de la plus vive souffrance. Leur situation est d'autant plus lamentable que les médications calmantes qui, d'habitude, atténuent très notablement les symptômes que nous avons à combattre, ne produisent souvent aucun effet. Les injections sous-cutanées de morphine elles-mêmes, qui rendent parfois de si grands services dans la pathologie urinaire, peuvent aussi devenir impuissantes. C'est ainsi que, sous la pression du symptôme douleur, peut se poser l'indication et l'urgence d'une intervention chirurgicale, même dans les cas où tout espoir de guérison radicale doit être abandonné.

La persistance de la cystite des néoplasiques est un autre de ses caractères. Elle est encore plus accusée que chez les prostatiques dont la cystite n'est cependant pas facile à guérir complètement. Cette persistance est aisée à comprendre en raison de la permanence des conditions anatomiques et physiologiques à la faveur desquelles est survenue la complication. Mais souvent l'intensité des symptômes est tellement prononcée qu'elle n'est pas compatible avec une longue survie. La persistance de la cystite n'implique donc pas sa durée. Il n'est pas rare cependant, surtout chez les hommes relativement jeunes et vigoureux, de voir les accidents, même les plus atrocement douloureux, se prolonger plusieurs mois. Cette règle de la persistance indéfinie de la cystite chez les néoplasiques n'est pas toujours absolue. Comme tant d'autres elle offre des exceptions. C'est ainsi que j'ai pu voir certaines poussées intenses de cystite se calmer peu à peu et même disparaître complètement sans aucune intervention chirurgicale, sous l'influence de moyens purement médicaux et quelquefois spontanément.

Cette forme de cystite s'accompagne d'autant plus facilement d'*hématuries*, que ce symptôme appartient déjà primitivement à l'affection néoplasique et qu'il en est pour ainsi dire, la manifestation la plus caractéristique. Il n'est que trop facile de prévoir que l'addition des phénomènes inflammatoires, n'est pas faite pour diminuer la tendance hémorrhagique de la maladie. Elle ne l'augmente cependant pas autant qu'on pourrait le supposer *à priori*. L'observation démontre qu'au moment où survient la cystite, les hématuries ne deviennent pas sensiblement plus abondantes et même qu'on peut les voir se suspendre en pleine poussée inflammatoire. Ce n'est donc pas en raison d'un redoublement dans les hématuries, que la cystite chez les néoplasiques peut rendre urgente l'intervention chirurgicale; c'est bien plutôt par l'exceptionnelle intensité des douleurs dont elle s'accompagne.

Les *altérations de l'urine* sont très différentes, suivant la période plus ou moins avancée à laquelle est arrivée la tumeur. Pendant les premiers temps, elles sont à peu près les mêmes que celles qui sont habituelles à la plupart des cystites. Elles sont plus ou moins troubles, abandonnent dans le vase un dépôt purulent d'épaisseur variable et peuvent, suivant les cas, subir la transformation ammoniacale. Plus tard il n'est pas rare de voir le dépôt devenir très abondant, très épais, tandis que le liquide est au contraire en très petite quantité. C'est alors surtout que l'on peut observer cette *odeur particulièrement fétide* et repoussante qui rappelle celle des macérations de pièces anatomiques et qu'on a pu autrefois considérer, mais à tort, comme appartenant exclusivement au cancer de la vessie. Ce signe servait, en effet, aux anciens, pour en faire le diagnostic.

L'*évolution* de la cystite chez les néoplasiques, ainsi que vous l'ont fait prévoir les conditions qui président à sa pathogénie, comporte presque fatalement une aggravation progressive. Elle est quelquefois très rapide, lorsque cette complication compromet immédiatement, par une excessive intensité qui n'est pas très rare, l'existence même des malades. Lorsqu'elle est compatible avec la vie, elle passe ordinairement à l'état chronique.

Mais bien différente du catarrhe vésical des prostatiques dont je vous ai signalé les allures fréquemment indolentes, elle ne cesse presque jamais d'être fort douloureuse. Elle persiste indéfiniment avec toute l'acuité du début alors même qu'elle est devenue chronique par sa durée. Il est donc facile de comprendre combien son apparition peut avoir d'importance au point de vue des indications opératoires. Cependant il n'est pas impossible d'observer la guérison. Elle peut avoir lieu après l'intervention chirurgicale qui supprime le néoplasme, mais elle peut également survenir, comme je vous l'ai déjà dit, sans opération et sous la seule influence d'un traitement médical approprié (repos, calmants, balsamiques, etc.). J'ai obtenu cette heureuse terminaison. Elle n'est pas la règle, elle est même exceptionnelle, mais elle se rencontre.

Le *diagnostic* ne consiste pas, vous le comprenez, à reconnaître l'existence de la cystite. Ici plus encore que dans toutes les formes précédemment étudiées, l'hésitation ne peut guère avoir lieu. Les symptômes sont toujours assez accusés pour ne pouvoir être méconnus et ils traduisent très nettement des accidents de nature inflammatoire.

Mais si la cystite est toujours facile à reconnaître, il n'en est pas de même du néoplasme. C'est là vraiment le point capital du diagnostic et parfois il est entouré des plus grandes difficultés.

Dans la majorité des cas cependant, je puis dire qu'il n'en est pas ainsi. Comme la cystite n'ouvre pas généralement la série des accidents, on peut facilement se renseigner sur les symptômes qui l'ont précédée. La notion, dans les antécédents, d'hématuries spontanées, prolongées, rebelles, à répétition, isolées de tout autre accident, ou bien encore le rejet de parcelles de la tumeur qu'on a pu examiner au microscope, sont des faits de très haute valeur qui ne permettent guère d'autre hypothèse que celle d'un néoplasme. Alors l'exploration directe par le toucher rectal et le palper hypogastrique achève de lever tous les doutes en faisant apprécier la saillie, variable dans sa forme, son volume, sa consistance, son siège, à laquelle donne lieu le néoplasme.

Mais les choses ne se présentent pas toujours avec une aussi grande simplicité. Lorsque la cystite ouvre la marche des accidents, et qu'elle n'a été précédée absolument d'aucun symptôme, il est beaucoup moins facile de la rapporter à sa véritable cause. Si vous êtes dans l'incertitude, vous tiendrez compte, en premier lieu, des caractères des hématuries. Vous ne les retrouvez presque dans aucune autre espèce de cystite avec la même abondance et la même persistance. Vous accorderez aussi une grande importance à l'intensité même de la douleur que ni la cystite blennorrhagique, ni la cystite tuberculeuse, ni celle des prostatiques, ni même celle des calculeux ne présentent, sauf de rares exceptions, ni au même degré, ni d'une manière aussi soutenue. Enfin, par l'exploration directe, soit à l'aide du toucher rectal et de la palpation hypogastrique, soit même à l'aide de l'explorateur métallique de la vessie, vous chercherez à vous renseigner sur la consistance et l'épaisseur des divers points de la paroi vésicale ou sur la présence d'un calcul. Vous n'oublierez pas surtout de rechercher si la vessie, après évacuation de l'urine par la sonde, ne paraît pas encore augmentée de volume. Les multiples renseignements que peut vous fournir l'investigation clinique ainsi conduite, sont presque toujours de nature à vous éclairer complètement.

Vous y ajouterez la recherche minutieuse des conditions étiologiques dont il y aurait lieu de tenir compte pour les autres espèces de cystites qui pourraient être confondues avec celle des néoplasmes. C'est ainsi que si vous soupçonniez une forme invétérée de cystite blennorrhagique, vous noteriez avec soin les antécédents relatifs aux uréthrites et la manière dont ils se rattachent aux accidents actuels, de même que l'influence du traitement par les instillations. Si vous pensiez au contraire à la cystite tuberculeuse, vous étudieriez dans tout le passé du malade les moindres manifestations qui pourraient se rapporter à la diathèse, mais surtout vous vous livreriez à la recherche patiente des bacilles, dont la présence, en pareil cas, prendrait une signification de premier ordre.

Quant à la cystite néoplasique, elle peut offrir comme caractéristique, à ce point de vue étiologique, son apparition brutale à l'occasion d'un cathétérisme très régulièrement conduit, heureusement exécuté et incapable, en apparence, de provoquer aucun accident. La disproportion de la cause avec l'effet peut devenir, pour vous, un indice de grande valeur.

La grande difficulté provient de ce que certains cas, extrêmement rares, il est vrai, de cystite blennorrhagique et tuberculeuse peuvent offrir et les hématuries et la sensation d'épaississement plus ou moins localisé, qui sont les meilleurs signes distinctifs de la cystite des néoplasiques. On ne peut quelquefois éviter une erreur qui s'impose, pour ainsi dire, qu'en procédant à l'étude très complète et très méthodique de toutes les particularités actuelles ou antérieures relatives et à la maladie et au malade. Parfois même, les difficultés sont telles que toute la sagacité clinique que peut donner une longue expérience peut être mise en défaut.

La cystite des prostatiques peut aussi, dans certains cas très exceptionnels, s'accompagner d'hématuries persistantes et de douleurs très vives et très soutenues, qui font penser au néoplasme. C'est la notion des premiers symptômes antérieurs à la cystite, c'est l'opposition marquée du jour et de la nuit, c'est la constatation, soit par le toucher rectal, soit par le cathétérisme, d'une augmentation de volume de la prostate et non de la paroi vésicale, c'est la recherche de l'évacuation complète ou incomplète de la vessie, c'est enfin l'épreuve thérapeutique, par les instillations au nitrate d'argent, qui seront de nature à fixer le diagnostic.

Le *traitement* de la cystite, lorsque vous êtes bien certains d'avoir affaire à un néoplasique, peut être médical ou chirurgical. Mais je dois dire immédiatement que c'est dans l'étude du néoplasme et non dans celle de la cystite que vous trouverez la source principale des indications.

Si le néoplasme n'est pas infiltré, si on se trouve encore à une époque rapprochée du début, s'il paraît, en un mot, susceptible d'être complètement enlevé, on doit tenter le traitement radical, que la cystite soit d'ailleurs intense ou modérée. La cystite étant une complication fâcheuse ou grave des néoplasmes fournit, par cela même, l'indication d'intervenir. L'opération peut, en effet, permettre de prévenir les accidents si pénibles et souvent si menaçants que je vous ai signalés et d'en empêcher le retour par la suppression du néoplasme.

Si, au contraire, il est évident, d'après les notions acquises sur la topographie du néoplasme, qu'il sera impossible d'en réaliser l'extirpation complète, vous ne pouvez combattre par l'opération que la cystite et vous n'y êtes autorisés que par sa gravité ou son intensité. Au nombre des symptômes peut se rencontrer la douleur créée par la cystite, lorsqu'elle trouble profondément l'existence. Alors, l'incision hypogastrique permet à la fois de compléter le diagnostic par l'œil et par le doigt, d'attaquer aussi méthodiquement que possible la lésion, et enfin d'assurer momentanément la suppression physiologique de la vessie. C'est un véritable et bon traitement palliatif.

Mais si la douleur était supportable ou si elle était atténuée par la médication calmante, la cystite ne réclamerait plus par elle-même un traitement chirurgical. Elle devrait être combattue par les moyens médicaux ordinaires, émollients, narcotiques et balsamiques. On devrait enfin, dans les cas assez rares où il existe de la rétention, recourir au cathétérisme, en tenant compte de ses dangers, et en l'entourant par conséquent de toutes les précautions qui peuvent le rendre inoffensif : emploi d'une sonde souple en caoutchouc ou en gomme, évacuation lente, successive et antiseptique. Mais la rétention persistante fournissant souvent par elle-même, l'indication d'opérer en raison de sa gravité chez les néoplasiques, cette complication s'ajouterait à la cystite pour justifier l'incision sus-pubienne de la vessie.

VINGT-SIXIÈME LEÇON

DES CYSTITES

(suite.)

VII. — CYSTITE CHEZ LA FEMME.

Sans être aussi fréquente que chez l'homme, la cystite chez la femme est loin d'être rare. Récents travaux dont elle a été l'objet.

Étiologie. — Outre les cystites blennorrhagique, tuberculeuse, calculeuse, néoplasique, etc., dont elle peut être atteinte aussi bien que l'homme, la femme offre une variété spéciale, la cystite d'origine utérine. Deux mécanismes : hyperhémie propagée, compression.

Hyperhémie propagée. — Connexions vasculaires entre l'utérus et la vessie; artères, veines. — Troubles urinaires pendant les règles, pendant la période d'involution utérine. — Recrudescence des cystites chroniques aux époques menstruelles. Influence de la ménopause. — Rôle de la grossesse : Développement énorme du système vasculaire de l'utérus et de tous les organes voisins. Statistique de troubles urinaires pendant la grossesse (E. Monod). — Influence des maladies inflammatoires ou organiques de l'utérus. Conséquences pratiques.

Compression. — Sans rétention. Vessie gênée dans son expansion, d'où mictions fréquentes. Coïncidence habituelle de phénomènes congestifs. — Divers accidents causés, du côté de la vessie, par les pressions fortes et prolongées pendant l'accouchement. — Compression avec rétention. Rôle congestionnant de la rétention. — États physiologiques et pathologiques de l'utérus dans lesquels peut avoir lieu cette compression ; rétroversion en particulier.

L'hyperhémie propagée et la compression ne sont toutefois qu'une prédisposition. Causes déterminantes. Comment survient la cystite au cours de la grossesse, au début, vers le troisième mois, à la fin, après l'accouchement. Diverses théories : poison puerpéral d'Hervieux; fissure du col ; pénétration des microbes ; critique de ces théories.

Symptomatologie. — Bénignité habituelle de la cystite pendant la grossesse normale; sa gravité, sa persistance, après l'accouchement. — Recrudescences aux époques des règles. Exfoliation de la muqueuse ou cystite pseudo-membraneuse.

Diagnostic. — Y a-t-il cystite? Mélange possible des sécrétions vaginales avec les urines. Cystocèles vaginales.

Quelle est la nature de la cystite? Recherche de la blennorrhagie, de la pierre, de la tuberculose.

Préciser dans quel état physiologique ou pathologique se trouve l'utérus.

Traitement. — Il doit être dirigé : 1° contre l'affection utérine, lorsqu'il y a lieu; 2° contre la vessie: moyens calmants et antiphlogistiques; balsamiques; injections et instillations modificatrices; dilatation forcée de l'urèthre; section vésico-vaginale; attaque directe des lésions.

Messieurs,

Tous les auteurs qui ont eu à parler de la cystite chez la femme sont unanimes à déclarer qu'elle est beaucoup moins fréquente que chez l'homme. C'est, en effet, ce que démontre l'observation de chaque jour. Mais cependant, pour être moins fréquente, cette cystite est loin d'être absolument rare, comme on pourrait le croire si l'on s'en rapportait exclusivement aux données fournies par les auteurs. Quelques-uns la déclarent pour ainsi dire exceptionnelle; la plupart n'en font aucune mention. Vous avez pu cependant étudier et suivre dans notre service un certain nombre de femmes qui en étaient atteintes et vous convaincre par vous-mêmes qu'elles offrent presque toutes les formes précédemment décrites, par exemple la cystite blennorrhagique, la tuberculeuse, la calculeuse, la néoplasique. J'ajoute que des faits analogues se rencontrent communément dans les services de mes collègues des hôpitaux. La rareté de la cystite chez la femme n'est donc pas absolue; elle ne peut être que relative.

Il serait difficile, je l'avoue, de présenter une évaluation numérique même approximative de cette rareté. Sans doute, on pourrait, à l'exemple de M. Després, invoquer la statistique des hôpitaux[1]; mais je pense, avec M. Trélat, que ce renseignement n'aurait pas grande valeur, parce que la cystite s'enchaîne à d'autres maladies qui attirent plus spécialement l'attention et qui, la plupart du temps, sont indiquées sur la statistique sans qu'il soit fait mention de la cystite concomitante.

Quoi qu'il en soit, les chiffres manquent; on ne peut donc invoquer leur témoignage, et chaque chirurgien en est réduit

1. *Bulletins de la Société de chirurgie*, 1880, p. 105.

à son impression personnelle. Au milieu de ces données forcément un peu vagues, je crois cependant que la cystite, chez la femme, est incontestablement moins fréquente que chez l'homme. On a prétendu (Hache), que la femme, étant soumise à la plupart des causes qui se rencontrent chez l'homme, et de plus à des causes qui lui sont toutes spéciales et que nous allons bientôt étudier, n'était en réalité pas moins exposée que l'homme à la cystite. Mais, comme il n'est pas douteux qu'on l'observe plus rarement, on a voulu faire intervenir la répugnance qu'éprouvent la plupart des femmes à se soumettre à des examens locaux et à subir des questions relatives aux organes génito-urinaires. Un grand nombre d'entre elles s'obstineraient ainsi, bien que malades, à ne consulter personne. J'ai peine à croire que cette explication soit fondée. Chacun sait combien sont fréquentes les affections utérines, même bénignes, pour lesquelles on est consulté chaque jour, tant en ville qu'à l'hôpital. Or, il n'est pas admissible qu'un sentiment de pudeur retienne davantage dans les affections de la vessie que dans celles de l'utérus.

La cystite est réellement plus rare dans le sexe féminin ; cela me paraît devoir être imputé à plusieurs circonstances dont les plus importantes sont : 1° la fréquence beaucoup moindre des affections blennorrhagiques, due elle-même à la différence des conditions sociales ; 2° la rareté des complications vésicales de la blennorrhagie chez la femme, alors même que l'urèthre, ce qui serait très commun, est intéressé[1] ; 3° l'absence des causes de rétention, et, par suite, de cystite que constituent chez l'homme les rétrécissements, à peu près inconnus chez la femme, et l'hypertrophie de la prostate.

Mais, soustraite à ces diverses influences, la femme n'en reste pas moins exposée à la cystite tuberculeuse, à la cystite néoplasique, à la cystite calculeuse. D'un autre côté, si elle a le précieux avantage de ne point avoir de prostate, et d'être

1. Terrillon. *Bulletins de la Société de chirurgie*, 1880, p. 188.

par conséquent à l'abri de tous les troubles urinaires dont cette glande est la cause dans le sexe masculin, si elle échappe également aux rétrécissements de l'urèthre et à leurs conséquences, elle possède, en revanche, un utérus dont les nombreuses variations physiologiques ou pathologiques retentissent de la façon la plus manifeste sur les fonctions vésicales.

Il faut toutefois reconnaître que les cystites qui dérivent de l'utérus ne sauraient être mises numériquement en parallèle avec celles qui reconnaissent pour cause l'hypertrophie de la prostate ou les rétrécissements uréthraux, et je dois ajouter que souvent des troubles de la miction, dus à une affection utérine, ou utéro-vaginale, sont à tort considérés comme étant le résultat d'une cystite, de sorte qu'en définitive la femme reste privilégiée par rapport à l'homme en présence des causes de cystite qui peuvent les atteindre l'un et l'autre.

Si la rareté de la cystite chez la femme a été souvent exagérée, la véritable raison en est que, jusqu'à ces dernières années, elle a si peu excité l'attention des observateurs qu'on a pu la croire beaucoup moins fréquente qu'elle ne l'est en réalité. Frappé de ce fait, j'ai chargé, il y a longtemps déjà, en 1879, M. le Dr Eug. Monod, alors mon interne, d'étudier cette importante question[1]. C'est au moment même où son excellent mémoire était publié que M. le Dr Terrillon provoquait sur le même sujet, au sein de la Société de chirurgie, une discussion intéressante[2]. Depuis cette époque, nous devons à M. le D^r^ Al. Boissard une consciencieuse étude sur les troubles de la miction se rattachant aux divers états physiologiques et pathologiques de l'utérus, étude dans laquelle se trouvent très clairement résumés la plupart des travaux

1. Eug. Monod. *Étude clinique de la cystite chez la femme considérée spécialement dans ses rapports avec la grossesse et l'accouchement.* (*Annales de gynécologie*, mars, avril et mai 1880.)

2. Terrillon. *Cystite survenant au début de la grossesse et paraissant liée à cet état.* (*Bulletins de la Société de chirurgie* 1880, p. 184.)

antérieurs[1]. Enfin, M. le Dr Hache n'a pas manqué de consacrer un important chapitre de son intéressante thèse à la pathogénie de la cystite chez la femme, liée ou non à la grossesse et à l'accouchement[2]. Il en résulte qu'à l'heure actuelle cette espèce de cystite a sa place bien marquée dans le cadre nosologique, à la suite de celles dont nous nous sommes occupés jusqu'à présent.

L'*étiologie* m'arrêtera tout d'abord. Je ne craindrai même pas de lui consacrer d'assez longs développements, car la cystite chez la femme n'offre guère de spécial et d'intéressant que les conditions dans lesquelles elle se produit.

Je n'ai pas à revenir sur les causes qui sont relatives aux cystites blennorrhagique, tuberculeuse, calculeuse, néoplasique. Elles ne présentent pas, d'un sexe à l'autre, de différences très sensibles. Mais j'ai à étudier tout spécialement les influences qui agissent exclusivement sur la femme, c'est-à-dire celles qui partent de l'utérus dans les états si différents qu'il peut offrir.

L'utérus peut agir sur la vessie de deux façons principales. Son action peut être dynamique ou mécanique. Dans le premier cas, il s'agit de l'extension à la vessie des phénomènes congestifs d'origine diverse qui ont pour siège la matrice. Dans le second, il est question de la compression que cette dernière, augmentée de volume ou déplacée, peut exercer sur la vessie. Passons en revue successivement ces deux mécanismes.

La congestion normale ou pathologique de l'utérus se transmet très facilement à la vessie. L'observation clinique, ainsi que nous le verrons bientôt, en fournit la démonstration péremptoire dans les circonstances les plus diverses. Mais, déjà, les seules notions anatomiques relatives à la disposition des artères et des veines utérines, à leurs étroites connexions

1. Boissard. *Étude sur les troubles de la miction se rattachant aux divers états physiologiques et pathologiques de l'utérus*, 1883.

2. Hache. *Étude clinique sur les cystites*, 1884, p. 69 à 75.

avec celles de la vessie, auraient pu être *à priori* très significatives. Elles étaient de nature à faire prévoir le retentissement facile des congestions ou des inflammations de l'utérus sur la vessie et à en fournir d'avance une explication toute naturelle.

Les deux artères de beaucoup les plus importantes de celles qui se rendent à l'utérus sont les artères utérines. Elles proviennent du tronc des hypogastriques et reconnaissent, par conséquent, la même origine que les artères inférieures de la vessie. De plus, les artères utérines fournissent directement à la vessie une bonne partie de ses artères postérieures. Ces diverses connexions vasculaires sont assez intimes, comme le fait très logiquement remarquer M. le Dr Eug. Monod, pour entraîner une véritable solidarité physiologique entre ces deux organes.

D'un autre côté, M. le Dr Gillette a également démontré que le système veineux de la vessie, très développé chez la femme, offrait des communications multiples avec celui de l'utérus [1]. Ce sont principalement les veines postérieures de la vessie qui vont se réunir à celles qui proviennent de la face antérieure de l'utérus pour s'anastomoser entre elles et se jeter ensuite dans le plexus utéro-ovarien qui longe de chaque côté les bords de l'utérus.

Vous le voyez, les rapports vasculaires entre les deux organes sont nombreux et importants. Sans doute, la la circulation de la vessie n'est pas entièrement placée sous la dépendance de celle de l'utérus, et ne subit pas fatalement toutes ses variations chez tous les sujets. Il est cependant impossible que des connexions anatomiques aussi étroites, portant à la fois sur les artères et sur les veines, ne se retrouvent pas en physiologie et en pathologie. C'est particulièrement du côté de la vessie que nous devons nous

1. Gillette. *Recherches anatomiques sur les veines de la vessie et sur les plexus veineux intra-pelviens.* (*Journal de l'anatomie et de la physiologie*, 1869, p. 487.

attendre à observer les conséquences d'un tel état de choses, tandis que l'utérus ne subira que très faiblement l'influence de la vessie. Les vaisseaux de l'utérus sont, en effet, beaucoup plus importants que ceux du réservoir de l'urine et ils sont le siège à certains moments, et en particulier pendant les règles et au cours de la grossesse, d'un afflux sanguin vraiment énorme qui ne peut jamais avoir son équivalent du côté de la vessie ni dans les conditions physiologiques ni même dans les états pathologiques.

L'observation nous montre, en effet, que le retentissement d'un organe sur l'autre n'est pas réciproque. C'est du côté de la vessie exclusivement que nous pouvons le constater. Mais on peut le surprendre facilement.

Il suffit d'interroger un certain nombre de femmes prises au hasard sur les sensations qu'elles éprouvent du côté de la miction, à chaque période menstruelle, pour apprendre que les envies d'uriner sont notablement plus fréquentes et parfois même légèrement douloureuses au début des règles. Chez quelques-unes, ces phénomènes sont précurseurs et annoncent la prochaine apparition des époques.

Ces troubles vésicaux, variables avec les femmes, sont d'autant plus intenses que la congestion dans les organes pelviens est plus prononcée. Aussi, toutes choses égales, sont-elles plus fréquentes et plus vives chez les multipares, et surtout chez les multipares dont l'utérus est resté gros, en état plus ou moins marqué de subinvolution. Le Dr Chenet, rapporte un certain nombre de faits qui sont, à cet égard, très démonstratifs[1].

D'un autre côté, les inflammations de la vessie sont fréquemment influencées par les règles. Elles deviennent un peu plus aiguës à ce moment, pour revenir ensuite à leur état antérieur. Cela s'observe particulièrement pour les différentes formes de cystite chronique, quelles qu'en soient du reste les causes et la nature. C'est là un fait clinique dont

1. Chenet. *De l'involution utérine*, 1877.

j'ai eu maintes fois l'occasion de vérifier l'exactitude et qui n'est cependant pas très connu, bien qu'il ait été depuis longtemps signalé. West, en fait mention [1]. Mais il a été surtout mis en évidence, par le professeur Laugier, dans ses leçons cliniques, et plus tard par son élève Bernardet [2]. Cette recrudescence de la cystite chronique à l'époque des règles se traduit surtout par une augmentation du nombre des mictions et de la douleur. Elle apporte un éloquent témoignage à l'opinion qui subordonne physiologiquement certains troubles fonctionnels de la vessie aux variations circulatoires de l'utérus,

La ménopause elle-même exerce une influence comparable à celle des règles. Civiale écrivait, dans le court chapitre qu'il consacre à la cystite chez la femme [3], qu'à l'époque de la ménopause, «les catarrhes de la vessie sont fréquents, graves et communément opiniâtres.» Peut-être cette assertion était-elle un peu exagérée : j'ai cependant constaté que, chez la femme âgée de même que chez la femme dans l'âge de l'activité utérine, la cystite était sinon grave, du moins très tenace. Toujours est-il que la suppression du flux menstruel retentit très manifestement, non seulement sur la vessie, mais sur tous les organes du petit bassin. Le Dr Barié [4] attire particulièrement l'attention sur ces phénomènes congestifs qui peuvent se produire dans toutes les régions du corps, et qui sont beaucoup plus fréquents et plus prononcés dans les organes péri-utérins que partout ailleurs.

Mais c'est surtout pendant la grossesse, comme il était facile de le prévoir, que se traduit de la façon la plus manifeste ce retentissement de l'utérus sur la vessie On sait quel énorme développement acquièrent dans ces conditions tous

1. West et Duncan. *Deseases of women*. London, 1879, fourth ed. p. 591.

2. Bernardet. *Du catharre de la vessie chez la femme réglée*, 1885.

3. Civiale. *Traité pratique des maladies des organes génito-urinaires.* T. III, 1860, p. 493.

4. Barié. *Étude sur la ménopause*, 1877.

les vaisseaux artériels et veineux de l'utérus et de ses annexes. Non seulement ils subissent un accroissement très considérable, mais un grand nombre de vaisseaux qui n'existaient pas ou qui n'étaient pas visibles, se développent, et des dispositions toutes nouvelles apparaissent (Jacquemier). Les artères s'allongent en même temps qu'elles s'hypertrophient et et elles conservent, en se développant, leur disposition flexueuse. Les veines offrent également des dilatations considérables qui prennent le nom de sinus.

Ce développement prononcé du système vasculaire, loin de se limiter à l'utérus, s'étend à tous les organes voisins, en particulier au vagin et à la vulve. C'est à ce point que les battements des artères vaginales deviennent facilement appréciables au doigt et constituent le pouls vaginal d'Osiander. Les capillaires se dilatent dans la même proportion, ce qui donne à la muqueuse du vagin et de la vulve cette coloration ardoisée qui constitue, comme vous le savez, l'un des bons signes de probabilité de la grossesse. Il est vrai que cette coloration brunâtre violacée se retrouve également pendant les règles. Mais c'est une preuve de plus que l'afflux sanguin s'étend aux organes voisins de l'utérus, aussi bien pendant les périodes cataméniales que pendant la grossesse. Il n'y a donc rien d'étonnant à ce que des manifestations du même ordre se produisent aussi du côté de la vessie. Le fait est que, dans les premières semaines de la conception, et longtemps avant que le développement de l'utérus ne puisse devenir une cause de compression pour la vessie, on note souvent des envies d'uriner beaucoup plus fréquentes. Seulement comme il est très habituel que la douleur fasse complètement défaut, la plupart des femmes grosses ne s'en plaignent pas au médecin ni même à leur entourage. Ce sont par conséquent des phénomènes qui ne se révèlent pas d'eux-mêmes et qui ont besoin d'être cherchés. Quelquefois, cependant, la congestion vésicale est plus prononcée et à la fréquence des mictions il s'ajoute de la dysurie ou même de la douleur.

M. le Dr Eug. Monod, désirant acquérir des notions précises sur la fréquence des troubles urinaires au début de la grossesse, interrogea ou fit interroger un certain nombre de femmes prises au hasard dans les différents services d'accouchement des hôpitaux de Paris. Il s'informait de la fréquence et de la douleur des mictions aux diverses époques de la grossesse. Voici le résultat très intéressant de ses recherches.

Sur 124 femmes primipares ou multipares.

61 n'avaient ressenti aucun trouble urinaire à aucune période de leur grossesse,

63 avaient présenté des symptômes urinaires,

Ce dernier chiffre se répartissait de la façon suivante :

37 femmes avaient éprouvé simplement des envies fréquentes d'uriner dans les deux ou trois premiers mois, plus rarement les quatre derniers mois de la grossesse,

26 avaient accusé des symptômes vésicaux pendant les premières semaines qui avaient suivi la conception,

11 fois le symptôme fréquence existait seul; 15 fois, à la fréquence s'ajoutaient de la douleur, des urines troubles et quelquefois même des hématuries.

Parmi ces 26 cas de troubles urinaires liés au début de la grossesse, 16 se rapportaient à des primipares et 10 à des multipares.

Ainsi, en faisant abstraction, pour le moment, des troubles observés dans les derniers mois de la grossesse et qui pourraient reconnaître une cause mécanique, des symptômes vésicaux ont été notés, dès le début, dans près d'un quart des cas. Cette proportion est déjà très significative. Et cependant, en présence des modifications anatomiques et physiologiques dont s'accompagne bientôt la gestation, dans tous les organes pelviens, si quelque chose doit nous surprendre, c'est que les troubles urinaires ne soient pas la règle très générale chez toutes les femmes enceintes.

Nous n'avons envisagé jusqu'ici que les divers états physiologiques de l'utérus. Si nous voulions maintenant passer en revue toutes ses maladies inflammatoires ou organiques, nous retrouverions également sans peine, dans un très grand nombre de cas, un retentissement plus ou moins marqué sur la vessie. Cependant, l'afflux sanguin dans les organes du petit bassin, n'est jamais plus prononcé qu'il ne l'est pendant la grossesse. Il l'est même généralement beaucoup moins. Aussi les symptômes de voisinage du côté de la vessie ne sont-ils pas toujours très accusés. On rencontre pourtant des cas de troubles vésicaux persistants, de cystites rebelles qui paraissent liées à des inflammations chroniques plus ou moins latentes de l'utérus, et qui ne disparaissent qu'après guérison, ou tout au moins, amélioration notable de la métrite.

Il résulte de ces faits, comme conséquence pratique, ainsi que Barnes [1] l'a depuis longtemps fait observer, que toutes les fois qu'on se trouve, chez la femme, en présence de troubles urinaires, dont la pathogénie semble obscure, c'est du côté de l'utérus qu'il faut diriger ses recherches.

« Lorsqu'un malade, dit-il, se plaint de souffrir dans un « organe ou d'éprouver des troubles dans l'accomplissement « des fonctions physiologiques de cet organe, il ne s'ensuit « pas nécessairement que celui-ci soit le siège réel de la ma- « ladie. Ce principe est particulièrement vrai pour la vessie « de la femme, tellement vrai que, dans la majorité des affec- « tions vésicales chez ce sexe, c'est en dehors du réservoir « urinaire qu'il faut en chercher la cause. Pour remonter à « la valeur diagnostique des souffrances que la malade rap- « porte à la vessie, il sera indispensable de faire un examen « complet, non seulement de ce dernier organe, mais de tous « les autres organes renfermés dans le petit bassin. »

Plus loin, il ajoute : « L'étude clinique des symptômes « vésicaux chez la femme est le plus souvent du domaine de « la gynécologie. » Cela est parfaitement exact et doit vous obliger à ne jamais vous prononcer sur un état vésical chez la femme, sans avoir bien examiné l'appareil génital dans toutes ses parties.

1. Barnes. *Leçons sur les affections de la vessie, dans leurs rapports avec les maladies utérines.* (*Lancet*, 1875).

Telles sont, les diverses conditions très multiples, physiologiques et pathologiques dans lesquels l'utérus peut exercer une action sur la vessie par l'intermédiaire des connexions vasculaires qui rattachent entre eux les deux organes c'est-à-dire par *propagation de l'hyperhémie.*

Il nous reste maintenant à étudier comment l'utérus peut influencer la vessie mécaniquement, c'est-à-dire par *compression.*

Les choses se passent très différemment, suivant que la compression est ou non cause de rétention. Lorsqu'elle se borne à gêner l'expansion du réservoir urinaire, à diminuer sa capacité, sans apporter aucun obstacle à son évacuation complète, elle entraîne, comme conséquence à peu près unique, des besoins plus fréquents d'uriner. Ce n'est pas là un trouble bien sérieux. Malheureusement l'état de l'utérus qui détermine la compression vésicale, peut, en même temps, être cause d'un afflux sanguin plus ou moins considérable qui ajoute des phénomènes congestifs aux troubles mécaniques.

Une mention spéciale doit être réservée pour les pressions fortes et prolongées que la tête du fœtus, dans les cas de dystocie, notamment quand il existe un rétrécissement du bassin, peut exercer à travers le segment inférieur de l'utérus sur le bas-fond de la vessie. Il peut en résulter des froissements, de véritables contusions, quelquefois même du sphacèle. Il n'y a donc rien de surprenant à ce que de semblables traumatismes aient pour conséquence des phénomènes inflammatoires du côté de la muqueuse et parfois de toute l'épaisseur de la paroi vésicale. Des désordres analogues peuvent succéder aux manœuvres obstétricales telles que l'application du forceps. Tous ces accidents sont d'ailleurs connus depuis longtemps et ils ont été, de la part de M. le Dr Budin, l'objet d'une étude spéciale [1].

A part ces cas relatifs aux accouchements laborieux, la compression sans rétention n'offre généralement aucune

1. Budin. *Des lésions traumatiques chez la femme dans les accouchements difficiles. Thèse d'agrégation*, 1878.

gravité. Il n'en est pas de même de celle qui s'accompagne de rétention. Dans ce cas, en effet, la vessie se distend, elle se congestionne, elle devient merveilleusement apte à s'enflammer. Lorsque la rétention est aiguë, complète, elle ne tarde pas à se manifester de telle sorte qu'on la reconnaît bien vite et qu'on lui oppose promptement le traitement nécessaire. Mais lorsqu'elle est lente, insidieuse, et cela n'est pas rare dans les premiers temps de la grossesse, elle est souvent méconnue. Comme chez l'homme atteint de rétention incomplète par hypertrophie prostatique, elle se traduit par des envies fréquentes d'uriner, des difficultés de la miction, quelquefois même par de l'incontinence. Le globe vésical plus ou moins distendu, remonte parfois jusqu'à l'ombilic, parfois même au-dessus, refoule l'utérus jusqu'au foie, et peut contenir une quantité d'urine invraisemblable. Les docteurs Eug. Monod[1] et Broussin[2] rapportent plusieurs exemples très intéressants de cette forme insidieuse de la rétention chez la femme et j'en ai, nombre de fois observé des exemples pendant que j'étais chirurgien de la Maternité. Dans quelques cas exceptionnels, on a même observé la rupture de la vessie (Moreau)[3], (Sabatier)[4]. Ces distensions exagérées prédisposent d'autant plus à la cystite, et à une cystite particulièrement grave, que, généralement, lorsque le diagnostic vient à être fait, on sonde les malades et qu'on procède en une seule fois, et plus ou moins rapidement, à l'évacuation complète de la vessie. La règle de l'évacuation lente, successive et antiseptique, s'applique cependant à ces cas tout aussi impérieusement qu'à la distension qu'on observe chez les prostatiques.

Voyons maintenant quels sont les *états de l'utérus* qui

1. Eug. Monod. *Loc. cit*, p. 174 et suiv.

2. Broussin. *De la rétention d'urine au début de la grossesse.* (*Archiv. générales de médecine*, 1881, T. II, p. 287 et suiv.)

3. Moreau. *Traité de l'art des accouchements*, p. 231.

4. Sabatier. 1796, T., p. 374.

peuvent déterminer ces deux formes si différentes de compression.

La *compression sans rétention* peut être causée par toutes les affections de l'utérus qui s'accompagnent d'un développement considérable de cet organe. Aussi l'observe-t-on souvent pendant les derniers mois de la grossesse et surtout au moment de l'accouchement.

Elle se rencontre aussi fréquemment dans les tumeurs fibreuses et les sarcomes volumineux de l'utérus. La même forme de compression peut encore être produite par d'autres affections dans lesquelles l'utérus n'est pas notablement augmenté de volume, par exemple dans certains déplacements tels que l'antéversion et surtout l'antéflexion. Elle peut enfin, être due à ces masses inflammatoires très étendues qui remplissent toute l'excavation pelvienne dans certaines affections péri-utérines et qui immobilisent la matrice en l'appliquant plus ou moins intimement contre la face postérieure de la vessie.

Quant à la *compression avec rétention* c'est le plus souvent par la rétroversion ou la rétroflexion de l'utérus qu'elle est déterminée. Le corps bascule en arrière du côté du rectum, tandis que le col est porté en avant vers la symphyse pubienne et aplatit ou dévie le canal uréthral.

Ces phénomènes peuvent survenir dans l'état de vacuité de l'utérus Mais ils ont une tendance beaucoup plus prononcée à se produire pendant la grossesse, et, chose remarquable, c'est presque toujours vers le troisième ou quatrième mois.

Il est facile de s'en rendre compte, lorsqu'on réfléchit que c'est généralement vers le troisième mois de la grossesse que la longueur de l'utérus acquiert environ onze centimètres, c'est-à-dire les dimensions en largeur du bassin. Avant cette époque l'utérus était moins long. Ses changements de direction étaient beaucoup moins aptes à produire des compressions importantes.

A côté de ces cas où la rétroversion est cause de rétention, il en est d'autres où c'est le contraire qui a lieu. La rétention survient sous une influence quelconque, puis la vessie distendue repousse en arrière le fond de l'utérus qui vient s'enclaver dans la concavité du sacrum. C'est dans ces conditions qu'on a vu souvent l'évacuation de la vessie être immédiatement suivie du redressement de l'utérus et de la disparition rapide de tous les accidents. Suivant le plus grand nombre des accoucheurs, c'est la rétroversion qui serait très habituellement le phénomène initial ; suivant le professeur Depaul au contraire, c'est la rétention d'urine qui serait primitive et la rétroversion secondaire. Mais, dans tous les cas, la déviation utérine, une fois produite, devient le phénomène principal, celui qui domine la situation et dont il faut se préoccuper surtout au point de vue du traitement.

Cette rétention liée à la rétroversion, peut conduire à des cystites d'une intensité toute particulière. C'est, en effet, dans ces conditions qu'on a observé ce remarquable phénomène qui consiste dans l'expulsion de membranes en forme de sac moulé sur la surface interne de la vessie. Or, la formation de ces membranes est, comme nous le verrons, l'une des conséquences les plus remarquables de la grande intensité des cystites.

Dans tout ce qui précède, je me suis exclusivement occupé de la façon dont l'utérus gravide ou non peut influencer la vessie. J'espère vous avoir démontré à quel point il peut être cause de phénomènes congestifs, du côté de cet organe, soit par une propagation directe des hypérémies dont il est le siège, soit par des compressions qui gênent les fonctions vésicales et qui engendrent des rétentions. De toute manière, l'influence de l'utérus se traduit en définitive sur la vessie par de la congestion.

Mais la congestion n'est pas l'inflammation. Elle la prépare, elle la facilite, elle ne se confond pas avec elle. Nous n'avons donc étudié jusqu'à présent que les principales causes prédisposantes de cystite spéciales à la femme. Il nous reste à étudier quelles en sont les *causes déterminantes*, à préciser comment et dans quelles conditions la congestion aboutit à l'inflammation.

En dehors de la grossesse, l'afflux sanguin qui se produit dans tous les organes de l'excavation pelvienne, soit au moment des règles, soit à l'époque de la ménopause, soit dans le cours des affections inflammatoires de l'utérus, place la vessie en imminence morbide. Dans ces conditions, que l'une des causes plus ou moins banales dont nous avons maintes fois, chez l'homme, constaté l'influence, intervienne, le froid par exemple, ou bien des excès de boisson, de coït, une rétention accidentelle et la cystite pourra se produire. Souvent même on la voit survenir en dehors de toute cause occasionnelle et on ne peut incriminer que les conditions prédisposantes.

Au cours de la grossesse, la cystite peut apparaître à des époques très différentes : tout à fait au début, vers le troisième ou le quatrième mois, à la fin de la gestation, après l'accouchement.

L'apparition de la cystite dans les *premiers temps de la grossesse* a surtout été signalée par M. Eug. Monod, puis par M. Terrillon dans les travaux que je vous ai déjà cités. Auparavant, elle avait passé à peu près complètement inaperçue. Ici, le fait étiologique de beaucoup le plus important est l'hypérémie propagée. Sans doute, il peut être aidé par l'une quelconque des causes déterminantes que je viens de vous rappeler. Mais cela n'est pas indispensable.

Vers le troisième ou quatrième mois, il faut rechercher si un certain degré de compression, et de rétention par rétroversion, ne s'ajouterait pas aux phénomènes congestifs. Ces deux causes réunies ont, en effet, beaucoup plus de puissance que lorsqu'elles interviennent séparément. Mais, on conçoit que la rétroversion déterminant l'enclavement de l'utérus, entraîne forcément du côté de tous les organes du bassin et de la vessie, en particulier, des accidents de compression plus ou moins sérieux. C'est assurément l'une des causes les plus importantes de la cystite qu'on observe au cours de la grossesse. Les accidents peuvent aller jusqu'à la gangrène de la muqueuse. Un certain nombre d'auteurs étrangers (Frankenhæuser, Madurowicz, Krukenberg, etc.,) ont même constaté l'existence de la couche musculeuse et du revêtement péritonéal dans les membranes expulsées par certaines malades. Toutefois, dans les faits signalés par MM. Monod et Terrillon, le plus souvent la rétroversion n'existait pas, et la seule cause positive paraissait être l'hyperémie propagée due à la grossesse. Plusieurs fois l'avortement ayant eu lieu, on vit immédiatement s'amender et bientôt disparaître les accidents inflammatoires observés du côté de la vessie.

La cystite peut n'apparaître que *vers la fin de la grossesse*. C'est, en effet, à mesure que l'utérus augmente de volume, que les circonstances prédisposantes se multiplient et acquièrent le plus d'efficacité. Aussi l'inflammation de la vessie a-t-elle été observée et signalée depuis longtemps à ce moment de la grossesse. Capuron, dans son traité des maladies des femmes et plusieurs autres auteurs en rapportent des exemples qu'ils attribuent surtout à la compression de la vessie. Il ne faudrait pas toutefois confondre avec la cystite une irritabilité du réservoir urinaire, sans purulence des urines, sans cystite par conséquent, qui surviendrait parfois, suivant Playfair, dans les derniers mois de la grossesse [1]. L'accoucheur anglais attribue ces phénomènes à la position vicieuse du fœtus qui prendrait une attitude oblique dans l'utérus. Il prétend qu'en modifiant cette position par des manœuvres externes et en maintenant la nouvelle situation à l'aide de bandages appropriés, il a plusieurs fois obtenu la disparition des troubles urinaires. Je n'ai, pour ma part, rien observé de semblable.

La cystite, de beaucoup la plus intéressante par sa gravité comme par son mécanisme, est celle qui survient *après l'ac-*

1. Playfair, *Vessie irritable dans les derniers mois de grossesse* (*Transaction of the obstetrical society of London*, T. XIII, p. 42, 1871).

couchement ou l'avortement ; c'est la cystite postpuerpérale de Monod ou mieux postpartum de Boissard.

Observée depuis bien longtemps, cette forme n'a été bien étudiée que dans ces dernières années. M. Hervieux [1], en discute la nature et les causes. Il exclut l'action comprimante. D'après lui, elle ne saurait être assez énergique dans les accouchements faciles et naturels, pour provoquer l'inflammation de la vessie. Il a cependant observé cette dernière un assez grand nombre de fois, même dans les cas où devait être écartée toute espèce de traumatisme obstétrical. Il ne reconnaît donc, comme admissible, que l'action spécifique d'un principe toxique. Ce principe ne serait autre que le poison puerpéral auquel il attribue tous les accidents des suites de couches. Ce n'est pas le lieu de discuter la question de la nature de la fièvre puerpérale. Nous savons aujourd'hui qu'on ne peut invoquer, en fait de poison, que la pénétration et le développement dans l'organisme de microbes infectieux. Du reste, la cystite, isolée de toute autre complication, comme cela est si fréquent, ne saurait être considérée comme une manifestation de la fièvre puerpérale.

M. Guéneau de Mussy [2] s'efforce de résoudre le même problème de pathogénie. Après avoir trouvé singulier qu'une cystite avec hématurie se fût développée après l'accouchement sans autre cause appréciable, il finit par rapprocher le fait qu'il observait d'un cas analogue que Voillemier lui avait communiqué sous le nom de *fissure du col vésical*, et il ne fait aucune difficulté pour admettre le même diagnostic chez sa malade.

Un certain nombre de chirurgiens étrangers rapportent également des exemples de troubles urinaires qu'ils attribuent

1. Hervieux, *Traité clinique et pratique des maladies puerpérales. suites de couches*, 1870, p. 626.

2. Guéneau de Mussy, *Gazette des hôpitaux*, n° 105, 8 septembre 1868, et *Clinique médicale*, T. II, p. 254.

à des fissures du col. Spiegelberg de Breslau[1] cite deux observations de jeunes femmes qui, après un accouchement, éprouvèrent des douleurs de la miction et du ténesme vésical ; leurs urines étaient claires sauf les dernières gouttes. L'introduction de la sonde était très douloureuse et ramenait un peu de sang. Après avoir dilaté l'urèthre, le chirurgien allemand parvint à constater, à l'aide du spéculum intra-utérin de Jobert, sur le côté gauche de l'orifice profond du canal, une petite plaie d'aspect granuleux qu'il cautérisa. La guérison survint rapidement. Simon de Heidelberg[2] paraît aussi avoir plusieurs fois rencontré des cas semblables, sans aucune altération des urines. La dilatation de l'urèthre lui permit, comme à Spiegelberg, de voir et de cautériser de petites ulcérations siégeant dans la partie profonde du canal. Enfin, Emmet[3] serait également parvenu à démontrer l'existence de fissures, dans des conditions analogues, en attirant la muqueuse au dehors avec un ténaculum. Quant à moi, je ne me sens pas encore suffisamment édifié, par les faits qui précèdent. Je pense qu'il n'est pas rare de trouver au pourtour du col, et dans la partie profonde du canal, des surfaces granuleuses, plus ou moins étendues, qui ne sont ni des ulcérations ni des fissures. C'est une simple altération inflammatoire de la muqueuse, qui est fréquente dans les cystites chroniques, au voisinage du col, et il n'y a rien d'extraordinaire à ce qu'elle empiète sur la partie profonde de l'urèthre, car chez la femme comme chez l'homme, la cystite s'accompagne presque toujours, comme je l'ai démontré, d'uréthrite profonde. Si, dans les cas semblables, les urines paraissent claires, cela ne veut

1. Spiegelberg, *Ueber die Fissur des Blasenhals, mit Bemerkungen über die rapide Dilatation des Harnrœhre beim Weibe* (*Berlin. Klin. Wochenschrift*, 1875, n° 16, p. 192). — *Klinischer Vortræge.* 15 juillet 1877, n° 88 (Gynœk 28), p. 649.

2. Simon de Heidelberg, *Uber die Methoden die weibliche Urinblase zugængig zu machen, und über die Sondirung der Harnbiter bein Weibe* (*Wolkmann S. Sammlung*).

3. Emmet, *Staated meeting*, march 5 : *New-York medical journal*, 1878, t. XXVII, p. 408, et *la pratique des mal. des femmes*, Paris, 1887.

pas dire qu'il n'y ait pas de cystite. Pour constater la présence du pus dans l'urine, lorsqu'il s'agit de la cystite encore localisée au col, je ne cesse d'enseigner qu'il est indispensable d'examiner le liquide, non dans le vase, où elles paraissent tout à fait normales, mais dans un verre à expérience. Il est absolument nécessaire de recueillir, dans autant de verres distincts, les urines du début, du milieu et de la fin de la miction. Je pense donc, jusqu'à nouvel ordre, qu'il ne faut admettre qu'avec la plus grande réserve, comme des entités morbides, ces fissures du col vésical qui seraient absolument analogues aux fissures anales. Mais surtout, je n'hésite pas à déclarer que cette lésion ne peut certainement pas être considérée comme fondamentale, dans les cas où les urines sont purulentes, où tous les symptômes sont ceux de la cystite. L'affection guérit alors sans dilatation forcée, par le seul fait du nitrate d'argent. C'est ce que j'ai plusieurs fois observé. Et si la guérison a été parfois obtenue, dans certains cas semblables, par la dilatation, il ne faut pas oublier que ce mode de traitement a donné des succès, alors que la fissure faisait très certainement défaut.

On est plus disposé aujourd'hui à admettre comme principale, sinon comme seule cause de la cystite après l'accouchement ou l'avortement, l'influence de microbes qui seraient portés dans la vessie par la sonde. Ils pourraient même y pénétrer spontanément à la faveur de la brièveté du canal d'autant plus que le méat, pendant les suites de couches est incessamment baigné par le liquide plus ou moins altéré des lochies. En Allemagne, comme en France, ces théories microbiennes sont, à l'heure actuelle, et à juste titre, en très grand honneur. Elles sont défendues avec la plus entière conviction et je dois le dire, avec de sérieux arguments par des hommes d'une incontestable autorité. En ce qui me concerne pourtant, si je suis prêt à reconnaître aux microbes leur part d'influence, je ne puis faire abstraction des autres conditions anatomiques et physiologiques si particulières que nous présentent les nouvelles accouchées. Ici, comme pour les prostatiques, les rétrécis et beaucoup d'autres malades, il m'est impossible d'oublier que si la sonde est accusée, c'est que la rétention et souvent une rétention plus ou moins longtemps méconnue, a rendu son emploi nécessaire ou indispensable. A l'influence du microbe il est donc légitime d'ajouter, sinon d'opposer, celle de la rétention et du surcroît de congestion qu'elle provoque, surtout lorsqu'il s'agit de malades qui ont tout le système vasculaire extraordinairement dilaté, et qui sont ainsi particulièrement exposées à une multitude de complications inflammatoires. Il faut enfin tenir le plus grand compte de la manière dont le cathétérisme est pratiqué. Sans doute je conseille l'emploi rigoureux des précautions antiseptiques et suis d'avis, autant que personne, qu'il faut se défendre contre les microbes. Mais je suis persuadé qu'il ne faut pas attacher moins d'importance à conduire méthodiquement, suivant les règles que je vous ai tant de fois indiquées, l'évacuation d'une vessie depuis longtemps distendue et congestionnée.

Nous voici donc, pour la cystite des femmes en couches, en présence de deux facteurs. Avons-nous le droit de reconnaître le premier à l'exclusion de l'autre ou inversement. Donner à cet égard une affirmation absolue serait aller au delà de ce que permet l'interprétation des faits. Je dirai seulement que si l'influence parasitaire mérite d'être prise en grande considération, je la crois subordonnée à celle des autres conditions que je viens de vous rappeler.

Ces opinions que je défends depuis de longues années déjà et que j'ai appliquées à la transformation ammoniacale des urines[1] viennent de recevoir une confirmation expérimentale de la part d'un médecin allemand, M. Bumm[2]. Cet observateur a constaté, dans l'urine des nouvelles accouchées atteintes de cystite, la présence d'un diplococcus plus ou moins semblable au gonococcus. Ce serait, d'ailleurs, le

1. Voyez mes *Leçons cliniques*, 2e édition, page 387 et suiv. et Guiard. *Étude sur la transformation ammoniacale des urines*, Th. Paris 1883, p. 208 à 243.

2. Bumm, *Allgm. medicinische Cent zeit*, 17 juillet 1886.

même microbe que M. Doléris a signalé dans les lochies. M. Bumm pense que ce microbe pénètre dans la vessie pendant le cathétérisme. Il a provoqué des inflammations semblables à celle de la cystite puerpérale en l'introduisant dans la vessie des animaux. La suppuration du catarrhe vésical puerpéral, suivant lui, serait donc vraisemblablement causée par ces micro-organismes. Mais M. Bumm s'empresse d'ajouter qu'il n'a obtenu ces résultats que dans les cas où il existait antérieurement des lésions de la muqueuse. Par contre, quand la muqueuse conservait son intégrité, il ne put constater ni la multiplication de ces microbes ni le développement de la cystite. Ces observations cliniques et expérimentales de Bumm me paraissent bonnes à retenir au point de vue de la pathogénie de la cystite puerpérale. Elles démontrent une fois de plus que l'influence des germes, ici comme ailleurs, est entièrement subordonnée à celle du terrain.

Telles sont les conditions dans lesquelles l'utérus peut jouer un rôle plus ou moins important dans la production de la cystite qu'on observe chez la femme. Si nous voulons maintenant, pour nous résumer, embrasser dans un coup d'œil d'ensemble toute cette question de pathogénie, nous voyons que, toujours, l'inflammation est préparée par des phénomènes congestifs qui ont leur point de départ dans l'utérus et dont il est facile de faire la preuve ; c'est le plus souvent l'extension à la vessie de la vascularisation exagérée de l'utérus et quelquefois la congestion résultant d'une compression directe avec ou sans rétention qui représentent soit pendant les règles, soit pendant la grossesse et après l'accouchement, soit enfin dans les cas de maladies utérines, la grande cause prédisposante ; un rien suffit alors pour que la faible distance qui sépare la congestion de l'inflammation soit franchie.

Je n'ajouterai qu'une remarque. On observe chez la femme des cystites dont il est impossible de préciser la cause. Les recherches cliniques et microbiologiques, les plus attentives, ne démontrent ni l'influence tuberculeuse, ni la contamination blennorrhagique. Sont-ce des inflammations vésicales survenues sous l'influence d'une cause banale, par le fait des prédispositions que je viens d'étudier avec vous ? Serait-ce des cystites d'origine vaginale, c'est-à-dire consécutives à l'inoculation des sécrétions de la vulve ou du vagin ? Cette question mérite des recherches nouvelles.

La *symptomatologie* de la cystite chez la femme ne diffère pas essentiellement de ce qu'elle est chez l'homme. C'est toujours par des mictions fréquentes, impérieuses, par la douleur terminale, par la purulence des urines et quelquefois par le mélange d'un peu de sang aux dernières gouttes de liquide que la maladie se révèle. Et cependant elle offre à signaler des particularités cliniques importantes. Elle est fort loin d'être toujours identique à elle-même ; son intensité, de même que sa durée, diffère du tout au tout suivant les conditions dans lesquelles elle s'établit. Lorsqu'elle se montre *pendant la grossesse*, au début surtout, c'est généralement une affection d'une remarquable bénignité, qui ne s'accompagne pas d'accidents très pénibles mais qui peut, cependant, comme le démontrent certains faits signalés par MM. Terrillon et Monod, devenir une cause d'avortement. Dans les cas où l'avortement survient, provoqué ou non par la cystite, la guérison ne tarde généralement pas à être obtenue, ce qui ne permet de conserver aucun doute sur la part qui revient, dans l'étiologie de l'affection vésicale, à l'utérus gravide.

Lorsque la cystite se déclare non pendant la grossesse, mais *après l'accouchement*, elle offre ordinairement beaucoup plus de gravité. Non seulement elle est plus aiguë, plus pénible par tout l'ensemble de ses manifestations, mais elle a beaucoup plus de tendance à passer à l'état chronique et à persister avec une ténacité désespérante. Quelquefois elle empêche la marche et entrave complètement la vie active des malades. J'ai le souvenir d'avoir soigné et guéri une dame qui est restée dix-huit mois sans pouvoir marcher. On observe donc chez la femme des cystites infiniment plus rebelles et plus graves que celles que l'on rencontre dans l'autre sexe.

Bénigne ou grave, la cystite chez la femme présente très fréquemment, au moment des règles, une recrudescence facilement appréciable. Signalée depuis longtemps, comme je l'ai déjà dit, par le professeur Laugier et par son élève Bernardet, cette recrudescence porte sur tous les symptômes, et particulièrement sur la fréquence et la douleur des mictions.

Telles sont à peu près les seules particularités cliniques par lesquelles la cystite de la femme se distingue de celle qu'on observe chez l'homme. Je dois toutefois vous signaler, comme une des conséquences possibles de la cystite par rétention, particulièrement dans les cas de rétroversion de l'utérus gravide (3e ou 4e mois), la production et l'expulsion de membranes moulées sur la surface interne de la vessie. Ce n'est pas là sans doute une complication très fréquente. Cependant M. Eug. Monod, en rapporte cinq observations et il mentionne plusieurs autres faits dont il a recueilli l'indication dans les publications étrangères. Depuis son travail, d'autres faits nombreux du même ordre ont été publiés, surtout en Allemagne. Nous y reviendrons en étudiant la cystite pseudo-membraneuse.

Le *diagnostic* de la cystite chez la femme comporte plusieurs questions importantes. Y a-t-il réellement cystite? Cette cystite est-elle d'origine utérine ou s'est-elle développée sous l'influence de toute autre cause : blennorrhagie, calcul vésical, tuberculose, etc. ? Enfin si elle est d'origine utérine, dans quel état se trouve l'utérus ?

Pour qu'il y ait cystite, il faut, comme chez l'homme, qu'il y ait du pus dans l'urine et que la sensibilité de la vessie soit devenue pathologique. Les autres signes peuvent être observés à des degrés divers sans que la vessie soit enflammée. La fréquence de la miction, par exemple, se rencontre dans une multitude de circonstances très différentes les unes des autres ; l'état de l'utérus, celui des reins, celui du système nerveux, etc., ont sur elle un retentissement qui ne saurait être mis en doute. Parmi ces nombreuses circonstances, il en est une que je tiens à vous signaler, d'autant plus qu'elle devient souvent dans la pratique une cause d'erreur ; je veux parler de la *cystocèle vaginale*. J'ai eu bien des fois l'occasion d'examiner des malades qui m'étaient adressées avec le diagnostic cystite, et qui n'avaient pas autre chose que des envies fréquentes d'uriner liées à l'existence méconnue d'une cystocèle.

Vous ne commettrez pas une semblable confusion si vous en connaissez la possibilité. Un examen direct des plus élémentaires vous fournirait des renseignements très significatifs, alors même que les caractères des urines vous auraient laissés dans le doute.

La présence du pus dans l'urine, qui est nécessaire, n'est pas toujours suffisante pour autoriser à dire qu'il y a cystite. Je ne m'attarderai pas ici à vous rappeler la part qui peut revenir aux reins et aux organes du voisinage dans la purulence des urines. Il est bien évident qu'il faut savoir écarter, dans l'un comme dans l'autre sexe, les causes d'erreurs qui pourraient résulter du mélange avec les urines d'un produit de sécrétion extravésical. Et je dois particulièrement vous signaler, chez la femme, la fréquence des écoulements vaginaux qui peuvent très facilement se mélanger aux urines et les troubler. Je n'insiste pas sur ces questions dont nous aurons à nous occuper en décrivant la cystite envisagée en elle-même.

Lorsque tout l'ensemble des symptômes fonctionnels vous a permis de porter le diagnostic cystite, lorsque vous avez constaté qu'il y a du pus dans l'urine, et que ce pus ne peut avoir d'autre provenance que la vessie, il reste encore à préciser le siège des lésions, à apprécier, dans une certaine mesure, le degré de violence de l'inflammation. Les symptômes rationnels, vous le savez, ont, à ce point de vue, beaucoup d'importance. Vous pouvez, en outre, utiliser, chez la femme, l'exploration directe, qui est beaucoup plus facile et surtout plus fertile en renseignements que chez l'homme. Par le toucher vaginal, de même que par la palpation hypogastrique, isolés ou combinés, on peut se renseigner assez exactement sur le siège précis et sur l'intensité de la douleur. Dans certains cas très aigus, la seule introduction du doigt dans le vagin, l'application simple de la main sur l'hypogastre, provoquent une vive souffrance. Dans les cas moins sérieux, qui sont heureusement de beaucoup les plus fréquents, ces deux moyens d'exploration isolés deviennent insuffisants ; ils doivent être combinés. Alors ils permettent de recueillir des informations remarquablement précises, non seulement sur la sensibilité provoquée, mais aussi sur le degré de l'épaississement que peut avoir acquis la paroi enflammée. Il est également facile d'apprécier la sensibilité de la vessie en la comprimant légèrement contre la face interne du pubis ; cette manœuvre n'est jamais douloureuse dans une vessie saine. Enfin, l'étude des localisations de la douleur sera faite à l'aide du cathétérisme. Avec l'explorateur souple à boule olivaire, de même qu'avec la sonde métallique à petite courbure, il est facile de déterminer exactement et la sensibilité anormale de la vessie et-les-points de la surface interne où elle est le plus prononcée. Les explorations méthodiques m'ont permis, aussi bien chez la femme que chez l'homme de démontrer que le corps de la vessie participait tout autant, sinon plus que le col, à l'état douloureux,

Lorsque l'existence de la cystite, sa localisation et son intensité ont été reconnues aussi rigoureusement que possible, il s'agit de savoir si elle a ou non son principe dans les phénomènes congestifs ou inflammatoires dont l'utérus peut être le siège. C'est ce que démontrera l'examen méthodique de cet organe. Mais, alors même qu'il se trouverait dans les conditions qui prédisposent à la cystite, et que j'ai si longuement étudiées au commencement de cette leçon, vous aurez toujours à rechercher, avec la plus grande attention, si la blennorrhagie ne peut pas être mise en cause. Elle intervient plus souvent qu'on ne pourrait le croire. Une vieille uréthrite chronique dont le mari n'a pu se débarrasser, ou dont il a négligé de se soigner, peut se réveiller pendant les premiers temps du mariage et redevenir contagieuse. De là des inflammations utérines et aussi des uréthrites qui peuvent, à la rigueur, être suivies de cystite. Un soupçon de cette nature ne peut être éclairci que par l'examen de l'urèthre, non seulement chez la femme, mais chez le mari, et vous concevez sans peine combien cette recherche est toujours délicate. Il est cependant indispensable d'y procéder très minutieusement, afin de ne pas attribuer à un état particulier de l'utérus, une cystite d'origine blennorrhagique.

Lorsque c'est exclusivement de l'utérus que semblent dépendre les troubles vésicaux, il reste à déterminer quel est son état physiologique ou pathologique. Je n'ai pas à vous décrire ici les moyens d'exploration qui vous permettront d'établir ce diagnostic. Je vous rappelle seulement que vous devrez vous appliquer à préciser si c'est par hypérémie propagée ou par compression que l'état de l'utérus influe sur la vessie. Vous aurez donc à rechercher, surtout lorsque la malade est au début d'une grossesse, s'il n'y a pas de rétroversion et si ce déplacement de l'utérus n'a pas été cause de rétention. Il y a là, vous le comprenez, une indication capitale, au point de vue thérapeutique.

Le *traitement* de la cystite chez la femme, doit être, en effet, dirigé non seulement du côté de la vessie, mais aussi du côté de l'utérus.

Lorsque ce dernier est le siège d'une affection congestive, inflammatoire ou organique, il convient tout d'abord de lui opposer les moyens rationnels qui permettent le mieux de faire cesser ou tout au moins de modérer les phénomènes congestifs qui en dérivent. Tant que l'utérus est malade, la vessie est évidemment dans de mauvaises conditions pour guérir. Lorsqu'il s'agit seulement d'une grossesse en cours d'évolution normale, on n'a, bien entendu, qu'à attendre sa terminaison naturelle.

Cette attente n'empêche pas, du reste, de traiter la vessie et même d'obtenir la guérison longtemps avant que l'utérus ne soit rentré dans ses conditions normales. Les moyens à utiliser ne diffèrent pas essentiellement de ceux qu'il convient d'employer chez l'homme. Souvent on obtient la guérison à l'aide de la médication calmante et antiphlogistique : bains, tisanes émollientes, narcotiques, ou à l'aide des divers balsamiques. Dans certains cas, ce traitement est insuffisant et il devient nécessaire de modifier directement la muqueuse enflammée. C'est par les injections ou les instillations avec des solutions de nitrate d'argent qu'on y parvient le plus sûrement. J'ai récemment eu l'occasion de soigner, avec le Dr Budin, une jeune femme qui, à la suite d'un accouchement très laborieux, avait été prise de rétention, puis de cystite. La rétention avait cessé au bout de trois semaines, mais la cystite persistait encore avec intensité deux mois après l'accouchement. Elle disparut complètement et rapidement sous l'influence d'un petit nombre de lavages de la vessie avec une solution au 1/500 de nitrate d'argent.

Malheureusement la modification directe de la vessie par le nitrate d'argent, soit en lavages, soit en instillations, échoue trop souvent encore. C'est alors qu'il est permis d'utiliser d'autres moyens, tels que la dilatation du col vésical et la section vésico-vaginale qui permettent l'attaque directe des lésions.

La dilatation a été mise en honneur dans notre pays par Simonin de Nancy[1]. Plus tard, elle fut employée de nouveau, mais non pour la première fois, comme il le prétend, par Pridgin Teale[2], dans le simple but de pratiquer une exploration. Il s'agissait d'une cystite particulièrement rebelle qui avait résisté à une multitude de traitements. La dilatation ne permit de constater aucune lésion appréciable, mais, contre l'attente du chirurgien, elle procura très rapidement la guérison complète. Ainsi née de l'empirisme, la méthode a été depuis très souvent employée, surtout en Angleterre. Elle a

1. *Innocuité et utilité de la dilatation rapide de l'urèthre chez la femme durant l'anesthésie par le chloroforme.* (*Soc. de médecine, de Nancy* 1872 et *Bulletin de thérapeutique* 1873.)

2. Pridgin Teale. (*Lancet*, 27 novembre 1875.)

parfois donné de très bons résultats et mérite par conséquent une mention particulière dans le traitement des cystites rebelles, chez l'homme comme chez la femme.

Mais je dois m'empresser d'ajouter que les résultats de ma pratique lui sont infiniment moins favorables que ne permettraient de le supposer les documents recueillis dans les publications étrangères. D'après mes observations personnelles, la dilatation du col vésical, loin de fournir dans presque tous les cas des succès complets et certains, ne procure, dans les cas graves, que des améliorations plus ou moins légères et passagères, quelquefois absolument nulles.

Elle ne soulage complètement que dans les cas où la dilatation est suivie d'incontinence absolue, tant il est vrai qu'en pathologie urinaire, aussi bien qu'en pathologie générale, le plus sûr moyen d'atténuer immédiatement et de guérir promptement les inflammations, c'est de soumettre au repos l'organe enflammé. La vessie rentre absolument à cet égard dans la règle générale. Aussi était-il rationnel d'attendre de la cystotomie (particulièrement de la cystotomie vaginale ou kolpocystotomie) des succès plus constants et plus durables que de la dilatation, puisque la section de la paroi vésicale assure de la façon la plus complète l'évacuation continue de l'urine et rend impossible toute distension ou contraction de la vessie. C'est, en effet, ce que l'événement a depuis longtemps démontré. Les chirurgiens américains, Bozeman et Emmet[1] en première ligne, ont été les promoteurs et les vulgarisateurs de cette méthode appliquée au traitement des cystites rebelles. J'ai moi-même, dans ces derniers temps, pratiqué un certain nombre de fois cette opération, dont quelques-unes, après dilatation inutile de l'urèthre, et j'ai vu, dans tous les cas, la douleur disparaître complètement et pour ainsi dire immédiatement.

Je ne veux ici vous donner que cette indication sommaire, car je me propose d'étudier bientôt cette question dans tous

1. Emmet, *La pratique des maladies des femmes*, Paris, 1887.

ses détails, en vous exposant l'histoire des cystites douloureuses et le traitement des cystites en général. J'utilisera alors toutes les recherches qu'a faites sur ce sujet, dans les publications anglaises ou américaines, M. Hartmann[1], l'un de mes anciens internes les plus distingués.

VINGT-SEPTIÈME LEÇON

DES CYSTITES

(*Suite.*)

Autres espèces de cystite qui ne méritent pas une description spéciale, mais une simple mention :

Cystites par altérations de l'urine : C. cantharidienne; son influence chez les individus prédisposés, principalement au point de vue de la tuberculose urinaire. — C. médicamenteuse. — C. par transformation ammoniacale des urines, par introduction et séjour de microbes divers, par contact avec les matières stercorales ou avec le pus de provenance rénale ou extravésicale. — C. des maladies infectieuses.

C. dans les affections médullaires et cérébrales. — C. rhumatismale, goutteuse et arthritique.

VIII. *Cystite douloureuse.*

L'excessive intensité de la douleur, la contracture du corps de la vessie, la résistance aux traitements habituels, donnent à certaines cystites une physionomie si particulière, qu'elles en font en quelque sorte une entité morbide.

Étiologie. — Part qui revient à la nature de la cystite, à la constitution du sujet, aux traitements antérieurs par les injections, aux cathétérismes, aux altérations du rein.

Symptomatologie. — Douleur spontanée pendant les mictions, dans leurs intervalles. — Fréquence des mictions. — Ténesme vésical et rectal. — Dysurie. — Attitude spéciale.

Douleur provoquée par le toucher rectal ou vaginal, par la pression hypogastrique par les deux précédents moyens combinés. — Importance de l'évacuation préalable de la vessie. — Douleur provoquée par le cathétérisme avec l'explorateur souple à boule olivaire, avec la sonde métallique recourbée. Douleur

1. Hartmann, *Des cystites douloureuses*, Paris, 1887.

au contact du fond de la vessie. Profondeur et capacité de la vessie.

Diagnostic. — Nécessité d'une observation prolongée. L'intensité de la douleur ne suffit pas pour constituer la cystite douloureuse, il faut en outre qu'elle soit persistante. — Distinction des grands cas et des cas moyens. — Diagnostic de la nature de la cystite. — Quand il y a soupçon de calcul, l'exploration doit être faite sous le chloroforme. — Diagnostic des lésions rénales.

Pronostic. — Différent suivant qu'il s'agit des grands cas ou des cas moyens.

Traitement. — Cas moyens : Médication calmante et narcotique ; instillations au nitrate d'argent.

Cas graves : Nécessité du traitement chirurgical. La dilatation du col ne donne de bons résultats que dans les cas moyens où elle pourrait être évitée; elle échoue dans les cas graves. La section du corps de la vessie fait immédiatement cesser la douleur. Comparaison des résultats obtenus par ces deux opérations. Elle démontre clairement la supériorité de la section du corps de la vessie sur la dilatation ou la section de son col. La taille hypogastrique chez l'homme, quand il s'agit de sujets jeunes et bien musclés, pouvant exposer à la rupture de la vessie, il est parfois indiqué de recourir à la section ou la dilatation périnéale.

Les résultats définitifs dépendent de la durée du drainage et surtout de l'attaque directe des lésions de la muqueuse.

Messieurs,

Les cystites que nous avons étudiées jusqu'ici représentent les variétés que vous aurez le plus souvent l'occasion de rencontrer dans la pratique. Ce sont presque les seules dont vous observerez chaque jour de nombreux exemples dans notre service. Cependant, en dehors des grandes catégories de malades que nous venons de passer en revue, il en est d'autres qui peuvent avoir de la cystite sous diverses influences locales ou générales ; je dois vous les signaler.

La *cystite cantharidienne* mériterait une place à part à la suite des formes précédemment décrites. La cause toute spéciale qui lui donne naissance, l'intensité de ses manifestations, la formation de fausses membranes, sa disparition presque toujours rapide et spontanée, sont autant de caractères qui lui impriment une physionomie spéciale.

Je n'aborderai cependant pas ici sa description. Je tiens, en effet, à conserver à ces leçons leur caractère essentiellement clinique et ce serait sortir de ce programme que de vous parler d'une maladie dont je ne suis en mesure de vous montrer aucun exemple. Non seulement, il n'existe en ce moment aucun cas de cystite cantharidienne dans notre service, mais je n'ai jamais eu l'occasion de l'y observer, ce qui tient sans doute beaucoup plus à la durée habituellement très courte qu'à la rareté de cette affection.

Un autre motif pour que je m'abstienne de vous parler longuement de cette espèce de cystite, c'est que j'aurais peu de chose à ajouter aux documents que nous fournissent les auteurs. Vous trouverez en particulier dans les travaux de Morel-Lavallée, auquel nous devons la première description de la cystite cantharidienne [1], et dans le très remarquable article du professeur Gubler [2], l'étude complète de tous les accidents urinaires que provoque l'intoxication par les cantharides. Si j'avais à les étudier avec vous, je n'aurais qu'à puiser largement à ces sources. Je préfère vous y renvoyer directement.

Il est pourtant un point que je dois signaler à votre attention, c'est le rôle très important que peut jouer le cantharidisme chez les individus prédisposés. Vous avez pu voir dernièrement, au numéro 13 de la salle Saint-Vincent, un malheureux jeune homme de dix-neuf ans, qui s'était présenté à nous avec tout l'ensemble des manifestations de la tuberculose urinaire. L'étude clinique ne permettait de conserver aucun doute sur la nature de sa maladie, et d'ailleurs l'autopsie n'a point tardé à fournir au diagnostic la confirmation la plus complète. Eh bien, c'est à l'occasion d'un vésicatoire dont l'action avait porté sur la vessie que ce sujet, évidemment prédisposé, avait inauguré la série de ses troubles urinaires. Les accidents qui se sont ensuite perpétués ne conservaient aucun des caractères du cantharidisme qui leur avait servi de cause occasionnelle. Ils étaient beaucoup moins en rapport avec cette cause qu'avec le terrain spécial offert par le malade.

1. Morel-Lavallée. *Comptes rendus de l'Académie des sciences*, juillet 1844. — *Ibid.* et *Bulletin de thérapeutique*, 1846. — *Union médicale*, 1847. — *Archives générales de médecine*, 1856.

2. Gubler. Article *Cantharide* du *Diction. Encyclopédique*, 1re série, t. XII, p. 193 et suiv.

Ce n'est pas seulement au point de vue de la tuberculose urinaire que le cantharidisme peut jouer ce rôle fâcheux de cause occasionnelle. Il peut être tout aussi préjudiciable pour d'autres malades prostatiques, néoplasiques, etc., chez lesquels l'appareil urinaire est en quelque sorte le lieu de moindre résistance. Dans ces conditions une cystite, développée à l'occasion d'un vésicatoire, peut, au lieu de se dissiper rapidement d'elle-même, devenir le point de départ d'accidents interminables.

Les réflexions qui précèdent au sujet de la cystite cantharidienne, c'est-à-dire d'une cystite qui reconnaît pour cause l'élimination par les urines d'un principe irritant, m'amènent à vous signaler quelques autres espèces de *cystites par altération de l'urine* et à vous dire un mot de l'influence que peuvent avoir certains médicaments, tels que le sulfate de quinine, l'iodure de potassium, la morphine, les balsamiques et les diurétiques, les emplâtres de thapsia, les sinapismes. Un certain nombre d'auteurs, parmi lesquels MM. Le Dentu, Chauvel, Hoffmann, Bally, semblent admettre ces causes de cystite. Mes observations ne me disposent pas à cette manière de voir ; je suis tenté de croire que, dans les cas où l'inflammation de la vessie a paru reconnaître des causes aussi légères, il s'agissait de sujets doués d'une susceptibilité toute particulière et probablement déjà sous le coup d'une influence diathésique.

Semblable réflexion est, jusqu'à un certain point, applicable à la cantharide. Malgré son action très spéciale, elle ne produit ses effets que chez un très petit nombre de sujets. N'est-il pas légitime de penser que ceux qui sont atteints étaient prédisposés ?

L'observation nous apprend que tant que n'intervient pas une prédisposition individuelle ou acquise, la faculté de résistance, si remarquable, de la muqueuse vésicale continue à s'affirmer. Vous serez surpris de constater que le mélange du pus à l'urine ne provoque pas la cystite. Un abcès du voisinage peut verser son contenu dans la vessie sans que sa muqueuse s'irrite; vous verrez journellement dans les salles des malades atteints de pyélite, dont les urines sont purulentes au plus haut degré et qui n'ont pas de cystite. Chose plus inattendue, les communications accidentelles de l'intestin et de la vessie, qui permettent aux matières fécales et aux gaz de pénétrer dans le réservoir de l'urine, ne déterminent pas toujours, tant s'en faut, son inflammation.

Vous n'avez pas oublié que les injections de cultures de bacilles dont je vous ai parlé à propos de la cystite tuberculeuse, restaient sans effet. J'ai eu plusieurs fois l'occasion de vous dire que MM. Feltz et Ritter avaient prouvé que les doses massives de ferment de l'urée, introduites dans des vessies saines, ne déterminaient qu'une ammoniurie passagère. J'ai depuis longtemps démontré que l'état ammoniacal ne s'établit d'une façon durable qu'avec l'aide d'une cystite préexistante.

Nous n'avons pas à décrire la cystite ammoniacale; semblable tentative ne serait pas plus justifiée que la description de la cystite purulente. Mais ne convient-il pas de faire entrer dans le cadre des inflammations de la vessie les cystites microbiennes?

Je n'hésite pas à reconnaître l'incontestable influence des organismes pathogènes, sur la marche et la terminaison des cystites. Je vous ai dit, en parlant des prostatiques, que chez ceux qui vous arrivent avec les accidents de la troisième période, il suffit de pratiquer un cathétérisme septique pour déterminer les accidents les plus graves. Dans le drame pathologique qui se déroule, la cystite joue un rôle important et ne préexiste cependant pas à la contamination. Est-ce une raison pour oublier que tout était préparé pour son éclosion et ne pas laisser aux grandes lésions qui l'ont précédée leur part si prépondérante? Chez les accouchées où l'influence nocive des germes est démontrée, n'avons-nous pas vu leur action subordonnée aux lésions antérieures à leur introduction?

Alors même que l'influence microbienne est indéniable,

elle ne nous fournit que l'un des éléments dont nous avons à tenir compte, aussi bien au point de vue de la pathogénie que du traitement. D'autre part, l'introduction d'organismes de toute espèce s'effectue journellement pendant les cathétérismes qui, si souvent, se font sans la moindre prétention à l'asepsie ou à l'antisepsie. En examinant les urines de tout malade qui, pour une raison ou une autre, a été sondé, on constate la présence de nombreux microbes. Et cependant les urines restent claires, la cystite fait complètement défaut. Il y a donc un très grand nombre de sujets chez lesquels la contamination de la vessie ne détermine aucun phénomène cliniquement appréciable.

Nous serions en désaccord avec l'enseignement des faits si nous admettions comme espèces particulières les cystites microbiennes; nous le méconnaîtrions aussi gravement si nous refusions de tenir compte de l'influence des organismes sur l'évolution des affections vésicales.

Ce n'est d'ailleurs pas du dehors seulement que peuvent provenir les organismes pathogènes que l'on rencontre dans les urines. Il a été démontré par M. Bouchard que la voie rénale était l'un des chemins les plus suivis pour l'élimination des substances infectieuses dans les fièvres graves, telle que la fièvre typhoïde. Semblable constatation a été faite dans les fièvres éruptives, le choléra et même les oreillons (Kocher). Dans ces cas, on a quelquefois observé la cystite et, à juste raison, on l'a dénommée *infectieuse*. Ici, l'action microbienne serait prépondérante; mais l'excessive rareté de l'inflammation vésicale, opposée à la fréquence si grande des maladies infectieuses, ne permet-elle pas de donner place aux prédispositions pour expliquer l'innocuité presque habituelle de la contamination de l'urine? Prédisposition que peut créer la rétention d'urine qui s'observe dans la fièvre typhoïde, par exemple; ou prédisposition individuelle. J'ai eu l'occasion de suivre un malade atteint de cystite tuberculeuse dont le point de départ était une rétention survenue au cours d'une fièvre typhoïde. Sans la prédisposition à la tuberculose, la fièvre typhoïde n'eût certainement pas eu semblable conséquence.

La nature du terrain où s'ensemencent les germes a donc une influence décisive et prépondérante. Les multiples et intéressants détails de l'expérimentation le prouvent, aussi bien que les délicates investigations de la clinique. Le microbe, à lui seul, ne peut faire la cystite. Aussi, l'altération des urines, quelle qu'elle soit, est-elle presque toujours impuissante à la produire. Elle ne donne pas, lorsqu'elle s'associe aux lésions qui en favorisent l'influence, origine à des espèces particulières que nous ayons à décrire. Mais nous ne saurions cependant trop tenir compte de cette association dont nous avons à combattre les éléments, lorsqu'elle est faite, ou à empêcher la réalisation, quand le malade nous est confié avant qu'elle ne soit effectuée.

La cystite qu'on observe souvent dans les *affections médullaires* qui s'accompagnent de paraplégie et dans certaines affections cérébrales, se rapproche par un assez grand nombre de caractères de la cystite des prostatiques pour ne pas réclamer non plus une description à part. Ses deux principaux facteurs sont, comme chez un grand nombre de prostatiques, la rétention et les troubles de nutrition de la paroi vésicale. C'est, en effet, comme l'a indiqué M. le professeur Charcot, à la persistance des troubles trophiques que se rattachent la longue durée de la maladie et la constitution rapide des lésions. Ses symptômes, son évolution, son traitement sont à peu près ceux de la cystite des prostatiques.

Il me reste encore à examiner s'il ne serait pas légitime de reconnaître et de décrire comme des espèces particulières certaines cystites diathésiques et d'étudier par exemple, à côté de la cystite tuberculeuse, la *cystite rhumatismale*, la *cystite goutteuse* ou *celle des arthritiques*. Le rhumatisme et la goutte ont été accusés, en effet, de produire la cystite et on n'a pas manqué non plus de faire jouer, à ce point de vue, un rôle important à l'arthritisme. Cependant tout le monde n'admet pas les influences de ces diathèses sur la production de la cystite et je puis vous citer des hommes de grande valeur, par exemple Follin et Duplay, Voillemier et Le Dentu, qui la nient complètement. Mais je dois dire que j'ai observé des exemples très nets d'inflammation de la vessie survenue soit chez des rhumatisants, soit chez des goutteux. J'ajouterai même que, d'après mon expérience personnelle, les rhumatisants seraient plus exposés aux poussées de cystite que les goutteux, tandis que les arthritiques n'offriraient aucune prédisposition spéciale. Dans tous les cas l'influence de ces états diathésiques, si tant est qu'elle doive être admise, se borne à faire naître la maladie. Celle-ci n'emprunte plus ensuite à son origine aucune physionomie spéciale, ni au point de vue des symptômes, ni à celui du traitement.

Je n'ai donc plus à rechercher, dans les considérations relatives à l'étiologie, la distinction d'espèces nouvelles à ajouter à celles dont nous avons déjà fait l'étude. Mais, comme je vous le disais au début de ces leçons sur les cystites, l'étiologie ne peut toujours être prise comme unique point de départ d'une classification clinique. La symptomatologie et l'anatomie pathologique peuvent également servir à distinguer certaines formes assez importantes pour réclamer une description particulière. C'est ainsi que l'exagération du symptôme douleur et sa persistance, ou la formation de produits membraneux, se présentent cliniquement avec un tel ensemble de caractères propres et importants que j'ai cru devoir décrire, à la suite des espèces qui nous ont précédemment occupés, *la cystite douloureuse et la cystite membraneuse*. C'est seulement après les avoir étudiées avec tout le soin qu'elles méritent que j'aborderai la description générale des cystites par laquelle je terminerai cette série de leçons.

VIII. — CYSTITE DOULOUREUSE.

Le symptôme *douleur*, lorsqu'il acquiert une grande intensité, persiste indéfiniment ou s'aggrave en dépit des médications rationnelles dirigées contre lui, peut à tel point dominer la scène pathologique, créer des indications si spéciales, qu'il exige une description particulière. C'est ce qui m'a déterminé à déroger aux règles de nosologie, que je vous ai exposées, et à étudier sous la dénomination de *cystite douloureuse*, un état qui m'a paru mériter place à part dans l'étude que nous poursuivons.

L'inflammation de la vessie n'est jamais exempte de douleur ; c'est l'un des symptômes nécessaires de toute cystite. Nous avons même étudié déjà certaines variétés où l'on peut observer des douleurs très intenses et cependant il ne s'agissait pas de ce que j'appelle la cystite douloureuse. Ainsi, par exemple, la cystite blennorrhagique, la cystite calculeuse peuvent s'accompagner de souffrances extrêmement vives sans avoir droit à cette désignation. Ce n'est pas seulement l'exagération du symptôme douleur qui caractérise cette variété, c'est sa longue durée, sa continuité sans la moindre accalmie sérieuse, sa résistance à tous les moyens habituels de traitement. Ce qui la caractérise encore, c'est la rétraction douloureuse du corps de la vessie, rétraction par contracture du muscle vésical, entraînant au plus haut point l'intolérance fonctionnelle de l'organe ; rétraction due à la cystite qui, née sous son influence, disparaîtra avec elle sans modifier anatomiquement la capacité du réservoir de l'urine. Dans ces conditions d'intensité et de durée, la douleur domine complètement la situation, elle laisse bien loin derrière elle toutes les considérations étiologiques et réclame impérieusement des moyens spéciaux de traitement.

C'est une individualité morbide dont vous ne pouvez sans grave inconvénient méconnaître les caractères ; et, si un symptôme pouvait permettre la création d'une entité morbide, la cystite douloureuse, malgré la multiplicité de ses origines, mériterait de prendre rang parmi les espèces pathologiques. Il ne suffit plus alors d'instituer le traitement que réclament la nature et la cause de la maladie. Il est de toute nécessité d'agir en outre par des moyens spécialement appropriés contre l'élément douleur ; toute autre indication lui est subordonnée. Chez les calculeux, par exemple, lorsque s'établit la cystite douloureuse, on se tromperait singulièrement si on se flattait d'obtenir la guérison par la lithotritie. La contraction douloureuse de la vessie apporterait un très sérieux obstacle à l'accomplissement régulier de cette opération, et l'évacuation complète des fragments serait certainement insuffisante à calmer l'état douloureux. Pareil état oblige à recourir à la taille quel que soit le volume de la pierre; l'ouverture de la vessie ne permet pas seulement de la débarrasser du calcul, elle assure son repos. Or, nous le verrons, la cessation absolue de ses fonctions de réservoir est la condition, *sine quâ non*, de la guérison lorsque la vessie est à l'état douloureux.

Nous avons tout d'abord à nous occuper de l'*étiologie* de la cystite douloureuse. Se distingue-t-elle des autres variétés non seulement par l'exagération de la souffrance, mais par une nature spéciale toujours identique à elle-même ou bien n'est-elle que la transformation d'une ou plusieurs des autres espèces dont nous avons déjà fait l'étude ? S'il en est ainsi, sous quelles influences la douleur prend-elle une excessive intensité, quelle part faut-il faire à la nature de la cystite, à la constitution du sujet, aux traitements qu'il a suivis ? Ce sont là autant de questions d'une très haute importance pratique. Si elles ne donnent pas toujours la clef du traitement, elles apprennent du moins quelles sont les mesures prophylactiques les plus rationnelles. C'est ici plus que jamais le cas de dire, qu'il est plus facile de prévenir que de guérir.

Ce n'est point par sa *nature* que la cystite douloureuse se distingue des autres espèces de cystite. Toutes celles que nous avons précédemment étudiées peuvent y aboutir. Il en est cependant où le passage à l'état douloureux est plus particulièrement à redouter. C'est ainsi qu'on l'observe assez fréquemment dans la cystite tuberculeuse, puis vient la cystite blennorrhagique surtout dans sa forme chronique; ce sont, en effet, les cas invétérés qui offrent le plus de tendance à devenir douloureux. D'où il résulte qu'on ne saurait trop vulgariser le traitement si simple qui convient aux formes récentes de cette affection.

La cystite des néoplasiques mérite aussi une mention spéciale. Non seulement elle éclate quelquefois avec la plus remarquable facilité à l'occasion d'un cathétérisme explorateur métallique de la vessie, mais il n'est pas rare qu'elle débute dans ces conditions avec une extrême violence. Cette crise aiguë peut se calmer bientôt, mais trop souvent on la voit se prolonger, rester, si je puis ainsi dire, à demeure.

Je m'empresse toutefois d'ajouter que toutes les autres espèces de cystite, par exemple, celle des calculeux et des prostatiques, peuvent également revêtir la forme douloureuse. Mais les calculeux n'y sont pas plus particulièrement prédisposés comme on pourrait théoriquement l'admettre, et les prostatiques, en raison sans doute de l'amoindrissement de l'appareil musculaire, y arrivent moins souvent que les autres catégories de malades. La cystite douloureuse sans être l'apanage exclusif d'une variété se rencontre plus spécialement dans celles que nous venons de désigner.

Peut-être la *constitution du sujet* offre-t-elle plus d'importance que la nature de la cystite. Toute la catégorie des impressionnables et des névropathes est, en effet, prédestinée ; c'est à chaque instant que nous avons, en chirurgie générale, l'occasion de les voir accuser de grandes douleurs pour de petites lésions. Chez eux, l'effet est facilement en disproportion avec la cause. Le nervosisme du malade est donc un élément dont nous sommes obligés de tenir un certain compte; il est même quelquefois le seul que l'on puisse invoquer. Ordinairement il ne suffit pas et le plus souvent il fait défaut, comme il est facile de le constater chez certains malades une fois qu'ils sont complètement guéris. Ajoutons que les femmes n'en sont pas plus exemptes que les hommes; peut-être même y sont-elles plus exposées.

C'est plus souvent dans les *manœuvres* qui ont été faites sur le canal et surtout sur la vessie, dans le but de pratiquer une exploration ou un traitement, qu'on surprendra la cause de l'état douloureux. Parmi ces manœuvres il n'en est pas, je vous l'ai bien souvent démontré, qui soit plus capable de nuire et d'éveiller au plus haut point la douleur que les lavages mal faits; je veux parler de ceux qui provoquent la distension douloureuse de la vessie. J'ai eu bien souvent à examiner des malades qui n'étaient arrivés à souffrir que sous cette influence. C'est également par le fait de la distension spontanée de la vessie, que certains prostatiques atteints de rétention incomplète méconnue éprouvent de très vives douleurs. J'ajoute, que chez un bon nombre de malades atteints de cystite vulgaire mais avec grande sensibilité de la vessie, l'injection de la plus petite quantité de liquide dans la vessie devient une cause de distension douloureuse. Alors, ce ne sont pas seulement les lavages mal faits qui sont nuisibles, mais aussi les lavages de toute espèce, même les plus méthodiques.

Après la distension spontanée ou provoquée, je dois encore vous signaler l'influence des *cathétérismes intempestifs*, alors même qu'ils sont régulièrement exécutés. Les cathétérismes ne sont pas également nuisibles chez tous les malades. C'est particulièrement chez les néoplasiques et aussi, bien qu'à un degré beaucoup moins prononcé, chez les tuberculeux urinaires qu'on observe ces fâcheuses conséquences. Il importe donc de ne jamais recourir à la légère à l'exploration de la vessie. Comme je ne cesse de vous le répéter, il ne faut en aucun cas chercher avec la sonde métallique des révélations inattendues, mais seulement la confirmation d'un diagnostic déjà fait en grande partie d'après l'ensemble des renseignements recueillis par une interrogation méthodique. Je n'hésite pas toutefois à déclarer que les cathétérismes explorateurs sont infiniment moins dangereux que les injections mal faites.

L'état douloureux de la vessie n'est cependant pas toujours exclusivement lié à une lésion vésicale. Vous pourrez rencontrer des cas où il est manifestement sous la dépendance de *lésions rénales*. C'est encore un chapitre assez incomplètement connu que celui du retentissement des affections du rein sur la vessie, mais ce retentissement est mis hors de doute par un certain nombre d'observations. Déjà Morgagni avait rapporté le fait très intéressant d'un malade qui se plaignait cruellement de la vessie et à l'autopsie duquel on ne trouva que des calculs rénaux sans aucune lésion vésicale. Des cas analogues se sont présentés depuis à bien des observateurs. D'un autre côté, dans ces derniers temps, des opérations de néphrotomie ou de néphrectomie sont venues démontrer que des traitements chirurgicaux exclusivement dirigés contre une lésion rénale pouvaient mettre fin à des troubles sérieux du côté de la vessie, la douleur en particulier. C'est ainsi qu'au dernier congrès français de chirurgie plusieurs cas très intéressants ont été rapportés par divers auteurs. M. le Dr Bouilly, en particulier, a fait connaître deux faits de sa pratique où un traitement chirurgical dirigé contre des douleurs rénales variées avait fait cesser des douleurs vésicales très intenses.

Il faut toutefois distinguer, parmi ces faits où une altération du rein s'accompagne de manifestations douloureuses du côté de la vessie, deux catégories différentes. Dans la première, il n'existe aucune lésion vésicale ; il ne s'agit que d'une forme spéciale de *cystalgie*. Dans l'autre, la vessie est malade en même temps que le rein. Souvent c'est elle qui a été le point de départ des accidents. Il y a eu, dès le début, de la cystite qui s'est ultérieurement propagée aux voies urinaires supérieures et qui persiste. Alors il y a réellement *cystite douloureuse.*

J'ai moi-même observé récemment deux faits de cet ordre. Le premier est celui d'un malade d'un tempérament très nerveux, qui, étant venu à contracter une cystite, éprouva des douleurs extrêmement vives et persistantes. Comme il racontait qu'il avait pu, dans l'espace de quinze jours, se livrer plus de soixante fois au coït, je me demandai s'il n'était pas sous le coup d'une affection médullaire qui m'aurait facilement rendu compte des douleurs vésicales. Je le fis examiner par M. le professeur Charcot qui ne parvint à découvrir aucun signe d'une maladie nerveuse bien déterminée. Cependant, la situation du malade s'aggravait de jour en jour; je finis par consentir à tenter une opération capable de le soulager et je pratiquai la cystotomie périnéale. Le malade ne retira de cette opération aucun bénéfice, même pendant les premiers jours, alors que la dérivation des urines était assez complètement réalisée. Mais il existait des altérations des reins qui m'ont depuis rendu compte de la résistance de l'état douloureux de la vessie.

J'ai pu suivre encore une femme chez laquelle de très vives douleurs vésicales paraissaient être, comme chez le précédent malade, sous la dépendance de lésions des reins. Mais ces lésions au lieu d'être secondaires étaient primitives. Elles étaient si graves qu'elles ont fini par amener la mort et elles ont alors été constatées par l'autopsie. Cette malade n'avait éprouvé de soulagement qu'après l'ouverture de la vessie.

Dans ces deux cas, primitivement ou secondairement, la vessie était malade. Il s'agissait donc bien de cystites et non pas seulement de cystalgies. Cette distinction ne manque pas d'importance puisqu'un traitement chirurgical portant seulement sur la vessie, très rationnel dans le premier cas, n'a plus sa raison d'être dans le second.

Au point de vue symptomatique, cette forme de cystite est essentiellement caractérisée par l'exagération de la douleur. Les autres symptômes sont ceux de la cystite en général. C'est donc surtout la douleur que nous avons à étudier ici. J'envisagerai d'abord celle qui se produit spontanément, puis celle que le chirurgien provoque par l'examen direct.

La *douleur spontanée* se montre particulièrement pendant les mictions, elle acquiert sa plus grande acuité au moment où sont expulsées les dernières gouttes d'urine. Elle se prolonge ensuite et ne se calme que très lentement. Mais comme la douleur s'accompagne presque toujours de besoins fréquents et impérieux, elle ne tarde pas à être réveillée. On voit des malades qui urinent plusieurs fois par heure. Chez quelques-uns la fréquence atteint des proportions excessives, elle devient pour ainsi dire incomptable. Lorsqu'une telle fréquence est unie à la douleur, la situation devient lamentable. Ces malheureux incessamment pressés par le besoin, ne peuvent toujours le satisfaire ou croient n'y être pas parvenus. Au ténesme de la vessie s'ajoute celui du rectum et la douleur dont le siège principal est sus-pubien, s'irradie vers le périnée, les cuisses, et quelquefois jusqu'aux régions lombaires.

L'état douloureux, très intense même au repos complet, est toujours augmenté par les mouvements, par la marche ou la voiture, par la simple station verticale. Ces malades, il ne faut pas l'oublier, souffrent à la manière des calculeux, ils sont obligés de garder le lit. Vous pouvez voir encore au n° 17 de la salle Saint-Vincent et au n° 5 de la salle Sainte-Cécile, deux malades, aujourd'hui en voie de guérison, qui pendant une certaine période de leur affection ne pouvaient pas se tenir debout. Ils marchaient courbés en deux comme des vieillards, glissant sur le sol à pas comptés, cherchant avec le plus grand soin à éviter toute secousse brusque, toute contraction abdominale qui aurait exercé quelque compression sur la vessie.

Cette *attitude spéciale*, cette démarche, cette crainte des mouvements sont bien faites pour éveiller dans l'esprit du chirurgien l'idée d'un calcul vésical et c'est ainsi qu'on peut être amené à proposer des explorations réitérées. Comme ces explorations sont infructueuses, on est tenté de les renouveler après avoir fait dans la vessie une injection qui en écarte les parois. Sous l'influence de ces manœuvres l'état du malade s'aggrave et trop souvent on observe, comme conséquence, un retentissement inflammatoire du côté des régions supérieures de l'appareil urinaire. Il faut savoir s'abstenir de ces explorations d'autant plus que l'évolution de la maladie suffit amplement pour écarter le soupçon du calcul.

A quoi tient cette exaspération de la douleur provoquée par la marche, les moindres mouvements, la station verticale? Elle est due, je pense, à ce que l'urine, dont le contact ne provoque normalement aucune sensation, joue, dans l'état pathologique, le rôle d'un véritable corps étranger et surtout à ce que la moindre pression extravésicale augmente la tension intérieure de l'organe. Or, chaque mouvement des membres et la simple station verticale nécessitent la contraction des muscles abdominaux et retentissent par conséquent sur la vessie.

Mais ce n'est pas seulement la douleur spontanée pendant les mictions ou dans leurs intervalles que nous avons à considérer, nous avons aussi à étudier la *douleur provoquée*. C'est à l'aide de l'analyse de ces provocations que vous arriverez à un diagnostic précis.

Le chirurgien peut la déterminer de diverses manières: par le toucher rectal ou vaginal, par la pression hypogastrique, ou par ces deux moyens combinés (exploration extravésicale), par le cathétérisme et par les injections (exploration intravésicale).

Avant de procéder à ces recherches il importe de *faire uriner* le malade ou de vider artificiellement la vessie à l'aide de la sonde molle. A défaut de cette précaution, les renseignements perdraient en grande partie leur précision. Toute pression sur une vessie incomplètement évacuée augmentant la tension du contenu fait entrer en jeu la sensibilité à la distension, ce qui doit être évité lorsqu'on ne veut étudier que la sensibilité au contact. Le malade est, comme toujours, couché sur le dos pour faciliter la combinaison de plusieurs moyens d'exploration.

Le *toucher rectal ou vaginal* permet d'étudier la douleur provoquée soit par la pression directe simple, soit par la pression contre le pubis.

La *pression simple* suffit parfois pour éveiller une sensation douloureuse des plus significatives. Il faut pour cela que l'état douloureux soit déjà très intense. Dans une vessie saine ou médiocrement douloureuse ce mode de pression ne détermine aucune douleur.

La *pression sur le pubis* se fait en ramenant et en comprimant la vessie contre ce plan résistant avec le doigt recourbé en crochet. Elle est plus facile chez la femme que chez l'homme. Mais elle peut également être utilisée chez l'homme lorsque la prostate n'est pas le siège d'une augmentation de volume trop considérable. C'est une manœuvre qui donne des résultats beaucoup plus précis que la pression simple. Lorsqu'elle est négative, on peut être certain que l'état douloureux est insignifiant. Elle représente un des meilleurs moyens d'explorer la sensibilité de la vessie. La sensation qu'elle réveille est aussi nette et aussi démonstrative que la douleur provoquée par la pression directe dans les cas de fracture. Cette douleur est, le plus souvent, accusée au siège même de la pression ; chez l'homme, elle est en outre rapportée parfois au niveau du gland.

La *pression hypogastrique* isolée est un moyen d'exploration insuffisant ; c'est seulement dans certains cas excessifs qu'elle suffit pour mettre en évidence l'état douloureux de la vessie.

Lorsqu'elle est combinée avec le toucher rectal ou vaginal, elle fournit au contraire de précieux renseignements. Ce que la pression simple ou même la pression contre le pubis, ne vous avait pas révélé, sera nettement démontré par la double pression. Cette *combinaison* n'est pas moins nécessaire pour la recherche méthodique de la douleur que pour la constatation des signes physiques. Je vous ai déjà bien souvent démontré son importance, pour le diagnostic des tumeurs de la vessie, les rétentions incomplètes, etc.

L'*exploration intravésicale* peut se faire par le *cathétérisme*, et à l'aide d'injections. L'explorateur souple à boule olivaire, vous fournira des renseignements de premier ordre qui souvent pourront vous suffire. L'instrument métallique dit explorateur de la vessie et au besoin l'injection d'un liquide les préciseront et les compléteront.

Avant d'étudier les renseignements qu'on peut ainsi obtenir dans les états douloureux de la vessie, il importe de préciser ce qu'on trouve à l'état normal.

Chez un individu sain, on peut dire que la muqueuse de l'urèthre et de la vessie, bien que désagréablement impressionnée par les premiers passages d'instruments, n'est pas douloureuse à leur simple contact, ni même lorsqu'on exerce une certaine pression; cependant on rencontre normalement un point d'arrêt lorsqu'on arrive au niveau du sphincter uréthral, mais il suffit de presser un peu pour franchir, et le patient accuse une douleur dont le degré est variable, mais qui, normalement, n'est jamais très grande. Plus loin, jusqu'à la paroi postérieure de la vessie, la boule ne rencontre plus aucun obstacle. Elle traverse la région prostatique sans y être serrée et pénètre dans la vessie sans éprouver ni ressaut ni arrêt au niveau du col. C'est à peine si la boule, une fois dans la vessie, transmet à la main une sensation de liberté plus complète. Quelques malades accusent une envie d'uriner assez vive au moment où le col est franchi. Arrivé sur la paroi postérieure, l'instrument peut exercer sur elle une assez forte pression sans causer aucune douleur. C'est grâce à cette faible sensibilité de la vessie au contact que la lithotritie à séances multiples était possible sans l'emploi du chloroforme. Cependant, si les contacts sont multipliés et prolongés, la sensibilité spéciale de la vessie entre en jeu et se traduit par des besoins d'uriner de plus en plus violents mais non douloureux.

Il en est tout autrement lorsque ce n'est pas la sensibilité au contact, mais la sensibilité à la distension qu'on éveille en pratiquant une injection dans la vessie. Dès que la vessie est en tension, le besoin d'uriner se fait sentir. Si on ajoute un peu de liquide, le besoin devient irrésistible et bientôt douloureux.

Les mêmes manœuvres faites *sur des malades atteints de cystite douloureuse* donnent des résultats bien différents. La boule de l'explorateur provoque toujours une sensibilité uréthrale assez vive au niveau du sphincter de la portion membraneuse; cependant cette sensibilité n'est ordinairement pas exagérée. Ce qu'on observe assez souvent c'est une résistance plus grande, un certain degré de contracture, comme c'est la règle dans tous les états douloureux de la vessie. Puis, lorsque la boule franchit le col, elle ne provoque pas une sensibilité beaucoup plus vive. Au contraire, lorsqu'elle arrive sur la paroi postérieure, elle fait naître une douleur des plus aiguës et des plus remarquables. Mais ce n'est pas seulement la paroi postérieure qui est très sensible, c'est toute la surface interne de l'organe. C'est ce dont il est facile de s'assurer lorsqu'on a l'occasion d'explorer, à l'aide de la sonde métallique courbe, la sensibilité des autres régions de la vessie et celle de la zone cervicale. Partout l'on constate la même exagération de la sensibilité au contact; c'est une véritable hypéresthésie. On peut donc admettre que la vessie tout entière est douloureuse. S'il me fallait établir une comparaison à ce point de vue entre ses différentes régions, je dirais que c'est le fond de l'organe qui m'a paru être le point le plus particulièrement sensible à l'exploration. Il n'y a pas, en tout cas, de sensibilité plus vive du col et des régions qui avoisinent l'orifice vésical; dans bien des cas, j'ai pu vous faire voir que les malades accusent moins de sensibilité dans ces points que jusqu'ici on avait considérés comme *devant être* les plus douloureux. Dans aucun cas nous n'avons trouvé de contracture du col de la vessie, mais dans tous de la contracture de son corps.

L'explorateur à boule, en même temps qu'il fournit des renseignements importants sur la douleur provoquée, permet encore de mesurer *la profondeur et la capacité de la vessie.* On en juge en marquant avec l'ongle, sur la tige de l'instrument, le point d'affleurement au méat, lorsque la boule est enfoncée jusqu'à la paroi postérieure, puis, en retirant l'explorateur jusqu'à ce que l'on sente la résistance du sphincter membraneux qu'on a soin de ne pas franchir. La distance notée entre les deux points sur la tige de l'instrument représente la profondeur de la vessie plus la longueur de la région prostatique. Cette dernière étant, dans les conditions normales, d'environ deux centimètres et demi, rien n'est plus facile que de déterminer la profondeur de la vessie. Cette profondeur est normalement de 10 centimètres dans l'état de vacuité. Elle subit toujours une diminution plus ou moins accusée dans les cas de cystite douloureuse ; elle peut être réduite à 5, 4 et 3 centimètres.

Enfin, un dernier moyen d'explorer la sensibilité vésicale consiste à recourir aux *injections*. Elles sont toujours très mal supportées ; ce qui était 10 comme douleur au contact devient 100 comme douleur à la distension. La vessie entre immédiatement en révolte et rejette violemment le liquide injecté qui ressort non seulement par la sonde, mais entre la sonde et le canal. La douleur se prolonge après l'expérience et tous les signes de la cystite s'exagèrent souvent pour plusieurs jours. Aussi le traitement par les injections doit-il être absolument proscrit dans tous les cas de cystite douloureuse et ne devez-vous recourir à l'exploration par l'injection que dans les cas de moyenne intensité.

Pour que le *diagnostic* soit complètement établi, il ne suffit pas d'avoir recueilli l'ensemble des renseignements dont il vient d'être question, il faut encore, ainsi que je vous le disais en commençant, avoir soumis les malades à une observation suffisamment prolongée. Toute cystite peut, en effet, déterminer passagèrement des douleurs extrêmement intenses sans mériter le qualificatif de cystite douloureuse.

C'est lorsque *la douleur persiste* au même degré pendant des semaines et des mois, malgré la suppression de toute manœuvre capable de nuire et l'emploi de médications appropriées, c'est alors seulement qu'on est bien en présence de cette forme spéciale de cystite où domine, au point de vue symptomatique aussi bien que thérapeutique, l'élément douleur, élément que les procédés et les moyens habituels de traitement, sont incapables de modifier.

Ce n'est pas tout. Il est encore nécessaire de distinguer,

dans la cystite douloureuse, deux espèces de cas, les grands et les moyens.

On observe, en effet, des malades qui offrent la plupart des caractères précédemment indiqués, dont les douleurs sont intenses mais non excessives et surtout qui finissent par s'améliorer progressivement et guérir sans traitement opératoire. C'est ce que j'appelle les *cas moyens*. Il y en a d'autres au contraire qui ne présentent jamais aucune accalmie et même dont l'intensité augmente à mesure que vous vous efforcez d'en poursuivre l'atténuation. Ce sont là les *grands cas*. Ils ne sont justiciables que d'une opération.

Si vous voulez vous faire une idée exacte de ces deux variétés, vous n'avez qu'à étudier l'histoire du malade actuellement couché au n° 17 de la salle Saint-Vincent et que je viens, il n'y a qu'un instant, de soumettre devant vous à l'examen le plus minutieux.

C'est un homme de 43 ans, qui a eu sa première atteinte de cystite, il y a quatorze ans, à l'occasion d'une injection poussée avec violence au cours d'une blennorrhagie. Pendant une douzaine d'années les symptômes de cystite ont persisté sans causer de grands troubles, sans interrompre la vie ordinaire. Mais il y a deux ans, le malade vint à contracter une nouvelle blennorrhagie qu'il traita encore par de violentes injections. Il fut repris de cystite aiguë et de prostatite. Cette dernière se termina par un abcès de la prostate, mais les symptômes de cystite persistèrent avec leur intensité première. Le malade resta alité pendant onze mois et c'est alors seulement qu'il vint à l'hôpital. Après l'avoir soumis à une observation suffisamment prolongée, je lui proposai la taille hypogastrique. Il accepta. Le résultat fut excellent. Opéré en janvier 1886, le malade quittait l'hôpital en mars et n'éprouvait plus aucune souffrance. Il eut en juin une petite rechute pour laquelle il revint à l'hôpital. Il sortit très amélioré au bout de trois semaines. Mais il reprit son métier de bookmaker et retomba pour la troisième fois. Il est actuellement dans notre service depuis le 22 octobre et il est en très bonne voie de guérison. Il supporte les instillations argentiques et les injections et en retire de très bons résultats.

Cet homme présentait au moment où nous l'avons vu pour la première fois ce que j'appelle un grand cas. Actuellement il nous présente seulement un cas moyen. La comparaison de son état avant la cystotomie et en ce moment peut vous servir à bien vous rendre compte de la différence que j'établis entre ces deux variétés de la cystite douloureuse.

Avant l'opération, il urinait toutes les vingt minutes, il souffrait atrocement pendant la miction, les douleurs persistaient entre les mictions, les urines étaient extrêmement sales, l'amaigrissement très marqué; enfin le malade ne pouvait ni marcher, ni même se tenir debout. Lorsqu'il se levait, on le voyait toujours courbé en deux. Quant à la douleur provoquée, elle était excessive, quel que fût le moyen mis en œuvre. La plus légère pression sur l'hypogastre ne pouvait être supportée et il y avait longtemps que les injections intravésicales, dont on avait bien entendu abusé, étaient intolérables.

Aujourd'hui, il urine quatre fois par jour et sept ou huit fois la nuit, il souffre encore en urinant, mais beaucoup moins qu'auparavant et, dans les intervalles des mictions, il n'éprouve plus aucune douleur. Les urines sont à peu près claires. Son état général est satisfaisant. Il a repris son embonpoint normal. Il se tient debout et marche très bien. Enfin, vous venez de voir que la douleur provoquée est très atténuée; seule, la pression sur le fond de la vessie est encore assez pénible.

La comparaison de ces deux états est intéressante non seulement parce qu'elle établit la différence qui les sépare mais aussi parce qu'elle montre ce que l'opération a permis d'obtenir.

La malade que vous pouvez encore voir au n° 5 de la salle Sainte-Cécile offre également dans ses antécédents et son état actuel toute la différence qui sépare les grands cas des cas moyens. C'est une femme qui, depuis quatre ans, souffre d'une cystite. Ses douleurs étant devenues insupportables, un chirurgien de la ville lui a fait subir, le 20 août 1885, la dilatation du col. Cette opération ne lui a procuré aucune espèce de soulagement.

Elle est entrée cette année dans mon service et après avoir inutilement employé tous les autres moyens de traitement ordinaires, je lui ai fait, le 2 novembre 1886, la section vésico-vaginale. Immédiatement, ses douleurs ont cessé, mais peu à peu la fistule s'est refermée, et, cinq semaines après, l'occlusion était absolument complète. La malade n'est pas entièrement guérie, mais elle a passé du grand état douloureux à un état moyen supportable et qui me paraît susceptible de guérir complètement sans nouvelle opération. Aujourd'hui, en effet, elle supporte non seulement les instillations, mais les injections, tandis qu'à son entrée chaque tentative amenait une recrudescence des douleurs et de tous les symptômes.

Lorsqu'on a reconnu s'il s'agit de l'un ou de l'autre de ces deux états, il ne reste plus, pour compléter le diagnostic, qu'à déterminer quelle est la nature de la cystite et la part que les reins peuvent prendre à la situation du malade.

Je n'ai pas à revenir sur le diagnostic de la *nature de la cystite*. Après tous les développements que j'ai consacrés à ces sujets dans nos précédentes leçons, je n'aurais aujourd'hui qu'à me répéter.

J'insisterais sur la distinction de la cystite douloureuse et de la *cystalgie*, si la distinction de ces deux états si souvent confondus, ne résultait pas de l'étude que nous venons de faire. Si vous voulez bien ne pas oublier ce que la physiologie normale et la physiologie pathologique nous enseignent, vous ne confondrez jamais la cystalgie et la cystite. La sensibilité normale au contact et à la tension ne pouvant être modifiée que par les lésions inflammatoires de la vessie, vous ne les provoquerez jamais chez les cystalgiques; vous aurez la surprise de voir des malades qui accusent les plus vives souffrances, ne rien ressentir sous la pression de votre doigt ou des instruments, supporter la tension et même la distension de la vessie. Si chez eux vous rencontrez un point dont la sensibilité est exaltée, ce sera la portion membraneuse de l'urèthre, mais le col et le corps de la vessie ne vous donneront que les sensations de l'état normal. La distinction est donc facile, elle est, si l'on pouvait en clinique employer pareil terme, en quelque sorte mathématique. Elle est en tout cas importante aussi bien au point de vue de la nosologie que de la thérapeutique; vous cesserez de jeter pêle-mêle dans un groupe sans limites, et sans autre caractère que la douleur exprimée par le malade et non analysée par le clinicien, des malades de toute catégorie. De malheureux myélitiques à la vessie desquels vous ne devez pas toucher, des neurasthéniques qui n'ont besoin que d'hydrothérapie et nos cystites douloureuses qui, elles, réclament directement votre intervention. Les autres pourront quelquefois guérir malgré les chirurgiens, celles-ci ne guériront que par leur intermédiaire.

Un seul point mérite encore de retenir notre attention, c'est la question de savoir dans quel cas il est permis de se demander si la cystite douloureuse n'est pas causée et entretenue par la présence d'un *calcul*. Un pareil soupçon n'a rien de fondé toutes les fois que la maladie a débuté pendant un temps plus ou moins long par de la cystite, sans accès, sans accalmies très marquées[1]. Il n'a sa raison d'être que lorsque l'apparition des phénomènes douloureux survient brusquement sans être précédée des symptômes de la cystite vulgaire. En pareil cas, bien qu'il soit tout à fait exceptionnel que la cystite calculeuse éclate avec cette violence sans avoir été précédée d'aucun symptôme précurseur, l'*exploration métallique* peut être justifiée; elle le sera bien rarement car si vous prenez la peine de bien interroger l'histoire de la maladie, l'étude attentive de sa marche vous aura éclairés. Si vous êtes cependant conduits à l'exploration elle doit être faite

1. Voyez p. 100 et suiv.: *Diagnostic des calculs vésicaux.*

sous le chloroforme. Il n'est pas douteux que le chloroforme n'agisse sur la vessie, mais, dans la cystite douloureuse, il n'agit que d'une façon très incomplète. A l'état normal, la vessie est complètement insensible pendant presque toute la durée de la chloroformisation et les réveils de la sensibilité qu'on observe de temps en temps sont extrêmement courts. C'est ce que démontre avec la plus grande évidence la pratique de la lithotritie. A l'état pathologique, les choses sont renversées. Ce ne sont plus de courts réveils de la sensibilité qu'on observe. Pendant presque toute la durée du sommeil chloroformique, la vessie reste intolérante et ne présente que de très courts instants de repos. Cela ne suffirait pas pour permettre d'entreprendre et de mener à bien une opération telle que la lithotritie, mais il n'en faut pas davantage pour rendre possible une exploration méthodique et fructueuse. Il faut recourir à l'emploi du chloroforme non seulement pour épargner au malade des manœuvres particulièrement pénibles, mais surtout pour empêcher la vessie d'entrer en révolte contre l'instrument, ce qui lui permettrait de dissimuler dans ses plis un calcul même volumineux.

Quant à l'*état des reins*, vous en jugerez d'après les caractères de l'urine (polyurie trouble), d'après la proportion des matériaux qu'elle contient et la présence de certains éléments, épithélium et cylindres rénaux, d'après les signes physiques, augmentation de volume et douleurs perçues à l'exploration des reins par la recherche combinée des deux mains et surtout par le ballottement, enfin d'après l'état général l'existence ou l'absence de troubles digestifs, de fièvre, etc.

Le *pronostic* est toujours sérieux ; dans les cas moyens, les traitements médicaux bien dirigés impriment souvent une modification très favorable à la maladie, ils ne parviennent pas toujours à la faire disparaître et, dans les cas graves, on est constamment obligé de recourir à une intervention chirurgicale.

Le *traitement*, je n'ai pas à vous le répéter, a la douleur comme principal objectif. Si l'exagération et la permanence de ce symptôme justifient et appellent un acte opératoire, vous ne devrez pas oublier la distinction toute clinique des cas moyens et des grands cas. Vous guérirez les premiers sans opération; ce sont les seconds que vous ferez bénéficier de votre habileté chirurgicale.

Comment traiterez-vous les malades qui ne vous offrent que la résistance aux médications usuelles beaucoup plutôt qu'une extrême exagération de la sensibilité vésicale. Vous les traiterez par le nitrate d'argent. Lorsque nous nous occuperons du traitement des cystites en général, je vous donnerai tous les détails nécessaires sur son mode d'emploi. Qu'il me suffise maintenant de vous dire, que c'est aux instillations que vous aurez recours.

Autant les injections seraient inutiles et même nuisibles parce qu'elles provoquent toujours de la tension et ne servent ainsi qu'à exaspérer ces phénomènes douloureux, autant vous obtiendrez de bons résultats par les instillations. Vous n'avez pas oublié ce prostatique dont je vous ai longuement entretenus[1] et que ce mode de traitement a très rapidement débarrassé de douleurs excessives pour lesquelles le malade réclamait l'intervention chirurgicale. La guérison n'est ordinairement pas rapide; l'ancienneté des lésions le fait comprendre. Vous devrez donc patiemment poursuivre votre thérapeutique; pour peu que vous obteniez un amendement, vous emploierez plusieurs semaines, quelquefois des mois avant de réussir complètement. Dans certains cas, par exemple, dans les cystites tuberculeuses et néoplasiques, les instillations sont formellement contre-indiquées. Alors il est possible, même dans un cas de moyenne intensité, qu'on soit exceptionnellement conduit à intervenir par un acte chirurgical. Mais, dans les cas moyens, il est de règle que la guérison soit obtenue sans opération.

Dans les *cas graves* tous les moyens précédents peuvent et doivent être employés pendant cette période d'observation qui

1. Voy. p. 59.

est indispensable, comme je vous l'ai dit, pour établir complètement le diagnostic et ne pas confondre, malgré certaines apparences, les deux variétés que je vous ai décrites. Ce diagnostic une fois bien établi, vous n'aurez pas beaucoup d'illusions à conserver sur le résultat, mais le contrôle du traitement non opératoire est toujours nécessaire. Presque toujours vous serez conduits à la nécessité du traitement chirurgical.

Deux moyens sont alors en présence : la dilatation du col et la section du corps de la vessie. La dilatation du col se fait chez la femme par l'urèthre et à travers une boutonnière périnéale chez l'homme. Comme je vous le disais dans notre dernière leçon, à propos de la cystite chez la femme, la *dilatation du col* a été beaucoup vantée par certains chirurgiens, surtout en Angleterre. Je n'y ai eu recours que dans les cas où l'indication opératoire était bien établie et je n'ai pas eu à m'en louer. Elle n'a procuré absolument aucun soulagement, ou elle n'a donné qu'une amélioration passagère incomplète et très insuffisante. Je suis donc disposé à penser que la dilatation n'a fourni de bons résultats que dans les cas moyens et petits où la guérison aurait probablement pu être obtenue sans elle. J'ai, en tout cas, le droit d'affirmer qu'elle est insuffisante pour les cas graves où je l'ai vue échouer, surtout chez la femme.

Dans les cas graves, c'est donc à la *section du corps de la vessie* que je vous engage à recourir de préférence. Ce mode d'intervention m'a permis d'obtenir sur-le-champ des résultats complets et durables. Vous savez qu'elle se pratique d'une façon différente chez l'homme et chez la femme. On choisit la taille hypogastrique chez l'homme et la section vésico-vaginale (kolpocystotomie) chez la femme.

Je ne veux vous exposer ici ni l'historique détaillé ni le manuel opératoire de cette opération, pas plus que je ne l'ai fait pour la dilatation du col. Vous trouverez ces questions complètement traitées dans l'excellente thèse de mon ancien interne le Dr Hartmann. Vous y trouverez aussi consignés les résultats obtenus par les chirurgiens américains, en particulier Bozeman et Emmet, qui peuvent être considérés comme les vulgarisateurs sinon comme les promoteurs de la méthode, et par leurs imitateurs Harris, Montrose-Pallen, etc.

Comme les chirurgiens américains, j'ai eu surtout à me louer de la section du corps de la vessie chez la femme; mais j'y ai eu également recours avec succès chez l'homme.

J'ai eu l'occasion d'intervenir contre l'élément douleur, 14 fois par la dilatation du col (7 hommes et 7 femmes); sur ce nombre je note un seul cas de guérison complète. Il s'agissait d'un homme atteint de cystite blennorrhagique. Dans un autre cas, la boutonnière périnéale suivie de la dilatation du col, également pour une cystite blennorrhagique, procura une amélioration passagère et neuf fois le résultat fut presque nul.

Les malades que j'ai soumis à la taille hypogastrique ou vésico-vaginale pour le même motif, c'est-à-dire dans le but de combattre des douleurs excessives et persistantes, sont au nombre de 10 (5 hommes et 5 femmes). Chez tous sans exception, le résultat immédiat fut excellent. Les douleurs les plus vives furent complètement calmées ou rendues très facilement supportables à l'aide de faibles doses de morphine, alors même que ce médicament à haute dose ne procurait auparavant aucun soulagement. La guérison définitive ne fut pas toujours obtenue, ce qui se conçoit aisément, lorsqu'il s'agissait d'affections incurables, organiques ou tuberculeuses, mais la lutte contre le symptôme douleur fut toujours efficace.

Au nombre de ces malades, je vous signalerai particulièrement un homme atteint de cystite tuberculeuse auquel j'ai vigoureusement cautérisé la vessie avec une solution forte de nitrate d'argent. Non seulement il est aujourd'hui entièrement débarrassé de ses douleurs, mais il paraît même guéri de l'affection tuberculeuse. Le diagnostic n'était cependant pas douteux, car l'examen des urines avait permis d'y constater la présence de nombreux bacilles caractéristiques.

Les malades qui sont encore au n° 17 de la salle Saint-Vincent et au n° 5 de la salle Sainte-Cécile dont je vous ai déjà plusieurs fois parlé au cours de cette leçon me paraissent aussi très dignes d'attirer votre attention.

Les heureux résultats que m'a donnés la taille hypogastrique ou vésico-vaginale sont d'autant plus significatifs que parmi les dix malades ainsi traités, quatre avaient déjà été soumis, soit par d'autres chirurgiens, soit par moi, à la dilatation du col et n'en avaient retiré aucun bénéfice, De tels faits sont bien de nature à montrer l'inégale valeur des deux opérations, puisqu'elles ont été successivement appliquées aux mêmes sujets pour la même maladie plus invétérée et plus grave peut-être au moment de la seconde intervention et que, là où la dilatation du col n'avait procuré aucune amélioration, la section du corps a complètement supprimé la douleur.

Ce résultat momentané déjà si précieux n'est du reste pas le seul que j'ai obtenu. Le plus souvent la guérison complète n'a pas tardé à survenir. Il est vrai que je ne me suis pas borné à ouvrir la vessie. La soumettre au repos complet est évidemment indispensable. Mais je pense que, si l'on veut lutter non seulement contre le symptôme, mais aussi contre la maladie, de manière à obtenir une guérison à la fois durable et rapide, il faut en outre modifier les lésions. Aussi ai-je badigeonné, dans plusieurs cas, toute la surface de la vessie avec une solution de nitrate d'argent au 1/10. Une fois j'ai dû tondre des touffes de fongosités vasculaires que l'inflammation chronique avait produites et je n'ai pas craint d'employer ensuite le fer rouge. Il faut, en effet, profiter de ce qu'on a la lésion sous les yeux, surtout lorsqu'on agit par la section sus-pubienne, pour attaquer cette lésion par tous les moyens appropriés.

Malheureusement l'intensité même de la douleur qui impose la nécessité d'intervenir par un acte chirurgical de cette importance rend la vessie très intolérante surtout à l'égard des injections et le sommeil chloroformique ne l'empêche pas d'entrer facilement en révolte et de se contracter follement dès qu'elle a reçu la plus petite quantité de liquide. Il en résulte qu'elle est exposée à se rompre et j'ai eu dans un cas dont je vous ai parlé autrefois à déplorer cet accident. Il est particulièrement à redouter chez les individus jeunes et vigoureusement musclés. Aussi, dans ces cas, doit-on procéder avec la plus grande prudence. Si la vessie refusait d'admettre une injection suffisante lentement et successivement poussée, on devrait renoncer à la section hypogastrique pour recourir à la taille périnéale. On s'efforcerait alors, en réalisant un drainage suffisant, d'assurer l'évacuation continue de la vessie, qui seule peut lui procurer le repos nécessaire. Ce drainage est le plus souvent difficile à supporter pendant longtemps.

Que l'on agisse par la section du col ou du corps, il est tout aussi impérieusement nécessaire de traiter la lésion.

La grande erreur a été de croire que, dans les douleurs excessives de la vessie, comme dans celles de l'anus, tout le mal provenait d'une fissure et d'une contracture sphinctérienne consécutive. Les magnifiques succès obtenus par Récamier dans la fissure à l'anus par la dilatation brusque ont fait espérer bien à tort que le même traitement donnerait le même résultat dans l'état douloureux de la vessie; cela prouve une fois de plus combien, en clinique, les raisonnements par analogie peuvent éloigner de la vérité. Dans la fissure à l'anus, on a de la contracture du sphincter sans rectite. Aussi la dilatation forcée qui supprime la contracture est-elle suffisante. Dans ce que j'appelle la cystite douloureuse, on a de la cystite sans contracture du col mais avec contracture du corps. La dilatation du col ne peut donc suffire. C'est de la contracture du corps et non du col de la vessie que dépendent les douleurs. Et la contracture du corps est elle-même sous la dépendance de lésions diverses qu'il est nécessaire d'attaquer si l'on veut avoir quelque chance d'en supprimer les effets.

Il faut donc ajouter au drainage de la vessie, au repos fonctionnel qu'il procure, un traitement direct des lésions inflammatoires. Or, la cystotomie permet non seulement l'écoulement incessant des urines, mais aussi l'emploi des injections qui auparavant ne pouvaient être supportées. Il devient donc possible d'exercer par divers agents et en particulier par les caustiques une action très utile sur la maladie elle-même.

C'est ainsi que je suis parvenu tout récemment à guérir un officier de cavalerie dont l'état douloureux était si prononcé que je n'ai pas voulu recourir à la taille hypogastrique pour ne pas courir le risque de provoquer la rupture de la vessie. Je me suis borné à pratiquer la dilatation du col à travers le périnée. Mais j'ai profité de l'ouverture de la vessie pour agir, sinon sur-le-champ car la muqueuse était trop saignante, du moins dans les jours qui suivirent, par des lavages caustiques et modificateurs.

Il faut vous souvenir, en définitive, que vous avez affaire non à des cystalgies, mais à des cystites passées à l'état douloureux, que le point de départ des symptômes et que leur aggravation, de même que leur persistante opiniâtreté, se trouvent dans l'inflammation de la muqueuse; que ce sont ses lésions qu'il faut modifier pour obtenir et assurer la guérison. La douleur, qui a pour principal facteur pathogénique la distension, cède par l'ouverture et le drainage de la vessie. Mais la cystite subsiste et réclame un traitement approprié que l'ouverture de la vessie vous permet d'appliquer dans de bonnes conditions et avec toute la rigueur nécessaire. Sans doute, le maintien prolongé de cette ouverture peut par le seul fait de l'évacuation continue et du repos de l'organe, amener la guérison de l'inflammation. Mais il est plus rationnel de combiner l'attaque directe de la lésion et la mise au repos de la vessie. Ainsi que je viens de vous le dire, une vessie ouverte, fût-ce par le col, supportera les injections de lavage simple, ou les injections caustiques, qu'elle ne tolérait pas avant l'opération. L'infériorité principale de l'attaque par le col est de ne pas vous donner accès direct sur les lésions, c'est aussi de ne pas assurer aussi complètement l'évacuation immédiate et absolue de l'urine. Vous rendrez cette opération meilleure, en en faisant pour ainsi dire, la porte d'entrée d'un traitement modificateur.

Il est d'ailleurs fort intéressant de constater les heureuses modifications imprimées à la cystite douloureuse par l'opération. Alors même qu'elle ne guérit pas, elle peut rendre la vessie assez tolérante, pour accepter un traitement qui n'eût pas été supportable avant l'acte chirurgical, et lui permettre d'en bénéficier. Vous transformerez ainsi les cas graves en cas de moyenne intensité. Il m'a été donné de guérir par les instillations, il y a quatre ans, un malade, dont l'état est resté parfait depuis. Après avoir subi deux fois la taille périnéale, faite par un chirurgien de premier ordre, il conservait un état douloureux absolument rebelle. Il se souciait peu d'être une troisième fois taillé, même par l'hypogastre; grâce à la modification cependant imparfaite, due à la section du col, le traitement local eut une pleine réussite.

Ouverture de la vessie, autant que possible de son corps, action directe et énergique sur la muqueuse, action répétée et prolongée s'il le faut, telle me paraît être la formule qui vous permettra de guérir ces états si rebelles et si pénibles que nous venons d'étudier sous le nom de : Cystites douloureuses.

VINGT-HUITIÈME LEÇON

DES CYSTITES

(*suite.*)

IX. — CYSTITE MEMBRANEUSE

(Deux variétés : *C. pseudo-membraneuse et C. exfoliante ou gangréneuse.*)

Historique. — Théorie de l'exfoliation défendue par les premiers observateurs : Ruysch, Bœrhaave, Morgagni, universellement remplacée plus tard par la théorie de l'exsudation. — Faits récents qui établissent la réalité des deux espèces : Cystite pseudo-membraneuse proprement dite et cystite exfoliante ou gangréneuse.

Étiologie. — Acuité des phénomènes inflammatoires surtout quand il y a rétention ; intoxication cantharidienne ; calculs vésicaux. — Opérations de taille et de lithotritie. — Rétroversion de l'utérus gravide. — Accouchements laborieux.

Anatomie pathologique. — *Fausses membranes.* — Forme, étendue, couleur, épaisseur, consistance, adhérences, aspect des faces. incrustations calcaires. — Siège dans les diverses parties de l'appareil urinaire. — Extension aux organes voisins. — Lésions concomitantes de la vessie, des uretères et des reins. — Examen histologique.

Membranes vraies, par l'exfoliation ou gangrène. — Exfoliation de la muqueuse seule ; de la muqueuse doublée de partie ou totalité de la couche musculeuse ; de toute l'épaisseur de la paroi vésicale y compris le péritoine.

Symptomatologie. — L'affection n'est pas primitive. — Redoublement d'acuité des symptômes de la cystite préexistante. — Caractères des urines, leur odeur. Hématuries. — Expulsion des fausses membranes. — Accidents de rétention. — Difficultés du cathétérisme évacuateur.

Pronostic et terminaisons. — Le fait du séjour ou de l'expulsion des membranes est capital. — Guérison rapide après l'expulsion ; mort habituelle quand elle est impossible.

Traitement. — Cathétérisme répété ou sonde à demeure. — Lavages antiseptiques fréquents de la vessie. — Au besoin cystotomie.

Messieurs,

Toutes les pièces que j'ai fait réunir sur cette table, et qui font partie de la collection anatomique recueillie par mes soins dans cet hôpital, représentent autant de cas plus ou moins remarquables de cystite membraneuse. Cette variété d'inflammation de la vessie mérite de fixer notre attention au même titre que la cystite douloureuse que nous avons précédemment étudiée. Pour cette dernière, nous avons vu l'exagération et la persistance d'un symptôme donner à la maladie une physionomie clinique toute particulière, créer des indications thérapeutiques spéciales, constituer en un mot une véritable entité morbide. Pour la cystite membraneuse, il ne s'agit plus d'un symptôme, mais d'une lésion, d'une particularité anatomo-pathologique, à savoir la production dans la vessie d'une membrane plus ou moins étendue, allant parfois jusqu'à former un sac entier. Cette lésion insolite est par elle-même très intéressante. Sa structure et sa pathogénie ont depuis longtemps excité la plus vive curiosité. Mais, de plus, elle se produit au cours d'une affection antérieure de la vessie, dont les symptômes subissent des modifications particulières au moment où se forment les membranes, et enfin celles-ci donnent lieu, par elles-mêmes, à certains troubles fonctionnels qui sont la conséquence directe de leur présence. Il résulte de tout cela que cette espèce de cystite mérite une place à part dans le cadre nosologique, aussi bien par ses manifestations cliniques que par ses lésions anatomiques.

Sous des apparences à peu près identiques, la maladie présente *deux variétés* bien distinctes au point de vue de la nature des membranes et de leur mode de formation. Il est absolument démontré qu'elles sont constituées dans certains cas, les plus fréquents à mon avis, chez l'homme du moins, par un *exudat fibrineux* plus ou moins comparable à celui des fausses membranes que l'on observe si communément dans les affections inflammatoires des séreuses, mais il n'est pas douteux que, dans un grand nombre d'observations, particulièrement recueillies chez la femme, dans les cas de rétroversion de l'utérus gravide ou d'accouchement laborieux, elles soient dues à une véritable *exfoliation* de la paroi vésicale.

Toutefois, cette opinion éclectique n'a pas été acceptée de tout temps. Aujourd'hui encore elle est combattue par un certain nombre d'auteurs, qui défendent exclusivement l'une ou l'autre manière de voir.

Les premiers observateurs qui ont eu l'occasion d'examiner des membranes rejetées par l'urèthre ou trouvées à l'autopsie dans la cavité vésicale, ont discuté leur nature et conclu à l'*exfoliation de la muqueuse*. Parmi eux, je vous citerai Willis[1], Ruysch, Boerhaave et plus tard Morgagni[2]. « Des « portions de muqueuse vésicale, dit ce dernier, peuvent se « séparer sans qu'une hémorrhagie survienne. Il est certain « qu'une hémorrhagie n'était pas survenue chez une dame « dont parle Willis et qui avait rendu, fort longtemps avant « sa mort, une membrane épaisse et large remplie de matière « sablonneuse. Or, il est constant par la dissection du cadavre « que cette membrane était une partie de la tunique interne de « la vessie. L'hémorrhagie ne survint pas non plus chez deux « femmes qui rendirent une membrane que Ruysch et Boer- « haave virent très bien et qui, dans l'un des cas, était comme « parsemée de petits cailloux. Il n'est pas croyable que de « tels hommes aient pris pour une véritable membrane une « fausse membrane..; » Plus loin Morgagni parle encore d'un cas de Rouhault dans lequel la membrane qui représentait en surface au moins les deux tiers de la tunique interne de la vessie, offrait des vaisseaux qui lui étaient propres. Si donc Morgagni n'affirmait pas que tout ce qui sort de la vessie sous forme de membrane était une véritable membrane, il avait évidemment tendance à le croire et réunissait à l'appui de cette manière de voir un certain nombre de faits en apparence très concluants.

Un demi-siècle plus tard cette opinion sur la nature des membranes vésicales s'était notablement modifiée. Vous en jugerez par ce passage de la thèse inaugurale de Fontaine publiée en 1815[3].

« Que doit-on penser de ces membranes plus ou moins « étendues qui ont été excrétées et rejetées par l'urèthre.

1. Willis. *Dissertatio de urinis*, 1650.

2. Morgagni. *De sedibus et causis morborum*, Ep. 41, Art. 16, t. II, 1761.

3. Fontaine. *Catarrhe de la vessie*. Th. Paris, 1815, n° 1.

« Demanderons-nous encore si c'était la muqueuse qui s'était « exfoliée, ou bien si c'était simplement le produit d'une « sécrétion, une espèce d'exsudation. Les progrès que l'ana- « tomie pathologique a faits dans ces derniers temps ne per- « mettent plus d'avoir de doutes à cette égard et la théorie « des fausses membranes est aujourd'hui trop bien démon- « trée, grâce aux travaux de Bichat, de MM. les professeurs « Chaussier et Dupuytren pour que l'on conserve quelques « incertitudes sur ce point de doctrine. Quoique Morgagni et « Lieutaud aient pensé qu'il pouvait se faire de vraies exfo- « liations de la muqueuse vésicale et qu'ils s'appuient de « l'opinion de Boerhaave et de Ruysch, il n'en reste pas moins « généralement reconnu aujourd'hui que ces exfoliations ne « sont que des fausses membranes albumineuses ou couen- « neuses qui se forment quelquefois à la surface de toutes les « muqueuses sans qu'il y ait séparation de celles-ci. »

Les années suivantes ces opinions s'accentuèrent encore et, en 1829[1], Andral s'exprimait ainsi : « La muqueuse vési- « cale peut fournir une matière concrescible qui se dépose « sous forme de pseudo-membrane à la surface interne de « la vessie. J'ai vu deux fois cette surface interne tapissée « presque en totalité par une couche couenneuse de plus « d'une ligne d'épaisseur, d'un blanc sale, sans trace de « vaisseaux et semblable aux pseudo-membranes des voies « aériennes. »

Nous arrivons ensuite aux intéressants mémoires de Morel-Lavallée (1837, 1841, 1844), sur les accidents urinaires déterminés par l'absorption des cantharides après l'application des vésicatoires. Il appelait l'attention sur l'apparition d'une forme toute spéciale de cystite s'accompagnant fréquemment de l'expulsion par l'urèthre de fausses membranes qui n'offraient pas la moindre trace d'organisation. Dès lors, la nature des membranes qui pouvaient se former dans la vessie n'offrit plus aucun doute pour personne et on ne fit plus la moindre

1. Andral. *Traité d'Anatomie pathologique.*

difficulté pour admettre que les membranes considérées par Morgagni comme des lambeaux de muqueuse vésicale exfoliée ne fussent en réalité des *fausses membranes*.

« La mucosité, disait Civiale[1], peut prendre la forme d'une « membrane qui tantôt revêt tout l'intérieur de la vessie, « comme l'a observé Andral, tantôt se détache par lambeaux « (Obs. de Ruysch) qui sortent quelquefois couverts de « petites pierres, comme Tulpius et Rudtorffer en citent « chacun un exemple. Ce sont ces lambeaux que Willis a « pris pour une partie de la tunique interne elle-même de la « vessie, erreur dans laquelle est tombé aussi Morgagni en se « fondant sur un fait rapporté par Rouhault qui avait vu un « homme rendre avec l'urine trois portions de membrane « ayant des vaisseaux propres, comme il est assez commun « d'en trouver dans les produits pseudo-membraneux. »

On en était donc arrivé à nier pour ainsi dire la possibilité de l'exfoliation vésicale, lorsque de nouveaux faits observés par Lever[2], Dolbeau, Henry Lee, vinrent tout remettre en question. Lever avait pu recueillir sur une femme de 28 ans, à Guy's hospital, une membrane péniblement rejetée par l'urèthre après des accidents graves du côté de la vessie. Cette membrane, examinée au microscope par Gull, fut reconnue pour être la muqueuse vésicale exfoliée. Dolbeau[3] avait eu également l'occasion de recueillir, après la taille, dans trois cas, des lambeaux membraneux rejetés par la plaie périnéale. Or, ces lambeaux examinés au microscope n'avaient pas tous la même structure. Si les uns représentaient simplement de fausses membranes dépourvues d'organisation, les autres étaient constitués par un véritable tissu. Dolbeau n'hésitait pas à conclure qu'ils appartenaient sans aucun doute à la muqueuse vésicale.

A peu près à la même époque, 1863, un autre fait du même

1. Civiale. *Traité de l'affection calculeuse*. Paris, J.-B. Baillière.
2. Lever. *Guy's hosp. Rep.* 1852, p. 49.
3. Dolbeau. *Traité pratique de la pierre dans la vessie*, 1864, p. 309 et suiv.

ordre observé par Henry Lee[1] chez un homme de 38 ans, vint démontrer avec l'appui de l'examen histologique, la possibilité de l'exfoliation complète de la muqueuse vésicale.

Toutefois de nouvelles observations semblables n'étant pas venues à brève échéance témoigner dans le même sens, les opinions précédemment admises n'en furent pas très sérieusement ébranlées. Je continuai pour ma part, à penser que, dans l'immense majorité des cas, les lambeaux membraneux rejetés par l'urèthre ou trouvés à l'autopsie dans la cavité vésicale étaient des exsudats de la muqueuse enflammée, des fausses membranes et non pas la muqueuse elle-même exfoliée ou mortifiée. Cette manière de voir s'appuyait sur un certain nombre d'observations personnelles ne se rapportant, il est vrai, ni à la rétroversion de l'utérus gravide ni à des accouchements laborieux, dans lesquelles un examen histologique très attentif pratiqué par des hommes compétents avait clairement démontré l'absence de toute organisation. Ce sont les pièces relatives à ces observations que j'ai voulu mettre sous vos yeux et qui me serviront tout à l'heure à vous tracer la description anatomo-pathologique de la cystite pseudo-membraneuse. Dans aucun de ces cas, la structure des lambeaux n'est en faveur de l'exfoliation.

Cependant d'autres faits contraires ont été récemment enregistrés. L'un d'eux a été recueilli en 1877 à l'hôpital Saint-Antoine, dans le service M. Dujardin-Beaumetz[2]. L'examen histologique de la membrane en forme de sac trouvée dans la vessie d'une vieille femme fut pratiqué par M. le Dr Dubar, aujourd'hui professeur à la Faculté de Lille, et lui permit de conclure qu'il ne s'agissait pas d'une fausse membrane mais bien de la muqueuse vésicale elle-même qui s'était détachée des tuniques sous-jacentes.

Depuis, d'autres faits du même ordre ont été recueillis en nombre assez considérable en France, en Angleterre et sur-

1. Henry Lee. *Exfoliation of the mucous membrane of the bladder, Trans. of the pathol. soc. of Lond.* vol. XV, p. 136, 1864.

2. Société anatomique, 1877, p. 291.

tout en Allemagne. Il est vrai qu'ils représentent une catégorie à part, bien distincte au point de vue pathogénique. Ils sont, en effet, presque tous, relatifs à des femmes atteintes de rétroversion de l'utérus gravide au troisième ou quatrième mois de la gestation et les autres ont succédé à des accouchements très laborieux. Dans la pluqart de ces cas, l'examen histologique a démontré que les lambeaux membraneux étaient constitués par la muqueuse vésicale, sphacélée ou non, qui s'était détachée en entraînant ou non avec elle une portion de la couche musculaire sous-jacente. Parfois même ces lambeaux contenaient non seulement la muqueuse et une partie de la couche musculeuse, mais, chose bien imprévue, jusqu'au revêtement péritonéal. La présence de la séreuse a été en effet nettement constatée sur une des faces de la membrane dans les cas signalés par Frankenhæuser 1876 [1], Madurowicz 1877 [2], Krukenberg 1882 [3]. J'aurai plus tard à utiliser ces faits pour la description.

Déjà, de ce rapide historique il ressort, à mon avis, que nous devons aujourd'hui admettre deux variétés de cystites donnant lieu à des productions membraneuses intravésicales. La première répond aux pièces que je vous présente ici et mérite seule à vrai dire la dénomination de *cystite pseudo-membraneuse*. Elle est essentiellement caractérisée par la formation à la face interne de la muqueuse vésicale d'un produit de sécrétion, d'un exsudat fibrineux qui englobe des leucocytes, des cellules épithéliales de la vessie, divers cristaux et des organismes inférieurs. On n'y trouve ni fibres musculaires, ni fibres élastiques, ni vaisseaux. La seconde répond à l'*exfoliation de la vessie*. Complètement rejetée pendant la première moitié de notre siècle, elle a été dans ces dernières années assez fréquemment observée par les accou-

1. Frankenhæuser. *Corr. blatt fur schweiz Aerzte*, 1876. n° 15, p. 456 à 458.

2. Madurowicz, *Wiener med. Wochenschr.*, 1877, n° 51, 52 et *Centralblatt f. gyn.*, 1878, p. 188.

3. Krukenberg. *Arch. fur Gyn.*, 1882, Bd. XIX, p. 261.

cheurs et assez méthodiquement étudiée pour qu'il soit impossible d'élever le moindre doute sur sa réalité. Cette variété mérite le nom de *cystite membraneuse, exfoliante* ou *gangréneuse*, car, ce qui la caractérise, c'est la séparation dans la cavité de la vessie, non d'une pseudo-membrane, mais d'une couche plus ou moins épaisse, plus ou moins étendue de sa propre paroi frappée de gangrène partielle ou totale.

Lorsqu'une affection s'observe aussi rarement que la cystite membraneuse, il n'est pas toujours facile de surprendre ses véritables *causes* et d'éviter des erreurs d'interprétation. Cependant en rapprochant les uns des autres les divers faits observés, on constate que presque tous les malades, à la seule exception peut-être de ceux qui avaient des accidents cantharidiens, présentaient, depuis un temps variable, des symptômes d'une *cystite* plus ou moins intense. Puis tout à coup sous une influence quelconque, souvent un refroidissement, un excès de boissons, la cystite passe à un état plus aigu et bientôt se produit l'expulsion plus ou moins hâtive, plus ou moins pénible, de lambeaux membraneux plus ou moins étendus. Quant à la *nature de cette cystite antérieure*, elle est variable.

Broca pensait que la *cystite tuberculeuse* exposait particulièrement à la formation et à l'expulsion des pseudo-membranes (Girard[1]). Mes observations sont négatives à cet égard.

Bien plus souvent, je pourrais même dire presque toujours, j'ai eu l'occasion d'observer la cystite pseudo-membraneuse chez les *prostatiques* ou chez des malades qui avaient un *obstacle quelconque à l'issue de l'urine*, un calcul uréthral par exemple. Rien n'est plus apte, ainsi que je vous l'ai tant de fois enseigné, à exaspérer les inflammations de la vessie que l'excès de tension passager ou durable qu'elle subit si facilement dans ces conditions.

1. E.-V.-A. Girard. *De la cystite pseudo-membraneuse*, Paris, Th. doct., 1877, p. 17.

Y a-t-il d'autres états de la vessie capables de donner lieu aux mêmes productions membraneuses sans qu'il y ait rétention ? Les *calculs*, par exemple, prédisposent-ils à cette forme de cystite ? Parmi les nombreux malades atteints de la pierre qu'il m'a été donné de suivre, je n'ai eu que très rarement l'occasion d'en rencontrer chez lesquels cette complication ait été notée. Et quand cette occasion s'est présentée, il s'agissait de malades qui avaient, en même temps que la pierre, de la rétention prostatique à laquelle revient, suivant moi, le principal rôle étiologique. Cependant, les auteurs rapportent en nombre assez considérable des observations de cystite membraneuse chez des calculeux, mais seulement après qu'ils avaient été soumis soit à la *lithotritie* soit surtout à la *taille*. Ledran, frère Côme, Rudtorffer, Tulpius, Deschamps, Valette, Belmas, Civiale et Dolbeau en ont publié de remarquables exemples. Je me borne à vous signaler ces faits sans les discuter, sans rechercher pourquoi la formation et l'expulsion de produits membraneux avaient lieu précisément après l'ouverture ou tout au moins le débarras de la vessie, alors que nous avons l'habitude de voir, dans ces conditions, les inflammations les plus graves se calmer promptement. Y avait-il lieu d'accuser la vessie, le malade ou le chirurgien ? Je ne puis trancher la question. Mais j'ai quelque tendance à croire que la rareté actuelle de cette complication n'est pas absolument fortuite et qu'elle est probablement en rapport avec les perfectionnements si remarquables apportés dans ces derniers temps à la taille et à la lithotritie.

La *recrudescence d'une cystite préexistante, surtout lorsqu'elle s'accompagne de rétention, son passage à l'état ammoniacal*, voilà cliniquement les conditions les plus ordinaires de la formation des membranes dans la vessie. Ce sont à peu près les seules que nous observions chez l'homme et chez la femme en dehors de la grossesse et de l'accouchement; alors il s'agit le plus souvent de pseudo-membranes.

Il est une autre catégorie de faits ; on les a observés chez la femme en état de *grossesse*, soit du troisième au cinquième mois, lorsqu'il y a *rétroversion de l'utérus*, soit à la suite d'*accouchements laborieux*, lorsque la tête fœtale est restée longtemps arrêtée dans l'excavation. Dans ces cas, les productions membraneuses sont, non pas toujours, comme on l'a prétendu (Pinard et Varnier), mais le plus ordinairement, de vraies membranes constituées par la muqueuse vésicale doublée ou non d'une couche plus ou moins épaisse de la tunique musculaire et quelquefois même de l'enveloppe péritonéale.

Ces accidents, lorsqu'ils surviennent après l'accouchement, sont probablement, comme le pensent les auteurs que je viens de citer, la conséquence de la compression exercée sur les artères qui se distribuent à la vessie et qui toutes sont obligées de passer entre la tête fœtale et la paroi osseuse du bassin.

Mais lorsqu'ils sont liés à la rétroversion de l'utérus gravide, leur mécanisme a donné lieu à des opinions différentes. Les uns ont pensé (Depaul) que la rétention d'urine était le fait initial et que la vessie distendue refoulait en arrière le corps de l'utérus et le faisait basculer dans l'excavation sacrée. A l'appui de cette opinion pourraient être invoquées les observations dans lesquelles l'évacuation régulière de la vessie par la sonde a suffi pour amener la guérison, non seulement de l'affection vésicale, mais encore de la rétroversion. La plupart admettent que c'est la rétroversion de l'utérus qui inaugure la série des accidents. Le col utérin porté en avant détermine de la rétention d'urine, puis de la cystite et enfin, lorsque cette dernière est très intense, la mortification et l'exfoliation de la paroi vésicale. Pour élucider l'influence de la rétention et des cathétérismes répétés, May[1] s'est livré sur des chiens à quelques expériences qui paraissent démontrer que la rétention incomplète, inter-

1. May. *Ueber die Ruckwartsbeugungen der schwangern Gebarmutter, Diss. inaug. Giessen*, 1869.

mittente et l'emploi irrégulier de la sonde ont plus d'influence que la rétention complète.

MM. Pinard et Varnier, dans un très important mémoire qu'ils viennent de publier sur la cystite gangréneuse liée à la rétroversion de l'utérus gravide[1], ont analysé et très judicieusement commenté le plus grand nombre des observations publiées en France et à l'étranger. Ils pensent que ni la rétention d'urine, ni les cathétérismes répétés, ni la cystite ne suffisent à expliquer la gangrène et l'exfoliation ; il faut attribuer le rôle principal, comme à la suite des accouchements laborieux, à la compression exercée par l'utérus rétroversé sur les vaisseaux de la vessie et cela en vertu de leurs rapports avec la paroi osseuse de l'excavation pelvienne et de leur mode de distribution.

J'ai hâte d'arriver à l'*étude anatomo-pathologique*. C'est en elle, en effet, que se concentre la plus grande partie de l'intérêt qui se rattache à l'histoire des cystites membraneuse et pseudo-membraneuse, puisque c'est précisément à la lésion anatomique qu'elles doivent leur distinction.

Je passerai successivement en revue les caractères macroscopiques et microscopiques des fausses membranes exsudées par la muqueuse enflammée et ceux des membranes exfoliées à la suite de la gangrène partielle ou totale de la paroi vésicale.

Les *fausses membranes* offrent la plus grande diversité au point de vue de la *forme* et de l'*étendue*. Parfois elles sont très petites et constituent des plaques à bords plus ou moins réguliers disséminées çà et là en divers points de la vessie. Sur cette pièce préparée par M. Rollin, l'un de mes internes, et provenant d'un sujet qui est venu tout récemment succomber dans mon service à des accidents d'infiltration, vous apercevez sur la paroi antérieure de la vessie, au-dessus du col, un abondant semis de points jaunâtres qui se déta-

1. *Annales de gynécologie*, numéros de novembre 1886, de février 1887 et de mai 1887.

chent nettement sur le fond rouge hortensia de la muqueuse. Ces points jaunâtres, encore assez adhérents, ne sont autre chose que des pseudo-membranes surprises pour ainsi dire au moment même de leur formation. Dans tout le reste de la vessie qui est le siège d'une dilatation très marquée, vous constatez des traces d'une inflammation extrêmement violente, des arborisations vasculaires de la muqueuse et un épaississement énorme de toutes les couches de la paroi. Voici une autre pièce où vous ne voyez les fausses membranes que sur le bas-fond de l'organe. Elles sont disposées sous forme de très petites plaques multiples. En voici d'autres où vous en trouvez plusieurs formant des îlots plus étendus nettement séparés, à bords plus ou moins irréguliers et déchiquetés.

Lorsque au lieu de surprendre les lésions à une époque assez rapprochée du début, on n'a l'occasion de les examiner que tardivement, il est possible que les points primitivement séparés se soient réunis de proche en proche de manière à se fusionner et à constituer des lambeaux très étendus. Voici une pièce préparée par M. Kirmisson, alors mon interne, où la vessie, au niveau du col, est tapissée par une fausse membrane qui en circonscrit tout l'orifice et remonte jusqu'au milieu des parties latérales. J'aurai à revenir dans un instant sur d'autres particularités intéressantes que cette pièce nous présente.

Au point de vue de l'étendue des fausses membranes, celle-ci est encore plus remarquable. Elle constitue un sac entier, une sorte de vessie membraneuse incluse dans la vessie et offrant absolument l'apparence de la muqueuse séparée des couches sous-jacentes. Étalée, elle ne mesure pas moins de 16 centimètres de hauteur sur 10 de largeur. Il s'agit pourtant bien d'une membrane d'exsudation, comme vous le verrez par la description histologique dont je vous donnerai bientôt les détails. Cette membrane a été rejetée par l'urèthre, et le malade que j'ai soigné avec M. le Dr Campenon a complètement guéri. Ces faits démontrent donc que ce n'est pas exclusivement à la forme exfoliante, mais également à la véritable cystite pseudo-membraneuse qu'appartiennent ces observations où on a rencontré une espèce de dédoublement de la paroi vésicale.

La *couleur* des fausses membranes est généralement d'un gris jaunâtre. Parfois elles offrent une teinte brunâtre. Leur *épaisseur* est très variable, de même que leur *consistance;* quelquefois elles représentent une très mince membrane, presque transparente. D'autres fois elles ont plusieurs millimètres d'épaisseur. Elles sont, dans certains cas, si molles qu'elles s'écrasent à la moindre pression, tandis qu'elles ont d'autres fois une consistance, une élasticité telles qu'on peut les arracher dans une assez grande étendue sans les rompre.

Elles sont aussi plus ou moins *adhérentes.* Il en est qui ne tiennent à la vessie que par un de leurs bords, tandis que le bord opposé, libre et détaché, baigne dans l'urine où il flotte.

A l'inverse de ce qui a lieu pour les séreuses, dont les produits pseudo-membraneux ne tardent pas à s'organiser et à se confondre pour ainsi dire avec elles, l'adhérence des membranes vésicales commence par être assez prononcée, mais va ensuite en diminuant de plus en plus, si bien qu'à un moment donné la séparation arrive à se faire spontanément.

Enfin, lorsqu'on examine les fausses membranes après les avoir complètement séparées, on remarque une différence notable entre les deux faces qu'elles présentent; l'une, qui correspond à la cavité vésicale, offre généralement une surface lisse, l'autre au contraire est irrégulière et plus ou moins anfractueuse.

Toujours la membrane est *infiltrée de dépôts phosphatiques et calcaires* plus abondants du côté de la face adhérente. Ces dépôts se font tantôt sous forme de très fine poussière, tantôt sous forme de sable ou de grains faciles à reconnaître par le toucher, tantôt enfin sous forme de petites plaques.

Au lieu d'être constituées, comme cela se voit pour les séreuses, par des couches multiples stratifiées, les fausses membranes se composent d'une seule couche plus ou moins épaisse et de cohérence uniforme.

Tels sont les principaux détails relatifs à l'anatomie macroscopique des pseudo-membranes vésicales, considérées en elles-mêmes. Il me reste maintenant à élucider une question importante, celle de leur *siège*. Ne se rencontrent-elles que dans la vessie, à l'exclusion des autres parties de l'appareil urinaire, ou peuvent-elles se montrer en même temps dans les reins, les uretères ou du côté de l'urèthre? Peuvent-elles même s'étendre en dehors des voies urinaires, par exemple autour du méat, sur le gland ou la vulve, ou bien encore à travers les incisions faites à la vessie ou à l'urèthre dans un but thérapeutique? Il est bien certain que la manière d'être de la maladie à ces divers points de vue ne peut manquer de jeter une vive lumière sur sa véritable nature et sa pathogénie. Or, si vous examinez ces diverses pièces, vous reconnaîtrez aussitôt que la production pseudo-membraneuse, loin de se limiter constamment à la vessie, a la plus grande tendance à gagner soit les uretères et les reins, soit l'urèthre et d'une façon générale tous les organes qui sont soumis au contact prolongé de l'urine.

Voyez par exemple cette pièce dont je vous ai déjà parlé tout à l'heure. Elle a été recueillie autrefois par M. Kirmisson, dans mon service, sur un homme de cinquante-cinq ans dont les accidents avaient débuté sans cause appréciable deux mois avant sa mort et avaient essentiellement consisté en symptômes très intenses de cystite avec rejet de fausses membranes dans les urines d'ailleurs très chargées de pus et très ammoniacales. Vous voyez que la paroi de la vessie est notablement épaissie et qu'il y a même de la péricystite. Dans la cavité vésicale, qui est le siège d'une dilatation très prononcée, vous apercevez, du côté droit, une fausse membrane encore adhérente à la muqueuse. Cette fausse membrane, examinée au microscope, était exclusivement constituée par de la fibrine à l'état granuleux incrustée de sels calcaires. Sur la partie latérale gauche, existe une ulcération qui laisse à nu la couche celluleuse. Tout autour de cette perte de substance à bords sinueux et irréguliers, on reconnaît la muqueuse dont les bords sont décollés dans une assez grande étendue. Cette particularité mérite de fixer notre attention. Elle démontre, comme nous le verrons encore à l'occasion des faits rapportés par Dolbeau, que, sous l'influence du même processus, c'est-à-dire d'une violente inflammation, on peut rencontrer simultanément sur le même sujet les deux formes de la cystite membraneuse : l'exsudation et l'exfoliation. Mais de plus vous pouvez constater que les fausses membranes se prolongent dans la cavité des uretères, notamment à gauche où ce conduit est dilaté et offre une épaisseur extraordinaire. Elles remontent jusqu'au bassinet et même jusque dans un des calices qui est le siège d'une dilatation très prononcée. L'uretère droit est mince au contraire et le rein correspondant à peu près sain et seulement un peu hypertrophié.

Cette autre pièce provient d'un calculeux lithotritié le 14 octobre 1886 malgré des symptômes de néphrite et mort seize jours plus tard. Elle nous a permis de constater une congestion générale de la muqueuse qui offrait une couleur d'un gris ardoisé. Vous y voyez deux plaques noirâtres autour des uretères et de nombreuses végétations vasculaires autour du col. Il n'y a pas d'ulcération. Çà et là des lambeaux membraneux adhèrent encore à la muqueuse. Il y en avait en quantité dans l'urine très chargée de pus. L'uretère droit est dilaté, sa cavité offre le même aspect que celle de la vessie. Vous y voyez également des fausses membranes étendues jusqu'au bassinet. L'uretère gauche n'est pas dilaté; quant aux reins, ils sont remplis d'abcès miliaires.

Cette troisième pièce est relative à un cas de calcul uréthral ayant exigé la création d'une boutonnière pour l'extraction. La fausse membrane s'étend depuis le calcul, que vous voyez ici fixé par un point de suture à la place qu'il occupait, jusqu'à la vessie. Elle offre environ deux millimètres d'épaisseur. L'urèthre, très dilaté derrière le calcul, en est complètement tapissé. Dans la vessie, vous voyez également de petites fausses membranes qui adhèrent partiellement à la muqueuse et s'en détachent par places sous forme de filaments flottant dans le liquide.

Mais voici une quatrième pièce beaucoup plus intéressante encore à divers points de vue et particulièrement à celui de l'extension des fausses membranes. Elle appartenait à une femme de trente et un ans atteinte depuis cinq ans de coliques néphrétiques se répétant tous les huit jours. Vers la quatrième année, elle fut atteinte de cystite grave avec rejet de fausses membranes et je dus lui faire, en décembre 1885, la taille vésico-vaginale. L'état de la malade fut considérablement amélioré. Mais plus tard les phénomènes rénaux reparurent et finirent par amener la mort, en juin 1886. Vous voyez que la vessie est extrêmement rétractée et ne mesure que trois centimètres de diamètre vertical. La paroi est considérablement épaissie et n'offre pas moins de quatre centimètres d'épaisseur, ce qui tient aux formations conjonctives énormes de la cystite interstitielle. Une épaisse couche graisseuse la double en dehors. A la muqueuse adhèrent des fausses membranes qui se prolongent dans les deux uretères épaissis et dilatés et remontent, surtout à droite, jusqu'aux calices. *Mais elles offrent surtout une prédominance très marquée au niveau de la fente opératoire et se propagent par là sur la muqueuse vaginale jusqu'à la vulve.* Le canal de l'urèthre est envahi lui-même et présente des ulcérations recouvertes de petites fausses membranes.

En définitive, toutes les parties qui sont habituellement en contact avec l'urine peuvent être le siège des productions pseudo-membraneuses; l'examen de toutes les pièces le démontre, car toujours les productions membraneuses sont principalement observées dans la moitié supérieure de la vessie.

En présence de faits aussi concluants, il est impossible de ne pas reconnaître l'influence pathogénique d'une urine profondément altérée et en général très ammoniacale. L'incision de la cloison vésico-vaginale surtout offre en quelque sorte une valeur expérimentale. La vaginite pseudo-membraneuse qui lui a succédé n'est d'ailleurs que l'équivalent de l'uretérite pseudo-membraneuse que vous constatez sur les autres pièces et de la méatite ou de la balano-posthite de même nature que j'ai plusieurs fois observées.

La présence des sels calcaires dont toutes ces fausses membranes sont plus ou moins abondamment incrustées reste comme un dernier témoignage de la transformation ammoniacale très accusée des urines, c'est-à-dire de l'altération profonde qu'elles ont subie et par conséquent des propriétés irritantes qu'elles ont pu revêtir pendant la vie.

Ces pièces vous montrent non seulement les caractères des fausses membranes et leur tendance à l'extension ascendante ou descendante mais encore les lésions concomitantes toujours fort graves de toute l'épaisseur de la paroi vésicale des uretères et des reins. Elles sont partout le vestige d'une inflammation extrêmement intense; la péricystite est assez souvent constatée. L'acuité extrême de l'inflammation vésicale est donc aussi bien prouvée par l'anatomie pathologique que par l'observation. Un fait très démonstatif de l'influence de l'acuité des lésions est celui que je viens d'observer dans la salle des blessés qui dépend de mon service. Un homme de trente-cinq ans est venu y mourir d'une fracture des vertèbres dorsales qui, dès le premier jour, détermina une paraplégie complète et la rétention de l'urine. A l'autopsie, nous avons constaté une cystite intense, avec péricystite et plaques membraneuses disséminées sur la surface interne de la vessie. Le trouble apporté dans la nutrition de l'organe par la compression de la moelle, avait permis aux lésions inflammatoires d'arriver promptement à cet état d'acuité, qui, lorsqu'il se combine avec la rétention, détermine la formation des exsudats. Ce fait est d'autant plus démonstratif des effets de l'acuité de l'inflammation sur la production des fausses membranes, que la vessie était exempte de toute autre lésion et appartenait à un sujet jeune et bien portant.

Je ne vous ai parlé jusqu'ici que des caractères macroscopiques des fausses membranes. Il est temps de vous dire ce que le microscope nous a permis de savoir au sujet de leur structure.

Pour les diverses pièces de ma collection, le *résultat des examens histologiques* a toujours été identique lorsqu'ils ont pu être pratiqués avant que la putréfaction ne fût trop avancée. Aussi, me bornerai-je à reproduire ici la note suivante de M. le Dr de Gennes, chef du laboratoire de clinique médicale de cet hôpital, qui a bien voulu faire une étude minutieuse de la pièce contenue dans ce bocal.

C'est une membrane de couleur grisâtre qui, par sa forme générale, reproduit assez bien la configuration de la vessie. Elle a été rejetée telle que vous la voyez par l'urèthre et provient du malade que j'ai soigné avec M. le Dr Campenon et dont je vous ai déjà parlé.

« Cette membrane est molle, se laisse facilement distendre « et même déchirer. Quand on en arrache un morceau, la « surface de séparation des deux fragments est composée « de filaments grisâtres disposés sans ordre. Cette mem- « brane a déjà subi un commencement de putréfaction; elle « dégage une odeur très intense de macération organique.

« Un premier examen rapidement fait à l'aide de raclages « pratiqués sur l'une et l'autre face de cette membrane « permet déjà de reconnaître qu'il n'y a pas trace d'épithé- « lium vésical. Les éléments obtenus par le raclage sont « composés de fragments de fibrine plus ou moins épais, « quelques cristaux de phosphate ammoniaco-magnésien et « de nombreux microbes, les uns sous forme de microco- « ques rappelant le micrococcus-ureæ, les autres sous forme « de bâtonnets gros et courts (bacilles de putréfaction).

« Il était déjà permis de penser qu'on avait affaire à une « fausse membrane. Pour rendre l'examen plus démons- « tratif, des morceaux furent durcis par la gomme et l'alcool « afin de pouvoir être soumis à des coupes minces.

« Ces coupes colorées par le picrocarminate d'ammonia-

« que nous ont révélé la structure suivante : si on envisage « avec un faible grossissement une coupe d'ensemble, on « voit que toute l'épaisseur de la membrane est composée « par un réseau de fibrine dont les mailles sont plus ou « moins larges.

« Examinant alors avec un plus fort grossissement, on « voit que le réticulum fibrineux possède des mailles fines et « déliées au niveau de la partie superficielle de la membrane, « tandis qu'il est composé de faisceaux plus épais opaques « et réfringents au niveau de la partie profonde qui était en « contact avec la muqueuse vésicale. Les mailles de ce réti- « culum sont occupées par quelques rares cellules lym- « phatiques et par des cristaux de phosphate ammoniaco- « magnésien.

« Pour étudier dans les coupes les microbes que nous « avions déjà obtenus par le raclage, nous avons fait quel- « ques colorations avec le violet de méthyle.

« Ces microcoques très nombreux, en doubles points ou « bien réunis en masses zoogléiques, se voient alors dans « les mailles de cette fausse membrane; ils sont surtout « abondants dans les mailles fines du réticulum superficiel « *ce sont des microbes de fermentation ammoniacale.*

« En résumé, l'examen histologique a démontré que cette « membrane, expulsée par l'urèthre, était une *fausse mem- « brane fibrineuse* assez analogue comme structure à celles « qu'on voit dans la diphthérie, fausse membrane infiltrée « de cristaux et de bactéries. Il n'y a nulle trace de la « muqueuse vésicale. »

Tels sont, les caractères à l'œil nu et au microscope de la première des espèces de membranes qui peuvent se détacher de la surface interne de la vessie, c'est-à-dire des fausses membranes. Il me reste maintenant à parler de la *seconde espèce* qui n'est plus un produit d'exsudation mais d'*exfoliation* ou de *gangrène.*

Pour cette description je ne puis plus utiliser les pièces de ma collection. Il n'en est aucune, en effet, comme je vous l'ai déjà dit, qui réponde complètement à cette variété. Je ne puis donc m'en rapporter qu'aux données fournies par les auteurs.

Or, les faits qui datent des siècles derniers, bien que présentés sous le titre d'exfoliation vésicale, ne peuvent pas nous servir, car il leur manque le complément indispensable de l'examen histologique.

Parmi les faits où cet examen a été méthodiquement pratiqué, nous ne trouvons guère, en France, que ceux de Dolbeau, de Dubar, de Pinard et Varnier. Mais à l'étranger, en Angleterre et surtout en Allemagne, il en a été publié un nombre relativement considérable.

Tous ces faits peuvent se diviser en deux catégories. La première comprend les *cas observés chez l'homme, ou chez la femme en dehors de la grossesse*, alors qu'il est impossible d'admettre, dans le mécanisme des accidents, l'influence exercée par la compression due à l'utérus gravide en rétroversion ou à la tête fœtale. Ce sont les observations de Lever, de Dolbeau, d'Henry Lee, de Dubar.

L'observation de Lever [1] est une des plus anciennes où l'examen histologique ait été fait. Elle date de 1850. Une jeune femme de vingt-huit ans, atteinte de troubles graves du côté de la vessie, finit par expulser très laborieusement une membrane qui mit plusieurs jours à sortir et qui, à l'examen microscopique, fut reconnue par Gull comme la muqueuse vésicale. Les détails de cet examen ne sont pas mentionnés dans l'observation.

Les faits de Dolbeau [2] sont au nombre de trois, tous relatifs à des calculeux ayant subi la taille périnéale. Les membranes recueillies offraient la forme de lambeaux irréguliers à bords déchiquetés; l'une de leurs faces, lisse, d'un blanc sale, rappelait l'aspect de la muqueuse; l'autre, inégale, creusée d'aréoles, présentait seule les incrustations phosphatiques

1. Lever. *Loc. cit.* (voy. p. 836.)
2. Dolbeau. *Loc. cit.* (voy. p. 836.)

dont il a été question. Ces lambeaux d'apparence et de conformation identiques offraient une structure variable. Les uns étaient évidemment des pseudo-membranes. Ils étaient exclusivement formés de lymphe coagulée, sans aucun élément des tissus normaux. Mais les autres se composaient d'un épithélium pavimenteux, de fibres lamineuses, de fibres élastiques et, dans un cas, de fibres musculaires lisses. Quant aux vaisseaux, il fut impossible d'en constater la présence. Dolbeau déclarait cependant, sans la moindre hésitation, qu'il s'agissait évidemment de lambeaux membraneux appartenant à la muqueuse vésicale. Il n'était d'ailleurs aucunement embarrassé pour expliquer le mécanisme de la séparation de ces lambeaux. Il est comparable, disait-il, à ce qui se passe dans certaines dyssenteries pendant lesquelles on observe la chute de portions plus ou moins étendues de la muqueuse intestinale. L'inflammation s'établit dans le tissu cellulaire sous-muqueux, la membrane interne se trouve ainsi soulevée et privée de ses éléments de nutrition, et bientôt la chute de cette portion de muqueuse succède au décollement et à une mortification partielle.

L'observation d'Henry Lee[1] est encore plus démonstrative. Un homme de trente-huit ans vint mourir à Saint-George's hospital après des accidents de rétention contre lesquels le cathétérisme était resté impuissant, la sonde ne ramenant pas une seule goutte d'urine. A l'autopsie, on trouva dans la vessie une membrane blanche complètement détachée qui fut soumise à l'examen d'une commission composée de Andrews Clark, Murchison, Henry Thompson. Ces observateurs éminents s'exprimèrent ainsi dans leur rapport : « Nous « avons fait l'examen microscopique de la pièce, et ayant « trouvé, bien que fortement altérés par la maladie, tous les « éléments constituants d'une membrane muqueuse (épithé- « lium, fibres musculaires de la couche sous-muqueuse, tissu « cellulaire et vaisseaux sanguins) et attachés à sa surface

1. H. Lee. *Loc. cit.* (voy. p. 837.)

« profonde des lambeaux de la musculaire proprement dite « de la vessie, nous sommes d'avis qu'il s'agit bien d'une « exfoliation de toute la muqueuse de cet organe. »

Dans le fait de M. Dubar[1], il s'agissait d'une femme de soixante-cinq ans, accusant depuis longtemps des douleurs hypogastriques et des difficultés de la miction. En dernier lieu étaient survenues des hématuries répétées. Elle mourut le lendemain de son entrée. A l'autopsie on trouva dans la vessie, baignant dans une urine purulente et infecte, une membrane que reliaient seulement aux parois quelques filaments peu résistants. Cette membrane, d'une couleur gris noirâtre, d'une épaisseur de 2 millimètres, se laissait difficilement déchirer. Elle représentait un sac presque complet, interrompu seulement au niveau du trigone et du sommet. Sa face externe offrait des saillies et des dépressions correspondant aux dépressions et saillies de la paroi vésicale. Sa face interne était unie, mais imprégnée de petits cristaux blancs jaunâtres, régulièrement distribués à sa surface. Quant à la vessie, elle était considérablement distendue, ses parois étaient épaisses et rigides, sa surface interne rougeâtre en certains points, noirâtre en d'autres et recouverte de détritus adhérents qui empêchaient d'en apprécier exactement les lésions. Les reins étaient farcis d'abcès miliaires.

La membrane examinée au microscope offrait une couche superficielle composée de fines granulations sans trace d'épithélium, une couche moyenne formée d'un grand nombre de fibres de tissu conjonctif, de quelques fibres élastiques, enfin, de quelques vaisseaux contenant des hématies altérées, une couche profonde constituée par un nombre considérable de fibres musculaires lisses. La surface interne de la paroi vésicale était tapissée d'une couche de ces mêmes fibres musculaires.

La membrane représentait donc la totalité de la muqueuse doublée d'une partie de la tunique musculaire.

1. Dubar. *Loc. cit.* (voy. p. 837.)

Je n'ai pas craint de vous exposer avec beaucoup de détails les faits qui précèdent, car ils m'ont permis de mettre sous vos yeux divers types de l'exfoliation de la vessie, depuis les simples lambeaux décrits par Dolbeau jusqu'aux sacs entiers recueillis par Henry Lee et Dubar et formés, dans un cas, par la muqueuse seule, dans l'autre, par la muqueuse doublée d'une partie de la musculeuse. Ces observations sont d'ailleurs particulièrement intéressantes, parce qu'elles ont été recueillies *en dehors de la rétroversion de l'utérus gravide et de l'accouchement*, ce qui paraît assez rare. Je n'ignore pas qu'on en a cité d'autres cas, en particulier ceux de Buchanam[1], de Schrady[2], de Bosc[3], de Liston[4], de Deneffe[5], de Lemaire[6], dans lesquels la membrane rejetée par l'urèthre ou trouvée à l'autopsie offrait la forme d'un sac presque complet. Mais dans aucun de ces faits l'examen histologique n'a été pratiqué, et si quelques chirurgiens les ont considérés comme des exemples d'exfoliation, d'autres n'y ont vu que des fausses membranes. Toujours est-il que l'absence d'examen microscopique ne permet aucune affirmation.

La seconde catégorie des cas d'exfoliation vésicale est relative aux *observations recueillies chez la femme, soit à l'occasion de la rétroversion de l'utérus gravide, soit à la suite d'un accouchement laborieux.* Un point commun les rattache, c'est le fait de la présence plus ou moins prolongée dans le petit bassin d'une tumeur volumineuse capable d'exercer une compression énergique sur toutes les parties molles contenues dans l'excavation et particulièrement sur la vessie.

1. G. Buchanam de Glascow. *Exfoliation of the bladder* (*Brit. med. journal*, 1871, t. II, 520.)

2. G. F. Schrady. *Case of diphteric cast of the bladder passed through a perineal opening.* (*Med. Record*, New-York, 1884, t. XXV, p. 79.)

3. Bosc. *Soc. anat.* Paris, 1827, p. 84.

4. Liston. Pièce n° 1993 du musée de Hunter of England (*Roy. coll. of surgeons*).

5. Deneffe. *Bullet. soc. anat.* 1862, 2e série, tome VII, p. 484.

6. Lemaire. *Soc. anat.* 1877, p. 291.

Parmi ces observations, je ne tiendrai pas compte de celles de Baynham [1], de Zeitfuchs [2], de Wardel [3], de Kiwisch Ritter [4], de Rosenplanter [5], bien qu'elles soient considérées par certains auteurs, notamment par MM. Pinard et Varnier [6], comme appartenant à la cystite gangréneuse. Elles ont été, en effet, données par leurs auteurs ou citées ultérieurement comme des exemples de cystite pseudo-membraneuse. Je ne tiendrai pas compte non plus des faits de Gordon [7], de Wynn Williams [8], de R. Barnes [9], dans lesquels les auteurs ont pensé, mais sans la confirmation de l'examen microscopique, avoir affaire à une exfoliation de la muqueuse vésicale. Je m'appuierai seulement sur les cas dans lesquels l'examen histologique a prouvé, sans contestation possible, que la membrane expulsée ou retenue dans la vessie était bien réellement formée de la muqueuse vésicale, soit seule, soit doublée de la tunique musculaire ou même de l'enveloppe péritonéale.

Les faits de Luschka [10], de Hausmann [11], de Hurry [12], de

1. Baynham (de Birmingham). *Edimb. Med. and Surg. J.* Avril 1830, XXXIII, p. 256.

2. Zeitfuchs. *A. E. von Siebold's Journ. f. Geb.*, t. XIII, 1833, p. 99 à 130.

3. Wardel. *Britisch Med. Journ.* 10 juin 1871.

4. Kiwisch Ritter von Rotterau. *Ueber primitiven Blasencroup, mit einer Beobachtung mitgetheilt.* (*Viertjahrschrift fur die prakt. Heilkunde.* Prague, 1884, Zw. Quart, p. 37.)

5. Rosenplanter. *Cystitidis cruposæ retroversionem uteri gravidi subsecutæ Inaug. Diss.* Dorpat, 1855.

6. Pinard et Varnier. *Annales de gynécologie*, 1887, nº de février, p. 94 à 106.

7. Cl. Godson. *Britisch Med. Journal,* 1871, t. II, p. 432.

8. Wynn Williams. Cité par Pinard et Varnier. *Annales de gynécologie*, 1887, p. 108.

9. R. Barnes. *Clinical Lectures on affect of the bladder in their relation to uterine and peri-uterine disease.* (Lancet, 1875, t. I, p. 5.)

10. Luschka. *Virchow's Arch. f. pathol. Anat.* 1854, t. VII, p. 30. — *Gazette des hôpitaux*, 1856. — *Bull. soc. anat.*, 1862, 2e série, t. VII, p. 479.

11. Hausmann. *Ein Fall von Diphterie der Blasenchleimhaut und darauf folgender Abstossung eines Theiles derselben. Monats f. Geburtsk und Frauenkr.* Berlin, 1868, t. XXXI, p. 132.

12. Hurry. *On exfoliating Cystitis with a case.* (*Edinb. med. Journ.* 1883-84, p. 1000 à 1008.)

Brandeis[1] sont relatifs à l'*exfoliation de la muqueuse seule*. Dans les cas de Haussmann, le lambeau représentait à peine le quart de la totalité de cette muqueuse; dans les autres, il s'agissait d'un sac entier.

Dans les observations de Carl Kleim[2], de Wittisch[3], de Schatz[4], de Moldenhauer[5], de Pinard et Varnier[6], *la muqueuse était doublée de partie ou totalité de la couche musculeuse*.

Je m'abstiendrai, pour éviter des redites fastidieuses, d'aborder la relation détaillée de tous ces faits qui sont, à peu de chose près, la répétition les uns des autres. Je vous exposerai seulement le résumé du *cas de MM. Pinard et Varnier* qui offre quelques particularités intéressantes, entre autres les lésions de violente inflammation que présentait la membrane exfoliée.

A l'ouverture de la vessie, le bas-fond et le col étaient recouverts par une membrane d'un gris noirâtre complètement détachée et libre dans la cavité vésicale, ressemblant à un chiffon mouillé. Cette membrane, étalée sur la table d'autopsie, présentait des contours très irréguliers et un orifice ovalaire de la largeur d'une pièce de 5 francs en un point de sa surface. Elle mesurait 10 centimètres de long sur 7 à 8 centimètres de large. Son épaisseur, assez uniforme, était de 2 à 3 millimètres.

L'une de ses faces était lisse, luisante, rappelant assez l'aspect de la muqueuse de certains estomacs altérés, à l'autopsie; elle présentait des traînées rougeâtres, des arborisa-

1. S. Brandeis (de Louisville). *Totale ausstossung der Harnblasenchleimhaut, bei retroflexio uteri gravidi.* (*Arch. f. Gynæk*, t. VII, p. 189.)

2. C. Klein. *Ein Fall von dissection der Harnblase. Inaug. Diss.* Berlin, 1880, in-8°, 30 p.

3. Wittisch (d'Eisenach). *Neue Zeitschrift f. Geb.* 1847, 23. — *Gaz. méd. de Paris*, 1849, p. 804.

4. Schatz. *Arch. f. Gynaek.* t. I, 1870, p. 469.

5. Moldenhauer. *Arch. f. Gynaek.* t. VI, 1873, p. 108.

6. Pinard et Varnier. *Arch. de gynécologie*, nov. 1886, p. 346 et février 1887, p. 114.

tions irrégulières, dont les unes étaient noirâtres, les autres rouges. L'autre face était tomenteuse, de coloration rosée, très vascularisée. Cette membrane n'avait pas d'odeur fétide. Elle était résistante et on ne parvenait que difficilement à la déchirer.

L'examen microscopique, confié à mon ancien interne, M. le Dr Clado, dont je vous ai souvent signalé la compétence, a été pratiqué sur deux fragments empruntés, l'un à la membrane exfoliée, l'autre à la paroi vésicale.

La structure du premier était celle de la muqueuse vésicale très enflammée, très altérée, et d'une partie de la couche superficielle de la muqueuse qui la doublait. De la surface vers la profondeur on pouvait reconnaître : 1° le tissu de la muqueuse composé d'un grand nombre d'éléments embryonnaires réunis entre eux par des fibres conjonctives fines et en petit nombre. On y trouvait, en outre, des vaisseaux nombreux qui, par place, offraient à la coupe un état presque caverneux. Ils étaient bourrés de globules. Ce sont là les lésions d'une inflammation très vive. Elles étaient reconnaissables dans toute l'étendue de ce fragment. Quant à l'endothélium vésical, il avait complètement disparu ; 2° vers la partie profonde, on trouvait des fibres musculaires lisses en grand nombre, mais étalées sur une couche très mince et faisant défaut en certains endroits.

Le deuxième fragment pris sur la vessie, en un point indemne d'exfoliation, offrait presque toutes les couches normales. De la surface à la profondeur on constatait d'abord la disparition du revêtement épithélial; la muqueuse se présentait à peu près dans le même état que dans l'autre fragment; puis on voyait la musculeuse avec quelques lobules adipeux de place en place et le tissu conjonctif interposé entre les différentes couches. Çà et là la muqueuse faisait défaut et la musculeuse était à nu.

Dans le fait qu'il a rapporté, Schatz mentionne un détail anatomo-pathologique auquel il attache une grande importance pour expliquer le décollement de la membrane et que je dois vous signaler, bien qu'il n'ait été rencontré par aucun autre observateur. C'est l'existence, au niveau du sommet de la vessie, d'un épanchement sanguin situé entre la membrane musculo-muqueuse détachée et le reste de la paroi vésicale. Il édifie sur ce fait toute une théorie de l'exfoliation. Les diverses couches de la paroi vésicale offrent, dit-il, une extensibilité très différente : la muqueuse et la couche musculeuse interne atteignent bientôt leur maximum de dilatation, tandis que le péritoine et la couche musculeuse externe peuvent se laisser distendre encore. De petites ruptures vasculaires se font entre les deux couches, lorsque la plus interne est surdistendue. Les épanchements sanguins multiples ainsi déterminés expliqueraient le mécanisme du décollement. Il ajoute que ce décollement commence toujours par le sommet où la pression qui s'oppose à la distension de l'organe se trouve à son minimum. Mais, comme le font observer MM. Pinard et Varnier, l'observation de Schatz est la seule dans laquelle on ait rencontré le caillot en question; d'autre part, le décollement commence, le plus souvent[1], au niveau du col, ainsi que le prouvent un certain nombre d'autopsies dans lesquelles le sac n'adhérait qu'au niveau du sommet; enfin, la théorie de Schatz ne saurait s'appliquer en aucune façon aux faits qu'il nous reste à passer en revue et dans lesquels *la membrane détachée comprenait toute l'épaisseur de la paroi vésicale y compris le péritoine.*

Ce sont les observations de Frankenhæüser, de Madurowicz, de Krukenberg. Elles sont particulièrement intéressantes et méritent quelques détails.

Le cas de Frankenhæüser[2] fut suivi de guérison. La malade, revue trois ans plus tard, conservait des envies très fréquentes d'uriner, une cinquantaine de fois dans les 24 heures. L'exfoliation vésicale ne s'était pas produite en une seule

1. Otto Mauer. *Ueber die Exfoliation der Blasenschleimhaut.* Dissertation. J. Berlin, 1880, in-8°, 31 p.

2. Frankenhæüser. *Loc. cit.*, (voy. p. 838.)

fois. Il y avait eu d'abord rejet de quelques lambeaux de la muqueuse mortifiée. Quelques jours plus tard, une masse nécrosée de l'épaisseur d'un pouce s'était montrée à l'orifice de l'urèthre. Cette masse fut extraite, le soir, par Frankenhæüser, presque sans hémorrhagie : « Elle constitue un sac « qui comprend les deux tiers supérieurs de la vessie, le « fond et le col seuls n'ayant pas été détachés. Les ouver- « tures des uretères ne se voient pas. Les bords de l'ouver- « ture du sac sont partout déchiquetés et fortement den- « telés; il y a des franges qui mesurent jusqu'à 7 centimètres « de long. Les dimensions de la préparation raccornie dans « l'alcool sont : longueur 23 centimètres, largeur 14 centi- « mètres. Capacité 800 centimètres cubes. Epaisseur maxima « 5 millimètres.

« La plus grande partie du sac est recouverte par la mus- « culaire. La surface externe présente, au sommet, un frag- « ment de péritoine de 9 centimètres de long sur 6 de large. « La paroi interne n'est qu'une grande ulcération qui, pour « la plus grande partie, est recouverte d'une incrustation « blanche de sels urinaires. La muqueuse n'est nulle part « complètement conservée, l'épithélium et la couche super- « ficielle ont partout disparu. Par places, la muqueuse man- « que dans toute son épaisseur. La sous-muqueuse a égale- « ment disparu dans sa plus grande partie, principalement « à la périphérie du sac, de telle sorte que les trois quarts « de cette dernière sont occupés par une zone moyenne- « ment large où la musculeuse est entièrement à nu.

« Le fragment ne présente nulle part de pertuis ni de « parties amincies. L'épaisseur de la muqueuse avec la sous- « muqueuse atteint au maximum 1 millimètre 1/2 quoique « la sous-muqueuse soit fortement épaissie.

« La muqueuse est partout garnie de crêtes petites, tout « à fait plates, basses, laissant entre elles des creux. La « musculaire a une épaisseur de près de 4 millimètres et est « tout à fait bien conservée. Vers les franges, elle s'amincit « un peu graduellement. La surface paraît comme travaillée

« par l'aiguille à dissociation. Partout on voit nettement la « direction des faisceaux musculaires sur les surfaces dénu- « dées; ils sont un peu dissociés, en partie effilochés et « tuméfiés; ils ont une coloration gris sale, pendant que les « couches centrales paraissent presque normales et ont une « coloration brun rouge. Le péritoine est poli et luisant, à « l'exception d'une partie toute petite, située à peu près au « milieu, qui présente une mince stratification exsudative.

« Le microscope montre que les stratifications de la sur- « face interne sont formées, pour la plus grande partie, de « sels urinaires (soude et ammoniaque); on trouve en outre « des cristaux de triples phosphates, quantité de détritus et « quelques fibres élastiques, mais aucune cellule épithéliale « et peu de filaments de fibrine.

« La sous-muqueuse montre sur une section transversale « une infiltration très dense de cellules embryonnaires, çà « et là de petits épanchements sanguins et, épars dans le « tissu, des cristaux de phosphates ammoniaco-magné- « siens. Le tissu basal est partout conservé; les faisceaux de « tissu conjonctif et élastique se laissent aisément suivre « entre les îlots de cellules embryonnaires. Celles-ci sont, « pour la plupart, atteintes de dégénérescence graisseuse, « en partie transformées en cellules granuleuses, en partie « réduites en granulations isolées.

« La musculaire se montre relativement très bien conser- « vée; les faisceaux musculaires isolés présentent la plupart « un état trouble; çà et là de grosses cellules graisseuses « sont infiltrées dans le protoplasma. Le tissu interstitiel ne « présente en général aucune modification importante; c'est « seulement dans les couches externes qu'on voit de petits « épanchements sanguins, des cristaux d'hématoïdine, des « cristaux d'acide urique et de triples phosphates, ainsi que « beaucoup de détritus et de l'infiltration embryonnaire. »

Comme vous le voyez, Messieurs, entre autres faits intéressants, nous pouvons relever, dans cette observation de Frankenhæüser, comme dans celle de Pinard et de Varnier, l'existence de lésions inflammatoires très prononcées dans tout le lambeau expulsé.

Nous retrouvons la même infiltration embryonnaire signalée dans le cas de Madurowicz [1]. Cette fois encore la malade ne succomba point. Elle fut tellement améliorée après l'expulsion de la membrane que, dès le troisième jour, elle voulut sortir. On ignore ce qu'elle est devenue.

« La membrane avait à peu près la forme d'une demi-
« sphère allongée dont la surface égalait 208 centimètres
« carrés, tandis que la périphérie de l'orifice du sac mesurait
« 44 centimètres. La surface interne était d'un gris ardoisé,
« recouverte de phosphates ammoniaco-magnésiens et d'ura-
« tes. La surface externe était d'un gris rougeâtre et, dans
« une étendue de 6 centimètres sur 7, présentait un lambeau
« de péritoine non épaissi, d'un blanc mat. Sur les bords, la
« muqueuse et la musculeuse existaient seules.

« Au microscope, on trouve la muqueuse érodée, infiltrée
« d'éléments moléculaires désagrégés dans lesquels on ne
« peut reconnaître la structure normale; çà et là sont des
« leucocytes suffisamment conservés. Les fibres musculaires
« sont noyées dans la masse des leucocytes finement gra-
« nuleux. Dans le tissu sous-séreux et le péritoine, même
« quantité de détritus granuleux dans lesquels le tissu con-
« jonctif et les fibres élastiques sont assez bien conservés. »

Dans le cas de Krukenberg [2], la mort survint le onzième jour après l'expulsion du lambeau mortifié dont je m'abstiendrai de vous énoncer la description détaillée. Ce lambeau offrait, en effet, beaucoup de similitude avec les deux précédents au point de vue de l'apparence extérieure. Quant à l'examen microscopique, il ne permit de retrouver nettement aucun élément anatomique bien reconnaissable, quoique la membrane expulsée fût, sans contestation, un morceau de la paroi vésicale, doublée du péritoine. A l'autopsie,

1. Madurowicz. *Loc. cit.* (voy. p. 838.)
2. Krukenberg. *Loc. cit.* (voy. p. 838.)

on trouva la cavité péritonéale sans liquide. En essayant d'enlever les anses intestinales, on s'aperçut que deux d'entre elles, avec le mésentère qui les unissait, bouchaient complètement une ouverture de la vessie plus grande que la paume de la main. Elles n'étaient adhérentes qu'aux bords de cette ouverture.

A l'occasion du fait qu'il avait observé, Krukenberg étudie un certain nombre d'autres cas où, sans rejet ni séparation de feuillets membraneux, il y eut, consécutivement à la rétroversion de l'utérus gravide, *cystite gangréneuse circonscrite et rupture de la vessie*. Il en rapporte neuf observations. Mais je m'en tiendrai, à leur égard, à cette simple mention, ne voulant étudier ici que les cystites accompagnées de productions membraneuses,

Enfin, messieurs, pour terminer cette longue étude anatomo-pathologique, il me reste à ajouter quelques mots sur les caractères des *membranes expulsées ou trouvées dans la vessie consécutivement à des accouchements laborieux*. MM. Pinard et Varnier[1], dans leur travail, en ont réuni et analysé huit observations dont sept suivies de guérison. Les membranes rejetées étaient constituées quatre fois par la muqueuse doublée d'une faible couche de la musculeuse, trois fois par la muqueuse seule. Dans le cas unique terminé par la mort, on trouva dans la vessie toute la muqueuse détachée de la couche musculeuse.

Si vous cherchez maintenant à tirer de tous les faits que nous avons passés en revue une conclusion relative à la nature des membranes formées dans les diverses conditions que nous avons établies au point de vue étiologique, vous verrez que, le plus souvent, lorsque fait défaut la compression déterminée par l'utérus gravide, les productions membraneuses sont des pseudo-membranes exsudatives et, au contraire, lorsque cette compression a lieu, il s'agit presque toujours d'une véritable exfoliation de la paroi vésicale. Il y

1. Pinard et Varnier. *Arch. de gynécologie*, mai 1887, pp. 356 et 357.

a cependant à ces règles des exceptions qui ne permettent pas d'affirmer qu'une même pathogénie soit toujours applicable à chacune de ces deux catégories de faits. C'est ainsi que les observations de Lever, Dolbeau, Henry Lee, Dubar, que je vous ai rapportées, sont autant d'exemples d'exfoliation observée en dehors de la grossesse. D'autre part, il existe certains cas, très rares, il est vrai, de cystite pseudo-membraneuse survenue par le fait de la rétroversion de l'utérus gravide. Le plus démonstratif est celui de Rosenplanter[1]. MM. Pinard et Varnier prétendent qu'il s'agissait d'une vraie membrane. Voici pourtant en quels termes l'observation est rédigée : « L'examen à l'œil nu nous permet « déjà de soupçonner que cette membrane n'est pas une « membrane vraie, organisée, expulsée du corps comme, « par exemple, la muqueuse vésicale ou une partie de la « musculaire, mais est plutôt formée par un exsudat coa- « gulé, car on n'y peut découvrir aucun vestige de structure « organique. Le microscope confirme absolument cette « conjecture, car partout la membrane présente la texture « qui est propre à la fibrine ou à l'albumine coagulée. Nulle « part, sur aucune des faces ni dans l'épaisseur de la mem- « brane, on ne trouve le moindre vestige de cellules épithé- « liales. Çà et là seulement on peut reconnaître de petites « portions de fibres conjonctives; quant à des fibres élasti- « ques soit isolées soit en réseau, à des fibres conjonctives « entrelacées telles qu'on les trouve dans la membrane « muqueuse vésicale, on n'en peut découvrir nulle part. « D'ailleurs, les tractus conjonctifs ne se voient qu'isolés « dans cette masse, de telle sorte que, dans quelques-unes « des préparations, on n'en voit pas trace. Pas de vaisseaux, « ni de nerfs. Toute la membrane, en un mot, a l'appa- « rence d'un exsudat coagulé. » Je puis, enfin, vous citer un fait récemment observé dans mon service. Lui aussi démontre que la compression de la vessie par une tumeur qui déter-

1. Rosenplanter. *Loc. cit.* (voy. p. 853.)

mine la retenue de l'urine et la distension, peut n'être suivi que de la formation de fausses membranes et non d'exfoliation des parois de la vessie. Ce fait, publié par M. Guillet, mon interne[1], fut recueilli chez une femme porteur d'un kyste volumineux de la trompe, retenu dans l'excavation par des adhérences, et qui fut amenée dans mon service à la dernière période d'une rétention compliquée de cystite.

Je ne puis donc souscrire sans réserve à l'opinion exprimée par M. Pinard qui rapporte exclusivement à la compression la mortification et le détachement d'une couche plus ou moins épaisse de la paroi vésicale. Je pense qu'il revient toujours une part très importante à l'élément inflammatoire qui est lui-même causé, entretenu ou exaspéré par la rétention. Ainsi nous pouvons comprendre que l'exfoliation puisse être observée chez l'homme aussi bien que chez la femme, enceinte ou non. Nous trouvons, en effet, la trace de lésions inflammatoires très accusées sur toutes les pièces examinées au microscope, même sur celle de Frankenhæüser et de Madurowicz où le lambeau comprenait toute l'épaisseur de la paroi vésicale. Elles sont également très prononcées dans le cas de MM. Pinard et Varnier. Quel que soit donc le mécanisme en vertu duquel l'inflammation conduit à l'exfoliation (théories de Dolbeau, de Schatz, etc.), le point de départ me paraît toujours être une extrême intensité des phénomènes inflammatoires.

C'est précisément à cette même origine que nous avons été conduits à rapporter la formation des exsudats pseudo-membraneux. Aussi les deux formes de la cystite membraneuse méritent-elles d'être l'objet d'une étude simultanée, car elles se rapprochent l'une de l'autre, non seulement par la forme apparente des lésions, mais par leur processus pathogénique et aussi par l'évolution clinique dont il me reste maintenant à vous entretenir.

La cystite membraneuse n'est *pas une affection primitive.*

1. *Gaz. méd. de Paris*, 1er oct. 1887 et *Soc. anat.*, nov. 1887.

Toujours la formation et l'expulsion des membranes est précédée d'une cystite aiguë, le plus souvent surajoutée à une cystite chronique, et compliquée de rétention complète ou incomplète. Elle n'a de symptomatologie propre que lorsque les membranes détachées obstruent l'urèthre ou la sonde, et surtout lorsqu'elles sont expulsées. Cependant, une fétidité particulière des urines peut, ainsi que je le dirai au diagnostic, servir de signe de présomption.

Dans certains cas, l'inflammation est si intense qu'elle s'accompagne d'*hématuries* plus ou moins abondantes qui reparaissent à chaque miction, pendant un ou plusieurs jours. C'est ce que j'ai eu l'occasion d'observer chez un malade atteint de rétention prostatique et de calculs de la vessie auquel j'ai donné mes soins avec le concours de mon très distingué collègue M. le Dr Hutinel. Au cours d'une poussée de cystite, ce malade a présenté, pendant une semaine, des hématuries presque continues et abondantes, bientôt accompagnées du rejet de larges fausses membranes. Les urines étaient très ammoniacales, fétides et abondamment chargées de pus. L'état général devint bientôt assez grave pour inspirer de très sérieuses inquiétudes; je fus au moment de pratiquer la taille hypogastrique pour mettre fin aux hématuries et aux douleurs. Néanmoins, grâce à des lavages antiseptiques répétés jusqu'à vingt fois par jour avec une persévérance et un soin tout particuliers chaque fois que le cathétérisme était nécessaire, le malade a guéri de sa cystite au point de revenir à la limpidité parfaite des urines et, plus tard, lorsque je l'ai débarrassé de ses calculs par la lithotritie, l'opération n'a été accompagnée ni suivie d'aucune hématurie.

Lorsque les hématuries se produisent au cours de la cystite membraneuse, ce qui est, je dois le dire, aussi rare dans l'une que dans l'autre forme, on peut se demander si elles sont dues simplement à la congestion inflammatoire ou au fait du décollement des membranes. Avec Morgagni, les auteurs d'autrefois paraissaient tout surpris de voir que la muqueuse de la vessie pouvait se détacher sans aucune hématurie. Mais aujourd'hui nous sommes complètement édifiés à cet égard par les faits assez nombreux qui prouvent la rareté et la bénignité des hématuries, même dans les cas où toute l'épaisseur de la paroi vésicale s'est trouvée comprise dans le lambeau. Cependant, il est possible qu'à certains moments les urines soient plus ou moins teintes de sang, comme cela s'observe si souvent dans toutes les inflammations intenses de la vessie, surtout accompagnées de rétention. Ce n'est point par le fait d'une séparation membraneuse, d'une perte de substance, mais sous la seule influence de l'intensité des phénomènes congestifs que se produit l'hématurie, et, je le répète, le fait est rare, car les cas de Dubar, de Frankenhaüser, de Pinard et Varnier sont à peu près les seuls où ce phénomène ait été noté. Ce n'est que dans le cas dont je viens de vous parler que je l'ai vue abondante; je l'ai observée une autre fois dans des conditions moins graves chez un malade qui, à l'autopsie, présentait des lésions fongo-vasculaires et des fausses membranes.

Mais si les urines ne sont que rarement sanguinolentes ou sanglantes, elle subissent toujours des altérations très prononcées. Elles sont troubles, très abondamment chargées de pus, subissent au plus haut point la transformation ammoniacale. De plus, elles exhalent une *forte odeur de macération anatomique*, et, à leur contact, on voit les sondes d'argent noircir comme au contact des émanations sulfureuses. Cette odeur, particulièrement fétide, a été longtemps considérée à tort comme un indice de tumeur de la vessie. Elle ne se produit que très tardivement et pas toujours dans cette affection, tandis qu'elle est précoce et constante dans la cystite membraneuse.

De telles urines sont par elles-mêmes très irritantes. Aussi n'est-il pas très rare de voir les muqueuses qui sont exposées à leur contact, celles du méat, du gland, des grandes lèvres et même celle du vagin, après la taille vésico-vaginale, s'enflammer et se recouvrir d'un exsudat blanchâtre pseudo-membraneux. La nature de la maladie peut ainsi, dans certains cas, se révéler avant que *l'expulsion des fausses membranes* avec les urines se soit produite.

C'est cependant ce dernier phénomène qui représente le symptôme le plus caractéristique de l'affection. Il suffit à lui seul pour établir absolument le diagnostic, tandis que l'odeur des urines, quelque prononcée qu'elle soit, ne permet que des présomptions. Parfois c'est sous forme de pellicules très minces, très peu étendues, que se fait cette expulsion; d'autres fois c'est sous forme de lambeaux épais et larges. Dans certains cas même, comme je vous l'ai fait voir, c'est un sac entier qui se trouve rejeté en bloc après des *difficultés variables*.

En effet, dès qu'elles offrent une certaine largeur, les fausses membranes ne peuvent plus traverser l'urèthre qu'à la condition de s'enrouler en cylindre ou en fuseau. C'est ce qui n'a pas toujours lieu. Or, lorsque les productions membraneuses devenues libres dans la vessie se présentent à l'orifice profond de l'urèthre par leur face ou en formant un peloton trop volumineux, le jet d'urine qui les entraîne est brusquement interrompu. Il peut reprendre lorsque, sous l'influence d'un changement de position du malade, les débris membraneux se sont eux-mêmes déplacés. Mais les difficultés persistent dans certains cas où les membranes se sont engagées dans l'urèthre par une extrémité relativement amincie, tandis que leur partie principale forme, dans la vessie, une masse trop volumineuse, qui ne peut sortir. En pareil cas, on peut essayer, chez la femme, à l'aide de tractions modérées, de faciliter leur dégagement et leur expulsion. Mais il est souvent arrivé que les membranes, encore adhérentes au niveau du col, ne pouvaient se détacher immédiatement et n'étaient expulsées qu'au bout d'un ou de plusieurs jours. C'est ce qui a eu lieu en particulier dans les cas de Rosenplänter, de Brandeis, de Wittisch, de Frankenhaüser, de Madurowicz.

Lorsqu'on a recours au cathétérisme pour remédier aux accidents de rétention que détermine presque fatalement la présence de larges productions membraneuses, il n'est pas rare de ne pouvoir retirer que peu ou pas d'urine. C'est que le bec de la sonde s'embarrasse aussitôt et se coiffe de débris membraneux qui ne permettent pas à l'urine de passer. Si le jet se produit, il ne tarde pas à être brusquement arrêté. Dans certaines observations et en particulier dans celle de M. Pinard, on ne parvenait qu'après de longs tâtonnements à faire ressortir le liquide des injections. Les pressions sur l'hypogastre, loin de favoriser l'issue de l'urine ou des liquides injectés, en suspendaient l'écoulement. Dans ces conditions, lorsqu'on est obligé de retirer la sonde sans avoir vidé la vessie, on en trouve les yeux obstrués par des lambeaux membraneux. Le cathétérisme évacuateur peut s'accompagner de difficultés tout aussi prononcées lorsque le sac membraneux est entier, rempli d'urine, et que la sonde n'y pénètre pas et s'insinue entre le sac et la paroi vésicale ; dans tous ces cas, la rétention persiste et va sans cesse en augmentant et on est bien certain qu'on n'a pas affaire à de l'anurie, car le globe vésical est facile à reconnaître à travers l'hypogastre où il forme une saillie plus ou moins volumineuse. La situation est alors d'autant plus grave qu'on a tout à craindre de la résorption d'une urine aussi profondément altérée. Aussi observe-t-on toute la série des accidents généraux qui caractérisent l'empoisonnement urineux rapide ou lent.

L'expulsion des fausses membranes est loin d'être toujours aussi difficile et aussi accidentée. Il est des cas où elle s'accomplit très simplement, soit en une seule fois, soit en plusieurs jours, par fragments d'étendue variable. C'est alors que la guérison peut être assez rapidement observée. Cependant, elle est quelquefois interrompue encore par un retour passager des accidents : fétidité de l'urine, besoins fréquents, difficultés de la miction. Ce retour coïncide avec le détachement de nouveaux lambeaux membraneux, dont l'expulsion marque enfin la terminaison de la maladie.

C'est ce qui est arrivé chez le malade qui a rendu cette espèce de vessie pseudo-membraneuse dont je vous ai déjà fait l'histoire anatomique. Son histoire clinique me paraît également assez intéressante pour que je croie utile de vous en exposer les principaux détails.

Ce malade était âgé de 53 ans. Vers le mois de juin 1885, il s'est aperçu que son jet d'urine devenait plus faible et plus lent que d'habitude. Il avait la sensation de ne vider qu'incomplètement sa vessie. Cependant, les besoins ne se faisaient sentir qu'à de longs intervalles (5 à 6 heures), et les nuits se passaient, à peu d'exceptions près, sans miction.

Cette paresse vésicale n'était justifiée par aucun trouble médullaire appréciable. Il n'existait ni paraplégie commençante, ni aucun symptôme d'ataxie locomotrice. C'était de l'atonie vésicale survenant chez un malade qui menait une vie très sédentaire et fournissait un travail intellectuel très assidu et prolongé, même la nuit.

Au mois d'août 1885, il profite du temps des vacances pour voyager. Tout se passe bien d'abord, c'est-à-dire qu'il n'observe rien de nouveau pendant les six premières semaines. La miction reste un peu laborieuse et nécessite le concours des muscles abdominaux.

Tout à coup, le 23 septembre, après avoir uriné le matin comme de coutume, éclate, vers le milieu de la journée, une rétention d'urine complète que rien ne justifie, si ce n'est peut-être quelques heures passées la veille assis sur un rocher.

Il avait consulté à Paris avant de partir. On lui avait prescrit, sans plus de détails, de se munir de sondes en caoutchouc rouge et de se sonder s'il venait à avoir de la rétention. C'est ce qu'il fit, en effet, mais sans prendre aucune précaution antiseptique, sans même graisser la sonde et en n'ayant recours au cathétérisme que deux ou trois fois dans les vingt-quatre heures, sa vessie étant extrêmement tolérante et les besoins ne se faisant pas sentir plus souvent.

Cinq jours se passent ainsi, le malade n'urinant qu'avec la sonde, mais les urines restant claires et sans aucune odeur.

Puis brusquement (29 septembre), le tableau change ; les urines prennent une odeur infecte, cadavéreuse, elles sont sales et brunâtres, les besoins deviennent fréquents et impérieux. D'ailleurs, la rétention persiste et nécessite l'emploi de la sonde et des lavages à l'acide salicylique.

Comme cet état se prolonge, le malade se décide à rentrer à Paris et se confie à mes soins.

Je le vois pour la première fois le 13 octobre. La rétention est toujours complète, les besoins d'uriner reparaissent à peu près toutes les heures. Les urines sont sales, un peu brunâtres et abandonnent un dépôt purulent. Elles sont encore ammoniacales mais n'ont plus l'odeur extrêmement fétide qu'elles avaient eue les jours précédents. La prostate est légèrement développée, mais indolente. La palpation hypogastrique est un peu douloureuse et permet de sentir profondément une induration globuleuse.

L'exploration des reins est négative.

Le canal est libre. Une sonde molle n° 18 pénètre facilement. L'état général est assez bien conservé. Il y a, le soir, un léger mouvement de fièvre.

Je prescris le cathétérisme répété, accompagné de lavages à l'acide borique pour le jour, la sonde à demeure pour la nuit.

Pendant six jours, l'état reste sensiblement stationnaire, lorsque, le 19 au matin (soit le 26e jour après le début de la rétention et trois semaines après les premiers symptômes de cystite), le malade, à la suite d'un léger effort de miction, rend cette énorme fausse membrane qui offrait au premier aspect l'apparence de la muqueuse vésicale gangrénée, mais dont l'examen histologique pratiqué par M. le Dr de Gennes a démontré, comme je vous l'ai déjà dit, l'absence complète d'organisation.

La première miction qui suit le rejet de cette fausse membrane, miction qui est spontanée mais incomplète, donne issue à des urines sales, troubles, d'odeur gangréneuse. Les jours suivants, elles s'améliorent, bien que la miction reste incomplète. Mais les symptômes de péricystite sont très accusés et menacent un moment de gagner la fosse iliaque.

Cependant, peu à peu tous les symptômes s'amendent et bientôt il devient suffisant de pratiquer deux fois par jour le cathétérisme suivi d'un lavage à l'acide borique.

Toutefois un petit accident se montre encore à la fin du mois. Pendant un jour les urines reprennent de l'odeur. Mais, dès le lendemain, ce phénomène disparaît, après l'expulsion de deux petits débris membraneux de la dimension d'une pièce de 20 centimes environ.

A partir de ce jour (1er novembre), rien ne vient plus troubler la convalescence qui se fait facilement ; les urines émises volontairement sont claires, sans odeur, et n'abandonnent plus au fond du vase qu'un très léger nuage floconneux. La région hypogastrique a perdu sa sensibilité et recouvré sa souplesse. Les besoins d'uriner n'ont plus lieu que toutes les trois ou quatre heures. Mais la vessie ne se vide pas complètement, le cathétérisme pratiqué tous les soirs ramène encore de 60 à 200 grammes d'urine. Néanmoins le malade reprend sa vie active et peu à peu, sous l'influence de douches froides, de longues courses à pied, d'exercices gymnastiques, son état général redevient excellent. En juillet 1886, le cathétérisme évacuateur pratiqué tous les jours, à titre de surveillance, ne donnait plus issue qu'à 25 ou 30 grammes d'urine. La santé depuis est restée parfaite.

Ce n'est pas seulement chez l'homme et quand il s'agit de pseudo-membranes qu'une *heureuse terminaison* peut être obtenue comme dans le fait précédent ; cela est également possible et relativement assez fréquent chez la femme alors même qu'il y a gangrène et exfoliation partielle ou totale de la paroi vésicale. A ce point de vue, les faits de Frankenhæüser et de Madurowicz sont particulièrement intéressants et presque surprenants, puisque, malgré la présence d'un vaste lambeau de péritoine sur la membrane expulsée, les malades n'ont pas succombé. Chez la malade de Frankenhaüser l'écoulement de l'urine se faisait continuellement et goutte à goutte, les injections n'étaient pas retenues. Au bout de deux ou trois mois, la malade commença à pouvoir garder ses urines quelques minutes. A la fin de la première année, elle les retenait une demi-heure et la vessie pouvait contenir 140 grammes d'eau. Le même état persistait à la fin de la troisième année.

Je dois enfin, vous mentionner une conséquence possible de la cystite membraneuse, c'est la *formation ultérieure d'une pierre vésicale*. On conçoit que tous les débris membraneux puissent ne pas être expulsés et qu'ils deviennent, lorsqu'ils restent dans la vessie, le noyau d'un calcul. C'est ce qui advint chez le premier malade atteint de cystite pseudo-membraneuse que j'ai eu l'occasion de suivre.

La terminaison de la maladie par la guérison avec ou sans complication ultérieure est loin d'être constamment obtenue. Trop souvent la mort survient, non seulement dans les cas où la paroi vésicale est frappée de gangrène en partie ou en totalité, mais encore dans ceux où les lésions sont simplement celles de la cystite pseudo-membraneuse. Il est difficile qu'une lésion grave ajoutée à un état déjà sérieux ne crée pas un danger particulier.

Parfois la terminaison fatale est amenée par la *rupture de la vessie* que préparent les graves altérations de ses parois. Une péritonite suraiguë est, on le conçoit, la conséquence rapide d'un semblable accident. D'autres fois, la mort paraît exclusivement déterminée par les *lésions inflammatoires* qui portent sur toute l'étendue de l'arbre urinaire et en troublent profondément la fonction. Le danger vient surtout des *accidents septicémiques* déterminés par le séjour prolongé dans la vessie d'une membrane sphacélée, putréfiée, et la résorption de l'urine putride qu'on rencontre toujours en pareil cas; mais il dépend aussi des lésions préexistantes de l'appareil urinaire, avec lesquelles vous aurez presque toujours à compter. Cependant, ce qui domine dans l'espèce, c'est le fait du séjour ou de l'expulsion de la membrane. Ainsi, parmi les cas de cystite pseudo-membraneuse, j'ai déjà eu l'occasion de vous citer plusieurs observations de ma pratique où la guérison a été plus ou moins rapidement obtenue après l'expulsion complète des pseudo-membranes en un seul bloc ou par lambeaux successifs, et, au contraire, plusieurs des pièces que je vous ai montrées et qui provenaient de l'autopsie contenaient encore des pseudo-membranes plus ou moins étendues.

Les autres faits empruntés aux auteurs et relatifs à l'exfoliation de la vessie témoignent dans le même sens. C'est ainsi que, dans les cas de Henry Lee, Dubar, Luschka, Kleim, Schatz, Moldenhauer, Pinard, tous suivis de mort, la membrane est restée dans la vessie où elle a été trouvée à l'autopsie. Au contraire, dans les cas de Lever, Hausmann, Hurry, Brandeis, Vitisch, Frankenhaüser, Madurowicz qui ont été suivis de guérison, la membrane avait pu être rejetée par l'urèthre. Cependant, parmi ces cas, vous n'avez pas oublié que ceux de Frankenhaüser et de Madurowicz étaient vraiment extraordinaires par la profondeur des lésions, puisque le péritoine était compris dans le lambeau expulsé. Par contre, dans plusieurs de ceux qui se sont terminés par la mort, en particulier dans celui de Luschka, la membrane représentait seulement la muqueuse. Le plus souvent, dès que la membrane est expulsée, on voit jaillir une quantité considérable, quelquefois même énorme, d'une urine très profondément altérée. Ensuite, la vessie se vide facilement, et le jour même une amélioration très marquée se produit dans tous les symptômes. Cette règle évidemment ne peut pas être sans exceptions; il ne suffit pas que l'expulsion des produits membraneux s'accomplisse pour que la guérison arrive infailliblement. Dans le cas de Krukenberg, par exemple, la mort est survenue onze jours après l'expulsion du lambeau membraneux. Mais je m'empresse d'ajouter que c'est le seul cas de mort signalé par les auteurs après l'expulsion des membranes, et il ne faut pas oublier que le lambeau comprenait une large surface péritonéale. Nous devons donc admettre que l'élimination des membranes putréfiées est le point capital et qu'elle doit être, dans le traitement, la première des préoccupations du chirurgien. C'est la conclusion de M. Pinard ; ce sera celle de tous les cliniciens.

La question du *diagnostic* de la cystite membraneuse a besoin d'être envisagée avant et après l'expulsion des membranes.

Lorsque cette expulsion a eu lieu, que les lambeaux soient petits ou étendus, le diagnostic est fait pour ainsi dire, puisque la seule présence de ces lambeaux suffit pour caractériser cette espèce de cystite. Il reste cependant à distinguer l'une de l'autre les deux formes, à savoir si on est en présence de fausses membranes ou, au contraire, de la muqueuse doublée ou non des autres tuniques de la vessie. Si l'examen à l'œil nu, si l'épaisseur et la consistance de la membrane, sa résistance aux tentatives faites pour la déchirer ont quelque valeur, il faut reconnaître que l'examen au microscope est presque toujours indispensable pour ne laisser persister dans l'esprit aucun doute. Et encore est-il nécessaire de bien spécifier si les éléments organisés qu'on rencontre sous le champ du microscope sont isolés ou réunis de manière à constituer un véritable tissu. On peut concevoir, en effet, que, dans une inflammation très intense, la desquamation soit poussée à tel point qu'il y ait séparation de quelques fibres élastiques ou conjonctives, sans qu'il y ait, à vrai dire, exfoliation de la paroi.

Tout n'est pas fini lorsqu'on a déterminé la nature et la constitution exacte des lambeaux rejetés; il reste encore à *savoir si la vessie n'en contient plus*. On est renseigné à cet égard et par les caractères de l'urine et par les troubles fonctionnels. Lorsque les uns et les autres, après une période extrêmement orageuse, offrent un apaisement très prononcé, il est permis de croire au débarras complet de la vessie. Au contraire, pour peu qu'ils persistent, on est autorisé à penser qu'ils sont entretenus par la présence d'autres lambeaux membraneux.

Mais c'est particulièrement *avant toute expulsion* de semblables produits que le diagnostic offre ses plus grandes difficultés. L'altération profonde de l'urine et surtout son extrême fétidité, quand les antécédents ne permettent pas d'admettre l'hypothèse d'une tumeur, sont de nature à faire naître le soupçon de la cystite membraneuse. Ces soupçons prendront plus de consistance et s'élèveront dans certains cas jusqu'à la certitude, lorsqu'on observera, en outre, des accidents de rétention qui ne pourront être vaincus par l'introduction de la sonde dans la vessie. Les irrégularités de l'évacuation par le cathétérisme soit de l'urine soit des liquides injectés sont parfois tellement caractéristiques qu'elles imposent le diagnostic. Souvent, du reste, en retirant l'instrument, on trouve dans l'œil des débris dont l'examen est lui-même très significatif.

Le *traitement*, dans les cas simples, doit avoir pour base le cathétérisme répété ou la sonde à demeure. La première des conditions à remplir est, en effet, de supprimer la rétention qui est presque toujours la cause occasionnelle de la maladie. A l'emploi de la sonde, vous ajouterez de très fréquents lavages avec une solution antiseptique et particulièrement avec la solution d'acide borique à 4 p. 100. Vous ne sauriez trop insister dans ces cas sur les lavages; vous les répéterez à tous les cathétérismes; vous les ferez dès que les urines redeviennent odorantes et sales; vous laisserez après chaque lavage une petite quantité du liquide modificateur dans la vessie. Pour peu que les voies digestives le permettent vous administrerez les substances capables de modifier les urines. Le borate de soude, le salicylate de soude, l'acide benzoïque, les térébenthines seront utilisés. Vous insisteriez d'autant plus sur la médication si la vessie supportait mal les lavages, mais vous n'oublierez pas que c'est sur ce moyen qu'il faut surtout compter.

On comprend que le cathétérisme ne soit pas toujours suffisant pour permettre l'issue de membranes pelotonnées en paquets volumineux. L'incision de la vessie pourrait donc être nécessaire. Je n'ai pas eu l'occasion d'y recourir, mais, le cas échéant, je serais prêt à le faire, sans beaucoup d'illusions sur les chances de succès que me donnerait une intervention tentée au milieu d'un état général et local aussi grave. En tout cas, ce serait la seule chance de salut et l'incision vésico-vaginale chez la femme, grâce à sa simplicité et à son efficacité, donnerait à l'intervention des chances particulières de réussite. L'incision permettrait l'enlèvement des productions membraneuses, le repos absolu de la vessie et enfin la dérivation des urines qui diminuerait les dangers d'infiltration ou de rupture, dans le cas où il y aurait gangrène partielle ou totale de la paroi vésicale. Il va sans dire qu'après une intervention semblable, l'exceptionnelle gravité des lésions imposerait l'absolue nécessité d'un drainage prolongé et de lavages répétés. L'indication de la cystotomie résulte donc surtout de la rétention simultanée de l'urine et des membranes. Tant qu'il est possible d'obtenir l'évacuation de l'urine et des liquides injectés, il est permis d'espérer que l'on pourra arriver à l'expulsion des membranes. Les cas que je vous ai cités montrent quels résultats peut obtenir un traitement minutieux et persévérant. L'excès de la douleur ou la répétition, d'ailleurs peu à craindre, d'hémorrhagies abondantes, seraient aussi des motifs déterminants d'une intervention opératoire que pourrait encore recommander la gravité des accidents septiques.

VINGT-NEUVIÈME LEÇON

DES CYSTITES

(*Suite.*)

GÉNÉRALITÉS : *Étiologie. Anatomie pathologique.*

Étiologie et pathogénie. — La cystite n'est jamais primitive ni essentielle. — C'est dans l'état anatomique de la vessie que se trouve la principale cause prédisposante de la cystite. Influence de la rétention aiguë ou chronique, des traumatismes, du cathétérisme évacuateur, de l'introduction des germes morbides. — Prédispositions individuelles héréditaires ou acquises. — Rôle des lésions de voisinage. — Causes générales : écarts de régime, excès, refroidissements. — Influence des diathèses.

Anatomie pathologique. — Cystite muqueuse, C. interstitielle et péricystite. — Localisation sur le trigone, au pourtour des orifices des uretères et du col, ainsi que dans l'urèthre postérieur en rapport avec la disposition normale des vaisseaux. — Cystite aiguë. — Cystite chronique. — Leurs altérations macroscopiques et microscopiques. — Des abcès vésicaux. — Ulcérations. — Pseudo-membranes. — Granulations. — Villosités. — Excroissances fongo-vasculaires. — Lésions consécutives de la couche musculaire. — Capacité de la vessie enflammée. — Dégénérescence graisseuse périvésicale.

Messieurs,

L'étude des diverses espèces de cystites nous a surtout servi à mettre en lumière l'influence des causes qui les provoquent et les entretiennent. Elle nous a, par cela même, appris à en prévenir l'éclosion, préparés à comprendre d'une façon rationnelle les grandes indications de leur traitement, fourni la preuve de l'importance prépondérante de l'étiologie et de la pathogénie. Elle nous a, en effet, démontré que l'inflammation de la vessie n'est jamais primitive ni essentielle.

J'ai cherché, dans les leçons précédentes, à exposer les particularités de ce grand sujet, mais il est nécessaire, pour compléter l'étude « *des cystites* », de donner l'ensemble de la physionomie de « *la cystite* ». Je dois, pour cela, vous parler d'une façon générale de son anatomie pathologique, des symptômes qui la caractérisent, de la marche qu'elle affecte ;

discuter le diagnostic, établir le pronostic et enfin poser les règles du traitement.

Résumons tout d'abord ce que nous a appris, au point de vue de *l'étiologie et de la pathogénie*, l'étude analytique que nous venons de poursuivre. Nous avons vu, contrairement à ce que le raisonnement a fait, non seulement supposer, mais admettre, que la vessie est peu sensible au contact et peu influencée, au point de vue de son inflammation, par le développement des néoplasmes. C'est ainsi que chez les calculeux, de même que chez les porteurs de corps étrangers et chez les malades affectés de tumeurs, nous avons pu nous assurer que la cystite était l'exception et non la règle. L'étude des rétrécis nous réservait semblable constatation, tandis que nous voyions une autre catégorie de malades, eux aussi, soumis à des difficultés de miction ou à des retenues de l'urine, être les tributaires habituels de l'inflammation vésicale. Il nous était bientôt facile de comprendre que c'était dans *l'état de la vessie* qu'il fallait chercher l'explication de ces faits contradictoires. Il nous a suffi d'opposer les vessies musculeuses et régulières des rétrécis aux vessies des prostatiques profondément modifiées dans leur structure par l'artério-sclérose et bientôt dans leur forme par leur défaut de résistance et l'irrégulière répartition des lésions.

Nous avons dès lors compris que ce n'était pas seulement la retenue de l'urine ou la difficulté de son expulsion qui prédisposait à la cystite ou la déterminait. Il fallait avant tout tenir compte de l'état anatomique de l'organe.

En approfondissant la question, nous avons vu, d'ailleurs, que la rétention de l'urine ne crée pas la cystite mais qu'elle y dispose. C'est à coup sûr la plus importante des causes qui y conduisent, mais elle a besoin d'adjuvants.

En nous avançant plus encore dans cette appréciation du rôle des lésions anatomiques ou des troubles fonctionnels pour arriver à la notion du mécanisme de la production de la cystite, il nous est devenu possible d'acquérir la certitude que ce n'était pas par une modification primitive du liquide retenu anormalement dans la vessie, mais par l'intermédiaire des troubles survenus dans la circulation des riches plexus de ses parois que s'accomplissait le processus qui conduit à leur inflammation. Ces troubles aboutissent à la *congestion*. Ils précèdent souvent, pendant un temps fort long, l'apparition de la cystite, témoignant de leur existence par les besoins multiples et pressants qui sont l'apanage du prostatisme, besoins nocturnes surtout provoqués par la combinaison du décubitus et du sommeil. L'inflammation en est tôt ou tard la conséquence, surtout lorsque survient la *rétention ;* encore est-il que la façon dont elle s'établit a une influence décisive sur le moment de son apparition.

Si la rétention est aiguë, complète et par cela même douloureuse, la cystite ne tarde pas à se montrer; elle peut au contraire, après de longues semaines, après des mois de réplétion, ne s'être manifestée par aucun indice. Dans ce second cas, elle est nécessairement incomplète, et, comme nous l'avons vu en étudiant la troisième période du prostatisme, non douloureuse par suite de l'inertie du muscle vésical. Ainsi, l'état douloureux joue, lui aussi, un rôle actif dans la production de l'inflammation, rôle qui n'est explicable que par la suractivité que la douleur imprime à la circulation locale.

Pour comprendre la genèse et l'enchaînement de ces phénomènes pathologiques, il est indispensable de faire retour à la physiologie normale. Elle nous enseigne, comme je l'ai démontré [1], qu'à l'état sain la vessie n'a qu'une sensibilité obtuse pour les contacts et ne manifeste sa faculté de sentir que sous l'influence de la tension de ses parois lors de sa plénitude. La caractéristique de l'état pathologique est à la fois l'exagération souvent excessive de la sensibilité à la tension et l'établissement à un degré plus ou moins grand de la sensibilité au contact et seule l'inflammation, c'est-à-dire la cystite, crée cette sensibilité morbide.

1. *Acad. des sciences*, 14 mars 1887 et *Ann. des malad. des org. gén. ur.*, avril 1887.

Avec ces notions, il est facile de comprendre l'indifférence prolongée de la vessie à la présence des calculs et même de certains corps étrangers, et, tout aussi bien, l'influence active qu'exercent les retenues de l'urine, qu'elles soient volontaires ou dues à un état pathologique. Et comme tout un ensemble de faits, que je vous ai signalés [1], témoigne que la sensibilité développée par la tension et entretenue par la rétention ou la résistance trop prolongée au besoin d'uriner, détermine l'afflux sanguin et la congestion qui en est le corollaire, vous n'êtes plus surpris de constater par l'observation que la rétention aiguë et complète soit une cause, si souvent déterminante, de la cystite. Vous cessez en même temps de vous étonner que ces grandes accumulations d'urine qui s'observent dans la forme torpide du prostatisme que j'ai décrite sous le nom de *rétention incomplète avec distension* [2], ne provoquent pas plus tôt l'éclosion d'une inflammation. La sensibilité de la vessie ne se manifeste, en effet, que lorsque ses fibres musculaires entrent en contraction active sous l'influence de la tension, car l'envie d'uriner n'est, après tout, qu'une colique vésicale. Dans la catégorie de malades auxquels je fais allusion, la fibre musculaire a perdu son pouvoir contractile. Il ne peut donc y avoir de sensibilité, et, par suite, ce surcroît dans l'activité congestive qui bientôt fait franchir à la congestion la limite qui la sépare de l'inflammation ne se produisant pas, l'apparition de la cystite est retardée.

Elle n'en est pas moins prête à se manifester et souvent, ainsi que nous l'avons vu, dans des conditions redoutables. Mais ici des adjuvants nouveaux, des causes occasionnelles sont nécessaires. Une fatigue, un écart de régime surviennent et la cystite est faite. L'action du refroidissement est surtout efficace. Mais rien ne fait plus sûrement éclater l'inflammation de la vessie que le *cathétérisme évacuateur*. Il agit, il est vrai, de deux manières. En premier lieu, lorsque la *déplétion*

1. *Ann. des mal. des org. gén. ur.*, t. II, p, 61 et suiv. et *Leçons cliniques*, 2e édit., p. 753 et suiv.

2. *Leçons cliniques*, 2e édition, p. 161 et suiv.

est *à la fois trop rapide et trop complète ;* c'est un fait qui a frappé tous les bons observateurs et que Brodie avait bien signalé. En second lieu et tout aussi sûrement, par l'*introduction de germes morbides.*

Est-ce donc l'altération directe du liquide retenu qu'il faut invoquer, dans ces cas, pour expliquer l'apparition de la cystite? Sans aucun doute, mais à la condition que le malade ait été soigneusement soustrait à toute autre influence et en particulier à celles qui résultent d'un mauvais mode d'évacuation.

Cependant, si l'on rapproche ces faits de tous ceux que démontre l'ensemble des observations et qui prouvent que ces mêmes introductions pathogènes, conséquence regrettable d'infractions aux règles de l'antisepsie, ne déterminent que des accidents insignifiants, qui souvent même ne sont suivis d'aucun phénomène cliniquement appréciable, qu'en un mot, la guérison est néanmoins obtenue dans des conditions régulières, on est obligé d'accorder aux lésions préexistantes à l'introduction des germes morbides, une influence prépondérante. Les cas auxquels je viens de faire allusion suffiraient à eux seuls à faire la preuve, car il n'y en a aucun où la somme des lésions antérieures à l'éclosion des accidents infectieux soit aussi considérable.

En pratique, il n'en demeure pas moins établi, ainsi que je ne cesserai de l'enseigner, qu'il est de votre devoir d'épargner à tous vos malades les contaminations microbiennes ; mais, au point de vue de la pathogénie des cystites, il faut bien reconnaître que ce n'est pas seulement à l'action des germes sur la composition des urines qu'il faut demander la solution du problème que nous étudions. Je vous l'ai déjà dit, le microbe à lui seul ne fait pas la cystite, mais l'introduction d'éléments accidentels peut avoir sur l'évolution et le traitement des inflammations vésicales une influence toute spéciale.

J'ai dit, *éléments accidentels*, car j'avoue ne pas être parvenu à surprendre l'action des substances normales représentées en proportion exagérée dans l'urine sur la production des cystites. Pour ne citer qu'un exemple, rien de plus commun que l'excès d'acide urique ; les calculeux uratiques en sont les victimes désignées. Or, nous savons que chez eux la cystite est fort rare. D'ailleurs, la vessie qui est, avant tout, un isoloir, possède un épithélium plus réfractaire aux actions irritantes que les téguments muqueux et cutanés. Ne voyons-nous pas les urines sucrées déterminer des vulvites et des balano-posthites, faire naître des démangeaisons vulvaires intenses. Les diabétiques les plus riches ne présentent jamais le moindre symptôme d'irritation vésicale.

Néanmoins, l'action irritative des substances charriées par l'urine est rendue incontestable par l'absorption canthari-dienne. L'on ne saurait donc refuser d'admettre que l'urine puisse exercer une action nocive sur la vessie au cours de maladies infectieuses telles que la fièvre typhoïde et la scarlatine, par exemple, puisqu'elle peut alors contenir des éléments pathogènes. Et d'ailleurs, parmi les diverses espèces de cystite que nous avons étudiées ensemble, n'en est-il pas deux : la blennorrhagique et la tuberculeuse, qui sont manifestement microbiennes ?

Aucune contestation n'est donc possible, et ce n'est pas nous qui voudrions discuter l'évidence de faits de cet ordre. Mais dans le terrain que nous fouillons, dont nous scrutons tous les plis, dont nous cherchons à connaître les qualités, comme dans tous ceux que la pathologie livre à l'observateur, il faut, pour que l'ensemencement soit productif, que le sol ait été rendu fertile. Ce qui assure ici cette fertilité morbide, ce sont les lésions préexistantes à la venue des germes. Ces lésions initiales, nées sans leur participation, vont, sous leur influence, prendre un nouvel essor, et leur accroissement peut être tel, leurs graves conséquences si prochaines, que tout ce qui a précédé leur apparition soit masqué à leur profit. C'est à leur seul actif que seraient portées les constatations symptomatiques et les résultats des recherches anatomo-pathologiques, si nous n'étions dûment avertis de la préexistence des lésions.

Il reste établi que les *prédispositions individuelles*, qu'elles soient héréditaires ou acquises, que les altérations de la vessie déterminées par la maladie ou par les progrès de l'âge, qui, chez toute une grande catégorie de nos malades, se produisent par des lésions artério-scléreuses de tout l'appareil urinaire, que, dans certains cas étudiés par M. Charcot, les troubles trophiques, dus à une affection médullaire, sont les grands facteurs étiologiques qui préparent l'apparition des cystites. Qu'à cela se joignent des troubles fonctionnels et l'inflammation de la vessie est établie. Elle sera d'autant plus intense, durera d'autant plus, déjouera avec plus de subtilité les efforts de la thérapeutique, que les prédispositions auront été plus accusées : soit par l'état diathésique, soit par les lésions antérieurement acquises. Lorsqu'elle n'est qu'accidentellement due à des causes locales, telle qu'une rétention passagère chez un rétréci, la production ou l'introduction d'un corps étranger, elle cédera rapidement et définitivement, alors qu'elle semblait, par son intensité et sa durée, avoir pris droit de domicile. Je vous ai fait voir avec quelle facilité elle disparaît chez les rétrécis après le rétablissement du canal; chez les calculeux, à vessie non scléreuse, à la suite de l'ablation de la pierre, ou après l'expulsion d'un dernier fragment, et comment, dans ces catégories de malades, les orages les plus intenses cèdent comme par enchantement. On a beaucoup parlé de *cystite traumatique* et publié des descriptions qui semblent témoigner de son extrême gravité ; j'avoue n'avoir rien observé de semblable. La vessie se laisse ouvrir, racler, cautériser au fer rouge, drainer et suturer sans réagir, et, lorsqu'elle est enflammée avant ces lésions opératoires, elle cesse de l'être aussitôt ou peu de temps après. Cela ne veut pas dire que bien des malades n'aient succombé après des opérations irrégulières et lourdement traumatisantes. Mais soyez sûrs que ce n'est pas seulement à la cystite, quelque intenses qu'aient été ses lésions, qu'a été due la mort. De plus en plus nous apprenons que la vessie supporte les contacts les plus multipliés et nous savons pourquoi elle les tolère si bien. Et, pour en finir avec cette question si majeure du terrain, les exemples les mieux faits pour donner à la modification microbienne ou autre des urines une action prépondérante dans la production de la cystite, ne témoignent-ils pas eux-mêmes des prédispositions individuelles ou de l'influence de lésions, sinon antérieures, au moins concomitantes. Est-ce que tous les sujets subissent l'influence cantharidienne d'un vésicatoire? Est-ce que chez les typhiques il n'y a pas souvent rétention, et cette rétention ne peut-elle pas assez longtemps passer inaperçue pour que la cystite ait le temps de se produire sous son influence, et dans la fièvre typhoïde, comme dans toutes les maladies infectieuses, est-ce qu'il n'y a pas des modifications de tissus qui créent des lieux de moindre résistance?

Enfin, et ce n'est pas le point le moins important de ceux que j'ai à mettre en lumière dans cette esquisse étiologique, les complications les plus importantes de la cystite, c'est-à-dire les altérations rénales, toujours menaçantes lorsque la vessie est enflammée, sont d'autant moins à craindre que le sujet est dans un meilleur état de résistance, par le fait de son origine ou par la nature des lésions acquises. C'est ainsi que, chez les blennorrhagiques, les reins ne sont qu'exceptionnellement menacés, si les sujets sont jeunes et sans tare constitutionnelle. Il en est de même chez les rétrécis, qui si longtemps se maintiennent bien portants, tandis que, chez les prostatiques, la compromission des organes sécréteurs de l'urine est presque inévitable et qu'on doit la redouter chez les calculeux athéromateux, pour peu que l'inflammation vésicale se prolonge.

Je ne puis terminer ces réflexions sans vous rappeler que l'état congestif, dont vous savez le rôle, peut être la conséquence de *lésions de voisinage*. L'étude de la cystite chez la femme vous l'a surtout démontré; chez l'homme, l'état hémorrhoïdaire y dispose. Les affections douloureuses du rein ont sur la vessie un retentissement analogue.

Enfin, des *causes générales*, telles que les habitudes sédentaires, les écarts de régime, l'abus des aliments épicés ou des boissons alcoooliques, les excès vénériens, ont une influence qui souvent a été démontrée mais qui cependant ne se manifeste que chez les prédisposés. Vous savez aussi que les brûlures étendues de la surface tégumentaire peuvent s'accompagner de cystite, comme elles se compliquent de pneumonies, d'ulcérations duodénales, etc. C'est par la perturbation due à la suppression des fonctions de la peau qu'agissent ces grands traumatismes.

Est-ce par le même mécanisme qu'il faut expliquer l'action du *refroidissement?* Qu'il soit général ou partiel, il a sur la vessie l'influence la plus certaine. Aussi ne saurais-je trop vous engager à prémunir contre ses effets les malades prédisposés aux cystites. Un refroidissement est souvent la cause de leur apparition et l'occasion d'accidents graves auxquels les reins prennent simultanément part.

Il est naturel de se demander si cette susceptibilité du réservoir de l'urine aux abaissements de la température, n'explique pas les manifestations douloureuses et les inflammations dont il devient quelquefois le siège chez les rhumatisants. Toujours est-il que le *rhumatisme* prédispose à la cystite. C'est, à côté de la *diathèse tuberculeuse*, celle dont l'action est le mieux démontrée. Mais elle n'a pas, à beaucoup près, la même importance. Nous savons combien la cystite est fréquente chez les tuberculeux ; elle est en somme fort rare chez les rhumatisants par le seul fait du rhumatisme. Elle se caractérise volontiers par une somme de douleurs quelquefois intenses et en désaccord avec le degré des lésions. Chez certains sujets, elle ne guérit que sous l'influence adjuvante du traitement antirhumatismal. J'ai pu, l'an dernier, obtenir un succès remarquable, qui s'est maintenu, par les eaux chaudes de Baden, en Argovie, dans un cas très douloureux et qui avait résisté jusqu'alors aux autres médications.

Mais si l'influence du rhumatisme peut être facilement établie, il n'en est pas de même de celle de l'*arthritisme* et de l'*herpétisme*. Rien jusqu'à présent ne m'a permis de l'admettre; j'ai vu cependant bien des malades chez lesquels elle avait été supposée. L'histoire de la cystite chez les calculeux ne paraît plus faite pour donner place à l'arthritisme dans notre cadre étiologique, car je vous ai démontré combien ceux qui sont des uratiques sont peu disposés à l'inflammation vésicale. J'ai cependant rencontré chez un très petit nombre de goutteux des cystites évidemment liées à des accès aigus; elles naissaient avec eux et s'amendaient aussitôt que s'était constituée une franche détermination articulaire.

Ainsi, la constatation d'une cystite vous oblige à toujours rechercher la cause, à faire un diagnostic étiologique. Vous penserez en premier lieu à tout ce qui peut aboutir à la rétention d'urine, aussi bien aux lésions de l'appareil urinaire qu'à celles du système nerveux et même aux habitudes qui conduisent à résister aux sollicitations de la vessie. En second lieu, vous rechercherez les influences diathésiques et infectieuses, notamment la tuberculose et la blennorrhagie, quelle que soit l'ancienneté de sa première apparition. Vous rapprocherez de ces causes prédisposantes tout ce qui peut jouer le rôle provocateur réservé aux causes occasionnelles. Votre enquête portera particulièrement sur l'introduction intempestive, irrégulière ou septique d'instruments, sur les injections trop vivement poussées, sur les refroidissements et les excès.

L'*anatomie pathologique* n'a pas à tenir compte de ces influences car elles ne se traduisent pas habituellement par des lésions spéciales. La cystite tuberculeuse et la pseudomembraneuse font seules exception : aussi ai-je dû les étudier à part et n'ai-je pas à y revenir.

Ce que je vais exposer aussi succinctement que possible a trait à la cystite envisagée à un point de vue général. Je décrirai les lésions dont j'ai nécessairement omis la description dans l'histoire particulière d'espèces qu'elles ne pouvaient servir à caractériser.

Le plus ordinairement la muqueuse est le siège principal

et le plus souvent unique des altérations inflammatoires : c'est dire que les lésions sont superficielles, car les faisceaux musculaires transversaux et longitudinaux réunis entre eux par du tissu conjonctif représentent environ les 6 ou 8 dixièmes de l'épaisseur totale de la paroi vésicale. Le gros de cette paroi, c'est-à-dire la couche musculaire et le tissu conjonctif, peut cependant participer à l'inflammation ; quelquefois même cette limite est franchie. Ces trois degrés ou étapes des processus inflammatoires constituent : la *cystite proprement dite* ou *muqueuse*, la *cystite interstitielle* et la *péricystite*. Je vous ai déjà fait pressentir que ces deux dernières sont rares, mais je dois dire que, si l'on n'observe qu'exceptionnellement la péricystite, on trouve assez habituellement, dans la couche musculaire, des lésions qui sont concomitantes de la cystite muqueuse, ce qui revient à dire que sa localisation dans la membrane interne de la vessie n'est pas absolue. Mais l'accentuation des lésions de la couche musculaire ne se rencontre que fort rarement à un degré qui justifie la description d'un type. J'aurai cependant à présenter, sur la cystite interstitielle, quelques remarques qui ne sont pas sans intérêt.

La vascularité de la vessie est, vous le savez, très grande. La disposition de ses vaisseaux vous fera aisément comprendre la répartition des lésions. Dans toute l'épaisseur des parois de l'organe, les vaisseaux artériels et veineux sont très nombreux et, dans le tissu conjonctif qui unit la muqueuse à la musculeuse, on trouve çà et là des dilatations vasculaires. Mais ce qui frappe surtout et ce qui a été bien mis en évidence par les différents procédés d'injection, c'est la disposition des capillaires. Ils sont en nombre infini dans l'épaisseur même de la muqueuse. Le lacis vasculaire est tellement serré immédiatement au-dessous de l'épithélium, qu'il n'existe pas d'endroit où l'on ne trouve, sur des coupes, un vaisseau horizontalement dirigé, ou bien où l'on ne constate la section de sa lumière qui fait l'effet d'une bouche béante remplie ou non de globules. Tous ces capillaires sont volumineux au niveau du trigone. M. Clado a rencontré deux fois sur trois des papilles qui contiennent également des capillaires disposés sous l'épithélium de la même façon qu'au niveau du stroma de la muqueuse. Lorsque l'on réussit les injections, on peut aussi voir à ce niveau une série de vaisseaux veineux qui convergent vers le col et vont probablement se jeter dans les veines du plexus de Santorini. Les vaisseaux sont assez superficiels pour être quelquefois vus sans le secours d'aucune préparation, dans les vessies atteintes de cystite chronique. La région du trigone est donc spécialement vascularisée et il en est de même du pourtour des orifices qui débouchent à son niveau. Ici, la démonstration est d'ordre pathologique; c'est l'étude de la cystite, aussi bien dans sa forme aiguë que dans l'état chronique, qui montre que la rougeur prédomine toujours au niveau du trigone de même qu'au niveau de l'orifice des uretères et souvent de l'ouverture interne de l'urèthre. Nous devons de suite retenir cette notion ; elle ajoute à la localisation principale de l'inflammation de la vessie dans sa muqueuse, celle d'un degré particulièrement vif, dans les régions qui avoisinent l'entrée de ses voies de communication avec les reins et l'urèthre et au niveau même du col. Si à ces premières notions anatomo-pathologiques nous ajoutons celle que l'étude attentive de la clinique nous a toujours révélée, à savoir la coïncidence constante de l'uréthrite postérieure et de la cystite, nous comprendrons que les phénomènes caractéristiques de cette inflammation soient particulièrement accentués au niveau même de l'entrée dans la vessie. On fait sans doute plus souvent qu'il ne conviendrait le diagnostic de « cystite du col », mais nous voyons cependant qu'aussi bien au point de vue de la diagnose que du traitement, il y a lieu de tenir le plus grand compte de cette localisation principale et qu'il ne faut pas oublier qu'en réalité il y a des *uréthro-cystites* et non pas seulement des cystites. L'inflammation s'étend plus ou moins loin, pénètre à une profondeur plus ou moins grande, mais elle n'abandonne pas pour cela ni l'urèthre prostatique, ni l'entrée de la vessie; elle y conservera ses localisations principales. C'est une preuve ajoutée à toutes celles qui démontrent que l'urèthre profond doit, à tous les points de vue, être distingué de l'urèthre antérieur. L'un est vésical et l'autre pénien.

Cystite aiguë. — Les lésions anatomo-pathologiques de la cystite aiguë sont encore peu connues, à cause du manque d'autopsies. Cette affection détermine, en effet, rarement la mort, contrairement à la cystite chronique dont il est facile de recueillir des spécimens.

L'expérimentation supplée heureusement en partie à ce manque de faits anatomiques. C'est à l'aide de la cantharidine ou d'une lésion traumatique directe, produite par l'introduction d'un instrument par le canal de l'urèthre, qu'on arrive à produire des lésions inflammatoires aiguës chez les animaux. Il existe cependant quelques rares autopsies de cystite aiguë, que nous utiliserons pour la description anatomo-pathologique.

Le premier phénomène qui se passe du côté de la muqueuse est une *injection générale des vaisseaux* de cette membrane. Il existe une rougeur générale *qui prédomine toujours au niveau du bas-fond et du trigone*. Les vaisseaux s'y dessinent sous forme d'arborisations vasculaires fines et visibles soit à l'œil nu, soit à la loupe. Un point important à noter, qu'aucun auteur n'a, je crois, bien précisé, c'est une coloration plus intense, une injection plus vive de cette partie de la muqueuse vésicale qui entoure les orifices des uretères et souvent l'orifice interne du canal de l'urèthre. Lorsque la cystite passe à l'état chronique, ces points conservent toujours une prédominance dans les altérations que subit le tissu de la muqueuse.

Par suite de cette congestion, la muqueuse semble plus épaisse et comme boursouflée. Lorsque l'inflammation est très vive, une coloration générale d'un rouge écarlate remplace les arborisations vasculaires; de plus, on trouve çà et là des hémorrhagies punctiformes qui quelquefois figurent des plaques plus ou moins étendues.

Cette congestion n'occupe pas que la muqueuse. Le muscle vésical lui-même offre des vaisseaux distendus par le sang.

Ce premier degré de cystite aiguë correspond parfaitement à la première période de l'évolution clinique de la maladie. Au début de la cystite aiguë, en effet, nous trouvons des urines transparentes. Ces urines laissées au repos pendant quelque temps montrent un dépôt floconneux plus ou moins trouble, qui peut atteindre plusieurs centimètres de hauteur dans le vase qui les contient.

Ce dépôt, examiné au microscope, se trouve privé ou à peu près d'éléments figurés. De plus, chimiquement, *il ne contient pas d'albumine*. Ce qui indique que les éléments épithéliaux de la vessie n'ont pas subi une grande altération et que, d'autre part, les leucocytes n'ont pas encore fait irruption dans la cavité vésicale. Les urines, du reste, conservent encore leur acidité.

Un peu plus tard, les cellules épithéliales de la vessie se gonflent, présentent une multiplication de leurs noyaux et tombent dans la cavité vésicale. La division des noyaux a lieu de deux manières : elle est directe ou indirecte (par kariokinèse). Les leucocytes sortis des vaisseaux et les éléments embryonnaires de la muqueuse deviennent libres et tombent dans la cavité vésicale. On trouve alors une urine qui d'emblée laisse déposer une couche blanchâtre formée de muco-pus. Chimiquement, on peut démontrer la présence du pus à l'aide de l'ammoniaque. Histologiquement, on trouve dans l'urine des cellules épithéliales de la vessie, plus ou moins altérées, contenant deux ou plusieurs noyaux, des globules blancs ou leucocytes et enfin quelques globules rouges. De plus, on y trouve des cristaux de phosphate terreux. La réaction de l'urine à partir de ce moment devient alcaline; l'albumine qu'on y rencontre est en rapport avec la quantité de pus qui s'y trouve en suspension.

La description précédente répond à ce qu'on appelle la cystite catarrhale. Je crois qu'il est préférable de l'appeler cystite superficielle.

Cornil et Ranvier décrivent en outre, parmi les lésions de la cystite aiguë, la formation de *vésicules saillantes siégeant au niveau du trigone ou autour du col vésical qu'elles entourent à la façon d'une couronne*. Ces auteurs attribuent la formation de ces vésicules à l'obstruction des glandules vésicales et à leur surdistension par du mucus. Mais les glandes de la vessie, point fort litigieux, n'ont pas été retrouvées par tous les auteurs. Les recherches de M. Clado sont également restées négatives à cet égard. Cependant ces vésicules existent, et, dans deux autopsies de cystite chronique, faites l'année dernière dans mon service, M. Clado les a parfaitement constatées sur toute l'étendue du trigone. Quelques-unes siégeaient aussi au niveau du bas-fond. On peut expliquer autrement leur formation, jusqu'à démonstration péremptoire de l'existence des glandes vésicales. Une transformation muqueuse des cellules ou de simples extravasations séreuses peuvent évidemment donner lieu à la formation de vésicules. Cette interprétation est d'autant plus probable que les vésicules sont tout à fait superficielles et sous-épithéliales pour ainsi dire. Elles ressemblent en gros aux sudaminas de la peau, qui, comme on sait, ne sont point des productions glandulaires.

Ces lésions peuvent s'arrêter là et, si l'affection marche vers la guérison, tout peut rentrer dans l'ordre, sans persistance d'aucune altération. Mais elles peuvent, au contraire, suivre une évolution plus grave qui aboutit à des altérations persistantes.

M. Leprévost a eu l'occasion d'observer un fait de ce genre dont je vous ai déjà parlé à propos de la cystite blennorrhagique. L'examen de la pièce a été fait par M. Siredey. Il s'agissait d'un malade atteint de cystite blennorhagique, mort dans mon service par suite d'une fausse route créée en ville par des tentatives réitérées de cathétérisme. Le résumé de l'examen histologique mérite d'être rapporté, vu la rareté de pareilles constatations :

« La couche musculeuse semble avoir diminué d'épaisseur.

« Au-dessus et au-dessous elle est couverte de la couche muqueuse et de la couche séreuse profondément modifiées ; les tuniques recouvrent la musculeuse à la façon d'une bordure épaisse.

« La bordure muqueuse n'est plus représentée que par du tissu conjonctif, infiltré de nombreuses cellules, au milieu desquelles on distingue les vaisseaux. En dedans, les cellules (qui offrent tous les caractères des leucocytes plus ou moins modifiés) se trouvent seules et sont disposées çà et là par amas. »

Les artères ont été trouvées vides, quelques-unes atteintes d'endartérite ; mais nulle part M. Siredey n'a trouvé d'inflammation périartérielle.

Dans la couche musculeuse on a trouvé une infiltration œdémateuse et leucocytique du tissu conjonctif ; de plus, quelques faisceaux musculaires étaient dissociés par les cellules lymphatiques. Ces altérations de la musculeuse étaient d'autant plus prononcées qu'on se rapprochait de la muqueuse.

M. Clado a eu l'occasion d'examiner la vessie d'une femme atteinte de cystite aiguë. Cette vessie, due à l'obligeance de M. le professeur Damaschino, a été retirée immédiatement après la mort et placée aussitôt dans l'alcool absolu. Voici en résumé quelles étaient les altérations histologiques :

A un faible grossissement, l'épithélium paraît absent sur plusieurs points, modifié ou épaissi sur d'autres points. Les vaisseaux, surtout ceux qui avoisinent la muqueuse, sont comme injectés et gorgés de globules. Autour d'eux existe une zone inflammatoire colorée en rouge intense par le picrocarmin et constituée par un amas *périvasculaire* de cellules rondes ; c'est ce que montre nettement l'examen à un fort grossissement.

La muqueuse est plus épaisse qu'à l'état normal et par places cette épaisseur est encore plus considérable.

A un grossissement plus fort, on trouve une infiltration abondante de cellules rondes qui se réunissent en plusieurs points et soulèvent l'épithélium ; ce sont là des sortes de petits abcès vésiculeux en voie de formation. Dans d'autres endroits, ces accumulations ne sont plus recouvertes par l'épithélium vésical mais libres dans la cavité. Alors, on voit nettement qu'une partie de la couche superficielle manque totalement, ou y laisse des débris filamenteux qui tiennent encore à la masse embryonnaire.

Plus profondément, l'infiltration embryonnaire n'est pas très prononcée, et les couches superficielles du tissu conjonctif interposé aux faisceaux musculaires sont à peine envahies par les cellules rondes.

L'interprétation de ces lésions histologiques est facile à donner. Ce sont là des lésions inflammatoires intenses, avec production d'abcès très superficiels qui ne diffèrent nullement des lésions analogues qu'on rencontre dans d'autres muqueuses de l'économie.

Voici comment je résumerai les lésions que je viens de décrire :

1° Congestion intense de la muqueuse vésicale. Boursouflement de cette membrane.

2° Prolifération et division des noyaux cellulaires, détachement des cellules, diapédèse de globules blancs.

3° Infiltration embryonnaire de la muqueuse et de la musculeuse. Épaississement de toute la paroi de la vessie. Accumulation des leucocytes. Chute partielle de l'épithélium. Formation de petits abcès vésiculeux superficiels et évacuation du contenu dans la cavité vésicale, d'où *petites exulcérations*.

Le voisinage de deux ou plusieurs abcès peut donner lieu à des ulcérations plus étendues, qu'il ne faut pas confondre avec les ulcérations de la cystite phlegmoneuse.

Comme conséquence possible de la cystite aiguë, nous devons mentionner un état villeux de la muqueuse qui a été retrouvé dans quelques observations. Cet état sera décrit plus longuement à propos des cystites chroniques, où on le rencontre plus souvent. Voici la description qu'en donne M. Leprévost à propos de ce cas dont je vous ai rapporté l'examen histologique. « Le trigone vésical ainsi que le bas-fond étaient tapissés de petites végétations fongueuses et rougeâtres, très nombreuses et pressées les unes contre les autres ; elles formaient une sorte de gazon touffu, masquant l'orifice des uretères, cependant perméables et non dilatés. »

Ainsi, dans des cas même très aigus, comme celui que j'ai observé et que M. Leprévost a consigné dans sa thèse, les lésions sous-muqueuses sont relativement discrètes. Ce que j'ai nommé abcès, par correction de langage anatomo-pathologique, ne représente que des vésicules purulentes sous-épidermiques ; nous n'avons pas trouvé d'abcès interstitiels ni même sous-muqueux et cependant, chez ce malade, durement violenté avant d'être admis dans mon service, la prostate était criblée de foyers suppurants.

Ce que nous avons vu cette fois est ce que, jusqu'à présent, nous avons constamment observé. La cystite interstitielle aiguë poussée à un degré tel qu'elle puisse devenir phlegmoneuse me paraît donc être d'une grande rareté, même après les traumatismes. On en a toutefois donné des exemples; vous en lirez dans Chopart et dans Vidal (de Cassis). Mais reste à savoir si toutes les lésions que l'on a décrites : décollement du péritoine, perforation de cette membrane, mise en communication de la vessie avec les cavités voisines, ne doivent pas être rapportées à des péricystites ou à des prostatites phlegmoneuses diffuses. Toujours est-il qu'expérimentalement, en injectant de la cantharidine, on peut déterminer non seulement le boursouflement, le chémosis de la muqueuse, mais la formation d'abcès sous la muqueuse et dans l'épaisseur de la musculeuse.

Cystite chronique. — De même que dans la cystite aiguë, la membrane muqueuse est le siège principal et presque exclusif des lésions. C'est, d'ailleurs, l'examen de pièces recueillies chez des sujets atteints de cystite chronique qui a fourni les éléments de la description anatomo-pathologique de l'inflammation de la vessie. Si l'anatomie pathologique de la cystite aiguë est peu connue, celle de la cystite chronique, quelle qu'en soit la forme, a été étudiée dans ses moindres détails, mais les études ont été presque exclusivement macroscopiques. Les recherches histologiques sont, on peut le dire, encore à faire. Je donnerai, comme je viens déjà de le faire, les résultats que m'a fournis M. Clado qui a entrepris, sous ma direction, l'étude de ce sujet, en reconnaissant qu'ils ont besoin d'être complétés.

Toute cystite peut passer à l'état chronique. Cependant, toutes les espèces n'y aboutissent pas également. Les notions générales que leur étude nous a fournies et l'étude étiologique nous ont déjà renseignés. Nous savons que chez les jeunes gens, c'est surtout la cystite tuberculeuse, et chez les gens âgés la cystite des prostatiques qui nous en offrent les plus nombreux exemples. Celle-ci en fournit les types les plus classiques. Il est inutile de vous répéter ce que je viens de dire sur la possibilité du passage à l'état chronique des autres espèces.

Quand on ouvre une vessie atteinte de cystite chronique, on rencontre un contenu formé par un mélange d'urine altérée et de pus. Sa couleur est gris jaunâtre, son odeur est fortement ammoniacale ou rappelle la décomposition cadavérique avancée. Après lavage, la muqueuse vésicale apparaît et peut être examinée.

Quel que soit le degré de la maladie, quelle que soit l'étendue des lésions, deux régions sont toujours plus altérées que le reste de la surface interne de la muqueuse : en premier lieu, le trigone et en second lieu le bas-fond. C'est d'ailleurs une loi générale applicable à presque toutes les affections de la vessie et dont la thérapeutique doit tenir particulièrement compte.

La muqueuse peut exceptionnellement conserver une coloration, non point normale, comme certains auteurs le prétendent, mais se rapprochant de l'état physiologique. Ordinairement, elle est d'une couleur gris ardoisé ou rouge grisâtre. Dans le premier cas, il faut faire la part de la putréfaction cadavérique. Aussi, lorsqu'on se propose d'étudier l'anatomie pathologique d'une lésion quelconque de la vessie, il est bon d'injecter par l'urèthre après évacuation, immédiatement après la mort, soit de l'alcool qui n'altère pas la coloration de la muqueuse, soit de la liqueur de Müller qui a la propriété de conserver intact l'épithélium ; de la sorte, on évite les résultats de la putréfaction *post mortem*.

Au milieu de cette coloration uniforme, on trouve souvent çà et là des plaques noirâtres plus ou moins étendues qui ne doivent pas être attribuées à la gangrène, mais à une transformation des suffusions sanguines sous-muqueuses qui existent souvent dans les cystites chroniques. Ce qui prouve qu'il s'agit bien là de suffusions sanguines, c'est qu'à côté d'elles on trouve quelquefois des plaques d'un rouge sombre ecchymotique sur la nature desquelles il n'est pas possible de conserver de doute.

Dans d'autres cas moins fréquents, l'aspect de la muqueuse est différent : la coloration est d'un rouge qui varie du sombre au clair. Sur ce fond existent de nombreuses arborisations vasculaires visibles à l'œil nu ou seulement à la loupe. Du reste, dans ces cas, les plaques d'hématosine transformée se rencontrent aussi bien que précédemment ; certains auteurs parlent encore d'une pâleur absolue, sans arborisations vasculaires ni suffusions sanguines ; mais alors on a presque toujours affaire à des cas d'atonie primitive ou à des paralysies vésicales, liées à une altération de la moelle épinière. Il ne s'agit pas de cystites proprement dites.

Les autopsies faites dans le service de Necker montrent encore un point anatomo-pathologique. Indépendamment de la localisation des lésions au niveau de la base, il existe trois autres points sur lesquels la congestion et les altérations matérielles semblent prédominer. Je vous les ai déjà signalés en parlant des cas aigus. Ces points sont, par ordre d'importance, *les orifices des uretères* et leur pourtour et en second lieu *le pourtour de l'orifice interne de l'urèthre ou col de la vessie.*

Dans ces régions on trouve, suivant l'importance des lésions, tantôt des plaques d'arborisations vasculaires, tantôt des plaques noirâtres analogues à celles dont il a été question plus haut. Ces plaques s'étendent plus ou moins loin. Dans un cas, qui m'a été envoyé par Zancarol d'Alexandrie, il existait une suffusion sanguine en forme de fer à cheval qui passait à la base du trigone, au niveau des orifices des uretères et venait aboutir finalement au niveau de l'orifice de l'urèthre. Ces régions sont donc particulièrement vasculaires, ce qu'il n'est pas sans intérêt de constater.

J'ai déjà parlé tout à l'heure d'une disposition particulière des vaisseaux du trigone qui cheminent en convergeant, d'avant en arrière, vers l'orifice de l'urèthre. Souvent, dans la cystite chronique superficielle, lorsque le cadavre est en putréfaction, on voit des sillons noirâtres affectant la même direction.

La *consistance* de la muqueuse est toujours altérée. Habituellement elle est ramollie et se déchire facilement quand on essaye de racler sa surface à l'aide d'un instrument tranchant et même à l'aide du manche d'un scalpel. Si l'on examine le produit du raclage au microscope on y trouve des cellules épithéliales très altérées, difformes et remplies de granulations, des éléments du chorion de la muqueuse et des produits de suppuration.

La cystite chronique amène également des modifications dans *l'épaisseur de la membrane muqueuse* de la vessie. Lorsqu'il n'existe pas de distension de l'organe, il est fréquent de trouver celle-ci épaisse, comme boursouflée par places seulement ou bien dans toute son étendue ; de même que pour les modifications de sa couleur, le trigone et la base sont le siège de cette modification.

Un autre point sur lequel il importe d'attirer l'attention *c'est le peu d'adhérence* que la muqueuse offre par rapport à la couche sous-jacente. On la décolle facilement par places et c'est précisément là où l'épaississement est le plus fort que le décollement est le plus facile. Ce décollement peut s'expliquer de deux façons : soit par l'épanchement d'une nappe discontinue de globules blancs sous la muqueuse (en dehors de toute espèce d'abcédation), soit par la suffusion séreuse qui quelquefois infiltre non seulement la région sous-muqueuse, mais toute l'épaisseur des parois de l'organe. Ce manque d'adhérence, qui facilite l'infiltration sous-muqueuse, nous aide à concevoir la possibilité de l'exfoliation de cette membrane dans la forme non exsudative de la cystite membraneuse.

Ces lésions ne vont pas sans un assez haut degré d'inflammation, et ce n'est plus alors la couche sous-muqueuse, mais toutes celles qui constituent la paroi vésicale, qui peuvent être atteintes ; l'inflammation peut même dépasser leurs limites. La pièce que je vous présente vient d'être recueillie chez un prostatique arrivé dans notre service, au dernier terme d'une cachexie urinaire consécutive à la distension ancienne de la vessie. Il a rapidement succombé à une poussée inflammatoire aiguë qui s'est propagée aux bassinets et aux reins par les uretères dilatés. Vous voyez que la muqueuse est rouge, violacée, ecchymosée par places, peu adhérente, couverte de vaisseaux qui se dessinent à la surface. Mais en outre la tunique musculaire est épaisse et son tissu induré offre à la coupe une coloration rouge vif et, çà et là, des stries grisâtres, indices d'une infiltration leucocytique. Les lésions ont d'ailleurs franchi la couche musculaire et atteint la séreuse qui a contracté des adhérences avec les anses intestinales. Il y a donc : cysto-péritonite. De plus, en certains points, l'inflammation de la couche celluleuse sous-péritonéale est assez intense pour avoir donné lieu à la formation de petits foyers purulents. Enfin, vous voyez sur cette pièce des pseudo-membranes. La plus grande partie de la surface interne de la vessie est, en effet, tapissée par une membrane grisâtre qui adhère en certains points, peut être soulevée en d'autres, pour laisser voir, au-dessous d'elle, la muqueuse violemment enflammée.

Vous avez, dans cette pièce, un exemple des grandes lésions qui peuvent être observées dans la cystite chronique passée à l'état aigu, y compris les fausses membranes. Ces exsudats, ainsi que je vous le disais dans la dernière leçon, sont une des conséquences de l'inflammation suraiguë d'une muqueuse déjà malade. C'est dans ces cas, que nous fournissent aisément les distensions anciennes, que s'observent le plus souvent ces lésions complexes et diffusées sinon diffuses. Aussi ne puis-je m'arrêter à la description d'une cystite interstitielle qui aurait pour caractère anatomo-pathologique principal la formation d'abcès dans les parois vésicales.

Il y a certainement des inflammations plus ou moins profondes de la vessie, elles se propagent d'autant plus à travers l'épaisseur des parois vésicales qu'elles sont plus inteuses. Après avoir été muqueuses, elles deviennent parenchymateuses et même extravésicales ; elles ont d'autant plus la possibilité d'accomplir cet envahissement et de prendre cette expansion que la vessie était depuis plus longtemps préparée par d'autres lésions : celles qui relèvent du prostatisme proprement dit, et de la cystite chronique qui en est si souvent la conséquence qu'on peut presque la considérer comme un apanage.

Les *abcès vésicaux* peuvent se former sous la muqueuse et dans l'épaisseur de la musculeuse ou en dehors d'elle ; ils peuvent d'ailleurs siéger sur tous les points de la vessie. Civiale pensait qu'ils se développaient surtout dans la région antéro-supérieure de l'organe. Voillemier et Le Dentu ont au contraire montré que tous les points peuvent en être le siège, le trigone excepté. Les lésions de la muqueuse y sont pourtant particulièrement accusées, ainsi, que je vous l'ai indiqué, et deux observations recueillies dans la salle Saint-Vincent en 1886 démontrent que le trigone ne peut avoir le privilège d'échapper à l'abcédation.

Dans la première, il s'agissait d'un malade atteint de calcul vésical avec cystite chronique intense. A l'autopsie, on trouva des ulcérations, pour la plupart superficielles, siégeant principalement sur le bas-fond et le trigone. Dans cette dernière région, il existait en outre deux abcès sous-muqueux, tous deux ouverts dans la cavité vésicale.

Dans l'autre cas, il s'agissait d'un vieillard atteint d'hypertrophie de la prostate compliquée de cystite et de pyélo-néphrite.

Chez ce malade, indépendamment des altérations ordinaires de la cystite chronique, on a trouvé, au niveau du trigone, à égale distance des orifices uretériques, un pertuis taillé comme à l'emporte-pièce donnant accès dans un abcès sous-muqueux. Cet abcès avait fusé à travers les fibres musculaires de la vessie et communiquait avec une autre collection purulente siégeant derrière la vessie, dans cette loge qui est limitée par l'aponévrose prostato-péritonéale, par la vésicule séminale, la prostate et le cul-de-sac recto-vésical. Malgré les recherches les plus minutieuses, on n'a pu trouver d'autre point de départ que la collection sous-muqueuse. C'était là un abcès analogue à ceux qui sont connus sous le nom d'abcès en bouton de chemise.

Les abcès de la cystite chronique sont ordinairement petits ; leur volume peut-être microscopique ; le plus souvent ils ne dépassent pas le volume d'un pois. Dans des cas, rares, ils offrent le volume de la phalangette de l'auriculaire, revêtue de ses parties molles. Dans des cas exceptionnels, on a vu la muqueuse décollée par une collection purulente, dans une étendue de plusieurs centimètres. Il faut se méfier de ces observations qui pourraient parfaitement se rapporter à des péricystites. Il faut surtout se rappeler qu'elles sont très rares. J'ai cependant observé, chez un prostatique à la troisième période, trois abcès interstitiels du volume du pouce. Ils étaient inclus dans la musculeuse. Il y avait en même temps péricystite et inflammation suppurée du péritoine dans le cul de sac de Douglas.

L'étude histologique ne permet d'autres constatations que celles que fournit l'examen des tissus enflammés.

L'épithélium est toujours modifié. Il peut être conservé sur tous les points de la vessie, même au niveau des tubercules uretériques et dans la région cervicale où les lésions semblent plus avancées. La modification consiste en la destruction plus ou moins complète de toutes les cellules, sauf des cellules profondes qui restent toujours adossées et conservent leur type, je dis leur type et non pas leur forme. En effet, cet épithélium reste toujours cylindrique, mais les cellules peuvent avoir un volume plus ou moins considérable et la rangée n'en est pas régulière.

Dans la cystite superficielle, lorsqu'il existe des exulcérations, l'épithélium manque à cet endroit et on le retrouve sur les bords de l'exulcération plus ou moins modifié. La couche superficielle de la rangée épithéliale est toujours couverte d'un enduit formé de cellules vésicales plus ou moins altérées, de globules de pus et de sels de l'urine.

Le chorion muqueux offre de grandes modifications. Nous avons déjà parlé des variations de son épaisseur. Les éléments qui le composent normalement sont également modifiés ou remplacés par des exsudats. Les cellules rondes sont partout en prédominance au milieu du tissu conjonctif fibrillaire. On trouve souvent des nappes de muqueuse constituées presque uniquement de cellules embryonnaires.

Les vaisseaux de la couche sous-muqueuse et ceux qui se trouvent dans l'épaisseur de la membrane offrent toujours des parois hypertrophiées. Leur couche endothéliale est souvent plissée, et quelquefois en prolifération évidente. Autour des petits vaisseaux on trouve habituellement des amas d'éléments embryonnaires.

Les abcès sous-muqueux ne diffèrent pas des abcès en général. Mais les leucocytes qu'ils contiennent sont bourrés de granulations et leurs parois sont formées d'éléments embryonnaires. Dans le cas cité plus haut (abcès en bouton de chemise) nous avons trouvé une paroi conjonctive organisée. Il est probable qu'il en est ainsi quand les abcès datent d'un certain temps.

Je ne dis rien pour le moment de ce que révèle l'examen de la couche musculaire. Elle est modifiée par l'artério-sclérose longtemps avant l'éclosion de la cystite.

J'ai maintenant à vous parler des *lésions consécutives aux cystites*, et à vous indiquer quelques particularités qui méritent de fixer l'attention. Ces lésions consécutives aux cystites sont d'un véritable intérêt; elles peuvent modifier profondément la muqueuse et même la musculeuse, déterminer autour de la vessie des accumulations graisseuses et apporter de notables changements dans sa capacité.

La muqueuse peut être partiellement détruite, c'est-à-dire ulcérée, elle peut aussi présenter à sa surface des productions pathologiques de nouvelle formation.

Les ulcérations m'ont déjà occupé; lorsque je vous ai parlé des tumeurs, j'ai été conduit à en discuter, non la réalité, mais la fréquence. Je répéterai qu'en dehors de la cystite tuberculeuse, elles sont fort rares dans la vessie comme dans l'urèthre. Sans doute, l'étude anatomo-pathologique de la cystite nous a montré leur possibilité. Mais celles qui sont les plus fréquentes sont consécutives à ces petits foyers vésiculaires qui soulèvent l'épithélium. Ce sont des exulcérations dont l'existence est éphémère et dont personne n'a jamais vu ni décrit les cicatrices. Quant à celles qui pourraient résulter de l'ouverture d'un abcès interstitiel, elles sont nécessairement aussi exceptionnelles que ces abcès eux-mêmes. Et d'ailleurs leur existence ne serait aussi que temporaire, car rien n'autorise à penser qu'elles puissent survivre aux phénomènes de cicatrisation, qui nécessairement suivent l'ouverture des abcès dans la cavité vésicale. Ici également l'étude des cicatrices est encore à faire.

Les *productions* que la muqueuse peut vous offrir à considérer sous l'influence de son inflammation prolongée sont beaucoup plus importantes. Elles se présentent à l'observateur sous quatre formes: 1° fausses membranes; 2° granulations; 3° villosités; 4° petites excroissances de formes plus ou moins irrégulières.

Je n'ai plus à parler des *pseudo-membranes*.

L'étude des *granulations* n'est pas encore complète. Je n'ai eu l'occasion de les observer que sur le vivant au cours des nombreuses sections hypogastriques que j'ai dû faire pour combattre les cystites douloureuses, ou détruire des tumeurs. Leur siège habituel est le trigone, mais on peut en rencontrer sur le bas-fond et même sur la majeure partie de la moitié inférieure de la surface interne de la vessie. Je n'en ai pas encore vu sur sa moitié supérieure et, bien que le pourtour du col m'ait paru participer à l'état granuleux, ce n'est pas, comme le trigone, un siège de prédilection. Le volume de ces productions est variable. Elles sont ordinairement assez fines et répondent bien par leur aspect à la comparaison classique avec la peau de chagrin. J'ai rencontré cette forme dans la plupart des vessies enflammées que j'ai ouvertes sur le vivant. Elles peuvent acquérir le volume et presque la saillie de grains de chènevis; elles sont alors très rapprochées, confluentes en certains points. Je ne les ai observées à ce degré que trois fois. Le premier fait est celui d'un taillé de 51 ans, pour tumeur de la vessie, chez lequel la cystite avait été contre l'habitude primitive, intense et de longue durée (plus de trois ans). Le second a pour sujet un jeune homme de 27 ans qui depuis l'âge de 14 ans souffrait de cystite et depuis trois ans était épuisé par des hématuries prolongées, abondantes et successives. Chez ce malade, je n'avais pas senti de tumeur avant l'opération et je n'en rencontrai pas une fois la vessie ouverte. Mais l'état granuleux était tel que certains points du bas-fond avaient l'aspect de framboises sans en présenter cependant la saillie. Il y avait aussi des villosités assez longues. Je détruisis le tout par le raclage et le fer rouge. Je les ai enfin observés chez un homme de 60 ans auquel j'enlevai, par l'hypogastre, huit calculs ayant chacun le volume d'une grosse noix. Dans ce cas, les granulations variaient du volume d'une petite lentille à celui d'un grain de mil. Ces grosses granulations offraient elles-mêmes une surface finement granuleuse. Leur couleur rouge vif donnait à la muqueuse un aspect framboisé; elles saignaient sous le contact de légers frottements. Elles siégeaient sur toute la région du trigone et dans tout le bas-fond. Surtout confluentes vers le sol, on les perdait de vue insensiblement en examinant la région postérieure et la moitié supérieure de la vessie. La musculeuse n'était pas augmentée de volume. Il est donc probable que ce grand état granuleux s'observe dans les cystites anciennes.

Les *villosités* se présentent sous la forme de filaments grêles de quelques millimètres de longueur. Elles sont très multiples mais forment plutôt de petits îlots qu'une surface étendue; il y en a d'isolées. C'est invariablement au niveau du trigone et du bas-fond que je les ai vues; c'est invariablement aussi dans des vessies blennorrhagiques, que je les ai rencontrées sur le vivant. Deux autopsies ont été faites dans d'autres conditions, l'une dans mon service, l'autre dans celui de mon collègue et ami le professeur Damaschino. Ces deux pièces ont été étudiées par M. Clado. Elles nous ont permis d'avoir une analyse histologique exacte de ces intéressantes productions. Il faut tout d'abord noter que, dans les deux cas, c'est au niveau du trigone et du bas-fond qu'elles ont été rencontrées, c'est-à-dire aux points mêmes où la vascularisation est toujours le plus prononcée dans les cystites.

Histologiquement on a trouvé dans ces deux cas, sur un chorion muqueux offrant les lésions de la cystite chronique, de petits prolongements constitués par un axe central recouvert d'une couche d'épithélium. L'axe est formé de fibres conjonctives fines entremêlées d'éléments embryonnaires. Les vaisseaux dilatés du chorion ne pénètrent pas dans ces villosités. *La couche épithéliale est formée de cellules cylindriques plus ou moins modifiées, absentes sur plusieurs points; çà et là on trouve encore quelques cellules aplaties.* Ce point est d'une importance capitale, car il sépare nettement la production villeuse du véritable papillome, dont le revêtement épithélial est toujours épais et disposé en plusieurs couches.

Quelle est la pathogénie de cette lésion? Est-ce un premier degré de villosités papillomateuses? Est-ce simplement une production irritative de la muqueuse? Est-ce enfin une destruction du chorion qui, se faisant seulement par places, laisse des parties de muqueuse isolées qui revêtiraient un aspect villeux?

La première hypothèse a contre elle la structure des villosités et l'évolution clinique. L'étude des faits nous a surabondamment démontré que la cystite était étrangère au développement des néoplasmes; elle peut leur succéder mais ne les précède pas; elle est secondaire et non primitive. La seconde est évidemment la plus plausible, car la troisième, qui a pour elle l'analogie pathogénique des altérations velvétique des cartilages, a contre elle la présence de cellules cylindriques dans les angles qui séparent les villosités. C'est grâce à l'emploi de la liqueur de Müller injectée dans la vessie, immédiatement après la mort, que l'on peut étudier l'épithélium de ces villosités.

Les *excroissances* sont d'apparence fongueuse et contiennent des vaisseaux. Aussi, serait-il rationnel de proposer la dénomination de *cystite fongo-vasculaire*, pour les cas où cette lésion vient se surajouter à celles de la cystite chronique. On pourrait même comprendre et étudier sous la désignation commune de *cystites productives* l'ensemble des faits que nous examinons en ce moment. Mais vous savez que j'ai cru devoir écarter de notre classification tout ce qui ne peut légitimement y prendre place.

Les excroissances fongo-vasculaires se rencontrent très rarement, si j'en crois mes recherches. Je ne les ai constatées que dans trois cas : elles paraissent associées aux grandes lésions qui se rencontrent dans les cas de grande acuité que déjà je vous ai signalés. Vous savez que chez les prostatiques atteints de cystite chronique, une inflammation violente peut se surajouter à l'inflammaton antérieure et que, dans ces cas particulièrement graves, on rencontre un état anatomo-pathologique complexe. Je vous en montrais tout à l'heure un exemple. Dans un des cas où nous avons constaté la présence d'excroissances fongo-vasculaires, il y avait en même temps cystite pseudo-membraneuse. Toutes les trois réunissaient les lésions d'une cystite chronique invétérée, probablement de très ancienne date.

Cliniquement, ces productions seraient donc une des conséquences possibles de cystites chroniques de longue durée, car elles ne se produisent certainement pas comme les fausses membranes sous l'influence d'un processus inflammatoire surajouté. Comme celles-ci cependant, elles naissent sur un terrain particulièrement préparé par les lésions de l'inflammation chronique. Et, pour terminer le peu que j'ai à en dire au point de vue clinique, j'ajouterai que ces productions peuvent sans doute contribuer à expliquer les hématuries qui sont quelquefois observées dans les cystites chroniques. Elles sont, en effet, très vasculaires.

Les excroissances fongo-vasculaires sont ordinairement petites : elles avaient cependant acquis, dans deux de nos trois observations, le volume d'une petite noisette ; dans la troisième, elles n'égalaient guère un grain de blé. Largement implantées, elles font pour ainsi dire corps avec la muqueuse. Leur surface est grenue, framboisée et peut-être garnie de villosités qui lui donnent un aspect velouté ; on peut aussi rencontrer des filaments. Elles sont rouges ou au moins rosées, quelquefois tachetées de points hémorrhagiques, et leur consistance est assez grande. A en juger par nos trois faits, leur distribution dans la cavité vésicale n'est pas soumise aux règles que nous avons jusqu'à présent pu préciser pour les autres lésions inflammatoires. La région paracervicale peut rester indemne malgré la présence de ces productions dans d'autres points de la cavité vésicale. Toutefois, c'est dans sa moitié inférieure que nous les avons rencontrées.

Ces excroissances méritent assurément d'être étudiées plus complètement qu'il ne m'est actuellement possible de le faire ; aussi, me contenterai-je de résumer en deux mots les caractères de leur structure. Ce qui caractérise ces productions, c'est la présence de gros vaisseaux dans leur épaisseur ;

c'est une sorte de saillie vasculaire coiffée par la muqueuse. A ce point de vue, elles sont comparables aux angiomes simples, mais en diffèrent cependant par plusieurs points sur lesquels il est inutile d'insister pour le moment. Bornons-nous à remarquer qu'il ne faut pas établir de confusion entre ces excroissances d'origine inflammatoire et les néoplasmes de la vessie. Vous lirez des observations anciennes qui justifient cette remarque.

Les lésions consécutives de la couche musculaire sont comme leurs lésions primitives, abstraction faite des cas de suppuration interstitielle, d'un intérêt beaucoup moindre que celles de la muqueuse. C'est par elle que la cystite débute, c'est dans sa trame qu'elle s'établit, c'est elle qui est surtout atteinte et modifiée aussi bien au cours de la maladie que dans ses suites. De plus, lorsque l'inflammation atteint la muqueuse, elle ne la trouve pas modifiée à l'avance par une lésion antérieure, si ce n'est dans la tuberculose. Il n'en est plus de même de la musculeuse. Nous savons ce qu'elle devient chez les rétrécis où elle s'épaissit en demeurant uniforme et de structure normale, et chez les prostatiques où des épaississements partiels, des amincissements, des déformations, des modifications profondes de la structure précèdent l'avènement de la cystite. Ce sont cependant ces deux grandes catégories de sujets qui, par suite des obstacles de la miction et de la retenue de l'urine, fournissent à l'inflammation de la vessie ses plus gros contingents. Et ce qui montre, d'ailleurs, que la couche musculaire ne reçoit guère de la cystite une empreinte anatomo-pathologique spéciale, c'est qu'on n'a jamais eu rien à en dire dans les cas où elle était préalablement normale comme chez les blennorrhagiques et les tuberculeux.

Il se peut cependant que les modifications préalables subies par la couche musculaire ne restent pas sans influence sur les destinées ultérieures de la vessie lorsqu'elle s'enflamme. Je suis disposé à croire que les proliférations conjonctives qui nécessairement s'y produisent, ajoutent à son état scléreux chez les prostatiques, et rendent encore plus précaire le fonctionnement de la vessie. Il m'a été, en tout cas, donné d'observer les conséquences de l'inflammation interstitielle de la musculeuse survenue secondairement à celle de la muqueuse en examinant des vessies de rétrécis. Ces observations me sont communes avec mon collègue et collaborateur le Dr Bazy. Leur résultat est consigné dans l'*Atlas des voies urinaires* que nous publions en commun[1]. Sans donner ici la description des pièces que nous avons fait dessiner, je dirai que la capacité de ces vessies était diminuée au point de contenir à peine 20 grammes de liquide et que, dans les parois épaissies, on constatait l'hypertrophie des fibres musculaires mais bien plus encore l'augmentation du tissu conjonctif dont les vaisseaux innombrables s'insinuaient entre les éléments musculaires, les dissociant, les cernant, les rétractant dans leurs tortuosités. Des traînées de tissu embryonnaire montraient que l'inflammation continuait et n'avait pas encore achevé son œuvre, tandis que la vascularité encore très grande de la muqueuse, l'ampleur des vaisseaux témoignaient aussi que la cystite n'était pas éteinte.

Il y a donc des cas où, sous l'influence d'une cystite longtemps persistante, la capacité de la vessie diminue. Je n'ai observé ce fait que chez des rétrécis, et, chose à noter, chez ceux qui avaient de larges trajets fistuleux. J'ai retrouvé cette même diminution extrême de la capacité de la vessie chez une femme atteinte à la fois de néphro-pyélite et de cystite tuberculeuse. De telle sorte que la facilité particulière avec laquelle la vessie arrive à se vider paraît avoir une influence sur la diminution de sa capacité.

Il ne faut cependant pas hésiter à accorder un rôle prépondérant à la persistance et à l'excès de l'inflammation. La pratique démontre avec évidence que la capacité de la vessie est en rapport direct avec sa sensibilité et que le meilleur moyen de lui rendre la faculté de contenir est d'éteindre cette

1. Pl. 20, pages 133, 143, 160.

sensibilité. On ne peut se refuser à comprendre que la prolongation d'un état semblable peut permettre à des lésions de la nature de celles que je viens de vous signaler d'en déterminer la permanence. C'est une raison de plus pour affirmer l'inutilité et le danger du traitement mécanique dans le but de reconstituer la capacité de la vessie.

Toujours est-il que la transformation anatomique de la capacité de la vessie ne se peut que bien lentement établir et qu'il est des cas où elle a bien peu de possibilité de se produire. Aussi, les constatations permises par les autopsies ou par l'examen clinique des malades atteints de cystite chronique n'ont-elles qu'une valeur très relative, et faut-il admettre que les différences si grandes que vous pourrez constater dans la capacité des vessies atteintes de cystite chronique sont antérieures au moment où elles ont été enflammées ou qu'elles sont sous la dépendance de l'état douloureux. Je n'insisterai pas davantage sur ce point de la question qui ne relève que pour une faible part de l'étude anatomo-pathologique des cystites, et je n'ai plus à vous signaler, pour terminer ces considérations anatomo-pathologiques, incomplètes malgré leur longueur, que la *dégénérescence graisseuse périvésicale*.

Elle s'observe dans les cas où la cystite a longtemps existé à l'état chronique. Elle peut exceptionnellement se traduire par une véritable lipomatose déterminant une sorte d'enfouissement graisseux de la vessie. Je n'ai observé qu'un cas où la surcharge graisseuse déterminée par l'inflammation ait été porté à ce degré. En général, la couche graisseuse pathologique, qui n'est que l'augmentation de la couche cellulo-adipeuse normale, est de peu d'épaisseur et occupe principalement les faces latérales et postérieure. La couche normale est, vous le savez, immédiatement superposée à la tunique musculeuse et envoie quelques cellules dans la partie superficielle de celle-ci, entre ses faisceaux. On conçoit donc que la surcharge pathologique puisse en affaiblir la cohésion. Mais cette disposition particulière des éléments graisseux à proliférer au contact des organes soumis à la dégénérescence inflammatoire n'est que peu accusée au voisinage de la vessie, tandis qu'au niveau du rein elle peut acquérir une importance toute particulière dont j'ai eu l'occasion de vous signaler des exemples.

TRENTIÈME LEÇON

DES CYSTITES

(*Suite.*)

GÉNÉRALITÉS : *Symptomatologie. — Marche. — Durée. — Pronostic. Diagnostic.*

Symptomatologie. — États aigu et chronique; leur combinaison, leur interposition. — Ce qu'il faut penser de la cystite du col, de la cystite variqueuse ou hémorrhoïdaire, des fissures du col. — Fréquence des mictions. — Douleur. — Purulence des urines. — Expérience des trois verres. — Albuminurie; sa signification. — Hématurie; ses caractères. — Transformation ammoniacale des urines; physiologie pathologique et valeur clinique. — Douleurs provoquées. — Symptômes généraux.

Marche, durée, pronostic en rapport avec la cause et la nature de la cystite, et le terrain où elle évolue. — Catarrhe de la vessie.

Diagnostic. — Reconnaître qu'il y a cystite. — Préciser le siège, le degré et surtout la nature des lésions. — Démasquer les complications.

Messieurs,

Je ne maintiendrai pas dans l'étude clinique la distinction conservée dans l'anatomie pathologique en *cystite aiguë* et *cystite chronique*. Sans doute elle fournit à la description des points de repère qui la facilitent, mais elle est en réalité schématique. L'ordre de succession est loin d'être invariable et vous verrez aussi bien la cystite commencer par l'état chronique pour aboutir à l'état aigu que celle-ci précéder, comme il serait légitime, l'état subaigu ou celui que l'on qualifie de chronique. Il n'est certainement pas un seul malade de cette dernière catégorie qui ne présente à un moment ou à un autre, pendant la durée toujours longue de son affection, des manifestations aiguës. Elles s'interposent très fréquemment dans l'état chronique. Par contre, vous trouverez dans les cas les plus aigus, dont la cystite blennorrhagique ou les inflammations qui surviennent chez les calculeux vous offrent des exemples, de rapides et franches terminaisons sans la moindre velléité de chronicisme. La manifestation et la succession de l'un ou l'autre de ces états, leurs remplacements successifs ou leurs combinaisons dépendent, comme la cystite elle-même, du terrain où ils évoluent; ils dépendent aussi du traitement. Le blennorrhagique jeune et sans tare acquise ou héréditaire guérira sans passer par la période de chronicité, même s'il n'est pas soigné avec toute la rigueur désirable; mais un traitement soigneusement approprié sera indispensable à celui qui se présenterait dans des conditions inverses d'antécédents, pour que cet état chronique si justement redouté ne puisse prendre domicile. Le blennorrhagique âgé qui aura cru à la possibilité des retours de jeunesse aura beaucoup de chances, malgré vos meilleurs soins, de voir son inflammation vésicale se mettre à l'unisson et vieillir avec lui. Le calculeux auquel vous avez laissé un fragment passera à l'état chronique, mais sera guéri du jour au lendemain, presque sans transition, lorsqu'il aura été débarrassé. Le rétentionniste lui-même pourra guérir sans passer à l'état chronique si vous l'évacuez aussi souvent et aussi longtemps qu'il est nécessaire, si vous persistez dans l'usage de la sonde alors même qu'il ne reste, après miction, qu'une très petite quantité d'urine trouble. Enfin, les espèces de cystite qui semblent le plus vouées aux états aigus peuvent débuter à l'état chronique et continuer leur marche à cette allure.

J'accepterais toutefois la nécessité de descriptions isolées si elles devaient fournir l'étude de symptômes suffisamment distincts. Il n'en est rien. Aussi ai-je pensé que le moyen de mettre en relief les différentes modalités des cystites et de satisfaire aux véritables exigences d'un tableau clinique était d'en décrire les différentes espèces et que les soumettre à la contrainte d'une division purement didactique était au moins inutile. Ce n'est que pour les indications du traitement que nous aurons à tenir compte du degré des manifestations qui caractérisent la cystite.

C'est pour des raisons de même ordre que je ne suivrai pas l'exemple des auteurs qui ont cru devoir donner à la *cystite du col* le rang d'espèce morbide. Ce n'est pas que je sois disposé à méconnaître la réalité des localisations de l'inflammation à l'entrée même de la vessie. L'anatomie pathologique nous a fourni à cet égard des données péremptoires dont l'observation clinique démontre la véracité, et la thérapeutique, ainsi que je vous l'ai déjà dit, ne doit jamais perdre de vue ces notions importantes. Aussi bien lorsque la cystite débutant avec une grande acuité est surtout localisée dans ces points que lorsqu'elle prend moins bruyamment possession de la muqueuse vésicale, ou que depuis longtemps elle s'y est installée, il ne faut pas oublier que ses lésions sont surtout accentuées dans le trigone, dans l'urèthre profond, au pourtour des orifices du col et des uretères. La cystite a, dans tous les cas, ses localisations principales à l'entrée du réservoir de l'urine ; alors même que l'inflammation l'envahit en entier, il en est encore ainsi ; elle est toujours plus ou moins une cystite du col. Envisager ainsi cette question n'est pas, vous le voyez, en amoindrir ou en contester l'importance ; c'est demeurer dans la réalité.

On en sort et l'on s'en éloigne singulièrement, lorsque, pour arriver à la description abstraite de la cystite du col, on est obligé de faire figurer dans son cadre des lésions telles que des fissures cachées dans les plis radiés du col, des contractures de cet orifice sur lequel le rhumatisme aurait une influence élective, un état hémorrhoïdaire qualifié de cystite variqueuse.

Déjà à propos de la cystite tuberculeuse et surtout dans l'étude des cystites douloureuses, je me suis expliqué sur la contracture du col et j'ai montré que ce qui se contracture est, non pas l'orifice vésical, mais la portion membraneuse ; non pas l'orifice vésical, mais le corps de la vessie ; la première de ces modalités réunissant les cas de moyenne ou de petite intensité et la seconde les cas graves. Dans cette même étude j'ai dû vous dire ce que l'expérience m'a appris depuis de longues années à propos de la *fissure du col* et je me crois autorisé à déclarer que l'analogie qui a conduit les cliniciens à l'admettre et même à la voir, reste cependant une simple conception de l'esprit. Enfin, il suffit de se souvenir des phénomènes hématuriques qui précèdent de si *longtemps* la tuberculose, de ceux qui se montrent avec tant d'intensité dans les cystites blennorrhagiques même subaiguës et de s'en rapporter à l'anatomie pathologique pour craindre qu'il ne soit difficile de définitivement démontrer la *cystite variqueuse*.

Je comprends donc qu'un esprit profondément observateur, que Gosselin, ait considéré comme une simple vue de l'esprit la distinction clinique établie en faveur de la cystite du col. Mais s'il est vrai que sa description serait hypothétique, si on voulait l'appuyer sur des symptômes particuliers, il n'en reste pas moins acquis que l'anatomie pathologique révèle les lésions que vous savez et que les résultats du traitement local sont absolument en faveur de ces données importantes.

Il est temps d'arriver à l'étude des symptômes. Il en est trois principaux qui arrêteront tout d'abord notre attention. Ce sont : la fréquence des mictions, la douleur, la présence du pus dans l'urine. Ce liquide dont on ne saurait trop poursuivre l'examen dans les cystites, peut d'ailleurs nous présenter d'autres altérations telles que le mélange d'albumine et de sang, le changement de réaction, la transformation ammoniacale. Nous nous y arrêterons autant qu'il convient ; mais l'inflammation peut parcourir toutes ses périodes sans hématurie ou sans transformation ammoniacale, tandis qu'*il ne peut y avoir cystite sans sécrétion de pus*. Cela justifie la place que je lui assigne à côté de la fréquence et de la douleur. Je veux d'autant moins l'en séparer que, je vous le démontrerai au diagnostic, aucun de ces symptômes n'a par lui-même de valeur pathognomonique, tandis que leur association ne permet pas l'erreur.

Rien de plus variable que les degrés de la *fréquence*. Il y a des cystiques chez lesquels les besoins se succèdent avec une telle rapidité, sont en réalité si continus, qu'ils arrivent à ne plus pouvoir les prévenir. Ils aboutissent à ce que les malades qualifient d'incontinence, ce qui n'est, comme je vous l'ai dit souvent, qu'une fausse incontinence. Il n'est nullement exact que la localisation des lésions au col entraîne forcément l'excessive fréquence. Cela n'est vrai que pour la cystite tuberculeuse, mais aucune cystite, pas même la tuberculeuse, n'arrive aussi sûrement aux excès de fréquence que celle que nous avons étudiée sous le nom de cystite douloureuse. Ce sont précisément ces cas qui nous ont donné la démonstration de la contracture inflammatoire du corps. On ne saurait s'en étonner, lorsqu'on se reporte aux enseignements de la physiologie ; on comprend alors que les vessies dont la sensibilité au contact et à la tension est aussi excessive soient celles qui demandent à se vider le plus fréquemment et le plus impérieusement. Quelques gouttes d'urine produisent alors ce que déterminent quelques grammes dans les cas où le corps de la vessie est moins atteint.

La fréquence résulte, en effet, de la sensation du besoin d'uriner ; elle est absolument en rapport avec l'intensité de ce besoin et doit s'accroître s'il devient douloureux.

La douleur et la fréquence sont, en effet, en relation exacte, abstraction faite des nerveux et des polyuriques ; l'on peut, pour ainsi dire, mesurer le degré de la première par l'intensité de la seconde. Si vous analysez le phénomène douleur dans ses manifestations spontanées, vous constatez que le moment où il est le plus accentué est celui qui précède immédiatement la miction. En dehors de cet acte, le malade, si ce n'est dans les cas très graves, ne souffre pas ou souffre peu. Il indique une sensation plus ou moins pénible au-dessus du pubis qui s'exagère lorsqu'il va falloir uriner ; il est soulagé dès que la miction est accomplie. Il n'en est pas toujours de même. La fin de l'évacuation peut devenir douloureuse, se compliquer de contractions anales, d'efforts violents et déterminer des crises intenses qui, par leur répétition, rendent intolérable la situation de certains malades. Il s'agit alors ou d'inflammations très aiguës, ou de cas compliqués par la présence d'un calcul, ou bien encore de la retenue incomplète de l'urine. Il se peut aussi que, pendant la durée de la miction, alors que l'urine est en contact avec le canal, le malade accuse des sensations particulièrement douloureuses. Il urine du feu, il pisse du vitriol et ces comparaisons ne manquent pas, paraît-il, de vérité. Dans ce cas, les urines sont modifiées, en général très ammoniacales ; de là les sensations dues à leur passage. Chose intéressante et curieuse, la miction n'est pas pour cela toujours très fréquente, preuve à ajouter à tant d'autres des différences essentielles de la sensibilité vésicale et uréthrale.

Le pus, dont je vous ai dit la présence inévitable, peut cependant ne pas être rencontré dans les urines dès le début des accidents inflammatoires. Je vous l'ai démontré en étudiant l'anatomie pathologique expérimentale de la cystite aiguë. Sa présence, lorsqu'il n'y en a que de faibles quantités, peut aussi n'être pas facilement reconnue. Ces faits vous aident à comprendre les opinions semblables à celles de M. Diday, dont je vous ai entretenus à propos de la cystite blennorrhagique. Il suffit donc que je vous les signale sans insister. Je puis d'autant mieux procéder ainsi que vous savez parfaitement que, dans toutes les inflammations des muqueuses, la présence des globules blancs n'est pas un fait initial. Le pus, qui, dès qu'il est sécrété en suffisante quantité, se mélange à la totalité des urines, n'y est cependant pas représenté dans des proportions égales selon qu'on examine *le commencement, le milieu ou la fin des mictions*. Il se peut même qu'il n'apparaisse qu'au commencement ou au commencement et à la fin, tandis qu'il n'existe pas d'une façon appréciable à l'œil dans les urines rendues au milieu de la miction. Cela vous oblige à scinder ses produits, à les faire recueillir dans deux ou trois verres ; cela vous oblige aussi, dans les cas où les urines restent indemnes en apparence et où il y a cependant cystite selon toute vraisemblance, à examiner le linge sur lequel vous verrez imprimées de larges macules purulentes que le malade y dépose à la fin ou même après la miction. Vous n'avez le droit de conclure à l'absence du pus, que lorsque vous vous êtes livrés à ces divers examens.

La constatation de quantités différentes de pus correspondant au commencement, au milieu et à la fin de la projection de l'urine hors de la vessie offre, vous le comprenez, un très réel intérêt. On peut légitimement admettre que le fond du canal, que l'entrée même de la vessie d'une part, que son bas-fond d'autre part, qui normalement se vide le dernier, ont été les points où la sécrétion leucocytique s'est surtout accumulée. Vous pouvez d'ailleurs le constater *de visu* en regardant les malades uriner. Vous est-il permis de conclure de ces faits à d'exactes localisations des lésions ? Jusqu'à un certain point seulement. Il est évident que le premier jet, lorsqu'il est fortement chargé, témoigne de la suppuration particulièrement abondante de l'urèthre profond et même de la région du trigone où se localisent avec prédilection les lésions dues à l'inflammation, mais le pus qui charge les dernières parties de l'urine peut avoir gagné les points déclives, c'est-à-dire le bas-fond, aussi bien lorsqu'il a été sécrété au niveau du col que dans le corps de la vessie. Une cystite, dont les lésions principales seraient encore réparties à l'entrée de la vessie, pourrait donc, si la sécrétion est abondante, permettre de trouver du pus dans le troisième verre. N'est-ce pas d'ailleurs à la fin de la miction, dans les cystites blennorrhagiques aiguës et récentes, que l'on guérit si facilement en instillant vingt à trente gouttes de solution de nitrate d'argent, que vous voyez les derniers efforts d'expulsion déterminer la sortie du pus entraîné seulement en partie par le premier jet? Les notions fournies par le partage des mictions ne peuvent donc se substituer à l'anatomie pathologique et fournir à elles seules la preuve des localisations principales de l'inflammation ; mais elles s'ajoutent à ses enseignements pour en confirmer l'exactitude et aider, dans une certaine mesure, à leur démonstration, même sur le vivant.

Nous avons encore à tenir compte de la présence de l'albumine ou du sang dans l'urine, à apprécier ses changements de réaction et sa transformation ammoniacale.

Je ne dirai qu'un mot de l'*albumine*. Elle est le produit direct de la présence des leucocytes et des hématies, du sérum ; elle est proportionnelle à leur quantité, aussi n'en trouverez-vous pas dans les premières phases de l'inflammation aiguë.

La recherche du *sang* doit cliniquement se faire, comme celle du pus, en la mettant en parallèle des différents moments de la miction. Il ne saurait suffire de constater le mélange du sang et de l'urine, il faut savoir dans quelles conditions il a été expulsé de la vessie. L'épreuve des verres est encore ici très nécessaire. Dans les cas très aigus, vous reconnaîtrez aisément que c'est à la fin de la miction, pendant les efforts souvent excessifs que détermine le double ténesme vésico-anal que le sang apparaît. Il peut être abondamment expulsé. C'est, vous le savez, dans les cas aigus de cystite blennorrhagique que vous observerez le plus habituellement ce phénomène. Il ne peut y avoir de doute, le sang vient du col ou tout au plus des régions antérieures de la vessie soumises à une expression qui a pour résultat la déchirure des nombreux vaisseaux qu'y a développés l'inflammation. Mais cette plénitude vasculaire peut aussi être le fait de la congestion et se préparer silencieusement. Dans ces cas, vous observerez donc ces mêmes hématuries sans l'accompagnement des grands phénomènes douloureux de l'état aigu. Dans d'autres circonstances vous trouverez le sang mélangé aux urines. Sans doute il pourrait encore venir du col, puisque nous voyons tous les jours les blessures de la région prostatique déterminer la coloration totale des urines, mais il y a de grandes chances, dans ces conditions, pour que sa source soit plus éloignée. D'autre part, les hématuries terminales qui succèdent à la trop brusque évacuation de l'urine chez les prostatiques arrivés à la troisième période, ou dans les rétentions aiguës à grandes distensions, de même que les autopsies souvent faites chez ces sujets, nous montrent que le sang peut, même dans ces conditions, prendre sa source dans le corps de l'organe. Aussi, aurez-vous avant tout, comme je le dirai au diagnostic, à tenir compte des circonstances qui ont précédé, accompagné ou suivi l'hématurie.

Pas plus pour la recherche du sang dans les urines des cystiques que pour la découverte du pus, je ne crois utile de revenir sur les moyens physiques ou chimiques tels que l'emploi du microscope ou des réactifs. J'en ai longuement parlé dans le premier volume de mes *Leçons cliniques*[1].

Pour la même raison je n'insisterai pas sur les *modifications de réaction du liquide urinaire* et sur sa *transformation ammoniacale* dont vous trouverez l'étude particulièrement détaillée dans la seconde édition[1]. Je ne veux retenir votre attention que sur deux points. L'un a trait à l'étude de la physiologie pathologique de ce phénomène intéressant, l'autre à sa valeur clinique.

Il me paraît hors de contestation que la cystite préexiste à l'introduction du ferment et qu'elle est indispensable à la production de la fermentation; je crois aussi avoir fait la preuve de la valeur très relative de l'ammoniurie au point de vue des contre-indications opératoires. Contrairement à ce que les travaux de Gosselin avaient conduit à admettre, j'ai défendu dans la pratique l'opinion que justifient les faits cliniques. Ils démontrent que le phénomène de la transformation ammoniacale est en lui-même négligeable au point de vue de l'indication opératoire et que le chirurgien ne doit

1. *Leçons cliniques*, 2e édition, p. 278 et suiv.

2. *Leçons cliniques*, 2e édition, p. 352 et suiv.

tenir compte que des lésions qui l'accompagnent, pour prendre ses déterminations.

Au point de vue particulier de l'étude des cystites, je dois insister sur sa valeur séméiologique absolue, puisque la fermentation ammoniacale ne saurait se produire en dehors d'elles. Le degré et la durée de cette fermentation sont en général en rapport avec l'intensité des phénomènes inflammatoires. Cependant, vous rencontrerez des cystites graves sans fermentation des urines. Dans ces cas, la quantité d'urine est exagérée et la polyurie, en diminuant la proportion de l'urée, déjà faible chez les malades sérieusement atteints, empêche la fermentation. Il faut en effet, pour que ce phénomène se produise, que le ferment rencontre un aliment dans les sécrétions albuminoïdes qui sont le fait de la cystite et une suffisante quantité de matériaux décomposables qui sont fournis par l'urée.

Avant d'arriver à ce que l'on appelle les symptômes généraux de la cystite, nous avons encore à étudier la *douleur provoquée*.

C'est un symptôme de premier ordre parce qu'il est absolument pathognomonique. La sensibilité de la vessie à l'état pathologique diffère, en effet, et diffère essentiellement de sa sensibilité à l'état physiologique. La sensibilité morbide n'a d'autre facteur que la cystite. Toutes les fois que vous en constaterez les caractères propres, vous aurez, par cela même, tranché, d'une façon irréfutable, le diagnostic de l'inflammation vésicale.

La sensibilité de la vessie peut être étudiée par l'intermédiaire d'un instrument qui détermine, par l'attouchement de sa surface interne, le degré de sa sensibilité au contact. Elle peut l'être aussi par l'injection d'un liquide tiède qui donne la mesure de sa sensibilité à la tension. Cette manière de procéder est à coup sûr la plus démonstrative. Mais elle ne saurait être toujours mise en œuvre. Et si je me permets facilement d'explorer directement la sensibilité au contact de la vessie, jamais, lorsqu'elle est vivement enflammée, je ne me crois autorisé à me rendre compte de sa sensibilité à la tension.

Si je me suis imposé ces règles, c'est que je sais d'une façon certaine que les contacts n'ont d'autre inconvénient que la sensation qu'ils déterminent, tandis que la douleur toujours plus violente que détermine la tension peut avoir sur les reins le retentissement le plus fâcheux.

Lorsque je crois devoir explorer la sensibilité de la surface interne de la vessie, je le fais avec un explorateur souple olivaire, rendu aseptique, et je me conforme aux règles que déjà je vous ai exposées en traçant l'histoire des cystites douloureuses [1]. Mais le chirurgien a heureusement une excellente ressource dans la pression et la palpation extérieures. Introduisez le doigt dans le vagin ou le rectum, pressez à différents degrés sur la face inférieure de la vessie, recourbez au besoin votre doigt en crochet et comprimez la vessie derrière le pubis ou bien encore combinez la pression rectale et la palpation hypogastrique. Ces différentes manières d'interroger la sensibilité de la vessie ne resteront jamais sans réponses et vous aurez ainsi la révélation certaine de sa sensibilité pathologique. A l'état normal, semblables investigations ne peuvent produire que le besoin d'uriner et non pas la douleur. La palpation hypogastrique isolée, que vous verrez souvent employée, est très peu démonstrative. Cependant, elle peut vous renseigner jusqu'à un certain point, si vous tenez compte de la sensation déterminée, non pendant la pression, mais en l'abandonnant brusquement après l'avoir conduite aussi profondément que possible. Vous rencontrerez des cas où l'exploration par contact ou par pression ne vous fournira pas de démonstration décisive. C'est à ces cas qu'il convient de réserver la recherche de la sensibilité par la mise en tension.

Les *symptômes généraux* de la cystite sont signalés dans la plupart des traités classiques, même les plus récents. Vous y lirez que les cystites graves s'accompagnent en général de fièvre, de troubles digestifs, etc. Il y a là, à mon avis, une erreur d'interprétation et si je me permets de la signaler, c'est qu'elle

1. Voy. p. 815 et suiv.

ne me paraît pas sans gravité. Elle donne, en effet, le change sur la véritable situation. Si vous soumettez vos malades à une observation méthodique, en évitant d'attribuer à la cystite ce qui revient à ses complications, vous arriverez facilement, à l'exemple de mon ancien interne, M. le Dr Malherbe, de Nantes, à reconnaître que la cystite la plus intense, la plus douloureuse, reste toujours apyrétique. Voyez les sujets atteints de cystite blennorrhagique suraiguë, voyez les calculeux qui spontanément ou après une lithotritie incomplète ont parfois des poussées de cystite si cruelles, ils sont et ils restent indemnes de tout mouvement fébrile, tant que les lésions inflammatoires sont limitées à la vessie.

Il est cependant vrai qu'on peut observer des malades atteints de cystite et qui offrent une température élevée, continue ou par accès, avec tout un ensemble d'accidents généraux. Il en existe même en ce moment plusieurs exemples dans nos salles, mais si vous étudiez attentivement ces malades, vous ne tarderez pas à reconnaître qu'indépendamment de leur cystite, ils ont une inflammation aiguë ou chronique des reins. La clinique vous offre les moyens d'établir ce diagnostic pendant la vie et l'autopsie vous montre malheureusement trop souvent que les lésions n'étaient pas limitées à la vessie. La fièvre dans la cystite est donc presque toujours l'expression de l'extension de l'inflammation aux reins. C'est une complication et non un phénomène propre à cette affection et liée à son évolution *in situ*.

Je vous présentais tout à l'heure les pièces d'un malade qui est venu succomber dans notre service avec une élévation considérable de la température. A l'autopsie, nous avons trouvé dans la vessie une série de très graves lésions. Mais les reins étaient aussi le siège d'une inflammation très aiguë.

D'ailleurs, la fièvre qu'on peut observer au cours d'une cystite est une fièvre à marche particulière, une fièvre qui procède par accès comme la fièvre urineuse du deuxième type[1],

1. Voy. *Leçons cliniques*, 2e édit. p. 454 et suiv.

c'est-à-dire celle qui est sous la dépendance de lésions rénales aiguës ; cette fièvre est absolument comparable par sa courbe thermométrique à celle des malades qui ont de la néphrite sans cystite. Pourquoi dès lors attribuer à la cystite un état fébrile qui fait toujours défaut quand il est certain que les reins sont indemnes, quelles que soient du reste l'intensité et la gravité des lésions vésicales.

Je dois ajouter pourtant que ce n'est pas toujours à des complications rénales que doit être rapportée la fièvre qu'on observe au cours d'une poussée de cystite. Une péricystite intense accompagnée d'abcès interstitiels peut donner lieu à une élévation de la température.

Mais cette dernière catégorie de cas est exceptionnelle et vous pouvez admettre comme un fait absolument démontré que les cystites les plus intenses évoluent sans s'accompagner de fièvre et que toutes les fois qu'il survient de la fièvre au cours d'une cystite, elle est l'indice d'une complication, presque toujours d'une complication rénale.

Il en est de même des autres symptômes généraux. On peut assurément observer pendant le cours d'une cystite un certain retentissement sur l'économie, de l'inappétence, de la soif, de l'abattement. Mais pour peu que la réaction dépasse ces limites et surtout qu'elle s'accompagne de fièvre, vous pouvez être certains qu'il existe une complication qu'il s'agit de démasquer et de combattre sans retard.

Je dois, puisque je vous parle de complications, ajouter un mot à propos de la *rétention d'urine*. On l'attribue dans bien des cas à la cystite dont elle serait la conséquence et non la cause. Il est, en effet, possible que la cystite ouvre la marche des accidents. Je vous ai montré par exemple que la rétention pouvait apparaître au cours de la cystite blennorrhagique. Que l'incomplète évacuation de la vessie soit cause ou effet, c'est d'ailleurs un point sur lequel votre attention doit être sans cesse en éveil lorsque vous dirigez le traitement d'une cystite.

La *marche, la durée et le pronostic des cystites* sont essentiellement subordonnés à la cause qui leur a donné naissance et il est impossible d'en fournir une description générale sans descendre aux faits particuliers. La cystite des rétrécis, celle des calculeux, à moins qu'elles ne soient invétérées, ont la plus grande tendance à guérir promptement dès que la cause a disparu. Au contraire, la cystite des tuberculeux, celle des prostatiques ont une durée souvent indéfinie parce que nous ne pouvons en supprimer la cause. Certaines cystites aiguës ont une très courte durée, d'autres se prolongent à l'état aigu suivant le terrain et la cause qui leur ont donné naissance et les entretiennent. Les formes chroniques ont une durée souvent très longue même avec des lésions rénales et tant qu'elles ne passent pas à l'état très aigu. Mais je m'empresse d'ajouter qu'un traitement bien dirigé peut souvent exercer sur la durée de la maladie l'influence la plus favorable.

Les cas non guérissables me conduisent à vous dire quelques mots du *catarrhe de vessie.*

Cette appellation que vous verrez à tout instant employée dans la pratique ne pourrait, s'il en fallait faire usage, s'appliquer qu'à ces seuls faits. Elle aurait ainsi une signification qui est précisément celle que les malades lui accordent. A leurs yeux, catarrhe de vessie est le synonyme d'affection incurable et grave. Cela ne suffit pas pour que son emploi soit justifié. On a englobé, en effet, sous ce nom, des cystites de nature absolument différente. Les études que nous venons de poursuivre ensemble ont eu pour but de chercher à mettre aussi complètement que possible en lumière leurs caractères propres. Ce serait se résigner à la confusion que je m'efforce de faire disparaître, que d'employer une dénomination semblable. Elle a le tort de permettre d'englober sous son vocable toutes les espèces d'inflammations vésicales. Le diagnostic étiologique qui doit être votre préoccupation principale, serait par cela même éludé.

C'est assez dire que je ne crois pas devoir donner la description du catarrhe de la vessie. Il importait néanmoins de vous dire ce qu'à mon avis l'étude analytique des cystites permet de penser de cette appellation. Elle ne peut en réalité fournir qu'une formule commode qui ressemble à un diagnostic. Serait-ce l'explication de sa singulière fortune?

Le *pronostic* est tout entier dans la nature et aussi dans les complications. S'il est vrai qu'on ne meurt pas d'une cystite, on meurt très bien de ses complications. Aussi devrez-vous appliquer tous vos soins à les prévenir. Lorsque la nature de la maladie est telle que vous ne pouvez en obtenir la guérison, si vous réussissez à localiser les lésions à la vessie, à préserver les reins, vous ferez vivre vos malades. Ils vivront sans doute avec des ennuis, mais c'est encore un résultat qu'il faut savoir apprécier.

Le *diagnostic*, avec l'aide des notions précédentes, est d'une extrême simplicité. Rien n'est plus facile que de reconnaître l'existence de la cystite, à la condition de ne pas juger d'après un seul symptôme. *Pour qu'on ait le droit de dire qu'il y a cystite il faut la réunion des trois principaux symptômes, fréquence des mictions, douleur, purulence des urines*, quelle que soit du reste leur intensité. Vous verrez cependant assez souvent des malades qu'on aura considérés comme atteints de cystite et qui ne présentaient que l'un de ces trois symptômes. C'est à chaque instant que vous aurez l'occasion de constater des besoins fréquents chez des malades absolument indemnes de toute inflammation de la vessie. Hier encore, à ma consultation, je voyais une dame qui se plaignait d'avoir des envies très fréquentes, la nuit comme le jour, et pourtant ses urines étaient d'une limpidité absolue et la vessie n'était pas douloureuse à la pression. Elle n'avait donc pas de cystite. Mais il existait une affection ancienne de l'utérus dont les troubles urinaires n'étaient qu'un écho de voisinage. Vous pouvez observer la même fréquence en dehors de la cystite chez les prostatiques à toutes les périodes, chez les myélitiques, les névropathes, etc.

La douleur spontanée, à elle seule, n'a guère plus de valeur séméiologique. Elle se rencontre dans la névralgie vésicale, dans certaines affections médullaires et quelquefois elle acquiert une intensité des plus remarquables chez des malades atteints de calculs rénaux sans trace de cystite. Mais la douleur, provoquée par un examen méthodique, ne se rencontre que dans la cystite. Cette recherche assurera toujours votre diagnostic dans les cas douteux.

Enfin, je n'ai pas à vous rappeler que l'existence du pus dans l'urine peut tenir exclusivement à une affection des reins ou de l'urèthre profond ou d'une lésion de voisinage établissant une communication entre la vessie et un foyer qui s'y déverse.

Ainsi donc, chacun des trois grands symptômes des inflammations de la vessie, considéré isolément, peut conduire à des erreurs de diagnostic. Vous les éviterez sans peine en n'oubliant pas qu'il faut, pour affirmer l'existence de la cystite, vous appuyer sur leur réunion et sur la constatation précise de la douleur provoquée par les pressions extérieures, ou, dans les cas embarrassants, par un contact instrumental exercé à la face interne de la vessie ou même, quoique très exceptionnellement, par la mise en tension.

Mais le diagnostic doit être poussé plus loin. Il nous reste en effet, à préciser la localisation, le degré et surtout la nature des lésions.

Il est assez facile en général de *reconnaître le siège principal des lésions*. L'expérience des trois verres dont je vous ai longuement parlé est utilisable à ce point de vue et je n'ai rien à ajouter à ce que je viens de vous dire.

Cependant, à propos des cystites localisées au segment antérieur de la vessie, j'ai à vous signaler certains faits dont l'interprétation prête à discussion. On observe parfois, avec des phénomènes inflammatoires très modérés, une émission de sang assez abondante, presque sans douleur, à la fin de la miction. On a voulu désigner ces cas en les rangeant sous la dénomination de *cystite hémorrhoïdale*. Je ne puis admettre une semblable interprétation, pour une raison bien simple, c'est que je n'ai jamais constaté à l'autopsie les dispositions anatomiques sur lesquelles devrait s'appuyer cette manière de voir. Les auteurs qui ont admis l'existence de ces lésions et interprété leur rôle n'en ont pas, que je sache, fourni la preuve anatomique. J'estime, d'ailleurs, qu'il n'est pas nécessaire de chercher dans une lésion théorique l'explication d'un fait dont rendent suffisamment compte l'anatomie et la physiologie normale de la vessie. Sans doute il est possible qu'à l'autopsie de certains vieillards prostatiques on aperçoive sous la muqueuse, au voisinage du col, des dilatations veineuses plus ou moins prononcées et à la rigueur on pourrait appliquer à cet état la dénomination de varices du col. J'en ai même présenté autrefois, en 1854, un cas très remarquable à la Société anatomique. Mais ce sont là des faits absolument exceptionnels et il n'est pas besoin, même chez le vieillard, qu'il y ait une semblable dilatation des veines du col, pour que des hématuries se produisent à la fin des mictions. La vascularisation de cette région de la vessie où il existe normalement de riches plexus veineux, muqueux et sous-muqueux, suffit à bien rendre compte de la facilité avec laquelle la congestion s'y produit, surtout lorsqu'il existe des phénomènes inflammatoires même subaigus. Vous savez enfin que des lésions nées sous l'influence des cystites chroniques, telles que les excroissances fongo-vasculaires, peuvent anatomiquement expliquer des faits semblables.

Si l'hypothèse de la cystite hémorrhoïdale n'est guère admissible chez le vieillard, à plus forte raison doit-elle être rejetée chez les jeunes gens et les adultes. Tout dernièrement j'avais l'occasion de voir un jeune homme qui, ayant été soumis hâtivement à la médication balsamique pour une blennorrhagie, vit apparaître du sang dans les dernières parties de la miction sans éprouver d'ailleurs ni douleurs notables, ni fréquence très marquée. Les urines contenaient seulement une très petite quantité de pus. Pour faire d'un cas semblable de la cystite hémorrhoïdale, il faudrait admettre que des paquets variqueux peuvent se constituer d'emblée pour ainsi dire. Et, dans le cas actuel, une supposition semblable aurait été d'autant moins fondée que l'étude attentive du malade permettait aisément de saisir l'enchaînement des phénomènes. La présence du pus, même en faible quantité, démontrait la nature inflammatoire de la maladie, et comme cette inflammation était survenue au cours d'une blennorrhagie uréthrale, il était de toute évidence qu'il fallait les rattacher l'une à l'autre.

Il n'est donc pas besoin d'invoquer des lésions imaginaires, ou du moins extrêmement rares, pour expliquer cet écoulement de sang à la fin des mictions que présentent certains malades. Ce phénomène est tout simplement l'indice d'une poussée congestive qui, en vertu d'une disposition anatomique normale et non pathologique, se localise à la région cervicale.

Il est souvent utile d'apprécier le *degré d'intensité* d'une cystite. Comment y parviendrez-vous ? Est-ce par l'étude des symptômes généraux, la recherche de la fièvre ? Assurément non, car nous avons vu que ce retentissement général est toujours l'indice d'une complication. L'étude de chacun des trois grands symptômes que nous avons étudiés vous sera d'un plus grand secours. On peut dire d'une façon générale que la fréquence et la douleur sont d'autant plus accusées que l'inflammation est plus aiguë. Cependant on les observe parfois à un très haut degré, sous forme d'accès, de crises plus ou moins longues, dans certaines cystites chroniques, par exemple chez des tuberculeux ou des prostatiques.

L'examen des urines qui a beaucoup de valeur à d'autres points de vue n'en a guère à celui-ci. La purulence peut être insignifiante dans certaines cystites suraiguës, tandis qu'elle est beaucoup plus marquée dans la plupart des cystites chroniques, alors surtout qu'elles se sont propagées du côté de l'appareil urinaire supérieur. L'apparition de la transformation ammoniacale dans le cours d'une cystite préexistante est toujours l'indice du passage à un état plus aigu, mais elle s'installe définitivement dans ce que l'on pourrait appeler le catarrhe chronique de la vessie. De même, si le mélange de stries sanguinolentes au dépôt de l'urine, si les hématuries à la fin des mictions s'observent fréquemment dans les poussées aiguës, je vous ai déjà dit qu'on les voyait aussi dans un grand nombre de cas subaigus et chroniques.

Vous trouverez dans l'étude de la douleur provoquée les indices les plus sûrs. Les différents modes d'exploration par le toucher, que je vous ai décrits, vous renseigneront très exactement sur l'intensité réelle de l'inflammation. Parfois ils sont presque négatifs, alors même que les manifestations spontanées sont excessives ; vous ne vous laisserez pas, dans ces cas, prendre aux apparences et vous attacherez toujours à la douleur provoquée la signification qu'elle mérite. Elle vous servira donc de critérium pour juger de l'intensité réelle des lésions et de la valeur de manifestations spontanées qui peuvent varier avec chaque individualité.

La *détermination rigoureuse de la cause, de la nature de la cystite*, est beaucoup plus importante encore que l'appréciation exacte de son acuité. C'est vraiment là, je puis le dire, le point capital mais parfois difficile du diagnostic, qui doit avant tout être étiologique. Pour le résoudre, vous aurez sans doute quelquefois à utiliser les ressources de l'examen direct par le cathétérisme. Mais ce n'est jamais par là que vous devrez commencer. C'est par une enquête approfondie sur les antécédents personnels ou héréditaires du malade et surtout par l'étude très attentive des conditions locales et générales au milieu desquelles est survenue la cystite. Suivant les données ainsi recueillies, il sera indiqué ou contre-indiqué de procéder à l'examen direct à l'aide des instruments.

C'est ainsi, par exemple, que l'existence antérieure, à une époque plus ou moins lointaine, d'une blennorrhagie, d'un traumatisme périnéal, d'une uréthrorrhagie pendant le coït, peuvent vous mettre sur la voie d'un rétrécissement du canal. Vos soupçons à cet égard seraient d'autant plus fondés qu'il y aurait eu des difficultés, de la lenteur dans la miction, longtemps avant l'apparition des symptômes de la cystite.

C'est alors que l'exploration méthodique du canal s'imposerait et lèverait tous les doutes.

Dans un autre cas, si vous apprenez que les mouvements et la voiture étaient mal supportés, provoquaient des envies fréquentes, de la douleur, des hématuries, à une époque où les urines étaient encore parfaitement claires, tandis que le repos, surtout le repos de la nuit, dissipait promptement ces manifestations ; à plus forte raison si les mêmes particularités persistent depuis l'existence de la cystite, vous penserez à l'existence d'un calcul et vous aurez recours à l'exploration métallique de la vessie. Mais vous vous garderez bien de tomber dans cette erreur banale qui consiste à croire qu'une cystite, parce qu'elle dure ou qu'elle est intense, est très probablement entretenue par la présence d'un calcul. Vous vous souviendrez au contraire que toute cystite qui persiste au même degré sans intermittences, sans accalmies et sans accès, n'a que bien peu de chances d'être une cystite calculeuse, la caractéristique de cette dernière étant précisément de procéder par accès, par poussées successives.

Chez un autre malade ayant dépassé la cinquantaine, si vous notez, depuis quelques mois ou quelques années, des envies fréquentes, sans douleur, plus prononcées la nuit que le jour, avec des retards dans la miction, des érections pénibles dans le décubitus dorsal, vous aurez de sérieuses raisons de croire qu'il s'agit d'un prostatique. Vous compléterez votre examen par le toucher rectal, par l'exploration uréthrale, par la recherche de l'évacuation complète ou incomplète de la vessie. Vous n'oublierez pas que la combinaison du toucher rectal et de la palpation hypogastrique peut très exactement vous renseigner sur le plus ou moins de réplétion de la vessie.

Si l'étude des commémoratifs vous fournissait la notion d'hématuries spontanées, plus ou moins durables, disparaissant ou revenant brusquement et sans motif, vous auriez le devoir de penser à la possibilité d'un néoplasme. Entre autres moyens d'investigation, vous utiliseriez le double toucher combiné, après cathétérisme évacuateur, pour rechercher si la vessie ne reste pas augmentée de volume. Ce cathétérisme, qui doit se faire avec la sonde en caoutchouc vulcanisé, vous permet en outre de savoir si le sang vient ou non de la vessie. Lorsqu'il en provient on voit souvent, même après lavage, les dernières gouttes du liquide prendre une teinte rutilante.

Chez un homme jeune, l'apparition de la cystite peu de temps après une blennorrhagie, surtout si le traitement n'en a pas été très méthodique, si le malade a fait abus des balsamiques, s'il a eu recours à des injections poussées avec force, il est à peu près certain qu'il s'agit de l'extension de la blennorrhagie uréthrale à la vessie. Le diagnostic devient toutefois d'autant plus délicat que la blennorrhagie est plus éloignée. Aussi faut-il avec soin rechercher si elle était ou paraissait complètement guérie, s'il ne survenait pas de temps à autre quelque léger retour d'un écoulement presque insignifiant, qui mériterait en pareil cas d'être pris en très sérieuse considération. L'exploration de l'urèthre profond à l'aide de la bougie olivaire vous fera souvent découvrir la présence d'une sécrétion ignorée du malade.

A côté de ces cas où votre investigation est plus ou moins fertile en renseignements, vous en rencontrerez d'autres où vos recherches les plus minutieuses resteront complètement inutiles. Eh bien ! ces résultats négatifs eux-mêmes auront pour vous la plus grande importance. L'absence de cause doit, en effet, éveiller dans votre esprit le soupçon de la tuberculose et vous faire diriger votre enquête dans un sens particulier, au point de vue des antécédents héréditaires du malade et surtout de ses antécédents personnels. Ensuite, vous examinerez avec la plus grande attention l'appareil génital, vous ferez la recherche patiente des bacilles dans l'urine et souvent vous arriverez ainsi à des découvertes qui seront la confirmation positive du diagnostic.

Sans doute, il se présente et vous rencontrerez dans la

pratique des cas épineux où il est très difficile de se prononcer et même où l'erreur est très excusable. Cependant, en général, si vous tenez compte du passé du malade autant que du présent, si vous étudiez comment se comportait sa vessie avant la cystite, comment s'est installée cette dernière et quelles sont les influences qui modifient ses symptômes, vous ne tarderez pas à déduire de toutes les données que vous aurez recueillies une opinion solidement établie sur la nature de la maladie.

Cette notion étant acquise, avant d'instituer le traitement vous aurez encore à vous renseigner sur l'existence ou l'absence de *complications*. Cela est d'autant plus important que certaines lésions rénales ont été considérées comme des contre-indications à l'emploi de moyens très efficaces de traitement tels que le cathétérisme évacuateur, les lavages de la vessie, les instillations, etc. Ce sont, en effet, les complications rénales qui ont le plus d'importance. Ce sont presque les seules dont vous aurez à vous préoccuper. J'ai déjà eu plus d'une fois l'occasion de vous dire que l'abondance excessive de la suppuration était un symptôme de pyélite et que la polyurie, surtout la polyurie trouble, la fièvre, enfin les troubles digestifs spéciaux étaient les principaux symptômes qui peuvent nous permettre de démasquer les néphrites secondaires. Vous n'aurez, en effet, que peu de renseignements à recueillir par l'examen direct des régions rénales et la recherche des modifications du volume ou de la sensibilité qui peuvent s'y produire, ou du moins ces renseignements peuvent vous faire défaut alors cependant que la néphrite est établie. Il n'en est pas de même des troubles généraux déterminés par les affections rénales et en particulier des troubles digestifs, qui naissent avec elles et persistent tant qu'elles durent ; ces troubles existent toujours à un degré suffisant et avec une physionomie assez nette pour que vous puissiez, avec un peu d'attention, en constater l'existence. C'est seulement lorsque vous aurez acquis sur l'état des reins ce complément d'information qui est indispensable, que vous serez vraiment en mesure d'aborder la question complexe du traitement.

TRENTE ET UNIÈME LEÇON

DES CYSTITES

(*Suite et fin.*)

GÉNÉRALITÉS : *Traitement.*

Traitement préventif. — Suppression de la cause : calcul, rétrécissement, évacuation incomplète ; éviter les manœuvres intempestives ou mal réglées ; antisepsie rigoureuse.
Traitement curatif. — La cystite n'est pas une contre-indication opératoire. Importance qu'il faut donner au degré d'acuité de l'inflammation.
Comparaison du traitement médical et du traitement chirurgical. Leurs indications respectives ; elles sont principalement tirées du diagnostic étiologique.
Le premier acte du traitement consiste à *supprimer la cause.* Ensuite il faut combattre les symptômes.
Traitement de la douleur. — Avant tout, pas de lavages, utilité des instillations ; hygiène et régime : boissons, bains, cataplasmes, saignées ; Médication calmante : *opium ;* comment il faut l'employer. Instillations. *Opérations :* dilatation forcée du col avec ou sans drainage chez l'homme et chez la femme. Taille vésico-vaginale et taille hypogastrique avec attaque directe des lésions et drainage consécutif.
Traitement de la fréquence. — Ce qu'il faut penser de la dilatation mécanique progressive de la vessie. Médicaments. Électrisation.
Traitement de la suppuration. — Lavages. Leur très remarquable utilité quand la sensibilité de la vessie n'est pas douloureuse. Par la voie rénale : boissons diurétiques ; balsamiques ; eaux minérales. — Par la voie uréthrale : injections ; *modus faciendi*, nature du liquide, utilité de l'ébullition ; acide borique et nitrate d'argent ; nécessité d'agir sur la région antérieure de la vessie et sur l'urèthre profond. Instillations.

Messieurs,

Je m'attacherai particulièrement à poser les indications du traitement et à préciser ses règles. Vous aurez ainsi les éléments nécessaires pour faire un choix raisonné parmi les moyens nombreux qui ont été préconisés et vous les utiliserez à propos. La connaissance des diverses espèces de cystite vous est plus que jamais nécessaire. Ce sont elles que vous avez à traiter; ce n'est pas à la cystite, mais aux cystites, que doit s'adresser votre thérapeutique.

Le traitement peut être préventif ou curatif. Pour prévenir comme pour guérir, vous pouvez être conduits à utiliser des moyens chirurgicaux ou médicaux. A vrai dire, le traitement des cystites est bien plus chirurgical que médical, mais les ressources que vous offre ce dernier sont cependant très précieuses.

Pour *prévenir la cystite*, il faut certainement soustraire les prédisposés aux causes ressortissant de l'hygiène ou de la diététique qui peuvent la provoquer; mais il est surtout nécessaire de s'attaquer à sa cause. Vous ne laisserez pas un calculeux continuer à porter sa pierre, un rétréci uriner péniblement, un prostatique vider imparfaitement sa vessie.

Mais la manière dont votre intervention sera conduite peut aussi bien provoquer la cystite que prévenir son développement. Qu'un calculeux soit imparfaitement débarrassé, que sa vessie mal surveillée se vide incomplètement à la suite de l'opération, la cystite qui n'existait pas avant votre intervention éclate et demeure jusqu'au moment où vous en avez compris la raison. Qu'un rétréci soit soumis à des introductions de bougies dont vous ne mesurez ni la force, ni la durée, ni la répétition, et la cystite a encore de grandes chances d'apparaître. Et, pour multiplier les exemples, que l'évacuation de la vessie ne soit pas conduite suivant les règles préservatrices sur lesquelles j'ai insisté, que vous abandonniez trop tôt l'usage de la sonde, ou que vous laissiez la vessie souffrir et se fatiguer par une modération mal entendue, qui vous amène à ne pas assez multiplier les cathétérismes, vous aurez des accidents inflammatoires. Vous n'avez pas oublié combien ils peuvent être spécialement graves chez les prostatiques de la troisième période, lorsque leur vessie est distendue.

Il n'est pas jusqu'aux explorations métalliques, aux simples introductions de bougies ou de sondes molles qui ne puissent devenir des causes de cystite. Que de fois chez les prostatiques à la première période, des dilatations qui ont la prétention mal fondée d'élargir un canal qui n'en a pas besoin, ou des sondages évacuateurs qui ne peuvent aider une vessie qui se vide encore elle-même, n'ont-ils pas été les agents provocateurs de son inflammation ! Je cite ces derniers exemples parce qu'ils mettent en lumière l'influence de la prédisposition qui permet à une petite cause de produire de grands effets.

Je dois aussi, très franchement, reconnaître que le *modus faciendi* entre pour une part vraiment grande dans la détermination des accidents ; j'ajoute que l'habileté la plus grande n'exclut pas la nécessité des précautions. L'introduction d'un instrument explorateur métallique est par elle-même inoffensive, mais que les manœuvres soient irrégulièrement, péniblement ou maladroitement conduites, que l'opération, quelle qu'en soit la raison, soit laborieuse et complexe au lieu d'être rapide et simple, il sera bien rare que la vessie ne s'enflamme pas. Cette inflammation aura d'autant plus de gravité et de durée que le sujet sera plus prédisposé. Il en est qui le sont à tel point que le cathétérisme le mieux fait ne les en exempte pas. Il faut donc avoir bien présentes à l'esprit les conditions qui créent ces prédispositions ; l'étude des différentes espèces de cystites vous les a fait connaître. Je ne reviendrai pas en ce moment sur l'ensemble des précautions à prendre, je vous en ai longuement entretenu autrefois[1]. Je n'insisterai pas à nouveau sur les préservations que fournit l'antisepsie. Mais je tiens à dire encore une fois que l'introduction d'instruments non aseptiques est surtout dangereuse chez les porteurs de lésions anciennes. Cela ne vous dispense pas d'être parfaitement scrupuleux dans tous les cas, mais vous fait un devoir absolu de l'asepsie parfaite chez des sujets que leur état antérieur rend aptes à subir à l'extrême toutes les influences. Vous le devez d'autant plus que le bénéfice le plus réel de la méthode antiseptique

1. *Leçons cliniques*, 2e édition, p. 905 et suiv.

appliquée au cathétérisme et aux manœuvres opératoires est d'empêcher la suppuration de s'établir. Les précautions qui assurent la parfaite asepsie sont donc directement préservatrices de la cystite. L'expérience que je poursuis depuis longtemps à ce sujet est, à mon avis, parfaitement démonstrative : le chirurgien peut empêcher la vessie de suppurer s'il agit aseptiquement. Il peut même, comme je vous le dirai bientôt, faire cesser la suppuration en usant de certains antiseptiques. La fièvre et les divers accidents de l'empoisonnement urineux ne sont pas pour cela toujours empêchés, lorsqu'existent les conditions qui peuvent les déterminer. Mais leurs manifestations seront atténuées et vous éviterez de leur fournir l'occasion de se produire si vous agissez à la fois méthodiquement et antiseptiquement.

S'il est important de prévenir la cystite, il est plus nécessaire encore de la combattre. La cystite est par elle-même pénible et peut être grave. Mais elle l'est surtout parce qu'elle ouvre la porte aux néphrites aiguës. Plus longtemps dure son influence, et plus la menace a des chances d'aboutir. Toutes les lésions rénales ne trouvent pas dans la cystite leur origine, mais elles y peuvent trouver l'aliment qui détermine des recrudescences. Il en est qui ne reconnaissent pas d'autre générateur. Mettre le plus promptement possible ordre à pareille situation est donc indispensable. On peut, il est vrai, ainsi que je vous l'ai déjà fait remarquer, suspendre les effets de ces menaces. Cela ne s'obtient que par la bonne et sage direction d'un traitement qui en atténue les effets, dans les cas où il n'est pas possible de supprimer complètement les causes qui entretiennent l'inflammation de la vessie.

Je vous ai déjà fait pressentir que l'intervention directe est souvent nécessaire. C'est par l'introduction d'instruments ou par des opérations proprement dites que vous aurez à agir. C'est reconnaître implicitement que *la cystite n'est pas une contre-indication opératoire*. Suspendre votre action sous prétexte que l'inflammation pourrait être aggravée par le contact des instruments, par la répétition des manœuvres, c'est substituer le raisonnement aux faits ; c'est peut-être de la logique ; à coup sûr, ce n'est pas de la clinique. Néanmoins, si les observations nous apprennent que la cystite ne doit pas détourner le chirurgien de l'accomplissement d'une intervention nécessaire, si elles nous montrent même que, toutes les fois que la cause déterminante d'une cystite est justiciable d'une opération, la vessie demande à être opérée, il n'en est pas moins vrai que des exceptions subsistent. Est-ce dans le degré de l'inflammation, est-ce dans les complications auxquelles elle a donné lieu qu'il faut les chercher ?

Il ne saurait être douteux que l'examen attentif de ces conditions est celui qui s'impose. Il s'agit de peser quels seraient les dangers de l'action et à quels résultats peut aboutir l'abstention. Ainsi présentée, la solution de la question ne reste pas sans difficultés, mais vous la résoudrez au mieux des intérêts du malade si vous avez appris à bien observer. Désireux d'ajouter les enseignements de mon expérience à celle que déjà vous avez acquise, je les formule nettement en disant que plus je vieillis et plus j'interviens. Ce qui revient à déclarer que je crois davantage aux effets de l'intervention qu'aux bénéfices de l'abstention, mais n'implique pas que cette intervention, pour être chirurgicale, soit toujours opératoire.

Cette manière de voir se base sur la constatation, bien des fois répétée, de l'heureuse influence d'une action à la fois rapide et complète et aussi peu traumatisante que possible, sur l'évolution et l'issue des principales complications de la cystite. Au lieu de considérer, comme il a été longtemps de règle, les lésions rénales comme une contre-indication opératoire, j'y vois l'invitation d'agir.

L'uréthrotomie, depuis un grand nombre d'années, la lithotritie, à partir de sa transformation moderne, m'ont peu à peu amené à cette manière de voir et affermi de plus en plus dans sa mise en pratique. Il me paraît à l'heure actuelle que le chirurgien peut à bon droit considérer qu'il est pleinement autorisé à s'opposer par l'intervention à la marche progressive des altérations du rein. Je ne puis dire qu'en supprimant rapidement la cystite, il les guérisse, mais il en suspend très certainement l'évolution, alors même que les symptômes avaient nettement établi leur gravité. Cependant cette heureuse action sur le rein se limite à peu près exclusivement aux lésions chroniques ou à celles dont l'acuité n'est pas très grande. De telle sorte que le degré dans la complication doit être mis en ligne de compte ; son exacte appréciation pourra déterminer l'abstention ou faire décider l'ajournement de l'opération.

Cette question du degré doit être examinée au point de vue de la vessie elle-même. Il faut d'abord rappeler que le degré de la cystite et celui de la néphrite sont souvent connexes. C'est ce que vous observez en particulier chez les vieux prostatiques, spécialement chez ceux qui ont des distensions anciennes, mais d'une façon générale chez tous les porteurs de lésions qui ont longtemps duré, qu'ils soient rétrécis ou calculeux. De telle sorte que cette question du degré de la cystite, comme toutes celles qui se rattachent à son histoire clinique, est intimement liée à celle du terrain sur lequel elle évolue.

Aussi devrez-vous soigneusement vous garder, si vous voulez arriver à de véritables appréciations pratiques, de mettre sur la même ligne, l'acuité d'une cystite blennorrhagique, celle de la cystite d'un rétréci qui n'a pas offert les symptômes des lésions rénales anciennes, celle d'un calculeux ou d'un néoplasique surpris par l'intensité d'accès violemment aigus. Entre ces acuités qui, à un point de vue abstrait, paraissent d'un égal degré et celles des malades à lésions étendues et anciennes, auxquels je viens de faire allusion, il y a de profondes différences cliniques.

C'est pour cela que j'ai promptement pris l'habitude de ne pas considérer l'état ammoniacal des urines comme un obstacle à l'opération. Sans doute cette transformation implique l'idée de lésions aiguës, souvent profondes, habituellement intenses, mais ne veut pas dire que l'on soit placé en face de ce complexus pathologique devant lequel la chirurgie doit s'abstenir sous peine de cesser d'être hardie, c'est-à-dire utile, pour devenir téméraire et par cela même inutile et nuisible.

L'état ammoniacal, au point de vue des contre-indications, ne vaut donc pas par lui-même, il ne doit être pris en considération que par le fait des lésions qu'il accompagne. Les urines ammoniacales ne créent d'ailleurs, ni au cours de l'opération, ni pendant ses suites, de danger particulier. Elles exigent seulement une plus grande minutie dans la propreté antiseptique.

Le degré de l'inflammation de la vessie peut devenir une source directe d'indications et de contre-indications. Il ne peut plus s'agir, après ce que je viens de dire, de le rendre, à lui seul, l'arbitre de vos décisions, dans l'adoption du traitement médical ou du traitement chirurgical. La question, bien que moins haute, a cependant une grande importance. L'acuité de la cystite pourra vous déterminer à ajourner l'action opératoire, à la suspendre, ou à la modifier dans ses modes d'application.

Il ressort avec toute évidence des enseignements journaliers de la pratique que, si l'acuité de l'inflammation vésicale n'établit pas de contre-indication à la mise en œuvre du traitement chirurgical, elle peut cependant le rendre moins facile, le faire moins sûr et créer quelques dangers.

Il sera certainement moins facile et par cela même moins sûr, il pourrait devenir dangereux de pratiquer la lithotritie, par exemple, dans une vessie trop douloureusement enflammée. S'il est possible d'atténuer par un traitement médical l'élément douleur, vous aurez fait rentrer dans ses conditions habituelles de facilité et de bénignité, l'opération du broiement; vous ne vous trouverez plus en face de la nécessité ou de l'éventualité de la taille. A moins de menaces rénales trop prochaines, l'acuité doit donc seulement déterminer l'ajournement de l'opération; elle n'autoriserait à préférer néanmoins l'acte sanglant, que si le traitement palliatif de la douleur convenablement manié restait sans résultat.

Le cathétérisme évacuateur est certainement le moyen par excellence de traitement dans les cystites qui s'accompagnent de rétention incomplète. Il peut même en soustrayant une très petite quantité d'urine, une quantité invraisemblablement minime, déterminer de très heureux effets. Il éloigne alors les besoins d'uriner et fournit à l'organe malade le repos dont il a avant tout besoin. Mais alors même qu'il permettrait la soustraction de plus grandes quantités et même de grandes quantités de liquide, il cesse d'être utile, il peut devenir dangereux s'il ne procure pas de soulagement dans l'action d'uriner et surtout s'il n'éloigne pas les besoins. Le suspendre pour ne plus s'occuper que de faire diminuer par une médication l'éréthisme vésical, devient alors l'indication. De telles éventualités sont sans doute très exceptionnelles, mais il se peut encore que la douleur et la difficulté de l'introduction, que l'impossibilité de faire supporter une sonde à demeure vous amènent à renoncer provisoirement à obéir à cette indication si capitale cependant, de la régulière et complète évacuation des vessies enflammées.

Dans le traitement de la cystite aussi bien que dans celui de toute affection des voies urinaires, le traitement médical doit s'unir au traitement chirurgical. L'un n'est parfois que préparatoire, son action peut n'être que palliative, mais elle devient préservatrice par le secours qu'elle apporte à l'opérateur. Et si j'accorde une confiance plus grande au traitement chirurgical, si sa prépondérance me paraît manifeste, je ne voudrais à aucun prix me priver des ressources médicales et ne pas leur accorder la large place qui leur revient, non seulement dans le traitement de la cystite, mais dans la détermination de ses indications.

Il faut néanmoins, pour que ce partage d'indications soit établi au seul point de vue des intérêts du malade, non seulement que le traitement médical guérisse, mais qu'il puisse aussi promptement et aussi définitivement guérir, que le traitement chirurgical.

Prenons pour exemple la cystite blennorrhagique et choisissons de préférence, pour notre démonstration, les cas les plus aigus. Sans doute vous verrez, sous l'influence d'une médication, tomber tous les grands symptômes, la douleur s'apaiser graduellement, les hématuries terminales s'amoindrir et disparaître, la fréquence enfin s'atténuer. Mais la lutte aura le plus souvent été longue et les résultats dont le malade est trop heureux de se contenter, après être sorti des angoisses souvent trop terribles des premières périodes, seront plus d'une fois imparfaits. Admettons même qu'ils soient complets, qu'il n'y ait plus de pus dans l'urine, que la fréquence ait disparu, n'avons-nous pas le droit de préférer une action directe opérée par l'intermédiaire d'une manœuvre, si ce traitement met fin pour ainsi dire du jour au lendemain, en tous cas avec beaucoup plus de rapidité, aux grands accidents du début et assure au mieux les intérêts de l'avenir? C'est, en effet, ce qui s'observe lorsque l'on soumet aux instillations argentiques les cystites blennorrhagiques aiguës.

Les succès obtenus par cette méthode sont comparables à ceux que donne le traitement de la conjonctivite de même nature par les solutions nitratées. Et la préférence à accorder à ce moyen me paraît d'autant plus légitime, que les petites manœuvres instrumentales n'ont rien de pénible et restent toujours absolument inoffensives.

C'est, en effet, le critérium de l'intervention du chirurgien. Nous avons l'obligation d'être non seulement utiles mais de ne jamais nuire, et lorsque nous nous substituons au médecin, c'est à la condition d'être plus puissants et plus préservateurs que lui. S'abstenir d'opérer est souvent ouvrir la porte à un danger qui pouvait être évité par un traitement chirurgical.

La première de toutes les indications du traitement des cystites, je n'ai plus besoin de vous le dire, est de supprimer leur cause. Toute question d'opportunité, c'est-à-dire de choix bien raisonné du moment d'agir mise à part, il faut évacuer une vessie qui se vide mal, dilater ou inciser un canal rétréci, débarrasser de leurs calculs les malades qui en sont porteurs, et l'on doit, comme je vous l'ai dit en parlant des néoplasmes, tenir pour indication de premier ordre la complication apportée à ces cas par l'apparition d'une inflammation vésicale.

La notion étiologique domine à tel point votre conduite qu'autant vous êtes autorisés à agir avec décision, lorsqu'elle vous guide, autant il faudra vous imposer de réserve, lorsque vous ne pouvez être exactement éclairés par elle.

J'ai insisté sur ce point en vous disant quels sont les principes du traitement à opposer aux cystites tuberculeuses. J'ai cherché à bien vous pénétrer de cette idée, que vous pourriez être essentiellement nuisibles, si vous vouliez banalement mettre en œuvre les ressources du traitement local, sonder, instiller, injecter. Aussi ne saurais-je trop vous répéter que, lorsque vous serez en présence d'une cystite qui, née sans cause, se prolonge sans raison, qu'elle ait été abandonnée à elle-même, ou qu'elle ait résisté à un traitement rationnel, vous devez savoir vous abstenir. C'est une des choses que je vous conjure le plus de bien apprendre. La première condition que nous devions offrir aux malades, c'est de ne pouvoir devenir préjudiciables aux intérêts de leur santé.

En l'absence d'un diagnostic étiologique, votre devoir est d'ailleurs bien simple ; allez à sa recherche. Mais allez-y en empruntant à la médecine ses moyens de diagnostic et de traitement, en demandant au laboratoire tous ses secours. Interrogez attentivement pour être exactement renseignés sur le passé morbide du malade et de tous les siens, scrutez les différentes régions du corps, examinez les différents organes, n'oubliez jamais le toucher rectal, qui ne saurait avoir d'autre inconvénient que celui de souiller votre doigt et si vous n'avez pas eu, dès le premier jour, la notion vraie de l'origine de la cystite pour laquelle on vous consulte, vous ne tarderez pas à la découvrir. Ce n'est qu'alors que vous pourrez légitimement agir en chirurgiens ou vous en tenir, en faisant acte de médecins éclairés, à un traitement où l'hygiène, le régime et les médications joueront le rôle principal.

Lorsque le traitement de la cystite, qu'il soit médical ou chirurgical, ne peut s'adresser à ces causes, les services que vous pouvez en attendre sont encore considérables. Il vous sera toujours possible, en effet, de combattre les symptômes et il en est, comme la douleur, qui peuvent à ce point devenir dominants, que lutter contre eux devient la principale de toutes les indications. Nous nous occuperons tout d'abord du traitement de la douleur ; nous passerons ensuite en revue les moyens dont on dispose pour agir sur la fréquence et nous insisterons sur ceux qui ont plus ou moins directement pour but de faire cesser la suppuration de la vessie et de modifier les urines.

A peine ai-je besoin de vous dire qu'ici encore, vous devrez tenir compte, pour bien poser les indications du traitement, du degré de l'inflammation. Que l'acuité soit primitive ou s'interpose, comme il arrive si souvent, aux états chroniques, les règles générales sont les mêmes.

Je vous ai fait remarquer que la cystite aiguë ne constituait qu'une contre-indication très relative à l'action chirurgicale, mais que souvent il importait d'en tenir compte. J'ai même attiré tout particulièrement votre attention sur les effets très rapides et par cela même précieux, du traitement direct, qu'il s'agisse d'une opération chirurgicale proprement dite, ou de l'application de la méthode substitutive et en particulier des instillations de solutions de nitrate d'argent. Cela ne saurait étonner que ceux qui oublient que depuis les enseignements de Bretonneau, Velpeau et Trousseau, le traitement antiphlogistique n'est plus l'arme principale de la médication dans les inflammations aiguës.

Il n'en est pas moins vrai, la clinique le démontre et je vous l'ai déjà fait pressentir, qu'il reste au traitement médical une part fort importante. Nous aurons à la définir dans les détails. Mais il importe dès à présent que vous sachiez que le choix des moyens médicaux est nettement influencé par le degré d'acuité.

Je ne parle pas seulement des évacuations sanguines locales

ou générales. Il tombe sous le sens que des applications de sangsues au périnée ou une saignée au bras ne sauraient être appropriées qu'à un état franchement aigu et à un sujet capable de les supporter. Or, la *cystite aiguë* des jeunes est, ainsi que vous le savez, surtout blennorrhagique et dans certains cas tuberculeuse ; celle des sujets plus ou moins âgés, prostatique, calculeuse ou néoplasique ; ce que j'ai cru devoir décrire sous la dénomination de cystite douloureuse ne présente que des cas chroniques. Cette simple énumération suffit ; elle vous fait prévoir que ce n'est qu'exceptionnellement que vous aurez indication vraie pour les émissions sanguines. Pour la cystite blennorrhagique qui présenterait le mieux les conditions d'acuité extrême et de résistance organique suffisante, les sangsues et la saignée ne sauraient être comparées au nitrate d'argent. La qualité de l'inflammation, c'est-à-dire sa spécificité, domine son degré. Encore une fois se justifie ce que je vous enseigne au sujet des indications, toutes relatives, fournies par l'acuité, qu'il ne faut jamais dégager des conditions qui la déterminent et du sujet qui la supporte.

Je le répète cependant, le choix de la médication y est en grande partie subordonné. C'est ainsi que les boissons abondantes qui ne conviennent pas aux prostatiques purement congestifs de la première période, sont indiquées lorsque s'installe chez eux une cystite aiguë. C'est ainsi qu'elles sont encore utilisables lorsque l'inflammation passée à l'état chronique exige l'emploi des lavages. Pour préciser, par un exemple, vous vous garderez d'envoyer aux eaux un prostatique chez lequel vous n'avez à combattre que la congestion : vous pourrez les utiliser avec grand avantage chez celui qui, passé à l'état torpide, a les urines troublées par une sécrétion abondante.

Il reste bien entendu que les cas d'acuité moyenne ou grande sont soignés sur place. Ici encore les indications sont modifiées par le degré de l'inflammation. Les bains répétés et surtout très prolongés qui ne conviendraient pas dans un état congestif simple, ou dans un état chronique franc, deviendront utilisables et souvent très précieux.

Boissons douces simples, boissons *alcalinisées* à dose faible ou moyenne, suivant les sujets, lavements tièdes, émollients, à rendre ou à garder, cataplasmes en permanence, s'il est nécessaire, régime lacté exclusif, conviennent à merveille aux états aigus; c'est l'une des bases de leur médication. Vous devez, même dans les états aigus interposés à la forme chronique, vous garder de l'emploi des balsamiques et des essences, voire même de tisanes ayant plus ou moins les propriétés de ces médicaments. Tout cela est cependant trop souvent prescrit, avec quelque banalité, quelle que soit la phase de la cystite. Très précieuses dans les cystites subaiguës et chroniques, ces médications ne s'appliquent pas ou s'adaptent mal aux manifestations franchement aiguës.

Dans ces conditions, la douleur est d'ailleurs le symptôme dominant et qui va avoir sur la direction de votre traitement l'influence la plus décisive. C'est ainsi que nous allons voir que l'opium est non seulement l'adjuvant indispensable du traitement de l'acuité, mais souvent son meilleur remède, et que cet élément douleur avec lequel chirurgie et médecine doivent apprendre à toujours compter, fournira à certaines médications locales, d'ailleurs fort utiles, des contre-indications absolues sur lesquelles je vais tout d'abord insister.

Pour lutter contre le *symptôme douleur*, il faut tout d'abord être exactement renseigné sur les conditions sous l'influence desquelles nous la voyons se produire dans la cystite.

Vous n'avez pas oublié que la sensibilité de la vessie devenue pathologique est caractérisée par l'exaltation, souvent extrême, des sensations développées sous l'influence de la tension et de l'exagération de celles qui naissent sous le contact; ce dernier ordre de sensations, si obscur à l'état normal, s'accuse nettement par le fait de l'inflammation de la vessie; on peut en quelque sorte le considérer comme de création morbide. La douleur due à la tension reste néanmoins et de beaucoup prédominante.

Ce qui fait surtout souffrir les cystiques est, en effet, la mise en tension des parois vésicales. Le contact de l'urine n'est pas perçu; seuls, les tuberculeux et les malades qui donnent le groupe des cystites douloureuses font exception. Chez tous les autres, c'est l'accumulation d'une certaine quantité d'urine qui développe la sensation douloureuse. Aussi, ne peuvent-ils la supporter qu'à un faible degré, et la première manifestation de cette intolérance morbide est la douleur pressante du besoin d'uriner, douleur qui devient extrême, s'il n'est pas immédiatement satisfait. Nous savons jusqu'à quel point ce phénomène peut être porté, il est inutile d'y revenir, mais il faut, au point de vue du traitement, en tirer une conclusion et lui accorder la valeur d'un principe. Ce principe, qui sera la règle de votre pratique, est de ne jamais soumettre une vessie enflammée, dont les douleurs sont aiguës ou intenses, à l'action des injections. Vous ne sauriez avoir la prétention de les faire pénétrer dans le réservoir de l'urine, sans déterminer la tension de ses parois. Or, vous savez que mettre en jeu cette tension c'est fournir à l'état douloureux l'occasion de se manifester à son summum. Quelle que soit la substance injectée, on court au-devant d'une aggravation, on s'expose à provoquer des complications, si l'on tente de l'introduire, même en faible quantité, dans la cavité vésicale.

Par contre, et bien que l'exagération de la sensibilité au contact limite votre action, il vous reste parfaitement permis d'y soumettre la vessie, si les exigences du traitement vous y conduisent. Aussi, vous est-il loisible d'introduire une sonde évacuatrice, de faire pénétrer une bougie à boule pour explorer, ou porter sur un point désigné un liquide modificateur que vous verserez par gouttes et non plus par grammes comme dans l'injection. Vous pouvez même, en employant l'anesthésie, faire la lithotritie qui guérira votre malade de sa douleur et de la cystite, qui l'en guérira très rapidement, si elle est suivie d'une extraction complète des fragments.

Au point de vue du traitement local, vous voilà donc renseignés sur ce que vous ne devez pas entreprendre, pas même essayer, et sur ce qui vous reste permis. Voyons maintenant quelles sont les ressources du traitement médical.

Comme mesure préliminaire, vous aurez soin de soumettre les malades à une hygiène et à un régime sévères. Ils éviteront avec soin tout ce qui peut être excitant comme aliments solides ou liquides. Ils ne feront aucun excès; ils se tiendront à l'abri de toutes les causes de refroidissement. Ils fuiront les circonstances qui peuvent les empêcher de satisfaire à temps les besoins d'uriner, de façon à ne soumettre leur vessie à aucune apparence de distension. En un mot, ils observeront les règles générales applicables à tout individu qui souffre de la vessie. Je vous les ai longuement exposées à l'occasion des prostatiques.

Elles seront appliquées avec plus de rigueur et modifiées selon les exigences de la situation. Ainsi, au lieu de proscrire l'usage des boissons abondantes, vous les conseillerez, comme je viens de le dire, sous forme de tisanes délayantes. Le choix des plantes qui servent à faire ces tisanes a peu d'importance. Vous donnerez la préférence à celles qui ont la réputation d'être légèrement diurétiques ou lénitives : le chiendent, la graine de lin, les queues de cerises, la pariétaire, etc. Il en est beaucoup d'autres encore. Inutile de vous les énumérer toutes, car aucune, quoi qu'on en dise, n'a de vertus spéciales. Vous prescrirez, si vous le jugez convenable, le régime lacté. L'important est de faire boire une assez grande quantité de liquide aqueux de manière à diluer les urines et à les rendre moins irritantes. Leur plus grande abondance n'augmentera guère la fréquence des mictions et les rendra beaucoup moins pénibles. Il se passe, pour la vessie, quelque chose d'analogue à ce qui a lieu pour l'estomac dans les cas de vomissements. Les efforts sont d'autant moins douloureux qu'ils se font moins à sec.

Les malades atteints de cystite aiguë ne doivent pas non plus, vous le savez, redouter les bains fréquents et prolongés ;

vous aurez souvent l'occasion de constater que les *grands bains de longue durée* ou même simplement des bains de siège répétés procurent un apaisement prononcé de tous les symptômes, et en particulier de la douleur. Les cataplasmes, qui ne sont autre chose que des bains locaux, pourront aussi être utilisés avec avantage. Vous les ferez appliquer sur les régions hypogastrique, anale et périnéale, et on pourra les arroser largement de laudanum. Les quarts de lavement avec une décoction émolliente,de l'eau de graine de lin épaisse par exemple, rempliront plus directement encore une indication analogue du côté de la face rectale de la vessie, qui est le plus souvent et le plus sérieusement atteinte.

J'ai dit, il n'y a qu'un instant, ce qu'il était permis d'attendre d'autres antiphlogistiques tels que la saignée et les sangsues.Je n'ai pas à y revenir.Ces moyens ont une grande et très réelle utilité, mais ils n'amènent pas rapidement à la sédation. *Le véritable médicament de la douleur, dans les cystites, c'est l'opium.* Lui seul a une action rapide et le plus souvent assez durable. Vous pourrez sans doute retirer quelque bénéfice de l'emploi des solanées : belladone, jusquiame, en pilules ou en suppositoires, ou encore du chloral en lavements [1]. Les solanées ne sont pas sans influence; les cas de moyenne intensité le démontrent, mais elles n'agissent bien que lorsqu'on les associe à l'opium. C'est donc avec l'opium que vous obtiendrez vos plus beaux succès. Son efficacité est à peu près constante et souvent merveilleuse, à la condition toutefois qu'il soit employé comme il convient.

Vous pouvez, en effet, l'administrer de façons différentes. Par la voie stomacale, vous n'obtiendrez que des résultats très imparfaits. Il y a quelques exceptions; vous ne parviendrez, en général, même avec des doses relativement élevées, qu'à engourdir vos malades et à diminuer la douleur sans l'éteindre.

1. J'ai coutume de le prescrire en l'associant à quelques gouttes de laudanum; pour excipient je conseille d'employer le lait afin d'atténuer l'action irritante du chloral sur la muqueuse rectale.

Les voies rectale et hypodermique sont infiniment préférables. Les lavements et les suppositoires rendent de précieux services. En lavements, vous pourrez prescrire, de préférence dans un véhicule mucilagineux, eau de guimauve, de graines de lin, des doses assez fortes de laudanum. La tolérance des malades pour toutes les préparations opiacées est, en effet, presque toujours en raison directe de l'intensité de leurs souffrances. Il faut ordonner d'emblée de quinze à vingt gouttes de laudanum de Sydenham par lavement. C'est la quantité nécessaire pour obtenir un soulagement réel. Il n'est durable que si vous renouvelez la dose au moins deux fois dans les vingt-quatre heures. Il en est des coliques vésicales comme des coliques utérines, les doses ont besoin d'être assez fortes et répétées. En suppositoires, vous pourrez employer l'extrait d'opium ou la morphine, cette dernière à la dose de 1 à 2 centigrammes par jour, exceptionnellement au-dessus. L'association, dans les suppositoires, de la belladone et de la jusquiame à l'opium ou à la morphine est manifestement utile.

Le moyen à opposer aux phénomènes douloureux intenses est l'*injection sous-cutanée de morphine*. Ses effets sont presque immédiats. Ils sont aussi plus certains, plus complets, plus durables que ceux qu'on obtient par toutes les autres préparations opiacées. Vous commencerez par de très faibles doses, 7 à 8 milligrammes, par exemple, afin d'éviter les accidents d'intolérance qu'on observe quelquefois au début de son emploi. Bientôt vous élèverez les doses à 1, 2 ou 3 centigrammes par jour, à la rigueur, davantage, s'il le fallait, pour obtenir le soulagement. Il importe, en effet, de supprimer la douleur, car elle s'accompagne toujours de fréquence et elle constitue par elle-même un nouvel appoint de congestion de tout l'appareil urinaire. Elle prédispose par cela même aux complications. Il est donc nécessaire d'employer contre elle nos moyens d'action les plus efficaces et d'arriver rapidement à des doses suffisantes pour la supprimer ou du moins pour l'atténuer dans de fortes proportions.

Les faits d'accumulation médicamenteuse paraissent contre-indiquer d'une façon générale l'emploi de la morphine dans les cas d'altération rénale. On a également constaté que ce médicament diminue la quantité des urines. Je dois vous déclarer que je n'ai observé ni les effets de l'accumulation médicamenteuse, ni ceux qui troublent la diurèse. Ce n'est pas seulement sur ce point que nos malades cessent d'être comparables à ceux dont les lésions rénales relèvent de l'observation médicale. Vous pourrez donc user de la morphine en ayant toutefois, pour règle rigoureuse, de n'en point abuser et même d'y avoir exceptionnellement recours.

Je ne parlerais plus des lavages, m'étant expliqué sur leurs contre-indications dans tout état douloureux de la vessie, s'il n'était utile de dire un mot de ceux qui, chargés de substances réputées très calmantes, seraient censés faire exception à la règle. Rappelons d'abord que la vessie n'absorbe pas et que l'inflammation, quoi qu'on en ait dit, ne modifie que très peu, à cet égard, son état physiologique. Vous ne devrez donc attendre aucun résultat satisfaisant des injections les plus émollientes et pas davantage de celles qui seraient chargées des substances les plus calmantes.

Il en est de même des instillations de solutions médicamenteuses narcotiques ou analgésiantes. J'ai, depuis longues années, étudié, avec mon interne regretté Alling[1], les instillations de chlorhydrate de morphine. L'introduction d'emblée de 5 à 6 centigrammes et plus ne donne pas la moindre sédation et ne détermine aucun phénomène toxique. Il fallait s'attendre aux mêmes échecs pour la cocaïne. Je l'ai consciencieusement essayée et n'en ai obtenu quelque effet que dans des cas où la douleur ne se liait pas à une inflammation trop aiguë. Cet effet, d'ailleurs très passager, nécessite une dose élevée, 20 à 30 centigrammes au moins, et la répétition fréquente de la dose. Ce qui démontre que c'est à l'insuffisance de l'absorption qu'il faut attribuer le peu d'action de la cocaïne,

1. Alling, *De l'absorption par la muqueuse vésico-uréthrale*. Thèse 1871.

c'est qu'employée en suppositoires ou en lavements, elle calme assez complètement. Il est nécessaire de l'employer à la dose de 5 à 10 centigrammes à la fois et d'en renouveler deux ou trois fois l'application dans les vingt-quatre heures. Elle agit d'une façon moins certaine et moins durable que la morphine. Chercher l'anesthésie directe de la muqueuse vésicale alors même que son épithélium est modifié par l'inflammation est donc peu réalisable.

Il ne faudrait pas inférer des remarquables effets des instillations de nitrate d'argent que l'action directe sur la muqueuse a des effets calmants. Sans doute, la douleur, même et surtout dans les cas où l'acuité est la plus grande, est promptement vaincue; mais il y a eu action substitutive; l'absorption de la substance n'est plus nécessaire pour que la modification cherchée se produise.

Le nitrate d'argent sera votre plus précieuse ressource dans tous les cas où la douleur ne cédera pas aux moyens antiphlogistiques et calmants. Et je ne voudrais pas vous laisser prendre l'habitude de n'y recourir que lorsque vous aurez épuisé d'autres médications. J'ai le droit de vous engager à en faire usage d'emblée dans les cystites les plus aiguës, puisque je m'autorise, pour vous donner ce conseil, d'une expérience qui remonte à près de vingt années. J'ai, en effet, commencé, dès les premiers temps de mon exercice dans cet hôpital, à traiter les cystites aiguës par les instillations de nitrate d'argent. J'y ai été conduit par l'analogie, c'est-à-dire par les résultats si remarquables obtenus dans les conjonctivites catarrhales, et surtout dans celles qui reconnaissent comme cause l'inoculation de la blennorrhagie. J'y fus aussi amené par l'insuccès des instillations calmantes dont Alling a donné la relation.

Dans les cas aigus, il n'est pas nécessaire d'employer des doses élevées. Une instillation quotidienne au cinquantième versée à la dose de 20 à 40 gouttes dans la portion prostatique de l'urèthre est suffisante. Dans les cas chroniques, l'efficacité de ce moyen m'a tout d'abord paru moindre. Les changements obtenus sont, en effet, moins frappants ; on n'observe plus ces transformations rapides qui permettent à des malheureux torturés par des besoins sans cesse répétés et affreusement pénibles d'uriner sans souffrance. Mais ce n'est pas seulement parce que le contraste est nécessairement moindre que les effets m'avaient paru moins satisfaisants. C'est surtout parce que j'avais cru pouvoir me contenter de la même dose. L'expérience m'a depuis montré que, dans les cas chroniques ou subaigus, il fallait élever le titre de la solution et multiplier le nombre des gouttes.

J'aurai à revenir sur l'emploi du nitrate d'argent en vous parlant des moyens qui permettent de faire cesser la suppuration de la muqueuse vésicale. Ne m'occupant pour le moment que du traitement de la douleur, je devais cependant faire allusion à cette question de dose, puisque la souffrance accompagne si souvent des cas manifestement chroniques.

La question du dosage est capitale, et c'est pour n'avoir pas tenu compte de sa haute importance que l'on a souvent échoué. Depuis que j'ai poursuivi de plus près l'étude du traitement de la douleur dans les cystites, et particulièrement dans la forme que j'ai décrite sous la dénomination de cystite douloureuse, j'ai pu me rendre compte de toute la différence du traitement suivant la dose utilisée. Ainsi que j'ai pu souvent le montrer et que mon ancien et très distingué interne M. Hartmann l'a prouvé dans son excellente thèse[1], les cas que je distingue en les qualifiant de moyens, guérissent sous l'influence du nitrate d'argent, méthodiquement employé. Il faut rapidement élever le titre de la solution à 3, 4 et exceptionnellement 5 pour 100, et ne pas craindre d'augmenter le nombre des gouttes pour peu que la douleur provoquée par l'action du nitrate ne se prolonge pas au delà de la première journée. Il est d'ailleurs indispensable, lorsque l'on agit avec cette énergie, de ne renouveler la cautérisation que tous les deux jours.

1. Hartmann, *Des cystites douloureuses et de leur traitement.* Thèse 1887.

Si le nitrate d'argent permet de supprimer la douleur dans certains cas de cystite douloureuse, s'il a une efficacité autrement certaine que la dilatation extemporanée du col vésical, si la guérison que l'on obtient grâce à lui est durable, c'est qu'il s'attaque à la cystite elle-même, c'est qu'il modifie, c'est qu'il guérit la muqueuse enflammée.

Il ne faut pas s'y tromper, ce qui entretient la douleur vésicale : c'est l'inflammation de sa muqueuse. Ma conviction est trop ferme pour que je n'insiste pas sur ce que je crois devoir considérer comme un axiome pathologique. En dehors de la cystite, la sensibilité de la vessie n'est jamais modifiée. C'est ce qui vous permet de reconnaître la cystalgie, de la différencier de la cystite. Dans celle-là pressions et contacts, tensions et distensions, ne seront pas plus sentis qu'à l'état normal; vous savez ce qu'il en est de la cystite. Il faut prendre ce point de départ si l'on veut s'entendre et ne pas continuer, comme on l'a toujours fait jusqu'à présent, à classer sous l'étiquette *cystalgie* ce qui appartient à la cystite.

Lorsqu'on aura pris l'habitude de faire la distinction de ces deux états en établissant le diagnostic d'une façon réelle, ce qui ne peut se faire qu'en étudiant directement la sensibilité de la vessie, on verra à quel nombre infime de cas se réduiront les cystalgies. On se convaincra d'ailleurs que tous ces cas, ou la plupart, appartiennent à des myélitiques et en particulier à des ataxiques. Ce sont des *faux urinaires*, tandis que les malades qui souffrent parce que la sensibilité de leur vessie est passée de l'état normal à l'état pathologique, sont de véritables et grands urinaires. Ils appartiennent au chirurgien parce qu'ils ont besoin d'être directement traités, c'est-à-dire soumis à une action locale, les autres au contraire doivent soigneusement l'éviter. J'ai dit action locale pour vous faire bien comprendre que ce n'est pas seulement par l'opération que vous devrez les traiter. Vous réserverez à la chirurgie opératoire les grands cas, ceux où la sensibilité est excessive à la tension, et très prononcée au contact, ceux, en un mot, où la contracture du corps de la vessie est poussée à tel point, que rien ne saurait prévaloir contre elle, si ce n'est la *suppression physiologique* de l'organe malade.

C'est, en effet, parce que les opérations réalisent cette condition, c'est parce que, de la suppression physiologique de la vessie, résulte le repos absolu de l'organe, que leur efficacité est si immédiate, et, pourquoi ne le dirions-nous pas, si merveilleuse. Qu'est-ce donc que cette suppression physiologique de la vessie ?

Tout simplement l'impossibilité de continuer, à quelque degré que ce soit, ses fonctions de réservoir. Ce qui revient à dire que l'opération qui assurera le mieux l'écoulement direct de l'urine au dehors sans le moindre séjour dans la vessie, est celle qui donnera le soulagement le plus parfait.

Cela est si vrai, que c'est chez la femme que le traitement chirurgical dont je vais vous parler réussit le mieux. Je partage à cet égard l'opinion d'Emmet et je dis comme lui que « si l'urine coule librement, si la maladie est limitée à la vessie et à l'urèthre, il n'y a pas en chirurgie d'opérations donnant de résultats plus certains. » La femme est privilégiée parce que, lorsque l'on opère comme Emmet, c'est-à-dire en établissant une fistule vésico-vaginale suffisamment large, on a, à la fois, placé au point déclive l'ouverture de décharge et incisé le corps de la vessie.

Lorsque l'on étudie de près la question du traitement opératoire de la douleur dans les cystites, on arrive à se convaincre que l'incision qui porte sur le corps de la vessie réalise au mieux les conditions de repos de l'organe et que ce n'est pas seulement la situation déclive de l'incision qu'il convient de rechercher. Chez l'homme la section suspubienne du corps de la vessie, qui d'ailleurs permet l'évacuation immédiate et absolue de l'urine, au fur et à mesure qu'elle s'écoule des uretères, réalise ce que l'on obtient chez la femme, par l'incision de la cloison vésico-vaginale.

Mais ce que l'on ne peut aussi aisément obtenir chez l'homme c'est la permanence de l'ouverture. Il est en vérité très pénible de trop longtemps maintenir la vessie ouverte ou drainée par l'hypogastre; tandis que l'histoire des fistules vésico-vaginales nous a depuis longtemps montré que cette infirmité pouvait être longtemps tolérée. Fort heureusement, la section sus-pubienne n'agit pas seulement en créant une incision de décharge. Elle ouvre la vessie de telle sorte que le chirurgien peut examiner *de visu* sa surface interne, qu'il lui est loisible d'y porter des instruments et des topiques. Il peut, en un mot, dès l'ouverture faite énergiquement, attaquer les lésions de la muqueuse. C'est ce que j'ai fait dans les diverses opérations que j'ai pratiquées sur l'homme, c'est ce que j'ai fait aussi, mais dans de moins bonnes conditions, chez la femme, et c'est ce que je ne saurais trop vous conseiller de faire.

Ce que l'on a appelé le *drainage de la vessie* est, en effet, d'une efficacité remarquable; vous en aurez la preuve en lisant un article fort lucide et très complet publié sur ce sujet par M. Hartmann [1]. Ce qui se passe chez la femme prouve l'incontestable importance de cette évacuation continue et absolue; le drainage a suffi non seulement pour supprimer instantanément la douleur, mais pour guérir la cystite. Mais en combien de temps ce résultat est-il obtenu ? Reportez-vous aux observations et vous verrez que ce n'est qu'après plusieurs mois que l'on a pu fermer la vessie. Une opérée d'Emmet a gardé sa fistule pendant dix-huit mois.

Il est, en effet, naturel qu'abandonnée à elle-même, l'inflammation, qui avait pris droit de domicile dans la vessie, profondément modifié la muqueuse, ne disparaisse que très lentement. Nous avons à guérir une lésion anatomique très réelle et non pas seulement à lutter contre un trouble fonctionnel, contre un symptôme. Or, le drainage laisse de côté toute autre considération, il ne vise que l'effet et n'atteint qu'indirectement la cause.

Il est donc tout aussi important pour le diagnostic que pour

1. Hartmann, *Du drainage et de l'évacuation continue de la vessie dans le traitement des cystites*. (*Gazette des hôpitaux* 16 avril 1887, nº 48, p. 377.)

le traitement de bien établir ce fait capital à savoir : que l'état douloureux de la vessie est sous la dépendance immédiate de la cystite et qu'il est entretenu par ses lésions.

Si on envisage ainsi ce point de pathologie, on pourra éviter les erreurs de diagnostic et appliquer un traitement plus efficace que celui qui néglige l'attaque directe de la lésion. C'est pour cela que j'ai préconisé le raclage de la muqueuse, sa cautérisation avec une solution de nitrate d'argent au dixième, et même avec le fer rouge lorsqu'elle est manifestement fongueuse ou très granuleuse ; c'est pour cela que j'ai pratiqué séance tenante l'incision des filaments végétants, ou des granulations agminées. Cela m'a permis de ne pas prolonger le drainage plus de quinze jours à trois semaines, de fermer la vessie, quitte à faire ensuite pour compléter la guérison le traitement par les instillations ou les lavages.

Chose digne de remarque et que je ne saurais trop vous engager à ne point oublier, les mêmes vessies dont l'intolérance était absolue avant l'opération peuvent, alors que vous les avez refermées, supporter le traitement local et en bénéficier. Et cela ne s'observe pas seulement dans les semaines qui suivent l'opération, cela demeure encore possible lorsque se produisent des rechutes.

C'est ce que j'ai observé chez deux de mes malades hommes, qui après avoir été guéris par la taille hypogastrique ont du subir, quelques mois après, un traitement par les instillations et les lavages au nitrate d'argent.

Une femme, que j'ai opérée, il y a un an, à la salle Sainte-Cécile, nous a fourni à cet égard un résultat fort instructif Souffrant depuis plusieurs années d'une cystite devenue douloureuse, soumise sans aucune amélioration à divers traitements, ayant subi la dilatation forcée de l'urèthre et du col, et n'en ayant obtenu que de l'aggravation, elle fut traitée par la section vésico-vaginale. Les douleurs cessèrent immédiatement ; l'incision abandonnée à elle-même se cicatrisa spontanément et si bien qu'au bout d'un mois la vessie était complètement fermée. A partir de ce moment, elle put être soumise au traitement local qui fut aisément supporté et compléta sa guérison.

C'est l'infériorité de l'incision vésico-vaginale que de ne pas se prêter aisément à l'action immédiate et sûrement conduite des agents modificateurs de la muqueuse. Mais cette opération est si inoffensive et si simple, ses suites sont si facilement acceptées et tolérées, que je n'ai pas songé à y substituer l'incision hypogastrique ; je reste convaincu que ce que l'on appelle la kolpocystotomie restera pour la femme, l'opération de choix dans le cas de cystite douloureuse. J'ai, d'ailleurs, l'habitude de faire précéder l'incision de la cloison d'une injection intravésicale de nitrate d'argent au dixième. Le chloroforme permet à la malade de la supporter mais elle en souffre dans la journée de l'opération.

Le traitement chirurgical de la douleur de la cystite chez la femme a un autre intérêt. Il a mis en relief de la façon la plus heureuse, la plus démonstrative, la supériorité de l'incision du corps de la vessie ; je viens de vous citer un exemple de l'échec total de la dilatation forcée et du succès de la section du corps de la vessie. Je puis à cette observation en ajouter quatre autres, où la dilatation, faite par des chirurgiens expérimentés, a complètement échoué, tandis que l'incision vésico-vaginale a fait instantanément cesser la douleur.

Aussi suis-je disposé à croire que les cas favorables à la dilatation, aussi bien chez l'homme que chez la femme, sont de ceux qu'un autre traitement eût guéris. Je crois qu'il s'agissait de ces cas moyens, que le nitrate d'argent bien employé modifie si heureusement ; je m'explique ainsi qu'une opération qui agit aussi imparfaitement ait pu donner des succès.

La dilatation du col vésical, à moins qu'elle ne soit poussée à un point extrême, n'assure pas, en effet, la suppression physiologique de la vessie. Les malades ne tardent pas à garder de l'urine, à subir le besoin de l'expulser. On peut, il est vrai, obvier à cela par le drainage, c'est-à-dire par la mise à demeure d'un ou de deux tubes de caoutchouc. Mais ce drainage ne peut être bien longtemps supporté et n'agit pas toujours aussi efficacement qu'il serait désirable.

Je ne voudrais cependant pas repousser complètement l'attaque de la vessie par le col surtout chez l'homme, car je crois qu'elle n'a pas plus de raison d'être chez la femme, depuis que les succès de la section vésico-vaginale se sont si nettement affirmés. Chez l'homme, en effet, et d'une façon générale, lorsqu'il faut pratiquer la taille hypogastrique, la distension de la vessie est nécessaire et elle peut être ultra-douloureuse. L'état douloureux à la tension ne s'éteint pas complètement sous le chloroforme, et la réaction contractile d'une vessie jeune et bien musclée peut en amener la rupture.

Cet accident m'est arrivé une fois. Aussi ai-je, à diverses reprises, préféré chez l'homme la dilatation périnéale à la section hypogastrique. Mais j'ai toujours eu soin de profiter du sommeil anesthésique pour soumettre la vessie à une cautérisation par la solution de nitrate d'argent au dixième et j'ai continué, après quelques jours de repos et avant d'enlever le tube, à modifier la muqueuse vésicale par des lavages à l'acide borique et au nitrate faible; j'ai de plus, après fermeture, continué ce traitement par l'urèthre, afin d'assurer la complète guérison de la lésion.

J'ai tenu à exposer aussi complètement qu'il était nécessaire les principes de l'opération. Je puis être bref sur les opérations elles-mêmes. Vous trouverez dans les leçons que j'ai déjà publiées tous les renseignements nécessaires sur le *modus faciendi* de la taille hypogastrique. L'opération par le périnée peut être faite par le procédé de Thompson que recommande sa simplicité et sa rapidité. Vous en trouverez la description dans les publications de ce chirurgien éminent[1]. Pour ma part, je fais la dilatation périnéale en péné-

1. Sir H. Thomson, *Leçons sur les tumeurs de la vessie*, etc., traduites et annotées par le Dr R. Jamin, 1885, p. 20 et suiv.

trant dans la région membraneuse de l'urèthre à l'aide du bistouri et en dilatant ensuite le trajet périnéal et le col à l'aide du dilatateur spécial que j'ai fait autrefois construire pour faire la lithotritie périnéale.

L'incision vésico-vaginale peut, à mon avis, se pratiquer de la façon la plus simple. Elle doit exclusivement porter sur la ligne médiane. L'incision transversale qu'Emmet a une fois essayée a donné lieu à une hémorrhagie et je ne saurais engager à suivre le conseil de Bozeman qui recommande d'exciser un segment circulaire de la cloison grand comme un demi-dollar. Sans doute il faut assurer la persistance de l'ouverture, mais il est pour le moins inutile d'exciser la paroi pour y parvenir. La suture de la muqueuse vaginale à la muqueuse vésicale préconisée par Emmet serait plus acceptable. Mais il n'est vraiment pas nécessaire de compliquer de la sorte l'acte opératoire qui doit tout simplement consister dans une incision médiane. Un drain passé de l'urèthre dans la plaie pendant les premiers jours suffit pour assurer la béance de la plaie; rien ne serait d'ailleurs plus simple que de l'agrandir si elle devenait insuffisante. Je vous ai dit que j'avais une fois observé sa fermeture spontanée. J'ai toujours vu diminuer son étendue mais toujours aussi elle est restée suffisante pour permettre une évacuation continue et complète.

La femme est placée dans la position de la taille périnéale, un spéculum de Sims abaisse la cloison recto-vaginale, un cathéter à large cannelure et à grande courbure fait saillir la cloison vésico-vaginale. Le chirurgien pénètre d'un seul coup dans sa cannelure en pointant immédiatement en arrière de l'urèthre et fait une incision de 4 centimètres; s'il n'a pu la compléter d'un seul coup, il l'agrandit avec des ciseaux. Se tenir sur la ligne médiane est indispensable au double point de vue de la blessure possible des uretères et de l'hémorrhagie, que je n'ai jamais observée. Je reconnais que le cathéter portant dans sa portion vésicale une cannelure perforée dans une étendue de 4 centimètres, que propose

M. Hartmann dans sa thèse, doit faciliter l'incision, mais je ne le crois pas nécessaire.

Je viens de vous dire que je ne maintenais le drain que peu de jours. Même chez la femme, il devient bientôt gênant et douloureux. Aussi faut-il que le drainage soit assuré par l'incision. Les tubes ne sont que des adjuvants; dans la section hypogastrique ils sont nécessaires pour les soins de la plaie et pour empêcher le malade d'être souillé; l'incision suffirait à elle seule à assurer l'expulsion immédiate de l'urine sans séjour dans son réservoir.

Le défaut pratique des tubes, c'est de ne pouvoir être longtemps tolérés; l'inconvénient des incisions non drainées est de soumettre le malade à une souillure permanente. Il est par cela même désirable que la suppression physiologique de la vessie soit d'aussi courte durée que possible C'est un motif de plus pour ne pas s'en tenir seulement au drainage lorsque l'on veut combattre la douleur invétérée que créent quelquefois les cystites ; il faut aller plus directement et plus rapidement au but en s'attaquant à la lésion.

Cette manière de comprendre le traitement chirurgical de la douleur des cystites vous permettra, d'ailleurs, de faire économie d'opérations et de ne pas imiter la pratique de nos voisins d'outre-Manche où, depuis quelques années, l'emploi du drainage me paraît dépasser ses véritables indications. Dans le traitement dont je parle, le nitrate d'argent joue un rôle de premier ordre et vous ferez tout aussi bien acte de chirurgien en vous en servant, qu'en recourant inutilement au bistouri.

La nécessité d'obtenir à la fois le repos absolu de l'organe et de traiter la lésion dans les grands cas vous fait aussi comprendre que la sonde à demeure ne puisse alors donner des résultats suffisants. Je l'ai vue soulager mais jamais guérir. Il est d'une part très difficile d'empêcher un faible degré d'accumulation de l'urine et d'autre part impossible de convenablement agir sur la muqueuse malade. Aussi les essais de Chiene d'Édimbourg et ceux très récents faits par M. Hartmann dans mon service n'ont-ils que partiellement réussi. Le drainage par la sonde pourrait être utilisé dans les cas de moyenne intensité.

Je ne serais pas disposé à faire une place même restreinte à la sonde à double courant. Contrairement à ce que l'on en attend théoriquement, elle ne vide pas la vessie. Elle n'agit que lorsque le liquide s'y est accumulé, ainsi que l'a démontré M. Desnos dans d'intéressantes recherches faites sous mon inspiration; elle irait donc très directement contre le but à poursuivre.

Je me résume : la douleur ne crée d'indication opératoire que dans certaines cystites douloureuses, que l'exagération de leurs symptômes ne rend pas accessibles au traitement par les instillations fortes de nitrate d'argent. L'emploi de ce moyen suffit dans les cas de moyenne intensité. Lorsque l'opération est nécessaire, on doit inciser le corps de la vessie. La crainte de la rupture peut seule la contre-indiquer chez l'homme.

Les lésions rénales, même avancées, ne sauraient faire renoncer à l'opération. J'ai opéré une femme, aujourd'hui bien portante, à laquelle j'ai dû faire la néphrotomie un an après l'avoir soumise à la cystotomie pour guérir une pyélo-néphrite dont elle était depuis longtemps atteinte au moment où j'ai ouvert la vessie. C'est grâce à ces deux opérations qu'elle a recouvré la santé.

Le traitement de la *fréquence* nous retiendra peu d'instants.

L'atténuation de la douleur est bientôt suivie d'une diminution du nombre des mictions. Le traitement de la première de ces manifestations de la cystite est donc en réalité, celui de la seconde. Néanmoins, la fréquence survit à la douleur. C'est même celui des symptômes de la cystite dont vous aurez le plus de peine à bien débarrasser vos malades. De là semble résulter l'utilité d'un traitement de la fréquence.

Ce traitement existe-t-il ? Il est, à mon avis, conforme aux faits de répondre par la négative. Sans doute, alors que la douleur ne se fera plus sentir, vous aurez à poursuivre une action thérapeutique. Mais votre médication sera celle des lésions de la cystite et non la poursuite des troubles de la miction qu'elle détermine. Ce que vous devrez faire, je vais vous l'indiquer tout à l'heure, en passant en revue les moyens dont vous disposez pour faire cesser la suppuration de la vessie. Qu'il vous suffise de savoir que c'est en modifiant la muqueuse malade que vous arriverez à agir heureusement sur le trouble fonctionnel dont nous nous occupons. En envisageant la question sous ce point de vue, qui paraît être celui que la clinique désigne, vous éviterez de vous laisser aller à placer dans de prétendus spécifiques un espoir bientôt déçu, de mettre en œuvre des moyens dangereux.

Je qualifie de la sorte toute tentative ayant pour but d'agir mécaniquement sur la vessie. C'est une conception à la portée de tous, que celle qui consiste à laisser germer dans son esprit l'idée, qu'à l'intolérance vésicale qui se manifeste par des besoins trop répétés d'exonération, il conviendrait d'opposer une action mécanique, ayant pour objet la dilatation progressive ou rapide du réservoir de l'urine, de l'obliger par l'emploi plus ou moins mesuré de la force, à une régularité de fonctions que des lésions persistantes l'empêchent encore d'obtenir.

Ce ne peut être l'opinion des cliniciens, c'est-à-dire de ceux qui savent qu'il ne faut rien accorder au préconçu et tout subordonner à l'observation. Or, l'étude des faits vous apprend que la vessie n'a pas de capacité anatomique, mais seulement une capacité physiologique. Ce qui revient à dire que la quantité de tension qu'elle peut subir est régie par sa sensibilité. Exagérée par la cystite qui l'élève à l'état pathologique, la sensibilité vésicale ne saurait s'atténuer et revenir à l'état physiologique, tant que les lésions inflammatoires qui l'entretiennent n'auront pas entièrement disparu. La mise en tension ne peut, dans ces conditions, que leur donner une occasion de s'aggraver. C'est, en effet, ce qui se produit et les essais de dilatation mécanique n'ont d'autre résultat que le retour offensif de la cystite et par cela même l'exagération du symptôme que l'on prétendait combattre. Heureux encore lorsque les reins n'affirment pas leur solidarité par une poussée de néphrite.

Vous ne pourrez donc obtenir la cessation de la fréquence qu'en continuant à traiter la cystite. Et, comme il ne s'agit plus de combattre la douleur, il nous reste à étudier les moyens dont on dispose pour modifier l'état sub-inflammatoire de la muqueuse. Nous allons les passer en revue. Je dois cependant, avant de le faire, vous dire un mot d'essais que j'ai cru devoir tenter pour combattre directement la fréquence. M'inspirant des résultats que j'ai obtenus dans l'incontinence infantile en soumettant à la faradisation la portion membraneuse de l'urèthre, j'avais pensé que, lorsque les lésions de la cystite sont presque complètement éteintes, ce même procédé qui permet une résistance plus efficace de l'appareil sphinctérien, pourrait contrebalancer les effets de la contraction vésicale et donner la possibilité de résister au besoin d'uriner. Je dois à la vérité de reconnaître que les faits n'ont pas répondu à mon attente, et je crois que vous n'en serez pas surpris. Vous pourrez utiliser les solanées, la belladone et la jusquiame en particulier, combiner leur action et celle des bromures, sans vous attendre à des résultats bien marqués. Les frictions sèches sur les reins et le ventre et mieux encore sur tout le corps, les bains sulfureux, l'hydrothérapie, lorsque le sujet est en état de la supporter, pourront vous venir en aide.

Ce qui persiste avec la fréquence, lorsque la douleur a disparu, c'est le trouble de l'urine. Cette modification est due aux sécrétions de la muqueuse de la vessie, c'est-à-dire à la présence du pus qui se mélange au liquide urinaire. Ce qui nous reste à étudier, ce sont *les moyens de combattre la suppuration de la vessie.*

L'évacuation très complète du réservoir urinaire, le lavage de sa cavité, la modification de sa muqueuse, voilà dans quelle direction doit s'engager le traitement.

Il en est de la vessie comme de tout autre foyer de suppuration. Souvent il suffit d'assurer sa parfaite évacuation pour faire cesser la formation du pus. Vous aurez souvent l'occasion de voir les urines revenir à l'état normal sous la seule influence d'un cathétérisme bien fait et suffisamment renouvelé, sans autre moyen adjuvant. Pour obtenir semblable résultat il ne faut pas que la suppuration soit anciennement établie ; ce qui revient à dire qu'il ne faut pas avoir affaire à des lésions trop prononcées. Quoi qu'il en soit, il faut que vous ne perdiez pas de vue que la condition essentielle de tout traitement destiné à faire cesser la suppuration de la vessie, est sa parfaite évacuation. Quelle que soit la quantité d'urine si minime que vous puissiez la supposer, elle suffira pour faire échec à votre médication, aussi bien au point de vue de l'entretien de la suppuration que de la fréquence.

Vous devez donc vous bien assurer que la vessie se vide et se vide très complètement. Ce n'est qu'à l'aide d'un cathétérisme évacuateur pratiqué immédiatement après la miction, accompli dans de bonnes conditions, que vous pourrez vous en assurer.

Mais l'évacuation parfaite, je viens de vous le dire, n'est, malgré son importance, qu'une des conditions du traitement ; le degré des lésions exigera le plus souvent l'emploi d'autres moyens.

Au premier rang figurent les lavages. Les lavages, de même que l'évacuation, sont, comme vous le savez, essentiellement modificateurs de tout foyer de suppuration. Ce sont deux moyens qui se complètent. Pour agir, le lavage n'a pas besoin de propriétés particulières. Il n'est pas nécessaire qu'il soit médicamenteux, il suffit qu'il soit complètement fait et suffisamment répété. Aussi verrez-vous réussir les simples irrigations d'eau tiède. Cependant la qualité du liquide utilisé n'est pas négligeable et c'est un des points dont nous aurons particulièrement à nous occuper.

Avant de l'aborder, je dois vous faire remarquer combien se modifient les indications du traitement local suivant le degré de la sensibilité vésicale. Alors qu'elle était exagérée au point de déterminer la douleur, j'ai dû vous mettre en garde contre l'introduction de quantités même modérées de liquide dans la vessie. Maintenant que nous n'avons plus affaire à un état douloureux et qu'il faut modifier la sécrétion d'une muqueuse dont l'inflammation subaiguë ne détermine que peu de réaction sensible, les lavages, les lavages réitérés, abondants, sont non seulement indiqués, mais constituent l'un de nos plus précieux moyens de traitement. Ils font alors autant de bien qu'ils auraient pu occasionner de mal. Ils ne sauraient cependant être pratiqués d'une façon banale, c'est-à-dire sans règles précises. De ces règles je n'ai plus à vous parler, vous en ayant à diverses reprises suffisamment entretenus[1].

Je me contenterai de vous rappeler qu'il ne faut pas, même dans le cas où les lésions sont devenues torpides, mettre en jeu la tension trop forte des parois. C'est pour cela que je repoussais tout à l'heure la dilatation mécanique de la vessie. Pour cette même raison, je ne saurais vous recommander l'irrigation à double courant. Non seulement elle n'agit qu'après avoir rempli la vessie, mais le courant qu'elle détermine n'est jamais total et ne saurait assurer un nettoyage véritablement efficace. Ce sont des faits que la clinique m'a démontrés et que le travail expérimental de M. Desnos a bien établis.

Je reviens à la qualité du liquide utilisé ; je vous ai fait prévoir qu'elle n'était pas négligeable. Sa température, son état aseptique, ses qualités antiseptiques ont une grande importance.

Le liquide utilisé alors que l'inflammation est encore subaiguë ne doit pas être froid. La température tiède est certainement la plus favorable. Par contre, je n'ai pas vu avantage à l'emploi des liquides chauds. Ils provoquent la

1. *Leçons cliniques*, 1re et 2e édition, p. 976 et suiv. ; *Annales des mal. des org. gén. urinaires*, 1884, p. 266 et ici même p. 34 et suiv.

sensibilité vésicale, tandis que les liquides tièdes agissent sans être sentis, à la seule condition de ne pas mettre les parois en tension.

L'asepticité des liquides injectés doit toujours être assurée, c'est une règle à laquelle vous auriez d'autant plus tort de vous soustraire qu'elle est facile à suivre. Il suffit de les avoir soumis à l'ébullition pour que leur neutralité soit suffisante. Sans doute, ils ne deviennent pas toujours offensifs lorsque cette précaution est négligée, mais s'il est des cas où les malades n'en souffrent pas, je ne puis trop répéter que, lorsque les lésions sont préparées d'ancienne date, de très graves accidents les menacent si le liquide employé est septique. Aussi malgré leur antique réputation, ne puis-je vous recommander les décoctions et les infusions végétales. Le bien qu'elles ont pu faire sera réalisé par de l'eau tiède préalablement soumise à l'ébullition et le mal que pourraient déterminer les organismes qui si facilement y pullulent, sera sûrement écarté. Il y a sans doute des plantes aromatiques qui sont douées de propriétés utilisables ; les décoctions ou infusions d'eucalyptus, de bourgeons de sapin par exemple, peuvent n'être pas sans utilité, mais encore faudrait-il ne les employer que lorsqu'elles viennent d'être faites.

Les liquides antiseptiques les remplaceront toujours avantageusement. Vous vous heurtez cependant à une difficulté, que j'ai déjà souvent signalée. Une des conditions les plus essentielles de toute bonne antisepsie, c'est de ne pas déterminer d'irritation. Lister nous l'a soigneusement enseigné. Or, la majeure partie des substances antiseptiques aboutissent à ce résultat dans la vessie. Vous vous trouvez donc obligés ou de n'user que de doses insuffisantes, ou de déterminer un état douloureux bientôt intolérable. C'est ce qui arrive pour l'acide phénique. L'employer à 1 p. 1000 est insuffisant ; se rapprocher par des accroissements de dose de notre solution faible, de celle que vous voyez tous les chirurgiens utiliser pour les pansements, est dangereux.

Aussi le cercle est-il fort restreint. Sans répéter ce que j'ai eu souvent occasion d'écrire ou d'enseigner, je dirai que l'acide borique est l'agent qui réunit les qualités voulues d'un antiseptique de la vessie : possibilité d'un emploi large et répété, du séjour aussi prolongé qu'on le désire au contact de la muqueuse, sans que la moindre sensation se produise, sans que l'apparence de l'irritation soit provoquée. Depuis le moment où M. Pasteur (1876) m'a fait l'honneur de me charger de son application à la chirurgie des voies urinaires, j'ai pu m'assurer de la haute utilité de cet agent. Il est devenu notre auxiliaire le plus précieux dans tous les détails de la pratique de la chirurgie des voies urinaires ; la vogue universelle dont il jouit depuis longtemps déjà témoigne une fois de plus des services sans nombre que nous devons aux savantes initiatives de notre illustre compatriote.

Je considère comme démontré que l'on peut avec l'acide borique à 4 p. 100 s'opposer à la production de la suppuration de la vessie et que souvent on peut la faire cesser lorsqu'elle est déjà produite. Je dois cependant ajouter que le lavage borique est plus préservatif que curatif ; mais il est très certainement préservatif[1].

1. La solubilité de l'acide borique peut être augmentée dans de fortes proportions par la chaleur ; c'est un moyen peu pratique que j'ai essayé sans bons résultats. M. Mansier, interne en pharmacie dans mon service me prépare depuis quelque temps des solutions à 5 0/0 qu'il obtient par l'addition de 5 grammes de borate de soude pour un litre, soit 50 grammes d'acide borique et 5 grammes de borate de soude. Je ne puis encore me prononcer sur la valeur thérapeutique de cette solution mais son usage est facile et exempt de tout inconvénient. J'expérimente depuis trop peu de temps les solutions sursaturées à l'aide de la magnésie que F. Scholtz (voir *Arch. de pharmacie*, 5 décembre 1867, p. 538, an. par M. Boymond), a proposées récemment, pour être en mesure de donner une opinion. Mais il est fort intéressant de savoir qu'avec de minimes quantités de magnésie on peut faire dissoudre dans l'eau de grandes proportions d'acide borique, par exemple : 50 grammes par litre avec 1, 50 de magnésie, 120 grammes avec 10 grammes. On obtiendrait ainsi un polyborate de magnésium acide. Ajoutons que l'oxyde de zinc exerce la même action que la magnésie. Il y a donc lieu de penser que l'étude clinique, que nous allons poursuivre fournira les éléments nécessaires pour résoudre

Lorsque la suppuration est franchement établie et surtout lorsqu'elle a duré, c'est au nitrate d'argent qu'il convient de recourir. Ce topique dont l'action sur les muqueuses enflammées a été tant de fois démontrée est, comme je vous l'ai dit, indiqué, même dans l'état aigu dont il modère l'intensité et arrête l'évolution. Il ne convient pas moins lorsque les lésions sont passées à l'état chronique. De tous les agents qu'utilise le traitement local c'est celui qui agit le plus rapidement et le plus sûrement contre la suppuration de l'urèthre et de la vessie. J'ai pu, dans le canal, comparer son action à d'autres substances, et je lui ai maintenu la préférence sur toutes; il en est de même pour la vessie.

Tout démontre que c'est en modifiant directement la muqueuse qu'il transforme les urines Il a cependant le pouvoir de s'opposer à la fermentation ammoniacale et même de la suspendre ainsi que des expériences de laboratoire faites *in vitro* par M. Guiard l'ont démontré. Il est même supérieur aux autres fermenticides. Mais ce n'est point en le mélangeant aux urines que vous vous en servirez. C'est en le mettant au contact de la muqueuse. Il importe que ce contact soit intime. Plus d'une fois j'ai vu échouer, parce que l'on avait négligé de laver l'urèthre ou la vessie, de bien enlever la couche de suppuration qui les revêtait, avant d'y faire pénétrer les solutions nitratées. Vous pouvez d'ailleurs, et c'est un de ses principaux avantages, localiser son action. Notez que, malgré cette localisation, la modification de l'urine ne sera pas moins franche, et si j'insiste sur cette remarque, c'est afin de vous bien pénétrer de l'importance de l'action directe sur la lésion, qui demeure toujours la base de la thérapeutique.

Vous n'avez pas oublié que, dans les cystites aiguës comme dans les chroniques, la muqueuse est surtout atteinte au niveau du trigone, des embouchures des uretères et au pour-

la question de l'opportunité des hautes doses, mais l'extrême utilité de la solution à 4 pour 100 est depuis longtemps démontrée.

tour de l'orifice du col; vous savez aussi que l'urèthre profond participe aux lésions qui se sont étendues à la vessie et surtout localisées à son entrée. C'est toujours une uréthro-cystite, et non pas seulement la cystite que vous avez à combattre.

Déjà les lavages vous avaient permis de le faire. Si vous prenez soin, comme je le recommande, de placer la partie oculaire de la sonde, non pas dans la vessie, mais dans l'urèthre profond, cette partie du canal sera lavée dès que le liquide s'échappe de la sonde, et son inévitable pénétration dans la vessie achèvera le nettoyage en agissant particulièrement sur l'entrée de la vessie qui pourrait être insuffisamment balayée, si la sonde, poussée en plein corps de l'organe, conduisait l'injection au delà des parties que l'inflammation a le plus modifiées. Ce que vous pouvez faire avec les lavages vous le ferez mieux encore avec les instillations.

En versant dans l'urèthre profond une solution titrée, elle glissera forcément dans la vessie. Vous l'avez préalablement vidée et, s'il y a lieu, lavée; selon le nombre de gouttes que vous ferez tomber, l'action cathétérique du sel lunaire s'étendra plus ou moins; vous serez sûrs de vous être adressés aux points les plus malades, aux lésions les plus importantes. Aussi verrez-vous des cystites chroniques se modifier et guérir sous la seule influence des instillations. C'est une nouvelle démonstration de la répartition des lésions, que l'anatomie pathologique nous avait fait connaître.

Ce qui donne à l'action localisée du nitrate d'argent une importance particulière au point de vue de la thérapeutique des cystites, c'est que la dose peut alors être portée aussi loin qu'il est nécessaire pour obtenir de l'inflammation substitutive tout ce qu'elle peut donner. En parlant, il y a un instant, du traitement de la douleur, je vous ai déjà dit l'importance du degré des solutions; je vous répète que l'on ne saurait, comme dans les états aigus, se contenter des petites doses. Pour l'action localisée, elles sont représentées par le titre 2 p. 100. Vous devez souvent monter à 3, 4, exceptionnellement à 5 p. 100. Il faut encore que le nombre de gouttes soit assez grand pour que la part de la vessie soit suffisante. J'emploie le tiers au moins, souvent la moitié et même la totalité de la seringue à instillations qui contient quatre grammes de liquide. Il est bien entendu que, pour les solutions les plus fortes, 4 et surtout 5 p. 100, le nombre des gouttes doit être limité, 20 à 30 gouttes sont largement suffisantes.

J'ai renoncé à aller plus loin. Le dosage à 10 p. 100 me sert au cours des opérations de cystites douloureuses, et l'on peut *de visu* s'assurer de la force de cette cautérisation. Employées dans des vessies fermées, ces cautérisations sont suivies d'accidents : douleurs violentes, hématuries et quelquefois inflammations du rein ou de son atmosphère. J'ai eu un cas de phlegmon périnéphrétique après instillation de quatre gouttes d'une solution à gramme pour gramme dans un cas de cystite chronique. Il faut donc renoncer aussi bien aux solutions concentrées qu'aux attouchements avec le crayon dont le moindre défaut est de ne pouvoir être ni mesuré ni localisé.

Lorsque l'action du nitrate d'argent doit être étendue à la vessie tout entière, c'est aux lavages qu'il faut recourir. Ma formule ordinaire est 0,25 de nitrate pour 125 d'eau distillée; c'est celle que Mercier, à qui nous devons l'introduction dans la thérapeutique vésicale des solutions de nitrate d'argent, avait préconisée en dernier lieu. Il y a loin de cette solution à 1 p. 500 à celles qu'il avait tout d'abord préconisées et qui avaient déterminé des accidents. Il est cependant possible de dépasser ce faible dosage, et, sans inconvénient autre que la douleur prolongée, vous pourrez arriver à 1 p. 100. Mais vous ferez sagement de ne pas brûler les étapes, c'est-à-dire de procéder très graduellement. Vous n'oublierez pas que l'observation m'a démontré que la femme supporte plus facilement que l'homme l'augmentation des doses dans les solutions de lavage. Je ne saurais expliquer ce fait. Dans les deux sexes, je ne laisse pas séjourner le liquide de lavage; je l'extrais complètement après quelques minutes de séjour.

Il est bien entendu qu'il ne fait son entrée dans la vessie qu'après avoir, grâce à la position de l'extrémité oculaire de la sonde, irrigué l'urèthre postérieur. En procédant ainsi, vous scruterez toutes les parties malades et rien qu'elles, car il ne revient rien par l'urèthre antérieur. Pour combattre la douleur consécutive aux lavages nitratés, un lavage tiède est fort utile. L'eau tiède qui a bouilli ou la solution tiède d'acide borique vous serviront. De telle sorte que pour peu que la suppuration soit prononcée et la dose de nitrate d'argent un peu forte, vous aurez lavé la vessie à l'eau tiède ou avec la solution borique avant et après l'emploi du nitrate Le lavage fait après n'est pas nécessaire à la suite des instillations. Reste la question de la répétition des séances et de la durée du traitement. En général, il suffit d'user du nitrate d'argent tous les deux jours; dans les cas de suppuration rebelle, je vous recommande la répétition journalière. La durée de l'emploi de ces moyens ne saurait être précisée; il faut persister jusqu'à cessation bien constatée de la suppuration. Il n'y a aucun inconvénient à prolonger, autant qu'il est nécessaire, ce traitement local.

Le naphthol, dont mon éminent collègue M. Bouchard a fait connaître les remarquables propriétés antiseptiques, est en ce moment à l'essai dans mon service Il nous promet un succédané de l'acide borique par la facilité de son emploi et son action non irritative à la dose nécessaire pour empêcher les germinations. L'eau naphtholée, qui ne tient en dissolution que 0,20 centigrammes par litre, agit favorablement; une solution plus forte à 0,50 est facilement supportée; à un gramme les malades souffrent. Il faut, il est vrai, pour dépasser la dose de solubilité dans l'eau simple, c'est-à-dire 0,20, employer l'alcool ou la glycérine pour dissoudre. Jusqu'à présent le naphthol, comme l'acide borique, nous a paru capable de prévenir la suppuration, mais non de la faire disparaître; je ne saurais cependant être aussi affirmatif sur les propriétés préservatrices du naphtol que je le suis pour celles de l'acide borique. L'observation clinique apprend qu'il ne suffit pas d'user de substances antiseptiques, mais qu'il faut mettre en œuvre des agents cathérétiques pour modifier les sécrétions de la muqueuse vésicale chroniquement enflammée. Pour mémoire, je vous dirai seulement que je n'ai rien obtenu de probant de l'iodoforme et du biiodure et que le sublimé est douloureux, car je ne veux pas faire l'énumération de tous les antiseptiques que j'ai expérimentés. Mais quelque limités que soient les agents de la médication locale, destinés à combattre la suppuration vésicale, agents auxquels vous pouvez ajouter l'eau de goudron, dont les effets sont d'ailleurs bien peu appréciables en dehors de l'action de lavage, nous avons cependant le droit de conclure que le chirurgien est en mesure de très efficacement, de très utilement agir.

L'observation prolongée, c'est-à-dire l'expérience, vous prouvera, j'en suis sûr, comme je l'ai appris, que les évacuations bien faites, complètement faites, que les lavages aseptiques méthodiques et soigneux, que les lavages antiseptiques à l'acide borique plus ou moins concentrés, que les lavages modificateurs au nitrate d'argent et les cautérisations localisées avec cette même substance employée en instillations vous permettent de prévenir et de guérir les suppurations de la vessie, lorsque le degré des lésions ne s'oppose pas à une modification suffisante de l'état pathologique de la muqueuse.

C'est cet état pathologique que vous visez aussi bien par la médication faite par les voies naturelles que par celles que la douleur excessive vous oblige à poursuivre par des voies artificielles. Vous avez vu le drainage assuré par l'incision guérir à lui seul la cystite et ses manifestations. Qu'est-ce à dire si ce n'est que l'évacuation parfaite et prolongée a permis à la muqueuse de se débarrasser de ses lésions. Je n'aurais pas une fois encore ramené votre attention sur ce point, si je n'y trouvais l'excuse d'omissions volontaires, telles que l'usage des injections acidulées pour combattre l'alcalinité de l'urine. De semblables tentatives ne peuvent donner de résultats. Ce n'est pas la modification directe et chimique de l'urine que vous avez à poursuivre, c'est sa modification indirecte et clinique; c'est le traitement de la cause et non de ses effets. A ceux-ci suffisent les lavages aseptiques et, quand ils sont antiseptiques, leur action est particulièrement salutaire si toutefois leur qualité antiseptique ne les rend pas douloureux et par cela même irritants.

Vous trouverez d'ailleurs de très importants auxiliaires dans les médications. Elles agissent aussi en exerçant le lavage, en modifiant la composition des urines, et surtout en faisant disparaître les lésions inflammatoires de la muqueuse.

Lorsque vous ne craignez ni la rétention ni l'excitation rénale, vous serez admirablement aidés par l'usage des eaux de Contrexéville, Vittel, Évian et leurs analogues. Il en est d'autre nature qui seront indiquées pour certains malades. C'est ainsi que les états diathésiques vous fourniront l'indication des eaux sulfureuses, arsenicales ou salines. Je n'ai pas, à vrai dire, remarqué que l'ingestion des eaux sulfureuses modifiât les urines, mais la cure sulfureuse imprime à l'organisme des modifications qui rendent efficaces d'autres médications locales ou générales jusque-là inactives. Je ne mentionne les eaux alcalines fortes que pour dire que je les crois toujours contre-indiquées dans les états inflammatoires chroniques de la vessie; et je vous dois d'autant mieux cette remarque que, dans les cas qui se rapprochent de l'acuité et plus encore dans les états aigus, le bicarbonate de soude a une influence fort heureuse.

Parmi les substances qui modifient la nature des urines et qui agissent très certainement aussi sur la muqueuse, les balsamiques et les essences me paraissent surtout mériter votre confiance. Le goudron, la térébenthine, la créosote donnent, dans les états subaigus et chroniques, de très bons résultats. Il en est de même des tisanes et sirops d'eucalyptus, de bourgeons de sapin, de buchu, des infusions d'uva ursi, de l'eau de goudron. J'irais au delà du but que je me propose, c'est-à-dire de l'interprétation clinique vraie, si je cherchais à préconiser particulièrement telle ou telle de ces substances; je dois cependant reconnaître que l'une de celles qui agissent le plus activement et le plus sûrement, est l'essence de santal. Il est néanmoins des sujets chez lesquels les reins se prêtent mal à l'élimination de ces médicaments, condition cependant essentielle de leur action. Aussi aurez-vous, mais dans quelques cas seulement, à vous abstenir de leur usage.

Il est une autre catégorie de médicaments qui agissent pour ainsi dire chimiquement. L'acide benzoïque préconisé par Gosselin et son élève, mon collègue M. A. Robin, les benzoates et en particulier le benzoate de soude, le borate de soude, l'acide borique, méritent d'arrêter votre attention. Le défaut de ces médications est leur difficile tolérance pour l'estomac. Ils ont cependant une influence qui m'a paru surtout notable pour le borate de soude, sur la suppuration de la vessie.

Ainsi que les autres agents de la médication interne, ils ont l'avantage d'agir sur les sécrétions du bassinet et des uretères qui, bien entendu, échappent à la médication locale. Mais la difficulté, je le repète, est de les faire tolérer par l'estomac à dose suffisante. C'est ainsi que le borate de soude à la dose de six grammes par jour, qui est la dose modificatrice, n'est toléré que par quelques estomacs. La règle pour l'administration de ces médicaments à haute dose est de les mélanger à la tisane comme l'a recommandé Gosselin. Je ne saurais me prononcer sur la valeur absolue de ces médications qui ne m'ont rien donné de positif. Je crois qu'elles sont utilisables comme adjuvant, plutôt que comme agent principal du traitement. Vous pourrez alors, non sans avantage, vous en tenir à des doses moyennes ou faibles.

Le traitement médical, vous le voyez, offre de précieuses ressources pour combattre la sécrétion pathologique de la muqueuse vésicale. Je dois ajouter qu'il est presque toujours indispensable d'y avoir recours. La combinaison de l'action locale et de la médication est le meilleur moyen d'assurer le résultat que vous cherchez en poursuivant la cystite jusque dans ses dernières manifestations. C'est aussi par cette combinaison de moyens que vous permettrez à vos malades de tolérer la suppuration habituelle de la vessie, lorsque vous ne pourrez la faire disparaître.

L'étude des diverses espèces de cystite vous a déjà appris que les cas où il faut se contenter de prévenir les accidents et d'obtenir une amélioration relative, sont assez nombreux.

TRENTE-DEUXIÈME LEÇON

DES PROSTATITES AIGUËS [1]

Étiologie. — Causes prédisposantes : congestion locale, âge, diathèses. — Causes déterminantes. — Indirectes : P. *a frigore*, métastatiques. — Directes : P. traumatiques, par irritation directe, par excès de congestion, par propagation.

Anatomie pathologique. — Divers types de prostatite suppurée. Point de départ : importance primordiale de la lésion glandulaire. — Prostatite phlegmoneuse interstitielle. Forme des abcès. Communication avec l'urèthre. État des canaux éjaculateurs. — Des abcès périprostatiques; leur pathogénie. Ce qu'il faut penser de l'adénite périprostatique.

Symptomatologie. — Différentes formes cliniques en rapport avec le degré d'acuité. — De la fièvre; ses modalités. Rétention d'urine. Exploration par le toucher rectal, par le cathétérisme. — Marche : Résolution. Suppuration. — Ouverture chirurgicale ou spontanée. Où se font les fusées purulentes. Cas fréquents et cas exceptionnels. — Terminaison par gangrène. Phlébite. Infection purulente.

Pronostic. — Guérison fréquente. Troubles consécutifs.

Diagnostic. — Il repose avant tout sur les renseignements fournis par le toucher rectal. — Diagnostic différentiel : calcul de la vessie, cystite, cowpérite, suppuration tuberculeuse de la prostate, kystes prostatiques, abcès périprostatiques.

Traitement. — Au début : traitement antiphlogistique énergique. Emploi de la glace, de l'eau chaude. Traitement de la douleur, de la rétention. Période de suppuration : ouverture par l'urèthre, par le périnée, par le rectum. Lieu

1. Leçons recueillies par M. le docteur Segond.

d'élection. Soins consécutifs. Traitement des fistules : sonde à demeure. Cathétérisme intermittent. Compression. Modification directe des trajets : injections, incision et cautérisation ignée, opération d'Astley Cooper.

Messieurs,

Étiologie. — J.-L. Petit, à qui nous devons la première description des abcès prostatiques, a nettement démontré que presque tous les malades atteints d'inflammation prostatique sont d'anciens blennorrhagiques. Ce fait général domine l'étiologie des abcès de la prostate. L'uréthrite en est la cause prédisposante dans presque tous les cas et c'est elle qui, bien souvent, suffit à les produire sans l'intervention d'aucune autre influence. Sur quatre-vingt-dix-huit observations relevées par M. Segond[1] on en trouve tout au plus cinq dans lesquelles il soit possible d'affirmer l'absence de tout écoulement uréthral préexistant.

Mais à côté de ce fait, il est beaucoup d'autres circonstances dont il faut tenir compte. L'étiologie des prostatites est en réalité fort complexe. Prenant en considération le mode d'action direct ou indirect des causes susceptibles de les produire, on peut en admettre deux groupes : des *prostatites par causes indirectes* et des *prostatites par causes directes.* Les premières, très rares, correspondent aux prostatites *a frigore* et aux prostatites métastatiques ; les dernières, beaucoup plus fréquentes, comprennent les prostatites par propagation et toutes celles qui se développent sous l'influence d'un traumatisme, d'une irritation directe ou d'un excès de congestion.

C'est en se basant sur cette division naturelle que M. Segond a dressé le tableau suivant, qui vous permettra d'embrasser d'un coup d'œil toute la série des causes que nous allons étudier.

A. CAUSES PRÉDISPOSANTES.	Causes diverses de congestion locale. Age. Diathèses.

1. Segond. *Des abcès chauds de la prostate.* Th. de Paris, 1880.

B. Causes indirectes.....	I. **Prostatites à frigore.**	
	II. **Prostatites métastatiques :**	Infection purulente. — Variole. — Oreillons.

C. Causes directes	I. **Prostatites traumatiques :**		Contusions de dehors en dedans : chocs, chutes, équitation. Contusions de dedans en dehors : injection uréthrale poussée avec violence; cathétérisme brutal. Plaies de dehors en dedans : fracture du bassin, chute sur objet pointu, armes à feu; opération réglée comme la taille. Plaies de dedans en dehors : cathétérisme, fausse route, stylet échappé des yeux d'une sonde, migration de calculs et, d'une manière générale, les opérations pratiquées au niveau de la région prostatique.
	II. **Prostatites par irritation directe et prostatites par excès de congestion :**		Cautérisation au nitrate d'argent solide. Injections caustiques. Cantharides. Boissons alcooliques. Balsamiques. Calculs vésicaux et prostatiques. Corps étrangers. Bougies et sondes à demeure. Équitation. Marche. Fatigues. Constipation. Superpurgation. Habitudes sédentaires. État variqueux des veines du rectum. Hypertrophie prostatique. Excès de coït ou de masturbation. Pollutions nocturnes.
	III. **Prostatites par propagation :**	*Continuité.*	Blennorrhagie. Cystite. Uréthrotomie interne. Opérations diverses pratiquées sur l'urèthre.
		Contiguïté.	Hémorrhoïdes. Rétrécissement rectal. Rectite. Fistules, etc.

A. *Causes prédisposantes.* — Avant d'aller plus loin, il est nécessaire que vous compreniez bien le rôle des causes dites prédisposantes. L'influence de ce groupe étiologique est importante. Il est, en effet, nombre de circonstances qui sont incapables de provoquer par elles-mêmes l'inflammation suppurative d'une prostate saine et qui, cependant, peuvent constituer des causes déterminantes efficaces, lorsque l'organe se trouve préalablement irrité ou congestionné. Ainsi, l'exercice du cheval, même poussé à l'excès, est probablement incapable d'enflammer une prostate saine ; mais si l'inflammation chronique de l'urèthre a placé la prostate dans un état de réceptivité spéciale on pourra voir, comme chez un américain dont parle Demarquay, une course de dix lieues à cheval déterminer, à courte échéance, une suppuration prostatique abondante sans qu'il soit possible de méconnaître les relations qui unissent l'effet à la cause.

On peut donc poser en principe que toute circonstance capable de congestionner ou d'irriter la prostate, telle que les excès de coït, la masturbation, etc., doit être considérée comme une cause prédisposante de prostatite.

Il convient aussi de faire la part des causes prédisposantes générales.

L'influence de l'*âge*, d'après les chiffres relevés par M. Segond, se traduit de la manière suivante : la prostatite suppurée franche est une curiosité pathologique chez les enfants ; elle se développe surtout chez les adultes, c'est-à-dire à l'âge où la blennorrhagie est surtout fréquente, et s'observe rarement chez les vieillards. Au surplus, les abcès prostatiques sont en eux-mêmes une maladie rare. Leur origine habituelle, la blennorrhagie, se propage beaucoup plus rarement qu'on ne le suppose aux régions profondes de l'urèthre. Elle se cantonne au niveau du bulbe ou dans l'urèthre profond ; elle en sort surtout pour se diriger vers la vessie, quelquefois vers l'épididyme et presque exceptionnellement vers la prostate.

Pour beaucoup d'auteurs, le lymphatisme, la scrofule, la diathèse rhumatismale, favorisent la suppuration de la glande. Cette assertion est probablement exacte. En tout cas, il est certain que la blennorrhagie se produit et se propage avec une fréquence significative chez les sujets blonds, lymphatiques ou scrofuleux.

Je ne dirai rien du tubercule ou du cancer. A la vérité, ces deux états diathésiques sont habituellement comptés au nombre des causes de la prostatite; mais c'est au prix d'une confusion regrettable. Les abcès tuberculeux si fréquents dans cette région, appartiennent à l'histoire de la tuberculose vésico-prostatique, et les accidents suppuratifs qui accompagnent parfois le cancer prostatique sont eux-mêmes d'un ordre tout spécial. La syphilis, enfin, ne saurait nous arrêter. Les manifestations prostatiques de la vérole n'existent pas plus que celles de l'urèthre ou de la vessie, et cette diathèse, que je sache, n'a jamais provoqué de suppuration au niveau de la prostate.

Après avoir mis en relief le rôle capital de l'uréthrite dans l'étiologie des abcès de la prostate, la rareté de la prostatite primitive et l'importance des causes dites prédisposantes, je dois maintenant aborder la question dans ses détails.

B. *Causes indirectes.* — I. *Prostatites a frigore.* — La prostatite *a frigore* est exceptionnelle, mais son existence n'est pas douteuse. Quelques faits bien observés le prouvent. L'influence du froid est surtout évidente lorsqu'elle porte directement sur le périnée, comme dans l'action de rester longtemps assis sur un gazon mouillé, par exemple. Mais cette influence, pour être effective, implique l'existence d'un état maladif antérieur de la prostate en vertu duquel l'irritation pourra s'y localiser.

II. *Prostatites métastatiques.* — Une observation très probante, rapportée par Gosselin dans ses cliniques, démontre que la métastase des oreillons peut se faire vers la prostate en même temps que vers le testicule et que, sur le premier de ces organes comme sur le second, elle se traduit par une fluxion et non par une inflammation véritable.

Quant aux abcès métastiques de la prostate, on doit les considérer comme exceptionnels. M. Segond en a cité trois exemples; l'un d'eux m'est personnel et concerne un jeune homme de vingt-huit ans dont la prostate a suppuré au cours d'une variole. Les deux autres, empruntés à Desormeaux et à Socin, sont deux exemples d'abcès prostatiques métastatiques découverts à l'autopsie, sur deux sujets morts d'infection purulente.

C. *Causes directes.* — I. *Prostatites traumatiques.* — Les prostatites traumatiques offrent une certaine fréquence, et l'on comprend d'ailleurs que les contusions et surtout les plaies de l'organe, soient une cause réelle d'inflammation. Sur quatre-vingt-dix-huit observations, M. Segond en a relevé dix-sept cas.

Il importe de faire certaines réserves à l'égard de la contusion. Velpeau ne connaissait pas d'exemple authentique de prostatite par contusion pure et simple de la prostate. Il faut néanmoins tenir compte de ce mode pathogénique chez les sujets très prédisposés. Ainsi, chez un malade dont M. Barbier a présenté les pièces à la Société anatomique en 1874, c'est une chute sur le périnée qui paraît avoir été le point de départ d'une prostatite.

D'ailleurs, il est un mode de contusion, celui-là très réel, de l'organe et qui, lui, joue fréquemment le rôle de cause déterminante dans la production des abcès de la prostate ; c'est la contusion de dedans en dehors par l'intermédiaire d'une sonde, d'un instrument mal dirigé ou même d'une injection forcée.

Les injections dites abortives sont parfois le point de départ d'abcès prostatiques, et, dans les cas de ce genre, je pense qu'il faut incriminer plus souvent la force du jet que la composition pharmaceutique du liquide employé. Chez un malade de ma clientèle, ce mécanisme était aussi net que que possible. Le patient, âgé de cinquante ans, crut devoir redouter des accidents vénériens à la suite d'un coït suspect et courut chez un pharmacien réclamer une injection abortive. Il se poussa lui-même l'injection avec une énergie proportionnelle à ses craintes. Dès le lendemain, tous les signes d'un abcès de la prostate se déclarèrent, et quelques semaines après le malade mourait avec tous les symptômes de l'infection purulente.

C'est par un mécanisme analogue et plus offensif encore,

qu'agit très souvent tout cathétérisme inhabile, impatient ou entêté.

A côté du rôle étiologique de la contusion brusque proprement dite, il faut admettre celui de la contusion chronique ou répétée, telle qu'elle peut résulter de l'application longtemps prolongée du périnée sur un corps dur ou des ébranlements multiples occasionnés par l'équitation. C'est là une cause déterminante réelle, mais qui a bien rarement déterminé l'inflammation de la prostate.

Les plaies de la prostate comprennent à leur tour une série de lésions très variées, telles que sections réglées de la taille, fausses routes et plaies proprement dites ou purement accidentelles. Toutes présentent ce caractère particulier de pouvoir déterminer une suppuration prostatique sans qu'il y ait au préalable un état maladif de la glande, et méritent, à ce titre, une mention spéciale. Beaucoup d'entre elles, cependant, ne sauraient nous arrêter et je signalerai seulement les suppurations qui suivent la taille et les blessures, d'ailleurs très rares, par projectile de guerre, par pointe d'épée, par chute sur un échalas ou sur tout autre objet tranchant ou piquant.

Les blessures qui se font du dedans en dehors nous intéressent plus directement. Elles s'effectuent ordinairement pendant le cathétérisme. Les fausses routes qui en résultent s'opèrent tantôt par l'action du stylet échappé des yeux d'une sonde, tantôt par un cathéter plein ou par un lithotriteur, tantôt, et le plus souvent, par une sonde ordinaire, lorsqu'il s'agit de franchir quelque rétrécissement ou d'entrer dans la vessie malgré les déviations de l'urèthre. Dans toutes ces conditions, une suppuration prostatique devient possible, et j'en ai, pour ma part, observé plusieurs exemples.

Il convient de citer aussi les diverses opérations qui portent sur le col de la vessie ou sur la portion prostatique du canal et les éraillures dues aux fragments de calculs qui s'engagent dans la portion prostatique du canal après la lithotritie.

Enfin, pour ne rien omettre, je rappellerai les cas de

blessures survenues au cours de la ponction sus-pubienne et suivies d'abcès. M. Monod père, en a rapporté deux cas à la Société de chirurgie en 1855.

II. *Prostatites par irritation directe et prostatites par excès de congestion.* — Des circonstances étiologiques nombreuses trouvent ici leur place. Dans un premier groupe, on peut ranger les causes telles que les calculs engagés dans l'urèthre profond, les cautérisations de la région prostatique au nitrate d'argent solide, les injections caustiques, le cathétérisme répété, les bougies et sondes à demeure, l'absorption des cantharides, les excès alcooliques, l'usage intempestif de certains médicaments, tels que le copahu et le cubèbe, et la présence de corps étrangers dans le rectum. Dans ces différents cas, l'irritation directe de l'organe est sans doute le fait essentiel.

J'ajouterai, toutefois, qu'il est probablement inexact d'attribuer une influence nocive à la simple causticité des injections. Les injections caustiques localisées, bien faites, et les résultats qu'elles donnent constamment sont là pour le prouver. J'ai recouru à ce mode de traitement sur un nombre considérable de malades, et je n'ai jamais observé la moindre complication inflammatoire consécutive, même en faisant usage de solutions concentrées. J'ai vu la suppuration de la prostate suivre la cautérisation avec le nitrate solide.

La nocuité des injections uréthrales reconnaît donc surtout deux causes principales : le traumatisme et l'inoculation à distance.

Quant aux excès alcooliques, leur influence ne saurait être niée.

La seule réserve que l'on puisse faire, c'est de signaler encore une fois l'état subinflammatoire du canal ou de la prostate comme un intermédiaire obligé entre l'effet et la cause. En ce qui regarde la prostatite cantharidienne, des restrictions beaucoup plus sérieuses doivent être faites.

L'action spéciale des cantharides sur les organes génito-urinaires est bien connue, et cela depuis fort longtemps. Mais si l'existence de la cystite cantharidienne ne peut être mise en doute, il est en revanche tout à fait exceptionnell de voir l'inflammation se propager à la prostate, et, pour ma part, je n'en connais pas d'exemple probant.

Il me reste à signaler une deuxième série de causes, constituée par toutes les circonstances susceptibles de déterminer un excès de congestion du côté de la région prostatique, telles que les excitations sexuelles : coït, masturbation, pollutions nocturnes. Les fatigues de toutes sortes, la marche exagérée, la superpurgation, la constipation excessive, les habitudes sédentaires, l'hypertrophie prostatique, l'état variqueux des veines du rectum, appartiennent à ce dernier groupe étiologique.

Mais ici encore il faut noter que la plupart de ces causes sont incapables de jouer par elles-mêmes un rôle déterminant. La seule à laquelle il faille accorder une influence étiologique réelle, c'est la surexcitation sexuelle.

III. *Prostatites par propagation.* — C'est à ce groupe étiologique qu'appartient l'immense majorité des prostatites observées. La progagation se fait par contiguïté quelquefois, et presque toujours par continuité.

C'est par le premier de ces mécanismes qu'agissent certaines causes rares, mais réelles, de prostatites, telles que les hémorrhoïdes, la rectite, les fistules à l'anus, les inflammations des vésicules séminales, etc. Ces affections de voisinage retentissent d'autant plus facilement sur la prostate qu'elles se compliquent elles-mêmes d'inflammation et de suppuration Dans les cas de ce genre, la participation du tissu cellulaire périprostatique, ou mieux, rétroprostatique, est un intermédiaire nécessaire entre l'inflammation de l'organe voisin et celle de la prostate. La périprostatite est alors chronologiquement antérieure à la prostatite et ne la provoque pas fatalement.

De beaucoup plus fréquentes que les précédentes, les prostatites par continuité s'observent chez les malades affectés de rétrécissement de l'urèthre, de blennorrhagie ou de cystite.

Les prostatites par extension d'une inflammation de la muqueuse du col sont tout à fait exceptionnelles.

Les prostatites développées sous l'influence d'un rétrécissement de l'urèthre ou de la blennorrhagie offrent au contraire une fréquence très grande. Sur 98 cas d'abcès de la prostate relevés par M. Segond, l'uréthrite est notée 69 fois. On s'explique très bien, d'ailleurs, comment l'inflammation qui existe constamment en amont des coarctations uréthrales peut affecter une forme plus aiguë et s'étendre à la prostate. Dans un grand nombre de cas, la prostatite ne reconnaît pas d'autre cause.

C'est d'une manière analogue que des accidents prostatiques peuvent se développer sans provocation aucune au cours de la blennorrhagie. L'inflammation limitée d'abord à la partie antérieure du canal s'étend peu à peu vers les parties profondes et gagne ainsi la prostate. Les sujets lymphatiques sont particulièrement exposés à ces extensions successives ; mais il faut savoir que les injections peuvent ici jouer un rôle capital en transportant mécaniquement le pus des parties antérieures du canal vers la région prostatique. Cette action spéciale en vertu de laquelle les injections inoculent le mal à distance doit être rapprochée de leur influence traumatique signalée plus haut.

L'acuité de la blennorrhagie ne paraît pas jouer le rôle de cause déterminante. Ce n'est pas à la période d'augment, au début même de l'inflammation uréthrale que les complications prostatiques se développent. Si parfois on a pu les observer au sixième ou même au cinquième jour de l'écoulement uréthral, il est de règle qu'elle se manifestent au delà de la première quinzaine au plus tôt et souvent beaucoup plus tard.

Tout ce que j'ai dit des causes des abcès prostatiques proprement dits est applicable aux abcès périprostatiques. J'appellerai seulement l'attention sur un fait, à mon avis, très important; c'est que la prostatite phlegmoneuse diffuse et les suppurations périprostatiques sont manifestement plus fréquentes que les suppurations intraprostatiques proprement dites, toutes les fois que la formation du pus reconnaît pour cause une manœuvre opératoire ou toute autre circonstance capable d'offenser directement la muqueuse uréthro-prostatique.

Anatomie et Physiologie pathologiques. — Lorsqu'on examine une prostate envahie par la suppuration, les lésions se présentent sous trois aspects principaux.

Dans une première série de cas on constate les altérations d'une simple adénite, d'une prostatite catarrhale. Les glandes sont dilatées et leurs orifices élargis laissent sourdre à la pression une quantité plus ou moins considérable de gouttelettes purulentes. Le liquide ainsi obtenu par l'expression d'une prostate supposée malade doit toujours être examiné avec le plus grand soin si l'on veut éviter toute cause d'erreur dans son diagnostic anatomo-pathologique. La composition et surtout la coloration physiologique du liquide prostatique normal peuvent, en effet, donner le change et faire croire à l'existence de lésions suppuratives alors que le tissu glandulaire est absolument sain. Ce fait a été mis en lumière par le professeur Robin.

Ailleurs le parenchyme est encore parsemé de petits abcès isolés qui parfois se comptent par centaines. Mais ici la sécrétion purulente siège autour ou dans l'interstice des grains glanduleux, et ceux-ci, gorgés d'un liquide puriforme, ressemblent à « des canaux qu'on aurait injectés avec de la cire ».

Enfin, dans un troisième groupe de faits, on observe la destruction d'une partie ou de la totalité de la glande et la formation d'une sorte de caverne creusée en plein tissu prostatique.

Tels sont les différents caractères anatomo-pathologiques de la prostatite suppurée, tels que la simple observation nécropsique permet de les reconnaître.

Les premiers stades de la prostatite sont moins connus ; les autopsies sont, en effet, exceptionnelles à cette période et les examens histologiques font défaut. Voillemier et Sir Thompson sont les seuls chirurgiens qui en aient décrit avec quelque précision les lésions initiales. Les deux autopsies dont ils ont publié les résultats montrent qu'il existe, au début, une augmentation de volume générale ou partielle de l'organe avec ou sans lobulation de sa surface, une congestion du parenchyme, des altérations inflammatoires de la muqueuse. Quant à l'évolution ultérieure du processus, elle est bien connue dans ses différentes modalités : résolution, passage à l'état chronique et suppuration.

Mais la question du point de départ réel de la phlegmasie reste à déterminer.

A ce point de vue, la plupart des auteurs ont décrit pour le moins trois formes de prostatites, la prostatite muqueuse, la prostatite glanduleuse et la prostatite parenchymateuse.

Cependant, un grand nombre de faits depuis ceux de Lallemand et de Velpeau [1] jusqu'à celui d'un malade mort en 1879 dans mon service et dont MM. Segond et Brissaud [2] ont étudié avec le plus grand soin les lésions histologiques, témoignent dans le même sens et démontrent que l'importance de la lésion glandulaire est primordiale. Elle domine absolument l'histoire des phlegmasies prostatiques. Il ne faut pas seulement lui donner, comme on l'a fait, une place dans l'énumération des diverses localisations primitives de la prostatite ; il faut la considérer comme le point de départ habituel et pour ainsi dire constant de toutes les phlegmasies de la glande. C'est du reste ce qu'il était facile de pressentir d'après les notions étiologiques puisqu'elles démontrent que presque toutes les prostatites reconnaissent pour cause première un état inflammatoire du canal urétral, éminemment susceptible de se propager par continuité.

Je pense même, abstraction faite des circonstances où la filiation pathologique est évidente, qu'un abcès de la prostate

1. Lallemand. *Des pertes séminales involontaires*. Paris, 1836 à 1842. — Velpeau. *Arch. gén. de médecine*. 5e année, t. XIV, p. 500. Paris, 1827.

2. Segond. *Thèse*. P. 48 et 49.

étant donné, il faut encore attribuer sa formation, dans presque tous les cas, à la coalescence de plusieurs foyers développés dans le tissu prostatique interstitiel.

Cette assertion n'a toutefois rien d'absolu, et c'est une simple question de fréquence que je cherche à faire prévaloir. On ne saurait, en effet, contester la possibilité d'une lésion interstitielle primitive. Les suppurations prostatiques qui succèdent à une plaie directe de l'organe, ou qui se développent sous l'influence de l'infection purulente par exemple, sont là pour le démontrer.

En dernière analyse, de même qu'il y a lieu d'admettre une parotidite catarrhale et une parotidite phlegmoneuse, il nous faut aussi distinguer deux formes de prostatites :

1° La prostatite glanduleuse ou catarrhale, caractérisée par la réplétion inflammatoire des éléments glandulaires ;

2° La prostatite phlegmoneuse interstitielle, presque toujours consécutive à la précédente, beaucoup plus rarement primitive, et constituant l'origine vraie des abcès chauds de la prostate.

Le nombre et le volume des abcès de la prostate est variable. Lallemand en a compté jusqu'à 30, et l'on peut, en somme, observer tous les intermédiaires depuis ces petits abcès miliaires qui viennent farcir la glande jusqu'à ces collections excessives qui détruisent la totalité du tissu glandulaire et convertissent en un foyer unique la loge prostatique.

Le pus qu'ils renferment est en général visqueux, collant et très souvent mélangé de sang.

Leur siège, pour ainsi dire constant, est au niveau des lobes latéraux de la prostate ; tantôt l'abcès y est d'emblée cortical, tantôt il se collecte au centre même du parenchyme ; ailleurs enfin il se montre au-dessous de la muqueuse uréthrale et rappelle les abcès péri-uréthraux qui se développent sur d'autres points du canal.

Il est tout à fait exceptionnel de voir la collection purulente siéger dans la bande prostatique pré-uréthrale. Cette localisation singulière a été observée une seule fois, par M. Heath, sur un malade mort de péritonite.

Mais ce fait unique n'a d'autre intérêt que celui de la curiosité. La portion du tissu prostatique qui entoure l'urèthre en avant n'a pas plus d'importance ici que dans les autres chapitres de l'histoire anatomo-pathologique de la prostate, et l'on peut dire qu'au point de vue chirurgical il n'y a pas de prostate en avant de l'urèthre.

La forme des abcès de la prostate n'est généralement pas régulière; leur cavité, presque toujours anfractueuse, rappelle beaucoup les cavernes tuberculeuses, et l'analogie se complète encore par la présence de brides cellulaires qui traversent la cavité purulente.

La collection purulente communique presque toujours avec l'urèthre et les dimensions de l'orifice sont généralement proportionnées à celles du foyer. Dans certains cas, cependant, on a pu voir la muqueuse uréthrale, parsemée de petits pertuis, recouvrir une cavité prostatique unique et rappeler la disposition de la lame criblée de l'ethmoïde. Ailleurs enfin, l'urèthre prostatique reste intact et se laisse disséquer par la suppuration.

Cette dernière disposition était très nette sur un malade mort dans mon service. La prostate était, en effet, le siège d'une excavation considérable qui entourait de toute part l'urèthre prostatique, de telle sorte que celui-ci, indemne, conservait sa forme tubulée au milieu du pus qui le baignait de tous côtés.

Les canaux éjaculateurs peuvent offrir un certain nombre de lésions qui ont été décrites pour la première fois par Lallemand et dont l'examen est trop souvent négligé dans les autopsies. L'orifice uréthral de ces canaux peut être dilaté et ulcéré. La muqueuse qui les tapisse s'est montrée rouge, tomenteuse et recouverte de petites ulcérations. Ils sont parfois comme disséqués et baignent au milieu du pus. Ailleurs ils sont complètement détruits.

Il n'est pas rare enfin de trouver du pus dans les vésicules séminales. Le fait est noté dans un assez grand nombre d'autopsies.

Lorsque la collection purulente prostatique se trouve en contact avec la capsule, celle-ci devient presque toujours le siège d'altérations irritatives. Elle s'épaissit alors, se recouvre d'exsudats, et peut servir de barrière au pus qui, d'ailleurs, trouve le plus souvent issue du côté de l'urèthre. Mais, alors même que cette communication uréthrale existe, il est très fréquent de voir la suppuration franchir les limites de la loge aponévrotique et produire un véritable phlegmon par diffusion autour de la prostate. Dans les cas de ce genre, le pus, emprisonné derrière la bande, bridé par des plans aponévrotiques plus ou moins résistants, ne peut se frayer une issue qu'au prix de dégâts souvent considérables. L'ouverture rectale de ces collections purulentes est heureusement fréquente et vient permettre la guérison. Mais, souvent aussi, le pus fuse au loin, envahit de proche en proche les plans celluleux qui avoisinent la région et laisse après lui des trajets fistuleux intarissables ou des suppurations étendues qui épuisent et tuent les malades.

Ceci me conduit naturellement à vous parler de certains faits relatifs à la pathogénie des suppurations décrites sous le nom d'abcès périprostatiques.

Ces abcès envahissent le tissu cellulaire, lâche et dépourvu de graisse, qui recouvre la face postérieure de la prostate, ce qui revient à dire qu'ils occupent l'espace celluleux qui sépare le rectum de l'aponévrose prostato-péritonéale.

Ils ont été signalés pour la première fois par Civiale. Mais c'est à Demarquay que revient le mérite de les avoir étudiés le premier avec précision. Depuis lors, ils n'ont été l'objet d'aucune recherche spéciale. M. Le Dentu se contente de les mentionner et pense que le sujet ne valait peut-être pas l'importance qu'on lui a donnée. Je ne saurais partager cette manière de voir. Le phlegmon périprostatique par diffusion constitue, en effet, pour les sujets atteints de prostatite, une complication dont j'ai déjà fait pressentir la gravité, parfois extrême, et mérite à ce titre toute l'attention du clinicien.

Du reste, l'histoire des abcès périprostatiques ne se borne pas là ; il faut tenir compte aussi de ces cas assez fréquents où la lésion périprostatique représente le foyer principal et souvent unique de l'inflammation suppurative.

La prostate est ici presque toujours plus ou moins enflammée; elle est encore, par son parenchyme ou sa muqueuse, le point de départ de la propagation; mais elle ne présente pas trace de suppuration, et le tissu cellulaire suppure à côté d'elle, comme le tissu cellulaire des ligaments larges suppure à côté de l'utérus. Il s'agit, en un mot, de ce que l'on peut appeler le phlegmon périprostatique d'emblée, par opposition au phlegmon par diffusion dont je parlais tout à l'heure.

Les faits de ce genre sont peu connus et méritent certainement d'être étudiés de plus près qu'on ne l'a fait jusqu'à présent.

Au point de vue de la pathogénie, comme à beaucoup d'autres, ces phlegmasies périprostatiques méritent d'être rapprochées des phlegmasies péri-utérines.

C'est ainsi que, dans certains cas, il est impossible de voir dans un gonflement périprostatique autre chose qu'une propagation par simple contiguïté de l'inflammation de la prostate au tissu cellulaire circonvoisin. Dans d'autres cas, l'abcès périprostatique est de toute évidence un abcès périphlébitique. Enfin, dans une autre série de faits, il y a tout lieu de considérer le phlegmon comme le résultat d'une lymphangite périprostatique. Ce n'est là qu'une hypothèse, puisqu'il n'existe pas une seule autopsie démonstrative; mais elle me paraît très plausible lorsque la phlegmasie succède au cathéterisme ou à toute autre manœuvre susceptible d'offenser directement la muqueuse uréthro-prostatique.

A côté de cette lymphangite prostatique, faut-il donner place à une adénite périprostatique d'origine uréthro-prostatique?

Si l'on se reporte à la communication faite par M. Lannelongue à la Société de chirurgie, le 11 septembre 1878, on est tenté de répondre par l'affirmative et de voir là une analogie de plus entre le phlegmon périprostatique et le phlegmon des ligaments larges. Cette analogie est sans doute fort séduisante, mais elle est en contradiction avec les données anatomiques.

Les ganglions décrits par M. Lannelongue le long des uretères, très près de la base des vésicules séminales sont, en effet, situés au-dessus du niveau de la base des vésicules séminales et par conséquent au-dessus du niveau du cul-de-sac péritonéal vésico-rectal. Ils sont entre le rectum et le péritoine, entre la vessie et le péritoine; mais on n'en trouve pas un seul dans la région qui nous intéresse, dans cet espace celluleux qui sépare la prostate et les vésicules séminales du rectum, et qui est limité en haut par le cul-de-sac péritonéal, en bas par le ligament de Carcassonne, à droite et à gauche par les attaches rectales des aponévroses latérales de la prostate.

Il faut donc continuer à penser avec tous les anatomistes qu'il n'y a pas de ganglions lymphatiques périprostatiques.

Par conséquent, jusqu'à preuve du contraire, je ne puis pas admettre de lymphadénite périprostatique. Certes, l'hétérotopie ganglionnaire réserve souvent des surprises, mais elle ne saurait fournir les bases d'une théorie pathogénique.

Ces variétés dans la pathogénie du phlegmon périprostatique méritaient de nous arrêter un instant; mais elles modifient peu ou pas la physionomie symptomatique du phlegmon périprostatique, et, en tout cas, elles ne donnent pas prise au diagnostic. C'est pourquoi, me plaçant au point de vue clinique, j'admettrai deux formes seulement de phlegmons périprostatiques.

1° *Le phlegmon périprostatique par propagation.* Tantôt la prostate est simplement hyperhémiée ou légèrement enflammée; on est en présence d'un véritable *phlegmon d'emblée.* Tantôt, au contraire, la prostate participe activement à la phlegmasie, la suppuration envahit simultanément, ou à quelques jours d'intervalle, le parenchyme de la glande et le tissu cellulaire qui l'entoure, et c'est là ce qu'il faut appeler *la prostatite phlegmoneuse diffuse.*

2° *Le phlegmon par diffusion*, c'est-à-dire celui qui se développe lorsque la collection purulente intraprostatique vient à faire irruption dans le tissu cellulaire environnant.

Pour terminer, je vous rappellerai qu'on a décrit des abcès chroniques de la prostate indépendants des suppurations tuberculeuses qui s'observent si souvent dans cette région. Ces abcès peuvent être chroniques d'emblée ou bien au au contraire succéder à un abcès aigu, et leur description microscopique n'offre rien de bien spécial.

Sachez seulement que ces poches à contenu purulent sont très différentes, au point de vue anatomo-pathologique, des kystes de la prostate dont l'existence est bien établie, c'est-à-dire des kystes par rétention, soit qu'ils naissent des follicules distendus, soit qu'ils résultent de l'oblitération de l'orifice de l'utricule prostatique (Le Dentu).

La nature seule de leur contenu suffit à les distinguer. Mais si la différence est ici tranchée, l'interprétation devient plus difficile lorsqu'on se trouve en présence d'une cavité kystique contenant du pus. M. Le Dentu estime, à la vérité, que la régularité des parois de la poche purulente, son ouverture dans l'urèthre par une série d'orifices rappelant les caractères des orifices glandulaires des follicules distendus puis détruits sont des caractères susceptibles de faire reconnaître les kystes suppurés des abcès enkystés. Mais, il faut bien le reconnaître, cette question obscure reste à l'étude. Elle n'offre, du reste, qu'un intérêt théorique.

Symptomatologie. — Nous sommes arrivés, Messieurs, à la partie clinique de notre sujet, et nous allons successivement étudier les symptômes, la marche, le pronostic et le diagnostic des suppurations prostatiques.

La rétention plus ou moins complète de l'urine et les douleurs de la miction sont les deux symptômes fondamentaux de toute inflammation prostatique.

Excessifs ou atténués, ces deux signes ne font, pour ainsi dire, jamais défaut ; mais il faut bien savoir que leur intensité et leur marche offrent des variétés nombreuses. Les autres symptômes locaux ou généraux qui accompagnent la suppuration de la prostate se présentent eux-mêmes sous des aspects très différents, suivant les cas particuliers, et, pour répondre aux exigences de la clinique, il importe de distinguer deux formes de prostatites : l'une, véritable phlegmon, conduisant rapidement à la suppuration, avec toutes les allures d'une phlegmasie franchement aiguë ; l'autre, suppurative à courte échéance, comme la précédente, mais plus insidieuse et moins aiguë dans son évolution.

Cette dernière forme s'observe de préférence sur les sujets qui souffrent de quelque affection ancienne des voies urinaires. C'est au cours d'un écoulement chronique de l'urèthre, par exemple, que les accidents apparaissent. Le malade éprouve brusquement un peu de pesanteur périnéale, l'émission du jet de l'urine devient plus difficile et provoque une cuisson plus ou moins vive dans le fond du canal ; puis, ces différents symptômes s'accentuent un peu, la dysurie augmente sans que les besoins d'uriner soient plus fréquents, et l'apparition d'un léger frisson vient parfois signaler la formation du pus. Lorsque l'abcès occupe la partie la plus déclive de la glande, le toucher rectal le fait reconnaître ; mais, s'il est situé plus profondément, sous la muqueuse uréthrale, par exemple, on ne peut que soupçonner sa présence. Le cathétérisme vient souvent confirmer le diagnostic, la sonde crève la petite poche ; mais il arrive aussi que la collection se vide spontanément dans l'urèthre : un peu de pus, mélangé de sang, s'écoule par le canal, et, si le fait n'est pas observé, l'abcès passe inaperçu.

Il est probable que Civiale voulait faire allusion à cette variété d'abcès lorsqu'il disait : « Les abcès de la prostate sont communs, et l'on en découvre fréquemment à l'ouverture des cadavres, seulement, on ne les reconnaît pas toujours pendant la vie. »

D. Després avait aussi noté cette évolution insidieuse, à propos des abcès périprostatiques qui se développent sur des vieillards atteints de cystite chronique ou d'anciens engorgements de la prostate.

Ces faits, très utiles à bien connaître, montrent qu'il est, pour ainsi dire, aussi urgent de toucher fréquemment la prostate des urinaires que d'ausculter le cœur des rhumatisants.

Dans les formes aiguës franches de la prostatite et du phlegmon périprostatique, la physionomie générale de la maladie est différente. Le malade est pris d'un frisson plus ou moins violent, la température s'élève, il y a de la céphalalgie, une soif vive et des phénomènes graves surviennent rapidement du côté de la région prostatique. Les douleurs de la miction peuvent être excessives et la rétention complète. Il existe même des cas où l'on est obligé de recourir à la ponction hypogastrique pour vider la vessie.

Ailleurs, le début est moins brutal, moins alarmant; mais il y a toujours de la fièvre et une sensation de pesanteur ou de sensation gravative vers le périnée et l'anus.

La fièvre de la prostatite simple et du phlegmon périprostatique peu étendu est rarement très intense; elle se caractérise, en général, par une élévation de température de 1 à 2 degrés; l'ascension thermique est brusque; elle se maintient sans oscillations manifestes pendant les premiers jours de la maladie, et, lorsque survient la défervescence, celle-ci est franche et rapide. C'est là un premier type nettement caractérisé.

Nous verrons plus tard que, lorsque les abcès prostatiques se vident mal, la défervescence n'a pas ce caractère, la fièvre se prolonge plus ou moins longtemps, remarquable par les rémissions du matin et les ascensions du soir, si bien que, dans cette deuxième forme de la fièvre, le chirurgien doit trouver les indications d'une intervention plus active. Mais, dès le début de la prostatite, et ce point doit seul nous occuper actuellement, la fièvre peut s'écarter beaucoup de son type habituel.

Dans certains cas, on la voit monter brusquement, atteindre d'emblée un chiffre très élevé et inspirer des craintes sérieuses. Il faut savoir que ces prostatites, à température initiale excessive, ne présentent pas de gravité spéciale. Le plus souvent, il s'agit de prostatites traumatiques.

La fièvre de début traduit uniquement l'accès urineux développé sous l'influence de la cause déterminante (cathétérisme brutal, injection poussée avec violence, etc.). Le traumatisme produit simultanément et la prostatite et l'accès urineux spécifique; puis celui-ci cède, et la fièvre habituelle de la prostatite reste seule avec tous ses caractères d'évolution thermique moyenne.

Enfin, lorsque les veines prostatiques participent à l'inflammation, lorsqu'on est en présence d'une prostatite pyohémique, la fièvre vient toujours annoncer le début de la complication ; c'est la fièvre de l'infection purulente qu'on a sous les yeux, avec ses frissons et ses autres caractères.

La distinction de ces quatre formes de la fièvre est fort importante et permet de donner une grande précision au pronostic des phlegmasies prostatiques à leur début.

La maladie se confirmant, les autres symptômes persistent et ne font que s'accroître. Il y a de l'inappétence, une soif vive avec enduit saburral de la langue, de l'insomnie et de l'agitation ; les douleurs augmentent, le périnée devient sensible au toucher, avec point douloureux maximum sur le raphé entre le bulbe et l'anus; les mouvements et la marche deviennent impossibles, le croisement des jambes et la position assise éveillent des souffrances très vives que les efforts de défécation viennent encore augmenter. Les patients ne savent parfois quelle situation prendre pour atténuer les battements douloureux qu'ils éprouvent dans toute la région malade. On les voit se pelotonner, s'accroupir sur leur lit et affecter diverses attitudes, qui ne sont pas sans analogie avec celles que prennent les femmes torturées par les douleurs du cancer utérin.

Lorsqu'il existe un écoulement uréthral, il n'est pas rare, comme le dit M. Fournier, de le voir disparaître complètement au début de la complication pour reparaître plus tard.

La dysurie est souvent excessive ; l'urine n'est plus évacuée qu'au prix d'efforts très grands. Elle sort en jet grêle, intermittent, ou même goutte à goutte et provoque, à son passage, une sensation de brûlure dans la profondeur du canal. Un fait très important à relever, c'est que, dans la prostatite, la fréquence des mictions n'est pas augmentée.

Si la rétention d'urine n'est pas complète dès le début des accidents, elle peut le devenir plus tard et déterminer alors toute la série des symptômes graves qui lui sont propres (tension hypogastrique, épreintes, anxiété très vive, etc.).

Cette rétention d'urine, que l'obstruction du canal par la prostate tuméfiée vient presque toujours expliquer, peut trouver aussi sa raison d'être dans un spasme réflexe du sphincter vésical.

Les garde-robes sont en général accompagnées et suivies d'une douleur anale très pénible ; le ténesme rectal est plus ou moins violent, et les malades ont la sensation d'un corps étranger, « d'un gros tampon de matière fécale prêt à sortir du rectum », comme le disait Desault.

Lallemand et Verdier ont signalé le priapisme comme autre signe de la prostatite. Mais ce symptôme est sans doute fort rare, car je ne l'ai jamais observé.

Il est probable que, chez les malades dont parle Lallemand, les vésicules séminales participaient à l'inflammation. On sait, en effet, que l'éjaculation d'un sperme rouillé ou strié de sang, les érections fréquentes et les pollutions nocturnes ont été notées au nombre des symptômes de cette affection.

Tous les symptômes généraux et locaux que je viens d'énumérer s'observent aussi bien dans la prostatite simple que dans le phlegmon périprostatique. La différence, lorsqu'elle existe, porte uniquement sur le degré d'intensité des symptômes vésicaux. Ils sont parfois très atténués dans le phlegmon périprostatique; mais c'est par le toucher rectal que l'on peut seulement reconnaître les signes propres à l'une ou à l'autre de ces deux maladies.

Dans la prostatite simple, la prostate est grosse, tendue et très douloureuse. La tuméfaction est parfois générale et donne à l'organe une forme carrée; d'autres fois, l'augmentation de volume est partielle et porte seulement sur l'un des deux lobes. Mais toujours les tissus périprostatiques conservent leur souplesse; la glande seule est malade; ses limites sont appréciables; la capsule emprisonne le mal.

Dans le phlegmon périprostatique, au contraire, les tissus prérectaux sont empâtés et infiltrés. Le doigt tombe sur une plaque phlegmoneuse plus ou moins étendue qui dépasse les limites de la glande, efface tous les contours et proémine dans le rectum. Ces derniers caractères de la tumeur phlegmoneuse sont, on le conçoit, parfaitement identiques dans le phlegmon périprostatique simple et dans la prostatite phlegmoneuse diffuse. Ils sont comparables à ceux que l'on perçoit en pratiquant le toucher vaginal chez les femmes atteintes de phlegmons péri-utérins. L'analogie se complète souvent par l'existence de battements artériels qui viennent rappeler les caractères du pouls vaginal.

Le cathétérisme, seul ou combiné avec le toucher, pourrait aussi fournir des renseignements sur l'augmentation du volume de la prostate; mais cette exploration douloureuse est parfaitement inutile. Je parle bien entendu du cathétérisme explorateur. On est bien obligé de vider la vessie lorsque la rétention d'urine est complète; mais il faut alors prendre toutes les précautions exigées en pareille occurrence.

Vers le sixième, le huitième ou le dixième jour de la maladie, les symptômes généraux et locaux de la phlegmasie prostatique conservent encore toute leur intensité. En ce moment, si la résolution doit se faire, la fièvre tombe, les douleurs s'apaisent, la miction devient plus facile et le toucher rectal permet de suivre le retour graduel de la glande à ses dimensions normales, ou la disparition de la tumeur phlegmoneuse au cas de périprostatite.

La résolution n'est pas rare dans le phlegmon périprostatique. Elle est très fréquente dans la prostatite proprement dite.

Il se peut aussi que la poussée aiguë devienne le point de départ d'un engorgement chronique; nous aurons prochainement à y revenir en étudiant la prostatite chronique.

Si les phénomènes aigus persistent, tous les signes de la suppuration apparaissent; les troubles généraux changent de caractère, des battements profonds plus cadencés pour ainsi dire succèdent à la tension gravative des premiers jours. La langue est sèche et de petits frissons répétés signalent la formation du pus. La collection purulente fait saillie dans le canal, la rétention persiste et le toucher rectal fait reconnaître soit une tumeur périprostatique, soit une augmentation de volume souvent excessive de la prostate avec sensation de fluctuation plus ou moins franche suivant le siège exact de l'abcès.

Tels sont les différents symptômes qui accompagnent la formation des abcès prostatiques et périprostatiques. Nous les avons étudiés dans leur ensemble en prenant le soin d'opposer les cas les plus graves à ceux qui évoluent sans bruit, montrant ainsi tous les degrés qui peuvent s'observer en clinique, depuis les formes bénignes jusqu'aux formes graves et franchement phlegmoneuses.

Quelques auteurs pensent qu'il doit y avoir des abcès dont la formation est ignorée du malade et du chirurgien. Le pus serait alors repris et éliminé insensiblement. Ce n'est là qu'une hypothèse restée jusqu'ici sans vérification. On a dit aussi que plusieurs de ces abcès pouvaient rester stationnaires, acquérir, grâce à leur membrane d'enveloppe, une véritable indépendance, donner naissance à une sorte de kyste renfermant une matière caséeuse, ou même se transformer en un véritable kyste purulent. Je ne connais pas d'exemple démontrant la réalité de ces différentes éventualités.

Dans les cas heureux, l'abcès est incisé par le chirurgien ; un soulagement énorme se produit aussitôt, les douleurs disparaissent, la miction se rétablit et la guérison survient rapidement.

Cette terminaison peut s'observer aussi lorsque l'abcès s'ouvre spontanément dans l'urèthre ou le rectum. L'évacuation du pus continue quelques jours, puis le foyer revient peu à peu sur lui-même, ses parois bourgeonnent, s'adossent et la cicatrisation est assurée. Mais bien souvent les choses ne se passent pas avec autant de simplicité. Soit que le chirurgien n'intervienne pas assez vite, soit que la suppuration dépasse les limites de la loge prostatique, on peut voir survenir une série d'accidents fort graves.

C'est le plus souvent dans l'urèthre que s'ouvrent les abcès de la prostate. Sur 115 observations relevées par M. Segond, le mode d'ouverture est noté 35 fois ; 28 fois spontanément et 7 fois pendant le cathétérisme. On peut observer aussi l'ouverture vésicale, mais ce mode de terminaison signalé par J. L. Petit est très rare.

Lorsque l'abcès est abandonné à lui-même, l'évacuation peut être assez tardive. On assiste, comme le disait Chassaignac, à l'accroissement froid d'un abcès chaud. Civiale parle d'un abcès qui n'aboutit à se crever spontanément chez un septuagénaire que trois ans après l'action de la cause à laquelle on le rapportait. Il y a là une évidente exagération, mais le fait de la marche lente n'en est pas moins exact. Cependant, dans les cas ordinaires, l'évacuation du pus est assez rapide ; la collection purulente, aussitôt formée, fait saillie dans l'urèthre et se crève spontanément ou sous l'influence d'un effort (en général, il s'agit d'un effort de défécation).

Souvent aussi l'ouverture se fait pendant le cathétérisme, involontairement ou volontairement ; le bec de l'instrument butte au niveau de la région prostatique, « ce qui résiste obéit », comme le disait J.-L. Petit, et l'on voit aussitôt sortir, par le canal ou par la sonde, une quantité plus ou moins considérable de pus. L'abcès une fois ouvert, l'écoulement persiste pendant un certain temps. A chaque miction, le jet de l'urine chasse devant lui une quantité variable de pus et et devient limpide ensuite; mais l'évacuation se produit aussi en dehors des mictions et présente alors certains caractères importants à connaître. Le contenu de l'abcès, comme tous les liquides pathologiques de provenance uréthro-prostatique, est arrêté par le sphincter qui entoure la portion membraneuse de l'urèthre et ne peut s'écouler goutte à goutte. L'écoulement est intermittent, et c'est à des intervalles variables (un quart d'heure, une demi-heure) que les malades éjaculent pour ainsi dire le pus accumulé derrière leur sphincter membraneux.

Ces éjaculations purulentes ne peuvent plus se produire lorsque les malades portent une sonde à demeure, et, dans les cas de ce genre, on voit le pus sourdre à tout instant entre les parois du canal et celles de l'instrument évacuateur.

L'ouverture exclusivement uréthrale des abcès prostatiques peut, quand elle est précoce, comporter un pronostic bénin. La guérison survient au bout de trois ou quatre semaines et la cavité prostatique se cicatrise. Si l'ouverture est plus tardive ou le foyer prostatique trop volumineux, le pronostic devient plus grave. Sur trente-cinq observations d'abcès avec ouverture uréthrale, M. Segond a relevé sept morts dont trois par infection purulente.

La cicatrisation trop hâtive des lèvres de l'ouverture peut aussi retarder la guérison. Dans ces conditions, la sécrétion du pus continuant, la cavité ne tarde pas à se remplir et la cicatrice récente se laisse distendre pour se refermer ensuite. Ces alternatives de réplétion et d'évacuation incomplète peuvent retarder beaucoup la guérison.

Le pus des abcès intraprostatiques peut suivre d'autres chemins. Il traverse parfois l'aponévrose prostato-péritonéale, ulcère la paroi rectale et se déverse dans le rectum. Si le travail ulcératif s'est effectué lentement, le tissu cellulaire prérectal s'indure de bonne heure, de solides adhérences s'élèvent contre l'irruption du pus et la cicatrisation peut survenir assez rapidement. Mais les faits de ce genre n'appartiennent plus à l'histoire des abcès intraprostatiques proprement dits. En fait, il y a diffusion périprostatique, et dès lors, les symptômes de la prostatite s'effacent et c'est le phlegmon périprostatique qui domine l'évolution ultérieure de la maladie. Qu'il s'agisse d'une phlegmasie primitive, d'une simple migration ou d'une occupation purulente simultanée, la situation clinique reste la même. Les symptômes prennent une gravité spéciale et, si le chirurgien n'intervient pas activement, il faut redouter l'apparition d'accidents graves tels que la phlébite, la pyohémie ou les fusées purulentes lointaines.

Le pus du phlegmon périprostatique se collecte en arrière de la prostate dans cette région à tissu cellulaire lâche et dépourvue de graisse qui sépare le rectum de la prostate et des vésicules séminales et les données de l'anatomie topographique modifient les différents chemins qui s'offrent au pus lorsqu'il veut sortir de sa loge.

M. Segond l'a bien montré, et la préparation fort simple qu'il conseille, permet d'acquérir à cet égard des renseignements précis. Il suffit, en effet, d'ouvrir la loge rétroprostatique par son bord supérieur et d'explorer ses parois pour reconnaître immédiatement qu'ils peuvent être les points faibles de la région.

A priori, les résultats fournis par cet examen autorisent à penser que les abcès périprostatiques tendront surtout à s'ouvrir vers la partie inférieure de la loge. En arrière, ils trouveront une issue facile en ulcérant la paroi rectale. En avant et en bas, ils pourront de même doubler la face postérieure de la prostate et gagner l'urèthre à moins qu'une cavité intraprostatique ne leur offre une voie plus directe encore vers le canal. Sur les côtés, au contraire, les aponévroses latérales s'opposeront à l'envahissement du pus et protégeront l'espace pelvirectal supérieur contre son irruption.

La clinique vient pleinement confirmer les données de l'anatomie. L'analyse de soixante-dix-sept observations de suppuration périprostatique (par diffusion ou par propagation) relevées par M. Segond au point de vue de la fréquence réciproque des directions suivies par le pus, montre en effet ce qui suit :

64 fois le pus s'est fait jour par l'urèthre.
43 fois — — par le rectum.
15 fois — — par le périnée.
8 fois — — par la fosse ischio-rectale.
5 fois le pus s'est dirigé vers la région inguinale.
2 fois — — vers le trou obturateur.
1 fois — — vers l'ombilic,
1 fois — — vers la fesse par la grande échancrure sciatique.
1 fois — — vers le rebord des fausses côtes.
1 fois l'abcès s'est ouvert dans le péritoine.
1 fois la diffusion a gagné la cavité prépéritonéale de Retzius.

En résumé, ce tableau nous montre qu'il faut, au point de vue de la marche de la suppuration, distinguer :

Des cas fréquents habituels (ouvertures rectales et uréthrales; fusées périnéales et ischio-rectales).

Des cas rares (propagations ou fusées inguinales et oburatrices).

Des cas exceptionnels (ouverture péritonéale; propagation prépéritonéales, fusées vers l'ombilic, la grande échancrure sciatique et même vers les fausses côtes).

Recherchons maintenant les caractères de la maladie dans ces différents cas.

Je ne reviendrai pas sur l'*ouverture uréthrale*, et je pourrais répéter ce que j'ai dit à propos des abcès intraprostatiques. Le pus gagne l'origine de la portion membraneuse en doublant la face postérieure de la prostate. Ailleurs, le foyer périprostatique communique avec une collection intraprostatique et le chemin se trouve tout tracé. L'ouverture exclusivement uréthrale des abcès périprostatiques non compliqués d'abcès intraprostatiques est tout à fait exceptionnelle et presque toujours le pus suit en même temps une autre direction.

L'*ouverture rectale* offre une grande fréquence (quarante-trois fois sur soixante-sept observations) et s'il existe en même temps un abcès intraprostatique il peut se former une sorte d'abcès en double bouton de chemise, dont l'un des points rétrécis correspond à la paroi rectale perforée et l'autre à la portion détruite de l'aponévrose prostato-péritonéale. Lorsque l'ouverture rectale se fait en temps opportun, spontanément ou par incision, la marche des accidents est ordinairement simple et la guérison assez rapide.

L'ouverture simultanée dans le rectum et l'urèthre est fréquemment observée. Il se produit alors une fistule uréthro-rectale, toujours très sérieuse au point de vue du pronostic, car elle peut persister indéfiniment. Le pus s'écoule beaucoup plus par le rectum que par l'urèthre. A chaque miction les urines passent par l'anus en partie ou en totalité. On peut observer aussi des phénomènes curieux, tels que la sortie des gaz intestinaux par l'urèthre. Il est exceptionnel de voir des matières fécales pénétrer dans l'abcès. Si la destruction prostatique est un peu étendue, les canaux éjaculateurs peuvent être atteints et dans un cas de ce genre, Lallemand a noté qu'il se faisait chaque jour et sans érection préalable un écoulement de sperme.

Très souvent enfin, le pus obéit aux lois de la déclivité. Il triomphe facilement de la faible résistance que lui opposent les limites inférieures de la région rétro-prostatique et gagne, soit la *fosse ischio-rectale*, soit la *région périnéale antérieure* (sur soixante-sept observations, M. Segond a relevé vingt-trois fois cette direction du pus).

Lorsque le pus fuse dans la fosse ischio-rectale, il donne naissance aux symptômes bien connus des abcès de la marge de l'anus. Le pronostic varie avec l'étendue du décollement, l'état général du sujet, l'existence ou l'absence d'une communication uréthrale ou de toute autre complication.

Lorsque le pus gagne le périnée antérieur, il fuse au travers de la partie postérieure du ligament de Carcassonne. La faible résistance de cette partie de la loge rétro-prostatique s'explique facilement. Le plan fibro-musculaire très épais et solide, auquel le plancher pelvien doit toute sa résistance, devient, en effet, moins impénétrable dans sa partie postérieure. L'intrication des fibres qui le constituent se relâche, pour ainsi dire, et permet à la suppuration de s'infiltrer assez facilement jusque dans la loge périnéale inférieure. Arrivé dans cette région, le pus peut trouver une issue rapide du côté des téguments, spontanément ou par le bistouri. Si l'ouverture est rapide ou l'incision précoce, le pronostic reste favorable, la guérison s'obtient facilement. Mais, dans les conditions inverses, le pronostic peut acquérir une gravité extrême, et les dégâts de la suppuration sont parfois considérables.

Là se termine l'histoire des cas fréquents. Il faut noter que, pour la plupart d'entre eux, la gravité du pronostic tient avant tout à la nature des désordres locaux, à la destruction des tissus, aux modifications anatomo-pathologiques profondes, qui accompagnent la formation des trajets fistuleux. La multiplicité des fistules est enfin une circonstance particulièrement aggravante.

J'arrive enfin à l'étude de ce que j'ai appelé les cas rares et les cas exceptionnels. M. Segond a publié quelques exemples probants de fusées purulentes vers le trou obturateur et la région inguinale. Ces propagations rares trouvent leur trajet tout préparé par la riche vascularisation et l'extrême laxité du tissu cellulaire péridéférentiel. Mais, dans certains cas, il y a tout lieu d'accorder un rôle pathogénique au système lymphatique. Le ganglion qui existe entre le trou obturateur et le détroit supérieur, recevant une partie des lymphatiques prostatiques, donne à cette hypothèse un grand caractère de probabilité.

En 1877, M. Faucon a fait une étude très complète de ces phénomènes de propagation à propos de la péritonite et du phlegmon sous-péritonéal d'origine blennorrhagique. Il a montré que les deux complications doivent être considérées comme des effets éloignés de l'inflammation blennorrhagique propagée à l'urèthre, au péritoine ou au tissu cellulaire sous-péritonéal, par l'intermédiaire du canal déférent, des vésicules séminales ou de la prostate.

Voici maintenant quelques exemples des cas exceptionnels. Sur un malade dont M. Castaneda y Campos a publié l'observation, j'ai vu le pus d'un abcès périprostatique gagner d'une part l'ombilic et d'autre part la cavité prépéritonéale de Retzius. M. Dransart a publié une observation dans laquelle un abcès périprostatique s'est ouvert dans le péritoine. Le malade, âgé de 35 ans, était entré à l'hôpital Cochin dans le service de M. Després. A l'autopsie, on reconnut tous les signes d'une péritonite, et dans le cul-de-sac péritonéal recto-vésical on put constater une ouverture ronde, large de deux millimètres, par laquelle on faisait sourdre du pus venant de la prostate.

Enfin, les deux exemples les plus curieux de ces fusées sont fournis par deux malades que j'ai soignés en 1869 et en 1872. Sur l'un, l'abcès de la prostate communiquait à gauche avec le petit bassin. Les muscles obturateur interne et pyramidal étaient en partie détruits et baignaient dans un pus grisâtre et fétide ; *le pus gagnait la fosse par l'intermédiaire de la grande échancrure sciatique* et contournait le grand trochanter dont la surface rugueuse baignait au milieu du pus. Dans ce cas, les attaches rectales des aponévroses latérales étaient détruites, l'espace pelvirectal supérieur était envahi. Je ne connais pas un seul fait analogue. L'excessive rareté des fusées de cette nature trouve, comme je l'ai dit, son explication dans la résistance et la solidité des attaches rectales des aponévroses latérales de la prostate.

Sur le deuxième malade, la marche de la suppuration s'est montrée plus insolite encore. La prostate était le siège d'une caverne considérable, et le pus, contournant le col de la vessie sur sa droite, s'était porté en avant entre le col et la symphyse. Là, il était remonté derrière les tendons des muscles droits, en passant au delà de la ligne médiane, au-dessus de l'aine gauche. Puis, suivant les fibres du transverse et décollant les couches musculaires de la paroi abdominale, *il avait gagné les insertions costales* de ce muscle et formait, à leur niveau, une collection purulente dont l'incision avait fait sortir 560 grammes de pus. Dans ce fait, dont la relation a été donnée à la Société anatomique par M. Curtis, tous les signes commémoratifs et actuels concordaient pour faire croire à une suppuration périnéphrique résultant de l'une de de ces pyélo-néphrites chroniques qui accompagnent si souvent les rétrécissements invétérés.

Les faits précédemment exposés montrent la gravité parfois exceptionnelle des abcès de la prostate. Mais il est encore d'autres circonstances susceptibles d'aggraver le pronostic et dont il me reste à parler.

La grande étendue de la destruction prostatique est de ce nombre. Lorsque la presque totalité du parenchyme glandulaire est ainsi détruite, il se forme une véritable caverne dans laquelle s'engagent l'urine et parfois les matières fécales. La cavité persiste indéfiniment et se tapisse d'une sorte de muqueuse pathologique analogue à celle des trajets fistuleux et dont la présence expliquerait comment le contact de l'urine et des matières fécales ne donne lieu que rarement à des phénomènes inflammatoires. Dans les cas de ce genre, la caverne arrive à constituer une sorte de vessie antérieure dans laquelle pénètre l'urine au moment de la miction, et la pression sur le périnée, après cet acte, provoque la sortie par le méat d'une certaine quantité d'urine mêlée de sang et de grumeaux purulents. J'ai récemment observé un cas de ce genre.

La caverne prostatique peut persister seule avec une simple ouverture uréthrale ; elle peut, ailleurs, servir de carrefour à des trajets fistuleux qui font communiquer le canal avec le rectum ou le périnée ; en tout cas, elle prolonge toujours la durée de la maladie et peut même créer une infirmité définitive. Des suppurations interminables s'établissent, le moral des malades s'affecte au plus haut degré, leurs urines s'altèrent, leur visage devient comme cireux ; des troubles dyspeptiques graves se produisent et la mort survient, après une longue période de souffrance et de cachexie.

Velpeau a signalé la gangrène comme terminaison possible de la prostatite et Béraud l'explique en disant « qu'il se passe là les mêmes phénomènes que dans les phlegmons sous-aponévrotiques. Mais l'étranglement invoqué par Béraud se comprend mal, et lorsque la gangrène se produit, il y a tout lieu de penser que cette complication trouve sa raison d'être dans l'infiltration urineuse du tissu même de la glande.

Il faut enfin savoir que la riche vascularisation veineuse de la région prostatique expose les malades à la phlébite, à l'infection purulente. La phlébite périprostatique est plus fréquente qu'on ne le suppose généralement. Beaucoup de faits rapportés par Civiale sous la rubrique de : « Abcès survenus dans diverses parties du corps pendant le traitement des maladies de l'urèthre », ne reconnaissent pas d'autre origine, et, lorsque la prostate enflammée suppure, cette grave complication est toujours à craindre.

La vascularisation propre de la glande n'est point ici en cause, car son tissu est pauvre en vaisseaux veineux. L'imminence de la phlébite reconnaît une autre cause et trouve son explication dans les importantes connexions veineuses de l'organe. Ces connexions, vous ne l'ignorez pas, sont à la fois extrinsèques et intrinsèques.

La prostate n'est pas seulement en rapport intime avec les plexus qui recouvrent sa face supérieure et ses faces latérales ; elle est en outre traversée de part en part par le plexus veineux qui vient former le groupe des veines sous-muqueuses, et *ces veines intraprostatiques* présentent, à notre point de vue, une importance qui ne saurait échapper.

Quant aux relations qui unissent la phlébite à l'infection

purulente, elles sont ici plus évidentes que partout ailleurs. Les veines de la région ne sont pas, en effet, seulement remarquables par leur volume et leur nombre ; elles présentent en outre certaines dispositions de structure et de trajet qui rendent fort grave le pronostic de leur inflammation. Gillette l'a bien vu « toutes ces veines, dit-il, sont de véritables sinus à parois minces, facilement dilatables. Elles adhèrent d'une façon intime au tissu cellulo-fibreux qui, lorsqu'elles le traversent, leur forme une véritable tunique. Elles se trouvent donc dans des conditions tout à fait spéciales. Quand elles sont coupées, elles restent béantes, rappelant vaguement l'aspect du tissu érectile. De là, des hémorrhagies en nappe après la taille, des phlébites... De là également des infections putrides, purulentes, etc. » Vous ne vous étonnerez donc pas que sur 23 cas de mort relatés dans la thèse de M. Segond, 9 soient dus à *l'infection purulente.*

Après l'infection purulente, les causes de la mort sont, par ordre de fréquence, la suppuration prolongée, la péritonite et la pyélo néphrite.

Le *pronostic* des suppurations prostatiques ressort des faits précédents. Pour le déterminer, on prendra surtout en considération la gravité des complications immédiates et l'incurabilité fréquente des lésions consécutives.

Toutefois, sachez que la guérison est la terminaison la plus fréquente. Sur 114 observations, M. Segond a relevé 70 guérisons, 10 cas avec survie de trajets fistuleux et 34 morts parmi lesquelles 11 sont indépendants de l'affection prostatique.

La *durée* moyenne de la maladie, évaluée d'après 37 observations, paraît être de 51 jours ; mais ce chiffre porte sur des éléments qui sont trop disparates pour permettre une comparaison. Les trajets fistuleux qui succèdent aux suppurations prostatiques peuvent, en effet, reculer la guérison de 12 à 15 mois et plus, alors qu'un phlegmon prostatique franchement incisé dès le début peut guérir en 12 jours.

Au point de vue de la marche et du pronostic, il convient de distinguer quatre groupes d'abcès :

1° Ceux qui se cicatrisent rapidement ;

2° Ceux qui empruntent une gravité spéciale à la coexistence d'une autre affection des voies urinaires, telle que calculs, rétrécissements, etc.

3° Ceux qui se compliquent de diffusion et de propagation ;

4° Ceux qui détruisent la totalité de la glande et conduisent à la formation d'une caverne prostatique.

Il ne faut pas oublier que la guérison elle-même ne met pas à l'abri de tout danger. L'atrophie d'une portion plus ou moins étendue de la glande s'observe dans beaucoup de cas et, si le plus souvent ce phénomène reste sans inconvénient immédiat, il se peut aussi qu'il entraîne à sa suite des troubles du côté des voies spermatiques. Chez un malade du docteur Remonenq dont M. Segond a publié l'observation, il existait des troubles très marqués du côté de l'émission du sperme deux mois après la guérison d'un abcès prostatique : « le malade se plaignait d'une douleur aiguë pendant l'éjaculation, il avait remarqué que cette dernière était de moitié moins abondante qu'avant sa maladie. » La prostate était réduite au tiers de son volume, et il était logique d'attribuer ces quelques troubles de l'éjaculation à l'oblitération de l'un des conduits éjaculateurs.

On peut observer aussi quelques troubles consécutifs du côté de la miction. Deux malades de notre service ont eu à souffrir d'un léger degré d'incontinence survenu à l'époque de leur convalescence. Ce trouble a été passager sur l'un d'eux. Chez l'autre, il persistait vingt jours après son apparition. A ce moment, le malade a quitté l'hôpital et nous l'avons perdu de vue.

L'atrophie de la prostate peut d'ailleurs atteindre un degré extrême et, sur un sujet qui depuis trois mois rendait de l'urine par le rectum, Lallemand a constaté que la prostate était réduite à deux mamelons inégaux du volume de deux gros pois.

Le *diagnostic* des phlegmasies prostatiques est avant tout basé sur les renseignements fournis par le toucher rectal. C'est un moyen d'exploration aussi indispensable que le toucher vaginal dans le diagnostic des affections génitales de la femme.

Pour en retirer tous les renseignements désirables, il faut combiner le toucher rectal à la palpation hypogastrique. La position classique du décubitus latéral avec flexion exagérée de l'une des cuisses est ici défavorable. Le malade doit être couché sur le dos et le toucher rectal calqué sur le toucher vaginal. La main qui est appliquée au-dessus du pubis, déprime doucement la paroï abdominale et s'enfonce aussi profondément que possible dans l'excavation pelvienne. La prostate est, pour ainsi dire, saisie entre les deux mains et l'on apprécie nettement toutes les altérations de forme, de volume et de consistance qu'elle peut offrir.

Sur tous les sujets soumis à l'influence de l'une des conditions pathogéniques habituelles de la prostatite, il faut, à la moindre sensation de pesanteur anale ou périnéale, recourir à ce mode d'examen, si l'on ne veut s'exposer à méconnaître les débuts d'une phlegmasie qu'un traitement bien dirigé peut enrayer dans sa marche.

On doit aussi ne pas oublier que certains abcès de la prostate demandent à être cherchés pour se laisser reconnaître. Une maladie intercurrente peut masquer les symptômes locaux de l'abcès; l'évolution d'une encéphalo-méningite ou les symptômes d'un ramollissement cérébral ont ainsi fait croire à l'existence d'une rétention d'urine d'origine cérébrale, alors que la prostate était le siège d'abcès volumineux. La coexistence d'un rétrécissement de l'urèthre, d'une affection calculeuse de la vessie, ont conduit à des erreurs analogues. Ailleurs, la marche insolite du pus a fait méconnaître l'origine prostatique de certaines fusées purulentes. Enfin

Civiale l'a justement écrit : « on a vu des abcès prostatiques, même considérables, ne causer pendant la vie que des sensations tellement vagues qu'on ne les soupçonne même pas, et ce n'est qu'à l'autopsie qu'on découvre les désordres. »

Au début d'une prostatite, il est difficile de décider si l'on est en présence d'une simple congestion ou d'une inflammation véritable de la glande. Ce diagnostic ne peut être établi que par la marche des accidents.

Une fois constituée, la phlegmasie se laissera reconnaître à la violence des douleurs périnéales, à l'intensité des troubles fonctionnels et surtout à la tuméfaction douloureuse de la prostate. A cette période de la maladie, le toucher doit être pratiqué avec la plus grande douceur, car très souvent ce mode d'exploration provoque des douleurs très vives avec spasme du sphincter anal.

Lorsque le pus est formé, c'est encore le toucher qui, seul, donnera des renseignements précis sur l'état de la glande, sur l'évolution ultérieure de la maladie et sur le degré de participation du tissu cellulaire périprostatique.

On a dit que les symptômes fonctionnels étaient très différents, suivant que l'abcès était cortical ou voisin de l'urèthre. Il est vrai que les symptômes vésicaux prédominent sur les phénomènes rectaux dans la prostatite et que les troubles de la défécation ont plus d'importance lorsqu'il s'agit d'un phlegmon périprostatique d'emblée. Les phénomènes de rétention peuvent même faire défaut dans ce dernier cas ; mais la division tranchée que certains auteurs ont admise à propos des abcès intraprostatiques est certainement trop schématique et l'exploration directe peut seule guider sûrement le diagnostic.

Lorsque toute la glande est détruite, la caverne prostatique se laisse reconnaître par les sensations qu'elle donne au doigt, par l'ensemble des symptômes que nous avons décrits, et par les données que fournissent les instruments explorateurs introduits dans le canal. Quand la poche est pleine de pus, la fluctuation est manifeste. Ailleurs la prostate est flasque, aplatie, et les pressions qu'on exerce sur sa face rectale font refluer par l'urèthre le pus contenu dans le foyer.

Ce dernier phénomène s'observe aussi dans les cas de cavernes prostatiques à parois coriaces et indurées. Si la caverne communique avec l'urèthre, la vessie se vide en partie par le canal, en partie dans la poche qui se laisse distendre, puis l'urine s'échappe goutte à goutte, et l'on observe une variété d'incontinence qu'il est utile de savoir distinguer. En pénétrant avec l'extrémité d'une sonde dans une poche de cette nature, on a la sensation d'une cavité trop petite pour être la vessie, trop spacieuse pour n'être que l'urèthre dilaté. L'urine contenue dans la poche prostatique est trouble et odorante, tandis que celle que renferme la vessie peut conserver et conserve assez souvent, ses caractères normaux.

Lorsque les lésions prostatiques sont anciennes, lorsque les parties molles de la région sont indurées par les trajets fistuleux, et surtout lorsque le rectum lui-même participe aux phénomènes inflammatoires ou se trouve le siège d'un rétrécissement, le diagnostic offre parfois de grandes difficultés. La paroi rectale se présente au doigt comme un mur calleux, induré ou déformé, et l'analyse des sensations perçues par le toucher seul devient très difficile. Dans les cas de ce genre, l'étude attentive des antécédents, l'exploration minutieuse du canal et des fistules, devront concourir pour une large part à la détermination exacte des lésions et de leurs causes.

Les trajets fistuleux peuvent être explorés avec une grande précision à l'aide des stylets et des injections colorées. Il est au surplus quelques symptômes qui ne laissent aucun doute sur la nature des lésions. L'issue de l'urine par le rectum ou le périnée est de ce nombre. L'urine sort par l'anus ou par les trajets fistuleux, au moment de la miction seulement. L'écoulement n'est pas incessant et se distingue par là de celui qu'on observe en cas de fistule vésico-rectale. On sait inversement que les matières fécales et les gaz venus du rectum peuvent s'engager dans la perte de substance prostatique et de là gagner le canal de l'urèthre. Sur l'un de nos malades, l'issue des gaz rectaux par l'urèthre s'accompagnait d'un sifflement singulier, et j'ai observé avec M. Segond un cas dans lequel la communication uréthro-rectale se révélait aussi par un phénomène assez curieux. Le malade, atteint de rétrécissement rectal et soumis à la dilatation par les mèches, rendait chaque jour par l'urèthre une quantité notable de cérat.

Les signes qui permettent le diagnostic des abcès prostatiques à différentes périodes nous sont maintenant connus et nous pouvons aborder l'étude de leur diagnostic différentiel.

Quelques auteurs font le diagnostic différentiel de la prostatite et des calculs de la vessie ; Thompson pense que dans la prostatite il y a souvent un peu de sang à la fin de la miction comme dans la pierre. Une pareille confusion me paraît difficile et je n'insisterai pas.

La cystite présente quelques analogies symptomatiques avec la prostatite; mais le toucher rectal lèvera toujours facilement les doutes.

La cowpérite, soit à son début, soit à la période suppurative, peut ne pas être aussi aisée à reconnaître. Les conditions pathogéniques habituelles de la maladie sont les mêmes que dans la prostatite. La petite distance qui sépare ces glandes peut aussi contribuer à augmenter les difficultés du diagnostic, surtout lorsqu'à une période avancée de la maladie, toute la région est devenue phlegmoneuse. On pourra néanmoins reconnaître la non-participation de la prostate par le toucher rectal ; cet examen tranche la question.

D'ailleurs, la marche de la cowpérite présente certains caractères spéciaux. Il s'agit au début, comme l'a montré le professeur Gubler, d'une tumeur phlegmoneuse adhérente au bulbe, limitée au point occupé par les glandes de Méry et n'ayant originellement aucune communication appréciable avec l'urèthre. Enfin, le pus de la cowpérite pointe beaucoup plus rapidement vers le périnée que celui de la prostatite, et, de plus, les symptômes vésicaux sont toujours moins accusés dans l'inflammation des glandes de Méry que dans celle de la prostate.

L'inflammation des vésicules séminales se reconnaîtra par la présence d'une ou deux tumeurs oblongues, résistantes, douloureuses, situées au-dessus de la prostate, et par les quelques symptômes qui semblent caractériser cette maladie (sperme rouillé, sanglant, etc.).

Les sympexions contenus dans les vésicules séminales peuvent-ils, comme on l'a dit, donner lieu à des symptômes douloureux susceptibles de créer certaines difficultés de dianostic ? Je ne crois pas que l'hésitation puisse être bien longue dans les cas de ce genre, que je n'ai d'ailleurs jamais observés.

L'origine prostatique d'un écoulement purulent uréthral est suffisamment caractérisée par le mode d'écoulement du pus en dehors des mictions et par ces sortes d'éjaculations purulentes qui se produisent à intervalles variables. Lorsque le pus vient de la vessie ou d'une autre partie de l'appareil urinaire, son mélange intime avec l'urine empêche toute confusion. L'ouverture vésicale d'un abcès prostatique, terminaison fort rare, pourrait seule prêter à contestation.

La distinction des abcès chauds de la prostate et des suppurations tuberculeuses pourrait être difficile, si l'on ne tenait compte que du fait accompli, c'est-à-dire de la constatation d'un foyer prostatique suppuré. Mais il n'est pas un seul malade atteint de tuberculose prostatique qui ne présente des lésions concomitantes des vésicules où des épididymes, des antécédents plus ou moins éloignés caractéristiques ; chez tous enfin, la suppuration de la prostate n'étant qu'un phénomène tardif, toujours secondaire à l'envahissement tuberculeux, la marche significative de la maladie, la filiation typique des symptômes, vous aura bien vite éclairés.

Enfin, lorsque les kystes de la prostate deviennent le siège de phénomènes inflammatoires, le diagnostic exact est difficile ou même impossible. L'histoire clinique de ces kystes prostatiques se réduit d'ailleurs à très peu de notions précises et je ne puis que signaler ce point spécial.

Pour terminer cette étude il me reste à parler des signes qui permettent de reconnaître les suppurations périprostatiques. Le diagnostic du phlegmon périprostatique se confond avec celui de la prostatite. Les symptômes fonctionnels de ces deux maladies sont les mêmes. La différence d'intensité des phénomènes vésicaux est la seule divergence symptômatique à relever; et, pour l'une comme pour l'autre, le toucher rectal peut seul, en montrant le siège précis du mal, fournir les éléments du diagnostic général et différentiel.

Notre tâche actuelle se résume donc à chercher les signes qui séparent les abcès périprostatiques des abcès intraprostatiques proprement dits.

Lorsque l'inflammation envahit d'emblée ou consécutivement le tissu cellulaire périprostatique, la tumeur phlegmoneuse qui fait saillie dans le rectum est toujours plus étendue que dans la prostatite simple; elle semble plus près de la muqueuse rectale dont la souplesse a disparu. Les limites de la glande sont effacées : c'est un empâtement diffus, une plaque phlegmoneuse qu'on a sous le doigt. Ce dernier caractère est, on peut le dire, pathognomonique.

La fluctuation présente, à son tour, certains caractères spéciaux qui sont d'ailleurs communs aux suppurations extra et intraprostatiques. Le pus se collecte souvent par points isolés comme dans les nappes purulentes diffuses, et, lorsque le doigt rencontre un foyer, il n'a pas la sensation d'un flot. On perçoit un point mou, dépressible, à bords nets, et la sensation qu'on éprouve ressemble beaucoup à celle que donnerait un carré d'étoffe mal tendu sur un petit cadre rigide. Ce caractère de la fluctuation s'observe presque toujours dans les périodes suppuratives initiales. Plus tard la quantité de pus augmente, des décollements étendus se produisent et la fluctuation est franche.

Lorsque la suppuration est exclusivement intraprostatique les sensations fournies par le toucher rectal sont tout autres.

La paroi rectale a conservé sa souplesse. La glande est seule malade et, si volumineuse qu'elle puisse être, il est presque toujours possible de retrouver ses limites. Si la fluctuation se laisse reconnaître, c'est encore une dépression molle avec bords abrupts qui cède sous la pulpe du doigt explorateur. Mais, à côté d'elle, on sent une tumeur dure et convexe. On reconnaît, en un mot, la glande et rien ne rappelle l'empâtement et la plaque phlegmoneuse de la prostatite phlegmoneuse diffuse.

Les caractères de la tumeur rectale sont donc différents dans les deux cas et le diagnostic n'offre pas grande difficulté.

Il est en revanche beaucoup plus difficile de reconnaître la coexistence d'une collection intraprostatique et d'une collection extraprostatique.

Bien heureusement, la précision absolue du diagnostic dans les cas de ce genre n'a pas d'utilité pratique. La suppuration intraprostatique, si elle existe, importe peu. Le phlegmon périprostatique domine la scène au double point de vue du pronostic et du traitement et c'est lui seul qu'il faut savoir reconnaître.

Le *traitement* applicable aux phlegmons prostatiques doit être envisagé à deux époques différentes de la maladie. Il faut étudier les indications thérapeutiques qui surgissent au début de la phlegmasie et celles que réclame la période suppurative.

Lorsque des phénomènes phlegmasiques francs se déclarent du côté de la prostate, il faut d'emblée recourir à un traitement antiphlogistique énergique. Vidal de Cassis et d'autres auteurs ont relaté une série de faits qui ne laissent aucun doute sur l'efficacité réelle de cette méthode au début de la prostatite. Le repos au lit sera rigoureusement prescrit; on conseillera la diète ou, suivant les cas, une alimentation très légère; on usera largement des boissons émollientes, des grands bains tièdes prolongés, des onctions mercurielles au périnée et à la face interne des cuisses; tous les efforts seront tentés pour enrayer la marche de l'inflammation.

Les émissions sanguines constituent, à ce point de vue, une arme puissante et trop délaissée. Toutes les fois que la chose sera possible, on donnera la préférence aux émissions sanguines locales; c'est sur le périnée que les sangsues seront appliquées. On favorisera l'écoulement sanguin par l'application de larges cataplasmes. Sur les sujets jeunes, vigoureux, alors que le pouls est plein, rapide, la température élevée, ce traitement sera institué avec énergie. En général, les phénomènes inflammatoires s'amendent aussitôt, les douleurs diminuent et la miction redevient normale. Parfois il n'y a qu'un peu d'accalmie, et, suivant l'état général, une nouvelle application de sangsues peut être nécessaire. Comme dans la plupart des phlegmasies aiguës, les émissions sanguines n'ont de valeur que pendant les cinq ou six premiers jours et surtout pendant les quarante-huit premières heures.

Begin, voulant agir plus directement sur la prostate, recommandait l'application de sangsues à la face postérieure de cet organe à l'aide d'un spéculum spécial. Quelques chirurgiens ont préconisé cette méthode, mais elle est aussi difficile dans son application qu'incertaine dans ses résultats. Au surplus, cette soustraction directe du sang sur l'organe malade est inutile. On sait, en effet, que le périnée, la partie interne des cuisses, la paroi abdominale inférieure constituent une véritable zone d'élection pour les émissions sanguines que réclament les phlegmasies des organes contenus dans le petit bassin.

M. Jullien a préconisé tout récemment l'emploi intrarectal de la glace dans les prostatites à leur début. Mais l'auteur nous apprend lui-même que sa méthode « dictée par le raisonnement et l'analogie n'a pas encore reçu la sanction de la pratique. »

Les émissions sanguines restent donc pour la prostatite le seul traitement abortif efficace ou démontré tel et c'est avec les onctions mercurielles le seul que je puisse conseiller.

Je dois toutefois une mention spéciale au traitement abortif des prostatites par l'eau chaude. M. Reclus dit avoir obtenu des résultats merveilleux de cette méthode et son élève, M. Cazeaux, affirme que les lavements chauds à 55° combinés à des applications périnéales chaudes « suffisent le plus souvent à mener la résolution d'une prostatite aiguë des plus violentes. » Cette méthode appliquée tout à fait au début, dans les cas de moyenne intensité, donne en effet de bons résultats. Mais, dans les cas sérieux, je n'oserais certes pas confier à la seule influence de l'eau chaude les quelques chances de succès que l'on peut avoir.

Une deuxième indication à remplir au début d'une prostatite, c'est de combattre les troubles fonctionnels locaux. Les douleurs sont parfois intolérables. Les suppositoires à l'extrait thébaïque, à l'extrait de belladone, sont d'une application difficile en raison de l'éréthisme douloureux de l'extrémité rectale inférieure. Il faut donc recourir aux pommades calmantes, aux larges cataplasmes, aux grands bains, aux injections sous-cutanées de chlorhydrate de morphine.

La constipation est habituelle à cette époque, et les matières fécales accumulées dans le rectum augmentent les douleurs. Il faut veiller avec soin à la régularité des fonctions intestinales, maintenir la liberté du ventre à l'aide de purgatifs légers (l'huile de ricin de préférence).

Enfin, les phénomènes de rétention doivent être combattus par les moyens appropriés.

La rétention n'est pas toujours complète et le malade souffre parfois d'une dysurie qui ne laisse écouler l'urine que goutte à goutte. L'indication formelle est alors de vider la vessie en s'entourant de toutes les précautions d'usage. L'emploi des instruments métalliques doit être ici proscrit. Il faut recourir aux sondes molles et peu volumineuses (sondes en caoutchouc ou sondes en gomme).

Les sondes coudées que Leroy d'Étiolles a fait construire en gomme, d'après le modèle de Mercier, et que l'on désigne sous le nom de sondes à béquilles rendent ici de précieux services. On peut les employer seules ou armées d'un mandrin coudé. L'usage du mandrin permet un artifice que plusieurs chirurgiens ont préconisé depuis Desault et dont Dupuytren faisait fréquemment usage. Cette petite manœuvre consiste à faire glisser la sonde sur le mandrin maintenu immobile dès qu'on est arrivé au contact de l'obstacle prostatique [1]. A l'aide de ces différents moyens on réussit presque toujours à vider la vessie.

Si, par exception, l'obstacle prostatique était insurmontable ou paraissait demander une violence quelconque de manœuvre, la ponction aspiratrice de la vessie avec une aiguille capillaire trouverait immédiatement ses indications.

En résumé, combattre les phénomènes douloureux, éviter les phénomènes de rétention, lutter contre la marche du processus inflammatoire par une médication antiphlogistique générale et les émissions sanguines locales, telles sont les bases du traitement initial des phlegmasies prostatiques.

Si les phénomènes inflammatoires persistent, la suppuration s'établit, et, dès le début de cette période, la nécessité d'une intervention hâtive et complète s'impose comme indication première.

Le pus des abcès prostatiques est accessible dans trois régions : dans le canal de l'urèthre, dans le rectum et au périnée. De là, trois variétés de l'intervention chirurgicale, trois opérations qui doivent être exécutées suivant certaines règles utiles à préciser dès maintenant.

L'ouverture des abcès prostatiques dans l'urèthre est, comme je l'ai dit, fréquente, mais se produit le plus souvent spontanément, ou accidentellement pendant le cathétérisme. Lorsqu'on est conduit, par exception, à provoquer

1. J'ai décrit cette manœuvre dans mes *Leçons cliniques*, 2e édition, p. 922.

volontairement l'*ouverture uréthrale*, le procédé opératoire est le suivant : la saillie fluctuante étant reconnue, on introduit l'index dans le rectum, et tandis qu'on fait saillir la prostate du côté de l'urèthre, on pratique le cathétérisme de l'autre main. La sonde est bientôt arrêtée par la saillie prostatique et il suffit de la presser contre l'obstacle pour qu'elle pénètre dans l'abcès. La sonde conique proposée par Velpeau, doit être repoussée et je suis même disposé à rejeter toute manœuvre intra-urétrale.

L'*incision périnéale*, lorsqu'elle est indiquée, doit être pratiquée avec hardiesse et réunir, par ses dimensions, toutes les conditions nécessaires au libre écoulement du pus ; j'en parlerai tout à l'heure avec plus de détails. Les incisions courtes ou les ponctions dont parle Otto Stoll sont des opérations toujours inutiles et souvent dangereuses.

L'*incision par le rectum* s'exécute à l'aide d'un bistouri droit que l'on dirige avec l'index gauche. L'emploi d'un spéculum empêche de choisir avec toute la précision nécessaire le point sur lequel on doit inciser ; c'est une manœuvre inutile et douloureuse. Il faut placer le malade en travers sur son lit, les jambes tenues par deux aides. L'opérateur, placé entre les cuisses du malade, introduit, jusqu'au point fluctuant de la prostate, son index préalablement enduit de vaseline et prend, de la main droite, un bistouri droit ordinaire dont la pointe, cachée dans une boulette de cire, est en outre limitée par quelques tours d'une bandelette de diachylon. Il glisse à plat, sur son index gauche, l'instrument ainsi préparé et rendu aseptique, puis, abaissant le manche et relevant la pointe que la pulpe du doigt pousse et dirige, il pratique une incision aussi étendue qu'il le faut à la poche fluctuante. Il a soin de bien explorer et de reconnaître les points où battent les artères rectales, dont les larges pulsations sont faciles à sentir. C'est le moyen le plus sûr d'éviter leur blessure. Cette incision rectale peut néanmoins être suivie d'hémorrhagies inquiétantes. Sur un de mes malades il fallut recourir au tamponnement pour arrêter l'hémorrhagie. M. Le Dentu relate un fait analogue et plus récemment, M. Guiard a publié un fait de ma pratique dans lequel l'hémorrhagie fut assez abondante pour faire tomber en quelques heures la température axillaire de 39° à 36°. Lorsque l'écoulement sanguin acquiert de semblables proportions, il est certainement d'origine artérielle.

Les artères de la région, très grêles et incapables de fournir une hémorrhagie durable à l'état normal, peuvent, en effet, se distendre sous l'influence du processus inflammatoire, et donner au doigt cette sensation du pouls rectal dont je vous ai parlé. Dans ces conditions, la possibilité d'une hémorrhagie sérieuse s'explique facilement. Le sang peut aussi provenir des veines hémorrhoïdaires et s'écouler en quantité notable; mais ici l'hémorrhagie s'arrête spontanément ou sous l'influence de quelques irrigations froides.

Ces faits montrent qu'on ne doit jamais ouvrir un abcès de la prostate par le rectum sans avoir minutieusement exploré la région. Il faut toujours s'assurer par le toucher, qu'il n'existe *aucun battement* là où le tranchant va porter. Seul le doigt peut exactement diriger le bistouri.

Telles sont les trois méthodes opératoires applicables à l'ouverture des abcès prostatiques. Envisagées au point de vue de leur valeur intrinsèque, elles doivent être considérées comme trois méthodes susceptibles de donner de bons résultats.

Que l'ouverture soit pratiquée par l'urèthre, par le rectum ou par le périnée, le pronostic d'un abcès prostatique reste bénin toutes les fois que l'intervention chirurgicale satisfait à cette condition expresse d'être précoce.

Il faut reconnaître, cependant, que la valeur comparative des trois procédés n'est pas la même, et les observations démontrent qu'une incision précoce, par le rectum et surtout par le périnée, place le malade dans des conditions bien supérieures à celles qui existent lorsque le pus trouve son chemin du côté de l'urèthre. De ce fait clinique, il est malheureusement impossible de déduire une règle invariable pour le choix de l'une des trois méthodes au détriment des deux autres. Le seul précepte absolu, c'est d'inciser au premier indice de suppuration, sans attendre la fluctuation complète.

Attendre la fluctuation vraie pour intervenir, c'est inciser trop tard. Du côté du rectum, le premier indice de suppuration se traduira par cette sensation de dépressibilité spéciale, analogue à celle que donnerait un petit carré d'étoffe mal tendu sur un cadre rigide. C'est un petit point mou, que la pulpe du doigt rencontre, en explorant la plaque dure du phlegmon ou la convexité non moins résistante de la prostate enflammée. La propagation périnéale se révélera au doigt, par l'extension des limites inférieures de l'empâtement périprostatique, au-dessous du niveau de l'aponévrose moyenne. L'intensité du point douloureux prérectal sera de même très significative, et, lorsqu'il existe en même temps de l'œdème périnéal, on ne doit conserver aucun doute. Quant aux sensations perceptibles par le cathétérisme, elles se réduisent à la notion d'une sorte de rénitence kystique difficile à bien apprécier. L'état général du malade, l'acuité des douleurs, l'apparition de petits frissons et surtout les caractères de la fièvre, devront, à leur tour, contribuer au diagnostic.

Il est difficile de préciser davantage, et la détermination plus absolue du moment où l'intervention s'impose reste question d'initiative personnelle et de tact chirurgical.

Dans l'interprétation des faits particuliers, on se rappellera qu'il faut inciser par le rectum ou même encore par le périnée toutes les fois que les circonstances le permettent.

Pour les phlegmons périprostatiques, cette manière de procéder s'impose d'elle-même, et l'on ne peut hésiter qu'entre l'ouverture rectale et l'incision périnéale.

En cas d'abcès intraprostatique reconnaissable par le toucher rectal et malgré l'absence complète de toute diffusion périprostatique, on suivra la même ligne de conduite, sans jamais se fier à la bénignité relative des ouvertures uréthrales spontanées.

Enfin, dans le cas où le cathétérisme ferait percevoir une petite poche fluctuante au niveau de la région prostatique, on ne sera autorisé à l'ouvrir volontairement par cette voie que si l'exploration de la face postérieure de la glande restait absolument négative. La réunion de ces deux conditions est, on le conçoit, rarement observée; car il est difficile qu'un abcès assez volumineux pour se laisser percevoir par le cathétérisme échappe entièrement au toucher rectal. Les indications de l'ouverture uréthrale sont donc exceptionnelles. L'évacuation par l'urèthre est, à mon avis, toujours accidentelle ou spontanée. Sur les malades bien observés, elle ne se produira que pour les abcès sous-muqueux peu volumineux. C'est d'ailleurs le seul cas où son pronostic soit réellement bénin.

Bien que les détails précédents vous montrent que le lieu d'élection de l'ouverture des abcès prostatiques reste, dans une certaine mesure, subordonné aux indications du cas particulier que l'on traite, je tiens à vous signaler d'une manière particulière, les avantages d'une incision périnéale lorsqu'il est possible d'y recourir. Un de mes élèves, M. Grassin, a mis dernièrement le fait en lumière dans sa thèse inaugurale [1], en se basant sur les observations que M. Segond a récemment communiquées à la Société de chirurgie [2] et sur deux faits puisés dans mon service.

Ces faits lui ont à juste titre inspiré des conclusions favorables à l'ouverture des abcès de la prostate par le périnée. J'apprécie, comme cet auteur, les observations très probantes de M. Segond et n'hésite pas à penser que donner jour au pus venant de la prostate par l'incision méthodique du périnée constitue un important progrès. Un des avantages incontestables de cette manière d'opérer est de permettre d'agir antiseptiquement; les phlébites infectieuses qui peuvent être la

1. Grassin. — *Contribution à l'étude de la cowpérite et de la péricowpérite acquis* (29 janvier 1886).

2. Segond. — *Bulletin de la Société de chirurgie* (séance du 22 juillet 1885).

conséquence des suppurations de la prostate suffisent pour vous faire comprendre l'importance toute particulière de ce précieux avantage. Mais affirmer que l'hémorrhagie n'est pas à craindre et que la fistulisation sera toujours évitée est aller trop loin. L'un de mes deux opérés a été quelque temps fistuleux.

D'autre part, cette terminaison dans les abcès ouverts par le bistouri ou spontanément déversés dans le rectum est fort rare. Ce qui doit encore entrer en ligne de compte, c'est qu'il arrive souvent que l'abcès se présente très franchement sous la muqueuse rectale, à travers laquelle il pointe; il est des plus faciles à atteindre. On ne saurait, dans ces cas, comparer la recherche du foyer par le périnée qui est une opération bien réglée, mais une opération, à la simple ponction. Elle suffit cependant pour rapidement guérir ces collections limitées et superficielles. Je l'ai, pour ma part, nombre de fois observé et tout le monde a vu heureusement guérir des abcès ouverts spontanément dans le rectum ou l'urèthre. J'ai dit à dessein, collections limitées et superficielles, car dans tous les cas où ces deux conditions ne sont pas acquises après quelques jours d'évolution, alors que tous les signes s'accordent pour faire admettre la suppuration, je suis non seulement prêt à admettre, mais à préconiser la recherche du foyer par le périnée. Recherche évidemment inutile lorsque le foyer vient au-devant de vous par l'urèthre ou le rectum et qu'il reste limité. Ces cas simples sont heureusement en majorité et, si l'on ne tenait compte que de ceux là, pronostic et traitement des abcès de la prostate seraient fort simples. Il en est tout autrement pour peu que l'abcès volumineux se développe en pleine glande, ou se diffuse; alors le chirurgien ne doit pas attendre, il doit ouvrir au plus tôt et en bonne place; c'est par le périnée qu'il aura à agir.

Ajoutons que cette opération constitue également une ressource précieuse dans les cas graves et invétérés, caractérisés par la présence de clapiers ou de véritables cavernes prostatiques communiquant avec l'urèthre par une ouverture insuffisante pour permettre le libre écoulement du pus et la cicatrisation des foyers purulents.

Le rôle du chirurgien ne se borne pas à donner issue au pus; lorsque les abcès prostatiques sont incisés ou se sont ouverts spontanément, il faut surveiller la marche ultérieure de la maladie, lutter contre les complications toujours possibles et activer la cicatrisation.

Les accidents qui surviennent du côté de la vessie, du rectum, des reins ou du péritoine, réclameront des médicaments appropriés sur lesquels je n'ai pas à insister.

L'infection purulente et la péritonite suraiguë resteront, le plus souvent, au-dessus des ressources de l'art.

Les fusées purulentes seront surveillées avec la plus grande attention et devront être l'objet d'incisions secondaires libérales et promptes. Le complet écoulement du pus sera, dans tous les cas, assuré par les moyens d'usage; s'il est possible, le lavage aseptique ou antiseptique du foyer rendra de grands services.

Ces données générales du traitement en cas de complications, ne peuvent m'arrêter plus longtemps et je veux surtout insister sur la conduite à tenir au point de vue de l'abcès en lui-même et de sa cicatrisation.

Les cas où l'ouverture de l'abcès est unique sont, on le conçoit, particulièrement favorables.

Les trajets périnéaux ou rectaux jeunes, ceux qui suivent l'ouverture spontanée et récente d'un abcès prostatique, et ceux qui succèdent à l'incision précoce, se cicatrisent seuls dans la majorité des cas. Parfois un peu de lenteur du processus réparateur peut exiger l'emploi d'injections irritantes, et la guérison survient encore rapidement.

En cas d'ouverture exclusivement uréthrale, le pronostic est de même favorable. On s'est exagéré le danger de la pénétration de l'urine dans la cavité de l'abcès. En général, le pus sort librement par l'urèthre durant les premiers jours. Plus tard, l'écoulement devient intermittent, sans doute parce que l'ouverture de l'abcès, presque toujours insuffisante, se referme après chaque évacuation purulente. Enfin, toute émission purulente cesse d'elle-même et la cicatrisation semble d'habitude complète au bout d'un mois en moyenne. Il n'y a donc pas indication à détourner les urines par le cathétérisme.

En revanche, il peut se faire, surtout sur les sujets à grosse prostate que la réapparition fréquente des phénomènes de rétention exige une intervention spéciale. Dans les cas de ce genre, il y a tout avantage à recourir à l'usage de la sonde à demeure.

Si l'abcès communique avec la vessie, l'indication de la sonde à demeure se pose encore. Il faut en outre imiter la pratique de J.-L. Petit et procéder à des lavages quotidiens de la cavité vésicale.

Pour les cas simples, les différents moyens que nous venons de passer en revue suffisent à la guérison.

Lorsque la suppuration se prolonge, lorsque *la fièvre persiste*, on doit en chercher la raison dans la disproportion des dimensions comparatives de la cavité suppurante et des orifices par lesquels s'écoulent les produits de la suppuration. Il faut alors, sans hésitation, élargir le trajet rectal ou périnéal, créer une voie suffisante pour le libre écoulement du pus.

Jusqu'ici, nous avons trouvé des indications chirurgicales nettes et des résultats presque certains; mais les choses ne suivent pas toujours une marche aussi simple. Sous l'influence de causes diverses (intervention chirurgicale tardive, incomplète ou absente, mauvais état général du sujet, multiplicité des trajets purulents, étendue des décollements, passage de l'urine dans le foyer, suppuration continue), les clapiers s'organisent et la période fistuleuse vraie se constitue. Il nous faut donc rechercher les moyens susceptibles d'obtenir la cicatrisation et la guérison dans les cas de ce genre.

Par exception on peut se trouver en présence d'une fistule prostatique rectale ou périnéale sans communication avec l'urèthre. Ces fistules rentrent dans la catégorie des fistules ano-rectales borgnes ou complètes. Ce qui les distingue seulement, c'est le siège prostatique de l'abcès et les indications qu'elles comportent sont analogues à celles des fistules pelvirectales supérieures.

Dans la très grande majorité des cas, la communication uréthrale existe. On est aux prises avec des fistules uréthro-périnéales ou des fistules uréthro-rectales. Dans les cas simples et récents, alors que le trajet n'a pas encore la signification anatomo-pathologique d'une fistule vraie, on peut observer l'oblitération spontanée après un temps plus ou moins long. Mais qu'il s'agisse d'une fistule uréthro-rectale ou d'une fistule uréthro-périnéale, les deux indications formelles sont les suivantes :

1° Empêcher l'urine d'arriver dans le foyer ; 2° modifier les parois et les rendre propres à la cicatrisation. Il faut, en outre, songer à la lésion pathogénique, spéciale dans les faits que nous étudions, et s'attaquer à la cavité prostatique elle-même.

La première indication est remplie par le cathétérisme (sonde à demeure ou cathétérisme intermittent). La sonde à demeure peut rendre de grands services ; les anciens chirurgiens, Ledran, Desault, Chopart, Boyer, Amussat, avaient peut-être exagéré la valeur de cette méthode en l'appliquant indistinctement à tous les cas ; mais, en proscrivant systématiquement son emploi, les chirurgiens modernes, Mercier, Velpeau, Phillips, Reliquet, Thompson, sont tombés dans l'exagération inverse. Civiale, Voillemier et Dolbeau ont à bon droit inauguré la réaction contre ces idées absolues.

Les faits de ma pratique journalière ne laissent aucun doute à cet égard. La sonde à demeure est souvent mieux supportée que le cathétérisme intermittent ; lorsqu'on en précise les indications, lorsqu'on en règle bien l'emploi, elle donne d'excellents résultats.

Ceci soit dit sans méconnaître le moins du monde les incontestables avantages du cathétérisme intermittent. L'une ou l'autre méthode doit être employée suivant le cas.

Lorsque les lésions ne sont pas de date trop ancienne et que les décollements ou les pertes de substance sont peu étendus, le simple détournement de l'urine peut permettre la guérison spontanée.

Sir H. Thompson relate, à ce propos, un fait intéressant dans lequel la position a paru jouer un rôle important dans la guérison d'une fistule uréthro-rectale consécutive à un abcès prostatique. Après avoir essayé sans succès plusieurs méthodes de traitement, sir H. Thompson eut « l'idée de dire au malade de se coucher sur le ventre pour uriner et d'avoir bien soin de ne jamais émettre une goutte d'urine dans une autre position. » Au bout de six semaines, la guérison était obtenue. On pourrait essayer à l'occasion de ce procédé. Mais sir H. Thompson reconnaît lui-même qu'il aurait « aussi bien réussi en recommandant tout simplement au malade de n'uriner qu'au moyen de la sonde. »

La compression proposée par certains chirurgiens, pour la cure des fistules uréthro-périnéales, agit dans le même sens. M. Diday dit avoir guéri un malade en quinze jours en lui recommandant l'usage, pendant la miction, d'un ballon de caoutchouc gonflé d'eau et pressé sur le périnée. J'ai, de mon côté, observé un malade qui obtint la cicatrisation de ses fistules en prenant l'habitude de comprimer les trajets avec les doigts et d'obturer les orifices périnéaux au moment de la miction. Ces différents procédés agissent comme le cathétérisme intermittent et lui sont certainement inférieurs.

Les lavages de l'urèthre et les irrigations rectales pourraient être employés avec avantage dans les cas de communication uréthro-rectale.

Les terminaisons heureuses que l'on obtient par ces différents moyens, employés seuls, sont malheureusement rares. La plupart du temps les fistules se rétrécissent un peu, mais elles persistent. Souvent même l'échec est complet, et, pour provoquer la cicatrisation, il faut satisfaire à la deuxième indication, modifier directement les trajets fistuleux.

Pour les fistules périnéales, je me sers avec avantage des

injections iodées. La teinture d'iode poussée dans les trajets accélèrent en général le travail réparateur. On en gradue la quantité afin d'éviter d'injecter la vessie. On peut aussi utiliser le nitrate d'argent en solution, mais les injections sont assez souvent impuissantes et l'on est obligé de recourir à des moyens plus énergiques.

Les incisions et la cautérisation par le feu tiennent ici le premier rang. Il faut élargir, débrider les trajets fistuleux, réunir, par le bistouri, les orifices extérieurs, couper, exciser au besoin les brides et les ponts calleux qui cloisonnent les clapiers. Le nombre, la dimension, la profondeur des sections ne sont soumis à aucune règle précise; elles varient suivant les cas particuliers. Il faut savoir seulement que les opérations de cette nature n'ont de valeur que lorsqu'elles sont très complètes. Le plus petit clapier oublié compromet toujours le résultat et nécessite, à échéance plus ou moins rapprochée, une intervention nouvelle.

Ces opérations associées au cathétérisme ou mieux à la sonde à demeure, m'ont donné, en plusieurs circonstances, la guérison. Ailleurs, l'âge de la maladie, l'étendue des désordres locaux, l'état général du malade, résistent aux traitements les meilleurs, et il reste condamné à une infirmité définitive.

Pour les fistules uréthro-rectales, les moyens d'action sont plus limités encore. J'ai obtenu cependant la guérison d'une fistule uréthro-rectale, dont le début remontait à plus d'un an, en pratiquant, à l'aide du thermo-cautère, trois cautérisations du trajet fistuleux à huit jours d'intervalle.

En associant le cathétérisme à la cautérisation, on peut donc espérer de bons résultats. Par malheur, cette méthode n'a chance de réussite que pour les fistules de petites dimensions. Si la perte de substance est quelque peu étendue, la communication persiste, malgré des cautérisations réitérées, et les malades conservent pour toujours leur infirmité.

En présence de ces fistules rebelles, et lorsque, par les moyens d'usage, on est arrivé à reconnaître le siège exact de la fistule, on est autorisé à discuter les indications d'une intervention chirurgicale plus directe. Dans les cas où les cautérisations ont échoué, peut-être pourrait-on recourir au procédé opératoire qui permit à Astley Cooper d'obtenir la guérison complète d'une fistule uréthro-rectale consécutive à un abcès de la prostate, sur un malade dont il nous a laissé l'observation.

« Après avoir placé un cathéter dans la vessie, dit-il, j'incisai, comme pour l'opération de la pierre, sur le côté gauche du raphé, jusqu'à ce que je sentisse la sonde à travers le bulbe. Je plongeai alors un couteau à deux tranchants dans le périnée, entre la glande prostate et le rectum, ayant l'intention de diviser ainsi la communication fistuleuse établie entre l'urèthre et l'intestin. Une mèche de charpie fut introduite dans la plaie, et un cataplasme fut appliqué par-dessus. Lorsque la charpie fut retirée, on s'aperçut que l'urine coulait à travers l'ouverture pratiquée dans le périnée. L'ouverture fistuleuse du rectum se ferma graduellement, et celle du périnée se cicatrisa ensuite promptement. Dès lors, l'urine reprit entièrement son cours normal. Jamais, depuis cette époque, l'urine ne s'est déviée de sa voie naturelle. »

De son côté, sir Thompson pense que, si l'ouverture était assez large pour légitimer une restauration autoplastique, il ne faudrait pas hésiter à pratiquer une opération semblable à celle qui est employée pour les fistules vésico-vaginales.

On trouverait sans doute avantage, dans les cas de ce genre, à tenter la réunion immédiate secondaire telle que la préconise M. Verneuil pour les fistules vésico-vaginales. Cette méthode consiste à aviver, non plus avec l'instrument tranchant, mais avec des caustiques et à réunir les surfaces bourgeonnantes par des points de suture au fil d'argent.

Ces ressources extrêmes ont été jusqu'ici d'une application rare. Leur efficacité est toujours douteuse, et trop souvent le rôle du chirurgien se réduit à prescrire des soins de propreté.

Le traitement des fistules uréthro-rectales et uréthro-périnéales consécutives aux suppurations prostatiques est, on le voit, fort incertain dans ses résultats. Pour quelques succès, il compte bien des revers, et, s'il était nécessaire, on trouverait là un argument de plus en faveur des règles formelles qui doivent dicter le traitement des abcès prostatiques profonds et des phlegmons périprostatiques : inciser à temps, assurer par une bonne incision le libre écoulement du pus.

TRENTE-TROISIÈME LEÇON

DES PROSTATITES CHRONIQUES[1]

Emploi abusif du mot prostatite chronique. — Un cas de prostatite chronique. — Causes des troubles nerveux observés. — Historique de la question.

Des écoulements dits prostatiques. En distinguer le liquide des glandes de Cooper. Sécrétion normale de la prostate. Sécrétion pathologique. Sa constatation pendant la défécation, par la pression digitale de la prostate. Caractères attribués à l'urine par quelques auteurs étrangers.

Exposé des symptômes fonctionnels ordinairement décrits. État de la miction, de l'éjaculation, de la sensibilité régionale, des fonctions génitales, du système nerveux périphérique et central. Ce qu'on doit penser de ces descriptions. Prostatites chroniques sans symptômes fonctionnels et symptômes multiples sans lésions prostatiques. Très grande importance de l'état névropathique.

Causes de la prostatite chronique. La blennorrhagie est presque la seule. Fréquence des uréthrites chroniques postérieures, souvent ignorées des malades, et pouvant donner, par suite de causes exceptionnelles variées, de la cystite de la prostatite, de l'épididymite.

Dans le diagnostic, tenir peu de compte des symptômes fonctionnels; valeur de l'écoulement observé dans certaines conditions; importance du toucher rectal.

Diagnostic différentiel avec la cystite, souvent concomitante comme l'uréthrite postérieure; avec la spermatorrhée, la tuberculose.

Gravité du pronostic plus en rapport avec l'état mental du malade qu'avec la lésion prostatique.

Traitement : A, local (instillations de nitrate d'argent); B, général (de l'état nerveux surtout).

Messieurs,

Le mot de prostatite chronique est un de ceux que vous entendrez le plus souvent prononcer par vos malades et

1. Leçon recueillie par M. le docteur Hartmann.

même, pourrais-je dire, par le médecin qui les soigne. Cette affection est-elle aussi commune qu'on le dit? Les symptômes qu'on lui attribue sont-ils bien à elle? Quels sont les signes qui permettent d'établir d'une façon précise le diagnostic de prostatite chronique? Tels sont les différents points que je veux discuter avec vous. Nous laisserons, si vous le permettez, pour le moment, les opinions des auteurs qui ont écrit sur la question, pour nous en tenir aux données fournies par l'observation clinique.

Prenons donc un malade porteur de cette affection et voyons ce qu'il raconte.

Il y a quelque temps je recevais dans mon cabinet un homme de 38 ans, vigoureux, sobre, actif, n'ayant dans ses antécédents qu'une blennorrhagie, contractée en 1872 et suivie d'une cystite blennorrhagique; celle-ci, peu intense, se reproduisait facilement à la suite de dîners, sous l'influence du froid, etc.

Rien de spécial ne survint dans son état jusqu'en octobre dernier. A cette époque il remarqua qu'il était pris après chaque selle d'une sorte de contraction spasmodique dans le périnée, immédiatement suivie de l'émission d'un liquide opalin et légèrement verdâtre. Cet écoulement n'était pour ainsi dire pas accompagné de symptômes fonctionnels. Il n'y avait jamais eu de pesanteur à l'anus; c'est tout au plus si, après le coït, il avait éprouvé un peu de douleur, lancinante parfois *mais très légère*, le long du canal, et quelquefois aussi de petits picotements dans la vessie.

Inquiet de l'écoulement nouveau dont il est atteint, notre malade pense à la prostatite chronique, qu'il connaît de réputation, cherche dans un livre classique ce qu'on en dit et lit avec frayeur que c'est une maladie grave, fort difficile à guérir, sinon incurable, exerçant presque toujours sur le moral des malades une influence désastreuse. Très ému, il vient aussitôt me demander conseil. Il est marié, père de famille; il supporte toutes les fatigues et en particulier celles de la voiture; sa santé générale est excellente; mais il serait le plus malheureux des hommes si son mal n'avait pas de remède ; il a peur de l'avenir.

Ainsi, avant d'être instruit par ses lectures, ce malade, quoique inquiet, avait confiance dans sa santé et ses forces. Il était simplement préoccupé, comme le sont tous les hommes atteints d'une affection génitale. Il existe, en effet, en nous, une sorte d'instinct nous portant à attacher une importance particulière à tout ce qui se rapporte à ce qu'on pourrait appeler la génitalité. La nature a voulu que la conservation de l'espèce restât assurée, même au prix de graves atteintes portées à l'état mental de ceux qui croient leur puissance génitale en péril. Et, de même que, dans les sociétés savantes, rien n'excite plus l'attention que ce qui a trait aux questions afférentes à la génitalité, rien ne préoccupe plus obstinément l'esprit de ceux qui se sentent ou se croient atteints de ce côté.

Il y a donc une grande part à faire à la maladie elle-même dans l'état moral des malades. Mais, par le fait même de cette prédisposition à l'inquiétude excessive, à l'exagération avec laquelle sont envisagées les conséquences possibles du mal, ne voit-on pas de quel poids doivent peser sur ces esprits, déjà trop disposés à s'effrayer, des affirmations pronostiques du genre de celles que je viens de vous rappeler? Vous venez de le voir par l'histoire de notre malade. Il est passé d'un vague état de préoccupation à l'angoisse la plus grande. C'est à cause de l'exagération des descriptions classiques et de l'influence néfaste qu'elles ont sur le moral des malades que j'ai voulu faire avec vous l'étude de cette question, me plaçant en présence de la réalité et interprétant les faits avec les données cliniques.

L'observation m'a bien souvent montré que les malades, les plus accusés de lésions de la prostate, n'en avaient pas trace, et que ceux, qui en étaient atteints, ne présentaient à aucun degré le noir ensemble symptomatique dont la prostatite chronique serait fatalement entourée. Aussi suis-je arrivé à me convaincre qu'il y avait, dans cette histoire de la prostatite chronique, des erreurs d'interprétation et que c'était le devoir des cliniciens de les combattre.

La prostatite chronique n'est pas connue depuis une époque bien lointaine. Au siècle dernier et même dans la première moitié de ce siècle, on ne la distinguait pas de l'hypertrophie sénile de la prostate. J.-L. Petit[1], Éverard Home[2], Chopart[3] confondent ces affections. B. Brodie[4] en 1845 ne les distingue pas. Bien plus, en 1860, Guerlain[5], dans sa thèse de doctorat, ne paraît pas encore bien fixé sur la nature exacte de la prostatite chronique et décrit une prostatorrhée sénile qu'il rattache à la prostatite.

Toutefois, dès le début de ce siècle, quelques auteurs tendaient à décrire une inflammation spéciale, chronique de la prostate, différente de la tuméfaction sénile. Lagneau l'étudie parmi les complications de la blennorrhagie[6]. Swediaur[7] attire l'attention sur la blennorrhée de la prostate et la distingue de la spermatorrhée. En 1857, Hawkesworth Ledwich isole nettement l'inflammation subaiguë de la prostate, « forme spéciale d'inflammation, particulière dans ses causes, ses symptômes, ses conséquences ». Bien que cet état soit intermédiaire à l'inflammation aiguë et à l'hypertrophie chronique, il n'a pour cet auteur de relation causale avec aucune de ces affections. Depuis la publication de ce mémoire, la prostatite chronique a eu son chapitre spécial dans tous les livres qui ont traité de la question. Parmi les publications les plus intéressantes sur ce sujet, nous cite-

1. *Œuvres posthumes*. Paris, 1790, t. III, p. 69.

2. *Traité ou observ. pratiques et pathol. sur le traitem. des mal. de la glande prostate*, trad. p. L. Marchant. Paris, 1820.

3. *Mal. des voies urinaires*. Paris, 1821, t. II, p. 181.

4. *Leç. sur les mal. des org. urin.*, trad. sur la 3e éd. par J. Patron. Paris, 1845, p. 202.

5. *De la prostatorrhée dans ses rapports avec la prostatite*. Th. de Paris, 1860, n° 237.

6. *Mal. vénér*. Paris, 1815, t. I, p. 47.

7. *Traité complet des mal. syph.*, 4e éd., 1809, t. I, p. 137.

8. *Observ. on subacute inflamm. of the prostate gland its diagnosis and treatment. The Dublin quarterly j. of med. sc.*, août 1857, t. XXIV, p. 30.

rons les nombreux écrits de Gross (de Philadelphie) sur la prostatorrhée[1].

L'*écoulement*, dit *prostatique*, est un des symptômes les plus importants de l'affection que nous étudions, c'est souvent cet écoulement qui fait porter le diagnostic : prostatite chronique. Il est donc nécessaire d'en bien connaître les caractères ; aussi me permettrez-vous d'y insister quelque peu.

Tous les jours vous verrez qualifier d'écoulements prostatiques des écoulements qui n'ont d'autre origine que *les glandes de Méry*. Normalement, quand l'érection est complète, il apparaît au méat un liquide filant, clair, analogue à la salive sous-maxillaire ou à la glycérine ; c'est le témoignage de la parfaite régularité de l'excitation génésique. Quelquefois la sécrétion est tellement exagérée, qu'elle peut donner lieu à un véritable écoulement, même en l'absence d'érection complète. Il s'agit presque toujours de névropathes, de gens à érections faibles originellement ou d'individus ayant abusé du coït. Ils sont souvent qualifiés comme atteints de prostatite chronique par eux-mêmes, et aussi, il faut le dire, par les médecins qu'ils ont consultés. Rien n'est plus facile cependant que de distinguer ces sécrétions. Elles se font dans la partie antérieure de l'urèthre, en avant de la région membraneuse, et, par suite, arrivent au méat, quelle que soit leur quantité. L'écoulement se fait par gouttes qui se succèdent d'une façon continue, comme tous ceux qui se font dans l'urèthre antérieur. Il est donc facile de distinguer ce liquide, aussi bien par ses caractères physiques que par la façon dont il s'écoule.

Les *liquides prostatiques* sont plus difficiles à bien caractériser ; normalement le produit de sécrétion de la prostate est alcalin, de consistance analogue à celle du lait épais chez l'homme, et non visqueux ; il est d'un blanc crémeux, un peu

1. Mémoire communiqué à la Soc. méd. de Pensylvanie d'après le *North amer. med. chir. Rev.*, juillet 1860, analyse in *Arch. de méd.* 5e série, t. XVI, 1860, t. II, p. 362 et *Chronic catarrh of the prostate gland; a clinical lecture*, in *Med. gaz.*, N.-Y., 1880, t. VII, p. 665, etc.

jaunâtre. Cette couleur est due à de très fines granulations ou gouttelettes graisseuses tenues en suspension. On y trouve quelques rares cellules épithéliales prismatiques et quelques gouttes hyalines d'une substance visqueuse. Il ne renferme jamais de leucocytes, mais souvent il contient, surtout lorsque l'individu avance en âge, des corpuscules concentriques de matière azotée, sympexions de Robin[1]. Ce liquide, sécrété d'une façon continue, est excrété d'une manière intermittente, au moment de l'éjaculation; on lui donne généralement pour rôle de diluer le sperme, qui lui doit en partie sa couleur blanche et lactescente. Récemment, un Allemand, Furbinger[2], l'a regardé comme ayant la faculté d'appeler à la vie les spermatozoïdes encore plus ou moins inertes, accumulés dans les vésicules séminales et le canal déférent.

A l'état pathologique, lorsque le liquide est modifié par l'inflammation, sa couleur est blanc jaunâtre, sa consistance n'a pas changé, mais au microscope, on y trouve, en même temps que des granulations graisseuses fines, des leucocytes abondants. Si l'écoulement devient jaunâtre, il est impossible de le distinguer à l'œil nu des sécrétions des glandes de l'urèthre. Et cependant, que d'affirmations à ce sujet! Le microscope seul permet de trancher la question en montrant la grande abondance des granulations graisseuses. Mais bien peu nombreuses sont les observations où ce contrôle a été établi, où l'on ait songé à le faire. J'ai, pour ma part, insisté sur la *modalité de l'écoulement*, qui ne se fait pas par gouttelettes successives comme celui de l'urèthre antérieur, mais qui arrive comme une sorte de petite éjaculation; d'où des différences dans le *diamètre des taches* qu'on trouve sur la chemise des malades. Elles sont beaucoup plus grandes que lorsqu'elles résultent d'un écoulement successif de fines gouttelettes séparées venant de l'urèthre antérieur. Elles ont de

1. *Leç. sur les humeurs*, 2e éd. Paris, 1874, p. 447.

2. *Des fonctions de la prostate et de leurs relations avec la puissance génitale chez l'homme*, in *Berl. Klin. Wochenschr.*, 1886, n° 29; anal. in *Gaz. hebdom.*, 3 septembre 1886, p. 591.

plus une forme différente, que l'on a coutume de comparer vulgairement à une carte de géographie, tandis que celles qui succèdent à l'écoulement des sécrétions venant de l'urèthre antérieur, se montrent sous forme de petites taches isolées ou réunies en zones polycycliques. C'est souvent *pendant les efforts de défécation* que le liquide apparaît au méat. La prostate, pressée par le bol fécal, qui appuie sur sa face postérieure, pendant que les releveurs de l'anus, par leur contraction, soutiennent et même compriment ses parties latérales, se vide de son contenu dans l'urèthre postérieur. L'arrivée subite d'une quantité notable de liquide dans celui-ci provoque une petite éjaculation. Il s'agit bien là d'un liquide versé dans l'urèthre postérieur et non pas de sécrétions accumulées antérieurement. Celles-ci ont des caractères différents ; elles se concrètent sous forme de filaments qu'entraîne le premier jet d'urine ou que ramène l'explorateur à boule. Or, dans les cas qui nous occupent, l'urèthre peut être ramoné par l'explorateur à boule, le canal peut être nettoyé par l'urine, l'écoulement ne s'en produit pas moins dans les conditions que je viens de mentionner. On peut du reste le provoquer par la *pression directe de la prostate avec le doigt introduit dans le rectum.*

Ceux d'entre vous, qui ont suivi la visite ces jours derniers, ont pu voir un malade venu à la consultation de la salle Civiale, qui offrait tous ces symptômes de la façon la plus nette.

C'était un jeune homme de vingt-huit ans, dont les deux premières blennorrhagies avaient guéri sans complication, mais qui, au cours d'une troisième gonorrhée, avait inoculé son urèthre postérieur par une injection de sublimé. Poussant dans le canal le contenu d'une seringue pleine, en même temps qu'il empêchait le liquide de ressortir par la pression directe du méat, il avait forcé le sphincter de la portion membraneuse et projeté dans l'urèthre postérieur le liquide virulent. Les symptômes de cystite, survenus à la suite de cette injection, s'étaient rapidement calmés ; mais, un mois et demi plus tard, il remarqua un jour qu'ayant uriné, puis ayant évacué un bol fécal, il fut pris d'une nouvelle envie d'uriner, à la suite de laquelle il sentit quelque chose passer par le canal, et recueillit dans un papier une masse gélatineuse. Le même phénomène se reproduisit à cinq ou six reprises. Une fois le liquide émis, quelques gouttes s'écoulaient encore dans la chemise lorsqu'il se mettait à marcher. Chez ce malade, vous m'avez vu explorer méthodiquement l'urèthre. Le canal était libre; l'explorateur à boule ramenait des produits de sécrétion muco-purulente des deux portions antérieure et postérieure de l'urèthre, et dénotait l'existence d'une sensibilité excessive de l'urèthre profond. Au toucher rectal, on constatait quelques points indurés dans la prostate, dont on faisait sourdre, par la pression contre le pubis, un liquide semblable à celui que le malade rendait par une pseudo-éjaculation au moment de la défécation. On pouvait ainsi, par une sorte de traite, vider la prostate de son contenu. Le liquide ainsi obtenu rappelait, par son aspect, le sperme éjaculé; cependant l'examen histologique fait par M. de Gennes, n'y a pas montré de spermatozoïdes. Il ne s'y trouvait que des boules de mucus, de nombreux leucocytes et des *granulations graisseuses* en beaucoup plus grand nombre que dans le pus ordinaire. Pas de cellules épithéliales.

Quelquefois, pour obtenir une petite quantité de ce liquide par la pression digitale de la prostate, il faut presser à diverses reprises et assez fortement. Ce liquide n'est en somme que le produit de la sécrétion prostatique dilué, filant un peu, empesant le linge. Aussi verrez-vous cet état décrit sous le nom de *prostatorrhée*, de *prostatite catarrhale*. Quelquefois, il vous arrivera de trouver, dans le liquide ainsi obtenu, quelques spermatozoïdes; mais leur rareté suffira à vous faire rejeter le diagnostic de spermatorrhée.

D'autres caractères ont été assignés aux liquides sécrétés pathologiquement par la prostate. Ledwich[1] dit y avoir trouvé

1. *Loc. cit.*, p. 32.

des cristaux d'acide urique ou des phosphates ammoniaco-magnésiens, des corpuscules de mucus, des globules sanguins, des cellules épithéliales; d'autres ont signalé des altérations de l'urine dues au reflux dans la vessie des liquides versés par la prostate dans l'urèthre postérieur, le muscle compresseur de l'urèthre étant plus puissant que celui du col vésical (Ultzmann). Andrew Clark[1] a trouvé dans l'urine de malades atteints de prostatite des cylindres analogues aux cylindres rénaux, mais ayant la forme d'une bouteille ou d'une poire. Sa communication à la Société clinique de Londres fut suivie d'une autre de Campbell Black[2] qui revendiqua pour Gross et pour lui la priorité de cette constatation. C. Drew[3], à New-York, quelque temps plus tard, admit et même expliqua l'existence de ces cylindres par le dépôt dans les vésicules prostatiques d'une sécrétion plastique; comme Ultzmann, il dit avoir observé quelquefois, au cours d'une prostatite, des albuminuries transitoires indépendantes de toute lésion rénale.

Je n'ai jamais eu l'occasion d'observer ces particularités et, sans méconnaître l'intérêt de leur recherche, je crois pouvoir me contenter de vous les avoir mentionnés.

La sécrétion anormale de la prostate est quelquefois le seul symptôme qu'accuse le malade. Mais, dans d'autres cas, il se plaint de troubles variés, décrits avec complaisance par les auteurs, et portant sur la miction, l'ejaculation, la sensibilité régionale, la fonction génitale, le système nerveux périphérique et central.

A. La *miction* est bien rarement troublée. C'est tout au plus si, dans quelques cas, il existe des envies plus fréquentes d'uriner et quelques besoins pendant la durée de la nuit. Vous voyez que nous sommes loin de l'opinion de certains auteurs qui décrivent, dans la prostatite chronique, des en-

1. *Clinic. soc. of London*, 8. janv. 1886, *Lancet*, 16 janv. 1886, p. 108, et *Semaine méd.*, 20 janv. 1886, p. 26.
2. *Lancet*, 30 janv. 1886, p. 228.
3. *Med. Rec.*, N.-Y., 24 juillet 1886, t. XXX, p. 94.

vies d'uriner fréquentes, impérieuses, douloureuses. Ils ont attribué à la prostatite des symptômes d'uréthrocystite concomitante. Un symptôme important pour Tilden et Watson serait l'impossibilité d'uriner sans attendre quelques minutes après que le besoin s'est fait sentir; ce qui rappelle ce qu'on observe si ordinairement au cours de l'hypertrophie prostatique.

B. Les troubles de l'*éjaculation* sont plus réels et mieux définis. Celle-ci s'accompagne quelquefois de douleurs, d'une sensation de brûlure pouvant se prolonger pendant un temps plus ou moins long. Le sperme est quelquefois teinté de sang ce qui doit faire songer à une vésiculite concomitante.

C. Ordinairement le malade se plaint de quelques *troubles locaux de la sensibilité*. Il a une sensation vague de pesanteur du côté du périnée et du rectum. Cette sensation peut devenir douloureuse et s'étendre à l'urèthre sous forme de brûlure pénible. Elle s'exagère et s'exaspère même par la marche, la position assise prolongée et, surtout, par les secousses de la voiture.

D. En général, les *fonctions génitales* sont médiocres; les érections sont incomplètes; les malades éjaculent très promptement; c'est à peine s'ils ont le temps de se livrer à l'intromission du pénis. Aussi se dégoutent-ils du coït. Je m'empresse de vous dire que ces troubles sont loin d'être constants et que bien souvent ils paraissent tenir plutôt à l'individu qu'à l'affection dont il est atteint.

E. Les *manifestations nerveuses et mentales* sont variées. Il y a des douleurs lombaires, des fourmillements dans les membres inférieurs, de la difficulté à se tenir debout. Aussi la plupart de ces malades arrivent-ils à l'hypochondrie, non seulement à cause des sensations qu'ils éprouvent mais aussi à cause des appréhensions que leur cause l'avenir de leur puissance génitale. « Ils sont indolents, incapables de se livrer à un exercice mental ou physique. L'appétit se perd, la mémoire baisse. Les sécrétions sont viciées ou suspendues; il y a du mal de tête, des douleurs dorsales, de la dépression d'esprit plus ou moins marquée[1]. » On a décrit des douleurs franchement névralgiques, siégeant surtout au niveau de l'articulation sacro-iliaque du sciatique, de la région crurale antérieure, au sommet du coccyx. Les malades sont souvent hystériques, aisément inquiets, en éveil au moindre trouble, de système nerveux instable, émotionnables, sans volonté[2].

Tel est le tableau clinique le plus souvent donné des symptômes fonctionnels de la prostatite chronique. Ce complexus symptomatique se rencontre-t-il dans tous les cas de prostatite chronique? Ceux qui le présentent sont-ils bien réellement atteints de l'affection que nous étudions? Telles sont, Messieurs, les deux questions que je désire maintenant discuter avec vous, non pas en raisonnant d'après des opinions avancées, çà et là, par divers auteurs, mais en m'appuyant sur des faits rigoureusement observés.

Mon interne, M. Hartmann, a soumis à un examen systématique de la prostate 27 malades atteints d'uréthrite postérieure. Sur ces 27 malades, 10 avaient des lésions de la prostate, sensibles au toucher rectal (induration et augmentation partielle de volume, augmentation et induration totale). Or, sur ces 10 malades, reconnus anatomiquement atteints de prostatite chronique, 6 *n'avaient aucun symptôme fonctionnel*, proportion considérable et sur laquelle je désire attirer toute votre attention.

D'autre part, j'ai fait depuis de longues années, mais sans pouvoir donner de chiffres, une constatation inverse, en reconnaissant, *par le toucher rectal le plus attentif*, qu'il n'y avait aucune lésion prostatique chez les malades qui se plaignaient de l'ensemble de troubles fonctionnels que l'on attribue à la prostatite chronique.

Nous constatons donc :

1° Que des malades peuvent n'avoir aucun symptôme tra-

1. Ledwich. *Loc. cit.*, p. 33.

2. Georges H. Tilden et F.-S. Watson. *De la prostatite chronique* in *Boston med. and surg.* J., 21 mai 1885, t. CXII, p. 496.

duisant une lésion prostatique qu'on découvre cependant par l'examen systématique de l'organe.

2° Que l'ensemble symptomatique peut exister alors qu'il n'y a aucune lésion anatomique.

Faut-il douter de la réalité anatomique de l'inflammation chronique de la prostate? Non pas; la prostatite chronique existe; elle est même plus fréquente qu'on ne le suppose. Ce qui n'est pas réel, c'est l'influence de cette inflammation chronique sur la miction, sur la fonction génésique et sur le malade tout entier. La vérité, c'est que les malades névropathiques ou plus ou moins vésaniques, les esprits timorés, les caractères faibles, toute la grande tribu des impressionnables, localise d'autant plus facilement sur l'appareil génital des sensations vaguement représentées dans tout l'être, que leur âge les y conduit naturellement. C'est dans l'âge adulte, dans l'âge de la pleine activité sexuelle, que vous rencontrez ces prostatites chroniques, je devrais dire ces prétendues prostatites chroniques, que des symptômes fonctionnels seuls serviraient à caractériser.

Ce qui est redoutable, ce n'est pas la lésion inflammatoire chronique de la prostate; c'est la disposition intellectuelle, l'état mental de ceux qui s'en croient atteints ou qui en sont réellement affectés dans ces conditions particulières. Chez de semblables malades, si vous fouillez le passé individuel, si vous étudiez l'influence des ascendants, vous arriverez comme pour la spermatorrhée à trouver pour ainsi dire, des *prostatiques chroniques de naissance* tout comme il y a, ainsi que je l'ai souvent dit, des spermatorrhéiques de naissance.

Et, quand on observe ces prostatites chroniques les plus fréquentes de toutes, qui viennent en nombre hélas! si considérable dans nos salles, que l'on rencontre si souvent dans la clientèle, les prostatites chroniques tuberculeuses, on ne peut un instant garder de doute. Ces malades si cruellement atteints n'ont à aucun degré le fameux état mental des prostatites chroniques simples. Ce sont de grands et vrais malades. Pourquoi d'ailleurs, si la prostatite chronique avait l'influence désastreuse qu'on lui suppose, les hypertrophies de la prostate ne joueraient-elles aucun rôle similaire?

La vérité clinique c'est que, dans l'âge adulte, la blennorrhagie, lorsqu'elle arrive à se cantonner dans l'urèthre postérieur, dans cette région que j'ai comparée à un carrefour, peut s'étendre à la prostate, aux épididymes, à la vessie et impressionner péniblement le moral des malades.

La cause la plus fréquente de la prostatite chronique est la blennorrhagie. On a incriminé les balsamiques (Velpeau, Dugas, Verdier, Ledwich), les injections irritantes (Civiale), le coït au déclin d'une blennorrhagie, etc.; en somme, toutes les causes qui tendent à étendre à l'urèthre postérieur l'inflammation blennorrhagique. On a encore incriminé, comme cause de prostatite chronique, la masturbation (Deslandes) [1], les traumatismes uréthraux, les affections du rectum et de l'anus (Le Dentu) [2], en particulier les hémorrhoïdes (Périvier) [3], toutes les causes de congestion actives ou passives des plexus veineux périprostatiques (Boulommié) [4].

Les rétrécissements uréthraux, la cystite chronique, les calculs vésicaux ou prostatiques sont mentionnés par les auteurs dans l'étiologie de la prostatite chronique. Thompson [5] donne de l'importance au froid local, à l'humidité.

Je crois qu'on a un peu exagéré le nombre de ces causes et que, dans bien des observations, ce qu'on regarde comme la cause réelle de la prostatite n'en est, dans la réalité, que la cause occasionnelle, et quelquefois simplement une affection concomitante, dépendant de la même cause que la prostatite. C'est ainsi qu'un excès pourra réveiller une uré-

1. *De l'onanisme*. Paris, 1837, p. 297.

2. *Traité des mal. des voies urin.* Paris, 1881, t. II, p. 40.

3. *Étude sur la prostatite chronique d'origine hémorrhoïdale*. Th. Paris, 1882, n° 213.

4. *Consid. génér. sur la pathogénie des mal. de la prostate et de la prostatite subaiguë*, in *Bull. de la Soc. de méd. prat.* Paris, 1874, p. 5.

5. *The diseases of the prostate*, 6e éd. London, 1886, p. 39.

thrite profonde souvent ignorée du malade et provoquer une poussée du côté de la prostate; qu'une cystite chronique, suivie à une certaine période de son évolution d'une prostatite, peut dépendre comme celle-ci d'une même cause : une blennorrhagie de l'urèthre postérieur, etc.

Sans exagérer la fréquence de la prostatite blennorrhagique et sans aller, tant s'en faut, jusqu'à admettre, comme M. F. Montagnon[1], que la blennorrhagie s'accompagne, 70 fois sur 100, de complications prostatiques, je pense que c'est probablement la seule cause de la prostatite chronique. Lorsque la blennorrhagie s'est établie dans les parties profondes de l'urèthre, elle peut, sous l'influence de causes variées, se propager aux organes avoisinants, donnant le plus souvent lieu à l'uréthro-cystite, quelquefois à l'uréthro-prostatite, ou même à l'uréthro-prostato-cystite, d'où une certaine complexité dans les symptômes, qui fait que nombre de chirurgiens n'ont pas franchement isolé ce qui appartenait à la prostatite chronique de ce qui dépendait de la cystite concomitante.

Vous pouvez avoir plus ou moins de peine à vaincre ces lésions, mais il n'y a aucune raison pour qu'elles résistent à un traitement rationnel. Alors même que vous n'en viendriez que partiellement à bout, vous modifierez très avantageusement l'état de vos malades. Alors même qu'il leur resterait de l'induration partielle ou totale de la prostate, ils pourront ne jamais s'en apercevoir si une lecture intempestive ou un pronostic mal établi ne vient pas mettre en éveil les préoccupations génitales qui jamais ne sommeillent complètement en nous.

Déclarez donc très nettement aux névropathes qu'ils ne sont pas prostatiques, et aux prostatiques qu'ils ne sont pas voués par une misérable et insignifiante lésion aux maux que subissent les névropathes, sans qu'aucune lésion ait à venir

1. *De la fréquence des localis. et des reliquats prostatiques dans la blennorrhagie*, in *Lyon Médical*, 23 août 1885, t. XLIX, p. 553.

en aide à leur fâcheuse prédisposition originelle. Ne confondez pas, comme on le fait journellement, ces deux classes de malades; et surtout, *ne faites pas légèrement le diagnostic de prostatite chronique.* Songez que souvent une parole imprudente, une lecture intempestive suffit pour jeter le trouble dans l'esprit de malheureux malades neurasthéniques, que vous n'arriverez quelquefois plus à guérir de leur prétendue maladie.

Sur quels signes faut-il se fonder pour établir ce diagnostic? Vous ne vous appuierez ni sur les troubles de la miction ni sur ceux de l'éjaculation. Les troubles de la miction sont rares. Les éjaculations peuvent être douloureuses, teintées, prématurées, mais cela se rencontre dans les vésiculites, chez les nerveux, les impressionnables. Est-ce avec l'étude de la sensibilité régionale que vous ferez ce diagnostic? Mais elle manque dans un grand nombre de cas. De même les douleurs au périnée dont les auteurs font tant de bruit et qu'on trouve surtout chez les névropathes, même en l'absence de toute lésion prostatique, celles dans les cuisses ne vous seront d'aucun secours. L'affaiblissement de la génitalité ne pourra non plus vous servir; il existe dans les états nerveux sans lésion et à la période prodromique du tabes. C'est donc l'examen direct seul qui vous permettra de faire le diagnostic.

La constatation de l'écoulement de liquide prostatique obtenu par la pression directe du doigt a une grande valeur. Je n'oserai en dire autant de l'examen de taches observées sur un linge. Tous nous avons le droit de sécréter du liquide prostatique, mais il faut, pour pouvoir affirmer l'existence d'une prostatite, que le liquide vienne abondamment et coup sur coup, c'est-à-dire d'une façon habituelle ou tout au moins fréquente, la répétition de l'écoulement étant nécessaire pour établir sa nature pathologique.

Dans quelques cas de prostatite chronique, il n'y a pas de catarrhe de la prostate, aussi faut-il rechercher d'autres signes de l'affection pour pouvoir en établir l'existence. Ces signes vous seront donnés par l'*examen anatomique de la prostate*. Vous pouvez le faire par l'urèthre ou par le rectum. L'examen par l'urèthre, si utile dans l'étude de l'hypertrophie prostatique, ne vous sera ici d'aucun secours. La douleur que détermine la boule pendant la traversée prostatique, est loin d'être constante; le plus souvent même elle n'existe pas. De plus, quand elle existe, elle est quelquefois difficile à séparer de la douleur si vive que détermine le passage de la région membraneuse chez les névropathes. Aussi, aurez-vous recours surtout *au toucher rectal*. Vous verrez, dans des livres bien faits, celui de Thompson[1] en particulier, que souvent la prostatite chronique s'accompagne d'une diminution de volume et même de consistance de la glande. Je n'ai pas eu l'occasion d'observer ces faits. Ordinairement j'ai trouvé une diminution de souplesse, des indurations partielles plus ou moins étendues, une augmentation de volume d'un lobe.

Le toucher rectal vous permettra encore d'étudier la sensibilité de la prostate à la pression. Attendez pour la rechercher que la douleur déterminée par l'entrée du doigt dans l'anus ait disparu et alors, avec le bout du doigt, exercez sur la prostate des pressions méthodiques. Vous verrez que, dans un certain nombre de cas, vous déterminerez, au niveau d'indurations, une sensation douloureuse. Mais c'est là un signe inconstant et bien souvent vous trouverez des zones indurées, indolentes à la pression même énergique, de sorte que c'est surtout en étudiant les modifications de consistance et de forme que vous arriverez à établir le diagnostic.

Le diagnostic différentiel de la prostatite chronique doit être fait avec quelques affections qui peuvent la simuler. Vous verrez dans la plupart de vos classiques établir le diagnostic différentiel avec la *cystite*. C'est un tort; lorsqu'en même temps que les signes de la prostatite, vous notez de la fréquence et de la douleur des mictions, vous n'avez pas à

1. *Loc. cit.*, p. 39.

chercher à différencier cystite et prostatite ; les deux peuvent exister et existent souvent simultanément, ce qui se comprend facilement, pour peu qu'on se rappelle que toutes deux reconnaissent le plus souvent une même cause, une inflammation blennorrhagique des parties profondes de l'urèthre.

De même l'*uréthrite chronique postérieure* accompagne souvent la prostatite. L'urèthre postérieur est un carrefour d'où l'inflammation peut se propager dans diverses directions. On diagnostiquera une uréthrite, lorsqu'on constatera l'existence d'une sécrétion dans l'urèthre postérieur, en l'absence de tout changement de la prostate.

La *spermatorrhée* a, dans bien des circonstances, été confondue avec la prostatite chronique. Ce sont des malades, atteints d'une inflammation chronique de la prostate, qu'a guéris Lallemand, et ses cautérisations des canaux éjaculateurs n'ont jamais agi sur les vrais spermatorrhéiques de naissance, névropathes qui ne font qu'ajouter à leur état nerveux un nouveau symptôme, la spermatorrhée.

La *tuberculose de la prostate*, se différencie aisément de la prostatite chronique ; mais l'embarras peut être grand lorsqu'à l'envahissement tuberculeux de la glande se sera surajoutée son inflammation. Dans la tuberculose, en effet, la prostatite est secondaire. Tant qu'elle ne s'est point établie, les noyaux tuberculeux sont nettement distincts du tissu de la glande qui les encadre et dans lequel ils sont plus ou moins disséminés. Quand l'inflammation est faite, les bosselures restent, en général, encore bien distinctes, mais l'induration périphérique en masque les contours, et vous avez sous le doigt une prostate dure et irrégulière dans son ensemble. Si vous vous en teniez à cette constatation l'erreur serait possible, et je dois avouer que je l'ai commise. Vous la redresserez, si vous examinez soigneusement les épididymes et les vésicules, où vous surprendrez presque toujours la tuberculose à l'état primitif, c'est-à-dire sans l'inflammation secondaire qui modifie les tissus qu'elle a envahis. L'étude bien faite des manifestations vésicales, la fréquence établie de longue date, les hématuries prémonitoires, vous empêcheront d'attribuer à une simple concomitance, la simultanéité de la prostatite et de la cystite. Vous aurez enfin recours à l'étude attentive du passé morbide de votre malade et vous vous renseignerez sur ses ascendants.

Vous aurez enfin à faire le diagnostic différentiel des états névropathiques à localisations périnéales douloureuses et de la prostatite. Il suffira, pour ne pas vous tromper, d'examiner avec soin la prostate, de vous bien rendre compte de la nature des prétendus écoulements prostatiques dont ces malades ne manqueront pas de vous parler.

Vous pourrez ainsi, dans votre pronostic, faire la part de l'état névropathique et de la lésion de la prostate. Vous n'oublierez pas que tout démontre que la prostatite chronique est incapable, par elle-même, de déterminer la symptomatologie complexe et les troubles graves qu'on lui attribue trop souvent.

Vous vous rappellerez que votre malade, si vous les constatez, n'est pas voué, par cela même, à des troubles nerveux et intellectuels, que ceux-ci ne sont possibles que si l'individu en cause est originellement prédisposé.

La prostatite chronique est, sans doute, difficile à guérir; mais est-ce pour cela une affection grave? Non, encore une fois, à moins qu'elle n'ait pris domicile chez un individu qui, par lui-même, est prédisposé à cet état intellectuel, caractéristique de tant de névrosiques.

Aussi, dans le *traitement* que vous instituerez, vous prendrez, avant tout, garde à ces symptômes névropathiques, s'ils existent, et vous aurez soin, à côté du traitement *local*, de formuler un traitement *général* et d'insister sur son importance.

Localement, vous préconiserez les lavements frais ou chauds, suivis de suppositoires qui contiennent 0,20 centig., 0,30 centigrammes d'onguent mercuriel, ou de l'iodure de potassium, de l'iodoforme. Vous ferez dans l'urèthre profond des instillations de nitrate d'argent, à un titre assez élevé, afin d'exercer une action cathérétique ou plus ou moins caustique sur la muqueuse uréthrale. Lallemand a guéri des malades par ce procédé, il y a déjà de longues années, alors qu'il croyait avoir affaire à des spermatorrhéiques.

On a aussi conseillé l'application de révulsifs sur le périnée (Thompson, Tilden[1] et Watson), de courants continus sur la prostate (Tripier, Chéron, Moreau-Wolf, Tilden et Watson); etc.

Les meilleurs résultats paraissent avoir été obtenus par les instillations de nitrate d'argent qui ont une action révulsive plus directe sur l'inflammation prostatique. Il faut, pour avoir des succès, ne pas craindre d'augmenter les doses, aller jusqu'à l'emploi de solutions contenant 2, 3, et même 4 et 5 p. 100 de nitrate d'argent.

Le traitement général variera suivant les cas : si la santé est médiocre, le malade anémique et lymphatique, on donnera des amers, des ferrugineux; s'il s'agit d'un strumeux, des iodures et de l'huile de foie de morue; chez les névrosiques et les débilités, l'hydrothérapie vous sera d'un grand secours. Pour ces malades, c'est plus encore, je ne saurais trop le redire, le traitement du névropathisme que celui de la prostatite qui a de l'importance; l'état nerveux prime tout chez un bon nombre de soi-disant prostatiques. Aussi les promenades au grand air, le séjour à la campagne, une vie régulière, une sorte de traitement moral seront des adjuvants considérables chez ces malades, qui, à une lésion locale bénigne, ajoutent l'expression bruyante de leur état névropathique.

1. Alidée Guérin. *De la prostatite subaiguë*. Th. Paris, 1879, n° 326.

TRENTE-QUATRIÈME LEÇON

CARCINOSE PROSTATO-PELVIENNE DIFFUSE[1]

Rareté du cancer secondaire de la prostate. Fréquence relative du cancer primitif. Une observation. Pourquoi la dénomination de carcinose prostato-pelvienne diffuse.

Historique. — Langstaff, John Adams, Gross, sir H. Thompson, Oscar Wyss, Civiale, Béraud, Jolly, Jullien.

Étiologie. — Degré de fréquence, âge, hérédité.

Anatomie pathologique. — Volume et consistance du néoplasme. Son mode d'extension. Envahissement de la paroi osseuse. Prolongement du côté des échancrures. Retentissement ganglionnaire. Rectum et surtout vessie généralement épargnés. C'est le contraire pour l'urèthre. Extension aux vésicules séminales, aux uretères. Rôle de la loge fibro-musculaire. État des vaisseaux pelviens. Cancer secondaire de la prostate. Coupes de la tumeur : taches ecchymotiques, dépots mélaniques, kystes.

Variétés : Cancer encéphaloïde, sarcome embryonnaire, squirrhe, cancer colloïde, cancer mélanique, etc.

Symptomatologie. — Mode de début. Troubles de la miction : fréquence, difficultés, rétention, incontinence. Phénomènes douloureux; leur intensité, leurs irradiations diverses notamment dans la sphère de distribution des sciatiques, Hématuries non constantes, leurs caractères spéciaux. Quelquefois expulsion de débris de tumeur.

Exploration directe. Toucher rectal : caractères de la tumeur, ses bosselures, ses prolongements, son volume, sa consistance. Palpation hypogastrique : souvent négative; recherche des ganglions abdominaux, pelviens, iliaques, inguinaux. Exploration uréthrale inutile.

Œdème des membres inférieurs. Troubles de la défécation. État général.

Marche. — Rapide, subaiguë ou lente.

Diagnostic. — Importance du toucher rectal et des douleurs irradiées surtout vers les sciatiques. — Distinction d'avec l'hypertrophie prostatique, les tumeurs de la vessie, les calculs, la tuberculose de la prostate, etc.

Traitement. — Curatif : absolument impossible. Pourquoi? Palliatif : médication narcotique. Cathétérisme. Lavements et laxatifs. Exceptionnellement, opération palliative : colotomie ou drainage de la vessie, suivant les indications.

Messieurs,

Je me propose aujourd'hui d'étudier la *Carcinose prostato-pelvienne diffuse*, autrement dit l'ensemble des néoplasmes primitifs et secondaires qui envahissent la prostate.

Je ne m'étendrai pas longuement sur le cancer secondaire

1. Leçon recueillie par M. le Dr Clado.

de la prostate. Je dois cependant faire ressortir son extrême rareté. Tous les auteurs sont d'accord sur ce point. Parmi les faits connus, il en existe cependant quelques-uns indéniables, tous rapportés par des auteurs dignes de foi. La proportion que ces cas nous donnent est de 7 à 8 pour 100 par rapport au cancer primitif.

Le cancer secondaire peut reconnaître pour point de départ le rectum ou la vessie.

Deux fois seulement on a vu le cancer du rectum envahir la prostate (Bennet, Curling).

Quant au cancer de la vessie, je vous ai déjà montré avec quelle difficulté il franchissait la cavité vésicale; j'ajouterai même que, pour le diagnostic des tumeurs de la vessie, un des bons signes adjuvants, c'est l'intégrité de cette glande. Je sais bien qu'on a publié quelques exemples de propagation, mais ces cas, soumis à l'analyse rigoureuse, se réduisent à bien peu de chose.

La carcinose prostato-pelvienne à *distance ou par infection* peut se rencontrer dans quelques cas exceptionnels. Les observations relatées par les auteurs se rapportent à des cas de carcinome généralisé ayant eu pour point de départ l'estomac, l'œil ou la surface cutanée. Mais on est en droit de se demander s'il s'agissait là de néoplasies ayant envahi secondairement la prostate? Les observations auxquelles je fais allusion ne sont pas très explicites à cet égard. Dans trois cas, l'estomac, supposé primitivement atteint et ayant infecté secondairement la prostate, n'avait présenté aucun phénomène clinique du vivant du malade. Le fait se réduit donc simplement en la constatation anatomo-pathologique d'un cancer de l'estomac et d'un cancer de la prostate.

Ces restrictions faites, nous pouvons admettre l'infection secondaire de la prostate comme un fait tout à fait rare.

Le cancer mélanique est la forme qu'on y a rencontrée ordinairement.

J'aborde l'étude du cancer primitif de la prostate en mettant sous vos yeux les pièces anatomo-pathologiques et l'observation d'un malade mort récemment dans mon service.

Ce malade était exempt d'antécédents héréditaires et personnels. Il était à peine âgé de 34 ans.

Les premiers symptômes auraient débuté, il y a environ un an, par une colique néphrétique de courte durée à laquelle ont succédé des sensations de brûlure au niveau de la verge, se montrant seulement à l'occasion de la miction. Presqu'en même temps le malade éprouva des envies d'uriner, tellement fréquentes, qu'on crut tout d'abord à une incontinence d'urine.

Un mois après, cette fausse incontinence fit place à une rétention complète, qui ne dura que quelques jours. Mais à partir de ce moment, l'évacuation de la vessie ne se faisait plus qu'incomplètement et cette rétention incomplète dura jusque dans ces derniers temps. Le malade était obligé de se servir de la sonde pour vider complètement sa vessie.

Ces troubles de la miction nous font prévoir déjà une lésion dont le siège se trouve au niveau de la portion initiale de l'urèthre postérieur.

Le malade présenta, dès le début, deux autres symptômes qui méritent votre attention. Une hématurie se montrant à de courts intervalles et des douleurs.

L'hématurie n'était jamais très abondante : elle se montrait habituellement au début de la miction et quelquefois à la fin ; mais les quantités de sang rendues étaient toujours insignifiantes.

Les douleurs, qui ont apparu dès les premiers mois de l'évolution clinique de la maladie, présentaient une localisation spéciale. Notre malade se plaignait de douleurs siégeant le long de la verge, à la région anale et particulièrement le *long des nerfs sciatiques*. La douleur localisée sur le sciatique du côté gauche était plus intense et gagnait parfois le mollet. Ce sont des phénomènes irradiés qui relèvent d'une compression du plexus sacré.

Ces douleurs étaient plus ou moins pénibles, parfois très

intenses, mais, fait important à noter, elles ne se rapportaient pas à la miction.

Je ne puis vous donner des renseignements exacts sur l'état antérieur des urines, le malade n'ayant pas le souvenir précis du moment où elles ont commencé à changer d'aspect. Mais à son entrée dans mon service, elles offraient les caractères d'une cystite assez prononcée. La lésion, d'une part, la rétention et enfin le cathétérisme répété auquel il était soumis depuis un certain temps suffisaient pour expliquer le développement de la cystite.

Nous constatons aussi un amaigrissement très prononcé et un teint cachectique, qui rappelle la teinte jaune paille des néoplasies malignes.

En examinant la région périnéale, nous avons trouvé une tumeur ovoïde englobant le tiers postérieur de la verge. Transversalement la tumeur occupe toute l'aire périnéale et remonte en partie sur les corps caverneux. Dans toute sa partie périphérique la tumeur, bien que d'une consistance inégale, est dure; mais à la partie centrale elle offre un point de fausse fluctuation, et ce caractère est tellement accentué qu'on croirait facilement à une poche urineuse.

Le toucher rectal nous a fourni des renseignements d'une importance toute spéciale.

La tumeur que nous avons décrite au niveau du périnée n'est qu'un prolongement d'une masse volumineuse et irrégulière qui proémine dans le rectum.

Le doigt rectal arrive sur une masse qui remplit tout le petit bassin. A droite on peut la contourner, avec une certaine difficulté, mais à gauche il est impossible d'arriver au même résultat. Il semble que le néoplasme s'insinue dans la grande échancrure sciatique.

Il est également impossible d'atteindre ses limites postérieures. Son volume peut être évalué à celui du poing, ainsi qu'on peut s'en assurer en explorant la tumeur par la palpation combinée (toucher rectal et palpation hypogastrique).

Elle est bosselée dans toute la partie accessible par le rectum et sa consistance n'est pas égale sur tous les points. Cependant, il n'existe nulle part de la fluctuation, comme au niveau du prolongement périnéo-uréthral.

L'examen par le rectum provoque chez le malade d'assez vives douleurs qui sont rapportées à la base du gland.

En résumé, volume énorme de la tumeur, bosselures et inégalités de consistance sont des signes sur lesquels je ne saurais trop attirer l'attention ; ils caractérisent la carcinose prostato-pelvienne.

Avant de terminer la description des symptômes présentés par ce malade, je vous rappellerai qu'il existait dans les deux aines un chapelet de ganglions lymphatiques engorgés. L'envahissement de la base de la verge nous donne l'explication de cette adénopathie.

Ce malade ne tarda pas à succomber aux progrès de la cachexie, après avoir présenté pendant deux jours un peu de délire. Il n'est resté que quelques jours seulement dans mon service.

Il s'agissait d'un cancer pelvien diffus ayant son point de départ dans la prostate. Le diagnostic, sur lequel je reviendrai dans un instant, s'imposait. Vous pouvez voir, par les pièces que je mets sous vos yeux, qu'il a été confirmé dans tous ses détails.

Suivant mes indications, l'autopsie a été faite en deux temps. D'abord on a disséqué la région fessière pour étudier le prolongement correspondant de la tumeur, puis on a retiré le néoplasme avec tous les organes du petit bassin.

Vous pouvez voir que la tumeur se compose d'une grosse masse qui offre trois prolongements. Un prolongement antérieur adhérant à la peau du périnée et envahissant la partie postérieure de l'urèthre spongieux et de la verge. Un prolongement postérieur qui vient se loger dans la concavité du sacrum et refoule le rectum à gauche. Au niveau du sacrum il n'existe aucune adhérence intime du néoplasme avec les nerfs du plexus sacré, mais ces organes sont manifestement comprimés par lui. Le rectum, au contraire, adhère intimement avec la néoplasie prostatique; mais il n'offre aucune altération vu par sa face interne. En d'autres termes la muqueuse rectale n'a pas été envahie par le carcinome.

Le troisième prolongement se détache de la partie latérale gauche de la masse principale. Il vient s'engager dans la grande échancrure sciatique et soulève les muscles pelvi-trochantériens. Le grand nerf sciatique est refoulé par la tumeur, mais il n'y adhère pas. A droite il n'existe pas de prolongement, mais la tumeur étant très volumineuse vient au contact de la paroi pelvienne et comprime aussi l'origine du grand sciatique droit.

A la partie antéro-supérieure de la tumeur, vous reconnaissez la vessie, ouverte sur la ligne médiane. Vous pouvez constater d'abord que sa capacité a diminué. L'organe est refoulé en haut et en avant contre la symphyse pubienne. Mais examinez sa face interne et vous verrez qu'il n'existe aucune trace de néoplasie. La surface de la muqueuse est rouge, congestionnée. Il existe quelques colonnes musculaires, mais nulle part vous ne trouverez d'excroissance cancéreuse. Le col, aussi bien que le corps, est indemne. *Les uretères sont perméables.*

Au contraire, l'urèthre postérieur présente des saillies végétantes au niveau de la région prostatique. De plus, il existe au-devant du col de la vessie une ulcération qui conduit dans une caverne prostatique.

Ainsi donc la vessie, bien qu'adhérant intimement à la néoplasie de la prostate ne s'est pas laissée envahir par elle, contrairement au canal de l'urèthre qui est garni de végétations cancéreuses.

Je vous rappelle, en terminant la description de cette tumeur, que les vésicules séminales sont également englobées par elle. Elles sont complètement méconnaissables.

Les ganglions pelviens, principalement ceux qui entourent les vaisseaux hypogastriques, sont tous dégénérés. Ils forment une masse en chapelet qui vient se réunir à la tumeur. Les ganglions qui suivent les vaisseaux iliaques ne sont pas épargnés.

Je passe sur les autres caractères anatomo-pathologiques de la tumeur tels que : aspect de la coupe, foyers de ramollissement, etc.; ils sont communs à tous les carcinomes et ne présentent ici rien de spécial.

Le cas dont je viens de donner le résumé constitue-t-il un fait particulier, en quelque sorte exceptionnel, ou bien est-ce ainsi que se présente habituellement à l'observation la dégénérescence cancéreuse quand elle a la prostate pour point de départ? C'est la question que je désire examiner.

Je saisis avec empressement cette autopsie, car elle me permet de démontrer d'une façon tangible ce que l'observation clinique m'a depuis bien longtemps appris. Et les cas que j'ai observés sont tous si conformément semblables que ma conviction est entièrement faite. Aussi, je n'hésite pas à déclarer que l'histoire de ce malade et son observation anatomo-pathologique représentent très exactement la physionomie de ce que l'on étudie d'ordinaire sous le nom de cancer de la prostate. Si j'ai préféré la dénomination de cancer prostato-pelvien diffus, c'est qu'il m'a semblé nécessaire d'avertir, dès l'abord, le clinicien qu'il n'a ordinairement pas affaire dans ces cas à une lésion localisée évoluant avec plus ou moins d'intensité au niveau de son point de départ. Le caractère dominant de cette espèce de cancer est sa rapide et multiple extension. Je vous dirai d'une façon plus précise quelles sont les voies que parcourt la néoplasie, mais la dénomination de cancer prostato-pelvien diffus vous prépare à la recherche de son extension irrégulière dans l'enceinte pelvienne et à la possibilité de poussées au dehors de ses limites, à travers ses échancrures et même, si j'en crois certaines observations, qui malheureusement sont incomplètes, à l'envahissement de la paroi osseuse elle-même, par exemple de la partie inférieure du rachis.

Et alors que nous voyons cette diffusion et que nous constatons l'englobement et l'envahissement d'organes voisins tels que l'urèthre et les vésicules séminales, nous remarquons que la vessie n'est que rarement atteinte ou qu'elle ne l'est que d'une façon discrète, et d'autre part que les lésions cancéreuses du réservoir de l'urine, cependant si fréquentes, n'évoluent jamais du côté de la prostate qu'elles respectent entièrement.

Le cancer qui a cette glande pour point de départ a donc une évolution bien typique et qui cependant n'a pas été nettement mise en lumière. Chose curieuse, vous en rencontrerez les traits indiqués dans les observations complètes et vous ne trouverez pas le tableau de cette physionomie, cependant si particulière.

J'ai donc pensé qu'il pourrait être utile d'étudier, au point de vue que je vous indique, la carcinose de la prostate et qu'il était d'autant plus nécessaire d'opposer sa diffusion à la discrète évolution du néoplasme vésical, que l'intervention est aujourd'hui, et très légitimement, à l'ordre du jour de la chirurgie pour celui-ci, et qu'il ne saurait y figurer pour celui-là. Il y avait, par cela même, grand intérêt à montrer la parfaite différence d'évolution de ces deux néoplasies si voisines et cependant si étrangères l'une à l'autre.

Je laisse de côté les descriptions qu'on trouve dans quelques traités de chirurgie, pour la plupart appuyées sur l'analogie. Les unes montrent le cancer de la prostate comme possible sous toutes ses formes et les autres n'admettent la dégénérescence maligne que comme localisation secondaire d'un carcinome développé dans la vessie ou dans la paroi rectale. La première observation qui a été publiée sur ce sujet, appuyée sur une autopsie, est celle de Langstaff (1842). Il en existe une autre qui appartient au même auteur, antérieure à celle-ci, mais elle est sans valeur. La description qu'en donne l'auteur est confuse et peut aussi bien se rapporter à un épithélioma de la vessie.

En 1850, John Adams, de Londres, et en 1853 Gross de Philadelphie, publient chacun un travail sur le cancer de la prostate. Ces travaux sont basés sur quelques observations.

Sir H. Thompson, qui déjà en 1854 montrait à la *Pathological Society* de Londres les pièces d'un homme mort de cancer prostatique, trace dans un chapitre important, en 1861, l'histoire clinique et anatomo-pathologique du cancer de la prostate. Cette description remarquable est basée sur 18 observations.

En 1866, Oscar Wyss fit paraître un mémoire dans les archives de Virchow, inspiré des recherches qui ont été faites avant lui. Ce travail est suivi de huit faits nouveaux. Dans la littérature française, nous ne trouvons, comme travaux d'ensemble, que ceux publiés dans ces derniers temps. Cependant Velpeau est un des premiers qui fit justice du squirrhe de la prostate considéré jusqu'à lui comme très fréquent.

Civiale, dans son Traité, ne cite que trois cas de cancer primitif de la prostate. Mais Béraud en 1857, dans sa thèse d'agrégation, réunit huit faits et donne une description d'ensemble de cette affection tout en signalant les différentes variétés de néoplasmes qui peuvent se développer aux dépens de la prostate.

Deux travaux méritent une place à part, le mémoire de Jolly publié en 1869, et l'article du *Dict. de méd. et de chirurg. pratiques*, écrit en 1880 par Jullien.

Tous deux sont basés sur de nouveaux faits et sur une analyse minutieuse des observations publiées antérieurement.

Je ne cite que pour mémoire, les articles qu'on trouve dans les nouveaux traités de chirurgie, qui ne sont que des résumés des mémoires précédemment cités.

Vous voyez, Messieurs, que les travaux sont assez nombreux dans la littérature médicale, mais malgré cette abondance la dégénérescence maligne de la prostate ne me semble pas avoir encore été montrée sous son vrai jour. Les lésions anatomo-pathologiques, ainsi que vous pourrez en juger dans un instant, justifieront, j'espère, ce que j'avance.

La carcinose prostato-pelvienne diffuse est une affection relativement rare. Elle peut être comparée, à cet égard, à la dégénérescence maligne du rein et opposée à celle de la vessie, qui, elle, au contraire, est fréquente.

Le jeune âge et l'âge avancé paraissent plus particulièrement prédisposés à cette affection. Dans les dix premières années de la vie et entre 60 et 70 ans vous trouvez autant de faits que dans le reste de l'existence. Cependant entre 50 et 60 ans vous trouvez encore quelques cas bien authentiques. Malgré l'opinion de Thompson, qui pense qu'il n'existe pas d'observations entre 8 et 41 ans, il en a été publié quelques-unes ; celle que je viens de vous rapporter a trait à un homme de 34 ans. Jolly et Jullien en ont publié six survenues entre 30 et 50 ans.

Mais, jusqu'à présent, la carcinose prostato-pelvienne n'a pas été vue entre 10 et 20 ans ; nous ne devons cependant pas en déduire que cet âge puisse en être exempt.

Dans aucune des observations publiées jusqu'ici on n'a noté l'hérédité de la diathèse, et ce fait va tellement à l'encontre de ce que nous connaissons sur l'hérédité des néoplasmes, qu'on peut se demander s'il n'y a pas là un manque d'analyse rigoureuse. Cependant, dans les faits qui me sont personnels, les malades paraissent exempts d'antécédents héréditaires.

Les lésions anatomo-pathologiques de la carcinose prostato-pelvienne méritent d'être étudiées très en détail, d'abord parce que leur connaissance sera un auxiliaire puissant pour l'étude clinique de la maladie, et ensuite parce que cette étude justifie le point de vue auquel je crois devoir me placer pour étudier l'affection qui nous occupe.

Rappelez-vous la description que je vous ai donnée des pièces du malade au début de cette clinique.

J'en rapproche les résultats d'une autopsie également récente dont mon interne, M. Rollin, a présenté les pièces à la Société anatomique (mars 1887).

Veuillez enfin examiner les quatre bocaux que vous avez sous les yeux. Vous aurez de suite des notions importantes de cette affection.

Comme dans le premier cas, cette pièce vous montre une tumeur développée au-dessous de la prostate, dont le volume dépasse celui du poing. Elle est assez régulière à sa surface, mais vous la voyez en avant proéminer sous l'ogive pubienne et faire saillie à la base du pénis. Du vivant du sujet, il existait une tumeur périnéale analogue à celle du premier malade dont j'ai rapporté plus haut l'observation. De chaque côté, de nombreux ganglions, disposés en chapelets, venaient se réunir à cette tumeur. Les ganglions qui suivent l'iliaque externe étaient également dégénérés.

Le rectum qui recouvre la partie postérieure de la tumeur était, au contraire, absolument normal; mais c'est surtout l'état de la vessie qui est intéressant. Remarquez, Messieurs, que, malgré le volume énorme de la tumeur prostatique, la vessie reste tout à fait indemne. La muqueuse ne présente, nulle part, ni champignons ni tubercules, indiquant une dégénérescence secondaire. Le canal de l'urèthre est, au contraire, envahi dans sa portion prostatique.

Je ne veux pas m'étendre plus longuement sur la description de ces trois autres cas, qui proviennent de ma collection anatomo-pathologique; mais je dois néanmoins vous signaler les particularités qu'ils présentent. Comme dans les deux faits qui précèdent, le volume de la tumeur est considérable, les ganglions sont dégénérés, mais l'urèthre et la vessie ne sont point envahis. Le rectum reste également indemne.

Voici donc cinq faits, qui démontrent non seulement que la vessie se laisse difficilement envahir par la carcinose prostato-pelvienne diffuse, mais qu'elle en peut rester complètement indemne, tandis que tout est envahi autour et au loin d'elle. Dans les deux faits suivants, qui me sont personnels et dont vous pouvez voir les pièces au musée de Necker, les choses se sont cependant passées différemment.

Dans le premier, il s'agit d'un cancer de la prostate qui

s'est propagé au bas-fond de la vessie, et à la partie postérieure du canal de l'urèthre. Vous voyez dans cette pièce une série de fongosités, qui hérissent la muqueuse vésicale et celle de l'urèthre et dont la continuation avec la partie dégénérée de la prostate est facile à saisir. Comme dans les pièces qui précèdent, les ganglions pelviens sont dégénérés et réunis en grosses masses qui confinent à la tumeur prostatique.

Dans cet autre cas, il s'agissait d'un homme de 62 ans malade seulement depuis 6 mois. La tumeur constituée par la prostate et les ganglions, malgré la courte durée de la maladie, a pris un tel développement qu'elle touche partout aux parois de là cavité pelvienne. Bien plus, vous voyez que non seulement elle tend à s'insinuer dans les échancrures sciatiques, mais *qu'elle envahit en avant la paroi osseuse avec laquelle elle contracte des adhérences.* On a dû littéralement sculpter sur les os du bassin pour retirer les organes génito-urinaires de la cavité pelvienne Les ganglions pelviens dégénérés sont réunis à la tumeur prostatique et nulle part vous ne pouvez retrouver une ligne de démarcation. Les vésicules séminales font également partie de la tumeur.

En haut, du côté des fosses iliaques, il existe des chapelets ganglionnaires irréguliers qui viennent se réunir à la tumeur principale. Ceux-là du reste remontent jusqu'à la moitié inférieure de l'aorte. Examinez maintenant la vessie par la face interne et vous y verrez, comme dans le cas précédent, une propagation de la néoplasie prostato-pelvienne diffuse qui paraît être de date récente. Il n'existe là que quelques tubercules sur le bas-fond, comme si le néoplasme envahissait à regret la muqueuse de la vessie. Il y a en tout cas un contraste frappant entre la violence de l'envahissement diffus périphérique, et les petites lésions vésicales que je vous montre, et ce qui témoigne encore de l'indépendance pathologique de ces deux organes dont les connexions anatomiques sont cependant si étroites, c'est que jamais le cancer de la vessie, malgré son siège si habituel au niveau du trigone, ne se propage à la prostate. Ce sont deux affections distinctes dans leur évolution, leurs symptômes et leur traitement. Contrairement à l'observation qui précède, l'urèthre est ici un peu déformé, mais nullement carcinomateux.

Dans les faits que je viens de vous citer vous avez toute l'histoire anatomo-pathologique de la carcinose prostato-pelvienne diffuse. En voici le résumé :

1° Tumeur volumineuse composée de la prostate dégénérée et des ganglions pelviens envahis.

2° Prolongements latéraux du côté des échancrures sciatiques, postérieur du côté de l'excavation sacrée et antérieur du côté de l'ogive pubienne.

3° Envahissement de l'urèthre dans sa partie postérieure et des ganglions inguinaux.

4° Envahissement rare de la vessie, et, lorsqu'il existe envahissement discret. Jamais propagation du cancer vésical à la prostate.

5° Envahissement possible des parois pelviennes.

Les autres lésions qui ont été rencontrées, telles que propagation de la néoplasie à d'autres organes et infection à distance, sont communes à tous les cancers de l'économie. Cependant il est bon d'insister sur l'intensité de la propagation ganglionnaire.

Maintenant, Messieurs, permettez-moi de vous décrire plus en détail les lésions anatomo-pathologiques de la carcinose prostato-pelvienne diffuse en comparant les faits qui me sont personnels et ceux publiés par les auteurs, (au nombre de 40 environ). Laissez-moi vous dire tout d'abord, que si je me borne à faire usage des cas où l'autopsie a pu être pratiquée, les cas bien plus nombreux que j'ai observés, sont confirmatifs des idées que je défends.

La carcinose prostato-pelvienne diffuse commence toujours par la prostate. Il est probable, du moins c'est ce qui ressort de la lecture attentive des observations, il est probable que la néoplasie envahit plusieurs points à la fois, sinon la totalité de la glande. Aussitôt que les phénomènes cliniques attirent l'attention du chirurgien de ce côté, l'augmentation de volume est déjà générale. Il existe cependant quelques rares faits où la néoplasie semble avoir débuté par un des lobes de la prostate et y être restée localisée. Je citerai entre autres un fait observé par Adams dans lequel nous voyons le lobe gauche seul augmenté de volume et devenu irrégulier, le droit conservant ses dimensions normales. Dans un autre cas, rapporté par Oscar Wyss, une prostate hypertrophiée est atteinte dans sa moitié droite. Son lobe droit prend le volume d'un œuf de poule et devient irrégulier. Le gauche, au contraire, quoiqu'un peu hypertrophié reste régulier et vierge de dégénérescence carcinomateuse. Mais la diffusion existe cependant, car dans tous les faits où la lésion est restée unilatérale *les ganglions du petit bassin se trouvent dégénérés, et de bonne heure.*

Le volume de la prostate dégénérée est *toujours considérable*, quel que soit l'âge du néoplasme.

Dans les observations publiées jusqu'aujourd'hui, les cas peuvent être classés sous deux chefs. Tumeurs énormes analogues à celles que je vous présente, remplissant la cavité pelvienne, et tumeurs plus petites dont le volume est exceptionnellement inférieur au volume d'un œuf de poule. Dans une série de cas intermédiaires, les auteurs comparent le volume de la prostate dégénérée à celui d'une mandarine, d'une petite ou d'une grosse orange, d'un œuf d'autruche, etc.

La surface de la tumeur est exceptionnellement lisse et uniforme. Habituellement, elle est irrégulière, largement lobée, et chacun des lobes est garni de bosselures, d'irrégularités qui vous aideront beaucoup pour faire le diagnostic par le toucher rectal.

La consistance de la tumeur est également différente suivant les points. Lorsque le néoplasme est tout à fait jeune, alors une dureté élastique générale peut être la seule impression que vous recueillerez, mais plus tard vous trouverez des bosselures dures, presque cartilagineuses, à côté de points élastiques ou mollasses, et, quelquefois donnant une sensation de fausse fluctuation. Il existe deux cas dans la science, dont un rapporté par Thompson et l'autre observé dans mon service, où cette fausse fluctuation fit croire qu'on était en présence d'une infiltration urineuse. L'incision qu'on a faite dans les deux cas n'a donné issue qu'à du sang, et à des fongosités cancéreuses.

Comme la tumeur augmente rapidement de volume, le petit bassin ne tarde pas à être envahi; alors elle pousse des prolongements à la partie postérieure du côté de l'excavation sacrée, latéralement du côté des échancrures sciatiques, et, en avant, du côté de l'urèthre.

Les prolongements latéraux paraissent être assez fréquents. La tumeur vient alors se mettre en rapport avec le grand sciatique. Elle peut même sortir à travers l'échancrure et venir constituer une saillie sous les muscles pelviens.

Le prolongement postérieur, que nous pouvons appeler sacré, commence par comprimer le rectum; alors, si cet organe n'est pas envahi, son calibre diminue; c'est ce qui vous explique la constipation opiniâtre et le bourrelet hémorrhoïdal qui existent quelquefois du vivant des malades.

D'autres fois, le rectum est dévié à droite ou à gauche et coiffe la partie correspondante de la tumeur.

Le prolongement postérieur s'avance d'habitude jusqu'à l'excavation sacrée, et peut venir comprimer le plexus sacré, d'où les douleurs que les malades accusent dans la sphère de ce plexus. Je dois ajouter qu'il y a quelquefois envahissement du sacrum lui-même.

Lorsque la tumeur se propage par sa partie antérieure, elle fait une forte saillie au niveau du périnée, dont elle modifie la structure en envahissant les parties molles. Elle gagne l'urèthre antérieur dans une étendue plus ou moins grande et remonte, de chaque côté, sur les corps caverneux du pénis.

Parmi les faits publiés jusqu'ici, on peut facilement compter un bon tiers où les propagations uréthrales existaient. On les a rencontrées aussi bien chez l'enfant que chez l'adulte. Dans mes observations, j'ai noté trois fois cette propagation. Ce fait n'a pas lieu de vous surprendre : la prostate est un organe qui fait partie, pour ainsi dire, de l'urèthre. La continuité des vaisseaux lymphatiques de la prostate et de l'urèthre est démontrée depuis longtemps. Retenez bien la fréquence de l'envahissement de l'urèthre antérieur, parce qu'il servira à vous expliquer la dégénérescence des ganglions inguinaux, que certains auteurs ont cherché à élucider en imaginant des théories plus ou moins ingénieuses.

Telle est la tumeur vue dans son ensemble. Si maintenant vous la disséquez et si vous y pratiquez des sections vous trouvez qu'elle offre une coloration d'un gris rosé. Par places vous pouvez trouver des taches ecchymotiques semblables à celles qui existent dans d'autres tumeurs malignes. Elles résultent de petites hémorrhagies interstitielles. Lorsque ces hémorrhagies sont abondantes, il peut se former des kystes remplis de sang plus ou moins altéré.

Indépendamment de ces kystes, il existe quelquefois de véritables fontes du tissu carcinomateux, constituant des poches remplies d'une matière puriforme. Si ces kystes s'ouvrent sur un point quelconque, ils laissent à leur place des ulcérations qui ne tardent pas à donner naissance à des bourgeons volumineux qui proéminent hors de la prostate.

Ces différentes collections vous donnent, l'explication de l'inégalité de consistance de la prostate dégénérée.

A côté des taches ecchymotiques dont je vous ai parlé, on a trouvé parfois de véritables dépôts mélaniques (Langstaff, Staffort), mais, ainsi que Thompson le fait judicieusement remarquer, il faut se méfier de ces apparences qui peuvent être simplement le résultat d'une modification du sang épanché.

De tout ce qui vient d'être dit, il résulte que, si le cancer de la prostate se rapproche par plus d'un point des néoplasies malignes des autres régions, il en diffère cependant par des particularités qui offrent le plus grand intérêt. Un fait lui est en quelque sorte particulier, c'est le volume de la tumeur qui, en peu de temps, acquiert des proportions considérables. Mais ce qui justifie surtout le nom de carcinose prostato-pelvienne diffuse, que j'ai cru devoir donner à la maladie, c'est la *dégénérescence constante, précoce et étendue* des ganglions lymphatiques du bassin. Pour mon compte, je l'ai constamment rencontrée. Il existe peu d'observations publiées jusqu'à ce jour où cette adénopathie cancéreuse n'ait pas été notée. Dans un certain nombre de cas où les auteurs passent sous silence la dégénérescence des ganglions lymphatiques ils *ne parlent pas non plus de leur intégrité.* On peut, par conséquent, se demander s'il ne s'agit pas là de faits incomplètement observés.

Les ganglions lymphatiques du petit bassin envahis par la néoplasie forment tantôt des chapelets séparés de la masse prostatique, tantôt des masses irrégulières volumineuses réunies à la masse prostatique par des adhérences, ou complètement confondues avec elle.

Les ganglions lymphatiques qui entourent les vaisseaux iliaques externes, dégénèrent assez fréquemment et peuvent constituer des chapelets indépendants ou réunis aux tumeurs précédentes. Enfin, la carcinose ganglionnaire a poursuivi quelquefois sa marche ascendante, envahissant les ganglions lombo-aortiques et même ceux du mésentère. (Deux cas personnels n° 12 et n° 71 du musée de Necker. Cas de Bennett, etc).

Assez souvent on note dans les observations le gonflement des ganglions de l'aine. Vous connaissez la fréquence de l'envahissement du canal de l'urèthre; vous avez donc l'explication de cette adénopathie inguinale. Vous savez que les lymphatiques de l'urèthre antérieur se jettent dans les ganglions de l'aine. Point donc n'est besoin d'invoquer l'infection directe transmise par les glandes de la fosse iliaque (Broca) ou une sorte de reflux de la lymphe vers les ganglions de l'aine résultant d'une obstruction des ganglions qui reçoivent les lymphatiques de la prostate (Broca, Jolly).

Vous connaissez à présent la tumeur prostatique et ganglionnaire qui mérite le nom de carcinose prostato-pelvienne diffuse. Il importe maintenant de la suivre dans son extension périphérique, et de voir quels sont les organes qui sont envahis par la diffusion du néoplasme.

Les *vésicules séminales*, qui sont en contact avec la prostate, se trouvent assez souvent faire partie de la tumeur. Tantôt elles sont absolument méconnaissables et tantôt bien qu'augmentées de volume et déformées, elles ont conservé une certaine indépendance, qui permet de les reconnaître à la dissection.

Les *uretères* qui confinent à la base de la prostate se trouvent toujours plus ou moins menacés. Tantôt le néoplasme les comprime et les déforme dans leur portion terminale et d'autrefois il les envahit dans une étendue qui dépasse rarement deux ou trois centimètres. Dans tous les cas, qu'il s'agisse de compression ou d'envahissement, le résultat en est toujours le même. C'est-à-dire diminution considérable de leur calibre, qui amène la stagnation de l'urine; d'où une dilatation avec flexuosités. Cette dilatation peut aller jusqu'à la rupture, ainsi qu'il a été observé une fois par Langstaff. Les uretères étaient indemnes chez notre sujet.

Nous avons vu plus haut que, lorsque la tumeur augmente de volume par sa partie postérieure, le rectum est comprimé ou simplement refoulé. Cet organe peut avoir contracté des adhérences avec la tumeur, sans présenter un réel envahissement dans ses parois, mais, dans quelques cas rares, il se laisse envahir et même ulcérer. Dans un cas rapporté par Brée, il s'était formé une fistule anale, à travers les fibres même du sphincter de l'anus, et, dans un autre observé par Bennett, le rectum ayant été envahi dans sa partie inférieure, une fistule s'était formée au-dessus et causa la mort par péritonite. Il est certain que la rupture de la paroi rectale n'a pu s'effectuer que par suite de l'altération de sa texture par le néoplasme.

Je citerai, en terminant, une observation de Daniel Mollière, de Lyon, où cet auteur a vu une perforation vésico-rectale consécutive à une carcinose prostato-pelvienne diffuse. Le canal qui faisait communiquer ces deux organes traversait la *prostate* dégénérée.

Je vous ai déjà dit quelques mots sur l'envahissement du *périnée et de l'urèthre.* J'ajouterai encore quelques détails au sujet des altérations qu'on rencontre du côté de l'urèthre, parce qu'elles vont nous servir pour expliquer certains phénomènes cliniques qui, au premier abord, paraissent inexplicables.

Le *canal de l'urèthre*, entouré par la virole carcinomateuse, est tantôt dévié, aplati dans le sens latéral ou de haut en bas, bref, plus ou moins déformé, tantôt envahi par la néoplasie. Dans ce dernier cas, vous rencontrez des bourgeons végétants dans sa cavité qui, d'habitude, n'intéressent que sa paroi inférieure, ou bien une perte de substance, une ulcération fongueuse qui fait communiquer le canal avec une excavation prostatique. Cette fistule uréthro-prostatique résulte évidemment d'une fonte du tissu cancéreux avec évacuation des produits puriformes dans le canal de l'urèthre.

Jusqu'à présent, Messieurs, je ne vous ai pas parlé de la carcinose secondaire de la vessie, parce que j'ai l'intention d'entrer dans quelques détails à ce sujet.

Dans les observations que j'ai pu analyser (personnelles ou non), la vessie se trouve envahie environ 10 fois sur 50 cas. Soit dans 1/5 des cas. Mais dans ces dix cas, vous pouvez distinguer deux catégories de faits : 1° Envahissement de toute l'épaisseur de la paroi : le néoplasme fait relief dans la vessie. 2° Envahissement d'une partie de l'épaisseur de la paroi vésicale, la muqueuse restant intacte.

L'envahissement de toute l'épaisseur de la paroi vésicale se présente avec des caractères particuliers. Rarement il existe un champignon végétant dans la cavité de la vessie. Plus souvent, il s'agit d'une série de tubercules blanchâtres au milieu desquels s'ouvrent les uretères. Est-il besoin d'ajouter que le trigone ou le bas-fond sont le siège habituel de cet envahissement.

Dans ces 10 cas, 4 fois la vessie et l'urèthre se trouvaient envahis en même temps.

Vous voyez, en somme, Messieurs, que, même en comptant

l'envahissement d'une partie de l'épaisseur de la paroi vésicale parmi les cas de carcinose secondaire, le nombre reste restreint. Malgré sa puissance d'extension, malgré sa marche envahissante, le néoplasme respecte ordinairement la vessie, ou ne l'atteint que dans de médiocres proportions. Il peut la refouler, la comprimer, modifier sa forme et gêner considérablement le cours de l'urine; il peut envahir une partie de la paroi, mais il laisse la *muqueuse intacte*. Il ne faudrait pas confondre les colonnes musculaires qui soulèvent parfois la muqueuse, ni les productions que j'ai décrites sous le nom de fongo-vasculaires, avec le cancer secondaire de la vessie. Ce sont là des lésions qui résultent de la cystite ou de l'hypertrophie du muscle consécutive à la gêne de la miction.

C'est là un fait remarquable qui concorde bien avec la marche du cancer vésical. Vous savez que les néoplasmes de la vessie n'ont aucune tendance à se propager à l'extérieur. Rarement ils envahissent le canal de l'urèthre ou les uretères et exceptionnellement vous les verrez franchir la paroi vésicale; mais ils infectent les organes périphériques. Mercier s'élevant contre les erreurs commises avant lui l'avait déjà proclamé. Mon interne, M. Clado, est arrivé au même résultat, après avoir analysé un grand nombre d'observations.

La prostate, organe rempli de lymphatiques, en cas de dégénérescence, infecte rapidement les ganglions et donne naissance aux propagations de voisinage; mais la vessie est privée de lympathiques, ainsi que le professeur Sappey l'a démontré; ceux qu'on rencontre à sa surface extérieure proviennent de la prostate; l'envahissement secondaire est par conséquent beaucoup plus difficile, et vous avez vu que lorsqu'il existe, souvent il respecte la muqueuse d'où devraient naître les lymphatiques comme pour les autres organes creux de l'économie.

Pour compléter ce qui est relatif à l'extension de la carcinose prostato-pelvienne diffuse, il me reste à vous dire quelques mots des vaisseaux de la cavité pelvienne.

Ceux-ci ne sont pas atteints par l'extension de la tumeur

prostatique elle-même, mais par les ganglions lymphatiques dégénérés.

Moore a relaté un cas où l'on a vu les artères iliaques traverser les masses ganglionnaires sans présenter aucune altération de leurs parois. Elles étaient isolées des masses cancéreuses par une coque fibreuse, sorte de canal développé aux dépens de leur gaîne fibreuse.

J'ai observé un cas où les vaisseaux étaient bouchés à l'endroit où le carcinome était en contact avec eux. Enfin, on a cité un cas d'envahissement réel de ces vaisseaux avec bourgeons végétants dans leur cavité.

Ces thromboses, cancéreuses ou non, vous expliquent la *phlegmatia alba dolens* (Wyss, Charrin) qu'on a notée dans quelques rares cas de carcinose prostato-pelvienne diffuse.

Le cancer de la prostate peut se comporter comme les néoplasies analogues des autres organes et infecter l'économie à distance. Je ne ferai qu'énumérer les organes qui ont été trouvés cancéreux en même temps que la prostate. Les observations n'étant pas très explicites à cet égard, nous ne pouvons pas savoir si la prostate était le premier organe envahi.

Par ordre de fréquence on a noté : le rein, (canc. unilatéral ou bilatéral) l'estomac, le foie, la colonne vertébrale, la dure-mère et la peau, et enfin le poumon et la plèvre.

Dans presque tous les mémoires originaux on fait jouer un rôle important à la loge fibro-musculaire de la prostate qui s'opposerait plus ou moins à l'augmentation de volume et à l'extension du néoplasme.

Certes, la loge musculaire engaîne la plupart du temps la masse prostatique et contribue à lui donner une surface plus ou moins régulière, mais jamais elle ne s'oppose à son accroissement. L'analyse des observations nous montre qu'il s'agit toujours de tumeurs volumineuses malgré la courte durée de la maladie.

Pour ce qui concerne l'extension par les lymphatiques, la loge prostatique ne peut opposer aucune résistance. Presque toujours les ganglions pelviens sont pris *quels que soient le volume de la prostate dégénérée, et la durée de la maladie.*

Jusqu'à présent, Messieurs, je me suis servi du mot carcinose dans l'acception la plus large de ce mot, c'est-à-dire dans le sens de tumeur maligne. Je désire maintenant vous montrer quelles sont les variétés de néoplasme qu'on a rencontrées dans la prostate. Malheureusement ce point est rempli d'obscurité, parce que la plus grande partie des observations publiées sont muettes à cet égard. Celles qui rapportent un examen histologique sont incomplètes. Il est à peu près impossible dans l'état actuel, de montrer de quelle façon une néoplasie maligne se développe dans le tissu glandulaire, quels sont les éléments les premiers attaqués, et comment le néoplasme marche au sein du tissu dégénéré. Ces réserves faites voici par ordre de fréquence comment on peut classer les faits :

1° Cancer encéphaloïde, variété la plus commune : forme des tumeurs volumineuses douées d'une grande puissance d'extension.

2° Sarcome encéphaloïde ou embryonnaire : forme des tumeurs volumineuses, contenant souvent des cavités kystiques dans leur épaisseur (sarcome kystique). Cette tumeur se rencontre particulièrement chez l'enfant. Dans presque toutes les observations concernant les enfants, l'examen histologique a montré qu'il s'agissait de sarcome embryonnaire. C'est un fait remarquable qui mérite d'être rapproché des tumeurs vésicales de l'enfance presque toutes constituées par des sarcomes. Vous voyez que les tissus jeunes ont de la tendance à former des productions pathologiques qui par leur structure se rapprochent de l'état embryonnaire.

3° Le squirrhe de la glande considéré autrefois comme exceptionnel (Velpeau, Thompson), vient en troisième ligne. Il en existe actuellement quelques faits bien observés (Thompson, Adams, Hawship, Jolly, etc.).

4° Exceptionnellement on a rencontré le cancer colloïde (Curling).

5° Deux cas rapportés par Staffert et Langstaff sont considérés comme cancers mélaniques. Il est permis, ainsi que d'autres auteurs l'ont fait, de conserver quelques doutes à cet égard. Cependant la mélanose secondaire de la prostate a été déjà rencontrée. Il existe quelques rares cas dans la science. Il n'est donc pas impossible que la mélanose puisse commencer par cette glande.

6° Sarin (cité par Jullien) aurait rapporté un cas de sarcome ossifiant.

Je ne crois pas devoir entrer dans des détails de structure qui ne diffèrent nullement de ce qu'on observe dans les autres tumeurs de même nature. Je mentionne simplement les fibres musculaires qu'on trouve souvent dans les travées du carcinome, et, d'après Klebs, la présence de tubes cylindriques remplis de cellules épithéliales volumineuses. Vous voyez que, d'après cet auteur, l'épithélioma existerait. Dans son observation, il désigne la tumeur sous le nom *d'adéno-carcinome*.

Je ne fais que vous citer le nom de fongus de la prostate, qui doit disparaître désormais de la nomenclature des tumeurs, puisqu'il ne sert qu'à perpétuer des erreurs et des confusions. Sous ce nom on a décrit différentes tumeurs et même des abcès de la prostate.

Tels sont les détails anatomiques qui caractérisent la carcinose prostato-pelvienne. Il me reste maintenant à vous exposer le tableau clinique de la maladie.

Je ne reviendrai pas sur l'observation du malade qui fait l'objet de cette leçon, mais je vous demanderai la permission de citer deux autres exemples qui diffèrent de celui-ci par l'évolution des symptômes fonctionnels, malgré une grande analogie dans leurs lésions anatomo-pathologiques.

Le premier cas est relatif à un malade entré dans mon service le 1er mars 1887.

Ce malade était âgé de 54 ans et ne présentait rien de particulier ni dans ses antécédents personnels, ni dans ses antécédents héréditaires. Jamais il n'avait eu d'affection des voies génito-urinaires.

Il nous racontait que trois mois avant son entrée à l'hôpital, il s'était aperçu qu'il maigrissait d'une façon sensible. Un mois après le début de l'amaigrissement, il éprouva des envies fréquentes d'uriner, en même temps qu'une constipation opiniâtre accompagnée de ténesme rectal.

Avant d'aller plus loin, je vous ferai remarquer que le début d'une néoplasie par l'amaigrissement, sans aucun signe du côté des organes atteints, est un fait rare. En cela, la *carcinose-prostato-pelvienne diffuse* se rapproche, comme vous le voyez, de certains cancers viscéraux qui peuvent rester latents pendant une partie ou la totalité de leur évolution.

Il existe même quelques observations de carcinose prostatique n'ayant donné lieu à aucun symptôme et découvertes seulement à l'autopsie.

La fréquence du début, s'accompagna bientôt de *dysurie;* la miction nécessitait de grands efforts.

Les urines cependant restaient claires, et le malade affirmait n'avoir pas uriné le sang, n'avoir jamais souffert ni dans la sphère génito-urinaire ni dans les cuisses.

A son entrée, nous constatons un amaigrissement prononcé accompagné d'une teinte jaune paille de la peau, qui fait penser à une néoplasie maligne.

Le canal de l'urèthre est libre dans toute son étendue. Le cathéter à boule provoque un peu de douleur au niveau de la région membraneuse.

Par le toucher rectal on peut recueillir des renseignements qui nous font immédiatement établir le diagnostic de carcinose prostato-pelvienne diffuse.

A la place de la prostate, en effet, nous trouvons une tumeur sphérique très volumineuse logée dans la concavité du sacrum et touchant le coccyx en arrière. Il est impossible de la contourner et d'arriver à sa limite postérieure. Cette tumeur irrégulièrement arrondie offre une consistance inégale.

Les limites latérales du néoplasme sont celles de la loge pelvienne. En effet, la tumeur touche de chaque côté la branche ischio-pubienne. En arrière, la paroi rectale semble envahie et nous y trouvons une série de tubercules de développement probablement récent.

La palpation combinée (toucher rectal et palpation hypogastrique) nous renseigne encore mieux sur les caractères de cette tumeur.

La vessie évacuée et lavée ne fournit pas de pus, mais les dernières gouttes écoulées par la sonde sont un peu colorées en rose.

Cette observation remarquable par son début insidieux est également intéressante par le contraste qui existe entre les signes subjectifs et les résultats fournis par l'examen des organes génito-urinaires.

Quatre jours après l'entrée du malade, il s'est manifesté des phénomènes généraux (fièvre, vomissements, diarrhée), que ni l'état des reins, ni l'état des organes de la digestion ne pouvaient nous expliquer. Ils étaient dus à la résorption urineuse.

L'observation suivante se rapproche de celle que je viens de vous citer par la pénurie des symptômes et par l'absence des hémorrhagies. Elle se rapproche de celle que j'ai rapportée au début de cette étude par l'envahissement des ganglions pelviens, lombaires et inguinaux.

Il s'agit d'un malade âgé de 69 ans entré dans mon service le 19 février 1887. Il est difficile d'obtenir des renseignements précis sur la date du début de la maladie à cause d'une certaine insuffisance intellectuelle du sujet.

Il paraît cependant souffrir depuis plusieurs années. C'est surtout depuis deux mois que des troubles graves du côté de la miction inquiètent sérieusement le malade. Ces troubles consistent dans une grande difficulté de l'émission de l'urine et la fréquence excessive des mictions. Ces phénomènes ont bientôt fait place à l'incontinence nocturne par distension du réservoir de l'urine.

Le malade urine actuellement par regorgement.

Depuis quelque temps ses forces ont décliné et actuellement son état général est très peu satisfaisant.

Malgré tous ces phénomènes, le malade n'a jamais uriné de sang, pas même lorsque l'évacuation de la vessie nécessitait de si grands efforts.

A l'examen, on constate que la vessie remonte jusqu'à l'ombilic, et cependant le cathétérisme pratiqué immédiatement ne réussit pas à faire disparaître la tumeur hypogastrique. C'est qu'en effet la vessie est soulevée par la prostate considérablement augmentée de volume, ce dont on peut s'assurer en pratiquant le toucher rectal. La glande paraît d'une dureté excessive, ligneuse, avec de nombreuses bosselures dures et légèrement saillantes. Sa limite supérieure est impossible à déterminer et ses limites latérales sont confuses.

Dans la fosse iliaque droite, il existe des masses ganglionnaires reliées à d'autres ganglions indurés situés dans le pli de l'aine.

Enfin, le malade se plaint de douleurs continues dans les jambes. Chez lui il n'y a pas de localisation sciatique.

En examinant ses urines nous avons pu nous assurer qu'il n'y avait pas de sang. Elles étaient purulentes et d'une odeur fétide et nauséabonde.

Ce malade est mort d'une broncho-pneumonie double le 7 mars, après avoir présenté des douleurs violentes dans le bas-ventre, la verge, les bourses et les deux membres inférieurs. Il faut noter, en outre, un œdème bilatéral qui avait envahi les deux jambes. Ces phénomènes cliniques, ainsi que l'autopsie nous le démontra, étaient dus à la compression qu'exerçaient les ganglions sur les vaisseaux et les nerfs du membre inférieur.

Ces deux dernières observations méritent d'être comparées et opposées à l'histoire clinique du malade que je vous ai retracée au début de cette conférence. Celle-ci, en effet, est un type en quelque sorte régulier de cette affection. Les symptômes fonctionnels, douleurs, hématuries, difficultés de la miction, marchent en même temps que les lésions anatomo-pathologiques se développent.

Dans les deux derniers cas, au contraire, le début est insidieux, mal dessiné. Chez l'un, c'est l'amaigrissement qui préoccupe le malade, et c'est à peine si deux mois avant sa mort il commence à souffrir de la miction. En tous cas, il ne présente point de douleur, ni dans la sphère génito-urinaire, ni le long des sciatiques ; ses urines restent claires jusqu'à sa mort ; jamais elles n'ont été teintées par le sang, et cependant l'examen physique nous révèle des lésions très avancées. L'autopsie du dernier est à cet égard particulièrement démonstrative. Non seulement la prostate et les ganglions pelviens étaient dégénérés, mais depuis la cavité pelvienne jusqu'au rein, tous les viscères et les vaisseaux étaient englobés dans une masse cancéreuse due à la dégénérescence des ganglions et du tissu cellulaire. Cependant ce malade ne souffrait sérieusement de la miction que depuis deux mois. Bien qu'ayant une cystite violente, jamais il n'a uriné de sang. Les douleurs si caractéristiques de la carcinose prostatique font également défaut. C'est seulement dans les derniers jours de la maladie qu'elles se montrent, mais sans se localiser le long des branches nerveuses, ainsi que cela a lieu habituellement.

Vous voyez, Messieurs, que si les lésions anatomo-pathologiques sont toujours les mêmes, le début de la maladie et son évolution clinique peuvent être bien différents et remplis d'imprévus.

Abordons maintenant l'étude de chaque symptôme.

Le début de la maladie est ordinairement incertain ; les malades fixent mal l'époque à laquelle remontent les premiers accidents. C'est vous dire que l'affection évolue dans ses premières phases d'une façon insidieuse.

Habituellement les premiers symptômes se montrent sous forme de dysurie. Dans presque toutes les observations publiées par les auteurs anglais, nous trouvons, comme phénomène prédominant au début, « une vessie irritable » c'est-à-dire des envies fréquentes d'uriner accompagnées plus ou moins de douleurs rappelant celles que l'on attribue à la cystite dite du col. D'autrefois c'est une difficulté pour uriner, une tendance telle à la rétention que le malade viendra vous consulter pour un rétrécissement de l'urèthre. Dans quelques rares cas, le phénomène initial était une rétention complète qui a cédé au cathétérisme. Quelquefois cependant la rétention peut persister pendant un certain temps, puis faire place à l'incontinence.

L'explication de ces formes de *dysurie* est facile à donner. La rétention résulte de la compression du col par le néoplasme ou d'une déviation plus ou moins complexe du canal prostatique. Dans ces circonstances elle est plus ou moins complète, mais de longue durée.

Elle semble, comme dans un cas cité par Adams, pouvoir être due à un état spasmodique. Contentons-nous de dire qu'elle est quelquefois passagère et n'oublions pas que sa cause est habituellement toute mécanique.

L'incontinence d'urine peut suivre la rétention. Dans ce cas, deux explications sont possibles. Ou bien, comme dans le cas cité précédemment et selon le mécanisme habituel dans les rétentions de cause prostatique, c'est l'incontinence par regorgement, ou bien la destruction du fond de l'urèthre permet, comme dans certains cas de tuberculose, un suintement continu de l'urine. Dans ces cas la vessie est vide.

Des phénomènes douloureux, peuvent être les symptômes du début; ils se montrent soit du côté des organes génito-urinaires, soit en dehors d'eux, le long des nerfs sciatiques, cruraux, etc. Du côté de la sphère urinaire, ce sont des douleurs qui accompagnent la miction plus ou moins modifiée, ou bien des douleurs spontanées. Leur forme et leur intensité varient suivant les cas. Dans l'observation que je vous citais tout à l'heure, les douleurs étaient intolérables dans les derniers temps de la maladie. Dans certains cas publiés par les auteurs anglais, les douleurs sont qualifiés « *d'excruciantes* ».

Il n'en est pas toujours ainsi et, dans la généralité des cas, les douleurs sont insignifiantes ou à peine pénibles au début. Il y a même des cas exceptionnels qui évoluent sans souffrances.

La localisation des phénomènes douloureux se fait ou bien au niveau du périnée, de l'hypogastre et de la verge, comme dans la cystite, ou bien à la base du gland et seulement à la fin de la miction, ce qui rappelle le calcul de la vessie. Enfin, on peut encore observer des douleurs lombaires, survenant en dehors de la miction ou coïncidant avec elle.

Ces diverses expressions de la douleur n'ont rien de caractéristique par elles-mêmes ; il n'en est plus ainsi lorsqu'elles sont associées à celles que je vais vous décrire.

Notons en première ligne les douleurs irradiées le long des nerfs sciatiques d'un seul côté ou des deux côtés à la fois. Ordinairement elles dessinent le trajet du sciatique et de ses branches importantes. Quelquefois cependant elles sont localisées à certaines parties de ce trajet.

Trois fois, dans les observations que j'ai pu étudier, la douleur occupait la région sacrée, exclusivement; dans d'autres cas, elle atteignait en même temps les deux sciatiques.

Vous trouverez quelques malades qui souffrent de douleurs au moment de la miction, de ténesme rectal et de douleurs localisées à la fesse.

L'étude de l'anatomie pathologique nous a préparés à comprendre la signification de ces phénomènes douloureux. Ils sont dus au contact plus ou moins prononcé établi entre le néoplasme, le plexus sacré et ses branches. Rapprochés des troubles de la miction, ils acquièrent une valeur séméiologique toute particulière et le toucher rectal en confirme l'importance.

La marche des symptômes douloureux est graduellement croissante. Ce fait ressort de toutes les observations étudiées jusqu'ici. Sir H. Thompson relate l'observation d'une carcinose prostato-pelvienne diffuse avec phénomènes douloureux intenses et paraplégie consécutive au développement d'une tumeur dans le canal rachidien. A propos de ce cas, il fait remarquer que les phénomènes douloureux auraient certainement disparu si le malade avait vécu encore un certain temps parce que cela aurait permis à la tumeur de détruire la partie sensitive du centre spinal. Cette disparition des phénomènes douloureux pourrait peut-être avoir lieu par suite de la destruction du plexus sacré. Mais de tels faits n'ont pas encore été observés. Ce sont donc de pures hypothèses.

Je peux rapprocher de l'observation de Sir H. Thompson un cas que j'ai observé chez un malade de la ville qui, à la suite d'une carcinose prostatique présenta une paraplégie complète. L'autopsie n'a pu être faite.

Je ne crois pas devoir discuter l'assertion de Gross qui attribue ces douleurs à une ulcération de la muqueuse de l'urèthre ou de la vessie. Je vous ai montré, pièces en mains, qu'elles résultaient uniquement de *la compression* ou de l'*irritation* provoquée par le voisinage du néoplasme. Vous ne devez pas non plus attribuer les phénomènes douloureux à la nature même du néoplasme, puisque, dans de nombreuses observations, ces phénomènes manquent totalement et que l'étude générale de la chirurgie vous a appris ce qu'il fallait penser de la douleur propre aux néoplasmes de mauvaise nature.

Les hémorrhagies peuvent être observées dès le début. Ce symptôme ne se montre cependant jamais le premier. Toujours il a été précédé par la dysurie, et c'est assez souvent dans le paroxysme d'une miction difficile que le sang apparaît pour la première fois; mais il peut se montrer en dehors de l'influence d'une cause provocatrice.

L'hématurie n'a pas, à beaucoup près, la même importance que dans les néoplasmes de la vessie; cependant elle se montre habituellement et quelquefois selon un mode assez particulier pour contribuer au diagnostic.

Le sang directement versé dans l'urèthre prostatique est, dans certains cas, expulsé au début de la miction. Il précède en quelque sorte l'urine et ce peut être un caillot moulé dans l'urèthre qui est ainsi expulsé. Il se peut aussi que ce ne soit qu'à la fin de la miction que le sang apparaisse. Cela est déjà moins caractéristique d'une lésion hémorrhagique de la prostate. Mais l'hématurie peut tout simplement être représentée par le mélange intime de l'urine et du sang. C'est même ce que vous observerez le plus souvent, car il est habituel que le sang qui prend sa source dans l'urèthre prostatique reflue dans la vessie.

Ce saignement peut être plus ou moins abondant, et l'on conçoit que l'hémorrhagie puisse être grave.

Dans une observation d'Armitage le malade a perdu en six jours six litres de sang d'une couleur lie de vin. Vous comprenez que dans ces conditions la vie puisse être menacée.

Entre ces hématuries graves qui sont fort rares, et les quelques gouttes rendues au commencement ou à la fin de la miction, vous trouvez un mode intermédiaire. Ce qu'il importe de faire ressortir, c'est que chez le même malade, aussi bien que chez des malades différents, l'hématurie ne se rencontre pas toujours avec les mêmes caractères, et tel malade qui présente pendant quelques jours des urines rosées ou rouges, peut ne rendre de sang qu'au commencement ou à la fin de la miction, ou complètement cesser d'en observer..

Ainsi donc la quantité de sang perdue est fort variable. Il va sans dire que les tentatives de cathétérisme font apparaître les hémorrhagies ou les accentuent si elles existaient déjà.

Mais l'hématurie, quels qu'en soient le mode et l'importance, n'est ni le seul symptôme ni le symptôme dominant, comme dans les tumeurs de la vessie. Ce qui, dès le commencement, caractérise cliniquement les lésions organiques qui ont la prostate pour point de départ, ce sont les difficultés plus ou moins grandes de la miction. Ce qui bientôt donne à la physionomie morbide son individualité, c'est l'apparition des douleurs avec leurs diverses irradiations.

Chercher si l'hémorrhagie est, ou non, le fait d'une ulcération, est de peu d'importance. Il me suffira de rappeler qu'elle peut être précoce pour montrer qu'elle n'est pas forcément liée à ce phénomène tardif. Vouloir, comme certains auteurs, qu'elle soit le résultat de l'envahissement de la paroi de la vessie est absolument contraire aux faits.

Il ne serait pas plus clinique de vouloir préciser l'époque d'apparition des hématuries. Ordinairement, lorsqu'elles se montrent, même quand elles constituent le premier symptôme de la maladie, la tumeur prostatique est déjà volumineuse.

Dans certains cas, elles apparaissent deux ou trois ans avant la mort du malade ; dans d'autres cas elles se manifestent comme phénomène ultime.

Tout démontre qu'elles ne sont pas, comme dans les tumeurs de la vessie, le phénomène essentiel et dominant dont la constante apparition, dont l'inévitable reproduction sont alors si typiques.

Les urines peuvent contenir une quantité plus ou moins considérable de pus. C'est lorsque la cystite est venue compliquer la situation que cela s'observe.

En terminant l'étude des phénomènes fonctionnels, nous pouvons noter l'expulsion possible de fragments du néoplasme; quelques observateurs en rapportent des exemples. Ces débris, qui résultent d'une ulcération de la tumeur, ne sont pas nécessaires à la diagnose mais permettent de préciser la nature des lésions.

L'exploration directe est bien supérieure dans ses résultats à ces informations quelquefois dues au hasard.

Ce qui constitue surtout l'exploration dans ces cas, c'est, vous le savez, le toucher rectal. Les renseignements qu'il fournit sont toujours décisifs, aussi bien au point de vue de la nature des lésions qu'à celui de leur siège et de leur étendue, il vous fournira les signes les plus pathognomoniques.

En introduisant l'index dans le rectum, on rencontre une tumeur dont les caractères vous sont déjà connus par ce qui a été relaté à propos de l'anatomie pathologique.

La prostate dégénérée est presque toujours très volumineuse; dans certains cas il vous sera impossible de la contourner entièrement. Alors même que le développement de la tumeur n'est pas encore considérable, elle s'applique quelquefois aux branches ischio-pubiennes et semble y être solidement fixée. Elle se développe surtout par la partie postéro-supérieure ; elle vient se loger dans la concavité du sacrum en comprimant le rectum. Il est souvent impossible, même en exerçant une compression avec la main gauche sur la région hypogastrique, d'arriver aux limites postéro-supérieures de la prostate.

Latéralement, on peut arriver avec plus de facilité à introduire l'index entre la paroi pelvienne et l'organe dégénéré. Dans certains cas, comme dans celui que j'ai rapporté au début de cette leçon, il est impossible d'arriver à insinuer l'index entre le néoplasme et la paroi pelvienne, parce que celui-ci s'insinue dans l'échancrure sciatique. Deux fois il m'a été donné de diagnostiquer la présence de ce prolongement latéral, et mon diagnostic a été confirmé par l'autopsie.

Je vous ai dit, à propos de l'anatomie pathologique, que les cas où le volume de l'organe est considérable sont les plus nombreux ; cependant, il en existe où l'organe est moins volumineux et facile à contourner de toutes parts ; je vous citerai à ce propos l'observation d'un malade que j'ai vu avec Nélaton en 1859, où le diagnostic, difficile à cause du petit volume relatif de l'organe, n'a été posé que grâce à la présence des bosselures dures de sa surface.

L'augmentation du volume peut encore, exceptionnellement, il est vrai, n'être que partielle et frapper seulement un lobe de la prostate. Jolly rappelle dans son mémoire trois cas de carcinose prostato-pelvienne dans lesquelles la prostate aurait conservé son volume normal. Pour mon compte, je n'ai jamais observé de cas semblables, et cependant, il m'a été donné d'examiner plus d'une vingtaine de malades affectés de néoplasie maligne de la prostate.

Je reste convaincu que l'un des résultats constants de l'exploration rectale dans les cas qui nous occupent, sera la constatation de l'augmentation de volume. Aussi ne discuterai-je pas avec Jolly la possibilité d'une diminution de sa grosseur normale, sous l'influence de la dégénérescence.

Après avoir constaté l'augmentation de volume, il faut rechercher l'état de la surface et la consistance de l'organe.

Très exceptionnellement la surface conserve l'état lisse qui lui est habituel. Il faut alors penser à l'hypertrophie simple. Ordinairement elle est garnie de bosselures dont le volume varie suivant les points examinés. Ces bosselures, contrairement à celles de la tuberculose prostatique, sont pour la plupart volumineuses et ne sont pas entourées de tissu souple. La prostate est non seulement lobulée, mais aussi lobée. Ce sont les gros lobes qui constituent les prolongements de la périphérie. Les bosselures sont disséminées, dures, acuminées, ne s'isolant pas du reste de la tumeur. L'ensemble de la consistance est d'une dureté plus ou moins ligneuse, dureté homogène et caractéristique.

La consistance générale peut être uniforme. Elle donne la sensation d'une dureté cartilagineuse ou fibreuse, surtout lorsque la maladie est à son début. On a encore donné ce signe comme caractéristique du squirrhe de la prostate; mais les examens histologiques ne sont pas assez nombreux pour permettre de se prononcer à cet égard. Lorsque le volume de la néoplasie est considérable, on trouve des bosselures d'une dureté cartilagineuse et d'autres, au contraire, molles et presque fluctuantes; il y a même des cas où toute une partie de la prostate vous donnera cette sensation.

Le ramollissement du néoplasme peut se faire sous les yeux des chirurgiens, comme dans le fait rapporté par Armitage.

Lorsque la masse prostatique s'est ulcérée du côté du rectum, on peut pénétrer dans une cavité remplie de bourgeons à parois friables et se déchirant avec facilité. Le doigt alors est couvert de sang et ramène des parcelles du néoplasme.

Ordinairement il est impossible d'arriver à reconnaître au milieu de la masse morbide les vésicules séminales ou les canaux déférents. Il est également très difficile de faire la part qui revient aux ganglions lymphatiques dégénérés.

Tels sont les renseignements que nous fournit l'exploration par le rectum. Elle doit être faite méthodiquement, d'abord à l'aide du doigt rectal, seul, puis aidé de la compression sur l'hypogastre. Cette compression permettra dans certains cas de contourner la néoplasie (lorsqu'elle est moyennement grande) et d'arriver sur le bas-fond vésical. Dans un cas, j'ai pu ainsi explorer le bas-fond et constater que le carcinome avait envahi le plancher vésical. Celui-ci était transformé en une sorte de paroi rigide et dure, bien différente de la paroi souple et mollasse de l'état normal.

Lorsque le néoplasme a envahi l'urèthre antérieur et le périnée, une tumeur oblongue, adhérant aux parties profondes et souvent à la peau, dure ou molle et pseudo-fluctuante soulève cette région. Ses limites antérieures peuvent être circonscrites par l'aire du périnée ou bien elle peut envahir l'urèthre et la verge dans une certaine étendue. Quelquefois même cet envahissement se fait très rapidement, au point que la confusion avec une infiltration urinaire devient très facile. Dans un cas de Langstaff, après une hémorrhagie par l'urèthre, apparut une tumeur au périnée qui, une fois incisée, laissa sortir des fongosités qui ont envahi le périnée.

La palpation hypogastrique isolée reste souvent négative au point de vue de la prostate ; elle doit néanmoins être ainsi pratiquée pour rechercher la dégénérescence des ganglions pelviens et abdominaux.

Lorsque le néoplasme est très volumineux, on sent une tumeur qui dépasse le pubis quelquefois de plusieurs travers de doigt. Vous pouvez alors croire à une rétention d'urine, mais le cathétérisme vous montre qu'il s'agit bien d'une tumeur. Il est difficile d'arriver à explorer convenablement la surface à cause de la présence de la vessie qui en masque les irrégularités, mais vous pouvez vous rendre compte de l'étendue qu'elle occupe dans la cavité abdominale. Ses limites latérales sont également difficiles à déterminer. Le toucher rectal permet, en soulevant la tumeur, d'en mieux fixer les dimensions. On saisit le néoplasme entre le doigt rectal et la main hypogastrique.

Après l'exploration de la prostate, il faut rechercher l'engorgement des ganglions pelviens et iliaques. Lorsqu'ils sont dégénérés, on trouve dans l'une, et plus souvent dans les deux fosses iliaques, des masses irrégulières plus ou moins volumineuses, obliquement étalées et se continuant en dedans avec d'autres masses qui se perdent profondément dans le petit bassin.

Dans certains cas, en palpant la région de l'aine, on peut trouver des ganglions indurés roulant sous le doigt explorateur ou bien complètement adhérents aux parties profondes. Ces ganglions dégénérés peuvent se continuer avec les masses iliaques ou en être complètement indépendants.

Ces adénopathies, dont je vous ai déjà donné la signification à propos de l'anatomie pathologique, existent habituellement dans les deux aines. Chez un de nos malades, cependant, je n'ai trouvé qu'un seul ganglion dans l'aine droite, volumineux et indolent. L'examen histologique, pratiqué après la mort du malade, montra qu'il s'agissait d'une dégénérescence cancéreuse.

Est-il nécessaire de recourir à l'exploration instrumentale de l'urèthre et de la vessie? Vous êtes en possession d'un ensemble si complet de constatations significatives, lorsque, après avoir étudié les signes rationnels, vous avez méthodiquement exploré par le rectum et à travers la paroi abdominale, qu'il est vraiment superflu de pousser plus loin vos investigations. Manœuvrer avec des instruments métalliques ne serait d'ailleurs pas sans danger. Si une indication à remplir vous obligeait à un examen direct, contentez-vous d'étudier à l'aide de l'explorateur souple, à boule olivaire, la perméabilité de l'urèthre. J'observe en ce moment un malade chez lequel la difficulté de la miction a nécessité le cathétérisme. L'exploration uréthrale donne de très satisfaisants résultats. A peine la portion membraneuse est-elle franchie que l'explorateur souple olivaire tombe sur une saillie dure qui l'arrête. Seul un instrument métallique courbe peut pénétrer dans la vessie, et l'on sent qu'il chemine serré entre deux parois épaisses et dures. Ces constatations, bien que curieuses, ne sont pas, je le répète, nécessaires pour le diagnostic.

L'état général du malade atteint de carcinose prostato-pelvienne diffuse est ordinairement en rapport avec l'intensité des symptômes fonctionnels et la durée de la maladie. Lorsque celle-ci a été d'une certaine longueur, les malades présentent les phénomènes de la cachexie cancéreuse. Lorsque les hémorrhagies sont intenses et répétées, elles épuisent rapidement les malades. Il en est chez lesquels ces phénomènes généraux précèdent les accidents locaux.

Avant d'aborder la marche de la maladie, j'insisterai sur quelques phénomènes de compression, qui ont donné lieu à des erreurs de diagnostic assez peu explicables.

En premier lieu, nous devons citer l'œdème unilatéral ou bilatéral qui résulte de la compression des veines par les ganglions de la fosse iliaque, ou de l'aîne, dégénérés (Obs. de Charrin, d'Oscar Wyss, et une personnelle.)

L'œdème peut encore résulter de l'envahissement des veines iliaques. Je vous rappelle à ce propos l'observation que j'ai citée en décrivant les lésions anatomo-pathologiques de la carcinose-prostato-pelvienne diffuse.

Dans quelques cas, on peut l'attribuer à la cachexie ou à une véritable *phlegmatia alba dolens* pouvant survenir vers le déclin de cette affection comme elle survient à propos de n'importe quel cancer.

On pourrait encore citer parmi les phénomènes de compression, les envies fréquentes d'aller à la selle, la constipation opiniâtre qui résulte de l'obstruction du rectum par la saillie de la tumeur prostatique. Presque toujours, on trouve un bourrelet hémorrhoïdal dû à la compression des veines du rectum. J'ai été consulté par un malade qui éprouvait tous les accidents de l'obstruction intestinale par le fait d'une très grosse tumeur de la prostate ; il succomba à ces accidents, après avoir refusé l'entérotomie. C'est seulement dans ces cas que l'on pourrait rencontrer la cannelure du boudin fécal, faussement attribuée à l'hypertrophie de la prostate. Je ne l'ai, pour ma part, jamais observée.

Il existe encore d'autres complications qui sont, il est vrai, exceptionnelles, telle que la rupture de l'uretère par compression ou envahissement de la portion inférieure de ce conduit.

Dans une observation d'Adams et dans un autre cas qui m'est personnel, on remarquait un gonflement des testicules et des bourses par compression des veines spermatiques et scrotales.

La marche de la carcinose prostato-pelvienne diffuse est très variable. En analysant les différentes observations publiées jusqu'ici, on peut les classer en trois catégories : 1° marche *rapide*. Les symptômes se montrent et évoluent en quelques jours. Il est évident que dans ces cas la tumeur est restée pour ainsi dire latente pendant un certain temps. A cet égard, le cancer de la prostate est comparable à certains carcinomes viscéraux. 2° Marche *subaiguë*. Les symptômes mettent de 10 à 12 mois pour évoluer. Enfin, 3° marche *lente ;* le malade meurt au bout de deux ou trois ans. Il existe quelques observations où la marche a été encore plus lente (5 et 9 ans).

La carcinose prostato-pelvienne diffuse évolue plus rapidement chez l'enfant que chez l'adulte. Chez le premier, la plus longue durée observée a été de 7 mois.

L'affection peut, dans certains cas, subir des temps d'arrêt signalés par tous les auteurs, tandis que, d'autres fois, la marche est précipitée par le développement d'une nouvelle complication qui tue le malade.

La terminaison est donc toujours fatale. La mort peut survenir par les progrès de la cachexie, ou bien elle résulte d'une des complications que nous avons citées plus haut.

Par ordre de fréquence, nous pouvons noter la rétention d'urine ou la compression des uretères (résorption urinaire), la néphrite chirurgicale, la généralisation du cancer. Dans une observation rapportée par Simon, la carcinose prostato-pelvienne diffuse s'était généralisée du côté du testicule. Nous pouvons encore noter, comme cause de mort rapide, les hémorrhagies répétées, la péritonite, la perforation du rectum ou de la vessie, la rupture des uretères, enfin l'obstruction intestinale par compression du rectum.

La création de fistules urinaires intéressant ou non le rectum est encore une complication qui paraît accélérer la terminaison fatale.

Nous arrivons, Messieurs, à une question délicate, celle du diagnostic.

Tous les auteurs s'accordent à reconnaître que ce diagnostic est très épineux, souvent même impossible à établir C'est ainsi que Jolly, dans son mémoire, prétend que le diagnostic est toujours impossible dans sa première période, et souvent à toutes les autres, en tout cas jamais d'une certitude absolue. Jullien n'est pas moins sévère à cet égard. Cependant, Messieurs, votre impression doit déjà être différente. En sachant utiliser tous les symptômes précédemment notés et particulièrement ceux fournis par le toucher rectal, presque toujours vous arriverez à établir avec sûreté ce diagnostic.

Parmi les signes fonctionnels, l'hématurie qui précède la miction, la dysurie et les irradiations douloureuses vers l'anus, le périnée et surtout le long des sciatiques constituent déjà une forte présomption en faveur d'une affection maligne de la prostate; la réunion de ces symptômes a en effet une grande signification. Nous avons ensuite les caractères si nets de la tumeur prostatique perçus par le toucher rectal et enfin l'engorgement des ganglions inguinaux et iliaques. Ces derniers signes établissent le diagnostic sur une base absolument solide. Je laisse de côté la cachexie cancéreuse qui peut manquer assez souvent. Quant à la présence de cellules ou de parcelles du néoplasme dans les urines, sans lui refuser toute valeur comme Wyss, Thompson et

Jolly le font, je crois qu'il ne faudrait point y attacher une très grande importance. La présence des cellules seules, quel que soit leur nombre ou leur forme, ne saurait nous renseigner sur le diagnostic. La desquamation de l'épithélium vésical, lorsqu'elle est abondante, et lorsqu'elle est composée de cellules altérées, peut nous induire en erreur. Il n'en est plus de même des parcelles du néoplasme qu'on peut trouver dans les urines ou qu'on ramène dans les yeux de la sonde. Il suffit de les durcir dans la celloïdine pour obtenir des coupes convenables et pour arriver à établir nettement l'existence d'une carcinose dont les signes physiques nous montrent la principale localisation dans la prostate.

J'ai longuement discuté ce point dans une leçon sur les tumeurs de la vessie et je vous renvoie à la lecture de ce chapitre[1].

Examinons les affections des voies urinaires qui peuvent simuler le cancer; quatre surtout méritent de fixer l'attention.

L'hypertrophie de l'organe vient en premier lieu.

Si vous interrogez les signes fonctionnels, vous verrez que les douleurs vives avec irradiations caractéristiques manquent dans l'hypertrophie simple. Lorsque cette affection devient douloureuse, c'est sous l'influence d'une cystite concomitante, d'une rétention, d'un accident du cathétérisme.

Les hématuries font également défaut; à moins de causes accidentelles, elles cèdent facilement à un traitement approprié et ne se reproduisent que sous l'influence d'une cause déterminée.

La carcinose prostato-pelvienne diffuse peut se rencontrer dans un âge avancé comme l'hypertrophie, mais, si vous avez affaire à un sujet jeune, vous n'avez plus le droit de penser à une hypertrophie de l'organe.

Dans les périodes initiales de la néoplasie maligne de la

1. Voy. p. 245 et 369.

prostate, le toucher rectal peut ne pas donner de renseignements bien positifs. La sensation qu'on en obtient se rapproche parfois de l'hypertrophie simple de la prostate, mais l'augmentation de volume n'est jamais très régulière ; une exploration attentive vous montrera des irrégularités, des bosselures, des modifications dans la consistance qui sont étrangères à la simple hypertrophie. Entre autres cas, je vous rappelle ce malade vu en consultation en 1869 avec Nélaton, qui fit le diagnostic de carcinome de la prostate en se basant sur l'existence de ces bosselures. L'évolution ultérieure de la maladie lui donna raison.

L'existence des masses ganglionnaires dans les cavités pelviennes, dans la fosse iliaque ou dans l'aine, sont en rapport avec la carcinose et nullement avec l'hypertrophie ; enfin, jamais vous n'observerez dans l'hypertrophie ces énormes volumes qui, si souvent, caractérisent la carcinose prostatique.

La marche des deux affections est également très différente. Très longue et très lente, se chiffrant par années, peu accidentée dans l'hypertrophie, elle est au contraire rapide, progressive et remplie d'imprévus dans la carcinose de l'organe.

Tous les auteurs insistent sur le diagnostic des tumeurs de la vessie d'avec la carcinose prostatique. Tous considèrent ce diagnostic comme très difficile et particulièrement, disent-ils, « dans le cas où la néoplasie s'implante sur le bas-fond ou le trigone ». Mais d'abord il est tout à fait exceptionnel de trouver des néoplasmes vésicaux implantés ailleurs que dans ces deux régions (base de la vessie), et cependant le diagnostic est facile.

Parmi les signes fonctionnels, l'hématurie monotone, continue, survenant par périodes de plusieurs jours avec une grande ténacité, ne cédant pas au repos ni au traitement, est bien différente de l'uréthrorrhagie très capricieuse de la carcinose prostatique. J'ai déjà insisté sur ce point à propos de la symptomatologie. Pour plus de détails, je vous renvoie à la description que j'ai donnée de ce symptôme lorsque nous avons étudié les tumeurs de la vessie[1].

La présence d'une tumeur située sur la base de la vessie et sentie par le toucher indique toujours une tumeur occupant l'intérieur de la vessie. A ce propos, je vous rappellerai qu'un bon signe négatif pour le diagnostic de la tumeur vésicale, c'est l'intégrité de la prostate. Vous la trouverez presque toujours au devant de la tumeur, régulière et souple, en général peu développée. Lorsque la tumeur vésicale et la prostate paraissent en continuité, c'est au delà de l'ogive pubienne que vous sentirez le néoplasme et non entre les branches osseuses du bassin, où s'inscrit toujours tout ou partie de la prostate dégénérée; enfin, ce qui sera augmenté de volume, cela est toujours facile à constater, c'est la vessie et non la prostate.

Si la palpation abdominale, le toucher rectal ou l'exploration de l'aine vous dénotent l'existence de masses ganglionnaires, vous pouvez hardiment éliminer la tumeur vésicale qui, même dans le cas où elle est de nature maligne, n'infecte jamais les ganglions, à moins qu'à la longue elle n'ait franchi les limites de la vessie.

Si je voulais résumer en quelques mots les différences si profondes qui séparent cliniquement les tumeurs de la vessie de celles de la prostate, je dirais que les premières se caractérisent surtout par leurs symptômes objectifs et les secondes par leurs signes physiques; que les tumeurs de la vessie sont aisément soupçonnées et difficilement constatées, que celles de la prostate, toujours accessibles au toucher, ont le plus souvent une symptomatologie qui ne révèle par aucun trait nettement distinctif la lésion que le doigt va découvrir.

Vouloir établir un parallèle entre les calculs de la vessie et le cancer de la prostate serait à la fois méconnaître la symptomatologie si expressive de la pierre vésicale et celle

1. Voy. p. 237.

non moins typique que fournit l'examen direct de la prostate dégénérée.

Puisqu'il est question d'affection calculeuse, je dirai qu'après vingt ans d'exercice dans cet hôpital et de pratique privée je n'ai pas encore rencontré une fois ce que l'on appelle un calcul de la prostate. Sans doute, j'ai vu, comme tous les chirurgiens, des pierres dans l'urèthre prostatique, mais jamais, je le répète, des concrétions lithiques dans l'épaisseur de la glande. Ce sont seulement ces cas qui, à la rigueur, pourraient créer quelques difficultés de diagnostic.

On a cité des cas de carcinose prostatique compliquée de calcul vésical. Dans ces cas, chaque affection aura ses symptômes propres que vous saurez reconnaître. Le cathétérisme métallique serait alors nécessaire et démontrerait la présence du calcul déjà révélé par ses symptômes particuliers.

Dans certaines observations, on a encore confondu la carcinose prostato-pelvienne diffuse avec la tuberculose de la prostate et avec des affections n'ayant aucun rapport avec elle, telles que les rétrécissements de l'urèthre et un anévrysme de l'artère fémorale.

La tuberculose de la prostate est toujours facile à reconnaître. Par le toucher, on trouve cet organe peu augmenté de volume, renfermant dans son parenchyme des nodules indurés, très distincts du tissu qui les entoure ; ils forment des saillies arrondies, dures, petites habituellement. Il est rare de trouver des noyaux tuberculeux dépassant le volume d'un haricot. Les vésicules séminales, très aisément reconnaissables, peuvent également être tuberculisées ; elles donnent au doigt la sensation de cylindres irréguliers, durs, comme injectés au suif. Du côté des épididymes, des testicules ou des canaux déférents, on peut retrouver la dégénérescence tuberculeuse. Enfin, nous avons encore l'existence possible de la tuberculose pulmonaire et surtout d'antécédents strumeux. Je ne parle même pas des bacilles dans les urines qui peuvent manquer, mais dont la rencontre lève tous les doutes.

Pour les rétrécissements de l'urèthre et l'anévrysme de

l'artère iliaque, je ne m'attarderai pas à discuter le diagnostic. Je vous rappellerai seulement dans quelles conditions l'erreur a été commise.

Dans un cas, il s'agissait d'un cancéreux dont la contracture du muscle de la portion membraneuse empêchait le cathétérisme.

Dans un autre cas dû à Moore, les ganglions dégénérés de la fosse iliaque, soulevés par l'artère iliaque externe, avaient fait croire à l'existence d'un anévrysme de cette artère. La tumeur, en effet, avait graduellement augmenté de volume, elle était pulsatile, et, de plus, il existait un œdème du membre correspondant. La ressemblance était telle que Moore procéda à la ligature de l'artère iliaque. C'est à l'autopsie seulement qu'on reconnut l'erreur. Il ne manquait cependant pas de symptômes pour attirer l'attention du chirurgien du côté de la prostate. Le malade se plaignait, entre autres choses, d'une constipation opiniâtre et de troubles du côté de la miction.

Je vous citerai, en terminant l'étude du diagnostic, le fibrome de la prostate, facile à reconnaître grâce à son volume, à la régularité de sa surface et à l'absence de dégénérescence ganglionnaire.

Je me crois le droit de terminer brièvement cette longue description. La conclusion s'impose aussi bien au point de vue du pronostic qu'au point de vue du traitement.

Le premier est fatalement grave ; le second est toujours inutile, en tant, du moins, que traitement curatif.

Comment oser prétendre à une opération dont le malade puisse bénéficier en présence de lésions dont la diffusion est si grande, et, tout permet de le penser, si précoce ?

Bien différente de la vessie, la prostate est richement douée de réseaux et de vaisseaux lymphatiques et ses nombreuses connexions avec les ganglions pelviens et iliaques, avec le tissu cellulaire sous-péritonéal, ouvrent à la diffusion de la carcinose qui l'envahit des portes trop faciles à franchir. Dans la vessie; la lésion évolue sur place sans retentissement extérieur. Dans la prostate, elle est invariablement envahissante.

Aussi, qu'ont donné les essais d'intervention ?

Demarquay[1] a tenté deux fois l'ablation de la prostate dégénérée sans obtenir un résultat heureux. Ses deux malades sont morts au bout de quelques jours.

Plus récemment, Spanton[2] s'est livré, sans plus de succès, à une tentative du même ordre. Son malade succomba le lendemain. A l'autopsie, on constata que la tumeur débordait le pubis en arrière et engainait latéralement la vessie; le rectum était envahi en avant ; il y avait dans le foie un noyau secondaire. Ce fait est bien de nature à vous montrer pourquoi l'intervention radicale est impossible. La diffusion rapide dans le bassin ou même dans l'abdomen et la prompte généralisation du néoplasme sont, en effet, la règle. Elles font que l'intervention opératoire est toujours trop tardive, alors même qu'elle aurait lieu dans les périodes initiales de la maladie qui passent généralement inaperçues.

Il serait superflu d'ailleurs de vous faire observer d'une part combien serait illusoire une ablation partielle de la prostate au point de vue de la récidive, et, d'autre part, combien serait laborieuse ou plutôt impossible l'ablation totale, même en pratiquant, à l'exemple de Glück de Berlin, la section de la symphyse pubienne. Küchler, Billroth et Létiévant se prononcent cependant en faveur de cette opération.

Quand l'étude approfondie d'une lésion nous amène à penser que la chirurgie peut être utile, il faut hardiment proposer l'intervention, quelles que soient ses difficultés. C'est le cas pour la plupart des tumeurs de la vessie. Lorsque, au contraire, nos investigations démontrent notre impuissance, il faut non moins résolument accepter l'arrêt qu'elles nous dictent et savoir s'abstenir. C'est, à mon avis, ce que vous devez toujours faire lorsque la néoplasie a son point de départ dans la prostate.

1. Demarquay, *Gazette médicale de Paris* 1873.
2. Spanton, *Lancet*, 1882.

La question de l'intervention radicale étant jugée, nous n'avons plus qu'à nous demander ce qu'il est possible de faire au point de vue palliatif.

Contre les douleurs, on peut utiliser les lavements au chloral, au laudanum, les suppositoires calmants de toute sorte à base d'opium, de morphine, de cocaïne, d'iodoforme, de belladone, de jusquiame et surtout les injections sous-cutanées de morphine.

Contre la rétention d'urine, il faut recourir au cathétérisme qui est généralement possible avec une sonde en caoutchouc ou tout au moins une sonde en gomme, à béquille. Lorsque ce cathétérisme sera pratiqué en temps opportun et avec toutes les précautions antiseptiques, on aura les plus grandes chances d'éviter la cystite.

Quant à la constipation qui résulte parfois de la compression du rectum, il suffit, le plus souvent, de favoriser l'évacuation des matières par des lavements portés aussi haut que possible avec une sonde ou par des laxatifs et même au besoin par des purgatifs.

Presque toujours vous parviendrez, en vous en tenant à ces moyens, à rendre la vie supportable. Mais dans certains cas, très rares il est vrai, vous pourrez vous trouver en présence de deux accidents qui seraient de nature à imposer une intervention chirurgicale palliative. Je veux parler de l'obstruction rectale complète et de la rétention d'urine complète avec impossibilité de pratiquer le cathétérisme.

Dans le premier cas, la colotomie soit lombaire soit iliaque serait indiquée. Elle paraît avoir été pratiquée pour la première fois par Oswald[1] en 1883. Depuis, Fenwick[2] y a eu recours également sur deux malades dont l'un succomba rapidement, tandis que l'autre se maintenait encore plusieurs mois plus tard.

L'impossibilité de pratiquer le cathétérisme, quand il y a

1. Oswald, *British med. Times* 1883, II, 423.
2. Fenwick, *British med. journ.* Oct. 1887.

rétention complète, obligerait aussi à une intervention palliative. La ponction aspiratrice peut momentanément écarter le danger, mais ne saurait être indéfiniment répétée. En pareil cas, Warthon[1], en 1882, a pratiqué la taille périnéale. Le malade mourut de péritonite huit jours après. En 1884, Réginald Harrisson[2] fit, dans le même but, la taille médiane et parvint à extirper une masse pédiculée saillante dans le canal. Lorsque toute extirpation paraît impossible, ce chirurgien conseille la prostatotomie et le drainage de la vessie; il devrait, à mon avis, être fait par l'hypogastre.

En terminant, Messieurs, je n'hésite pas à vous répéter que les cas où une intervention palliative de ce genre est formellement indiquée resteront toujours très exceptionnels. Dans l'immense majorité des cas, il vous suffira de combattre la douleur et de pratiquer, s'il y a lieu, le cathétérisme évacuateur.

1. Warthon, *Philad. med. Times* 1882. p. 538.
2. R. Harrisson, *Lancet* 1884.

FIN

TABLE DES LEÇONS

TABLE ANALYTIQUE DES MATIÈRES

A

B

C

D

E

F

G

H

I

R

S

T

U

V

FIN DE LA TABLE ANALYTIQUE DES MATIÈRES.

Paris. — Imp. E. CAPIOMONT et Cie, rue des Poitevins, 6.

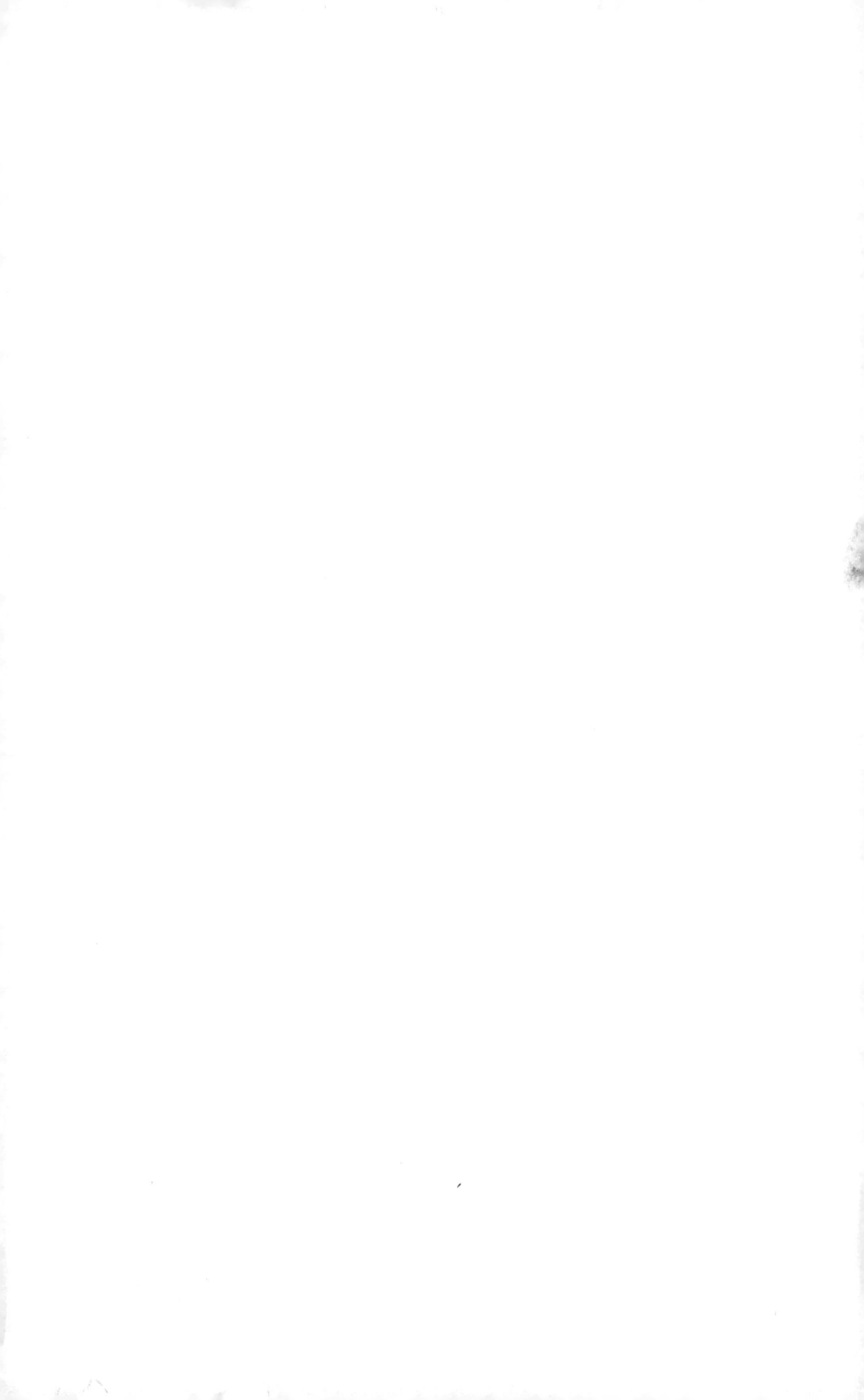

www.ingramcontent.com/pod-product-compliance
Ingram Content Group UK Ltd.
Pitfield, Milton Keynes, MK11 3LW, UK
UKHW022314190726
13856UKWH00001B/4